何天祥骨伤科精粹

主审　何天祥

主编　何浚治

人民卫生出版社

·北京·

图书在版编目（CIP）数据

何天祥骨伤科精粹 / 何浚治主编. — 北京：人民卫生出版社，2023.4
ISBN 978-7-117-34657-3

Ⅰ. ①何… Ⅱ. ①何… Ⅲ. ①中医伤科学－中医临床－经验－中国－现代 Ⅳ. ①R274

中国国家版本馆 CIP 数据核字（2023）第 048597 号

何天祥骨伤科精粹
He Tianxiang Gushangke Jingcui

主　　编：何浚治
出版发行：人民卫生出版社（中继线 010-59780011）
地　　址：北京市朝阳区潘家园南里 19 号
邮　　编：100021
E - mail：pmph @ pmph.com
购书热线：010-59787592　010-59787584　010-65264830
印　　刷：人卫印务（北京）有限公司
经　　销：新华书店
开　　本：787 × 1092　1/16　印张：34　插页：4
字　　数：744 千字
版　　次：2023 年 4 月第 1 版
印　　次：2023 年 5 月第 1 次印刷
标准书号：ISBN 978-7-117-34657-3
定　　价：108.00 元
打击盗版举报电话：010-59787491　E-mail：WQ @ pmph.com
质量问题联系电话：010-59787234　E-mail：zhiliang @ pmph.com
数字融合服务电话：4001118166　E-mail：zengzhi @ pmph.com

《何天祥骨伤科精粹》编写委员会

顾问　诸国本　刘敏如

主审　何天祥

主编　何浚治

编委　曹　帅　伍春梅　杨云霏
张　磊　张　聪　舒　福
陈星星　刘永康　雷华明
蒋　莉

秘书　曹　帅（兼）

策划　毛嘉陵

何天祥简介

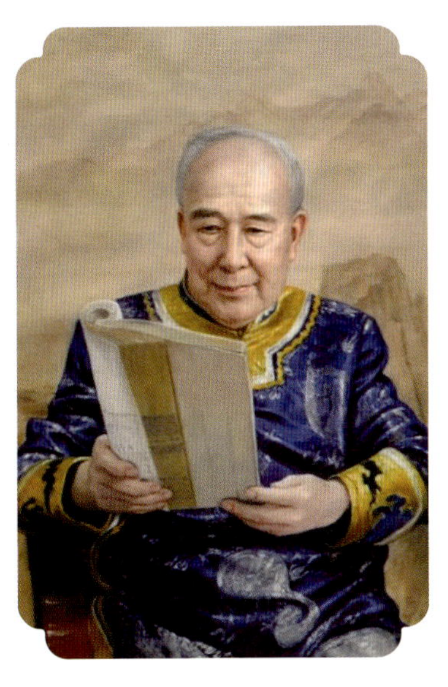

何天祥（1923—2019），蒙古族，全国著名骨科专家，首批全国继承老中医药专家学术经验指导老师，四川省首批百名名老中医之一，蒙古族特呼尔氏（汉姓何氏）何氏骨科第五代嫡传传人，四川省舞蹈损伤研究所原所长，四川艺术职业学院研究员，四川天祥骨科医院终身名誉院长。全国人大代表、全国五一劳动奖章获得者、全国优秀医务工作者、全国民族团结进步模范个人，享受国务院政府特殊津贴。中国艺术医学协会副会长及名誉会长、四川省自然科学研究人员高级职称评审委员会委员、四川省非物质文化遗产保护工作专家评审委员会委员。2009 年“何天祥传统疗伤手法技艺”已入选四川省省级非物质文化遗产代表性项目名录，获四川省人民政府授牌保护其传承发展，并被认定为该项目代表性传承人。2013 年四川何氏骨科流派传承工作室列为国家中医药管理局第一批全国中医学术流派传承工作室建设项目，何天祥被指定为代表性传承人。

何天祥在我国开创了中医艺术医学新学科，出版了用中医理论与艺术相结合的专著《中国艺术形体损伤诊治学》，并载入《20 世纪中国医学首创者大辞典》《蒙古学百科全书》及 *Southern Medical Journal*、*Current Research in Arts Medicine* 等图书。有多项科研成果获国家级、省级科学技术进步奖。

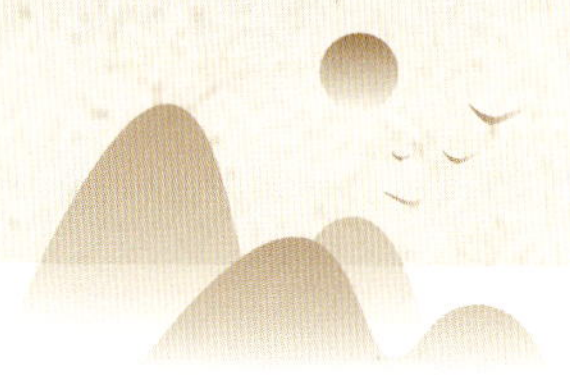

何浚治简介

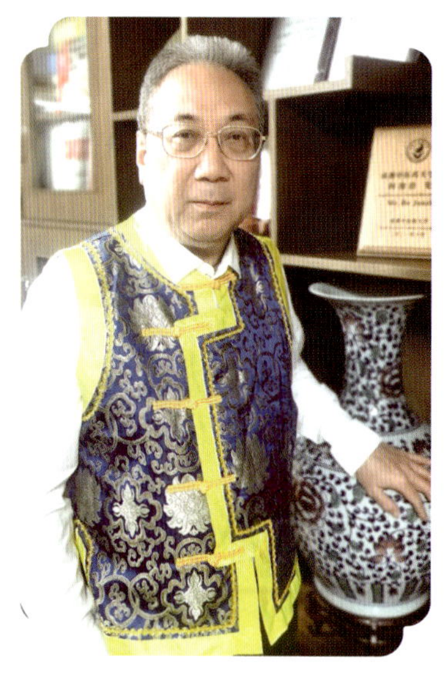

何浚治，蒙古族，生于1959年。蒙古族特呼尔氏（汉姓何氏）何氏骨科第六代嫡传传人，四川省政协委员，四川省名中医，四川天祥骨科医院院长、主任医师。1995年被国务院批准为享受国务院政府特殊津贴的专家。现任中国艺术医学协会常务理事，成都中医药大学第一届董事会常务董事，成都中医药大学硕士研究生导师，中华中医药学会骨伤科分会委员，四川省中医药学会骨伤科专业委员会委员，四川省中医药学会武医结合专业委员会第一届委员会副主任委员，四川省中医药高级职称评委。全国优秀中医医院院长，2009年被选定为四川省省级非物质文化遗产项目“何天祥传统疗伤手法技艺”代表性传承人，国家中医药管理局首批批准建设的中医学术流派传承工作室——四川何氏骨科流派传承工作室负责人及主要传承人等。

编著有《何氏骨科讲义》《舞蹈损伤防治讲义》《何天祥伤科与艺术医学论文汇编》《艺术与医学交相辉映》，参与编著《叶天士临证指南医案发挥》等，发表学术论文90余篇及大量科普文章。作为主研人员或主研人员之一的10多项科研成果获国家级、省级及军队科学技术进步奖。多次应邀赴美国、英国、澳大利亚、以色列、新加坡、贝宁等国出席世界级骨伤科专业艺术医学学术会议。

诸序

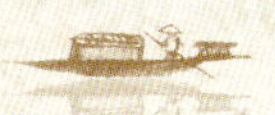

何天祥，蒙古族人，1923 年生，今年 95 岁。初次见面，一个灵动的身影，飘然站在你的面前。他面色红润、光洁，一点老年斑都没有。跟你握手时，笑容可掬，用特有的坦诚和力量，紧紧地抓住你。使你知道，他是你的朋友，一个武林高人。

是的，他就是四川省著名蒙医骨科专家何天祥。

何天祥行医七十余年，医术精湛，阅历丰富，著作等身。他的学问，有三个特点。

一、蒙医与中医的交汇

何天祥缺乏蒙古族人的粗犷，却有成都人的细腻。不错，他家几代人都在四川长大。先辈蒙古族特呼尔氏，汉姓何氏，原来生活在大漠草原，习武有功力。马背民族，习武之人，一般都懂得骨伤治疗。先祖善于钻研，总结正骨手法，辅以药物治疗，开创了有家门特色的专业骨科。至第二代传人特木力吉，在清军中服役多年，医术渐有名气，人称“功夫骨医”。1718 年，康熙五十七年，朝廷与准噶尔作战，调荆州满族、蒙古族混合编制的驻防军队八旗官兵 3 000 人进驻四川。1721 年战事平息，经四川巡抚年羹尧奏请批准，选留官兵匠役 2 100 名永驻成都。从此，何氏骨科就在成都扎下根来。

岁月流逝，至第三代何兴仁、第四代何仁甫，中国社会发生了一连串巨大变化。何仁甫幼时进私塾念书，民国初年入成都名校储才中学学习，汉文化的底子日益深厚。在学术上，他师从满族骨科名医开长斋和春三爷，又拜师汉族外科大家徐寿仙，还向著名回族拳师马震江和马镇江学习。蒙满汉文化，集于一身。医道武功，造诣深厚。施手法时，“足稳手活腰发力”，意到力到气到。量伤施法，深透肌筋。在临床中提出一种理论，称“竹白论”。说是竹子受了外力撞击，表面的竹青未见损伤，但白色内层可能撕裂断裂。司外揣内，这与骨骼内膜或内侧骨小梁受损是同样的道理。一个蒙医用竹子作比喻，显然与从小生长在成都有关。蒙古族、满族的骨伤疗法与汉族中医的正骨医学，在临床实践中时有切磋，互相学习，取长补短。医学如海，海水淡水，相互交融。这种学术和技艺的杂交，形成了兼具汉、蒙、满特点的何氏骨伤科。

何仁甫学验俱丰，医名远扬，为蜀中名医，先后著有《特呼尔氏正骨手法》《无暇斋正骨经验》《仁济医话》等著作，将一身绝技传给了第五代传人长子何天祥、四子何天佐、五子何天祺，何天祥再传给其子、第六代传人何浚治，均各有建树。

何天祥自幼随父习武练功，学习《黄帝内经》《备急千金要方》《仙授理伤续断秘方》《世医得效方》《本草纲目》等著作。其母关芬茹（1897—1987）是满族著名营养学家与收藏家关正兴的孙女，一个饱读诗书的新女性。她教导何天祥学文化，学书法，又延师学算术。何天祥学文习武，钻研医术，受到“程门立雪”“兰茂断臂”等医德医风教育，拜著名中医曾彦适学习内科，向岳父赵伯钧（满族，满洲医科大学毕业）学习西医。这一切，将何天祥培养为中西汇通、知行合一的文武全才。何天祥一家，是当代中华民族大团结的典型家庭。何天祥其人，是当代民族文化大融合的典型人物。何天祥的骨伤科流派，是当代传统医药骨伤科的特别代表。

二、医学与艺术的结合

何天祥除了从事一般的骨伤科临床以外，对戏剧、舞蹈、杂技等演员的职业性损伤及其防治也做了长期专科研究，创立了中国的“艺术形体损伤诊治学”，并在国际舞台上享有一席之地。

万物之美，莫过人体。人体的构造与功能，科学精细，灵动优美。舞蹈演员的表演，以肢体之美的动感，灵与肉的结合，诠释了纷纷攘攘的大千世界。凡舞蹈、戏剧、杂技、体操等演员和运动员，在学习、训练、表演的时候，经常会遇到变速、跌宕、起伏、翻滚、旋转等剧烈动作，或龙腾虎跃，或翩若惊鸿。大部分动作，符合生理的自然状态，少数动作，有悖于人体的生理解剖，超过了人体的功能极限，以致造成不应有的创伤、残疾甚至死亡。如果治不得法，或医生考虑得不够全面，在治疗过程中，产生了后遗症，往往会使患者失去重返舞台的机会。所以何仁甫先生在世的时候，就尽量做到量体施力，量伤施法。对女性用药，侧重外治，既不损伤脾胃，又不影响经行或胎孕。何天祥既通医药又懂舞蹈生理，常年深入训练现场，心聚舞台中央，主张寓舞于医，预防为先，提出“临场征兆性诊断”学说，亲临现场对错误动作进行纠正，降低损伤发生率。治疗时，道法自然，辨证施治，以武功为基础，肩、肘、腕、指齐力配合，劲达指端，力透肌筋。全部动作，注意节奏与韵律，一气呵成，犹如“音乐之和畅，舞蹈之优美”。遣方用药，从演员、运动员的身体特征出发，祛邪而不伤正。辅以补益类中药，活血化瘀，强筋壮骨，保存继续训练的体能。并提出“边医边练，以医促舞”的功能恢复锻炼方法，避免因疗伤休息时间过长引起的“发胖”与“回功”。1994 年，其子何浚治整理出版了何天祥著的《中国艺术形体损伤诊治学》，总结了用蒙医、中医综合治疗艺术形体损伤的经验，创立了好、快、美的损伤防治体系。全书分上、下两篇。上篇首先讲“科学训练能提高人体机能的限度”，提出“人体解剖结构适于舞蹈训练的‘黄金时期’”。然后是人体解剖、病因分析和下篇的损伤诊治。专著中公布了作者的祖传秘方和自己研制的系列骨药，奠定了何天祥在艺术形体损伤医学领域的大师地位。

三、人文与科学的呼应

在何天祥的医学生涯中，人文情怀永远是他的主线，从人的生命、生活、健康、心理出发，来考虑一切治疗、预防和康复措施。何天祥出身少数民族家庭，对民族医学的坚守，对汉文化的融通，是那么自然流畅。就好像一个儿童，生活在大森林里，喝的是山上流下来的泉水，呼吸的是林间流动的新鲜空气，或鹰飞星驰，或信马由缰。他就是这森林的儿子。没有强迫，没有故意。文化似水，文化似乳，多种文化，交融水乳。一颗草原的种子，在天府之国茁壮成长。丰收是必然的，埋没是不可思议的。

中医和蒙医，都主张天人相应，形神合一。何天祥的骨伤医学，一切都围绕人体的生理功能展开。中国古代的庄子讲了一个“庖丁解牛”的故事。说某厨子宰牛，干了十九年，宰了数千头牛，一直干得干净利索，潇洒自如。别人一个月换一把刀，或者一年换一把刀，他一把刀用了十九年，还像刚磨过的一样。原因在于他掌握了牛的解剖规律，“依乎天理”“因其固然”。何天祥正骨，也是顺乎天理，应乎生理。任何手法，任何药物，都是为了维护生命，减少病残，赓续艺术。永远从人出发，把人文关怀与科学技术紧密地结合在一起。

何天祥是幸运的。他受到先祖得天独厚的关照，尽享巴山蜀水朝露夜雨的濡养，直至抚育了何氏骨科的第六代传人。何氏骨科，后继有人，后继有术。他的儿子何浚治衣钵心传，青出于蓝，整理了《何天祥骨伤科精粹》，将凝聚的何氏六代人的心血，化作缕缕金线，植入“何氏骨科流派”的根脉。中国传统医药的魅力，于此可见一斑。

诸国本

2018 年 7 月

刘序

认识何天祥先生是在我年轻时参加的一次学术会议上，他体魄出众，容貌英俊，得知他是七代蒙汉何氏骨科第五代传人的杰出代表，人到中年，事业已就，我肃然起敬。此后，我们成了中医路上的挚友。

正如诸国本先生序中对何老的评价：何天祥先生的学术具有“蒙医与中医交汇”“医学与艺术结合”“人文与科学呼应”的特色，何老行医七十余年，医术精湛，阅历丰富，著作等身，勇于实践创新。

何老一生“武功为医施仁术，医德文品育传人”，维护了何氏祖先“功夫骨医”的美誉，传承了中华民族医学的精华，是一位中蒙医的传奇人物，更是我们中医人的榜样。

《何天祥骨伤科精粹》一书由何氏骨科第六代嫡传弟子何浚治整理、编撰，何天祥老人生前亲力亲为指导审订。全书内容丰富，真实反映了何氏骨科蒙中医结合的临床特色，传承和发展了何氏骨科事业，在中华民族医学的团结互助振兴中发挥了示范作用，为中华民族医学的发展做出了贡献。

八十八岁医翁刘敏如

2021 年 3 月 12 日于北京

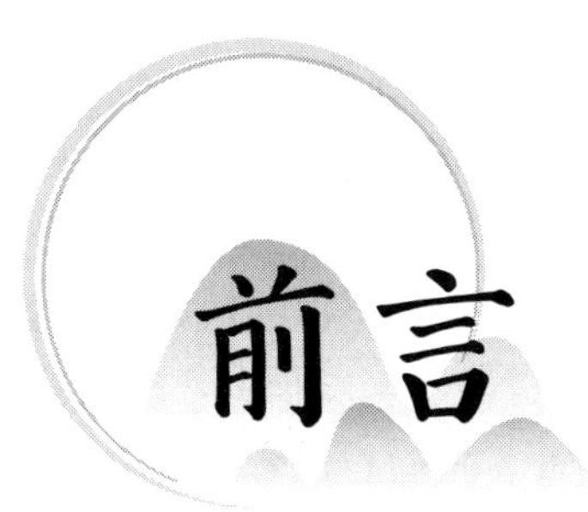

前言

为更好地促进中医骨伤科学术发展和中医药文化传承，培养出更多的中医骨伤科临床专业人才，反映著名中医骨科专家何天祥、何氏祖孙六代及其传人从事中医骨伤科工作的学术成果和临床经验，我们策划编写了《何天祥骨伤科精粹》。这也是继“何氏骨科流派”入选全国首批中医学术流派传承项目、“何天祥传统疗伤手法技艺”入选四川省非物质文化遗产保护传承项目之后，我们开展的一项非常重要的中医药文化传承工作。

何天祥（1923—2019），研究员，蒙古族，为何氏骨科第五代嫡传传人。在七十多年的中医骨伤科学术研究和临床工作中，何天祥全面继承了何氏先辈在缺医少药的大漠草原中积累出的骨伤治疗方面的诊疗经验，极富传统的蒙医风格。同时，融入中医学理论，在传承的基础上进行创新性发展，逐渐形成何氏骨科的学术思想和较为系统的骨伤科理法方药诊疗技术。他以中医药为本，结合舞蹈艺术、运动医学、生物力学、影像学等多学科知识，首创了具有中医药文化特色的艺术医学，为中医骨伤科学开辟了一条崭新的学术发展道路，在中医骨伤科领域独树一帜，享誉海内外。他始终坚持践行“大医精诚”，将良好的医德医风贯穿于医疗临床实践中，在为患者诊疗取得确切疗效的同时，还构建出友善的医患关系。其医术和医德在国内外患者中口碑相传。

何天祥在九十高龄时仍然亲临医疗第一线，悉心指导弟子们的临床工作。他对临床体会和治疗经验，从来都是毫无保留的。只要弟子们请教，他都详细讲解和示范。他非常重视医疗的责任心与社会功能的发挥，常说“治愈病员恢复伤前的工作、劳动能力，事关国家需要的生产力”“见彼疾苦，若已有之，一心赴救”。他以爱心感化患者及其家属，期望能够带动大家养成具有爱心的美德。他还提倡预防为主的健康观、有规律的生活习惯的行为方式，期望人们能够拥有健康的生活方式。他开创了中医艺术医学。1992 年在美国纽约召开的国际首届艺术医学大会上，何天祥首次就他的研究成果《中国艺术形体损伤特点、规律及防治》做大会发言交流，相关论文被收录于美国《南方医学杂志》和“国际艺术医学最新进展”丛书。其后何天祥多次应邀在国际艺术医学论坛交流，推动了中医药在海外的传播，为弘扬和传承祖国传统医药事业做出了突出的贡献。本人作为国家批准的何天祥学术经验的首批继承人，长期侍诊在侧，感受极深。

何天祥十分重视学术传承与教育工作。他认为“教人疗伤，一时之效；著书育人，功在千秋”。在他的指导下，我们专心整理其一生的学术成果和临床经验，梳理成册，稿凡数易，期望能够供中医骨伤科、艺术医学领域的医生和研究人员参考。

这不仅是一本汇集了几代中医人临床诊疗心血的中医骨伤科学专著，也是一本反映中医药文化传承的珍贵文献集成，学术性、实用性兼备，可供中医骨伤科专业人员在临床中研究和中医药学生学习，也可以作为中医临床技能培训教材。

由于医、教、研工作任务繁重，我们只能利用业余休息时间进行编写工作。时间紧，学识浅，书中难免有诸多不足之处，尚祈同道指正。

国家中医药管理局原副局长、中国民族医药学会原会长诸国本先生题写书名并为本书作序，国医大师刘敏如教授也为本书作序；北京中医药大学毛嘉陵研究员为何氏骨科学术研讨和本书出版开展了系列策划与组织协调工作；成都中医药大学何洪阳教授对本书编撰工作进行了指导。在此，谨致衷心感谢。

何浚治

2022 年 9 月

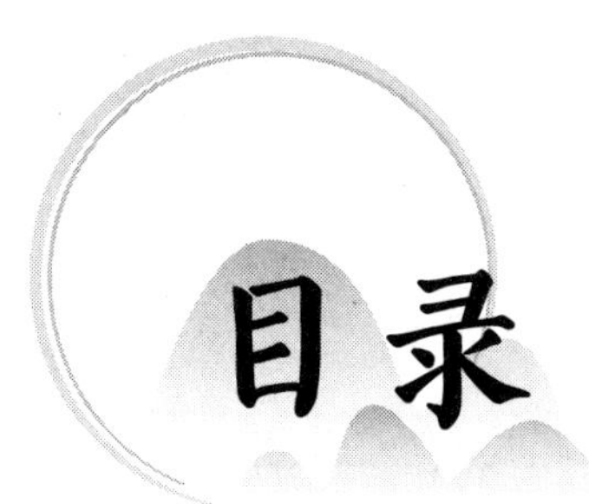

目录

上篇　理论基础

第一章　何天祥的中医学术成就

第二章　何天祥诊疗思路与技巧

第三章　何天祥论治原则

第四章 何天祥方药运用

第五章 何天祥手法特色

下篇　诊治精要

第十一章 骨折

第十二章 脱位

第十三章 筋伤篇

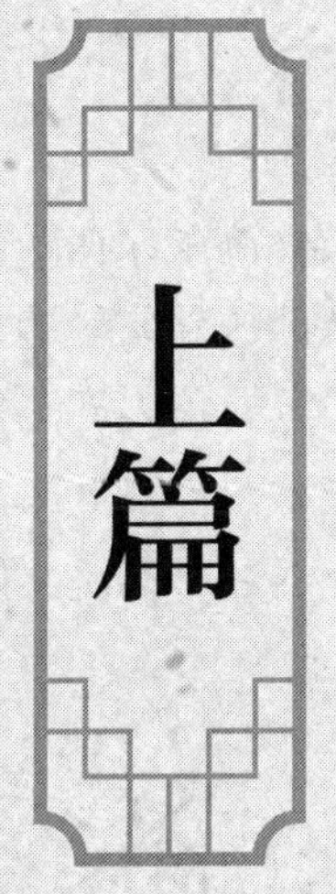

理论基础

第一章
何天祥的中医学术成就

何氏传统正骨医术系蒙医特呼尔正骨流派，在融合蒙医和汉、满、回、藏医药文化及科学的基础上，逐渐形成具有鲜明特色的骨伤科诊疗技术体系。何天祥是蒙医特呼尔正骨流派（何氏传统正骨医术）的一位具有代表性的传承人，他在全面继承家学医理医术的基础上，特别注重博览中医经典和融合多民族医药文化精髓，不断提高临床诊疗水平，师古而不泥古，以社会需求为研究目的，以民众健康为奋斗方向，在中医骨伤科基础上开创了中医艺术医学新学科。

第一节　继承何氏传统正骨医术

蒙医药学是蒙古民族在长期与疾病斗争的过程中逐渐发展形成的一套独特的医药学理论和诊疗技术。它既是中华民族文化的重要遗产，也是中国传统医学中具有较大影响、民族特色和地域特点鲜明、理论体系和诊疗方法独特的民族医药。古代不少文献记载有蒙古族先辈的医事活动。《三国志》中记载："乌丸者，东胡也……俗善骑射，随水草放牧，居无常处，以穹庐为宅，皆东向。日弋猎禽兽，食肉饮酪，以毛毳为衣……有病，知以艾灸，或烧石自熨，烧地卧上，或随痛病处，以刀决脉出血，及祝天地山川之神，无针药。"这些艾灸、烧石自熨、烧地卧上、决脉出血等治疗方法，都是当时蒙古族以及北方民族极具特色的治疗手段。藏医《四部医典》中也有"蒙古灸"的记载。《本草纲目》载："《元史》云：布智儿从太祖（成吉思汗）……身中数矢，血流满体，闷仆几绝。太祖命取一牛剖其腹，纳之牛腹中，浸热血中，移时遂苏。"在《蒙古秘史》中载有用烧红烙铁治伤口出血，对中箭伤员纳入骆驼或牛腹内的热罨疗法，利用腹腔内的温度，温通血脉，促进血液循环，祛瘀镇痛，利用腹腔内血腥气味刺激昏迷伤员醒脑开窍，其方法虽原始，但有一定的科学道理。

《中国医学史》记载："蒙古族好骑、射、搏击，且常年在外征战，故骨折、脱位的现象常见，在骨伤和金创方面积累了大量经验，并逐渐形成自己独特有效的治疗手段。"蒙医正骨术历史悠久，独具特色，正骨手法绝妙，操作简单，疗效确切，积累了十分丰富的临床经验。对骨伤的治疗，特别要求必须做到治伤不伤元气，治后不留后遗症，保证日后能恢复正常的劳作。约在公元前 100 年龙树和尚著的《医药月帝》中记载蒙古已有正骨师（龙树和尚是印度高僧，有《西域名医所集要方》《龙树菩萨养性方》等医著传世）。

清朝时期是蒙医药发展的新时期，是蒙医药逐渐理论化、文字化、系统化的时代，此期的蒙医药诊疗体系更加完善。在这一时期，蒙医正骨如日中天，不仅受到人民群众的推崇，也得到了清朝政府的肯定和支持。蒙医正骨大师绰尔济·莫日根在北京行医，其医术精湛，受到广泛欢迎。俄罗斯沙皇听说绰尔济·莫日根的医术后，1728年专门派人到北京拜师学艺，学习蒙古族独特的正骨医术。蒙医觉罗·伊桑阿也以擅长正骨闻名，他供职于清朝皇宫医职期间，还广收门徒，教授正骨医术。由于蒙医正骨医术高超，清朝从蒙古族当中选拔擅长治疗骨伤的蒙医，促进了蒙医人才的培养。《清史稿》卷五〇二载："选上三旗每旗士卒之明骨法者，每旗十人，隶上驷院，名蒙古医士，凡禁庭执事人员有跌损者，命医治，限日报痊，逾期则惩治之。"正是这种鼓励与惩罚并举的指令，在一定程度上推动了蒙医正骨的发展。

目前有文字记载且一直传承较好的蒙医正骨流派主要有察哈尔流派、北京流派、科尔沁流派和四川的特呼尔流派（即以汉姓何氏命名的"何氏骨科流派"）。特呼尔氏属八旗军镶蓝旗三甲，他们生活在缺医少药的大漠草原，以传统习武的功力与疗伤祛病的手法相融合，结合药物治疗，积累了300多年的医疗经验，历代均有人任清军医官。经过数代族人的行医实践和总结研究，逐渐创立了独具特色的骨科流派，疗效卓著，世代口碑相传。后随军入川，驻成都少城永平胡同（今为青羊区柿子巷，在宽窄巷子南侧），至今柿子巷西口尚有文化部门制作的嵌石记录"何氏骨科世居于此"，留下地标记忆与何氏骨科世代行医的经历。

近百年来何氏骨科流派在四川名声大噪，在成都更是家喻户晓，这主要是由何氏骨科第四代传人何仁甫（1895—1969）及其后人经过几代的不断努力创造出的良好声誉。何仁甫自幼随父何兴仁习武学医行医，后师从满族骨科名医开长斋、春三爷，汉族外科大家徐寿仙（人称徐神仙）及回族名拳师马震江、马镇江等学习医武之长。在其一生中一边学习一边行医，不断丰富和发展何氏骨科的医理医技。何仁甫的长子何天祥和孙子何浚治创办的四川天祥骨科医院、四子何天佐创办的八一骨科医院、五子何天祺创办的四川何氏骨科医院，都以不同的形式对何氏骨科传统医术进行了学术上的传承和事业上的发展，从而使何氏骨科成为全国中医医疗领域的一大学术流派。2012年10月，成为国家中医药管理局首批批准建设的全国64家中医药学术流派之一。何氏骨科流派学术特点传承建设项目于2016年经国家中医药管理局验收合格。

何天祥，出生于1923年，系何仁甫长子，何氏骨科流派第五代嫡传传人，从小就随父习武学医。冬练三九，夏练三伏，提坛子、举石锁、劈麻杠、力卷千斤、指插沙包等，以练肩、肘、腕、指劲力。练习导引气功功法，调理气机，呼吸平稳，以意引力，意到气到力到，深透肌筋。苦学《黄帝内经》《备急千金要方》《仙授理伤续断秘方》《世医得效方》《本草纲目》等医经典籍。又随母亲关芬茹习书法，学文化，请邻居包敏安老师教珠算，口诵心记手拨珠子，手脑并用，训练正骨手法的灵巧。经过传统文化的熏陶，在学医过程中特别注重自我人品、医德和中国传统文化素养等医外功夫的培养，养成了仁心厚德和淡泊名利的品行。

蒙古族有着习武的传统，医武均有健身祛病的功能，很自然地将武术的身功技巧，运用于治伤手法之中，形成了"医武结合的疗伤手法技艺"，历经几代人沿用至今，疗效独到。何天祥从小在蒙医骨科世家环境中耳濡目染，长期接触和系统学习蒙医知识，接受了极有特色的蒙医正骨术的训练，全面完整地继承了何氏蒙医传统正骨医理医术。

何氏传统正骨医术有着鲜明的蒙医文化特色，独具诊疗优势。在临床治疗上要求“穷究其因，明析其理，精选其治”。在诊治骨伤病时，注重摸诊结合、司外揣内，施手法时要求“足稳手活腰发力”，调匀呼吸，意到气到力到。要因人因伤而量体施力、量伤施法，手法要深透肌筋。用药侧重外治，尽量做到既不伤阴败胃又不影响胎孕与经行，携带使用方便，临证组方灵活多变。既注重临床疗效，更关注治疗后的效果，要使治愈后的蒙古族患者有美好的生活质量、工作能力，还能逐水草放牧与骑马摔跤等。因此，在用药上要祛痛强筋，治伤用药不能只破不立，应在治疗过程中适当配伍补益肝肾、调理气血、滋血生力、强筋壮骨的中药，以祛痛强筋，伤愈而筋骨强劲，以免耗伤气血，伏下隐患。这些要求虽然未能量化，但即使现在看来也是有很高的医学疗效评价价值的。同时，也可以看出，这些要求还具有一定的系统工程思维，反映了何天祥在骨伤病患者诊疗中的临床战略思路。

何天祥继承和丰富了祖辈就地取材采用鲜药疗伤的传统疗法，熟练使用祖辈研制的各种外治有效药物。局部外敷药可随伤病变化，分段用药，分杀病势。外敷药时间长，随证灵活加减化裁，可充分发挥药效，又携带使用方便。在继承祖辈秘方的基础上，他又配制了各种适合伤情的药酒，在推拿中作为介质使用，既可引药深透肌筋又不易损伤皮肤，再配合指针点揉经穴，宣通气血，调和脏腑，平衡阴阳。在临床中始终能照顾到草原牧民的游牧习俗和健康需求，在治疗用药方面侧重于外治，一般无不良反应。

通过艰苦的学习和长期临床实践，何天祥越来越热爱自己的蒙古族文化，对特呼尔氏家族传承下来的蒙医正骨疗法更具有一份特殊的感情。正是这种长期的磨炼，使其成为一代蒙医大家。

第二节　融合多民族医药文化精髓

中医骨伤科学作为中医药学的一个重要组成部分，可谓源远流长。在原始社会，古人在大自然中求生存，难免受伤，骨伤早已是一个常见病。在新石器时代已开始有治疗骨伤疾病的医药。到了有甲骨文文字记载的殷商时期，已有骨伤病和治疗骨伤病的文字记载。从甲骨卜辞和器物铭文中发现记载的疾病有几十种，其中骨伤科的有疾手、疾肘、疾胫、疾止、疾骨等。甲骨文还有按摩、外敷药物及药熨治病的记录。到了夏、商、周时期，文化和生产力等方面都有了发展，促进了医学的进步，中医骨伤科开始萌芽。商代冶炼技术有很大发展，从殷墟出土文物来看，不仅有刀、针、斧、锛、矢等青铜器，还发现了炼铜遗址和铜范，说明商代已达到青铜器的全盛时期。由于青铜器的广泛使用，医疗工具也有了改进和提高，砭石逐渐被金属的刀针所代替。据《韩非子》记载，古人“以刀刺骨”，说明“刀”已经被作为骨伤疾病的手术工具了。

中医骨伤科基础理论在战国、秦汉时期逐渐形成。1973 年，考古学家在湖南长沙马王堆汉墓发掘的医学帛书表明了当时骨伤科诊疗技术的进步。《足臂十一脉灸经》记载了“折骨绝筋”（即闭合性骨折）；《阴阳脉死候》记载了“折骨裂肤”（即开放性骨折）。帛画《导引图》绘有导引练功图谱与治疗骨伤科疾病的文字注释。《灵枢·经水》篇曰：“若夫八尺之士，皮肉在此，外可度量切循而得之，其死可解剖而视之。”《灵枢·骨度》篇对人体头颅、躯干、四肢各部骨骼的长短、大小、广狭做出标记。《内经》对人体的骨、脉、筋、肉及气血的生理功能都有精辟的论述。《灵枢·经脉》篇曰：“骨为干，脉为营，筋为刚，肉为墙。”《灵枢·邪客》篇曰：“营气者，泌其津液，注之于脉，化以为血，以荣四末，内注五脏六腑。”人体外部皮肉筋骨与体内五脏六腑关系密切，《内经》阐述的肝主筋、肾主骨、肺主皮毛、脾主肌肉、心主血脉及气伤痛、血伤肿等基础理论，直接指导着骨伤科的临床实践。《内经》还阐述了骨病的病因病机，《灵枢·刺节真邪》篇曰：“热胜其寒，则烂肉腐肌为脓，内伤骨，内伤骨为骨蚀……有所结，深中骨，气因于骨，骨与气并，日以益大，则为骨瘤。”《素问·痹论》篇曰：“风寒湿三气杂至，合而为痹也。其风气胜者为行痹，寒气胜者为痛痹，湿气胜者为着痹也。”东汉末年杰出医家张仲景所著《伤寒杂病论》中的大承气汤、桃核承气汤和下瘀血汤等至今仍为骨伤科的经典方剂，广泛运用于临床。

宋、辽、金、元时代医家在隋唐五代的经验基础上，出现了百家争鸣的局面，大大促进了中医骨伤科的发展。宋代“太医院”设立“疮肿兼折疡科”，元代“太医院”设十三科，其中包括“正骨科”和“金镞兼疮肿科”。

从元代开始，蒙医正骨与传统中医骨伤广泛的学术交流和融合，进一步促进了蒙医正骨的发展。在清代，何氏先辈随清军入中原进四川之后，广泛接触了满、汉、回、藏等民族传统文化，逐渐融蒙、满、汉、回、藏等民族传统骨伤科及其武学为一体，使何氏骨科在历代传承中不断丰富和发展。第四代传人何仁甫不断丰富发展何氏骨科医理医技，第五代传人何天祥、四子何天佐、五子何天祺在传承何氏蒙医传统正骨医术中，都从各自不同角度与其他多民族文化和医学技术进行融合，传承着何氏正骨医理医术。

何仁甫曾在临床上发现，骨骼受到外在暴力撞击，骨皮质尚未明显断裂，但骨内膜已断裂，或内侧骨小梁受损。如患者的踝关节严重扭挫伤，患者虽然剧痛，但由于骨外侧遮挡X线片可显示无骨折（在无X线旋转机或CT检查前）而易造成漏诊，贻误治疗。实际上外踝虽未见骨折，但关节内胫腓骨远端内侧受到距骨扭挫磨损，骨膜受伤，甚至内侧骨小梁严重受损。他在观察南方竹子结构后受到启发，他发现当竹节受到外力撞击后，虽然竹节外表（竹青）未见断裂，可节内白色竹膜常可因撞击断裂，这与骨内膜或内侧骨小梁受损如出一辙。因此，他提出“竹白论”来指导骨科的临床诊断，可避免漏诊误诊，及时解决患者的疾苦，这属于中医“司外揣内”的思维方法。

一、学医经历

何天祥在随父亲何仁甫诊疗过程中，父亲对临床病例的仔细观察、深入分析和用心琢磨，并不断从多民族文化和医学中吸取知识营养，给他很多启发。在近百年漫长的中医人生中，何天祥经历了近代余云岫等提出存药废医、取消中医的叫嚣，新中国成立初期重西轻中思潮的影响。面对中医所处的现实境况，他认为要改变中医药现状，不能仅停留在口头上高度认同，学术上停滞不前，中医药学这门古老文化已到了不得不求新、求变、求突破的重要时期，需要更多的理论与实践予以支撑。中医不应局限于本领域的认同，学术上应有所突破，应改变观念与方法，发掘多学科中的医学元素与中医学的特色优势。因此，他不仅刻苦钻研蒙医正骨术，还努力学习中医和西医等骨科知识。他凭借传承的家学医理医技，在西医耆宿、岳父赵伯钧（1901—1978，曾任成都甫澄纪念医院院长）、从事西医工作的妻子赵尔容（1925—2016，就职于四川省第五人民医院）等的指导和帮助下，学习了解剖学、生理学、病理学、生物力学、影像学、西医骨科等多学科知识。

二、临床实践

西医学的生理、病理及治疗方法对其所掌握的传统骨科理论知识给予了补充和完善，为骨伤科疾病的诊断以及骨折的手法复位、固定、恢复等方面的理念，提供了科学的指导，并产生了质的飞跃。西医检查诊断技术的传入，为骨伤科临床诊断治疗提供了客观的依据。如 X 线等诊断技术的应用对骨伤科诊断来说，其先进性、重要性都不容忽视。何天祥在从事艺术形体损伤的防治工作中就充分发挥了 X 线检查的作用。他在舞蹈演员的选材中利用 X 线检测来评定演员髋关节的外旋角度，并结合生物力学、解剖学研究出一套参考基数，提高了选材的准确性与科学性，推动了选材训练向科学化的突破性尝试，创新出一项计算准确的新的科学测量法。何天祥将多种骨科诊疗技术娴熟地用于临床，取得了很好的疗效，受到同行和患者们的好评。何天祥的从医生涯及学术理论，既展示了蒙古族传统正骨的特点，也充分体现了与中医学基础理论、兵法、武学以及近现代骨科学理论的紧密结合、临床突破，这是民族文化发展变迁与多学科融合发展所取得的可喜成果。

三、医德仁术

何天祥在跟随父亲从医的经历中，父亲高尚的医德和对患者的仁心，时常教育和感动着何天祥。因此，他一直认为学医并非一门谋生的技艺，而是要学会仁术后，以其仁心去为民众解除病痛疾苦。何天祥独立行医后，始终以患者为良师益友。他常说，患者以其身受病痛之苦为医生提供医学素材，以丰富医生的医学知识、助其提高临床诊疗水平，因此，患者是源头活水。医生要以人的生命和健康第一为己任，诚恳关爱患者，精心地为患者优选治疗方案，让患者痛苦少、损伤小、治疗时间短且费用低廉。因此，医生必须品端术正，不过度医疗，不妄下结论，才能对得起患者的信任。在治疗过程中，通过医患之间的相互沟通和相互信任，升温了医患之间的特殊感情，等到患者治愈而重新恢复工作，医患更能共同分享治愈后的快乐，这也是医生价值之所在。

四、文化素养

何天祥认为，在临床实践中有了文化底蕴和高深学养，就会养成高尚的道德和人品，自觉钻研医术，主动热情地为患者服务；在诊疗时还应时刻保持着敬畏的态度，对疑难重症不自虑吉凶，不论寒暑、饥渴、疲劳都一心赴救；对来求诊者不分贫富，对贫困疾厄常解囊相助，尽力践行仁心仁术的大医精诚理念。因此，他除了将主要精力用于练就一身正骨医术以外，还特别重视中医药文化、中华传统文化的学习传承和弘扬。他认为，要振兴中医药，就必须自觉地传承好中医药文化精髓，发展好中医药学术理论，应用好中医药诊疗技术。学习中医应当从先贤的文化传承和理法方药上汲取营养，了解本民族的传统文化知识和民族文化精神，提升自己的文化素养，树立正确的医疗观、人生观、世界观。要从观念和思维方法上，启迪智慧，开阔视野，努力继承先辈的医德医术。如果重技轻文，丢弃了我国优秀传统文化之根，诊治依靠仪器，成了仪器俘虏，疏远了患者，医学水平也难以提高。

唐代孙思邈曾指出：“不读五经，不知有仁义之道，不读三史，不知有古今之事，不读诸子，睹事则不能默而识之。”何天祥从其学医经历的得失经验中总结到，只有具备扎实的文学基础，才能从受古文化滋养的中医药文化中领悟其精妙的原理，指导自己的临床实践，也才能在中医药学、民族医药学中有所继承和发展，否则是无源之水、无本之木。在何氏骨科家传的为医之道中特别强调：“诊断不误人，手法不伤人，用药不损人，夹固不伤形，锻炼益身心。”

五、学术传承

何天祥特别强调：“为了传承后学，医生必须严于律己，培德育人，因材施教，授之以渔。师有道，能传道，使之有再传能力。后学者要能悟道、能得道，更需多拜名师，不拘于一家之言，后继人才与传承医学才有生命力。”同时他还认为，医学无国界，医者要胸襟开阔。对伤病有效的防治经验，应及时发表（公开）供大家交流切磋，一方面促进学术的发展，共同提高，另一方面又可让更多的医者掌握优秀的确切的诊疗技术，为更多的患者服务。如果医者将个人的学术思想、临床经验和立方遣药方法，秘而不宣，抱残守缺，既不利于医学学术思想、临证经验与立方精意的传承和发展，也更不符合治病救人的初心和医德。历代医家根据自己所获得的医学知识和通过临床实践获得的诊疗经验，结合患者所处的地域、自然环境、不同季节和不同气候、生活习俗等患病背景和临床症状，有针对性开出的处方，可以说就是对于某人某病的特效方。东汉张仲景在诊疗中开出的大量处方，很多成为了经方，并创立了辨证论治学术体系，影响至今。金元四大家有主火、有滋阴、有重脾胃的各家学术见解，创立了不少针对性强的名方。蒙古族医家在大漠草原，地处高寒，游牧生活，同样也创造了不少蒙医名方，如扎冲十三味丸、六味安消散等。何氏先辈在随清军入蜀后，由于地域自然环境的改变，生活习俗、体质强弱等差异，对祖传秘方就有所调整，加之结合多民族医药文化，随证而变。例如药物产地、分量轻重，均有所调整。古方不尽能治今病，旧法不尽适合新疾。

董廷瑶认为："古人之方即古人之法寓焉，立一方必有立一方之精意存乎其间，不求其精意而执其方是执方而昧法也，此中医之大忌。"用古方的关键在于师其法而不拘泥其古，灵活化裁。只有掌握了正确的方法，才能自由地创立更多的有效的名方和"秘方"。此可谓秘方可贵，秘法更珍。

"师者教人以事而喻之以德也"。何天祥认为，传承要因材施教，潜移默化。首重培育学员的人品道德，再讲临床技能和动手能力的培养。今天的学生，明天将会是老师，因此，还必须培养今天的学生更要具备再传能力。不局限于一家之言，多拜名师，培养大视野，才能做到青出于蓝而胜于蓝。学员侍诊时，要思想集中，对老师诊脉察舌与摸诊的一言一行、立方遣药的思维与方法，都要看在眼里，记在心里，悉其言，观其行，反复琢磨，思考领悟其道，内化于心，外化于行，才能学到老师的良好医德与学术特点，才能学有所成。

六、传播交流

何天祥认为应尽量参与中医药科普知识的传播，积极撰写科普文章，广泛普及中医药科普知识，使患者主动积极参与到疾病的预防中来。良好的学术争鸣是促进学术发展的关键，有利于愈争愈明、愈鸣愈进。大家通过阐明学术观点，交流治疗经验，最后取得一些共识，这对共同提高治疗经验与学术水平是一种有益的学术交流，有利于学术的进步。通过传播可望让更多的人了解中医药文化和临床疗效，不仅有利于广大民众在健康消费中选择中医药，而且更有利于在各级政府的医药卫生决策中不断增强中医药的影响力和话语权。

1994年何天祥与何浚治编著出版了反映何氏骨科精粹的《中国艺术形体损伤诊治学》，被誉为"中医理论与艺术相结合的第一部专著"，填补了中医药在文化科技领域的一项空白，获国内外同行的认可。何天祥与何浚治多次应邀在美国、以色列等多个国家召开的国际性学术会议上进行学术交流，主讲论文为《舞蹈损伤规律特点及防治的研究》，同时还进行讲学和诊疗示范，受到国际同行、华侨及驻外大使、领事的赞誉。1992年2月，在纽约"国际首届艺术医学大会"宣讲后，受到与会专家的高度评价，提升了中医药在国际上的学术地位。

七、办医兴学

为了更好地传承家学、解人疾厄和培养更多的中医骨伤专业人才，何天祥率领其子何浚治创建了川派蒙医骨科临床传承基地——四川天祥骨科医院。该院成立以来，一直秉持"以术兴院，以德济人"的院训，为来自全国各地以及国外的患者服务，同时也为培养国内外中医骨科人才做好培训工作，受到了同行和社会的广泛赞誉。

编著了在国内外举办的"艺术形体损伤防治""何氏骨科医理医技"培训班的培训讲义3部，发表学术论文80余篇。此后，美、以、德等20多个国家和地区的医生不定期到成都来学习何天祥传统疗伤手法技艺，外国学员学成回国后积极宣传和弘扬中医药文化，让更多的患者接受中医药医疗服务。

第三节 提出临床综合诊疗方案

一、主要学术主张与诊疗原则

1. 坚持用中医药文化来引领临床诊疗工作 秉持蒙医传统风格和家学医德医术，努力奠定中医药学文化基础，以优秀传统文化指导临床实践，并以此形成治学理念和学术思想。

2. 善于与患者沟通 涉猎文、史、哲、艺，有较广泛学识，善于用艺术语言和生活化的通俗语言来与各行各业学养参差的患者进行沟通，取得病员对诊疗的信任与信心。

3. 重视临床细节信息的采集 特别关注患者的神色形态，评脉察舌，从细微举动中，发现蛛丝马迹，进行准确判断，取得首诊效应。

4. 强调医武结合 以蒙古族传统习武练功为手法身功的物质基础，以武术准、稳、巧、快技击为手法技巧，手医心医，心手合一，形神兼备，以武术为手法化源之本，瞬时发力，正骨上骱，使患者痛苦少、愈合快。

5. 擅用外治法 认为伤由外受，治宜外取。用药侧重外治，并随证活变，如对同一肢臂，因证不同，可分段用药，分杀其势，用药各殊，同步取效。

6. 夹缚固定因功能、因形制器 在夹板使用上，主张因形、因功能制器。例如近关节处骨折，改用铰链式夹板于关节上下固定，既保持骨折断端的稳定，又可防止关节粘连影响功能。

7. 寓舞于医，以舞促练 筛选舞蹈戏剧训练动作招式进行伤后康复功能锻炼，常配合明快、舒畅的音乐，以音乐、舞蹈有祛邪解郁、舒展筋骨之功，练身炼心，促进功能康复与健身。

二、诊疗经验与临床效果

（一）动静结合，可达事半功倍之效

何天祥认为，合理处理动（活动）与静（固定）的矛盾关系，发挥动静结合的治疗作用，可收到伤愈与功能恢复事半功倍之效，是促使骨与关节损伤愈合与功能恢复的关键措施之一。

骨折整复后必须固定，以保持整复后的位置。但因人不是一个简单的“钢体”，不能绝对机械固定，更不能长期超关节固定而“作茧自缚”。否则，气血凝滞，影响骨折愈合，甚至造成关节僵硬、肌肉萎缩等后遗症，故除近关节处骨折外，一般顺乎生理自然，不超关节固定，而且对夹板大小、强度、韧性以及绷带缠绕方向及松紧度均精心研究，以利于肢体在不影响固定的前提下促进早期功能锻炼。对于血肿期的包扎固定，以

及中间换敷药的固定，要根据伤情、伤员的体位情况，适当增减夹板进行合理的固定，有利于功能恢复。

在相对固定的情况下，随着瘀肿消减，断端逐步愈合，适时进行适当的活动，有利于固定与发挥固定的功能。如桡骨科利斯骨折，在不影响固定与无痛的情况下，屈伸手指关节，适当活动腕关节，通过肌肉的纵向收缩与放松，既能增强骨折的固定，促进血液循环与新陈代谢，又可促进骨折愈合和功能恢复同时并进。

（二）手法精巧，可减轻患者痛苦

《医宗金鉴》：“手法者，诚正骨之首务哉！”何天祥对正骨手法提出了“使患者不知其苦，方能称为手法”的艺术境界。因此，必须做到以下几点：

1. 识解剖，明病机 如肱骨上段骨折，由于胸大肌牵拉，近端向内移位，明乎损伤的创伤机制及骨折与周围组织的关系等，当能“素知其体相，识其部位，一旦临证，机触于外，巧生于内，手随心转，法从手出”。

2. 勤练身功 肩、肘、腕、指齐力配合，劲达指端，施法时才能量体量伤而得心应手。

3. 掌握按力学原理加大弯矩、加长力臂整复骨折的力学手法，使病员痛苦少、愈合快 例如，84岁蒙古族老人刘某，右股骨颈骨折。让患者仰卧，医者一手固定于患肢大粗隆部位及臀部外侧作支点，另一手握膝关节缓缓上提以为力点，股骨干为力臂，骨折处为受力点，经轻巧用力牵拉而整复，患者痛苦少，愈合快。刘老寿至百岁尚能行走。若盲目施法，生扳硬压，定会使得伤而又伤，贻害匪浅。

（三）分段用药、分杀其势、同时收功

何天祥认为，骨伤科用药多破血理气。为了照顾老、幼、妇、孕不胜诸药的禁忌，宗“伤由外受、治宜外取”之旨，治伤用药多侧重外治，并可分段用药，分杀其势。例如，治女工张氏右尺桡骨陈旧性骨折，自右桡骨茎突部已有克氏针穿入内固定，近端直达肘关节，远端外露于桡骨茎突皮肤外，至诊时已过3个月，肘关节功能受碍，骨折尚未愈合，针尾外露处感染，红肿热痛。何天祥指出，此病例虽在同一肢臂，由于病证不同，须投药各殊，以分杀其势，齐头并进，才能同时收功。故在桡骨远端处外敷骨炎散（芙蓉叶、黄柏、苍术、蒲公英等）抗感染，在骨折处重用接骨药（螃蟹粉、川续断、醋炙自然铜等），在肘关节处敷通利关节药（伸筋草、舒筋草、土鳖、姜黄等），经治2个月痊愈。此为侧重外治、分段用药之创举。

（四）手法与药物并施，可一举多得

手法治疗，是一种物理刺激疗法，借用术者的手直接作用于所需治疗的效应部位，通过皮肤、肌肉、筋膜直达骨节。手法所施之轻重又直接影响到受治部位刺激的强弱，尤其对一些旧宿痼疾，往往手法都施法较重，刺激亦强，才能达到有效的治疗目的，刺激较强的手法，直接在皮肤上操作容易造成一些表浅的损伤，对初学者更是如此。又如隔一层按摩巾施法，则会影响指感。何天祥以药酒为介质施法，其意义有：①减少刺激，增强局部血液循环；②促进局部对药物的吸收，即手法引药入内，增强治疗作用；

③恢复手法所造成的损伤；④酒为百药之长，以药酒之深窜、温经通络之性，散寒除痹。药物与手法并施的治疗原则，可起到相辅相成的作用，有助于提高临床治疗效果，同时又为手法治疗开辟了新的途径。

第四节　创立中医艺术医学新学科

一、开创中医艺术医学新学科

在做好蒙医正骨特呼尔氏家学传承的基础上，何天祥特别注重与时俱进，接受新知，关注疾病谱的改变，进行学术创新。由于长期在四川省舞蹈学校（今四川艺术职业学院）从事临床医疗工作，有机会接触了大量因在舞蹈艺术表演和训练中受伤的专业演艺人员和学员。在努力探索祖传正骨术的基础上，结合解剖学、生理学、生物力学、运动医学、影像学及舞蹈教学等现代医学诊疗技术，针对性地解决学员、演员形体损伤及防治问题，由此积累了丰富的临床经验，开展了系统的学术研究，探索出一条艺术形体医学新路，在我国首创了“东方艺术医学”新学科——中医艺术形体损伤诊治学。

《吕氏春秋·古乐》曰：“昔陶唐氏之始，阴多滞伏而湛积，水道壅塞，不行其原，民气郁阏而滞着，筋骨瑟缩不达，故作为舞以宣导之。”这反映早在远古时期已开始采用舞蹈之法祛邪解郁、舒展筋骨，由此便逐渐产生导引法。受此启示和临床工作的需要，通过二十余年的努力，何天祥与其子何浚治首创了我国中医艺术形体损伤防治新学科——东方艺术医学。这是在中蒙医骨伤科基础上，根据舞蹈演员、学员形体损伤的特点和舞蹈武术的健身功效而创立的极有特色的骨伤与艺术的交叉学科。在通医懂舞的基础上，首先提出了临场征兆性诊断和临床症状性诊断相结合，医舞结合、寓舞于医、边医边舞、以医促舞等新的诊疗理念，实现了好、快、美的治疗效果。好，指医疗质量好，损伤治愈后要经得起大运动量及跳、转、翻、旋的考验；快，指治疗速度要快，以免因伤过久休息而致形体发胖与“回功”；美，指治疗后要保持修长的形体和气质美。

在文化部、四川省文化厅、四川省科学技术委员会的重视和支持下，何天祥率领的团队举办过“全国首届艺术形体损伤防治培训班”，在全国青年“桃李杯”舞蹈比赛大会上做过艺术医学讲座，多次与国内外专家学者进行学术交流，承担过文化部课题“全国舞蹈损伤现状的调查研究”。通过以上活动，不仅提升了临床诊疗水平，而且拥有了丰富的教学经验，积累了全国性舞蹈损伤防治临床资料，总结出一套行之有效的艺术形体损伤防治的临床路径，并筛选出适合的舞蹈动作作为骨伤患者康复的招式。

二、艺术医学诊疗学术思想

（一）首创临场征兆性诊断新说

何天祥在长期的临床观察中发现，许多形体损伤是由多次欠规范、欠准确的动作导致受力不均，产生轻微劳损，并经长期的慢性积累而来。这种轻微的劳损缺乏典型症状，但毕竟是一种损伤，有一定的力学及解剖学原理，因而也必然会有一定征兆。及时发现这些征兆，就是一个征兆性诊断的过程，对其动作加以纠正的过程，实质上就是一个预防的过程。这种防患于未然的积极防治理论是很有价值的，以此指导医疗实践，疗效卓著。

（二）高度重视损伤防治结合

舞蹈演员及学员的训练或表演等艺术形体运动，有其运动轨迹与动作负荷，医者必须亲临现场才能了解其真正致伤病因，如跳类动作不规范、落地不稳、足舟骨外突、踝关节控制力量差、关节失稳等。若临场观察到这些踝关节致伤的征兆、病因，既有利于对症治疗，又有利于提出预防措施，矫正错误的动作，能有效预防训练—损伤—治疗—再训练—再损伤—再治疗的恶性循环。

（三）提出好、快、美治疗艺术形体损伤的新观念和新疗法

演员、学员因伤不能及时治愈，休息时间长，会导致形体发胖与技术“回功”，故除及时正确治疗外，还必须边医边练，上肢损伤练下肢，四肢损伤练躯干，以收快速治伤之效。

演员、学员训练时能量消耗大，学员身体又处于发育阶段，治伤不能只破不立。何天祥常适当配伍一些补益中药用于疗伤过程中，他研制的“祛痛强筋丹”（当归、延胡索、黄芪、三七、狗脊、乳香、没药、树蛙等）治疗软组织损伤疗效卓著，使演员、学员伤愈而筋骨强健，能完成大运动量的动作，能延长艺术青春，收以医促舞之效。例如1988年8月治疗北京舞蹈学院青年团演员李某右踝陈旧性损伤，因患者急需参加1988年8月的第二届“桃李杯赛”，训练紧张而致疲劳，右足旧伤诱发肿痛，不敢立足尖，右踝内、外翻均痛，右踝跟周亦肿痛，又因疲劳失控，踝关节反复扭挫伤，以及踝关节过量活动，胫腓骨下关节面与距骨上关节面反复碰撞，摩擦挤压，导致右踝旧伤未愈，又合新伤，已不能坚持训练，准备弃赛。正好何天祥在京讲学，患者前来求诊，鉴于病员能量消耗大，又参赛在即，除按摩推拿外，急投以“祛痛强筋丹”治疗，3天后患者肿痛消减，能逐步恢复训练并如期参赛，获得第三名。至今仍从事舞蹈工作。

寓舞于医，以舞蹈动作作为功能锻炼的新招式。科学的舞蹈动作训练，塑造了演员、学员优美的体形和完美的舞蹈技巧。如按舞蹈动作规范地“蹲、起”，既可恢复髋、膝、踝关节的功能，又能训练大腿内侧肌力和跟腱的韧性，但一般的“蹲、起”则会使臀肌及股前、外侧肌肥大，形成难看的体形（马裤腿）。何天祥对此提出，必须根据损伤部位选择合适的舞蹈动作进行功能锻炼，既可使伤愈后的筋肉强健，又能保持演员、学员的优美体形。

何天祥提出的“医舞结合，边医边舞，寓舞于医，以医促舞”的新观念和新方法，能使治疗效果大大提高。据四川省舞蹈损伤研究所资料统计，1985年与1977年相比，舞蹈损伤发生率降低了31%。多年来，何天祥治愈的国内外演员、学员，在国内外大赛中获奖得金者400多名。

三、医舞结合，采用国际芭蕾舞基础训练法则防治损伤

舞蹈治伤祛病，古已有之。何天祥长期运用医舞结合防治演员、学员损伤的新方法，卓有成效。为了使中医治疗艺术形体损伤的诊疗标准易于与国际艺术医学的诊断标准接轨，利于中医走向世界，何天祥率先采用舞蹈这门形体语言（世界语言），采用芭蕾舞基础训练法则（可以说是国际通用标准）来研究演员、学员因训练致伤规律、特点及诊疗的新手段，确易被学界同行所理解、认可。如 1992 年何天祥、何浚治父子在纽约“国际首届艺术医学大会”上演讲与示范医疗，会后又被邀赴旧金山、洛杉矶等地讲学，在美国艺术医学界引起轰动效应。此后，洛杉矶医生 Ken Rose 等又来华向何天祥学习。1995 年 5 月，何天祥、何浚治父子又被邀赴以色列出席“世界第五届舞蹈医学年会”。何天祥被誉为是“从艺术医学领域将中医推向世界的先驱”。

何天祥为中医药事业奋斗一生，勤于治学，勇于创新，德高术精，其学术思想革故鼎新，科研成果累累，为了培养后学，诲人不倦。他不仅为蒙医特呼尔氏家族正骨医术的守正传承做出了关键性的贡献，增进了蒙古族文化与其他兄弟民族文化的交流和交融，还开创了“中医艺术形体损伤防治”新的医学研究领域，在中医药创新发展路上独树一帜、独领风骚。国家中医药管理局原副局长、中国民族医药学会原会长诸国本对何天祥所开创的艺术形体损伤医学，进行了高度评价：“奠定了何天祥在艺术形体损伤医学领域的大师地位。”

第二章

何天祥诊疗思路与技巧

第一节　注重四诊合参

四诊合参，是中医诊断学的基本观点之一，也是中医整体观念在诊断学上的具体体现。四诊合参对于全面了解病情，识别真伪，探求本源，具有非常重要的意义。《难经·六十一难》曰："经言望而知之谓之神，闻而知之谓之圣，问而知之谓之工，切脉而知之谓之巧，何谓也？然：望而知之者，望见其五色以知其病。闻而知之者，闻其五音以别其病。问而知之者，问其所欲五味，以知其病所起所在也。切脉而知之者，诊其寸口，视其虚实，以知其病，病在何脏腑也。经言以外知之曰圣，以内知之曰神，此之谓也。"对患者进行诊治时，应该首先通过望诊来进行全面观察。望诊除了对全身的神色、形态、舌象及分泌物等做全面的诊察外，对损伤局部及其邻近部位必须特别认真察看。如《伤科补要》明确指出"凡视重伤，先解开衣服，遍观伤之重轻"，要求暴露足够的范围，一般与健肢对比，进行功能活动的动态观察。通过望全身、望损伤局部、望舌质舌苔等方面，以初步确定损伤的部位、性质和轻重。

一、望诊

着重望损伤后的全身及局部和舌质、舌苔与神色，观察损伤的性质和轻重程度。

（一）望神色

首先通过察看面部神态色泽的变化来判断损伤轻重、病情缓急。如精神爽朗、面色红润者，正气未伤，病情较轻；若面容憔悴、神气委顿、色泽晦暗者，正气已伤，病情较重。对重伤患者要观察其神志是否清醒，若神志昏迷、神昏谵语、目暗睛迷、瞳孔缩小或散大、面色苍白、形羸色败、呼吸微弱或喘急异常，多属危候。

（二）望病变

体表筋骨受伤与人体气血和体内脏腑之间关系密切，体表（形态）与体内脏器各有病因病变。气血是温养全身组织，营养五脏六腑、四肢百骸，推动脏腑功能，维持人体生命活动的物质基础，气血与筋骨之间亦存在有机联系，筋骨外伤会导致内部气血失调，如跌仆闪挫筋骨受伤时经气循行骤失常度，导致气滞血瘀为肿为痛的表现，而人体脏器组织均有赖气血的濡养，伤后气滞血瘀，经络气血阻滞，无以滋养脏腑，脏腑功能失常，而脏腑又为气血化生之源，筋骨之所主，当脏腑功能失常、紊乱，又会影响气血运行与筋骨的濡养，这些都会主导整体的病机与病变。气伤痛，形伤肿，筋骨受伤在形态上表现明显，而在内脏中应仔细观察，如肝受伤疼痛在右侧，常可引及右肩，有时牵涉疼痛明显，日久还可产生腹胀；肾受伤疼痛常可引及小腹和前阴；脾受伤疼痛在左上腹部或胸肋部，还可引及左肩；胃受伤后腹部疼痛剧烈、广泛，还可波及颈、肩部等。总之，较为严重的复合性损伤患者出现某一部位疼痛持续和逐渐加重时，应考虑是否伴有内脏损伤的病变。

（三）望形态

望形态可了解损伤部位和病情轻重。形态发生改变多见于骨折、关节脱位以及严重筋伤。损伤后肢体多会出现保护性的形态姿势及功能活动受限，并出现一些特有的被动形态。因此，伤后的形态、姿势和动作异常处就是所伤之处。抓住了这些特点就能为诊断提供依据。

1. **颈部活动受限** 旋转屈伸达不到正确活动幅度，是颈部有伤或颈椎病。

2. **肩关节呈方肩** 是肩关节脱位，一般系盂下脱位。

3. **肘关节携带角过大** 在前臂挥臂动作等过多时，肘关节易造成肱桡关节损伤。

4. **腕关节背侧局限性凸起或有硬结** 是腕关节腱鞘囊肿。

5. **站立姿势不正确，人体重心后移** 人体上身和下身连接部分的腰骶关节，既是承受体重的枢纽，又是腰部旋转屈伸的轴心，腰骶关节不正确的位置与角度持久承重则易发生损伤或劳损。

6. **脊柱侧弯** 侧弯凸出一侧腰部肌肉韧带易拉伤，凹侧腰椎关节或椎体边缘可发生挤压伤，腰脊侧弯还可导致脊柱内外平衡失调，椎间关节不稳，容易出现腰肌劳损。

7. **膝关节反屈** 人体重心后移，容易导致坐臀、兜胯、腰前凸的体态，腰骶关节在不正确的角度上负重更易受伤。

8. **膝外翻** 股骨下端外侧缘与胫骨上端外侧缘靠紧，容易摩擦挤压致伤；如内翻，则股骨髁内侧与胫骨平台内侧因摩擦挤压致伤。

9. **胫骨上段前侧股四头肌附着点高肿** 是由于股四头肌反复牵拉致胫骨粗隆炎。儿童时期由于骺板强度不如髌腱强度，牵拉过多、过久，可撕裂骨骺，在胫骨上段发炎处可形成“舌状”骺板突起。

10. **踝关节松弛** 可形成“内镰足”或“外镰足”，关节控制力差，易扭伤踝关节内外侧韧带等。

11. **脊柱结核多有椎旁冷脓肿** 相邻椎体遭破坏多融合呈后突“驼背”畸形。

（四）望舌

舌为心之苗，又为脾胃之外候，望舌虽不能直接判断损伤的部位与性质，舌质、舌苔可以反映人体气血的盛衰、病情的进展、病邪的浅深以及受伤后机体的变化。在舌质上以气血的变化为重点，在舌苔上以脾胃的变化为重点。

1. **望舌质** 舌色淡红为正常。淡白为气血虚弱。舌色红绛为热证，为阴虚。舌色青紫为伤后气血运行不畅，血瘀气滞。舌色青紫而滑润，是阴虚血凝，阳气不能温运血液所致。绛紫而干，热邪深重，津伤血滞。

2. **望舌苔** 薄白而滑润为正常舌苔。一般外伤复感风寒，病邪在表，正气未伤者可见舌苔薄白。舌苔厚腻为湿浊内盛。外伤感染或瘀血化热时可见黄苔。

3. 望舌苔的消长和转化 苔色的浅深、厚薄、滑腻与干燥，可以提示病情的转归，是好转或加重，若由薄增厚为病进，由厚转薄为“苔化”，属病退。如白苔转黄为脾胃有热；薄黄而干，为热邪伤津；黄而滑腻为湿热；淡黄薄润为热轻湿重；黄白相兼为寒化热，由表入里；如黄苔转为灰黑色苔，表示病邪较盛，多见于严重创伤感染伴有高热或失水者。

一般舌苔干燥为热邪伤津，舌苔厚腻为湿浊内蕴，舌苔过少或无苔者，多为脾胃虚弱。如老年股骨颈骨折，伤者体质虚弱多可见无苔。如《正体类要》说：“肢体损于外，则气血伤于内，营卫有所不贯，脏腑由之不和。”因此，望舌质、舌苔对判断伤情轻重及变化均有重要意义。

黑苔的出现往往表示病情较重。舌面乳头增大、红肿，样子像红色的草莓，即称作草莓舌。此刻如伴见高热及皮肤生出猩红色密集细小疹点等症，很可能患上了猩红热病。在舌面中央出现一块菱形剥落区，则需检查是否有糖尿病存在。花剥舌苔又称地图舌苔，它表现为部分舌苔剥脱露出红色舌质。小儿出现该苔往往是体质不佳的表现，成年人则是阴虚血亏的表现。舌前端见花剥为心阴不足，舌根部见花剥为肝肾阴虚。上卷舌尖可见两根静脉行于舌底，正常人仅隐隐显于舌下。如果其直径超过 2.7mm，其长度超过舌尖与舌系带终点连线的五分之三即为病态，有时还可同时见到舌边青紫斑或众多小血管丛，它反映全身血液或某器官血液有瘀阻现象。

（五）望伤口

新鲜创伤要看伤口的大小、深浅及形状，伤口边缘是否整齐，有否污染及异物。辨别伤口是由外向里所伤，还是由里及外所致。还要注意伤口出血情况，血色是鲜红还是暗红，出血是喷射状流出还是渗出。陈旧伤口也要看伤口的大小、深浅及分泌物的情况，是否有腐肉及异物，同时也要注意肉芽的生长情况、色泽等。

（六）望肿胀及皮色

损伤后肿胀的程度与损伤的轻重呈正比：损伤轻则肿胀轻，损伤重则肿胀甚。一般筋伤肿胀轻，骨伤肿胀重；脱位较骨折肿胀轻，但较伤筋肿胀重。肿胀最甚部位，多是损伤最重部位。不变色的肿胀多是新伤，有瘀斑的肿胀多为伤已数日，青瘀斑边缘出现黄色，一般为伤后 1 周以上。凡有青瘀斑的肿胀都表明损伤比较重，多为骨折。肿胀而皮色发红发热，则表明合并热毒结聚或瘀血化热。

二、闻诊

1. 听声息 气粗、语言声低、出言迟懒不清者，多是胸部有重伤；气微、语言声低、少气懒言、心烦意乱，多是亡血重症或重伤气脱之征，创伤休克之兆。若咽有曳锯之声，多是肺内瘀血严重或重伤肺络之候。

2. 骨擦音 骨擦音是骨折的主要体征之一，正如《伤科补要》所说：“骨若全断，动则辘辘有声；如骨损未断，动则无声；或有零星败骨在内，动则淅淅之声。”所以，骨擦音不仅可以确诊骨折，而且骨擦音的音响不同，还可以提示骨折可能属于何种类型。骨擦音清脆短小者，多见于斜形骨折；骨擦音短小较多而连续出现者，多见于粉碎性骨折；骨擦音响声较大，间或夹杂短小响声者，多见于横断骨折。骨擦音出现处即为骨折处。裂纹骨折、劈裂骨折、嵌插骨折及分离骨折多无明显骨擦音。骨擦音对完全骨折的诊断是十分确切的依据，如肋骨无明显移位骨折的早期，X线片尚未发现时，触诊检查中若出现骨擦音或骨擦感即可确诊。

3. 骨传导音 主要用于长干骨听诊，如诊断股骨干或股骨颈骨折，用听诊器置于耻骨联合，然后叩击两侧髌骨，并对照传导音是否一致。如传导音低沉者可怀疑骨折。又如听肱骨干骨折，将听诊器置于肩峰，叩击鹰嘴或肱骨外髁等，其他长干骨同样可应用。

4. 筋的声响 若关节处血不荣筋，或是感受风邪湿邪而筋急者，则可有关节弹响。若筋肉连接处受伤，筋肉肿胀，可有“捻发音”出现。胸部受伤，气走窜于皮下，亦可有“捻发音”出现。

5. 啼哭声 用于辨别少儿患者的受伤部位。少儿不能够准确表达病情，家属有时也不能提供可靠的病史资料。检查患儿时，当检查到某一部位时少儿啼哭或哭声加剧，则往往提示该处可能是损伤的部位。

6. 捻发音 创伤后发现皮下组织有大片不相称的弥漫性肿起时，应检查有无皮下气肿。检查时手指分开，轻轻揉按患部，当皮下组织中有气体存在时，可感到一种特殊的捻发音或捻发感。肋骨骨折后，若断端刺破肺脏，皮下组织可能形成皮下气肿；开放骨折合并气性坏疽时也可能出现皮下气肿。

7. 闻气味 除闻大小便气味外，主要是闻局部分泌物的气味。如局部伤处分泌物湿秽臭浊，多为湿热或热毒；带有清稀腥味，多属虚寒。个别疾病有特殊异味，如感染坏疽者有烂苹果味，恶性肿瘤处有铜臭味等。

三、问诊

问诊是骨伤科辨证的一个非常重要的环节。《四诊抉微》曰：“问为审察病机之关键”。通过问诊可以更多更全面地了解患者的发病情况，更准确地辨证论治，从而提高疗效，缩短疗程，减少损伤后遗症。

（一）一般情况

了解患者的一般情况，如详细询问患者姓名、性别、年龄、职业、婚姻、民族、籍贯、住址、就诊日期、病历陈述者（患者本人、家属或亲朋等），并建立完整的病案记录，以利于查阅、联系和随访。特别是对涉及交通意外、刑事纠纷等方面的伤者，这些记录更为重要。

（二）发病情况

1. 主诉 即患者主要症状、发病部位及发生时间。主诉是促使患者前来就医的主要原因，可以提示病变的性质。骨伤科患者的主诉有疼痛、肿胀、功能障碍、畸形及挛缩等。记录主诉应简明扼要。

2. 发病过程　应详细询问患者的发病情况和变化的急缓，受伤的过程，有无昏厥，昏厥持续时间，醒后有无再昏迷，经过何种方法治疗，效果如何，目前症状情况怎样，是否减轻或加重等。生活损伤一般较轻，工业损伤、农业损伤、交通事故或战伤往往比较严重，常为复合性创伤或严重的挤压伤等。应尽可能问清受伤的原因，如跌仆、闪挫、扭拧、坠堕等，询问打击物的大小、重量和硬度，暴力的性质、方向和强度，以及损伤时患者所处的体位、情绪等。如伤者因高空作业坠落，足跟先着地，则损伤可能发生在足跟、脊柱或颅底；平地摔倒者，则应问清着地的姿势，如肢体处于屈曲位还是伸直位，何处先着地；若伤时是与人争执，情绪激昂或愤怒，则在遭受打击伤后不仅有外伤，还可兼有七情内伤。

3. 伤情　问损伤部位和各种症状，包括创口情况。

（1）疼痛：详细询问疼痛的起始日期、部位、性质、程度。应问清患者是剧痛、酸痛还是麻木；疼痛是持续性还是间歇性；麻木的范围是在扩大还是缩小；痛点固定不移或游走，有无放射痛，放射到何处；服止痛药后能否减轻；各种不同的动作（负重、咳嗽、打喷嚏等）对疼痛有无影响；与气候变化有无关系；劳累、休息及昼夜对疼痛程度有无影响等。

（2）肿胀：应询问肿胀出现的时间、部位、范围、程度。如系增生性肿物，应了解先有肿物还是先有疼痛，以及肿物出现的时间和增长速度等。

（3）功能障碍：应问明是受伤后立即发生的，还是受伤后一段时间才发生的。一般骨折或脱位后，功能大都立即发生障碍或丧失，骨病则往往是得病后经过一段时间才影响到肢体的功能，如果病情许可，应在询问的同时，由患者以动作显示其肢体的功能。

（4）畸形：应询问畸形发生的时间及演变过程。外伤引起的肢体畸形，可在伤后立即出现，亦可若干年后才出现。与生俱来或无外伤史者应考虑为先天性畸形或发育畸形。

（5）创口：应询问创口形成的时间、污染情况、处理经过、出血情况，以及是否使用过破伤风抗毒血清等。

（三）全身情况

1. 问寒热　恶寒与发热是骨伤科临床上的常见症状。除指体温的高低外，还包括患者的主观感觉。主要询问寒热的程度和时间的关系，恶寒与发热是单独出现抑或并见。感染性疾病，恶寒与发热常并见；损伤初期发热多为血瘀化热，中后期发热可能为邪毒感染或虚损发热；骨关节结核有午后潮热；恶性骨肿瘤晚期可有持续性发热；颅脑损伤可引起高热抽搐等。

2. 问汗　问汗液的排泄情况，可了解脏腑气血津液的状况。严重损伤或严重感染，可出现四肢厥冷、汗出如油的险象；邪毒感染可出现大热大汗；自汗常见于损伤初期或术后，多属虚证；盗汗常见于慢性骨关节疾病、阴疽等。

3. 问饮食　应询问饮食时间、食欲、食量、味觉、饮水情况等。对腹部损伤应询问其发生于饱食后还是空腹时，估计胃肠破裂后腹腔的污染程度。食欲不振或食后饱胀，是胃纳呆滞的表现，多因伤后血瘀化热导致脾虚胃热，或长期卧床体质虚弱所致。口苦者为肝胆湿热，口淡者多为脾虚不运，口腻者属湿阻中焦，口中有酸腐味者为食滞不化。

4. 问大小便　伤后便秘或大便燥结，为瘀血内热。老年患者伤后可因阴液不足，失于濡润而致便秘。大便溏薄为阳气不足，或伤后脏器功能失调。对脊柱、骨盆、腹部损伤者尤应注意询问二便的次数、量和颜色。

5. 问睡眠　伤后久不能睡，或彻夜不寐，多见于严重创伤，心烦内热。昏沉而嗜睡，呼之即醒，闭眼又睡，多属气衰神疲；昏睡不醒或醒后再度昏睡，不省人事，为颅内损伤。

（四）其他情况

1. 过去史　应自出生起详细追询，按发病的年月顺序记录。对过去的可能与目前的损伤有关的疾病内容，应记录主要的病情经过，当时的诊断、治疗情况，以及有无合并症或后遗症。如对先天性斜颈、新生儿臂丛神经损伤，要了解有无难产或产伤史；对骨关节结核要了解有无肺结核史。

2. 个人史　应询问患者从事的职业或工种的年限，劳动的性质、条件和常处体位及个人嗜好等。对妇女要询问月经、妊娠、哺乳史等。

3. 家族史　询问家族内成员的健康状况。如已死亡，则应追询其死亡原因、年龄及有无可能影响后代的疾病，这对骨肿瘤、先天性畸形的诊断尤有参考价值。

四、切诊

在骨科，切诊包括切脉和摸诊。张仲景诊病以诊脉为要，知犯何逆，辨证治之。切诊可以掌握人体内部气血、寒热、虚实等变化及损伤后气滞血瘀、肿胀疼痛等情况。

（一）临床常见脉象

1. 浮脉　轻按应指，重按反觉脉搏动力量稍减但不空，举之泛泛而有余。在新伤瘀肿、疼痛剧烈或兼有表证时有之。

2. 沉脉　轻按不应指，重按始得。沉脉一般主病在里。内伤气血，腰脊损伤疼痛时多现沉脉。

3. 迟脉　脉搏至数缓慢，每息脉来不及四至。迟脉一般主寒，主阳虚。伤筋挛缩，瘀血凝滞者，多见迟脉。

4. 数脉　每息脉来超过五至。数而有力，多为实热；虚数无力者为阴虚。一般损伤发热时多见数脉。

5. 滑脉　往来流利，如珠走盘，应指圆滑。在胸部挫伤，血实气壅时多见滑脉。

6. 涩脉　脉形不流利，细而迟，往来艰涩，如轻刀刮竹。涩脉一般主气滞血瘀，精血不足。血亏津少，不能濡润经络，气滞血瘀的陈旧性损伤多见此脉象。

（二）伤科脉法纲要

1. **瘀血停积者多为实证** 脉宜洪大者顺，沉细者恶。

2. **亡血过多者属虚证** 脉宜沉小者为顺，洪大者为恶。

3. **六脉模糊者** 证情虽轻，而预后不好。

4. **外证虽重而脉来缓和有神者** 预后良好。

5. **重伤痛极** 脉多弦紧，偶可出现结代脉（但并非如中医内伤杂病中的恶候）。

（三）摸诊

摸诊是诊断损伤轻重、深浅的重要而独特的方法，《医宗金鉴·正骨心法要旨》云“一旦临证，机触于外，巧生于内”“摸者，用手细细摸其所伤之处，或骨断、骨碎、骨歪、骨整、骨软、骨硬、筋强、筋柔、筋歪、筋正、筋断、筋走”。《难经》云“切脉而知之谓之巧”，临证时通过对损伤局部细细触摸，可直接了解损伤性质、轻重、浅深；可弄清仅是局部疼痛，还是有牵扯放射到其他部位的疼痛；可帮助了解有无骨折、脱臼以及位移等情况。

1. **摸压痛** 根据压痛的部位、范围及程度来辨别损伤的性质、种类，是伤筋还是伤骨。直接压痛可能是局部有骨折或筋伤，而间接压痛（如纵轴叩击痛）常提示骨折的存在。长骨干完全骨折时，在骨折部出现环状压痛。斜形骨折时，压痛范围较横断骨折大。压痛点局限或环形压痛，多提示骨折的位置。压痛面积较大，程度相仿，提示有筋伤的可能。

2. **摸畸形** 当发现有畸形时，结合触摸体表骨突变化，可以了解骨折或脱位的性质、移位的方向以及呈现重叠、成角或旋转畸形等情况。

3. **摸皮温** 根据局部皮肤冷热的程度，可以辨别是热证或是寒证，并可了解患肢血液循环情况。热肿一般表示新伤或局部积瘀化热、感染；冷肿表示寒性、陈旧性疾病；伤肢远端发凉、麻木，动脉搏动减弱或消失，则表示血液循环障碍。摸皮温时一般用手背测试并与对侧比较。

4. **摸异常活动** 在肢体没有关节处出现了类似关节的活动，或关节原来不能活动的方向出现了活动即为异常活动，多见于骨折和韧带断裂。检查骨折患者时，不要主动寻找异常活动，以免增加患者的痛苦和加重局部组织的损伤。

5. **摸弹性固定** 脱位的关节常保持在特殊的畸形位置，在摸诊时手中常有关节弹力回缩的固定感。这是关节脱位特征之一。

6. **摸肿块** 首先应区别肿块的解剖层次，是在骨骼还是在肌腱、肌肉等组织，是骨性的或囊性的，还须触摸其大小、形状、硬度，边界是否清楚，推之是否可以移动及表面光滑度。伤重者肿胀较重，反之则较轻。一般新伤或伤部表浅血肿较轻；深部损伤或损伤较重者血肿较硬且胀，若肿胀部位按之虚软，有“捻发音”者为气聚。

7. **摸骨折愈合程度** 在维持骨折固定的手法上，对骨折断端行上下提按、左右摇摆或旋转，感觉骨折断端处有无异常活动和疼痛，施用此种方法时注意宜轻柔，避免造成再次损伤或移位。所以活动幅度应由小逐渐增大，且手法一定要配合一致。利用本法可初步判断骨折断端复位后嵌合对位是否稳定和骨折临床愈合的程度。若骨折断端无异常活动和无明显疼痛，则达到临床愈合标准。

第二节　整体与局部并重

一、整体辨证

（一）八纲辨证

骨伤科八纲辨证是通过四诊掌握的资料，根据人体正气的盈亏、病邪的性质及其盛衰、伤病所在部位深浅等情况，进行综合分析，归纳为表里、寒热、虚实、阴阳八类证候，以概括损伤及筋骨关节疾患的不同特点。

1. 辨表里　是辨别病变的部位和病势的深浅，一般说来，伤病初期，病位在肌表，病证较轻者，或伤病后兼夹外感者，则为表证。《医宗金鉴》云："伤损之证外挟表邪者，其脉必浮紧，证则发热体痛。"内伤气血、脏腑，或损伤后热毒深窜入里，病重者则为里证，如损伤所致之瘀血内蓄，则属里证。

2. 辨寒热　是辨别伤病属寒证或热证，寒证与热证是阴阳偏盛偏衰的两种证候，阴盛则寒，阳盛则热，阳虚生寒，阴虚生热。

（1）寒证：是机体的功能活动衰减或感受寒邪所表现的临床证候，多见于陈伤劳损及附骨疽等。局部表现为皮色不泽，不红不热，酸痛麻木，肿硬或萎弱，且伴有面色苍白，肢冷喜温，口淡不渴，小便清长，大便溏薄，舌淡苔白而润滑，脉迟等阴盛症状。如体虚损伤，误用攻下逐瘀法，则可致《正体类要·正体主治大法》所说的"若下后，手足俱冷，昏愦出汗，阳气虚寒也"。

（2）热证：是机体的功能活动亢盛或感受热邪所表现的临床证候，多见于损伤的初期及附骨痈等。局部表现为肿胀疼痛，或潮红灼热，甚或肉腐成脓，且伴有发热面赤，烦渴饮冷，小便短赤，大便秘结，舌红无津、苔黄厚，脉弦数等全身症状，如《正体类要·扑伤之症治验》云"患处胀痛，发热欲呕，两胁热胀，肝脉洪大"为肝火炽热证。

3. 辨虚实　是辨别人体正气强弱与病邪盛衰，属虚属实是由邪正相争所决定。

（1）虚证：指正气虚弱的证候，多见于骨折、脱位的后期及亡血过多等疾患。表现为面色萎黄，神疲体倦，或五心烦热，形体消瘦，心悸气短，自汗盗汗，食少便溏，小便频数，舌质淡苔少，脉细弱无力，局部不红不热，或瘀青肿胀不消等。如《医宗金鉴》云："伤损之证，血虚作痛者，其证则发热作渴，烦闷头晕，日晡益甚，此阴虚内热之证。"

（2）实证：指邪气亢盛有余的证候，多见于骨折、脱位的初期及胸胁内伤蓄瘀等疾患。表现为发热烦渴，胸腹胀满，大便秘结，小便短赤，舌红苔黄厚腻，脉洪数有力，局部表现为痛有定处，疼痛拒按，肿胀等。如《医宗金鉴》云："伤损胁肋胀痛之证……若胸腹胀痛，大便不通，喘咳吐血者，乃瘀血停滞也。”此为瘀积胸腹之实证。

4. 辨阴阳 是八纲中的总纲，它可以概括表、里、寒、热、虚、实，即里、虚、寒证，多属于阴；表、实、热证，多属于阳。如邪气实的疾病阳偏胜则出现阳证，阴偏胜则出现阴证；正气虚的疾病，真阴不足出现阴虚，真阳不足出现阳虚；大量出血或吐泻可引起亡阴，大汗可引起亡阳。阴证（如慢性劳损疾患），一般起病慢，病程长，病位深，初期局部症状和体征常不明显，随着病情发展而渐趋明显或严重，全身症状多有虚证、寒证的表现。阳证（如急性损伤）一般起病急，病程短，病位浅，初期局部症状和体征比较容易识别，随着病情发展而更加明显，全身情况也多有实证、热证的表现。

在临床上常是诸证并见，有时还可出现互相转化、错杂和假象。表证可以入里，寒证可以化热，实证可以转虚，阳证可以转为阴证等。如严重创伤、大量失血可引起四肢厥冷、脉微欲绝等，并由亡阴导致亡阳。因此，骨伤科八纲辨证从四对矛盾的八个方面去概括伤病的不同特点，从而对机体伤病作出总的判断。

（二）脏腑辨证

1. 骨伤科脏腑辨证 以藏象学说为基础，根据伤病后脏腑的生理功能和病理表现，来判断病变的部位、性质、正邪盛衰状况，用以指导治疗损伤及筋骨关节疾患。肺主皮毛，心主血脉，脾主肌肉，肝主筋，肾主骨，皮肉筋骨有赖于气血温煦和脏腑濡养。因此，损伤及筋骨关节疾患与脏腑有密切关系，虽然大多数损伤及筋骨关节疾患都发生在皮、肉、筋、骨，但严重的皮、肉、筋、骨病变可累及脏腑，并出现相应的证候。反之，脏腑的病变也可影响皮、肉、筋、骨而出现相应的证候。

（1）不同年龄阶段的损伤：青壮年气血旺盛，脏气充足，筋骨强壮，故其损伤的修复较快；年老体弱者气血虚衰，脏气不充，筋骨懈惰，故其损伤的修复较为迟缓。老年人损伤后，还较易出现脏腑功能失调的证候，如老年人骨折，长期卧床，脏腑运化失调，可出现食少纳呆，大便干燥难以排出，数日一行，舌红少津，苔黄燥，脉涩或细，此为大肠液亏，肠失滋润。

（2）开放性骨折：失血过多，致津液亏虚，症见眩晕、心悸、面色不华，唇舌色淡，脉细弱，是营血亏虚，血不养心所致，属心血虚证。

（3）严重创伤：症见心悸气短，大汗淋漓，四肢厥冷，口唇青紫，呼吸微弱，脉微欲绝，此为心气不足，鼓动无力，心阳暴脱，宗气大泄所致，属心阳虚脱。

（4）胸部损伤：早期症见胸痛，发热咳喘，痰黄黏稠，舌红苔黄，脉滑而数，此为肺有瘀热之实证；若胸胁陈伤旧患，症见胸胁隐痛，若兼咳嗽气短，痰白清稀，疲倦懒言，声音低微，怕冷自汗，面色苍白，舌质淡嫩，舌边尖有瘀点，脉细弱，此为肺气虚而兼血瘀证；若兼干咳无痰，或痰少而黏，痰中带血，口干咽燥，声音嘶哑，潮热盗汗，午后颧红，舌红少津，脉细数，此为阴虚肺燥之证。

（5）损伤后气血耗损较甚或素体虚弱：症见面色萎黄，身倦无力，气短懒言，食少纳差，食后腹胀，肢体浮肿，或大便稀溏，舌质淡嫩，苔白，脉缓弱，此为脾不健运。若患处或诸窍出血，症见面色苍白或萎黄，饮食减少，倦怠无力，气短，舌质淡，脉细弱，此为脾气虚弱，气不摄血、脾不统血。

（6）**骨折伤及气血，累及肝肾**：胸胁损伤，若患处胀痛，而兼口苦，发热欲呕，两胁热胀，甚则咯血、吐血，舌红苔黄，脉弦数，此为肝火内盛。腰椎骨折后期，腰痛隐隐，酸软无力，遇劳更甚，不能久坐久立，面色㿠白，精神不振，舌质淡，苔白，脉细弱。

（7）**骨盆骨折早期**：症见局部肿痛，腹胀拒按，大便秘结，小便黄赤，舌质红，舌黄厚腻，脉弦数，是瘀血内蓄，积瘀生热所致，属中焦胃肠的里实热证。

2. 蒙医理论中的“三元论”与中医的脏腑理论有异曲同工之妙　三元论认为人体由赫依、希日、巴达干三大要素组成，此三要素也称三根，在正常情况下，三根之间互相依存，互相制约，处于相对平衡状态，人体功能得以正常运转。如果三者之间任何一方出现偏盛或偏衰，平衡失调，则导致疾病发生。

（1）**赫依**：是人体重要成分之一，性属中性偏寒，具有开启各脏器功能的作用。赫依大体依赖于腰胯部而居于下半身，以一种气化形态存在于体内，随白脉（泛指神经系统）与黑脉（泛指血管）弥散于各器官。重点窜行于心、主脉、大肠、耳、骨骼、皮肤等器官。若发生偏盛偏衰而转入病态时也主要侵害这些器官。临床上以赫依受邪侵害这些器官致病者占多数。赫依相当于中医的“气”“风”“元气”，以肾、膀胱、大肠为其存在的总位，但其作用和含义广泛。从生理上讲，主呼吸、肢体活动，是血液循环的动力。

（2）**希日**：是人体又一重要成分，性热，具有升温、润色功能。希日大体依赖于肝胆而居于腹部，以一种无形状态存在于体内，随纵横交错的黑白二脉弥散于全身，但重点窜行于肝、胆、小肠、眼、皮肤等器官。若发生偏盛偏衰而转入病变状态时也以侵害这些器官为主。临床上以希日受邪侵害这些脏器者占多数。希日相当于中医的“火”，存在于身体的中部，以肝、胆、胃、小肠为其存在的总位，但其作用和含义更广泛。它在生理方面的主要功能是产生热，调节体温，消化食物。

（3）**巴达干**：是人体一种重要成分，性寒，具有降温、润色功能。巴达干与赫依、希日一样，在人体内有一定的常居部位。巴达干大体依赖于脑部而居于胸部，以一种无形状态随纵横交错的黑白二脉弥散于人的全身，但是主要窜行肺、肾、脾、胃、膀胱等器官。如果发生偏盛偏衰而转入病态时以侵害这些脏腑为主。临床上这些器官的疾病，主要与巴达干功能的紊乱有关。巴达干当于中医的“水”“土”，存在于身体的上部，以心、肺为存在的总位，但其作用和含义更广泛。它的生理功能为辅助消化、滋生和调节体液等。

立身三根支配着体内七素（饮食精华、血、肉、脂肪、骨髓、骨、精液）和三秽（大便、小便、汗液）的运动变化。在一般情况下，赫依、希日、巴达干相互保持平衡协调，维持人体正常的生理活动。

3. 筋、骨、关节、内脏与三根的关系　三根与七素直接主管人体生理功能，所以不同年龄段三根的偏盛或偏衰必然要反映到机体各个方面。也就是说人体的软组织、骨关节、内脏等的发育与盛衰随着人们年龄、饮食起居的变化而有所改变。如儿时为生长发育期，其三根中巴达干偏盛。由于巴达干的秉性所致，儿童时期骨骼较成人具有软骨多、弹性强，但坚硬度相对不足的特点；肌筋、皮肤柔嫩而多湿润；关节部位因连接巴达干相对较多，所以其关节的活动和柔韧性较好；不慎外伤骨折时，其骨折多为不完全性骨折，但又具有伤后愈合快、一般不留后遗症等特点。到了青壮年，发育成熟，三根已相对平衡，筋骨已具有既坚硬又有一定弹性的刚柔相济的特点。年老后三根中巴达干、希日二素逐趋衰痿，赫依相对偏盛，其内脏的泌别清浊之功能、黑白二脉的气血运行，骨关节、肌筋的滋补营养等均开始衰退，使骨骼随之退化、变脆，关节活动变僵，肌筋不同程度萎缩，皮肤也变得黑黝粗涩。机体保护性反应逐渐迟钝，此时发生的骨折多为粉碎性，伤后疼痛剧烈，夜间更甚，且会因愈合缓慢，关节、软组织易粘连而造成多种后遗症。

机体某处受外力直接作用，造成软组织损伤，由外及内克七素、扰乱气血运行，使三根与七素相搏，产生疼痛。如外力过大，软组织损伤同时伴有骨折、脱位。更有甚者，骨折后骨折端刺伤内脏或因剧烈振动，脏腑破裂而危及生命。或虽未直接伤及脏腑，但创伤初期多因恶血与希日相遇，热盛而灼元。故创伤初期呈现高热、伤处肿胀、剧痛等主要症状，具有病情发展迅猛的特点。此时产生的高热必然要影响肝胆及黑脉，并会同软组织、骨关节损伤的恶化而加重灼元程度，影响全身，致使机体元衰体弱。如若治疗不当，伤病日久陈化累及肾脏，肾元衰下，机体的抗病及自我修复本能随之减弱，使赫依的寒性增强，继而胃火受损、胃之清浊分泌功能日趋衰下造成消化不良、食欲不振。

（三）气血辨证

骨伤科气血辨证是以气、血的相关理论对损伤后所发生的各种证候加以归纳、概括的辨证方法。气血运行于全身，周流不息，外而充养皮肉筋骨，内则灌溉五脏六腑，维持人体正常生命活动。古有“损伤一证，专从血论”的主张。清·唐宗海所著《血证论》中有载：“跌打折伤一切，虽非失血之正病，而其伤损血脉，与失血之理固有可参，因并论之。”但何天祥却主张损伤一证当首重无形之气。气是一切生命活动的根本，又是脏腑生理活动的功能表现。气推动血沿着经脉而循行全身，以营养五脏、六腑、四肢、百骸。《素问·阴阳应象大论》阐述了气血之间的关系：“阴在内，阳之守也；阳在外，阴之使也。”《血证论·吐血》概括为：“气为血之帅，血随之而运行；血为气之守，气得之而静谧。”血的循行，靠气的推动，气行则血行，气滞则血瘀。反之，血能载气，大量出血，必然导致“气随血脱”，血溢于外，成为瘀血，气亦必随之而滞。这些阴阳、内外、守使等概念，不仅说明了气血本身的特点，也生动地阐明了二者之间相互依存的关系。蒙医认为“赫依”（气）、血是维持机体正常功能所必需的重要物质。“赫依”（气）有温煦作用，以维持机体的一切生命活动；血有周流全身，营养机体的作用；人体的四肢百骸、五脏六腑、七素无不依赖“赫依”（气）、血的营养，才能生存而得以发挥作用。筋骨必须依靠“赫依”（气）、血的营养，才能维持其正常功能。筋骨受到精微的濡养（精微是营养人体的一项重要物质）才能产生“步、握、摄”的肢节功能，筋骨必须有“赫依”（气）、血的温煦才能强壮有力，二者之间互相依存、相互为用。

损伤与气血的关系十分密切，当人体受到外力伤害后，常因气血运行紊乱而产生一系列的病理改变。人体一切伤病的发生、发展及转归无不与气血有关。

1. 伤气　因用力过度、跌仆闪挫或撞击胸部等因素，导致人体气机运行失常，乃至脏腑发生病变，出现“气”的相应的病理现象。一般表现为气滞与气虚，损伤严重者可出现气闭、气脱，内伤肝胃可见气逆等。

（1）气闭：严重损伤致气血逆乱，气为血壅，气闭不宣，因而出现晕厥不醒，神志昏迷，牙关紧闭，四肢抽搐，脉伏或沉细欲绝，多见于堕伤、撞击伤、颅脑损伤等。

（2）气滞：损伤可致人体气机运行失常，而出现气滞证候，气滞的表现多为游走性疼痛，这是由于气忽聚忽散特性所致，所以疼痛的范围广泛而无定处。症见咳嗽胸闷，胸胁胀满，呼吸不畅，咳嗽气急，掣引疼痛。若肝肾气伤，则疼痛在筋骨；若营卫气滞，则痛在皮肉。气滞多见于闪挫、胸胁内伤等。舌淡苔薄白，脉弦紧。

（3）气虚：平素体虚或久病耗损均可出现气虚，症见呼吸气促，语声低微，疲倦乏力，自汗，食欲不振，舌淡苔少，脉弱无力。局部可见瘀肿不消，或伤口久溃不愈，脓液清稀，新肉不生等症，多见于骨折、脱位后期和慢性骨关节感染等。如《正体类要》云：“腿肿痛而色黯，食少倦怠。此元气虚弱，不能运散瘀血而然耳。”说明气虚不能运散瘀血，可使瘀肿难消。

（4）气逆：损伤而致内伤肝胃，可造成肝胃气机不降而反上逆，出现嗳气频频、作呕欲吐或呕吐等症，舌苔薄白，脉弦数。

（5）气脱：多由于正不敌邪，或慢性疾病，正气长期消耗而衰竭，以致气不内守而外脱；或因大出血、大汗等气随血脱或气随津泄而致气脱，从而出现功能突然衰竭的病理状态。可见面色苍白、汗出不止、目闭口开、全身瘫软、手撒、二便失禁、舌质淡白、舌苔白润、脉微欲绝或虚大无根等症状。

2. 伤血　由于跌打、挤压、挫撞以及各种机械冲击等伤及血脉，以致出血或瘀血停积。损伤后血的功能失常可出现相应的病理现象，主要有血瘀、血虚、血脱和血热。

（1）血虚：损伤失血过多，或脾胃虚弱，生化不足，或瘀血阻滞，新血不生，或邪去正虚，阴血亏损等均可致血虚。心血虚则心神失养，血不养心，血不上荣，症见面色不华，失眠，健忘，易惊，心悸，心烦，头晕眼花，唇舌色淡，脉细弱。肝血虚则血不养肝，不能濡养筋脉，血虚生风，症见头目眩晕，视物模糊，面色萎黄，手臂经常发麻或手足突然抽搐，舌淡少苔，脉弦细。

（2）血瘀：外力伤及人体经络血脉，使血不得循行流注，阻于经隧之中，或溢于经脉之外，离经之血滞留体内，引起血瘀的证候。症见局部肿胀疼痛，痛如针刺、拒按，痛处固定不移，舌质暗或有瘀斑，脉涩。若瘀血于肌表，可见局部青紫瘀斑或血肿，如伤筋等；若瘀血阻于营卫则郁而生热，可出现寒热症状，亦可酿作脓痈；若瘀血积于胸胁，则胀闷疼痛，如胸胁内伤等；若瘀血积于腹中则腹痛拒按，大便不通，如腹部内伤、瘀血内蓄等。瘀血经久不愈，留伏经络之间可变为宿伤，患处疼痛，时轻时重，经久不愈，以头部及胸胁部损伤多见。

（3）**血热**：损伤后积瘀化热或肝火炽盛、血分有热均可引起血热。临床可见发热、口渴、心烦、舌红绛、脉数等证候，严重者可出现高热昏迷。积瘀化热，邪毒感染，尚可致局部血肉腐败，液化成脓。《正体类要·正体主治大法》曰："出血，若患处或诸窍出者，肝火炽盛，血热错经而妄行也。"若血热妄行，则可见出血不止等。

（4）**亡血**：外力伤及人体经络血脉、瘀血内积、血热妄行及脾不统血等均可致亡血，皮开肉绽或开放性骨折可致创伤出血，血从创口溢出于体外，内伤脏腑出血而上溢，表现为咯血、吐血、呕血；或下溢而便血、尿血。如撞伤头部兼有颅底骨折者，则见诸窍出血，若亡血过多，则可出现气脱血脱之危证。血热可吐血、衄血、便血、尿血等，症见血色鲜红，并见心烦等，舌红绛，脉细数。脾不统血，是脾气虚弱，失其统摄血液之权，而致吐血、便血等，症见血色淡红持续不止，面色萎黄，短气懒言，舌质淡，脉细弱。瘀血内积，阻碍血液的正常运行，致血不循经而从诸窍外流，出现吐血、咯血、呕血、便血、尿血等，症见血色紫暗成块，常见有刺痛，舌紫暗或有瘀斑，脉涩。

（四）经络辨证

骨伤科经络辨证是根据经络学说来辨别伤病证候的方法。经络与伤病的发生及传变有密切的关系。伤病可致经络运行阻滞，同时可使其循行所经过的脏腑功能失调，而出现相应的证候。

由于足厥阴肝经从下肢内侧循行而上，绕阴器，布胁肋，故凡外阴部和两胁的损伤，应视为与肝经有关；足少阴肾经起于小趾之下，斜走足心和内踝下方，入跟中，沿下肢内侧后缘上行，贯脊属肾，因此，足跟、腰脊损伤疾患，应视为与肾经有关。故《正体类要》云"腰为肾之府，虽曰闪伤，实肾经虚弱所致"。在临床上，治疗跟痛症，往往从肾经论治。足太阳膀胱经从头出项，一支由项下至腰部，络肾，属膀胱，并从腰下行，经股后侧进入腘窝，另一支由项部经肩胛下行至臀部，下到腘窝，与前支会合后下入小腿后方。若腰痛沿脊椎旁至大腿后侧放射至小腿足背者，则应视为病变已累及足太阳膀胱经。故《医宗金鉴》云："伤损腰痛脊痛之证，或因坠堕，或因打扑，瘀血留于太阳经中所致。"手太阴肺经起于中焦，下络大肠，还循胃口、上膈，属肺；肝经之脉由下而上布胁肋。故胸部损伤应视为与肺经、肝经等经络有关，因此，治疗上往往以疏肝气、理肺气为主。由于督脉运行于头项背后的正中线，总督一身之阳经，故脊椎骨折脱位合并截瘫则可认为督脉遭到损害。

（五）骨病整体辨证

1. 气血病机

（1）**血虚**：多由于体内化生不足或失血过多引起，表现为面色苍白、爪甲失华、头晕目眩、心悸气短、舌淡而苔薄白、脉细弱无力等，因血不养筋，常见关节僵硬痉挛、肢体麻木等症。

（2）气虚：气由先天之“肾中精气”、后天肺吸入的“清气”及脾胃化生的“水谷精气”组成。因生成不足或过度消耗而致病，见于严重的或慢性的骨关节疾病，表现为神疲乏力、面色㿠白、少气懒言、胃纳不馨、自汗，舌质淡嫩而苔少，脉弱。

（3）气滞血瘀：《素问·阴阳应象大论》曰：“气伤痛，形伤肿。故先痛而后肿者，气伤形也；先肿而后痛者，形伤气也。”肿与痛是气血运行受阻后筋骨关节病变的临床表现。

2. 脏腑病机

（1）脾不健运：《素问·痿论》曰“脾主身之肌肉”。《灵枢·本神》曰“脾气虚则四肢不用”。脾为后天之本，水谷精微生化之源。脾病则运化失职，生化无源，肌肉筋骨失养，临床表现为肌肉瘦削，四肢疲惫或萎缩不用，伤病亦难以恢复。

（2）肾精不足：骨的生长、发育、修复均依赖肾精濡养。肾精不足，在小儿可发生五迟五软，在成年人则可发生骨痿。肾虚骨枯，外邪侵犯则可发生骨痈疽、骨肿瘤。

（3）肝失调畅：《素问·痿论》曰“宗筋主束骨而利机关也”。筋的功能依赖肝血的濡养和气机调畅，筋与骨关节功能关系密切，如病则可出现肢体麻木、关节挛缩或痿废失用。

二、局部辨证

中医骨伤科疾病由于其病因、病机、部位、症状、体征的特殊性，决定了它重视从局部着眼、从整体考虑的辨证诊断思维方式。注重局部并不是否认整体的重要性，中医的诊断核心还是整体观念和辨证施治。注重局部，实际上是以局部辨证来推测整体辨治，同时结合整体辨证来指导局部的辨治。

（一）辨局部疼痛

骨伤科患者皆有不同性质与程度的疼痛症状，在所有常见症状中，都以疼痛居首位，因此，辨别疼痛的性质与类型变得尤为重要。在辨别疼痛的过程中使用中医辨证与现代医学辨病相结合的方式可明显提高诊断的准确性和治疗的针对性。

1. 风痛　①主证：肢体关节疼痛，游走不定，窜行周身，关节屈伸不利，上下相移，但多见于上肢。舌淡红，苔薄白，脉浮紧。②病机：“风者善行而数变”，故窜行周身关节，痛无定处。风为阳邪，轻浮于上，故周身肢节疼痛多见于上部。

2. 寒痛　①主证：肢体关节剧痛，固定不移，关节不得屈伸，皮色不变，喜热，畏寒，舌淡，苔薄白，脉弦紧。②病机：寒为阴邪，其性收引，《素问·举痛论》所谓“寒则气收”，可使气机滞塞不通，不通则痛，故关节剧痛不移。热则散寒，气机通畅，故喜热畏寒。

3. 湿痛　①主证：肌肉关节重着疼痛，部位不移，多见于腰脊、下肢；或肌肤麻木，转动困难或手足麻痛；或痛处漫肿，肤色不变。舌胖大，有齿痕，苔白腻，脉象沉缓。②病机：湿邪黏腻、重着、沉滞，滞留于肌肉关节，故肌肉关节沉重疼痛。湿邪阻滞，阳气不通，故肌肤麻木或漫肿。

4. 热痛 ①主证：肢体关节红肿焮痛，随痛随肿，扪之灼热，痛不可近；或见身热，心烦口渴，舌红，苔黄燥，脉滑数。②病机：热邪兼湿，熏灼肌肉关节，致气血壅郁不散，故关节肌肤肿胀疼痛，痛处红肿，不可触按。

5. 虚痛 ①主证：肢体关节酸痛，或骨折后期，愈合不良，兼有心悸，气短，面色无华，自汗头晕，耳内蝉鸣，多梦，腰膝酸软。舌淡，苔白，脉象细弱。②病机：风寒湿邪侵入机体，闭塞经络不通，久久留恋不去，而致气血虚弱，故表现出肢体关节酸痛、心悸、气短、自汗乏力等虚痛症状。

6. 实痛 ①主证：肢体关节疼痛，与风寒湿热淫邪性质之关系难分。机体壮实，气血不虚，既有寒邪收引之剧痛，又有湿邪重着之沉痛，还可有游走窜痛，或骨折创伤瘀血作痛。外伤或肝郁气滞者舌质发暗、发紫，舌边或舌尖可见瘀斑，无苔或少苔；寒证舌色淡白，苔白而滑润；湿邪重着者可见舌淡胖而润伴齿痕，苔白腻。实痛脉象多为实脉，寒证多为紧脉，痰饮多为滑脉、弦脉。②病机：风寒湿邪相互夹杂，浸淫筋骨肌肉关节，闭阻经络，出现性质难分的疼痛。形体不衰，邪气又盛，故疼痛。

7. 表浅疼痛 这种疼痛多来自体表，疼痛尖锐，定位明确，一般只引起较弱的情绪变化。有时在冷冻、烧灼、擦伤以及一些皮肤病理改变作用下不至于引起疼痛或引起轻微短暂疼痛的刺激，但部分人也能出现强烈和弥散性的疼痛，定位不易明确。这种情况称为“痛觉过敏”。

8. 深部疼痛 这种疼痛多源于肌肉、肌腱和关节等一些深部组织，痛感迟钝，表现为酸痛、胀痛或绞痛，有时很难描述。弥散范围较广，因此不易明确定位，此类疼痛往往伴有强烈的情绪变化和内脏及躯体的反应，烦躁不安。深部组织对致痛刺激的敏感度差别很大，骨膜的阈值最低，韧带、肌腱和肌体依次递增。这种痛阈差异和各组织神经分布的疏密是一致的，骨膜的神经分布最密，筋膜较稀，而结缔组织中最稀。

9. 肌肉筋膜和骨、关节疼痛鉴别 肌肉筋膜疼痛范围较大，且压痛点多，疼痛程度较轻，可以忍受，一般能自主活动关节，仅功能受限。骨折疼痛则局限，压痛点也局限，疼痛程度较重，难忍受，同时，骨折或骨关节病疼痛，活动相应关节则疼痛加剧，且多不能自主活动相应关节。

10. 肌肉筋膜牵扯痛与根性神经痛鉴别 肌肉筋膜疼痛，往往沿着其起止点范围牵扯。如临床上多见斜方肌牵扯背痛，可导致肩关节活动受限；髂腰肌、阔筋膜张肌牵扯痛，可导致腰椎侧弯、骨盆倾斜、关节活动受限。根性神经痛多见于颈腰椎病。神经根受累，各节段相关支配区域则会出现症状。例如：颈5、6神经根刺激可导致上肢桡神经、正中神经支配区放射性痛及麻木；腰4、腰5、骶1神经根刺激，可导致坐骨神经支配区——股外后侧及小腿、足背外侧放射痛及麻木。

（二）辨局部肿胀

1. 实性肿胀 机体受伤后，局部出现肿胀，其势迅速，但肿胀边缘清楚，触按较软，继而肿胀逐渐扩大或消散。根据损伤的轻重和范围大小的差异，肿胀内部张力也不同，痛重则张力大，痛轻则张力小。若皮肤呈橘皮状变厚，高低不平，是瘀滞严重的征象；若瘀阻更甚者，肿胀硬如磐石，局部可出现水疱、血泡；若瘀滞气血阻断，除肿胀严重外，肢体还表现有青紫发凉、知觉迟钝或消失，此属危症。在临床上，骨折时发生的肿胀较脱位时更甚，筋伤时则较轻，闪筋、扭筋则一般不明显；开放性骨折因离经之血溢于体外，其肿胀较闭合性骨折为轻。新伤肿胀多数皮色不变，若出现青紫瘀斑，多是伤损较重，并且多在伤后3～5日才出现瘀斑；若肿胀而皮色发红，即为外伤血瘀伴有热毒互结（即有炎症存在）。肿胀见青瘀色，多是伤已2～3日，青肿边缘见绿黄色，是伤已3日以上。外伤肿胀一般是1～2日内肿胀最为严重，3日后若无合并症，肿胀开始消退。其主要变化：①皮肤出现皱纹；②肿胀处发痒；③若为青肿块，其色则从边缘开始变为黄绿色，逐渐转为正常。

2. 虚性肿胀 气虚肿胀，临床表现为日轻暮重，肢体抬高肿胀可减，而肢端颜色较淡。肢体下垂时肿胀则加重，肢端颜色较深，这是因气虚无力推动血行。故凡气虚肿胀，指压留痕，临床上常见于骨伤病后期，久病则虚，尤其是卧床患者，缺乏功能活动，多数出现气虚肿胀，个别早期瘀血肿胀也可出现气虚征象，但多是局部性的，常因固定不当或缺少功能活动所致（即血液循环及淋巴回流不畅引起的水肿）。

3. 骨伤肿胀 外力侵袭机体，伤筋折骨，气血瘀滞，产生疼痛、肿胀。损伤严重的，肿胀亦严重。由于骨折愈合较慢，故临床表现骨折的肿胀消退和功能恢复并不一致。肿胀基本消退而功能尚未恢复为骨折肿胀的特点。

4. 筋伤肿胀 闪筋、扭筋临床表现疼痛，但不明显，挫伤筋肉或筋肉的撕裂伤则出现肿胀，筋伤肿胀的消退伴随着疼痛的减轻及功能的恢复。

5. 热毒瘀结肿胀 其肿胀随着热毒瘀结而增重，少有经3～5日即消退者，其肿胀多表现为红肿焮痛，皮色发红，局部多发热灼手，并且多数有恶寒发热或寒热往来等全身症状（是炎症的局部或全身反应）。

6. 寒湿肿胀 寒湿肿胀，其肿胀常表现为皮色变淡，局部皮温发凉，肢体重着，肿胀较重者，触摸皮肤可有湿腻感。此类肿胀多是损伤后期的并发症。

（三）辨局部形态

部分患者损伤后会伴随一定程度的后遗症，常见的有肌肉萎缩、肢体畸形以及功能障碍。萎缩指肌肉萎缩，畸形指外观形态失常产生的非生理功能的形状变化。功能障碍是指运动系统的功能受限或丧失。

1. 萎缩 萎缩有全身性、进行性的肌萎缩，有大脑瘫痪的肌萎缩，有中风后遗症半身瘫痪的肌萎缩及脊髓损伤截瘫的肌萎缩。肢体肌萎缩，相对而言，即是局部的或一侧的肌萎缩。

（1）创伤后遗症的肌萎缩：多为骨折长期固定或长期卧床，关节缺乏运动引起，因此又称“失用性肌萎缩”。

（2）骨关节病变的肌萎缩：多伴有肌张力下降，浅感觉迟钝，如常见的颈椎病引起的一侧颈肌、肩背肌萎缩，或神经支配的前臂桡侧、大鱼际肌萎缩（桡神经支配区），尺侧小鱼际肌萎缩（尺神经）；腰椎间盘突出症引起一侧腰背肌、臀肌、股肌、小腿三头肌萎缩、肌张力下降。这类肌萎缩是神经传导障碍，导致所支配的肌肉运动减弱，血流减缓，肌营养不良，使肌容积减小，即血不荣筋之证。

2. 畸形 畸形有肢体局部畸形和体态畸形。

（1）局部畸形： 外伤引起局部肿胀是血肿。如出现肢体扭曲、翻转畸形，多是骨折或关节脱位，如肘关节脱位或儿童肱骨髁上骨折出现前臂内旋畸形，下肢骨折的外翻畸形。如桡骨远端骨折的刀叉畸形，锁骨骨折、四肢骨干骨折局部的成角突起畸形，脊椎屈曲压缩骨折的椎体后凸畸形等。骨病局部畸形多见于类风湿关节炎的对称性小关节肿大畸形，痛风结节畸形，腱鞘囊肿局部突起（无压痛）畸形等。骨肿瘤的畸形需结合X线片和病理检查确诊。

（2）体态畸形： 体态包括运动步态，如跛行，往往是髋、膝病变；侧身跛行是脊柱病变。急性腰扭伤患者，一手扶腰、侧身步行是腰痛引起。骶髂关节病变也可出现侧身步态，颈椎病可出现头倾或低头或侧肩的体态。有上肢骨关节疾病，如肩周炎、网球肘，可出现步行时一手摆动灵活、患侧手摆动不灵活的体态。驼背如是青少年，则是脊柱侧弯（骨骺发育软骨病）；中年多为类风湿、强直性脊柱炎或腰椎病变；老年多为骨质疏松症。站立时肩膀高低不平衡，如是青少年，注意脊柱侧弯和早期驼背；中老年人多为腰椎病变或骨盆病变。这些体态畸形，需结合其他各方面诊断，综合分析，方可确诊。

3. 功能障碍 功能障碍指关节活动度受限。

（1）创伤后期： 关节功能障碍有四种情况：一是因长期固定关节活动减少，局部粘连。二是近关节部位骨折复位未能恢复正常解剖位置。三是手术创伤，关节囊韧带广泛粘连。四是由于上述原因并发创伤性关节炎。

（2）骨关节损伤或疾病： 功能障碍则是关节错缝或骨病自身疼痛，自主性限制活动，或合并神经损伤，刺激肌肉韧带张力不平衡，影响关节运动，肌肉萎缩，导致功能障碍。带动关节活动的肌肉粘连、萎缩，则运动功能也受限，表现为乏力或无力。

三、结构分析

（一）竹白论

何天祥根据多年临床工作中对骨折损伤的观察和总结，进一步认识和丰富“竹白论”理论，强调骨小梁断裂及骨膜损伤在骨折诊治过程中的重要性。

1. 骨是一种血供丰富的钙化的结缔组织，具有坚硬、可塑和可再生特性，并具有独特的生长机制 骨的外表面总覆以纤维结缔组织层，即骨外膜。骨的内表面也有类似结构，但较薄，为骨内膜。在骨外膜和骨内膜中均含有成骨细胞、破骨细胞和其他细胞，这些细胞对骨生物学有重要意义。

2. 成熟骨的结构有密质骨和松质骨之分，二者各有其力学和代谢特征，并常与它们在骨内位置有关 活体状态下的骨呈白色，或为致密的结构，或为蜂窝状含有较大腔隙。前者称密质骨，后者称为松质骨。密质骨常分布在成熟骨的皮质，在负重上起重要作用。不同骨的密质骨厚度和构筑有差别，反映在骨的总体形状、位置和功能作用上。与之相反，松质骨主要分布在骨的内部，长骨中松质骨分布在其膨大的两端（干骺部和骺部）。松质骨辅助密质骨的负重作用，并支撑骨髓。密质骨与松质骨之间的比例差别甚大。长骨骨干是由密质骨形成的厚圆柱体，中间有一大骨髓腔，后者与骨两端的骨小梁间隙相通。何天祥在此认识的基础上，进一步观察，结合材料学等，认为骨的这一结构和竹子极为相似。竹壁从外至内依次为：表皮、皮下层、皮层、基本结构、髓环和髓腔，其中基本结构相当于骨的密质骨，表皮相当于骨的外骨膜，髓环相当于骨的骨内膜或松质骨。两者均具有良好的抗拉性和抗压性。

3. 根据受伤方式、力度、角度等的不同，会出现不同类型的骨折　对于有移位、成角、短缩或旋转的骨折，诊断均较为简单，但对于未发生前面各类形变的骨挫伤来说则诊断较为困难，很容易出现漏诊、误诊，治疗方式和药物的选择上也会因此出现偏差。很多时候临床中会遇到初诊影像检查未见确切骨折，而间隔几日后却发现骨折线，甚至出现断端移位的情况。其实受伤之初，密质骨或松质骨均已受到不同的损伤。例如足跖骨颈、腓骨下端的疲劳性骨折，持续负重下引起的椎体压缩性骨折，均是因为多次、长期的积累性外伤所造成，力的作用所及的部位早已出现不同程度的骨小梁断裂。这犹如竹节受到外力撞击后，虽竹节外表未见明显破裂，但其内部髓环因撞击而已发生破裂，这与骨骼内膜或内部骨小梁受损情况如出一辙。因此特提出了“竹白论”这一新理论，在此理论的指导下，可避免对骨折的漏诊、误诊。其根本内涵在于重视骨骼结构的损伤，特别是骨内膜及骨小梁损伤在骨折诊断、治疗、愈合过程中的重要性。

4. 骨膜完整与否取决于外力的方向和骨折移位的严重程度　移位轻的，骨膜较完整；移位重的，骨膜破损的周径较大，纵行剥脱的范围也较广。从治疗上看，需从骨膜的完整性来判断其复位后的稳定程度，以及如何增强其稳定性。首先，必须辨认出其破损在骨折周径的哪个方位。有成角畸形的，其凹侧骨膜多完整，而凸侧断裂。蝶形骨折，其骨膜破损的位置必然在蝶形折片的对侧，折片侧是完整的。螺旋形骨折，骨膜破损处在螺旋形基线的对侧，其基线侧是完整的。骨折部位骨膜完整的一侧形成了连接上下骨折端，使之不致分离的纽带，称为软组织活页。内收型股骨颈骨折，其颈后侧的支持带往往完整，构成了连接上下骨折端的软组织活页。对有些完全移位的骨折，有时不得不在复位的过程中去体会和判断其软组织活页的所在。完整的骨膜既意味着其骨折的原始移位很轻，也意味着它具备良好的维稳作用，使骨折端不易有继发的移位。破损了的骨膜自然丧失了维稳骨折端的作用，但其软组织活页则可以利用来维持复位后的位置。从骨膜损伤的程度和方位还可以对骨折愈合有所预判。新骨的形成主要来源于外骨膜及内骨膜。因此，愈合必然主要依靠存有软组织活页的一侧，骨膜断裂一侧的愈合明显迟缓。

（二）生物力学

人类活动中，身体无时无刻不在承受力的作用。因此，研究和分析骨与关节正常的生物力学，以及骨折损伤后断端的生物力学改变，对于治疗方式的选择和判断骨折愈合起着尤为关键的作用。骨的功能适应性原理和骨折治疗的固定准则也都来源于对生物力学的分析。

1. 骨对于应力有它自己适应的过程和方式 骨无论在其形态上、构造上及力学性质上，都充分适应其功能，成为相应环境下的最优结构。活体骨不断进行着生长、加强和再吸收的过程，根据力的改变和刺激，骨的表面和内部的骨密度、再吸收程度也都发生相适应的变化。应注意的是，骨对应力的适应不是只适应其一种功能，只符合一种功能态的优化结构，而是适合多种功能，其结构是“符合综合功能需求”的。例如人体长骨，其形状和结构是很复杂的，因它要适应多种功能，冲击力、持续力还有周期力，而且可以是拉伸、压缩、剪切、扭转、弯曲的综合作用。骨的功能适应性是对多种功能而言的，它是符合综合优化设计原理的。以胫骨为例，对骨的功能适应性做一较深入分析。长骨两端是松质骨，其结构单元是骨小梁，骨小梁的排列是有序的，其方向沿着运动所引起的骨的主应力方向。这种拱式轨道排列避免了骨小梁承受剪力，最大限度地降低了弯矩，使骨小梁处于承受以轴向为主的十分有利的受力状态。因此，它既减轻了结构重量，又显示了良好的应力 - 应变状态。骨的功能适应性，不仅表现在几何特征与力学特征上，在骨组织的成分上也表现出来，承受高应力区域的组织结构多由再生骨单元组成。

2. 人体的基本活动度主要依赖关节来完成 全身各关节的自由度、受力能力、适应性及局部构造均不相同，因此，各关节完成着自身不同的使命。关节力学的研究是探究关节能否正常活动的关键，一个不正常的力学改变，必定会加剧关节的损伤，影响使用寿命。

（1）肩关节力学特点：由于肱骨头的关节面大于肩胛盂关节，肩关节的稳定性极为有限，因此，韧带及旋转腱袖对维持关节的稳定性起着至关重要的作用。肩关节外展时，肱骨需同时外旋，以免肱骨大结节与肩峰撞击。内旋肌挛缩者，其肩关节无法外展120°以上。肩关节的外展是个综合性的运动，其中盂肱关节完成 120°，另 60°由肩胛胸壁间完成，两者以 1 ∶ 2 的比例进行。肩锁关节的运动发生在肩胛骨转动之前；胸锁关节在外展末期起作用，伴有锁骨的轴向旋转。在盂肱关节，可以发生旋转、滚动及平移等形式的运动。肩关节 0°位：在此位置，肩关节所受的外力影响最小，是肩关节脱位后复位的理想位置。

（2）肘关节力学特点：肘关节最重要的作用莫过于前臂杠杆的支点，以调整手的位置。动力学作用于肘关节的力，其力臂较短，作用效果较差，因此在肘关节产生了较大的反作用力导致肘关节较易出现退行性变。屈肘主要依靠肱二头肌，伸肘为肱三头肌。前臂旋前的主要动力来自旋前圆肌、旋前方肌，旋后为旋后肌。静态时关节内载荷接近肢体重量，而动态时则超过肢体重量。由于肱二头肌的止点距肘关节很近，其中作用效果相当差，肱二头肌必须克服前臂及手持物重量之和的 3 倍，方能完成屈肘。肘关节的稳定性部分依靠关节的构型，另外，桡骨头对外翻时的稳定起到 30% 的作用，而在小于 30°的屈曲及旋前位时，则发挥了更加重要的作用。

（3）**腕关节力学特点**：关节屈曲活动的2/3由桡腕关节完成，其余1/3依靠腕骨间关节；尺偏则由桡腕关节及腕骨关节共同完成。腕关节的转动轴心位于头状骨的头部，但其位置随关节运动有所变化。节链系统：由腕骨构成了一个由三部分组成的节链系统，桡骨-月骨-头状骨系统，使每个链节的运动量减少，但同时影响了关节的稳定性，稳定性的维持一方面依靠强大的掌侧韧带，另一方面依靠舟状骨在两排腕骨间的桥梁作用。

（4）**手部力学特点**：手部具有2个横行及5个纵行的弓状结构，横行位于腕骨及掌骨头水平；纵行位于5个掌骨轴线上。掌指关节的稳定性依靠掌板及侧副韧带；近、远指间关节的稳定性主要凭借关节构型维持，这些关节的韧带、关节面比值也较大。捏指时主要负载的是掌指关节，但由于该关节的关节面较大，故只产生较小的压强。远指间关节面的压强最大，常继发较严重的退行性变（赫伯登结节）。握抓动作产生的压强较小，但在掌指关节处集中，所以，掌指关节炎的患者常常是从事握抓动作较多的工作者。

（5）**脊柱力学特点**：关节突关节的功能是使脊柱在轴向负载时抵抗扭转，关节囊韧带抵抗屈曲，引导运动单位的活动方向。活动方向取决于关节面的方向，其在各节段有所不同：颈椎的关节面与横截面呈45°角，且平行于冠状面，可进行屈伸、侧弯及旋转胸椎关节面与横截面呈60°角、与冠状面呈20°角，可进行侧弯旋转，但只有少量的屈伸；而在腰椎，关节面与横截面呈90°角、与冠状面呈45°角，可进行屈伸及侧弯，几乎不能旋转。脊柱周围肌肉的运动形式有两种：一种为等张收缩，即肌肉缩短，使脊柱伸展，有助于将重物提起；另一种为等长收缩，即肌肉的长度不变，肌张力增加，以维持某种姿势。胸肌及腹肌犹如充满气体或水的囊壁，当其收缩，胸腹腔压力升高时，可变为较坚硬的实体，有稳定、支持脊柱及缓解椎间盘内压的作用。如腹内压升高后，L_5/S_1间盘内压可减少30%。椎间盘的承重能力由上而下逐渐增加，颈椎为320kg，上胸椎为450kg，下胸椎为1 100kg，腰椎则高达1 500kg。在椎间盘内部，髓核内的压应力最高，纤维环的拉应力最大，椎间盘的刚度随压缩载荷的增加而变大。载荷的增加可使椎间盘的变形加大、蠕变速度加快。反复多次的扭转载荷可造成髓核、纤维环、软骨板之间的分离，驱使髓核组织自纤维环破裂处突出（由剪力造成）。弯曲及扭转可加大纵向载荷。椎间盘内压可因身体姿势不同或搬重物的方式不同，有较大的差异，卧位时压力较小，坐、立位时均大于卧位，而扭转、侧弯及跳跃时又大于站立位。搬重物时，伸膝、屈腰重物离开躯干，椎间盘内压将高于屈膝、重物靠近躯干时压力的1倍以上。椎体的强度与骨矿物质含量及椎体的大小有关，椎体的皮质骨承受椎体压力的45%～75%，椎体的抗压极限约50～70kg/cm^2，就强度而言，椎体强于椎间盘约100倍。疲劳载荷可导致椎体部分骨折。压缩骨折常见于软骨板。

（6）**髋关节力学特点**：在日常生活中，髋关节最重要的活动是屈曲、外展及外旋。由于双足站立时，人体的重心通过骨盆的中心线垂直向下，重力传递到髋关节上，等于体重的一半，如下肢重量占整个体重的1/3，则每侧髋关节所承的载荷为体重的

1/3。动力学髋关节为负重关节，负重有单、双腿之分。单腿负重时，髋关节承受的力是体重的 3～6 倍，主要由关节周围肌肉的收缩所致。解剖结构正常的髋臼，在负重时臼顶内侧的软骨下骨所受的反作用力最大，髋关节结构发生改变时，则影响髋关节内的反作用力。髋臼覆盖股骨头不全（如臼发育不良），股骨头中心力作用于髋臼外缘，应力集中，则可加速关节的退行性变。体重偏移、对侧用拐等可使反作用力减小，其中后者产生附加力矩，使反作用力减小约 60%。

（7）**膝关节力学特点：**膝关节的运动范围自过伸 10°至屈曲 130°，功能范围为 0°～90°（下蹲要求屈膝 117°）。旋转运动范围随屈曲程度而变化，在伸直位时，膝关节只有极小角度的旋转；在屈膝 90°时，外旋可达 45°，内旋达 10°～30°。收展运动基本为零，屈曲 30°时存在小角度的被动收展是正常的。膝关节的活动是系列瞬心变化的转动组合，即多瞬心的转动。此转动瞬心的变化轨迹，是一条围绕股骨髁的 J 形曲线，此乃由于股骨两髁的曲率由后向前逐渐变大，是多中心圆弧的总和，曲率半径在伸直位增长，屈曲位变短，最前方与最后方的半径比为 9∶5。膝关节的屈伸运动包括滚动及滑动，在伸膝至最后 15°时，股骨发生内旋，即膝关节的自锁机制，旋转的程度与股骨内髁的大小曲度有关。为保证关节达到最大屈曲位，股骨髁在胫骨平台上向后滑动。正常膝关节的旋转轴位于股骨内髁之中。

前交叉韧带承担的载荷，行走时为 170N、跑步时为 500N，而正常青年人的前交叉韧带可承受的最大载荷可高达 1 750N。前交叉韧带在持续的拉力作用下被伸长 10%～15% 时，可以出现断裂。

胫股关节承受的力在行走时是体重的 3 倍，而上楼梯时可达体重的 4 倍。半月板参与载荷的传递（约承受 1/3～1/2 的体重），当半月板切除后，关节面间的压力增加。髌股关节中，髌骨参与伸膝并增加了杠杆臂长度，起到分配应力的作用；切除髌骨后，股四头肌需要增加 30% 的收缩力，方能达到正常水平。髌股关节的关节软骨为全身最厚者，因为此关节承受的力在正常行走时为体重的 1/3，而在下蹲或跑步时可升至体重的 7 倍。载荷与股四头肌 / 屈膝度数的比值呈正比关系。在 0°～45°的屈膝过程中，股四头肌提供了一个向前方半脱位的力。由于股骨解剖轴线与胫骨轴线呈向外开放的 170°角，髌骨即在角上，故有向外脱位的趋势，尤其在屈曲位，胫骨外旋，髌骨外移，由于股骨外髁的阻挡及股内侧肌的牵拉，才能保持稳定状态。

任何改变膝关节轴线相互关系的病理状态，都可能导致膝关节的受力增加，例如股骨髁上骨折、胫骨干骨折发生向内或外的成角愈合时，或膝内、外翻畸形时，股骨的力学轴线与胫骨轴线则不再在一条直线上，从而改变了膝关节的受力状态。膝内翻时，力线内移，膝关节内侧受力增加；膝外翻时，关节外侧受力增加，加速了关节的退行性变。

（8）**踝关节力学特点：**踝关节的运转瞬心位于距骨内，相当于踝关节的后外侧，其位置随运动有轻度变化。踝部的主要负重关节面位于胫距关节面，其横截面上承担着相当于 5 倍体重的压力及与体重相同的、由后至前的剪力。在此关节中，宽大的关节面降低了负重时产生的应力。距腓关节只承担 1/6 体重的压力。踝关节的稳定性是依靠具有特殊形状的踝穴及韧带来维持的，在背伸位稳定性最佳。踝关节的屈伸类似于卷扬机结构，背伸时受到趾腱膜的限制，该腱膜的张力增加引起足弓升高。在矢状面上，维持平衡的主要结构为小腿三头肌，由于站立时身体的重心落在踝关节的前方，因此，踝关节的趾屈肌力远较背伸肌力强，这是站立及行走时维持踝关节动力平衡的主要因素。站立时身体重心落在跟骨内侧，其自然趋势是跟骨外翻，因此，维持平衡的主要动力来源是距下关节的内翻肌群，主要为胫后肌。

第三章

何天祥论治原则

第一节　筋骨并重

一、对筋与骨的基本认识

早在《灵枢·经脉》就有关于筋与骨的论述，如："人始生，先成精，精成而脑髓生，骨为干，脉为营，筋为刚，肉为墙。"说明人体各个组成部分各司其职，又承担着各自的生理功能。

《说文解字》曰："筋，肉之力也。从力、从肉、从竹。竹，物之多筋者。凡筋之属皆从筋。"这里表达了三层含义：从肉，是说属性方面，筋当归属于肌肉这一大类组织；从竹，是言结构特点，筋是指肌肉等组织中纤细而又极具韧性的那部分纤维组织；从力，则指功能方面，筋表现出柔韧而又有弹性的一种力学特征。诚如《素问·五脏生成》所言，"诸筋者皆属于节"。在功能方面，筋则表现为一种力的作用，即：一方面固定关节和骨架结构，以保持稳定；另一方面，通过弹性纤维的伸缩而带动骨骼、关节进行活动。这是广义的"筋"的生理功能。《素问·痹论》说"痹……在于筋，则屈不伸"，《素问·长刺节论》又说"病在筋，筋挛节痛，不可以行，名曰筋痹"。这里所说的"筋"，如果有病则疼痛、挛缩，关节屈曲不能伸直，显然是指肌腱、韧带、关节囊及软骨等组织病变。经筋，是对神经组织系统的统称，其中包括脊神经和周围神经。其病变是弛缓瘫痪、麻木不仁的痿证，《灵枢·经筋》说："经筋之病，寒则筋急，热则筋弛纵不收，阴痿不用。"《素问·痿论》也说："阳明虚，则宗筋纵，带脉不引，故足痿不用也。"可知，经筋是主感觉传导的。所以《诸病源候论》认为经筋主循行营卫，能使肢体有感觉后才有屈伸功能。如果经筋受损伤，营卫不能传输，则麻痹不仁，肢体功能丧失。《回回药方》还指出，背脊的经筋损伤断裂，可导致下半身截瘫。《灵枢·经筋》论述十二经筋，且多有分支，其循行部位及其病变部位，与现代医学所称的臂丛神经和坐骨神经的通行部位及病变相类似。《灵枢》是从天人相应生化观、整体观和体相观出发论述经筋的，所以分为手足三阴三阳共十二经筋，还有支别。而且，其循行部位多以产生症状体征的部位而论，也即从功能出发认识其生理功能、病理变化的内在联系。

《素问·脉要精微论》曰"骨者，髓之府"。骨内有腔隙，内藏骨髓。骨与骨的连接形成关节，关节互相连接组成骨骼系统。《灵枢·骨度》对人体骨骼的名称、形态、大小、长短、数量等均有详细的记载。骨可支撑人体，如人背面正中的项骨（即颈椎）、背骨（即胸椎）、腰骨（即腰椎）和尻骨（即骶骨与尾骨）由脊筋连接起来，形成支撑人体的脊梁。可保护内脏，如头部的天灵盖（即顶骨）、山角骨（即颞骨）、凌云骨（即额骨）和后山骨（即枕骨）互相连接成壳，保护着脑。又如胸部的前蔽骨（即胸骨）和肋骨相连，共同构成胸廓，保护着心与肺。骨与骨的连接处，由筋约束，并加以包裹，形成关节。再通过附着在骨骼上的筋和肌肉的收缩与弛张，使关节完成屈伸乃至旋转等运动。如上肢肱骨、臂骨（包括尺骨、桡骨）、腕骨和五指骨由经筋连接而成；下肢由髀骨（即股骨）、髌骨、胻骨（即胫骨）、辅骨（即腓骨）、跗骨、跟骨与足五趾骨由经筋连接而成。骨与骨之间均有关节相连，借助筋与肌肉的伸缩，则四肢能做各种各样的运动。

二、筋、骨与关节

《内经》已对人体主要的关节进行了描述，对其构造和功能用“机”与“楗”、“关”与“节”类比，如遇创伤、脱位而丧失功能，历代医家运用体相观诊察其脱位并施以复位方法。关节运动，一方面是骨骼的力，一方面是“筋”的力。

筋与骨共同构成关节，这里的筋包含肌肉、韧带等组织。筋和骨不仅维持关节的活动，在关节的稳定性上同样起着至关重要的作用。多数关节的稳定性依靠三种因素来维持，即骨骼、韧带和肌肉。关节在运动状态中始终是不平衡、不稳定的，人体总是在不平衡、不稳定中求得相对的平衡，相对的稳定。因此，只从骨骼因素去认识关节的稳定性是远远不足的，更重要的还是从关节的运动状态中，去认识韧带和肌肉的稳定作用。所以“筋骨并重”不仅要体现在治疗上，在对运动层面的分析上也需要“筋骨并重”，充分认识关节的稳定中筋与骨各司何职。

韧带不仅是骨与骨之间的连接带，还参与维持关节在运动状态下的稳定性。关节在运动时，总是在一定的方向受到一定的韧带的制约，以使关节的活动保持在正常的生理活动范围以内。髋关节伸直时，髂股韧带紧张以防止其过伸；膝关节前交叉韧带在伸直位紧张，防止胫骨的前移。韧带不单纯是被动地限制关节超出生理范围的活动，还通过韧带内的末梢感受器在张力下的反射作用，经神经中枢而引起肌肉的拮抗作用。当距下关节极度内翻时，踝关节外侧副韧带受到张力，既被动地限制其继续内翻，又通过反射，使外翻肌组（腓骨长短肌）收缩以纠正其内翻，防止这一可能导致踝关节骨折脱位的危险动作发展下去。

肌肉既是运动关节的动力，又是在运动中发挥维持关节稳定的重要因素。它通过以下两种方式来维持关节的稳定：

1. 拮抗　拮抗肌对主动肌所进行的运动可以起到缓冲作用，以保护关节在该运动中的稳定，并防止关节因暴力的作用力而致损伤。当关节行顺地心引力运动时，行反向运动的肌肉收缩以抵抗重力，维持关节的稳定，拮抗肌反而成为主动肌。

2. 协同　双关节（或多关节）肌肉为了有效地运动某关节，需使其中的另一关节稳定在一定的位置或进行反方向的运动。完成这一稳定作用（或反向运动）的肌肉称为协同肌，例如腘绳肌为通过髋关节和膝关节的双关节肌，其作用为屈膝关节和辅助伸髋关节，股直肌也是通过该两关节的双关节肌，其作用为伸膝关节和辅助屈关节。

骨骼和韧带维持关节稳定和平衡的作用为静力平衡，肌肉维护关节稳定和平衡的作用为动力平衡。如果关节的静力平衡存在，而动力平衡失效，则在使用中会逐渐造成关节囊和韧带的松弛，而成为连枷关节，例如股四头肌麻痹后的膝反张。但如果静力平衡被破坏，例如脱位、韧带断裂等，则肌肉在不同程度上失去了动力平衡的根据，而难以发挥其运动关节、维护关节稳定及平衡的作用。因此，骨与关节损伤患者必须十分重视有关肌肉的功能锻炼。

三、病理状态下的筋骨关系

1. 急性筋骨损伤 直接或间接暴力等因素作用于机体，可造成急性筋骨损伤，如骨折、关节脱位等，其发病较急，损伤程度较重，且筋骨同时受损。隋代巢元方《诸病源候论》云："夫金疮始伤之时，半伤其筋，荣卫不通，其疮虽愈合，后仍令痹不仁也。"强调若只治疗"金疮"，而忽略"其筋"，则会导致"痹不仁"。清代吴谦《医宗金鉴·正骨心法要旨》强调，治疗骨伤疾病时应同时注意筋和骨两方面的损伤，如复位时要"以两手安置所伤之筋骨，使仍复于旧也"；复位后，"跌仆损伤，虽用手法调治，恐未尽得其宜，以致有治如未治之苦，则未可云医理之周详也。爰因身体上下、正侧之象，制器以正之，用辅手法之所不逮，以冀分者复合，欹者复正，高者就其平，陷者升其位，则危证可转于安，重伤可就于轻。"同时书中认为，"凡跌打损伤、坠堕之证，恶血留内，则不分何经，皆以肝为主"，肝主筋，故而骨伤治筋亦十分重要。

2. 慢性筋骨病损 在人年龄增长过程中，内在的脏腑功能减退或异常与外在的慢性积累性损伤共同作用于机体，可引起慢性筋骨病损，如颈椎病、腰椎间盘突出症、骨关节炎、骨质疏松症等，其临床特点是起病缓慢，迁延反复，局部筋骨损伤与整体脏腑功能失调同时并见，互为因果。但与急性损伤相比，其筋骨受损程度相对较轻，主要表现为筋出槽、骨错缝。筋出槽，是指慢性累积性外力作用下引起筋的形态结构、功能状态和位置关系发生异常，疼痛、活动不利，触诊发现以筋的张力增高、硬节或条索、伴见明显压痛等为特征的一类病症。骨错缝是指间接暴力或慢性积累性外力作用下引起骨关节细微移位，临床以局部疼痛、活动不利，触诊发现关节运动单元终末感增强和松动度下降、伴见明显压痛等为特征的一类病症。从临床实践来看，慢性筋骨病损往往先从"筋"的损伤和病变开始，进而累及到骨与关节。例如，临床常见到疾病早期患者已出现疼痛、僵硬及功能障碍等筋的症状，但是影像检查均无骨的异常，随着疾病的发展才会出现增生、错位等骨关节的异常。即先发生筋出槽，筋伤之后其约束功能下降，可诱发和加剧骨关节发生细微移位，而后致骨错缝；骨错缝又进一步加剧筋出槽，二者互相影响，在失代偿的情况下，筋骨关系失和，则出现更多临床症状。但是，骨错缝的病理损伤往往仅发生在一个或少数几个运动单元，以脊柱部位为例，多见于相邻的两个椎体之间短小肌肉的肌纤维（筋膜）发生挛缩、交锁，限制了该小关节运动单元的活动范围，并被固定在某一"不正常的位置"上面，形成骨错缝。由此可见，慢性筋骨病损的根本因素和关键病理环节是筋出槽，治疗的重点是筋伤，当以“筋主骨从”为治疗原则。

四、从筋论治

何天祥基于筋、骨、关节生理、病理相互关系，特提出对于许多慢性筋骨损伤的患者应首先“从筋论治”。当肌体出现病理损伤时，往往筋先受损，后致气血外溢，瘀血而成，阻滞经络，陈伤不治，继而筋骨失和，筋束骨之效逐渐缺失，故此在中老年人中常因软组织代偿能力下降，而逐渐出现慢性筋骨疾病。部分患者更因虚劳损血耗髓而致筋骨痿软，使得筋失本位，引发关节功能降低。因此，何天祥在治疗慢性筋骨损伤时首先治筋，通过调节和恢复筋的功能，加强筋束骨能力，增加肌力，改善局部血供，从而恢复关节的内在平衡和稳定性。特别对于骨痿患者的治疗，更是强调壮骨与强筋并行。筋强则束骨，束骨之力恢复则骨得到保护和支撑，从而减少因骨痿而导致的骨损伤和活动受限的发生。

筋在藏象中属肝，肝脏的主要作用为疏泄，具有舒展、畅达、宣散、疏通、排泄等综合生理功能。人体是一个有机整体，时刻都在进行着各种复杂的物质代谢，而一切物质转化，均是在气机的“升降出入”运动中完成的。肝主疏泄，调畅气机，使气的升降出入运动正常，对各脏腑的功能活动及气血、精液的正常运行，发挥着重要的调节作用。肝又主藏血，对人体血液有贮藏和调节血量的功能。由于肝对血液有贮藏调节作用，所以人体各部分的生理活动皆与肝有密切关系。《素问・六节藏象论》中有肝为“罢极之本”之说，“罢极”即指能耐受疲劳之意，是运动功能的根本。人体的运动能力，究其根本是属于筋，但筋的能量来源是肝。肝为藏血之脏，阴血充足，肝濡养经筋，则运动就不知疲劳，所以说，肝为人体运动力的发源地。当骨因某些因素造成疾患时，特别需要肝为之调畅气机，疏泄壅遏的气血，恢复各脏腑的正常功能活动，特别需要肝调节血量以充分营养患疾之脏器，更需要肝发挥人体运动能力发源地的作用，恢复其运动功能。所以，“从筋论治”不光需要治疗有形的“筋”，同时强调了骨疾患治疗中从根本出发，对于筋的论治同样至关重要。

第二节　动静结合

“动静结合”思想的产生、发展跟中国古代哲学思想的阐述和古代医家的演绎发挥有密不可分的关系。《周易・系辞上传》云：“动静有常，刚柔断矣。”《吕氏春秋》提出：“流水不腐，户枢不蝼，动也，形气亦然，形不动则精不流，精不流则气郁。”唐・蔺道人所撰《仙授理伤续断秘方》中指出：“凡曲转，如手腕、脚凹、手指之类，要转动，用药贴，将绢片包之后时时运动。盖曲则得伸，得伸则不得屈，或屈或伸，时时为之方可。”强调患肢固定后要进行功能锻炼，静中有动、动中有静，是中医骨伤科中“动静结合”思想的雏形。

一、“动静结合”在骨折治疗中的应用

动静结合在中医骨伤科的基本内涵是指骨折局部的固定与躯体关节肌肉的功能锻炼如何有机地结合。选取恰当的固定器材（即因形、因功能制器），用合理的固定方法，在正确的固定位置上，有效地固定骨折部位，并注意松紧适度和固定时间，有利于减轻骨折疼痛，保持复位后的位置，控制断端的不利活动，有利于断端稳定的活动，为促进骨折愈合和功能恢复创造条件。

治疗骨折的重要一环在于维持断端复位后位置的稳定，而限制断端移动所采取的措施则是针对软组织的。中医讲“骨肉相连，筋能束骨”。骨折移位是被动的，而肌肉收缩活动是主动的，在骨折愈合过程中，骨折断端的活动是绝对的，而固定只是相对的。对骨折愈合不利的活动，要通过人的意识去加以控制，使骨折断端的不利活动降低到最低的限度；而对骨折有利的活动，要尽情发挥，以保持骨折断端持续接触，紧密嵌插，可以促进骨折愈合及新生骨痂的塑形改造，提高新生骨的抗折能力。根据中医骨伤科骨折病三期辨证原则：在骨折早期“以静为主，以动为辅”，在骨折中期“动静平衡”，在骨折后期“以动为主，亦静亦动”。从整体观念出发，动静结合既包括骨折局部和两端关节，还包括机体全身在内。

二、“动静结合”在筋伤中的应用

在筋伤治疗过程中应遵循以下几个原则：

1. 分期论治，动静互补 在筋伤早期，应以静为主，以动为辅；以局部静为主，全身动为辅；在筋伤中后期，应以动为主，以静为辅。鼓励患者逐渐加强功能和肌力锻炼。急性筋伤多由外来暴力所致，应以静制动，以免因过早活动而使软组织不能得到良好的修复，遗留隐患；慢性筋伤多由劳损所致，应以动制静，适当的活动可以阻止筋肉退变与痿软失用。

2. 未病先防，已病防变 中医强调治未病，筋伤的发生多与职业特点、生活不良习惯等因素相关。对于易患人群，应加强防病知识的宣传教育，已病人群则需劳逸结合，加强功能锻炼，积极进行早期干预治疗。注重平时的健身锻炼，如太极拳、跳操、音乐舞蹈等。

三、“动静结合”在骨伤康复中的应用

“动静结合”也是中医骨伤科康复的一个重要指导原则。在中医骨伤康复治疗中，不仅注重系统功能障碍的康复，还强调心理功能障碍的康复。形体宜动，正确、有效的主动功能锻炼和被动功能锻炼能促进机体气血流畅，生理功能趋于正常；心神宜静，静以养心，良好的健康的心理状况能够帮助病患树立信心，也有助于机体功能的恢复。二者贯穿于康复治疗的全过程，不可偏废。在中医骨伤康复治疗中，应遵循以下四个原则：

1. 动以养形，动而适度 中医骨伤康复中患者多是骨骼肌肉系统功能障碍，治疗

的首要目的就是恢复机体的生理功能，通过运动疗法、作业疗法、职业训练等综合手段，以改善和代偿系统的功能，充分调动机体自身修复的潜能。但无论采取何种锻炼手段，均要适度，以防发生治疗过度引起的再损伤。

2. 静以养神，动静互补 中医骨伤康复大多时间较长，康复过程中有一定的痛苦，患者甚至失去治疗的信心和勇气。及早介入专业的有针对性的心理康复治疗，调理患者的心理状态，坚定患者的治疗信心，培养早期自我康复锻炼的主动性，则有利于康复治疗。

3. 动静结合，筋骨并重 骨、关节、韧带构成了人体的静力性系统，而附在其上的骨骼肌则为动力系统。在中枢神经系统的支配下，静力性系统与动力性系统保持协调平衡，以维持人体的正常生理功能活动。骨骼、肌肉系统功能障碍是动静结构失衡的外在表现，只有采取各种治疗手段恢复其动态平衡，既注重“骨”，又注重“筋”，才能获得更好的治疗效果。大部分的筋骨、关节疾病是由于内在力学平衡失调，多由长期姿势不当，反复外力作用导致，如轻度的脊柱侧弯通过指导性的锻炼，调整力学平衡，调动机体的自身修复能力，多可恢复。

4. 三因制宜，辨证施治 针对不同的康复对象及疾病发展的不同阶段，根据患者的体质、性别、年龄等不同，以及季节、地理环境以制定适宜的治疗方法。以动静结合为原则，结合辨证的结果，施用以动为主、以静为辅的康复方法，才能达到形神兼备、治疗疾病、养生长寿的目的。

四、微观的“动静结合”

骨折的愈合修复是一个动态的过程，其修复的过程必须遵守生物力学的基本原则，这个原则就是充分利用功能状态下的力学环境去控制骨骼的修复，尽量减少干扰甚至破坏骨应承受的力学状态。而这个避免干扰破坏的方式就是骨折的固定。骨折的固定相对于骨折愈合来说，其形式是静态的，而骨的内部生长是动态的，这就形成了骨折愈合微观的“动静结合”。

固定是应该服从修复需要的，一个良好的固定，应该既具有几何上的稳定性，又较少干扰骨所应承受的力学状态。在机械应力和骨组织之间存在着一种生理的平衡。在一定的应力范围内，骨质的加强和再吸收是互相平衡的。应力增加引起骨组织的加强，随应力的减小又发生再吸收现象，也就是说，骨组织的量与应力在确定的区间内呈正比关系。在骨折断端固定可靠的情况下康复锻炼这个宏观的“动”为骨折断端提供了间断性的生物应力，促进局部血液循环，激发骨折端新生骨细胞增长，这为微观的“动”提供了动力，也使微观的动静关系更为协调。

第四章
何天祥方药运用

何天祥祖辈生活于蒙古大漠草原，由于长期战争，特别是蒙古族崇尚骑射，经常有金创与跌打损伤的救助需要，由此，蒙医正骨在骨伤科领域积累了丰富的临床诊疗经验。何氏先辈入川后，随地域迁徙而改变，在传承蒙医传统正骨学基础上，汲取了满、汉、回、藏等多民族的传统医药知识，创新出一套有自身特色的用药经验。从整体观及个体差异、病因病机及证候的辨证论治入手，配制有青、赤、黄、白、黑的五色药散，并将其归类为五脏、六腑、五气、五体之间的关系。后在临床使用的不断演绎中，逐渐发展成一套自制特色骨伤科秘方秘药。何天祥治疗骨伤、骨病不是以病就药，而是以药投证。倡导法随证转，方随法变，法从方现，药从方出。用药如用兵，有胆有识，中药、蒙药并重，善用鲜药，药力专宏，中病即止，侧重外治，分段用药，注重气血，更重气机，不独专从血论，内外兼治，有破有立，滋血生力，顾护脾胃后天化源之本，不伤阴败胃，损伤正气。现总结其用药特点、经验如下。

第一节　用药特色

一、首重气血，顾护脾胃

（一）损伤与气血的关系

骨伤科疾病的发生，大多是由于皮肉筋骨损伤，引起经络阻塞，气血凝滞或瘀血而致脏腑不和；亦可由脏腑不和，由里达表，引起经络、气血病变，导致皮肉、筋骨病损。损伤疾患虽属局部伤病，但与整体有关，气血脏腑、经络和筋骨之间是相互联系和相互影响的。

1. 气血与筋骨的关系　气是维持人体生命活动的最基本的物质，具有推动、温煦、防御、固摄、气化和营养的作用。血在气的推动作用下，营养和濡润全身各脏腑组织。气血外可温煦皮肉筋骨，内可灌溉五脏六腑濡养全身，周流运行不息，维持正常生命活动。《灵枢·本藏》述："经脉者，所以行血气而营阴阳，濡筋骨，利关节者也……是故血和则经脉流行，营复阴阳，筋骨劲强，关节清利矣。"筋骨的正常生理功能，需依靠气血滋养。气血一旦失常，或局部郁滞，气血运行不到其所，筋骨都会产生病变。

2. 损伤后气血的变化与表现　人体遭受外力损伤后，无论外损皮肉筋骨形体，或内伤脏腑经络，一定会引起气血的变化。气滞常伴血瘀，气血由此阻滞不通，外则使关节活动不利，内则导致血脉闭塞，气无所行，而内伤脏器。如《正体类要》中所说："肢体损于外，则气血伤于内，营卫有所不贯，脏腑由之不和。"由此可见，外伤筋骨，必内损气血，如气血不畅，必然导致脏腑失养。《血证论》中指出："气为血之帅，血随之而运行；血为气之守，气得之而静谧。"气与血相辅相成，互相依附。若气滞则血瘀，气虚则血脱，气迫则血走；反之，血凝则气滞，血虚则气虚，血脱则气亡。

3. 气血损伤后的症状　骨折损伤后经脉不通，气机紊乱，各脏腑的功能及其相互间协调统一的关系不同程度地受到影响，可使气化功能失常。损伤一证，当辨清是伤血为主，还是伤气为主，或是气血同伤。伤气可有气滞，如营卫气滞可导致"肌肉间作痛"。如是伤血为主者，伤血则有血瘀，如瘀血在内，可导致"肚腹作痛"或"大便不通"；瘀血在外，则见"肿黯"，常肿胀较剧，疼痛固定，夜间尤甚。如是伤气为主者，常疼痛较剧且痛无定处，或窜痛，或疼痛呈游走性。气血两伤者，则气滞血瘀，肿痛兼作。此乃损伤使脏腑亏损，气血紊乱，经隧失职而致。如胸胁部损伤，常常出现前胸受伤、背侧疼痛，或者一侧胁肋部受伤、对侧疼痛的症状，这正是气血损伤的典型表现。

4. 气血失常的治疗首重气分　历代医家对损伤一证均有专从血论治之说，而何天祥通过临床经验的不断总结，得出在损伤的治疗中重气血更重气分，在诸多自制验方中均有体现。气是构成人体和维持人体生命活动的最基本物质，是存在于人体内的至精至微的生命物质，是生命活动的基础物质。气具有推动、温煦、防御、固摄、营养作用，其每一项作用无不与损伤一证息息相关。推动作用可行血濡养全身，气滞较重或经久不愈，则气化不足，损伤脏腑，致使内脏气滞，升降失常，血行不畅则瘀证难消。温煦作用可使脏腑、经络保持正常的生理功能。温煦人的气乃人身之阳气，阳气气化而生热，素有"气不足便是寒"的说法，故损伤后期若温煦功能失常，则易寒邪入络，久伤而致痹。同理，气的防御作用减弱，则伤后的机体抵御邪气的能力下降，邪气侵袭则伤后难愈。胸部、腹部、骨盆等处损伤常伴有不同程度的出血症状，气的固摄作用可减少血液溢出脉外，对维持生命体征尤为重要。何天祥在损伤中后期特别注重顾护脾胃、和营生新，此意便在于气的营养作用。脾胃运化食物而化生水谷精气，气与津液结合而成为血液，经脉管运往全身而发挥营养作用，为损伤恢复提供物质基础。

（1）气滞或七情所致者：均以行气为主，辅以活血。内服方可选用行气活血方（自制验方），方中重用柴胡、香附等六味行气药以疏肝理气。自制外用散剂中针对气滞而痛甚者可施以理气定痛散，方中以蒙酸模（蒙药）、青皮、香附等为君药行气止痛；气滞而致瘀者可选用逐瘀止痛散，方中以三棱、莪术、青皮、红花等为君而行气破血；胸胁部损伤致胸腹气机不畅、胀痛便秘者可施以行气消滞散，以柴胡、当归行气活血，青皮、香附、枳壳等宽中消滞。七情所致可配合使用柴胡疏肝散（《景岳全书》）等。

（2）气虚者：脏腑功能衰退。伤后气滞不畅，脏腑功能受阻，气血生化之源不足，多见于骨折中、后期，多累及脏腑，而脏腑气虚以肺、脾为多见。肺气虚可见神疲少气、自汗易感等；脾气虚可见食少纳差、倦怠乏力、肌肉萎缩、四肢无力等，治当以补气为主，气虚较重者可用四君子汤（《太平惠民和剂局方》）、补中益气汤（《脾胃论》）等方随证加减施用。骨或关节损伤后期可选用内服方活血养骨方或祛痛强筋丸，两方中均含健脾益气之品。

（3）**血瘀者**：新伤可见局部肿胀、瘀斑、疼痛。若瘀阻日久，新血不生，肌肤经脉失于濡养，还可见肌肤甲错、毛发不荣等；外力伤及经脉，血行受阻于经脉之中，或气滞不利，血液受阻。治当以活血化瘀为主。常用散瘀肿痛方（自制验方），方中除红花、桃仁等活血化瘀之品外，特加入柴胡、法罗海、陈皮理气止痛。久瘀难愈者可施以祛瘀通痹方（自制验方），方中乳香治血、没药散瘀，加入延胡索行血中气滞，香附理气解郁，气行则血行，加强活血祛瘀之功。

（4）**血虚者**：瘀血不去，新血难生，或由于失血过多，脾胃不足，生化无源，及素体血虚精亏，营血不能濡养脏腑、经脉、四肢。如筋弛、筋挛，关节不利，骨折延迟愈合甚至不愈合等。当“虚则补之”，常用活血养骨方（自制验方）益气活血，濡养营卫。

（二）顾护脾胃

1. 脾胃与气血的关系　“气”一方面来源于与生俱来的肾之精气，另一方面来源于从肺吸入的清新之气和由脾胃所化生的“水谷精微之气”。前者为先天之气，后者乃后天之气，这两种气相互结合而形成的“真气”，成为人体生命活动的原动力，也可以说是维持人体生命活动最基本的力量。

“血”由脾胃运化而来的水谷精气变化而成。《灵枢·决气》曰：“中焦受气取汁，变化而赤，是谓血。”前人称“血主濡之”，血形成之后，循行于脉中，依靠气的推动而周流于全身，对各个脏腑、组织、器官有营养作用。《素问·五脏生成》曰：“肝受血而能视，足受血而能步，掌受血而能握，指受血而能摄。”说明全身的皮肉、筋骨、脏腑，都需要得到血液的营养才能行使各自的生理活动。

2. 调理脾胃　无论急性损伤还是慢性损伤，气血的运行均可受到不同程度的影响，特别是老年患者因体质原因，损伤后期逐渐出现血虚、气虚等症状，导致损伤延迟愈合或难以愈合。因此，调理气血生化之源的脾胃显得尤为重要。

（1）**骨伤早期**：肢体局部呈青紫瘀斑、肿胀，疼痛难忍，伴精神抑郁、食欲减退者，可于活血化瘀、消肿止痛处方中加砂仁、谷芽、陈皮等以醒脾和胃，在患者因疼痛不愿进食的情况下帮助患者打开“胃口”，为前期恢复提供必要的营养。

（2）**骨折中期**：因长时间夹板固定及限制活动，患肢关节开始出现酸胀作痛，伴有麻木、肌肉萎缩等。可于接骨续筋、活血通络的基础上加黄芪、党参、白术等以扶助脾气。

（3）**骨折后期**：X线片显示断骨之间可见骨痂基本形成，局部肿胀基本消退，但是骨折远端及关节处仍有轻度浮肿，可于活血温经、强筋壮骨的基本处方中加茯苓、薏苡仁、白术、苍术，以健脾祛湿消肿。

（4）**体质较弱而食欲不振者**：可于处方中加党参、黄芪、生地黄、沙参、山药、山楂、木瓜之品以补脾养胃、以助运化。

（5）**脾虚纳呆者**：当行气健脾、和胃导滞，可加木香、枳壳、黄连、干姜、厚朴等。

（6）陈旧性损伤者：症见局部酸胀作痛，活动功能受限，伴有腹胀、腹泻，应适当佐以温阳健脾之品。可于基本处方中加肉桂、干姜、山药、制附子等。

（7）恢复期气血两虚者：治以气血同补。如归脾汤（《正体类要》）中，人参、黄芪、白术益气健脾，既可补气生血，又可益气统血；当归、龙眼肉养心补血。

（8）营卫不和者：气血运行是否正常，乃是营卫调和的关键，营卫不和也能使气血运行出现病理性的改变。症见脉兼缓象、面色暗滞、睡眠不佳，可加入调和营卫药物如桂枝、白芍，每每收效迅捷。例如诸多慢性亚急性疾患，或隐或现地存在营卫不和这个潜在病理变化。若在辨证施治中能够兼顾营卫，则疗效自倍，否则可能会疗效不佳，甚至病情缠绵难愈。

二、侧重外治，分段用药

（一）外用药治法的药理优点

中医外治法的理论基础源于中医整体观念、辨证论治的指导，依据藏象与经络学说，经络内联脏腑、外络肢节，人体内外相互联系。外治法早在《内经》《伤寒论》《金匮要略》中已有记载，如用砭石、针灸、熨贴、按摩、引导等。清代名医吴师机著《理瀹骈文》更为详尽，被后人誉为“外治之宗”。外用药使用携带方便，药酒、药膏外擦外贴于伤处，透皮给药，停留时间长，通过皮肤吸收，充分发挥药效，既可以节省药料与费用，又可用药无禁忌。外用药不影响肠胃，又不伤阴败胃。如清·徐大椿说：“若其病既有定所，在于皮肤筋骨之间，可按而得者用膏贴之，闭塞其气，使药性从毛孔而入其腠理，通经贯络，或提而出之，或攻而散之，较之服药尤有力。”

（二）外用药的药理优势

何天祥认为损伤诸症，多由外伤所致，宗“病由外受，治宜外取”之旨。治疗骨伤疾病以外治法为主。人体一旦遭受损伤，则络脉受损，气机凝滞，营卫离筋，瘀滞于肌肤腠理。“不通则痛”，“通则不痛”，无论气滞还是血瘀，都能引起疼痛，直接用药作用于局部，力专效宏，药物直达病所，可使疗效提高。外用制剂经皮给药，避免了胃肠道消化液的破坏和肝脏的首过效应，且常能直达病处。何天祥常选用贴膏剂、酒剂、散剂等外用制剂，具有简、便、廉、验的特点，起到了最直接、最有效、毒副作用小的效果。

（三）分段用药的针对性

损伤后局部往往不是单一证候存在，多种症状会夹杂出现，因此，单独针对某一症状进行对症治疗，难达预期效果。所以在使用外敷药时，何天祥通常是分部位同时用药。不同的部位、不同的证候外敷不同的药物，同时发挥药力，可增加恢复速度。对较复杂的证候的治疗采取多种不同的手段。如分段用药，可“寒温并用”“上补下消”，在同一肢臂可分段外敷两种甚至三种药膏，分别行以祛瘀、解毒、活血、生新等作用，施以“分杀其势”的方法，同时收功。

临床病例：患者，女，24岁，右桡骨上三分之一骨折，经外院克氏钢针内固定，钢针自桡骨茎突穿入，近端直达肘关节，远端露于桡骨茎突处皮肤外，3 个月后肘腕关节功能受碍，骨折处尚未愈合，桡骨茎突处因钢针长期外露感染，红肿发热，肿胀疼痛。何天祥认为此病例虽在同一肢臂，由于病变不同，须投药各殊，“分杀其势”，齐头并进，才能同时收功，否则顾此失彼，延误病机。遂在拔出钢针处（桡骨远端）敷清热解毒药抗感染，在骨折处重用接骨药，在肘关节处敷活血化瘀、通利关节药膏，经治 2 个月痊愈。诚如吴师机所说：“症虽重，得此分杀，其势其病亦减。”

三、用药精当，祛病强筋

（一）用药精当、辨证分明、用药果断、以药投证

正如《景岳全书》记载：“治病之则，当知邪正，当权重轻……此用攻之法，贵乎察得其真，不可过也……此用补之法，贵乎轻重有度，难从简也。”何天祥常常说用药要果断，掌握好分寸，药能生人，亦能杀人，一旦辨证分明，就要有魄力，当机立断大胆地以药投证。正如先师张仲景辨证用药，丝丝入扣，用药果断，立方严谨，效验如神。何天祥在临床治疗时也十分强调“验证活变”，常说“上工治病，贵在灵活多变”，学习古籍“不可拘泥其方，须通其法而变之”，方是死的，法是活的，贵在于用之得法。“7 个音符在作曲家手中可以谱写出千万首优美的乐章”，“26 个英文字母，可组合上万个词汇”，临床上“验证活变，法无一定”，治病做到法随证转、方随法变、法从方现、药从方出。

（二）伤后治法重在强筋

在治疗骨伤疾病时，何天祥认为损伤诸症多由外受，导致气机失常、营卫失和，又因素体不同，风寒湿邪侵袭，情志内伤等因素影响，亦可久病致虚、致痹而缠绵难愈。何天祥提出，在损伤后期，气血不足，宜强筋壮骨、滋血生力、补益肝肾、滑利关节。常运用补益类的药物如杜仲、当归、怀牛膝以扶正固表，引药走肾，强筋壮骨。杜仲首载于《神农本草经》，列于上品。为杜仲科植物杜仲的干燥树皮，味辛、甘，平、温，无毒。主腰脊痛，补中益精气，坚筋骨，强心志。适用于肾虚而兼夹风湿的腰痛和腰背伤痛。重用杜仲，尤其是盐炙后，其补肾的作用增强，同时引药入肾和扶正固本。伤愈后期或伤病久的患者，给予杜仲内服以及外用，以强筋壮骨，治疗风湿腰痛、冷痛。当归甘、辛、温，归肝、心、脾经。《本草纲目》云当归：“气血昏乱者，服之即定。能使气血各有各归……温中止痛，除客血内塞，中风痓汗不出，湿痹中恶，客气虚冷，补五脏，生肌肉。”其为补血之要药，补血活血，与芍药、生姜配伍治疗血虚、血瘀、寒凝之痛；与黄芪、人参配伍补气生血。何天祥在用药上有所选择，如在损伤早期以当归尾破血理气、消瘀镇痛，中期以当归身活血理气、和营生新，后期以当归头活血养血、补益肝肾。牛膝分为水牛膝、红牛膝、怀牛膝。《药品化义》记载：“牛膝，味甘能补，带涩能敛，兼苦直下，用之入肾。盖肾主闭藏，涩精敛血，引诸药下行。生用则宣，主治癃闭管涩、白浊茎痛、瘀血阻滞、癥瘕凝结、女人经闭、产后恶阻，取其活血下行之功也。酒制熟则补，主治四肢拘挛、腰膝腿疼、骨节流痛、疟疾燥渴、湿热痿痹、老年

失溺，取其补血滋阴之力也。”何天祥临床常选用怀牛膝，取其补肝肾、强筋骨、逐瘀通经、引血下行。多用于腰膝酸痛、筋骨无力、经闭癥瘕、肝阳眩晕。何天祥处方中也时常运用峨眉树蛙，甘、寒，可利水消肿、解劳补虚，取其弹跳之力极佳性，用于运动损伤、跟腱损伤等，常常能够滋血生力，增强肌筋弹性。

四、善用汗法，祛邪外出

汗法，为八法之首，即通过发汗以祛邪外出、解除表证的治疗方法，《素问·阴阳应象大论》谓：“其有邪者，渍形以为汗；其在皮者，汗而发之。”何天祥善用解表药，常于治疗痹病及疮疡初起时运用汗法。临床上常常将麻黄、桂枝、细辛搭配灵活运用，如治疗太阳病风寒在表之表实证，风、寒、湿三气所致之痹证等。旨在发汗解表，透邪外出，以阻风寒湿邪入里，而伤及经络甚至脏腑。

（一）汗法在痹病中的运用

《素问·痹论》曰：“荣卫之气亦令人痹乎……逆其气则病，从其气则愈。”故痹病的发病与机体营卫失调有关。营卫不合，风寒湿三气杂至，合而为痹也，如骨关节炎属于中医“痹病”的范畴，其病责之于营卫不和，复感外邪，风寒湿邪痹阻经络，致肝肾亏虚，久病难愈。何天祥治疗痹证时，在顾护营卫的情况下，常使用一些解表药，发汗解表，顾护营卫，从而阻止外邪由浅入里。如治疗关节酸痛重着、屈伸不利、遇寒则痛增的寒湿痹阻型骨关节炎时常使用麻黄、桂枝、细辛等解表药。麻黄性味辛、苦、温，入肺、膀胱经，功能发汗、平喘、利尿。《本草正》中载：“麻黄以轻扬之味，而兼辛温之性，故善达肌表，走经络。”桂枝味辛、甘，性温，入膀胱、心、肺经，功用发汗解肌，温通经脉。二味本为治疗风寒表证要药。细辛味辛性温，入肺、肾、心经，其气芳香走窜，宣通络脉，上行颠顶，下温肾气，旁达百骸，通行十二经，具有祛陈寒痼疾、温肺化陈痰等功效。《神农本草经》载其主治：百节拘挛、风湿痹痛、死肌。诸药配伍，发汗解表，为辛温解表之重剂，具有内和营卫、外调阴阳的特点，配伍起到治疗风湿痹病的目的。又如风寒湿痹型项痹病患者颈肩部疼痛、僵硬，伴有上肢窜痛麻木，加适量的细辛治疗。以细辛之芳香走窜，上行颠顶、宣通脉络之效，使药力更加渗透入里，缓解肢体麻木症状。

（二）汗法在疮疡病中的运用

《素问·五常政大论》载有“汗之则疮已”，意指针对初期的疮疡可施以解表药，使在表之邪毒随汗而解，此为疮疡初起的重要治则。何天祥在痈疽、流痰等骨病的治疗中同样善用麻黄、桂枝、细辛等解表药。如痈疽初期时，邪毒循经脉流注入骨，以致络脉阻塞，痰瘀互结，蕴酿化脓，故何天祥在自制外敷药骨炎散 1 号中加入适量麻黄、细辛，以温化痰浊、解肌消肿，使邪从汗解，尤其是辽细辛可祛陈痰痼疾。外用药后患处可见一层薄薄的白苔，此为排脓拔毒外出。又如治疗阳虚痰凝型“流痰”的流痰内化 1 号方中同样使用适量麻黄、细辛、桂枝，其中麻黄、桂枝以解表透邪，使邪从汗解，细辛则化痰利湿、温阳固肾。

五、结合蒙药，提高疗效

何氏骨科源于蒙医传统正骨，何天祥的理法方药自然传承于蒙医理论和蒙药的使用。临床上常常使用到蓝刺头（扎日阿 - 乌拉）、接骨木（宝根 - 宝勒岱）、文冠木（僧登）、肉苁蓉（查干 - 高腰）、金莲花（阿拉坦花 - 其其格）等。

1. 蓝刺头 系菊科植物蓝刺头头状花序，始载于《智慧之剑》中，属于蒙医自采自用药之一，近代蒙医药学文献中（如《认药白晶鉴》）均以阿扎格 - 刺日敖恩作为乌日格苏图 - 呼和（蓝刺头）收载。在《中华本草》蒙药卷与《蒙药学》中均有记载。蒙药蓝刺头为骨科常用药之一。蓝刺头有良好的接骨、固骨质、修复损伤的作用。有现代研究结果表明蒙药蓝刺头可能通过提高血清 PINP 浓度和降低 CTX-1 浓度，提高成骨细胞活性和成骨能力，促进骨折局部膜内成骨和软骨内成骨速度，促进骨痂早期改建和塑形而加快骨折愈合。经过何天祥多年的经验总结，将蓝刺头研碎后配合自制熏洗散对创伤性关节炎患者进行患处熏蒸治疗，取得了良好疗效。创伤性关节炎，从传统中医药的角度认为本病多由骨关节损伤导致气血瘀滞，或体虚劳损、风寒湿邪侵入关节形成，多发于创伤后、承重失衡及活动负重过度的关节。自制熏洗散由独活、苍术、白芷、牛膝、威灵仙、小茴香等组方而成，其功效以祛湿、通络、除痹为主，特加入蓝刺头发挥其固骨质、促进损伤修复的功效以提高疗效。

2. 接骨木 蒙药名宝根 - 宝勒岱。据《本草纲目》记载，其释名为续骨木、木蒴。其味甘、苦，性平。其根及根皮、叶、花朵均供药用，枝干部分可祛风、利湿、活血、止痛。用于风湿筋骨痛、腰痛、水肿、跌打肿痛、骨折、创伤出血。其根和皮味甘，性平，用于风湿关节痛、痰饮、跌打损伤、烫伤。叶部分味苦，性凉，活血、行瘀、止痛。用于跌打损伤及骨折，风湿痹痛，筋骨疼痛。花部分用于发汗，利尿。现代药理研究显示接骨木通过增加骨折部位的骨密度、血清碱性磷酸酶和骨钙素水平，以及骨髓基质细胞中钙化结节数量来促进骨折愈合。何天祥选取茎枝部分用于骨折、骨关节及软组织损伤中后期的外用药治疗中，以发挥其续筋接骨之效。

3. 文冠木 蒙药名协日 - 僧登。本品载于《认药白晶鉴》《无误蒙药鉴》。《认药白晶鉴》称："生于山的阳坡，树木质硬，叶似猪鬃，味甘、涩、微苦。"可消肿止痛、燥血、干黄水。用于风湿性关节炎，风湿内热，麻风病等。现代研究表明文冠木能够抑制炎症早期的渗出和水肿，拮抗炎症中期白细胞趋化和游走，抑制炎症晚期肉芽肿的形成。结合其特性，故将文冠木用于损伤早期的瘀肿疼痛较重或兼有瘀血化热、红肿等病症的消肿止痛外用药中，发挥其良好的抗炎及消肿作用，有效抑制炎性疼痛的产生，对于早期损伤性肿胀的治疗亦取得良效。

4. 肉苁蓉 为列当科植物肉苁蓉的肉质茎，蒙古名为查干 - 高腰，被称为"沙漠人参"，甘，微温，无毒，主产于内蒙古阿拉善盟，能抑希日，滋补强身，主治协日性头痛，腰腿酸痛。《本草纲目》："《别录》曰：肉苁蓉，生河西山谷及代郡雁门，五月五日采，阴干……好古曰：命门相火不足者，以此补之，乃肾经血分药也。凡服苁蓉以治肾，必妨心。"主治五劳七伤，补中，除茎中寒热痛，养五脏，强阴，益精气。对于肝肾亏虚或者骨折后期久治不愈的患者，往往在其运用的方中加入肉苁蓉，以补肾壮阳，益精养血。

5. 金莲花　又名阿拉坦花 - 其其格，为毛茛科植物金莲花的花。其味苦，性寒。清热，解毒，止腐愈伤。主治疮疡多脓，血热妄行，现代药理研究认为金莲花对革兰阳性和阴性菌均有抗菌作用，其含有的牡荆苷、荭草苷对金黄色葡萄球菌、铜绿假单胞菌等均有抑制作用。何天祥常将其用于骨髓炎、化脓性关节炎、骨结核、感染等，有明显疗效。

六、善用鲜药，简便廉验

外用鲜药是何天祥治疗伤痛的特点之一。蒙医早有临床应用鲜药的历史，从 16 世纪中叶开始，可谓源远流长。因其长期生活在大漠草原，人烟稀少，善于骑马，在外受伤后，常常就地取材，临证选用一些鲜药、草药治疗，积累了丰富的经验。尤其是运用于外治等方面，疗效显著。蒙医很早就采用鲜药柏叶汤煮沸后清洗伤口、止血、防感染等。用现代医学观点来看，鲜药品质新鲜，未经加工、干燥或其他方法炮制，保持了天然的状态和分子结构，因此有效成分含量高，药效好。根据文献记载及有关资料来看，广泛用于跌打损伤、水火烫伤、痈疽疮疡、蛇虫咬伤、湿疹、荨麻疹、痱疹、小儿黄水疮等各种疾病。尤其是外科病证，灵活运用鲜药能随时随地、有效地对证就地取材，可缩短病程，减少病痛，符合中医简、便、廉、验的优势。应用鲜药内服、外敷，或单纯捣烂外敷，或煎汤水洗等，均有极好疗效。对伤科病证常用活血消肿、凉血止血、强筋壮骨之类的鲜药，局部外敷时具有较强的渗透作用，通过涂擦患部，药物可被迅速吸收，直达病所。孙思邈用鲜蒲公英茎汁治疗恶刺疮肿，“手到则愈，痛亦即除，疮亦即瘥，不过十日寻得平复，此大神效”。

何天祥在家中药圃栽种见肿消、透骨消（又名一串钱，落地金钱）、青泽兰、红牛膝、和尚花等，房前栽种金银花、昙花、女贞树（又名白蜡树、爆格蚤）、杜仲树、芙蓉花，屋后栽桑、竹等二十余种植物，通过亲自栽种，对药物性味与功能更加熟悉，便于对伤员就地取材，及时治疗，见效快，价廉。如家种的女贞树，春季开花，与鸡肝蒸食可明目；女贞子可乌须黑发、补益肝肾，能治腰膝酸痛、骨蒸潮热，特别是雀鸟啄食后未消化尽的女贞子种子，随粪便附在桑树丫上，日久女贞子吸收桑树精气，培育出的桑寄生是治肾虚腰痛的要药，市上又难寻觅。又如接骨用仙桃草，在小满节气前结出如拇指大的小桃，桃内有小虫，小满后小虫逃逸，必须在小满前一两天先以白酒喷于桃上，趁虫醉连枝剪下，即在农家捣绒，接骨效宏。再苍耳草能祛风散热，其果实呈椭圆形、有小钩刺，能疏散宣通，行气活血，除风湿；夏秋间，苍耳梗中有小虫，剖其梗，取梗内小虫，用菜油或香油浸泡后，以此小虫贴于疮疡脓肿及痔疮处，疗效好。又如锦葵科植物木芙蓉的叶和花捣烂后外敷，用于疮疡、痈毒、痛风等，效如桴鼓。如黄元御在《玉楸药解》述：“木芙蓉，清利消散，善败肿毒，一切疮疡，大有捷效，涂饮俱善。”发挥其清肺凉血、解毒消肿的功效。至于桑、竹，如竹叶、竹心、竹茹、竹沥、桑叶、桑枝、桑椹等鲜药，疗效均优于干药。

第二节　用药经验

一、用药灵活

（一）用药如用兵

何氏骨科入川以后，为适应地域的改变，将蒙药与中药结合，传承创新出自己的用药经验。其用药如清·徐大椿在《医学源流论》中述："是故兵之设也以除暴，不得已而后兴；药之设也以攻疾，亦不得已而后用，其道同也。故病之为患也，小则耗精，大能伤命，隐然一敌国也……辨经络而无泛用之药，此之谓向导之师。因寒热而有反用之方，此之谓行间之术。一病而分治之，则用寡可以胜众，使前后不相救，而势自衰。数病而合治之，则并力捣其中坚，使离散无所统，而众悉溃。病方进，则不治其太甚，固守元气所以老其师；病方衰，则必究其所之，更益精锐，所以捣其穴。若夫虚邪之体攻不可过，本和平之药而以峻药补之，衰敝之日不可穷民力也；实邪之伤攻不可缓，用峻厉之药而以常药和之，富强之国可以振威武也。然而选材必当，器械必良，克期不衍，布阵有方，此又不可更仆数也。孙武子十三篇，治病之法尽之矣。"可见用药如用兵，即随证活变，立方遣药，加减化裁。不论单方或复方，不拘泥于一方一法，制定剂型，随证加减。在剂量上，可小可大，可轻可重；在药力上，可缓可急，可温可凉，要点在于用之得法。

（二）充分发挥药物双向作用

喜用怀牛膝强筋壮骨，牛蒡子祛痰湿、化湿和中。同时灵活运用中药的双向调节作用。如多采用大黄、丹皮、赤芍、三七等凉血止血、活血化瘀的药物。从药理上看，这些药物均有双相调节作用，即在止血之中又有活血化瘀的作用，使之凝而不滞。血喜温而恶寒，寒则凝滞而不行。出血与瘀血是互为因果的转化关系，故治宜止血活血，单纯止血有留瘀之弊，活血也有出血之忧，因此，止血与活血并行有相得益彰的作用。

（三）痈疽治疗用药经验

1. **"开门捉盗"**　在骨髓炎窦道已成且排脓阶段，何天祥认为"脓腐不去，新肉难生，新骨难长，气血难复"，因此，在治疗过程中外敷药宜以围箍法，留出疮口避免堵塞窦道口，为排脓顺畅提供便利，使毒气从疮口而出。病灶处若死骨未除，余毒羁留，长期不愈，可在窦道口周围施用"三虎丹"以化脓平胬，利于脓腐死骨外流，再配合补益气血之方，能祛邪外出，促进死骨分离与新骨生长。

2. **"瓜熟蒂落"**　骨髓炎后期窦道内死骨已成，死骨何时摘除对于后期的骨质修复尤为重要。何天祥认为死骨不去，则毒邪难以尽消，若在死骨未与健骨完全脱离时急于去除死骨则适得其反。不但死骨难以完全排出，新骨亦难以修复。故此，在临床中如遇死骨较大、部位较深且未完全脱离时，可先内服托补药，以利死骨分离、活血通络。局部外敷骨炎散控制炎症，为摘除死骨创造良好条件。在摘除死骨后仍可短期内服健骨之品，并继续外敷骨炎散以肃清余毒，使气血复、筋骨壮，降低复发率。

3. 活血益气生新　骨髓炎初期湿热毒邪壅聚，处于正盛邪实阶段，病灶处可见红肿热痛之症。故在治疗时多施用“消”法，以清热解毒。但该法所用之药多为寒、凉之品，若克伐太过则势必影响病灶处气血运行。何天祥在初期炎症阶段用药时不一味寒凉，结合患者体质控制寒凉药物的用量及用时，并适时酌加益气活血之品。如对慢性骨髓炎复发红肿初期，待病势稍退后，斟酌患者气血虚实程度，内服药可在清热解毒汤方中酌加黄芪、白术、沙参、熟地，酌减生大黄、黄柏寒凉之品，以活血益气，为后期新骨重生创造有利条件。

二、“五色”散剂

何天祥根据用药经验将祖传自制散剂按五行属性和药物的色泽及功用，归纳为赤、黄、青、白、黑“五色”系列。

1. 赤色　药入心经，走血分，可活血化瘀，逐瘀生新，行“赫依”，治血和“协日乌素”。多用于损伤初期气滞血瘀、肿胀压痛之症。如损伤初期所施消肿止痛散（自制验方）中红花、栀子均为赤色。

2. 黄色　药入脾经，主四肢、肌肉。脾胃属土分阴阳，收纳食物、消化、再生化为气血，故为气血生化之源，用黄色药既能使筋肉强健，又能祛“希日”和燥“协日乌素”。可用于治疗筋骨关节损伤中后期，肢体肌肉萎缩、痿软无力等症。损伤后期或陈旧伤等所施舒筋壮骨散（自制验方）中秦艽、桑枝、续断、木瓜等均为黄色。

从药物色泽上看，大黄、黄连、黄芩、黄柏等药物，以及配方骨炎散（自制配方）、三黄散、金黄散等均为黄色，其功效上可清热解毒，又可清“希日”、盛“巴达干”。故黄色从药效、色泽及功用上具有清热、解毒、凉血等功效。可用于软组织感染、痈疽等，如治疗所施骨炎散（自制验方）中金莲子、黄连、黄柏均为黄色。

3. 青色　药入肝经，充于筋，可开郁行滞，行气止痛，走气分，能祛巴达干、盛希日。肝主疏泄，可调畅全身气机，使通而不滞，推动血和津液运行。多用于损伤后致气机运行不畅或情志所伤的气滞血瘀诸症。如胸腰椎骨折、肋骨骨折初期伴大便秘结、胸腹胀痛所施行气消滞散（自制验方）中青皮、枳壳均为青色。

肝藏血，使血液充盈，筋得其养，强固筋关，对血、希日性温热病有效。多用于损伤中后期，如温肾通督方（自制验方）中筋骨草、淫羊藿，宝根续筋膏（自制成药）中接骨木，续筋接骨散（自制验方）中蓝刺头以及养骨活血方中筋骨草等，均为青色。

4. 白色　药入肺经，能行能散，具有辛散解表、行气活血、通调水道的作用。可用于风寒湿痹证，“忽硬、协日乌素”病。如类风湿关节炎、肢体麻木、虚肿等所施双活除痹散（自制验方）中白芷、白芥子等均为白色。

5. 黑色　药入肾经，主骨，肾中精气充盈而生髓，才能充养骨髓。此类药物多具有补益肝肾、益精生髓、强筋壮骨及祛“协日乌素”的作用。多用于骨与关节损伤后期、骨质疏松、骨质增生、骨坏死等证。如损伤后期所施养骨活血散（自制验方）中杜仲、骨碎补等均为黑色。

第三节　用药法则

一、内治法

何天祥常用内治法，根据疾病分类不同，可分为骨伤内治法与骨病内治法。

（一）骨伤内治法

1. 按损伤三期辨证论治　通常分初、中、后三期。三期分治方法以活血化瘀、行气止痛，和营生新、续筋接骨，补益肝肾、强筋壮骨为主要目的。

（1）初期治法：一般在伤后 1 ~ 2 周，以活血化瘀、消肿止痛为主，即采用行气消瘀法、攻下逐瘀法；若瘀血积久不消，郁而化热，或邪毒入侵，或迫血妄行，可用清热凉血法；气闭昏厥或瘀血攻心，则用醒脑开窍法。

1）行气消瘀法：为骨伤科内治法中最常用的一种治疗方法，适用于损伤后有气滞血瘀，局部肿痛者。一般在伤后 1 ~ 2 周，经脉受损，气血运行受阻，血滞不散，形成血肿，产生疼痛，瘀血不散则新血不生，影响损伤的修复。因气血互根，气为血帅，血为气母，气行则血行，气滞则血凝，故应以行气活血为主，气行则血脉通畅。何天祥代表验方——消瘀肿痛方，方中入蒙药金莲花、蒙酸模凉血止血，同时配以冬瓜皮、豆蔻健脾利湿消肿，祛瘀而不伤阴血；行气止痛代表验方——行气活血方，该方重用柴胡、香附等六味行气药以疏肝理气、解痉止痛，配合三七、丹参化瘀通络。若胁肋痛甚者，酌加郁金、青皮、当归、乌药等以增强其行气活血之力；若瘀痛入络，可加全蝎、穿山甲、地龙、三棱、莪术等以破血通络止痛；气机郁滞较重，加川楝子、香附、青皮等以疏肝理气止痛；血瘀经闭、痛经者，可用本方去桔梗，加香附、益母草、泽兰等以活血调经止痛；胁下有痞块，属血瘀者，可酌加丹参、郁金、䗪虫、水蛭等以活血破瘀，消癥化滞。临证可根据损伤的不同，或重于活血化瘀，或重于行气止痛，或行气、活血并重。

行气消瘀方剂一般不宜峻猛，如需逐瘀通下可以与攻下药配合；但对于年老、体虚、妊娠、产后、经期、幼儿等，仍需慎用。

2）清热凉血法：本法包括清热解毒与凉血止血两法。适用于跌仆损伤初期，积瘀化热、热毒蕴结于内，或创伤感染，邪毒侵袭，火毒内攻，迫血错经妄行等证。何天祥常用验方为清热解毒方。该方以清热凉血、清利湿热、解毒消肿三法共举，可有效缩短炎症期，为中后期修复创造有利条件。伤后出血可加减仙鹤草，同时根据出血部位不同，还可以加重药味的用量。伤后尿血，重用小蓟；伤后便血，重用槐花；伤后衄血，可用加味清热地黄汤（《医略六书》）等。

清热凉血法中的药物药性寒凉，血寒凝宜温通，常配伍活血祛瘀类药物，以凉而不滞，止血而不留瘀。出血较多时，尚须配补气药，以补气摄血，不致血随气脱。

3）攻下逐瘀法：跌打损伤，经络受损，离经之血，瘀留于肌肤腠理脏腑之间，阻滞气机，瘀不去则新不生，常用攻下逐瘀法来攻逐瘀血。本法适用于损伤初期蓄瘀，大便不通、腹胀拒按，舌绛苔黄、脉洪大而数的体实患者。临床多应用于胸肋、腰腹部损伤蓄瘀而致的阳明腑实证，何天祥常以散瘀肿痛方（自制验方）为基础方进行加减，如瘀肿重可加延胡索、郁金理气导滞；瘀血化热者可以加牡丹皮、黄柏、生地黄、连翘、栀子等清热凉血；大便秘结，可选枳实、火麻仁、郁李仁、大黄破积通便等。

攻下逐瘀法，常用苦寒泻下药以攻逐瘀血，通泄大便，排出积滞。此类药物药效峻猛，若辨证得当，疗效显著，但是对年老体弱、气血虚衰和妇女妊娠、经期及产后失血过多者，应当禁用或慎用。

4）醒脑开窍法：使用辛香开窍、活血化瘀、养心安神的药物，治疗跌仆损伤初期气血逆乱、气滞血瘀、瘀血攻心、神昏窍闭等危重症的一种方法。常用方剂有醒脑开窍散（苏合香、麝香、石菖蒲等）等。若热毒蕴结筋骨而致神昏谵语、高热抽搐者，宜用紫雪丹（《太平惠民和剂局方》）合清营凉血之剂。开窍药辛香走窜性强，易引起流产、早产，孕妇慎用，也可用何天祥的益智健脑丸配合紫雪丹等益智健脑。

（2）中期治法：在损伤后 3～6 周，虽损伤症状改善，肿胀瘀阻渐趋消退，疼痛逐步减轻，宜以接骨续筋为主。常用何天祥验方——续筋接骨方，本方除使用续断、骨碎补、接骨木等接骨药之外，配合黄芪、党参、麦芽等益气、健脾，有助于恢复初期因使用凉血、逐瘀法而受损的正气。并加入当归、苏木、红花等行气活血，可使瘀祛而未尽、疼痛减而未止者症状继续消退。若在此期中见受损关节酸痛、痿软无力者，则可加服舒筋通络方（自制验方）以舒筋通络、散寒除痹。

（3）后期治法：为损伤以后 7～8 周，瘀肿已消，但筋骨尚未坚实，功能尚未恢复，应以补气养血、补益肝肾、调补脾胃为主；而筋肌拘挛，风寒湿痹，关节屈伸不利者，则予以温经散寒、舒筋活络。

1）补益肝肾法：本法又称强壮筋骨法，凡骨折脱位、筋伤的后期，年老体虚，筋骨懈惰、肢体关节屈伸不利、骨折迟缓愈合、骨质疏松等肝肾亏虚者，均可使用本法补益肝肾、强筋壮骨、滋血生力，促进骨折愈合，筋骨强健，以利损伤的修复。何天祥常用方有强筋壮骨丸以补益肝肾、强筋壮骨；针对脊柱损伤者则可施温肾通督方以补髓通督、温补肾阳。在补益肝肾法中参以补气养血药，可增强养肝益肾的功效，加速损伤筋骨的康复。血虚者可用四物汤（《仙授理伤续断秘方》）；气虚者可用四君子汤（《太平惠民和剂局方》）；气血双补则用八珍汤（《瑞竹堂经验方》）或十全大补汤（《太平惠民和剂局方》）。

2）补养脾胃法：本法适用于损伤后期，耗伤正气，或长期卧床缺少活动，而导致脾胃气虚，运化失职，饮食不消，四肢疲乏无力，肌肉萎缩。因胃主受纳，脾主运化，补益脾胃可促进气血生化，充养四肢百骸，本法即通过助生化之源而加速损伤筋骨的修复和滋血生力，为损伤后期常用之调理方法。常用方剂有补中益气汤（《内外伤辨惑论》)、参苓白术散(《太平惠民和剂局方》)、归脾汤(《正体类要》)、健脾养胃汤等。补益剂易于壅中滞气，如脾胃功能较差，可适当加入理气醒脾之品，以资运化，使补而不滞。老年患者，体虚，脾失健运，舌苔厚腻，纳差神滞，亦可早期运用。

3)舒筋活络法：适用于损伤后期，损伤日久，虚久必瘀，虚中有滞，气血运行不畅，瘀血未尽，腠理空虚，复感外邪，以致风寒湿邪入络，遇气候变化则局部症状加重的陈伤旧疾的治疗。本法主要使用活血药与祛风通络药，在补益气血的基础上，以宣通气血，祛风除湿，舒筋通络。如中后期或陈伤旧患寒湿入络者可用舒筋通络方(自制验方)散寒除痹、舒筋通络；肢节痹痛、屈伸不利者则可用滑利关节方(自制验方)活血通络、滑利关节。祛风寒湿药，药性多辛燥，易损伤阴血，故阴虚者慎用，或配合养血滋阴药同用。

4)滋血生力法：血在脉中循行，内至脏腑，外达皮肉筋骨，如环无端，运行不息，不断对全身各脏腑组织起着充分的营养和濡润的作用，维持人体正常的生理活动。何天祥指出，损伤日久，血气不足，滋血才能生力。临床常使用祛痛强筋丸(自制验方)于损伤后期滋血生力、祛痛强筋。

5)除痹通络法：何天祥认为，损伤日久，气血亏虚，营卫失和，卫外不固，风寒湿邪侵袭而致病。治宜驱风、散寒、除湿，温筋除痹。对关节酸软，遇冷加重，得温则缓或久久不能消肿者可用舒筋通络方(自制验方)，治以舒筋通络、散寒除痹；久伤致痹，兼夹风寒湿痹证者施用祛瘀通痹方以祛瘀通络、蠲痹止痛。

对上述的分期治疗原则，必须灵活变通，对特殊病例尤须仔细辨证，正确施治，不可拘泥于机械分期。

2. 按损伤部位辨治法 损伤虽同属气滞血瘀，但由于损伤的部位不同，治疗的方药也有所不同。因此，选用主方后，可根据损伤的部位不同加入引经药，使药力作用于损伤部位，加强治疗效果。如明代医家异远真人《跌损妙方·用药歌》曰："归尾兼生地，槟榔赤芍宜。四味堪为主，加减任迁移。乳香并没药，骨碎以补之。头上加羌活，防风白芷随。胸中加枳壳，枳实又云皮。腕下用桔梗，菖蒲浓朴治。背上用乌药，灵仙妙可施。两手要续断，五加连桂枝。两胁柴胡进，胆草紫荆医。大茴与故纸，杜仲入腰支。小茴与木香，肚痛不须疑。大便若阻隔，大黄枳实推。小便如闭塞，车前木通提。假使实见肿，泽兰效最奇。倘然伤一腿，牛膝木瓜知。全身有丹方，饮酒贵满卮。苎麻烧存性，桃仁何累累。红花少不得，血竭也难离。"该歌诀介绍跌打损伤主方配合部位引经药和随证加减用药法，便于损伤辨证治疗。何天祥在伤科治疗中也常常根据损伤部位加入引经药，如头部引入川芎、藁本；胸部引入枳壳、桔梗；腹部可以使用延胡索、川楝子；胁部加入柴胡、白芍；背部加入狗脊、穿山甲；腰部加入杜仲、续断；上肢常常引用桑枝、姜黄，而下肢引入牛膝、木瓜等。

(二)骨病内治法

骨病的发生可能与损伤有关，但其病理变化、临床表现与损伤并不相同，故其治疗有其特殊性。《素问·至真要大论》说："寒者热之，热者寒之……客者除之，劳者温之，结者散之。”骨病的治法及用药基本遵循上述原则。

1. 常用治法　骨痈疽属热证，应辨阴阳。如为阳证者，热证明显则“热者寒之”，宜用清热解毒法，重在清热解毒利湿的基础上加用活血药物，改善循环，祛瘀生新。骨痨多属寒证、阴证，“寒者热之”，宜用温阳解毒法，重在培补脾土，续清余毒。痹证因风寒湿邪侵袭，“客者除之”，宜用舒筋活络法或温筋除痹法，在活血祛瘀、散寒除湿的同时重在发汗解肌。骨病局部出现结节、肿块者，癥瘕积聚，“结者散之”，宜用软坚散结法。颈椎病、腰椎间盘突出症、肩周炎等属于中医痰湿入络的范畴，因痰湿致病，应化痰利湿，通络散结，宜采用清痰化湿法；骨质增生、骨质疏松当强筋壮骨，治则重在强筋，以使骨正筋柔。符合中医整体观，筋骨并重，非单一补骨，而是强筋壮骨。肝气郁滞而发之疮疡者，则施疏肝行气解郁之法，使肝气疏泄条达，气机通畅。

（1）清热凉血解毒法：该法适用于湿热内盛，深蕴入里，留于筋骨，经络阻隔，气血凝滞，壅塞经络。久而化热，余邪热毒循经脉流注入骨，以致络脉阻塞，痰瘀互结，蕴酿化热。治宜清热凉血解毒，宣通气血。常用清热解毒方（自制验方）以清热凉血，解毒消肿。症见身痛不适、恶寒发热者可施汗法，发汗解表，使发病初期邪从汗解。辛温解表可加麻黄、桂枝、荆芥；辛凉解表可加薄荷、牛蒡子；如口渴舌赤热盛者可加大青叶、板蓝根、穿心莲；痰湿重者加薏苡仁、象贝、半夏；夹风邪者加防风、白芷；二便秘结者加车前草、生大黄；和诸药、益中气可加甘草，随证化裁。

（2）温阳解毒法：适用于阴寒内盛之骨痨或附骨疽。本法是用温阳通络的药物，使阴寒凝滞之邪得以驱散。流痰初起，患处漫肿酸痛，不红不热，形体恶寒，口不作渴，小便清利，苔白，脉迟等内有虚寒现象者，常用流痰内化方1号方（自制验方）加减。疼痛重者，可加延胡索、乳香、没药等活血止痛；如气虚不足可以加入党参、黄芪等；如正气虚衰，阴寒凝滞，可加入附片温阳散寒，扶正通瘀。

（3）舒筋活络法：人体感受外界的风寒湿邪后，经络闭阻，气血运行不畅。经络是气血运行的道路，在病理因素的影响下，经络不畅，气血运行发生障碍，就会导致各种疾病。舒筋活络法主要用于治疗经络闭阻、气血运行不畅所致的肌肉、筋骨、关节的疼痛、麻木、屈伸不利等症。常用舒筋通络方（自制验方）以舒筋活络、散寒除痹。

（4）软坚散结法：适用于骨病见无名肿块，痰浊一旦凝聚，气机便受阻滞，故可结为肿块、结节。初起与体内阳气虚衰或情志抑郁，脾失健运，不能运化精微以致痰浊凝聚有关。痰浊既凝聚，复又阻碍气血的运行，情志更加抑郁，如此互为影响，层层相因，故使肿块愈结愈大，愈结愈牢。骨病的癥瘕积聚均为痰滞交阻、气血凝留所致。此外，外感六淫或内伤情志，以及体质虚弱等，亦能使气机阻滞，液聚成痰，痰瘀附结。本法在临床运用时要针对不同病因，才能达到祛瘀化痰消肿、软坚散结之目的。痰瘀互结者可用祛痰通痹方（自制验方）以化痰祛瘀、蠲痹止痛；阳虚痰凝者可用祛痰固肾方（自制验方）以温阳祛痰、健腰固肾。

（5）清痰化湿法：清热化痰，以清化郁结的痰湿之邪。痰源于湿，而湿由脾运，故痰之生成与脾的关系最为密切，并有“脾为生痰之源”（《证治汇补》）之说，此即所谓“脾虚生痰”。痰之已生，即可随气机升降而无处不到，进而致病多端，如痰蕴于肺的咳喘多痰，痰蒙心窍的神昏、癫痫，痰阻脾胃的脘痞腹胀，痰郁于肝者咽中异物感，痰滞于胸则胸部窒闷，肝风夹痰之中风、惊厥，痰火互结之瘰疬、瘿瘤，痰阻经络之肢体麻木、半身不遂、口眼㖞斜，痰留肢节之骨节肿痛、变形，等等。因痰的生成过程与易阻气机的特点，化痰时多配合健脾或理气之法，此如朱丹溪言：“治痰法，实脾土，燥脾湿，是治其本也。”常用流痰内化方2号方（自制验方）以清热解毒、退热除蒸，可重用牛蒡子和僵蚕等化湿要药。

（6）**强筋壮骨法**：用滋补之法，扶助正气，祛邪生新，促使疾病痊愈。其治疗与骨折损伤后期的治疗方式类似，也是多采用补益肝肾法、调养脾胃法、补气养血法。如活血养骨方（自制验方）可用于骨坏死、骨关节病等，以行气活血、健脾益气、强筋壮骨。强直性脊柱炎或胸腰椎结核恢复期可用温肾通督方，以温肾通督、强筋壮骨。亦可用强筋壮骨丸（自制验方）补益肝肾、强筋壮骨。

（7）**温筋除痹法**：凡是天气变化，冷热交错，或居处卑湿，涉水冒雨而罹病者，外邪直入关节筋骨而为痹证。所谓“风寒湿三气杂至，合而为痹”，其中以风为主者，因风性善行而数变，故疼痛游走不定而称为行痹；以寒为主者，因寒凝气滞，使气血运行不畅，故疼痛剧烈，而为痛痹；以湿为主者，因湿性黏滞重着，故使肌肉、关节麻木，重着肿胀而为着痹。治疗当以温通筋络，散寒除痹为主。常选用羌归蠲痹胶囊、寒湿筋痛胶囊配合外用制剂治疗，以散寒除湿，温筋通脉，从而祛除痹证。

（8）**疏肝解郁法**：肝脏主疏泄，性喜条达。外症疮疡中因肝气郁结而生者为数不少，因气机郁结，肝失疏泄，导致气血凝滞，则外发疮疡瘰疬、乳癖等证。采用疏肝行气解郁之法，使肝气疏泄条达，气机通畅，外发之形症亦随之消散于无形，所以因肝气郁滞而发之疮疡常用本法治之。可佐以行滞、活血、祛痰，或清热，或祛痰活血软坚等法。常用行气活血方（自制验方），方中重用柴胡、香附、枳壳等药疏肝理气，并配以活血化瘀之品。寒痰凝滞者可加白芥子、天南星温阳化痰；热痰瘀积者可加瓜蒌、竹茹、竹沥等。

2. 疮疡治疗三法 在疮疡发展过程中，一般可分为初期、成脓、溃后三个阶段，因此，按照这三个不同阶段，立出消、托、补三个总的治疗原则。

（1）**消**：在起病酿脓之初，脉象洪数、高热寒战、剧痛，宜清热解毒、除湿通络、宣通气血、消散脓肿，以“消”为贵，内服基础方——清热解毒方（何天祥自制验方）：金莲花、金银花、连翘、牡丹皮、栀子、蒲公英、苍术、黄柏、苦参。该方清热解毒、除湿化痰、行气和胃，如口渴舌赤热盛者可加大青叶、板蓝根、穿心莲；痰湿重者加薏苡仁、象贝、半夏；夹风邪者加防风、白芷；二便秘结者加车前草、大黄；和诸药、益中气可加甘草，随证化裁。在春天万物回生之后，可就地取材，采用鲜药调治，药鲜味厚汁醇，如蒙药蓝刺头、蒙酸模，以及车前草、蒲公英、红牛膝、芙蓉叶、野菊花等药专力宏，收效便捷。

（2）**托**：成脓期，患者正气虚弱，乏力鼓邪外出，《外科正宗》云：“但肿疡时，若无正气冲托，则疮顶不能高肿，亦不能焮痛溃疡。”当托毒外泄、透脓外出，以免毒邪深陷，羁留于骨，内服基础方——托毒排脓方（何天祥自制验方）：金莲花、党参、黄芪、当归、川芎、白芷、郁金、桃仁、延胡索、穿山甲、皂角刺。该方托毒排脓、活血破坚。其中金莲花继续祛“余毒”，溃脓杀“黏”，党参、黄芪补气，当归、川芎、白芷活血通络，郁金、桃仁、延胡化瘀理气，穿山甲、皂角刺透脓外泄，如正气不足难鼓邪外泄，可加重党参、黄芪的用量，如瘀浊凝滞可加红花、茜草利于托毒外泄。

（3）补：在脓毒外泄后，正气随之虚衰，应当逐步补益气血以扶正祛邪，强筋壮骨，内服基础方——补益解毒方（何天祥自制验方）：金莲花、当归、黄芪、甘草、白术、茯苓、木香、苍术、黄柏、白芷、地骨皮、骨碎补、牛膝、续断。该方补益气血、解毒壮骨，其中当归、黄芪、甘草、白术、茯苓、木香健脾理气；苍术、金莲花、黄柏解清余毒；白芷、地骨皮活血退热；骨碎补、牛膝、续断健壮筋骨。再根据气血亏虚情况，阳虚可加壮阳补肾药物肉苁蓉、鹿茸、淫羊藿等，但不宜久服，以免滋腻留邪；阴虚可加生地、玄参、鳖甲、女贞子等；气虚可加党参、人参等；血虚可加熟地、白芍、鸡血藤等。腰膝酸软，腿足乏力可加狗脊、淫羊藿；关节不利可加伸筋草、舒筋草。随证化裁。

以药投证乃是因人、因时、因病、因势等的不同而立方遣药。异病可同治，同病亦可异治。要精于外治，必须通彻内治。内外结合方为上策。

二、外治法

外治法是治疗骨伤科疾病最常用的方法，具有简、便、廉、验的特点，为历代外科医家所重视。如《医学源流论》所说“外科之法，最重外治”。但外治法亦是在中医整体观念和辨证论治的指导下，同内治法一样，必须根据病之属性进行辨证施治。不同阶段，施治的方法和药物也不相同。外治法不但可以配合内治法提高疗效，而且轻证单用外治法也可以收到满意的疗效。按照用药剂型，何天祥将临床常用的外用药物大致分为外敷药、外用药酒、熏洗、湿敷药与热熨药等。

（一）骨伤外治法

按骨伤科三期辨证用药，通常分初、中、后三期。

1. 初期　外伤后 1 ~ 2 周，经络受损，血溢脉外，瘀于皮下筋膜，阻塞气机，气滞血瘀。宜疏通气血、消肿镇痛、活血化瘀为主，临床常用自制验方消肿止痛散，瘀血重者加逐瘀止痛散，但疼痛剧烈者可加理气定痛散。

2. 中期　伤后 3 ~ 6 周，仍有瘀凝气滞，肿痛尚未尽除，断骨已正，骨折未愈，伤处疼痛拒按，功能活动障碍。用药以活血化瘀、和营生新、接骨续筋为主，临床常用自制验方续筋接骨散，如伴有瘀血或疼痛者可适量加入部分逐瘀止痛散或理气定痛散。

3. 晚期　伤后 7 ~ 8 周，断骨未坚，筋肉疲软，治宜强筋壮骨，滋血生力，补益肝肾，滑利关节。运用养骨活血散以扶正固表，强筋壮骨。有关节部位屈伸不利、活动受限者，可加入少量舒筋通络散以舒筋活节，温筋止痛。或者肢体受风邪、有酸痛重着者可加入泽乌通络散，以舒通筋络，祛风除湿。同时辅以熏洗和熨烫等外治，促进骨折愈合和关节功能康复。

（二）骨病外治法

骨病，根据疾病的虚实、新旧、轻重、缓急以及患者的内在因素，用不同的散剂外治。如骨痈疽多属阳证、热证，宜用清热解毒药物；骨痨多属阴证、寒证，宜用温阳解毒药物；痹证因风寒湿三气杂至，故以温筋通络、祛风胜湿、除痹药物为主；痿证表现肌肉消瘦，遵“治痿独取阳明”法则，采用补益脾胃药物；筋挛表现肢节活动不利，宜用舒筋活节药物；骨肿瘤乃因瘀血与毒邪内聚，故宜用活血解毒药物；骨先天畸形者，多肝肾不足，故宜用补益肝肾药物；脊柱退行性疾病多因慢性劳损引起，宜用温通经络药物；骨软骨病者气血凝滞，宜用活血化瘀与补益肝肾为主的药物；代谢性骨病因营养障碍、气血不足，宜用补益气血药物；地方病及职业病多因摄入毒物所致，宜用疏泄解毒、补肾壮骨药物。

（三）外治常用剂型

外用药是骨伤科应用最多的剂型，使用时将药物制剂直接作用于损伤局部，使药力发挥作用，可收到较好疗效。正如吴师机论其功用：“一是拔，一是截，凡病所结聚之处，拔之则病自出，无深入内陷之患；病所经由之处，截之则邪自断，无妄行传变之虞。”

1. **散剂** 又称药粉、掺药。蒙医常用散剂，有单味，有复方，携带方便，便于辨证调整用药。将药物碾成极细的粉末，收贮瓶内备用。使用时可将药散直接掺于伤处，或置于膏药上，将膏药烘热后贴患处。可根据不同的伤病选用不同的调和溶媒。多数散剂均可用开水调敷，若肿痛甚者，多加入葱、姜、蒜水等，取其宣通散邪、消肿止痛；若热痛甚者，可加蜂蜜、野菊花汁等，取其清凉解毒、润皮缓痛；若红、肿、痛均甚者，除以上调和剂外，可再加少许食盐，取其药力易于渗入皮内，消肿止痛较快；若疮形有顶者，多用醋调，取其收敛解毒；若无顶而肿者，多加酒、葱水、姜水，取其温散活血，通滞消肿；若不红不肿者，多用开水加酒调敷，取其通经活络。何天祥自制散剂共计 23 种，可针对骨伤、骨病各期、各型进行治疗。临床使用时根据病情变化随证裁剪，可一剂单用，亦可多剂联合分段灵活应用。

2. **膏药** 古称为薄贴，是中医学外用药物中的一种特有剂型。《肘后备急方》中就有膏药制法的记载，后世广泛地应用于各科的治疗上，骨伤科临床应用更为普遍。膏药是将药物碾成细末配以香油、黄丹或蜂蜡等基质炼制而成，然后推在皮纸或布上备用。临床应用时将膏药烘热烊化后贴患处。何天祥自制膏药中加入特色蒙药，制成有僧登消肿膏（用于新伤）、宝根续筋膏（用于损伤中期或陈旧性损伤）、六仲养骨膏（用于肝肾亏虚、骨折后期）、草附蠲痹膏（用于风湿痹痛）。

3. **软膏剂** 将药碾成细末，然后选加饴糖、蜜、油、水、鲜草药汁、酒、醋或医用凡士林等适宜的基质，调匀如厚糊状，涂敷伤处。如三虎丹、平胬丹、红油膏等。

4. **酒剂** 酒素有“百药之长”之称，古“醫”字，即从“酉”（酒）也。运用酒剂始见于《素问・血气形志》："经络不通，病生于不仁，治之以按摩醪药。"醪药是配合按摩而涂搽的药酒，可直接涂搽于伤处，或作为介质配合推拿手法使用，或在热敷、熏洗中以酒为引温筋除痹。现代研究表明，酒的主要成分乙醇（俗称酒精）是一种良好的半极性有机溶媒，能使大部分水溶性物质及水不能溶解的物质溶解。中药的多种成分如生物碱、盐类、鞣质、挥发油、有机酸、树脂、糖类及部分色素（如叶绿素、叶黄素）等均较易溶解于乙醇中。乙醇不仅有良好的穿透性，易于进入药材组织细胞中，发挥溶解作用，促进置换、扩散，有利于提高浸出速度和浸出效果；还有防腐作用，可延缓许多药物的水解，增强药剂的稳定性。因此，何天祥手法推拿时多以药酒为介质，可减轻手法的摩擦，避免损伤皮肤，又不影响手感。蒙古族也善于用喷酒法正骨复位和治疗骨伤科疾患。何天祥自制制剂丹归肿痛酒适用于骨折、损伤早期；温筋除痹药酒适用于风湿痹痛；舒筋通络药酒适用于骨折、损伤中后期。强筋壮骨药酒能强筋壮骨，用于骨关节损伤后期，骨折愈合迟缓、骨质疏松症等。

5. 油膏与油剂　用香油把药物煎熬去渣后制成油剂，或加黄蜡或白蜡收膏炼制而成油膏，具有温经通络、消散瘀血的作用。适用于关节经络寒湿冷痛等证，也可配合手法及练功前后做局部按摩。常用的有跌打万花油、活络油膏、伤油膏、红油膏等。

6. 熏洗、湿敷药

（1）热敷熏洗：是将药物置于锅或盆中加水煮沸后熏洗患处的一种方法。先用热气熏蒸患处，待水温适度后用药水浸洗患处，每日 2 次，每次 20 ~ 30min。药水因蒸发而减少时，可酌加适量水再煮沸熏洗。具有舒筋活节、疏导腠理、流通气血、温经止痛的作用。适用于关节强直拘挛、酸痛麻木或损伤兼夹风湿者。多用于四肢关节、腰背部的伤病，何天祥自制上肢熏洗散、腰背熏洗散、下肢熏洗散等。在熏蒸时，宜加入少量的药酒，能引药深透，直达病所，以提高疗效，同时有除湿的疗效。

（2）湿敷洗涤：多用于创伤，使用方法是"以净帛或新棉蘸药水"，"渍其患处"。现临床上把药制成水溶液，供创伤伤口湿敷洗涤用。常用的有金银花煎水、野菊花煎水、2% ~ 20% 黄柏溶液，蒲公英等鲜药煎汁。何天祥对骨髓炎、骨结核、化脓性关节炎善于运用熏洗和湿敷疗法。急性炎症期间可用自制骨炎散熬制放凉湿敷于患处，有创面或者感染的亦可湿敷，在临床上的应用中无一例增加了感染。对慢性炎症期，亦可用骨炎散温热熏洗患处，通过热气，打开毛孔，透邪外出，增加疗效，但是不宜用酒，以防助长热毒，何天祥认为"炎"即两个火字，引酒即燃。

7. 热熨药　热熨法是一种热疗方法，俗称"熥药"。本法选用温经祛寒、行气活血止痛的药物，热熨患处，借助其热力作用于局部，适用于各种风寒湿痹痛证、陈旧伤、关节痛、颈肩腰腿痛等，能舒筋活络、散寒除湿、温经止痛。何天祥自制常用的有上肢烫熨散、腰背烫熨散、下肢烫熨散，以滑利关节，缓解屈伸不利、筋肉僵硬以及麻木疼痛。生军枳茴散能攻下逐瘀，清热解毒，开郁导滞，适用于骨折患者或长期卧床患者大便不畅者。

第四节 自制验方

一、外治方剂

（一）外用散剂

1. 理气定痛散

处方：蒙酸模、当归尾、赤芍、防风、白芷、延胡索、香附、陈皮、青皮、栀子。

配伍关系：蒙酸模、陈皮、青皮、延胡索、香附行气止痛；防风、白芷、当归尾、赤芍、栀子祛风活血。

治则：行气止痛，活血祛瘀。

功效：用于骨关节软组织损伤初期疼痛较重者，或胸胁部损伤伴游走性疼痛者。

用法：上述药材共同研成细粉，用60度白酒将药粉调成糊状，外敷患处。

2. 消肿止痛散

处方：蓝刺头、当归尾、赤芍、防风、白芷、三七、三棱、莪术、青皮、栀子、一枝蒿。

配伍关系：蓝刺头、赤芍、栀子清热凉血，散瘀止痛；防风、白芷、当归尾祛风活血；三七、三棱、莪术、青皮、一枝蒿破瘀消肿止痛。

治则：活血化瘀，消肿止痛。

功效：骨关节软组织损伤初期肿痛较重者。

用法：上述药材共同研成细粉，用60度白酒将药粉调成糊状，外敷患处。

3. 逐瘀止痛散

处方：蒙酸模、三棱、莪术、红花、桃仁、青皮、栀子、大黄、三七、一枝蒿。

配伍关系：三棱、莪术、青皮、栀子、红花、桃仁行气破血，消肿止痛；蒙酸模、三七、大黄、一枝蒿凉血止血，活血消瘀。

治则：理气破血，逐瘀止痛。

功效：用于骨关节软组织损伤初期，瘀肿较重者。

用法：上述药材共同研成粉末，用60度白酒或童便将药粉调成糊状，外敷患处。

4. 舒筋通络散

处方：蓝刺头、当归尾、白芷、续断、远志、苍术、小茴香、牛蒡子、伸筋草、舒筋草。

配伍关系：当归尾、白芷活血止痛；苍术、小茴香、牛蒡子散寒温筋除湿；蓝刺头、伸筋草、舒筋草、续断、远志舒筋通络。

治则：舒筋活节，温筋止痛。

功效：用于骨关节软组织损伤中后期，关节活动受限者。

用法：上述药材共同研成细粉，用60度白酒将药粉调成糊状，外敷患处。

5. 续筋接骨散

处方：蓝刺头、丹参、苏木、红花、青皮、三七、续断、接骨木、自然铜、脆蛇、杜仲、白及。

配伍关系：丹参、苏木、红花、青皮、三七行气活血，祛瘀消肿；蓝刺头、自然铜、脆蛇、续断、接骨木、杜仲、白及和营生新、续筋接骨。

治则：行气活血，续筋接骨。

功效：用于骨关节软组织损伤中期，以接骨续筋为主。

用法：上述药材共同研成细粉，用60度白酒将药粉调成糊状，外敷患处。

6. 泽乌通络散

处方：蓝刺头、泽兰、防风、川乌、舒筋草、羌活、独活、牛膝、伸筋草、细辛。

配伍关系：蓝刺头、泽兰、舒筋草、伸筋草舒筋通络；川乌、防风、细辛、羌活、独活温筋散寒，祛风除湿；牛膝壮筋骨，引经下行。

治则：舒筋通络，祛风除湿。

功效：用于骨关节软组织损伤后期，肢体酸痛重着者。

用法：上述药材共同研成细粉，用60度白酒将药粉调成糊状，外敷患处。

7. 养骨活血散

处方：蓝刺头、当归尾、续断、杜仲、骨碎补、牛膝、白芷、血竭、乳香、没药、郁金、延胡索、陈皮。

配伍关系：蓝刺头、当归尾、陈皮、延胡索、白芷、郁金活血理气，止痛疗伤；续断、杜仲、骨碎补、血竭、牛膝补血健骨，滋血生力；乳香、没药行气止痛。

治则：养骨活血，滋血生力。

功效：骨、关节损伤后期，骨坏死或创伤性骨关节炎，及骨关节病、半月板损伤等。

用法：上述药材共同研成细粉，用60度白酒将药粉调成糊状，外敷患处。

8. 强筋壮骨散

处方：杜仲、骨碎补、烫狗脊、筋骨草、芦巴子、牛膝、树蛙、续断、当归、延胡索、土鳖、郁金、乳香、没药。

配伍关系：当归、延胡索、土鳖、郁金、乳香、没药行气活血，通络止痛；骨碎补、狗脊、筋骨草、杜仲、续断、芦巴子、树蛙、牛膝强筋壮骨。

治则：活血通络，强筋壮骨。

功效：用于老年性骨关节病、跟腱及韧带损伤后期。

用法：上述药材共同研成细粉，用60度白酒将药粉调成糊状，外敷患处。

9. 温筋舒活散

处方：文冠木、羌活、独活、牛蒡子、苍术、防己、麻黄、桂枝、小茴香、乳香、没药。

配伍关系：文冠木、羌活、独活、苍术、防己、牛蒡子祛风除湿；麻黄、桂枝、小茴香散寒解表、温通经脉；乳香、没药行气止痛。

治则：温筋通络，祛风除湿。

功效：用于骨、关节、软组织损伤后期，肢体酸痛乏力、麻木。

用法：上述药材共同研成细粉，用60度白酒将药粉调成糊状，外敷患处。

10. 骨炎散1号

处方：金莲花、苍术、黄柏、大黄、芙蓉叶、蒲公英、细辛、草乌、牡丹皮、芫花、麻黄、茵陈、赤芍、牛蒡子、栀子。

配伍关系：金莲花、大黄、黄柏、苍术、栀子、芙蓉叶、蒲公英清热解毒、凉血杀“黏”；牡丹皮、赤芍、牛蒡子、茵陈、芫花活血利湿；麻黄、细辛、草乌温化痰浊、解肌消肿。

治则：清热解毒，除湿杀“黏”。

功效：用于急性骨髓炎、化脓性关节炎、软组织感染等。

用法：上述药材共同研成细粉，以十分之七冷开水、十分之三蜂蜜调稠外敷患处；也可将上述药材用纱布包裹后加热煎煮，水煎液放凉后湿敷患处。如局部红肿焮痛可以蜜水各半外敷，隔日换药1次；如溃后脓多，亦可每天换药1次。

11. 骨炎散2号

处方：独活、当归尾、白芷、延胡索、金莲花、石菖蒲、紫荆皮、黄芪、官桂、白及、白芥子、郁金、枳壳。

配伍关系：当归尾、延胡索、白芷活血止痛；独活、石菖蒲、金莲花、紫荆皮消肿除湿；郁金、枳壳开郁行气；黄芪、官桂、白及、白芥子温阳化痰，生肌收敛。

治则：温阳化痰，活血生肌。

功效：用于骨关节感染后期或慢性骨髓炎，无红肿热痛，局部肿胀酸痛及窦口经久不愈者。

用法：上述药材共同研成细粉，以十分之七温开水、十分之三蜂蜜调稠外敷患处。也可将上述药材用纱布包裹后加热煎煮，水煎液放凉后湿敷患处。

12. 消核散1号

处方：金莲花、黄柏、芙蓉叶、当归、延胡索、郁金、细辛、天南星、白芥子、芫花、鳖甲、地骨皮。

配伍关系：金莲花、黄柏、芙蓉叶清热解毒；当归、延胡索、郁金行气活血止痛；细辛、天南星、白芥子、芫花化痰湿，消肿痛；鳖甲、地骨皮滋阴潜阳，退热除蒸。

治则：清热解毒，退热除蒸。

功效：用于骨关节结核伴有感染、红肿热痛者。

用法：上述药材共同研成细粉，用十分之七的温开水和十分之三的蜂蜜混合后，将药粉调成糊状，外敷患处。

13. 消核散2号

处方：金莲花、黄柏、地骨皮、鳖甲、当归、延胡索、郁金、麻黄、细辛、天南星、牛膝、狗脊、骨碎补、淫羊藿。

配伍关系：金莲花、黄柏、地骨皮、鳖甲解毒除蒸；当归、延胡索、郁金行气活血止痛；麻黄、细辛、天南星透郁杀“黏”，温阳化痰；牛膝、狗脊、骨碎补、淫羊藿补肾壮骨。

治则：解毒杀“黏”，补肾壮骨。

功效：用于骨关节结核。

用法：上述药材共同研成细粉，用十分之七的温开水和十分之三的蜂蜜混合后，将药粉调成糊状，外敷患处。

14. 双活除痹散

处方：羌活、独活、防风、当归、白芷、桂枝、硬毛棘豆、透骨草、小茴香、商陆、苍术、郁金、细辛、白芥子、麻黄。

配伍关系：独活、羌活、防风、当归、白芷祛风活血止痛；麻黄、桂枝和营解肌；硬毛棘豆、透骨草、小茴香、细辛、白芥子温筋散寒，祛痰止痛；苍术、商陆、郁金理气消肿。

治则：活血通络，散寒除湿。

功效：用于风湿、类风湿关节炎。

用法：上述药材共同研成细粉，用60度白酒将药粉调成糊状，外敷患处。

15. 加味蠲痹散

处方：当归、川芎、防风、白芷、桂枝、官桂、草乌、细辛、牛膝、防己、芫花、白芥子、一枝蒿。

配伍关系：当归、川芎、防风、白芷活血祛风；桂枝、官桂、草乌、细辛、牛膝、防己、白芥子、芫花温通筋脉，散寒除痹；一枝蒿止痛。

治则：活血祛风，散寒除痹。

功效：用于颈椎病、肩周炎及肢体麻木、冷痛者。

用法：上述药材共同研成细粉，用60度白酒将药粉调成糊状，外敷患处。

16. 独芷止痛散

处方：蒙酸模、当归、官桂、郁金、海藻、昆布、细辛、白及、麻黄、杜仲、狗脊、附子、独活、白芷、牛膝。

配伍关系：杜仲、狗脊、牛膝补益肝肾；海藻、昆布软坚散结；当归、官桂、郁金、白及行气活血；麻黄、细辛、附子、独活、白芷温阳化痰，解肌止痛；蒙酸模解毒杀“黏”。

治则：软坚散结，解毒杀“黏”。

功效：用于骨肿瘤、骨囊肿，痛风有结石，骨结核伴冷脓肿，强直性脊柱炎，瘰疬，包块等。

用法：上述药材共同研成细粉，用温水与醋将药粉调成糊状，外敷患处。

17. 舒筋壮骨散

处方：杜仲、桑寄生、独活、白芷、秦艽、桑枝、小茴香、蓝刺头、木瓜、续断、骨碎补、五加皮、怀牛膝。

配伍关系：独活、白芷、蓝刺头、小茴香散寒通经止痛；秦艽、桑枝、桑寄生、木瓜舒筋活节；杜仲、续断、骨碎补、五加皮、怀牛膝强筋壮骨。

治则：舒筋活节，强筋壮骨。

功效：用于骨关节陈旧伤、老年性骨关节炎、腰椎间盘突出症等。

用法：上述药材共同研成细粉，用60度白酒将药粉调成糊状，外敷患处。

18. 补髓通督散

处方：熟地、白芍、黄芪、柴胡、丹参、杜仲、续断、接骨木、五加皮、牛膝、狗脊、筋骨草、鹿角胶、乳香、没药。

配伍关系：熟地、白芍、黄芪、柴胡、丹参、乳香、没药理气活血；杜仲、续断、接骨木、五加皮、牛膝、狗脊、筋骨草、鹿角胶强筋壮骨，补髓通督。

治则：行气活血，补髓通督。

功效：用于脊柱骨折伴有截瘫及椎管狭窄、腰椎滑脱症、强直性脊柱炎等。

用法：取风干的牛、羊、猪的脊髓与上述药材共同研成细粉混合均匀，用60度白酒将药粉调成糊状，外敷患处。

19. 醒脑开窍散

处方：苏合香、麝香、石菖蒲。

配伍关系：苏合香、麝香、石菖蒲辛香开窍，醒脑定智。

治则：醒脑开窍。

功效：用于头部损伤后瘀阻清窍、头痛气闭、不省人事。

用法：将药粉粉碎成极细粉，用草管吹药入鼻内。

20. 祛瘀安神散

处方：朱砂、茯神木、石决明、川芎、延胡索、土鳖、青皮、大血藤、蒙酸模。

配伍关系：朱砂、茯神木、石决明安神镇静；青皮、川芎、土鳖、延胡索、大血藤行气活血；蒙酸模清热散瘀，凉血止血。

治则：行气活血，安神镇静。

功效：用于脑震荡后遗症、脑挫伤、硬膜外血肿等。

用法：童便或蛋清加入适量白酒调匀药粉，敷于患处。

21. 慈幼复苏散

处方：三七、当归、血竭、黄芪、松节、木瓜、续断、肉苁蓉、牛膝、桑寄生、五加皮、杜仲。

配伍关系：三七、当归、血竭、黄芪行气活血；松节、木瓜、续断舒筋活节；肉苁蓉、牛膝、桑寄生、五加皮、杜仲补益肝肾、强筋壮骨。

治则：滋血生力，强筋壮骨。

功效：用于儿童股骨头骨骺缺血性坏死。

用法：上述药材共同研成粉末，用60度白酒和温开水各半，将药粉调成糊状，外敷患处。

22. 柏术痛风散

处方：金莲花、黄柏、大黄、芙蓉叶、赤芍、郁金、牡丹皮、细辛、冬瓜皮、白芷。

配伍关系：金莲花、黄柏、大黄、芙蓉叶解毒杀“黏”；赤芍、郁金、牡丹皮清热凉血；细辛、冬瓜皮、白芷消肿止痛。

治则：清热凉血，消肿杀“黏”。

功效：用于痛风性关节炎、滑膜炎伴红肿热痛症状等。

用法：上述药材共同研成细粉，以十分之七冷开水、十分之三蜂蜜调稠外敷患处，或用芒硝化于水中，用溶液调粉外敷患处。

23. 行气消滞散

处方：柴胡、当归、大黄、五灵脂、川楝子、青皮、香附、枳壳、厚朴。

配伍关系：柴胡、大黄、当归行气活血；青皮、香附、枳壳、厚朴宽中消滞；五灵脂、川楝子祛瘀止痛。

治则：行气活血，消滞止痛。

功效：用于胸腰椎骨折、肋骨骨折初期伴大便秘结、胸腹胀痛。

用法：上述药材共同研成粉末，用60度白酒将药粉调成糊状，外敷患处。

（二）外用药酒

1. 丹归肿痛酒

处方：丹参、当归、川芎、羌活、防风、延胡索、白芷、乳香、桃仁、红花、三七、大血藤、陈皮、青皮、没药、桂枝。

配伍关系：丹参、当归、川芎、延胡索、乳香、桃仁、红花、三七、大血藤、陈皮、青皮、没药行气活血，消肿止痛；羌活、防风、白芷、桂枝解表和营。

治则：行气活血，消肿止痛。

功效：用于骨关节、软组织损伤初期。

用法：直接涂擦于患处。

2. 舒筋通络酒

处方：蓝刺头、当归、白芷、续断、远志、苍术、小茴香、牛蒡子、伸筋草、舒筋草。

配伍关系：当归、白芷活血消肿；苍术、小茴香、牛蒡子散寒温筋除湿；蓝刺头、伸筋草、舒筋草、续断、远志舒筋通络。

治则：舒筋活节，温筋止痛。

功效：用于骨、关节、软组织损伤中后期，关节活动受限者。

用法：直接涂擦于患处。

3. 强筋壮骨酒

处方：杜仲、骨碎补、狗脊、筋骨草、芦巴子、牛膝、树蛙、续断、当归、延胡索、土鳖、郁金、乳香、没药。

配伍关系：当归、延胡索、土鳖、郁金、乳香、没药行气活血，通络止痛；骨碎补、狗脊、筋骨草、杜仲、续断、芦巴子、树蛙、牛膝强筋壮骨。

治则：活血通络，强筋壮骨。

功效：用于老年性骨关节病、跟腱及韧带损伤后期。

用法：直接涂擦于患处。

4. 温筋除痹药酒

处方：当归、川芎、防风、白芷、桂枝、官桂、草乌、细辛、牛膝、防己、芫花、白芥子、一枝蒿。

配伍关系：当归、川芎、防风、白芷活血祛风；桂枝、官桂、草乌、细辛、牛膝、防己、白芥子、芫花温通筋脉，散寒除痹；一枝蒿止痛。

治则：活血祛风，散寒除痹。

功效：用于颈椎病、肩周炎及肢体麻木、冷痛者。

用法：直接涂擦于患处。

（三）外用贴膏剂

1. 僧登消肿膏

处方：文冠木、延胡索、当归、羌活、防风、白芷、川芎、三七、乳香、没药。

配伍关系：方中文冠木、延胡索、三七、川芎、当归、乳香、没药行气活血，消肿止痛；羌活、防风、白芷祛风散寒。

治则：行气活血，消肿止痛。

功效：骨关节及软组织损伤初期。

用法：贴于患处 12 ~ 24 小时。

2. 宝根续筋膏

处方：当归、续断、接骨木、防风、白芷、红花、红毛五加皮、乳香、没药

配伍关系：当归、红花活血消肿；续断、接骨木、红毛五加皮续筋接骨；防风、白芷、乳香、没药舒筋通络、行气止痛。

治则：和营生新，续筋接骨。

功效：骨关节及软组织损伤中后期。

用法：贴于患处 12 ~ 24 小时。

3. 六仲养骨膏

处方：胡芦巴、杜仲、续断、蓝刺头、当归、黄芪、烫狗脊、怀牛膝、延胡索。

配伍关系：胡芦巴、杜仲、当归、黄芪、怀牛膝、烫狗脊强筋壮骨；蓝刺头、续断续筋固骨；延胡索行气止痛。

治则：补益气血，强筋壮骨。

功效：用于老年性骨关节炎，骨质增生，骨质疏松，腰膝酸软者。

用法：贴于患处 12 ~ 24 小时。

4. 草附蠲痹膏

处方：当归、羌活、独活、栀子、苍术、白芷、生草乌、白附子、延胡索、生川乌。

配伍关系：生川乌、生草乌、白附子温阳散寒，当归、羌活、独活、苍术、白芷活血祛风、胜湿止痛，延胡索、栀子行气止痛。

功能：温经通脉，散寒除痹。

主治：治疗筋骨关节痹证，风湿痹痛型颈肩腰腿痛，类风湿关节炎，“忽硬、协日乌素”病。

用法：贴于患处 12 ~ 24 小时。

5. 丹归肿痛药贴

处方：丹参、当归、川芎、羌活、防风、延胡索、白芷、乳香、桃仁、红花、三七、大血藤、陈皮、青皮、没药、桂枝。

配伍关系：丹参、当归、川芎、延胡索、乳香、桃仁、红花、三七、大血藤、陈皮、青皮、没药行气活血，消肿止痛；羌活、防风、白芷、桂枝解表和营。

治则：行气活血，消肿止痛。

功效：用于骨关节、软组织损伤初期。

用法：贴于患处 12 ~ 24 小时。

6. 舒筋续断药贴

处方：当归、白芷、续断、远志、硬毛棘豆、苍术、小茴香、牛蒡子、伸筋草、舒筋草、一枝蒿。

配伍关系：硬毛棘豆、当归、白芷活血消肿；苍术、小茴香、牛蒡子散寒温筋除湿；伸筋草、舒筋草、续断、远志舒筋通络；一枝蒿止痛。

治则：舒筋活节，温筋止痛。

功效：用于骨、关节及软组织损伤中后期。

用法：贴于患处 12 ~ 24 小时。

7. 归芪健骨药贴

处方：杜仲、骨碎补、烫狗脊、筋骨草、芦巴子、牛膝、树蛙、续断、当归、血竭、土鳖、郁金、乳香、没药。

配伍关系：当归、血竭、土鳖、郁金、乳香、没药行气活血，通络止痛；骨碎补、狗脊、筋骨草、杜仲、续断、芦巴子、树蛙、牛膝强筋壮骨。

治则：滋血生力，强筋壮骨。

功效：用于老年性骨关节病、跟腱及韧带损伤后期。

用法：贴于患处 12 ~ 24 小时。

8. 羌独双乌除痹药贴

处方：当归、川芎、防风、白芷、桂枝、官桂、草乌、细辛、牛膝、防己、芫花、白芥子、一枝蒿。

配伍关系：当归、川芎、防风、白芷活血祛风；桂枝、官桂、草乌、细辛、牛膝、防己、白芥子、芫花温通筋脉，散寒除痹；一枝蒿止痛。

治则：活血祛风，散寒除痹。

功效：用于颈椎病、肩周炎及肢体麻木、冷痛者。

用法：贴于患处 12 ~ 24 小时。

（四）外用熏洗散

1. 上肢熏洗方

处方：蓝刺头、防风、钩藤、姜黄、桂枝、当归、白芷、红花、威灵仙、伸筋草、舒筋草、枳壳。

配伍关系：防风、钩藤、姜黄、桂枝祛风散寒，通行肢臂；当归、白芷、红花、威灵仙、枳壳活血理气，通经止痛；蓝刺头、伸筋草、舒筋草舒筋活络、滑利关节。

治则：活血通络，舒筋活节。

功效：用于上肢骨、关节及软组织损伤中后期，关节不利，屈伸受限，肌肉萎缩，肢臂麻木疼痛。

用法：上药煎汤，再加白酒为引，先熏蒸局部，待水温适度后，洗浴上肢关节，每日 1 次，每次约 30min。

2. 下肢熏洗方

处方：蓝刺头、独活、白芷、秦艽、威灵仙、官桂、陈艾、防己、海桐皮、三七、莪术、牛膝、伸筋草、舒筋草。

配伍关系：独活、白芷、秦艽、威灵仙、海桐皮除湿通经利关节；三七、莪术、牛膝活血行气，引药下行；官桂、陈艾、防己、伸筋草、舒筋草、蓝刺头温经散寒湿，舒筋活络，滑利关节。

治则：活血通络，舒筋续节。

功效：主要用于下肢骨、关节以及软组织损伤中后期，关节不利，屈伸受限，肌肉萎缩，患肢麻木疼痛。

用法：上药煎汤，再加白酒为引，先熏蒸局部，待水温适度后，洗浴上肢关节，每日 1 次，每次约 30min。

3. 腰背熏洗方

处方：蓝刺头、独活、白芷、松节、木瓜、苍术、防己、小茴香、刘寄奴、透骨草、杜仲、续断、狗脊。

配伍关系：蓝刺头、白芷、松节、木瓜舒筋活络，行痹止痛；独活、苍术、防己、小茴香、刘寄奴散寒除湿；杜仲、续断、狗脊、透骨草壮腰补肾。

治则：散寒除痹，壮腰固肾。

功效：适用于腰膝疼痛、老年性脊柱炎、腰椎间盘突出症、腰椎管滑脱症，亦可缓解疲劳。

用法：上药煎汤，再加白酒为引，先熏蒸局部，待水温适度后，洗浴上肢关节，每日 1 次，每次约 30min。

（五）外用烫熨散

1. 上肢烫熨散

处方：防风、姜黄、苍术、白芷、大腹皮、小茴香、川芎、枳壳、厚朴。

配伍关系：防风、姜黄、苍术、白芷胜湿止痛；大腹皮、厚朴、小茴香、川芎、枳壳祛风行气。

治则：活血通络，舒筋止痛。

功效：用于上肢骨、关节及软组织损伤中后期，关节不利，屈伸受限，肌肉萎缩，肢臂麻木疼痛。

用法：药材粉碎成粗粉后，加入少量大青盐，加热后，用布袋装好，烫熨患处，每日 1 次，每次 15 ~ 20min。

2. 下肢烫熨散

处方：独活、秦艽、川牛膝、舒筋草、粗齿川木通、小茴香、枳壳、泽兰。

配伍关系：独活、秦艽、川牛膝祛风除湿，通利关节；小茴香、枳壳行气通经；舒筋草、粗齿川木通、泽兰活血通络。

治则：活血通络，舒筋止痛。

功效：主要用于下肢骨、关节及软组织损伤中后期，关节不利，屈伸受限，肌肉萎缩，患肢麻木疼痛。

用法：药材粉碎成粗粉后，加入少量大青盐，加热后，用布袋装好，烫熨患处，每日 1 次，每次 15 ~ 20min。

3. 腰背烫熨散

处方：杜仲、肉苁蓉、延胡索、柴胡、松节、白芷、秦艽、烫狗脊、小茴香、陈皮。

配伍关系：杜仲、肉苁蓉、烫狗脊强筋壮骨；延胡索、小茴香、陈皮、松节、柴胡行气止痛；白芷、秦艽祛风除湿。

治则：散寒除痹，壮腰固肾。

功效：适用于腰膝疼痛、老年性脊柱炎、腰椎间盘突出症、腰部椎管滑脱症，亦可缓解疲劳。

用法：药材粉碎成粗粉后，加入少量大青盐，加热后，用布袋装好，烫熨患处，每日 1 次，每次 15 ~ 20min。

4. 生军枳茴散

处方：小茴香、枳壳、陈皮、大黄。

配伍关系：小茴香、枳壳、陈皮破气消积，宽中导滞；大黄清热逐瘀，泻下攻积。

治则：清热逐瘀，宽中导滞。

功效：治疗损伤后腹部胀痛，大便闭结。

用法：药材粉碎成粗粉后，加入少量大青盐，加热后，用布袋装好，烫熨腹部，每日 1 次，每次 15 ~ 20min。

（六）外用丹膏

1. 三虎丹

处方：虎骨（现已停用，用狗骨代替）、鹰爪或鹰嘴、麝香、冰片。

配伍关系：虎骨、鹰爪或鹰嘴追风定痛，溃坚排脓，同时能健骨，修复骨质；麝香、冰片化腐提脓，避秽开窍。

治则：拔毒杀“黏”，化腐提脓。

功效：用于骨结核、骨髓炎，排脓不畅，有死骨作祟，窦道不愈者。

制法：先将虎骨以文武火烧炙，到油滴尽，烧至灰白色，乳细，再加入冰片、麝香同研极细，贮瓷瓶内备用。

用法：用时以毛翎洒药粉少许于疮口，或以药捻粘药粉少许插入窦道引流，还可以此丹点于脓熟未溃的毒顶上，可以代刀破头。

2. 平胬丹

处方：乌梅肉、五倍子、轻粉、冰片、硇砂。

配伍关系：乌梅酸、涩，消疮毒，五倍子收敛止血，化腐生肌；冰片化腐提脓；轻粉解毒敛疮；硇砂祛腐肉，生新肉。

治则：解毒敛疮，祛腐生新。

功效：痈疽疮毒有胬肉，窦口久不收敛者。

制法：五味分别研极细粉，装瓷瓶中备用。

用法：毒邪较轻，胬肉小者，可以乌梅肉贴于胬肉上，使之收平化尽；如未收，可以五倍子粉洒于胬肉上，再盖以乌梅肉平胬；如毒邪壅盛，胬肉高突，水肿较重，可洒此丹少许，不可多用；有窦道者上药捻引流。

3. 红油膏

处方：当归、紫草、白芷、甘草、驴皮、白及、轻粉、血竭。

配伍关系：紫草清热凉血，解毒透疹，当归、白芷、甘草清热解毒，活血生新，驴皮、白及、血竭、轻粉拔毒生肌。

治则：化腐解毒，活血生肌。

功效：用于慢性骨髓炎、骨结核排脓不畅，疮口久不收敛者。

制法：①将驴皮用童子尿浸泡 1 ~ 3 天后用砂炒制祛除腥味，然后上锅蒸软后去毛切片，放置于瓦片上文火烘焙，至干酥后与轻粉、血竭一起，研乳至极细粉，待用。②将当归、紫草、白芷、白及、甘草等药，以香油 500g 或猪油、香油各 250g，再加 100 ~ 150g 蓖麻油浸 3 日，慢火熬微枯，滤去药渣，再加白蜡或黄蜡 200g 入油化尽后，将轻粉、血竭、驴皮共乳的极细粉拌入搅匀，倒于瓶中，俟冷后成膏备用。

用法：取少许涂于皮纸上，覆盖于疮口上。

二、内服方剂

（一）内服胶囊

1. 羌归蠲痹胶囊

处方：文冠木、当归、羌活、独活、防风、白芷、细辛、秦艽、木瓜、麻黄、桂枝、牛蒡子、海风藤。

配伍关系：方中文冠木、羌活、独活、防风、牛蒡子、海风藤祛风除湿；当归、秦艽、木瓜活血舒筋；细辛辛香走窜，通十二经；白芷、麻黄、桂枝散寒解表止痛。

治则：活血祛风，散寒除痹。

功效：用于风湿、类风湿关节炎伴有肢体麻木不仁者。

用法：口服。一次2粒，一日3次；或遵医嘱。

2. 丹七止痛胶囊

处方：丹参、当归、川芎、羌活、防风、白芷、桃仁、红花、陈皮、青皮、没药、乳香、大血藤、延胡索、三七、桂枝。

配伍关系：方中丹参、当归、川芎、红花、桃仁、大血藤活血化瘀，陈皮、乳香、没药、青皮、延胡索、三七行气止痛，羌活、防风、白芷、桂枝解肌和营。

治则：行气活血，消肿止痛。

功效：用于骨关节、软组织损伤初期。

用法：口服。一次3粒，一日3次；或遵医嘱。

3. 寒湿筋痛胶囊

处方：天麻、当归、羌活、独活、防风、白芷、细辛、香附、秦艽、苍术、木瓜、延胡索、乳香、续断、熟地黄、郁李仁、石斛、没药、透骨草。

配伍关系：方中天麻、羌活、独活、防风、白芷、苍术祛风除湿散寒止痛；当归、延胡索、没药、乳香行气活血；细辛、香附辛香走窜，通十二经脉；续断、透骨草、秦艽、木瓜舒通络节；熟地黄、郁李仁、石斛滋阴润燥。

治则：散寒除痹，舒筋通络。

功效：用于颈、肩、腰、腿痛及损伤中后期伴有寒湿痹痛之证。

用法：口服。一次2粒，一日3次；或遵医嘱。

（二）内服丸剂

1. 祛痛强筋丸（水泛丸，又名芪竭补肾丸）

处方：当归、熟地黄、阿胶、黄芪、杜仲、续断、延胡索、木瓜、骨碎补、狗脊、怀牛膝、芦巴子。

配伍关系：当归、熟地黄、阿胶、黄芪补益气血；延胡索、木瓜舒筋止痛；芦巴子、杜仲、怀牛膝、续断、骨碎补、狗脊强筋壮骨。

治则：滋血生力，祛痛强筋。

功效：用于骨、关节及软组织损伤中后期，腰椎间盘突出症，膝关节半月板损伤等。

用法：用水泛丸，一日 3 次，一次 6g，温开水送服。

2. 强筋壮骨丸（蜜丸）

处方：黄芪、当归、白术、鹿茸、杜仲、续断、肉苁蓉、菟丝子、狗脊、怀牛膝、桑寄生。

配伍关系：杜仲、续断、肉苁蓉、菟丝子、狗脊、怀牛膝、桑寄生强筋壮骨；黄芪、当归、白术健脾益气；鹿茸益精血、固冲任。

治则：补益肝肾，强筋壮骨。

功效：用于老年性骨关节病及骨、关节损伤后期腰膝酸软，筋骨疼痛者。

用法：共细末炼蜜为丸，早晚各服 1 粒（6g），淡盐开水送服。

3. 益智健脑丸

处方：丹参、川芎、陈皮、茯神木、天麻、菊花、远志、石决明（打碎先煎）、女贞子、何首乌、石菖蒲。

配伍关系：丹参、川芎、陈皮活血理气；远志、茯神木、女贞子、何首乌、石菖蒲补肾益智，安神醒脑；天麻、菊花、石决明清肝明目，祛风止晕。

治则：益智健脑。

功效：治脑震荡后遗症，头昏头痛，目眩健忘，失眠多梦。

用法：炼蜜为丸，一日 2 次，每次 1 粒（6g），温开水送服。

（三）内服药酒

强筋壮骨酒

处方：黄芪、当归、白术、鹿茸、杜仲、续断、肉苁蓉、菟丝子、狗脊、怀牛膝、桑寄生。

配伍关系：杜仲、续断、肉苁蓉、菟丝子、狗脊、怀牛膝、桑寄生强筋壮骨，补肾固本；黄芪、当归、白术健脾益气；鹿茸益精血、固冲任。

治则：补益肝肾，强筋壮骨。

功效：用于老年性骨关节病及骨关节损伤后期腰膝酸软，筋骨疼痛者。

用法：泡酒，每日服用 2 次，早晚各 10～20ml。

（四）内服汤剂

1. 散瘀肿痛方

处方：当归尾、红花、桃仁、川芎、柴胡、陈皮、法罗海、金莲花、蒙酸模、栀子、冬瓜皮、豆蔻。

配伍关系：当归尾、红花、桃仁、川芎活血化瘀；柴胡、陈皮、法罗海理气止痛；金莲花、蒙酸模、栀子凉血止血；冬瓜皮、豆蔻健脾利湿消肿。

治则：理气活血，消肿止痛。

功效：用于骨、关节及软组织损伤初期。

用法：煎汤内服，一日 2 次，每次 150ml。

2. 续筋接骨方

处方：当归尾、苏木、红花、青皮、三七、续断、接骨木、骨碎补、杜仲、黄芪、党参、麦芽、远志。

配伍关系：当归尾、苏木、红花、青皮、三七行气活血；续断、接骨木、骨碎补、杜仲续筋接骨；黄芪、党参、麦芽、远志健脾益气。

治则：和营生新，接骨续筋。

功效：用于骨、关节及软组织损伤中期。

用法：煎汤内服，一日 2 次，每次 150ml。

3. 通利关节方

处方：当归、川芎、郁金、远志、白芷、木瓜、蓝刺头、牛蒡子、伸筋草、舒筋草。

配伍关系：当归、白芷、川芎、郁金活血祛痛；远志、木瓜、蓝刺头、牛蒡子通络除湿；伸筋草、舒筋草舒筋活络，滑利关节。

治则：活血通络，滑利关节。

功效：用于骨、关节损伤中后期，关节功能受限者。

用法：煎汤内服，一日 2 次，每次 150ml。

4. 舒筋通络方

处方：独活、白芷、秦艽、桑枝、当归、黄芪、杜仲、桑寄生、骨碎补、蓝刺头、续断、小茴香。

配伍关系：独活、白芷、小茴香活血通络、散寒除痹；蓝刺头、秦艽、桑枝舒筋通络；当归、黄芪补益气血；杜仲、骨碎补、续断、桑寄生补益肝肾，强筋壮骨。

治则：舒筋通络，散寒除痹。

功效：用于骨、关节及软组织损伤中后期，关节酸痛，痿软无力。

用法：煎汤内服，一日 2 次，每次 150ml。

5. 行气活血方

处方：柴胡、白芍、香附、枳壳、青皮、陈皮、硬毛棘豆、丹参、蒲黄、五灵脂、三七、续断。

配伍关系：柴胡、白芍、香附、枳壳、青皮、陈皮疏肝理气，解痉止痛；硬毛棘豆、丹参、蒲黄、五灵脂、三七、续断活血化瘀，续筋止痛。

治则：行气止痛，活血续筋。

功效：本方适用于胸肋部损伤、肋骨骨折、胸腰椎骨折、胸腹胀痛、游走性疼痛等。

用法：煎汤内服，一日 2 次，每次 150ml。

6. 清热解毒方

处方：金银花、连翘、牡丹皮、栀子、苍术、黄柏、苦参、金莲花、蒲公英。

配伍关系：牡丹皮、栀子清热凉血；苍术、黄柏、苦参清利湿热；金银花、连翘、金莲花、蒲公英解毒消肿。

治则：清热凉血，解毒消肿。

功效：适用于治疗骨感染、骨髓炎、化脓性关节炎及软组织感染等。

用法：煎汤内服，一日 2 次，每次 150ml。

7. 托毒排脓方

处方：党参、黄芪、当归、川芎、白芷、郁金、延胡索、桃仁、穿山甲、皂角刺、金莲花。

配伍关系：党参、黄芪、穿山甲、皂角刺、金莲花溃脓杀“黏”；当归、川芎、白芷、郁金、桃仁、延胡索行气活血。

治则：托毒排脓，活血破坚。

功效：适用于脓肿形成未溃，触摸有波动感者。

用法：煎汤内服，一日 2 次，每次 150ml。

8. 补益解毒方

处方：金莲花、当归、黄芪、甘草、白术、茯苓、木香、苍术、黄柏、白芷、地骨皮、骨碎补、牛膝、续断。

配伍关系：当归、黄芪、甘草、白术、茯苓、木香健脾理气；苍术、金莲花、黄柏清热解毒；白芷、地骨皮活血退蒸；骨碎补、牛膝、续断健壮筋骨。

治则：补益气血，解毒壮骨。

功效：适用于正气不足，余毒羁留，骨质有破坏，久不收口者。

用法：煎汤内服，一日 2 次，每次 150ml。

9. 流痰内化 1 号方

处方：麻黄、桂枝、龟甲、鳖甲、白芥子、细辛、穿山甲、皂角刺、当归、白芷、郁金、鹿角胶、肉苁蓉、菟丝子、金莲花、黄柏、苍术。

配伍关系：麻黄、桂枝解表透邪；龟甲、鳖甲滋阴潜阳；白芥子、细辛、金莲花、黄柏、苍术清热解毒，化痰利湿；当归、白芷、郁金活血止痛；鹿角胶、肉苁蓉、菟丝子补髓填精，固肾健骨；穿山甲、皂角刺托毒外泄。

治则：温阳固肾，化痰利湿健骨。

功效：用于骨关节结核及寒痰凝聚的冷脓肿。

用法：煎汤内服，一日 2 次，每次 150ml。

10. 流痰内化 2 号方

处方：白术、黄芪、金莲花、黄柏、白芥子、天南星、鳖甲、地骨皮、当归、郁金、鹿角胶、杜仲、淫羊藿。

配伍关系：金莲花、黄柏清热解毒；白芥子、天南星温阳化痰；鳖甲、地骨皮退蒸除热；当归、郁金活血止痛；鹿角胶、杜仲、淫羊藿填精补髓；白术、黄芪健脾益气。

治则：清热解毒，退热除蒸。

功效：用于骨、关节结核，正气虚弱，关节隐痛，久不收口。

用法：煎汤内服，一日 2 次，每次 150ml。

11. 活血养骨方

处方：当归、陈皮、郁金、独活、白芷、骨碎补、续断、狗脊、怀牛膝、乳香、没药、血竭、白术、木香、甘草、肉桂、筋骨草。

配伍关系：当归、乳香、没药、血竭、陈皮、郁金行气活血；白术、甘草、木香健脾益气；独活、白芷散寒止痛；骨碎补、肉桂、续断、狗脊、筋骨草、怀牛膝温阳益肾，强筋壮骨。

治则：活血养骨。

功效：骨、关节损伤后期，骨坏死或创伤性骨关节炎，以及骨关节病、半月板损伤等。

用法：煎汤内服，一日 2 次，每次 150ml。

12. 温肾通督方

处方：白芍、黄芪、柴胡、当归、杜仲、续断、接骨木、五加皮、牛膝、狗脊、筋骨草、鹿角胶、乳香、没药、肉桂、淫羊藿、肉苁蓉。

配伍关系：白芍、黄芪、柴胡、当归、乳香、没药理气活血；杜仲、续断、接骨木、五加皮、牛膝、狗脊、筋骨草、鹿角胶补髓通督；肉桂、淫羊藿、肉苁蓉温补肾阳。

治则：温肾通督，强筋壮骨。

功效：用于脊柱骨折伴有截瘫及椎管狭窄、腰椎滑脱症、强直性脊柱炎等。

用法：煎汤内服，一日 2 次，每次 150ml。

13. 痛风灵方

处方：金莲花、石膏、知母、牡丹皮、栀子、黄柏、川牛膝、广藿香、佩兰、鱼腥草、车前草。

配伍关系：石膏、知母、牡丹皮、栀子清热凉血；金莲花、黄柏、鱼腥草解毒杀“黏”；广藿香、佩兰、车前草、川牛膝化湿消肿。

治则：解毒杀“黏”，清热利湿。

功效：用于急性痛风性关节炎，红肿热痛者。

用法：煎汤内服，一日 2 次，每次 150ml。

14. 祛痰固肾方

处方：麻黄、桂枝、天南星、白芥子、细辛、当归、川芎、白芷、郁金、蓝刺头、肉苁蓉、狗脊。

配伍关系：麻黄、桂枝、天南星、白芥子温化痰浊；当归、川芎、白芷、郁金、细辛活血开郁理气；蓝刺头温阳散寒；肉苁蓉、狗脊健腰固肾。

治则：温阳祛痰，健腰固肾。

主治：适用于肝肾亏虚，痰浊伏结于骨，腰背僵硬疼痛。

用法：煎汤内服，一日 2 次，每次 150ml。

15. 祛瘀通痹方

处方：当归、丹参、鸡血藤、制乳香、制没药、香附、制川乌、黄芪、延胡索、透骨草、细辛、金莲花。

配伍关系：方中乳香治血，没药散瘀，相得益彰，为治本要药；延胡索行血中气滞、气中血滞，香附理气解郁，为血中之气药，气行则血行，加强活血祛瘀之功，当归、丹参、鸡血藤活血养血，祛瘀不伤正；透骨草祛风除湿通络，治标；诸药相合，共奏行气通络、活血化瘀之效。

治则：化痰祛瘀，蠲痹止痛。

主治：久伤致痹，有关节酸软疼痛，兼夹风寒湿痹证者。

用法：煎汤内服，一日 2 次，每次 150ml。

第五节　常用药物

一、常用蒙药部分

学名	蒙古名	产地	来源	性味归经	功效应用
蓝刺头	扎日阿 - 乌拉	内蒙古	菊科植物蓝刺头的干燥头状花序	苦，稀、柔、轻、钝、凉	固骨质，接骨愈伤，清热止痛。用于骨折，骨热，刺痛症，疮疡
文冠木	僧登	内蒙古	无患子科植物文冠木的干燥茎干	凉，涩	消肿止痛，燥血，干黄水。用于风湿性关节炎，风湿内热，麻风病
接骨木	宝根	内蒙古	忍冬科植物接骨木、毛接骨木的茎枝	甘、苦，平，无毒	用于风湿筋骨痛，腰痛，水肿，风疹，瘾疹，产后血晕，跌打肿痛，骨折，创伤出血
刺蒺藜（蒺藜）	亚蔓章古	内蒙古	蒺藜科植物蒺藜的干燥成熟果实	辛、苦，微温，有小毒；归肝经	平肝解郁，活血祛风，明目，止痒。用于头痛眩晕，胸胁胀痛，乳闭乳痈，目赤翳障，风疹瘙痒
金莲花	阿拉藤花 - 其其格	内蒙古	毛茛科植物金莲花的干燥花	苦，钝、轻、软、寒	愈伤，燥脓，止腐，止血，清热，解毒。用于金疮、外伤感染，血“希日”性眼患，咽喉热
草乌叶	泵阿音	内蒙古	毛茛科植物北乌头的叶	辛、涩，平	杀黏，消炎，清热止痛。主治黏性刺痛，肠刺痛，瘟疫，麻疹，亚玛病，白喉，泄泻腹痛
硬毛棘豆	旭润 - 奥日都扎	内蒙古	豆科植物硬毛棘豆的干燥地上部分	甘、苦，凉、钝、轻、糙	杀“黏”，清热，燥“协日乌素”，愈伤，生肌，锁脉，止血，消肿，通便。用于瘟疫，发症，丹毒，针刺痛，颈强痛，类风湿游痛症，创伤等

续表

学名	蒙古名	产地	来源	性味归经	功效应用
蒙酸模	霍日根 - 其和	内蒙古	蓼科植物毛脉酸模、皱叶酸模或巴天酸模干燥的根	苦、酸、涩，平	杀“黏”，下泻，消肿，愈伤。用于“黏”疫，丹毒，骨折，金伤等
草乌花	泵 - 阿音 - 其其格	内蒙古	毛茛科植物北乌头的干燥花	辛、涩，平，有小毒	杀“黏”，清热，止痛。用于“黏”热，头痛，牙痛，肠刺痛，阵刺痛，结喉，发症，丹毒，喉感，肺感，“希日”疫，麻疹
报茎苦荬菜	巴道拉	内蒙古	菊科植物抱茎苦荬菜的干燥地上部分	苦、辛，锐、凉	开胃，解毒，接骨，祛痞。用于不思饮食，毒热，骨折，牙痛
凤仙花	浩木森 - 宝德格 - 其其格	内蒙古	凤仙花科植物凤仙花的干燥花	甘，凉	利尿，敛伤，燥“协日乌素”。用于水肿，膀胱热，关节肿痛，骨“协日乌素”病
诃子	阿如拉	内蒙古	使君子科植物诃子或绒毛诃子的干燥成熟果实	苦、酸、涩，平；归肺、大肠经	涩肠止泻，敛肺止咳，降火利咽。用于久泻久痢，便血脱肛，肺虚喘咳，久嗽不止，咽痛音哑
麻黄根		内蒙古阿鲁科尔沁旗	麻黄科植物草麻黄或中麻黄的干燥根和根茎	甘、涩，平；归心、肺经	固表止汗。用于自汗、盗汗
郁李仁		内蒙古固阳	蔷薇科植物欧李、郁李或长柄扁桃的干燥成熟种子	辛、苦、甘，平；归脾、大肠、小肠经	润肠通便，下气利水。用于津枯肠燥，食积气滞，腹胀便秘，水肿，脚气，小便不利
苦杏仁		内蒙古东部	蔷薇科植物山杏、西伯利亚杏、东北杏或杏的干燥成熟种子	苦，微温，有小毒；归肺、大肠经	降气止咳平喘，润肠通便。用于咳嗽气短，胸满痰多，肠燥便秘
肉苁蓉	查干 - 高腰	内蒙古乌拉特前旗	列当科植物肉苁蓉或管花肉苁蓉的干燥带鳞叶的肉质茎	甘、咸，温；归肾、大肠经	补肾阳，益精血，润肠通便。用于肾阳不足，精血亏虚，腰膝酸软，阳痿不孕，筋骨无力，肠燥便秘
冬葵果	萨日木格 -占巴	内蒙古	锦葵科植物冬葵的干燥成熟果实	甘、涩，凉	清热利尿，消肿。用于尿闭，水肿，口渴，尿路感染
益母草	都尔不勒吉 - 乌布斯	内蒙古	唇形科植物益母草的新鲜或干燥地上部分	苦、辛，微寒；归肝、心包、膀胱经	活血调经，利尿消肿，清热解毒。用于月经不调，痛经经闭，恶露不尽，水肿尿少，疮疡肿毒
禹余粮	森都拉	内蒙古	为氢氧化物类矿物褐铁矿，主含碱式氧化铁	甘、涩，微寒；归胃、大肠经	涩肠止泻，收敛止血。用于久泻久痢，大便出血，崩漏带下

续表

学名	蒙古名	产地	来源	性味归经	功效应用
升麻	扎佰	内蒙古	毛茛科植物大三叶升麻、兴安升麻或升麻的干燥根茎	辛、微甘，微寒；归肺、脾、胃、大肠经	发表透疹，清热解毒，升举阳气。用于风热头痛，齿痛，口疮，咽喉肿痛，麻疹不透，阳毒发斑，脱肛，子宫脱垂
藁本	哈日－巴拉其日嘎纳	内蒙古	伞形科植物藁本或辽藁本的干燥根茎和根	辛，温；归膀胱经	祛风，散寒，除湿，止痛。用于风寒感冒，颠顶疼痛，风湿痹痛
小茴香	照尔古达素	内蒙古托克托县	伞形科植物茴香的干燥成熟果实	辛，温；归肝、肾、脾、胃经	散寒止痛，理气和胃。用于寒疝腹痛，睾丸偏坠，痛经，少腹冷痛，脘腹胀痛，食少吐泻。盐小茴香暖肾散寒止痛，用于寒疝腹痛、睾丸偏坠、经寒腹痛
麦饭石		内蒙古哲里木盟平顶	中酸性火成岩类岩石石英二长斑岩	甘，温；归肝、肾、胃经	解毒散结，祛腐生肌，除寒祛湿，益肝健胃，活血化瘀，利尿化石，延年益寿。用于痈疽发背，痤疮，湿疹，脚气，牙痛，口腔溃烂，风湿痹证，腰背痛，慢性肝炎，胃炎，糖尿病，神经衰弱，外伤红肿，高血压，肿瘤，尿路结石。一般可作为保健药品
血竭	马特日音－齐苏	内蒙古	棕榈科植物麒麟竭果实渗出的树脂经加工制成	甘、咸，平；归心、肝经	活血定痛，化瘀止血，生肌敛疮。用于跌打损伤，心腹瘀痛，外伤出血，疮疡不敛
禹粮土	申都拉	内蒙古	为一种含铁黏土	甘，凉	清热凉血，祛瘀生新，消肿止痛。用于脉伤、脏伤，外治烧、烫伤
银朱	才（藏名）	内蒙古	以水银、硫黄为原料经加工而成的硫化物	辛，温，有毒	攻毒，杀虫。外用于疮毒，疥癣
杜仲	浩热图－宝茹	内蒙古	杜仲科植物杜仲的干燥树皮	甘，温；归肝、肾经	补肝肾，强筋骨，安胎。用于肝肾不足，腰膝酸软，筋骨无力，头晕目眩，妊娠漏血，胎动不安

二、常用鲜药部分

学名	习用名	来源	性味归经	功效应用
狭叶山胡椒	见肿消	樟科植物鸡婆子的枝、叶或根	辛，温	行气，祛风，消肿。治腹痛，风湿骨痛，痈肿，疥癣
鬼针草		菊科鬼针草属鬼针草	苦，平	蜘蛛、蛇咬，杵汁服，并敷。涂蝎虿伤

续表

学名	习用名	来源	性味归经	功效应用
龙葵		茄科龙葵亚属龙葵	苦、微甘，滑、寒	食之解劳少睡，去虚热肿。治风，妇人败血，补益男子元气；消热散血，压丹石毒
天胡荽	破铜钱	伞形科天胡荽属天胡荽		清热、利尿、消肿、解毒。治黄疸、赤白痢疾、目翳、喉肿、痈疽疔疮、跌打瘀伤
酢浆草	三叶酸、雀儿酸	酢浆草科酢浆草属	酸，寒	杀诸小虫。恶疮，捣敷之。食之解热渴。主小便诸淋，赤白带下。同地钱、地龙，治沙石淋。煎汤洗痔痛脱肛甚效。捣涂治汤火蛇蝎伤。治妇人血结，用一搦洗，细研，暖酒服之
车前草	车前草	车前科植物车前或平车前的全草	甘，寒；归肝、肾、肺、小肠经	清热利尿通淋，祛痰，凉血，解毒。用于热淋涩痛，水肿尿少，暑湿泄泻，痰热咳嗽，吐血衄血，痈肿疮毒
虎耳草	虎耳草	虎耳科植物虎耳草的全草	辛、苦、寒；归肺经	清热解毒，燥湿止痒。用于疮痈，肺痈、痔疮肿痛，肺热咳嗽，耳内肿痛流脓，湿疹，瘾疹，皮肤瘙痒
蒲公英	蒲公英	菊科植物蒲公英、碱地蒲公英或同属数种植物的全草	苦、甘，寒；归肝、胃经	清热解毒，消肿散结，利尿通淋。主治疔疮肿毒，乳痈，瘰疬，目赤，咽痛，肺痈，肠痈，湿热黄疸，热淋涩痛
苍耳子	苍耳子	菊科植物苍耳的成熟带总苞的果实	辛、苦，温，有毒；归肺经	散风寒、通鼻窍，祛风湿。用于风寒头痛，鼻塞流涕，鼻鼽，鼻渊，风疹瘙痒，湿痹拘挛
麻虫	苍耳子虫	寄生于菊科植物苍耳茎中的昆虫幼虫，状如小蚕		消炎止痛，破溃排脓，清热解毒。主治疔肿、疮毒、疳积
金银花	金银花	忍冬科植物忍冬的花蕾或带初开的花	甘，寒；归肺、心、胃经	清热解毒，疏散风热。用于痈肿疔疮，喉痹，丹毒，热毒血痢，风热感冒，温病发热
蜡梅花	蜡梅花	蜡梅科蜡梅属植物蜡梅、素心蜡梅、红心蜡梅、狗爪蜡梅的花蕾	微辛，凉	清热生津。用于心烦口渴，咽干咳嗽；外用治烫伤
昙花	昙花	仙人掌科植物昙花的花	甘，平；归肺、心经	清肺止咳，凉血止血，养心安神。用于肺结核咯血，崩漏和跌打损伤等
女贞花	女贞花	木犀科植物女贞的花		清肝明目
女贞子	女贞子	木犀科植物女贞的成熟果实	甘、苦，凉；归肝、肾经	滋补肝肾，明目乌发。用于肝肾阴虚，眩晕耳鸣，腰膝酸软，须发早白，目暗不明，内热消渴，骨蒸潮热

续表

学名	习用名	来源	性味归经	功效应用
木芙蓉叶	芙蓉叶	锦葵科植物木芙蓉的叶	辛，平；归肺、肝经	凉血，解毒，消肿，止痛。治痈疽焮肿，缠身蛇丹，烫伤，目赤肿痛，跌打损伤
菊花	菊花	菊科植物菊的头状花序	甘、苦，微寒；归肺、肝经	散风清热，平肝明目，清热解毒。用于风热感冒，头痛眩晕，目赤肿痛，眼目昏花，疮痈肿毒
野菊花	野菊花	菊科植物野菊的头状花序	苦、辛，微寒；归肝、心经	清热解毒，泻火平肝。用于疔疮痈肿，目赤肿痛，头痛眩晕
淡竹叶	竹叶	禾本科植物淡竹叶的茎叶	甘、淡，寒；归心、胃、小肠经	清热泻火，除烦止渴，利尿通淋。用于热病烦渴，小便短赤涩痛，口舌生疮
竹心	竹心	禾本科植物粉单竹或撑篙竹的卷而未开放的幼叶	苦，寒	清心除烦，消暑止渴。用于热病烦渴，咳逆吐衄，小便短赤，口糜舌疮
鲜竹沥	竹沥	禾本科植物粉绿竹、净竹及同属数种植物的鲜秆经加热后沥出的液体，煮沸后，加适量防腐剂制得		清热化痰。用于肺热咳嗽痰多，气喘胸闷，中风舌强，痰涎壅盛，小儿痰热惊风
竹茹	竹茹	禾本科植物青秆竹、大头典竹或淡竹的茎秆的中间层	甘，微寒；归肺、胃、心、胆经	清热化痰，除烦，止呕。用于痰热咳嗽，胆火夹痰，惊悸不宁，心烦失眠，中风痰迷，舌强不语，胃热呕吐，妊娠恶阻，胎动不安
桑叶	桑叶	桑科植物桑的叶	甘、苦，寒；归肺、肝经	疏散风热，清肺润燥，清肝明目。用于风热感冒，肺热燥咳，头晕头痛，目赤昏花
桑枝	桑枝	桑科植物桑的嫩枝	微苦，平；归肝经	祛风湿，利关节。用于风湿痹痛，肩臂、关节酸痛麻木
桑寄生	桑寄生	桑寄生科植物桑寄生的带叶茎枝	苦、甘，平；归肝、肾经	祛风湿，补肝肾，强筋骨，安胎元。用于风湿痹痛，腰膝酸软，筋骨无力，崩漏经多，妊娠漏血，胎动不安，头晕目眩
虫白蜡	白蜡虫	蜡蚧科昆虫白蜡蚧的雄虫群栖于木犀科植物白蜡树、女贞或女贞属他种植物枝干上分泌的蜡，经精制而成		作为赋形剂，制丸、片的润滑剂
广藿香		唇形科植物广藿香的地上根	辛，微温；归脾、胃、肺经	芳香化浊，和中止呕，发表解暑。用于湿浊中阻，脘痞呕吐，暑湿表证，湿温初起发热倦怠，胸闷不舒，寒湿闭暑，腹痛吐泻，鼻渊头痛

续表

学名	习用名	来源	性味归经	功效应用
薄荷		唇形科植物薄荷的全草	辛，凉；归肺、肝经	疏散风热，清利头目，利咽，透疹，疏肝行气。用于风热感冒，风温初起，头痛，目赤，喉痹，口疮，风疹，麻痹，胸胁胀痛
紫草		紫草科植物新疆紫草或内蒙古紫草的根	甘、咸，寒；归心、肝经	清热凉血，活血解毒，透疹消斑。用于血热毒盛，斑疹紫黑，麻疹不透，疮疡，湿疹，水火烫伤
石斛		兰科植物金钗石斛、鼓槌石斛或流苏石斛的新鲜茎	甘，微寒；归胃、肾经	益胃生津，滋阴凉热。用于热病津伤，口干烦躁，胃阴不足，食少干呕，病后虚热不退，阴虚火旺，骨蒸劳热，目暗不明，筋骨痿软
白茅根		禾本科植物白茅的根茎	甘，寒；归肺、胃、膀胱经	凉血止血，清热利尿。用于血热吐血，尿血，热病除烦，湿热黄疸，水肿尿少，热淋涩痛
茜草		茜草科植物茜草的根和根茎	苦，寒；归肝经	凉血祛瘀，止血通经。用于吐血，衄血，崩漏，外伤出血，瘀阻经闭，关节痹痛，跌仆肿痛
鱼腥草		三百草科植物蕺菜的新鲜全草或地上部分	辛，微寒；归肺经	清热解毒，消肿排脓，利尿通淋，用于肺痈吐脓，痰热喘咳，热痢，热淋，痈肿疮毒
紫花地丁		堇菜科植物紫花地丁的全草	苦、辛，寒；归心、肝经	清热解毒，凉血消肿。用于疔疮肿毒，痈疽发背，丹毒，毒蛇咬伤
马齿苋		马齿苋科植物马齿苋的地上部分	酸，寒；归肝、大肠经	清热解毒，凉血止痛，止痢。用于热毒血痢，痈肿疔疮，湿疮，丹毒，蛇虫咬伤，便血，痔血，崩漏下血
舒筋草	千金藤、灯笼草、青筋藤	石松科植物藤石松的全草	微甜，温；归肝、肾经	祛风除湿，舒筋活血，明目，解毒。用于风湿痹痛，腰肌劳损，跌打损伤，月经不调，盗汗，结膜炎，夜盲症，水火烫伤，疮疡肿毒
伸筋草		石松科植物石松的全草	微苦、辛，温；归脾、肝、肾经	祛风除湿，舒筋活络。用于关节酸痛，屈伸不利
筋骨草		唇形科植物筋骨草的全草	苦，寒；归肺经	清热解毒，凉血消肿。用于咽喉肿痛，肺热咯血，跌打肿痛
石菖蒲	菖蒲叶、山菖蒲、水剑草	天南星科植物石菖蒲的根茎	辛、苦，温；归心、胃经	化湿开胃，开窍豁痰，醒神益智。用于脘痞不饥，噤口下痢，神昏癫痫，健忘耳聋

续表

学名	习用名	来源	性味归经	功效应用
艾叶		菊科植物艾的叶片	辛、苦，温，有小毒；归脾、肝、肾经	温经止血，散寒止痛。外用祛风止痒。用于吐血，衄血，崩漏，月经过多，胎漏下血，少腹冷痛，经寒不调，宫冷不孕；外治皮肤瘙痒。醋艾炭温经止血，用于虚寒性出血
板蓝根		十字花科植物菘蓝的根	苦，寒；归心、胃经	清热解毒，凉血利咽。用于瘟疫时毒，发热咽痛，温毒发斑，烂喉丹痧，丹毒，痈肿
连钱草	透骨消、活血丹	唇形科多年生草本植物活血丹的地上部分	辛、微苦，微寒；归肝、肾、膀胱经	利湿通淋，清热解毒，散瘀消肿
泽兰	青泽兰	唇形科植物毛叶地瓜儿苗的地上部分	苦、辛，微温；归肝、脾经	活血调经，祛瘀消痈，利水消肿。用于月经不调，经闭，痛经，产后瘀血腹痛，疮痈肿毒，水肿腹水
红牛膝	柳叶牛膝	苋科柳叶牛膝	苦、辛，微寒	活血散瘀，祛湿利尿，清热解毒。用于淋病、尿血、妇女经闭、癥瘕、风湿关节痛、脚气、水肿、痢疾、疟疾、白喉、痈肿、跌打损伤
紫苏叶	紫苏	唇形科紫苏的叶(或带嫩枝)	辛，温；归脾、肺经	解表散寒，行气和胃。用于风寒感冒，咳嗽呕恶，妊娠呕吐，鱼蟹中毒

三、常用干药（饮片）部分

安神定志开窍类				
学名	习用名	来源	性味归经	功效应用
朱砂		硫化物类矿物辰砂	甘、微寒，有毒；归心经	清心镇惊，安神，明目，解毒。用于心悸易惊，失眠多梦，癫痫发狂，小儿惊风，视物昏花，口疮，喉痹，疮疡肿痛
柏子仁		柏科植物侧柏的干燥成熟果仁	甘，平；归心、肾、大肠经	养心安神，润肠通便，止汗。用于阴血不止，虚烦失眠，心悸怔忡，肠燥便秘，阴虚盗汗
酸枣仁		鼠李科植物酸枣的干燥成熟种子	甘、酸，平；归肝、胆、心经	用于虚烦不眠，惊悸怔忡，烦渴，虚汗
远志	葽绕、蕀蒬、棘菀、细草	远志科植物细叶远志的根	苦、辛，温；归心、肾、肺经	安神益智，祛痰解郁。用于惊悸，健忘，梦遗，失眠，咳嗽多痰，痈疽疮肿
石菖蒲	菖蒲叶、山菖蒲、水剑草	天南星科植物石菖蒲的干燥根茎	辛、苦，温；归心、胃经	化湿开胃，开窍豁痰，醒神益智。用于脘痞不饥，噤口下痢，神昏癫痫，健忘耳聋

续表

解表散邪类				
学名	习用名	来源	性味归经	功效应用
麻黄	色道麻、结力根	麻黄科植物草麻黄、中麻黄或木贼麻黄的干燥草质茎	辛、微苦，温；归肺、膀胱经	发汗散寒，宣肺平喘，利水消肿。用于风寒感冒，胸闷咳喘，风水浮肿，支气管哮喘。蜜麻黄润肺止咳，多用于表证已解，气喘咳嗽
桂枝		樟科植物肉桂的干燥嫩枝	辛、甘，温；归心、肺、膀胱经	发汗解肌，温通经脉，助阳化气，平冲降气。用于风寒感冒，脘腹冷痛，血寒经闭，关节痹痛，痰饮，水肿，心悸
羌活	蚕羌、竹节羌、大头羌	伞形科植物羌活或宽叶羌活的干燥根茎及根	辛、苦，温；归膀胱、肾经	散寒，祛风，除湿，止痛。用于风寒感冒头痛，风湿痹痛，肩背酸痛
防风		伞形科植物防风的干燥根	辛、甘，温；归膀胱、肝、脾经	解表祛风，胜湿，止痉。用于感冒头痛，风湿痹痛，风疹瘙痒，破伤风
白芷		伞形科植物白芷或杭白芷的干燥根	辛，温。归胃、大肠、肺经	解表散寒，祛风止痛，宣通鼻窍，燥湿止带，消肿排脓
细辛	少辛、独叶草、金盆草	马兜铃科植物北细辛、汉城细辛或华细辛的干燥根和根茎	辛，温；归心、肺、肾经	解表散寒，祛风止痛，通窍，温肺化饮。用于风寒感冒，头痛，牙痛，鼻塞流涕，鼻渊，风湿痹痛，痰饮喘咳
柴胡	津柴胡、香柴胡	伞形科多年生草本植物柴胡、狭叶柴胡或同属数种植物的干燥根	辛、苦，微寒；入肝、胆经	疏散退热，疏肝解郁，升举阳气。用于感冒发热，寒热往来，胸胁胀痛，月经不调，子宫脱垂，脱肛
葛根	野葛	豆科植物野葛的干燥根	甘、辛，凉；归脾、胃、肺经	生津止咳，解肌退热，透疹，升阳止泻，通经活络，解酒毒。用于外感发热，头痛，项背强痛，口渴消渴，麻疹不透，热痢，泄泻，眩晕头痛，中风偏瘫，胸痹痛，酒毒伤中
广藿香		唇形科植物广藿香的干燥地上部分	辛，微温；归脾、胃、肺经	芳香化浊，和中止呕，发表解暑。用于湿浊中阻，脘痞呕吐，暑湿表证，湿温初起发热倦怠，胸闷不舒，寒湿闭暑，腹痛吐泻，鼻渊头痛
薄荷		唇形科植物薄荷的干燥根	辛，凉；归肺、肝经	疏散风热，清利头目，利咽，透疹，疏肝行气。用于风热感冒，风温初起，头痛，目赤，喉痹，口疮，风疹，麻痹，胸胁胀痛
佩兰		菊科植物佩兰的干燥地上部分	辛、平；归脾、胃、肺经	芳香化湿，醒脾开胃，发表解暑。用于湿浊中阻，脘痞呕恶，口中甜腻，口臭，多涎，暑湿表证，湿温初起，发热倦怠，胸闷不舒

续表

理气类				
学名	习用名	来源	性味归经	功效应用
厚朴		木兰科植物厚朴或凹叶厚朴的干皮、根皮及枝皮	苦、辛，温；归脾、胃、肺、大肠经	燥湿消痰，下气除满。用于湿滞伤中，脘痞吐泻，食积气滞，腹胀便秘，痰饮喘咳
枳壳		芸香科植物酸橙及其栽培变种未成熟的果实	苦、酸、微辛，微寒；归脾、胃经	理气宽中，行滞消胀。用于胸胁气滞，胀满疼痛，食积不化，痰饮内停，脏器下垂
青皮	四花青皮、个青皮、青皮子、青橘皮、青柑皮	芸香科植物橘及其栽培变种的干燥幼果或未成熟果实的果皮	苦、辛，微温；归肝、胆、胃经	疏肝破气，消积化滞。用于胸胁胀痛，疝气，乳核，乳痈，食积腹痛
陈皮	橘皮、贵老、红皮、广陈皮	芸香科植物橘及其栽培变种的干燥成熟果皮	苦、辛，温；归脾、肺经	理气健脾，燥湿化痰。用于脘腹胀痛，食少吐泻，咳嗽痰多
木香		菊科植物木香的干燥根	苦、辛，温；归脾、胃、肺、三焦、大肠经	行气止痛，健脾消食。用于胸胁、脘腹胀痛，泻痢后重，食积不消，不思饮食。煨木香实肠止泻，用于泄泻腹痛
香附	香附子、莎草根	莎草科多年草本植物莎草的干燥根茎	辛、微苦、微甘，平；归脾、肝、三焦经	疏肝解郁，理气宽中，调经止痛。用于肝郁气滞，胸胁胀痛，疝气疼痛，乳房胀痛，脾胃气滞，脘腹痞闷，胀满疼痛，月经不调，闭经痛经
大腹皮	大腹毛	棕榈科植物槟榔的干燥果皮	辛，微温；入脾、胃、大肠、小肠经	行气宽中，行气消肿。用于湿阻气滞，脘腹胀闷，大便不爽，水肿胀满，脚气浮肿，小便不利
佛手	九爪木、五指橘、佛手柑	芸香科植物佛手的干燥果实	苦、辛、酸，温；归脾、胃、肺、肝经	疏肝理气，和胃止痛，燥湿化痰。用于肝胃气滞，胸胁胀痛，胃脘痞满，食少呕吐，咳嗽痰多
法罗海		伞形科植物阿坝当归的根	苦、微寒，温；归脾、胃经	理气止痛，止咳平喘。用于胸胁脘腹疼痛，头痛，咳喘
郁金	温郁金	姜科植物温郁金、姜黄、广西莪术或蓬莪术的干燥块根	辛、苦，寒；归心、肝、胆经	活血止痛，行气解郁，清心凉血，利胆退黄。用于胸胁刺痛，胸痹心痛，经闭痛经，乳房胀痛，热病神昏，癫痫发狂，血热吐衄，黄疸尿赤

平肝息风解痉类				
学名	习用名	来源	性味归经	功效应用
天麻		兰科植物天麻的干燥块茎	甘，平；归肝经	息风止痉，平抑肝阳，祛风通络。用于小儿惊风，癫痫抽搐，破伤风，头痛眩晕，手足不遂，肢体麻木，风湿痹痛

续表

平肝息风解痉类				
地龙	广地龙 沪地龙	钜蚓科动物参环毛蚓、通俗环毛蚓、威廉环毛蚓或栉盲环毛蚓的干燥体	咸，寒；归肝、脾、膀胱经	清热定惊，通络，平喘，利尿。用于高热神昏，惊痫抽搐，关节痹痛，肢体麻痛，半身不遂，肺热喘咳，水肿尿少
钩藤		茜草科植物钩藤、大叶钩藤、毛钩藤、华钩藤或无柄果钩藤的干燥带钩茎枝	甘，凉；归肝、心包经	息风定惊，清热平肝。用于肝风内动，惊痫抽搐，高热惊厥，感冒夹惊，小儿惊啼，妊娠子痫，头痛眩晕
僵蚕		蚕蛾科昆虫家蚕4～5龄的幼虫感染白僵菌而致死的干燥体	辛、咸，平；归肝、肺、胃经	息风止痉，祛风止痛，化痰散结。用于肝风夹痰，惊痫抽搐，小儿急惊，破伤风，中风口㖞，风热头痛，目赤咽痛，风疹瘙痒，发颐痄腮
全蝎		钳蝎科动物东亚钳蝎的干燥体	辛，平，有毒；归肝经	息风止痉，通络止痛，攻毒散结。用于肝风内动，痉挛抽搐，小儿惊风，中风口㖞，半身不遂，破伤风，风湿顽痹，偏正头痛，疮疡，瘰疬
白芍		毛茛科植物芍药的根	苦、酸，微寒；归肝、脾经	柔肝止痛，平抑肝阳，养血调经，敛阴止汗。用于头痛眩晕、胁痛、腹痛、四肢挛痛、血虚萎黄、月经不调、自汗、盗汗
追瘀消肿类				
学名	习用名	来源	性味归经	功效应用
苏木	苏方木、赤木	豆科植物苏木的干燥心材	甘、咸，平；归心、肝、脾经	活血祛瘀，消肿止痛。用于跌打损伤，骨折筋伤，瘀滞肿痛，闭经痛经，产后瘀阻，胸腹刺痛，痈疽肿痛
红花	草红、刺红花	菊科植物红花的管状花	辛，温；归心、肝经	活血通经、散瘀止痛。用于经闭、痛经、恶露不行，癥瘕痞块，胸痹腹痛，胸胁刺痛，跌仆损伤，疮疡肿痛
桃仁		蔷薇科植物桃或山桃的干燥成熟果实	苦、甘，平；归心、肝、大肠经	活血祛瘀，润肠通便，止咳平喘。用于经闭痛经，癥瘕痞块，肺痈肠痈，跌仆损伤，肠燥便秘，咳嗽气喘
三棱	红蒲根、光三棱	黑三棱科植物黑三棱的干燥块茎	辛、苦，平；归肝、脾经	破血行气，消积止痛。用于癥瘕痞块，瘀滞经闭，胸痹心痛，食积胀痛
莪术	温莪术	姜科植物蓬莪术、广西莪术或温郁金的干燥根茎	辛、苦，温；归脾、肝经	行气破血，消积止痛。用于癥瘕痞块，瘀血经闭，胸痹心痛，食积胀痛
延胡索	元胡	罂粟科植物延胡索的干燥块茎	辛、苦，温；归脾、肝经	活血，行气，止痛。用于胸胁脘腹胀痛，胸痹心痛，经闭痛经，产后瘀阻，跌仆肿痛

续表

追瘀消肿类				
三七	支根习称“筋条”，根茎习称“剪口”	五加科植物三七的干燥根和根茎	甘、微苦，温；归肝、胃经	散瘀止血，消肿定痛。用于咯血吐血衄血，便血，外伤出血，胸腹刺痛，跌仆肿痛
川芎		伞形科植物川芎的干燥根茎	辛，温；归心包、肝、胆经	活血行气，祛风止痛。用于胸痹心痛，胸胁刺痛，跌仆肿痛，月经不调，经闭痛经，癥瘕腹痛，头痛，风湿痹痛
王不留行		石竹科植物麦蓝菜的干燥成熟种子	苦，平；归肝、胆经	活血行气，下乳消肿，利尿通淋。用于经闭，痛经，乳汁不下，乳痈肿痛，淋证涩痛
刘寄奴	红陈艾	菊科蒿属植物蒌蒿的地上部分	苦、辛，温；归心、肝经	破血行瘀，下气通络，止血。用于产后瘀血停积，小腹胀痛，跌仆损伤，瘀血肿痛，因伤而致的大小便下血，吐血，崩漏等症状

血竭（见“常用蒙药部分”）

活血利水消肿类				
学名	习用名	来源	性味归经	功效应用
紫荆皮	肉红、内消	豆科植物紫荆的树皮	苦，平；归肝、脾经	活血，通淋，解毒。用于月经不调，瘀滞腹痛，风湿痹痛，小便淋痛，喉痹，痈肿，疥癣，跌打损伤，蛇虫咬伤
鸡血藤		豆科植物密花豆的干燥藤茎	苦、甘，温；归肝、肾经	活血补血，调经止痛，舒经活络。用于月经不调，痛经，闭经，风湿痹痛，麻木瘫痪，血虚萎黄
天花粉		葫芦科植物栝楼或双边栝楼的干燥根	甘、微苦、微寒；归肺、胃经	清热泻火，生津止渴，消肿排脓。用于热病烦渴，肺热燥咳，内热消渴，疮疡肿毒
川牛膝		苋科植物川牛膝的干燥根	甘、微苦，平；归肝、肾经	逐瘀通经，通利关节，利尿通淋。用于经闭癥瘕，胞衣不下，跌仆损伤，风湿痹痛，足痿筋挛，尿血血淋等证
茯苓	茯苓块、茯苓片	多孔菌科真菌茯苓的干燥菌核	甘、淡，平；归心、肺、脾、肾经	利水渗湿，健脾，宁心。用于水肿尿少，痰饮眩悸，脾虚食少，便溏泄泻，心神不宁，惊悸失眠
泽泻		泽泻科植物泽泻的干燥块茎	甘、淡，寒；归肾、膀胱经	利水渗湿，泄热，化浊降脂。用于小便不利，水肿胀满，泄泻尿少，痰饮眩晕，热淋涩痛，高脂血症
乳香		橄榄科植物乳香树及同属植物树皮渗出的树脂	辛、苦，寒；归心、肝、脾经	活血定痛，消肿生肌。用于胸痹心痛，胃脘疼痛，痛经经闭，产后瘀阻，癥瘕腹痛，风湿痹痛，筋脉拘挛，跌打损伤，痈肿疮疡

续表

学名	习用名	来源	性味归经	功效应用
活血利水消肿类				
没药	末药、明没药	橄榄科没药属植物没药树及同属他种植物的树干皮部渗出的油胶树脂	辛、苦，平；归心、肝、脾经	散瘀止痛，外用消肿生肌。用于胸痹心痛，胃脘疼痛，痛经经闭，产后瘀阻，癥瘕腹痛，风湿痹痛，跌打损伤，痈肿疮疡
白术	於术、冬术、烘术、山蓟、山姜、山连	菊科植物白术的干燥根茎	甘、苦，温；归脾、胃经	健脾益气，燥湿利水，止汗，安胎。用于脾气虚证之食少、便溏或泄泻、痰饮、水肿、带下诸症，气虚自汗，脾虚胎动不安
泽兰		唇形科植物毛叶地瓜儿苗的干燥地上部分	苦、辛，微温；归肝、脾经	活血祛瘀，利水消肿。用于血瘀经闭，通经，癥瘕，产后瘀滞腹痛，身面浮肿，跌仆损伤，金疮，疮痈肿毒，水肿，腹水
木通	山通草、通草	木通科植物白木通或三叶木通、木通（五叶木通）的干燥藤茎	苦、微甘，凉，有毒；归肝、脾、胃经	散结消肿，攻毒疗疮。用于疮疡肿毒，乳痈，瘰疬，痔瘘，干癣，秃疮
猪苓		多孔菌科真菌猪苓的干燥菌核	甘、淡，平；归肾、膀胱经	利水渗湿。用于小便不利水肿、泄泻，淋浊，带下
凉血消炎类				
学名	习用名	来源	性味归经	功效应用
丹参	赤参、紫丹参	唇形科植物丹参的干燥根和根茎	苦、微寒；归心、肝经	活血祛瘀，通经止痛，清心除烦，凉血消痈。用于胸痹心痛，脘腹胁痛，癥瘕积聚，热痹疼痛，心烦不眠，月经不调，痛经经闭，疮疡肿痛
赤芍	木芍药、草芍药、红芍药、毛果赤芍	毛茛科植物赤芍或川赤芍的干燥根	苦，微寒；归肝经	清热凉血，散瘀止痛。用于温毒发斑，吐血衄血，目赤肿痛，肝郁胁痛，经闭痛经，癥瘕腹痛，跌仆损伤，痈肿疮疡
牡丹皮	牡丹根皮、丹皮、丹根	毛茛科植物牡丹的干燥根皮	苦、辛，微寒；归心、肝、肾经	清热凉血，活血散瘀。用于温热病热入血分，发斑、吐衄；热病后期热伏阴分发热；阴虚骨蒸潮热；血滞经闭，痛经；痈肿疮毒
生地黄	生地、地髓、原生地、干生地、芐、芑、牛奶子、婆婆奶	玄参科植物地黄的新鲜或干燥块根	甘，寒；归心、肝、肾经	清热凉血，养阴生津。用于温热病热入营血，吐血衄血，斑疹紫黑，津伤口渴，内热消渴，热病舌绛烦渴，阴虚内热，骨蒸劳热
蒲黄	蒲厘花粉、蒲花、蒲棒花粉、蒲草黄、毛蜡	香蒲科植物水烛香蒲、东方香蒲或同属植物的干燥花粉	甘，平；归肝、心包经	止血，化瘀，通淋。用于吐血，咯血，衄血，便血，崩漏，外伤出血，心腹疼痛，经闭腹痛，产后瘀痛，痛经，跌仆肿痛，血淋涩痛

续表

凉血消炎类				
茜草		茜草科植物茜草的干燥根和根茎	苦，寒；归肝经	凉血，祛瘀，止血，通经。用于吐血，衄血，崩漏，外伤出血，瘀阻经闭，关节痹痛，跌仆肿痛
栀子	山栀子、红栀子、黄栀子	茜草科常绿灌木栀子树的干燥成熟果实	苦、寒；归心、肺、三焦经	泻火除烦，清热利尿，凉血解毒，消肿止痛。焦栀子：凉血止血。用于热病心烦，肝火目赤，头痛，湿热黄疸，淋证，血痢尿血，口舌生疮，疮疡肿毒，扭伤肿痛
土茯苓	刺猪苓、过山龙	百合科植物光叶菝葜的干燥根茎	甘淡，平；归肝、胃经	解毒，除湿，利关节。用于梅毒，淋浊，筋骨挛痛，脚气，疔疮，痈肿，瘰疬，梅毒及汞中毒所致的肢体拘挛、筋骨疼痛
黄连	味连、雅连、云连	毛茛科植物黄连、三角叶黄连或云连的干燥根茎	苦，寒；归心、脾、胃、肝、胆、大肠经	清热燥湿，泻火解毒。用于湿热痞满，呕吐吞酸，泻痢，黄疸，高热神昏，心火亢盛，心烦不寐，心悸不宁，血热吐衄，目赤，牙痛，消渴，痈肿疔疮。外治湿疹，耳道流脓。酒黄连善清上焦热，用于目赤、口疮。姜黄连清胃和胃止吐，用于寒热互结、湿热中阻、痞满呕吐。萸黄连疏肝和胃止呕，用于肝胃不和、呕吐吞酸
黄柏	川黄柏	芸香科植物黄皮树的干燥树皮	苦，寒；归肾、膀胱经	清热燥湿，泻火除蒸，解毒疗疮。用于湿热泻痢，黄疸尿赤，带下阴痒，脚气痿躄，骨蒸劳热，盗汗，遗精，疮疡肿痛，湿疹湿疮。盐黄柏滋阴降火，用于阴虚火旺、盗汗骨蒸
地骨皮		茄科植物枸杞或宁夏枸杞的干燥树皮	甘，寒；归肺、肝、肾经	凉血除蒸，清肺降火。用于阴虚潮热，骨蒸盗汗，肺热咳嗽，咯血，衄血，内热消渴
芙蓉叶	拒霜叶、芙蓉花叶	锦葵科植物木芙蓉的叶	辛、苦，凉；归肺、肝经	清肺凉血，解毒消肿。用于肺热咳嗽，目赤肿痛，痈疽肿毒，恶疮，缠身蛇丹，脓疱疮，肾盂肾炎，水火烫伤，毒蛇咬伤，跌打损伤
紫草		紫草科植物新疆紫草或内蒙紫草的干燥根	甘、寒，咸；归心、肝经	清热凉血，活血解毒，透疹消斑。用于血热毒盛，斑疹紫黑，麻疹不透，疮疡，湿疹，水火烫伤

续表

泻下类				
学名	习用名	来源	性味归经	功效应用
大黄	黄良、火参、肤如	蓼科植物掌叶大黄、唐古特大黄或药用大黄的干燥根和根茎	苦，寒；归脾、胃、大肠、肝、心包经	泻热通肠，凉血解毒，逐瘀通经。用于实热便秘，积滞腹痛，泻痢不爽，湿热黄疸，血热吐衄，目赤，咽肿，肠痈腹痛，痈肿疔疮，瘀血经闭，跌打损伤；外治水火烫伤。酒大黄善清上焦血分热毒，用于目赤咽肿、齿龈肿痛。熟大黄泻下力缓，泻火解毒，用于火毒疮疡。大黄炭凉血化瘀止血，用于血热有瘀出血症
番泻叶		豆科植物狭叶番泻或尖叶番泻的干燥小叶	甘、苦，寒；归大肠经	泄热行滞，通便，利水。用于热结积滞，便秘腹痛，水肿胀满
火麻仁		桑科植物大麻的干燥成熟果实	甘，平；归脾、胃、大肠经	润肠通便。用于血虚津亏，肠燥便秘

郁李仁（见“常用蒙药部分”）

续筋接骨类				
学名	习用名	来源	性味归经	功效应用
狗脊	金毛狗脊、猴毛头、金狗脊	蚌壳蕨科植物金毛狗脊的干燥根茎	苦、甘，温；归肝、肾经	补肝肾，强腰脊，祛风湿。用于腰膝酸软，下肢无力，风湿痹痛
骨碎补	崖姜、岩连姜、爬岩姜、肉碎补、石碎补、飞天鼠	水龙骨科蕨类植物槲蕨的干燥根茎	苦，温；归肝、肾经	活血续筋，补肾壮骨；外用消风祛斑。用于肾虚腰痛，耳鸣耳聋，牙齿松动，跌仆闪挫，筋骨折伤；外治斑秃，白癜风
五加皮	五加、五佳、白刺、木骨、追风使	五加科植物细柱五加的干燥根皮	辛、苦，温；归肝、肾经	祛风除湿，补益肝肾，强筋壮骨，利水消肿。用于风湿痹痛，筋骨痿软，小儿行迟，体虚乏力，水肿，脚气
续断		川续断科植物川续断的干燥根	苦、辛，微温；归肝、肾经	补肝肾，强筋骨，续折伤，止漏崩。用于肝肾不足，腰膝酸软，风湿痹痛，跌打损伤，筋伤骨折，崩漏，胎漏。酒续断多用于风湿痹痛，跌仆损伤，筋伤骨折。盐断续多用于腰膝酸软
自然铜		硫化物类矿物黄铁矿族黄铁矿，主含二硫化铁	辛，平；归肝经	散瘀止痛，续筋接骨。用于跌打损伤，筋骨折伤，瘀肿疼痛

续表

续筋接骨类				
脆蛇		蛇蜥科动物脆蛇蜥或细脆蛇蜥的干燥全体	辛、咸，平，有小毒；归肾、肝、脾经	活血散瘀，解毒止痛，接骨生肌，祛风除湿。用于跌仆损伤，骨折，风湿痛，大麻风，久痢，痈疮肿痛，风湿痛及小儿疳积等
除风寒湿痹类				
学名	习用名	来源	性味归经	功效应用
羌活	蚕羌、竹节羌	伞形科植物羌活或宽叶羌活的干燥根茎和根	辛、苦，温；归膀胱、肾经	解表散寒，祛风除湿，止痛。用于风寒感冒，头痛项强，风湿痹痛，肩背酸痛
独活		伞形科植物重齿毛当归的干燥根	辛、苦，微温；归肾、膀胱经	祛风除湿，通痹止痛。用于风寒湿痛，腰膝疼痛，少阴伏风头痛，风寒夹湿头痛
川芎		伞形科植物川芎的干燥根茎	辛，温；归肝、胆、心包经	活血化瘀，祛风止痛。用于胸痹心痛，胸胁刺痛，跌仆肿痛，月经不调，经闭痛经，癥瘕腹痛，头痛，风湿痹痛
草乌		毛茛科植物北乌头的干燥根茎	辛、苦，热，有大毒；归心、肝、肾、脾经	祛风除湿，温经止痛。用于风寒湿痹，关节疼痛，心腹冷痛，寒疝作痛及麻醉止痛
天南星		天南星科植物天南星、异叶天南星或东北天南星的干燥块茎	苦、辛，温，有毒；归肺、肝、脾经	散结消肿。外用治痈肿，蛇虫咬伤
半夏		天南星科植物半夏的干燥块茎	辛，温，有毒；归脾、胃、肺经	燥湿化痰，降逆止呕，消痞散结。用于咳嗽痰多，痰饮眩悸，风痰眩晕，痰厥头痛，呕吐反胃，胸闷痞闷，梅核气；外治痈肿痰核
附子	泥附子	毛茛科植物乌头的子根的加工品	辛、甘，大热，有毒；归心、肾、脾经	回阳救逆，补火助阳，散寒止痛。用于亡阳虚脱，肢冷脉微，心阳不足，胸痹心痛，虚寒吐泻，脘腹冷痛，肾阳虚衰，阳痿宫冷，阴寒水肿，阳虚外感，寒湿痹痛
苍术		菊科植物茅苍术或北苍术的干燥根茎	辛、苦，温；归脾、胃、肝经	燥湿健脾，祛风散寒，明目。用于湿阻中焦，脘腹胀满，泄泻，水肿，脚气痿躄，风湿痹痛，风寒感冒，夜盲，眼目昏涩
松节		松科植物油松、马尾松或云南松的枝干的结节	苦，温；归肝、肾经	祛风燥湿，舒筋，通络。用于历节风痛，转筋挛急，脚气痿软，鹤膝风，跌损瘀血

续表

除风寒湿痹类				
木香		菊科植物川木香或灰毛川木香的干燥根	辛、苦，温；归脾、胃、大肠、胆经	行气止痛。用于胸胁、脘腹胀痛，肠鸣腹泻，里急后重
肉桂		樟科植物肉桂的干燥树皮	辛、甘，热；归肾、心、脾、肝经	补火助阳，引火归元，散寒止痛，活血通经。用于阳痿宫冷，腰膝冷痛，肾虚作喘，虚阳上浮，眩晕目赤，心腹冷痛，虚寒吐泻，寒疝腹痛，痛经经闭
老鹳草		老鹳草的干燥带果地上部分	辛、苦，平；归肝、肾、脾经	祛风湿，通经络，止泻痢。用于风湿痹痛，麻木拘挛，筋骨酸痛，泄泻痢疾
千年健		天南星科植物千年健的干燥根茎	苦、辛，温；归肝、脾经	祛风湿，强筋骨。用于风寒湿痹，腰膝冷痛，拘挛麻木，筋骨痿软
威灵仙		毛茛科植物威灵仙、棉团铁线莲或东北铁线莲的干燥根和根茎	辛、咸，温；归膀胱经	祛风湿，通经络。用于风湿痹痛，肢体麻木，筋骨拘挛，屈伸不利
防己	木防己	防己科植物粉防己的干燥根	苦，寒；归膀胱、肺经	祛风止痛，利水消肿。用于风湿痹痛，水肿，小便不利，脚气，湿疹疮毒
蕲蛇		蝰科动物五步蛇的干燥体	甘、咸，温，有毒；归肝经	祛风，通络，止痉。用于风湿顽痹，麻木拘挛，中风口眼㖞斜，半身不遂，抽搐痉挛，破伤风，麻风疥癣
金钱白花蛇	白花蛇	眼镜蛇科动物银环蛇的幼蛇干燥体	甘、咸，温，有毒；归肝经	祛风，通络，止痉。用于风湿顽痹，麻木拘挛，中风口眼㖞斜，半身不遂，抽搐痉挛，破伤风，麻风疥癣
乌梢蛇	乌蛇、乌风蛇	游蛇科动物乌梢蛇的干燥体	甘，平；归肝经	祛风，通络，止痉。用于风湿顽痹，麻木拘挛，中风口眼㖞斜，半身不遂，抽搐痉挛，破伤风，麻风疥癣
海桐皮	钉桐皮、刺桐皮	豆科植物刺桐的树皮	苦、辛，平；归肝、肾经	祛风除湿，利尿消肿，活血止痛。用于肝炎，淋巴结肿大，肾炎水肿，糖尿病，白带，胃痛，风湿关节痛，腰腿痛，跌打损伤
秦艽	大叶龙胆、大叶秦艽、西秦艽	龙胆科植物秦艽、麻花秦艽、粗茎秦艽或小秦艽的干燥根	辛、苦，平；归胃、肝、胆经	祛风湿，清湿热，止痹痛，退虚热。用于风湿痹痛，中风半身不遂，筋脉拘挛，骨节酸痛，湿热黄疸，骨蒸潮热，小儿疳积发热
萆薢		薯蓣科植物绵萆薢和薯蓣科植物粉背薯蓣的干燥根茎	苦，平；归肾、胃经	利湿祛浊，祛风除痹。用于膏淋，白浊，白带过多，风湿痹痛，关节不利，腰膝疼痛
小茴香（见常用蒙药部分）；舒筋草、伸筋草（见常用鲜药部分）				

续表

补益类				
学名	习用名	来源	性味归经	功效应用
当归	干归、秦哪、西当归、岷当归、金当归	伞形科植物当归的干燥根	甘、辛、苦，温；归肝、心、脾经	补血活血，调经止痛，润肠通便。用于血虚萎黄，眩晕心悸，月经不调，经闭，痛经，虚寒腹痛，风湿痹痛，痈疽疮疡，跌仆损伤，肠燥便秘。酒当归活血通经，用于痛经闭经、风湿痹痛、跌仆损伤
黄芪	北芪或北蓍	豆科植物蒙古黄芪或膜荚黄芪的干燥根	甘，微温；归肺、脾经	补气升阳，固表止汗，利水消肿，生津养血，行滞通痹，托毒排脓，敛疮生肌。用于气虚乏力，食少便溏，中气下陷，久泻脱肛，便血崩漏，表虚自汗，气虚水肿，内热消渴，血虚萎黄，半身不遂，痹痛麻木，痈疽难溃，久溃不敛
熟地黄	熟地、地黄	生地黄的炮制加工品	甘，微温；归肝、肾经	补血滋阴，益精填髓。用于血虚萎黄，心悸怔忡，月经不调，崩漏下血，肝肾阴虚，腰膝酸软，骨蒸潮热，盗汗益精，内热消渴，眩晕，耳鸣，须发早白
山药	怀山药、土薯	薯蓣科植物薯蓣的干燥根茎	甘，平；归脾、肺、肾经	补脾养胃，生津益肺，补肾涩精。用于脾虚食少，久泻不止，肺虚喘咳，肾虚遗精，带下，尿频，虚热消渴。麸炒山药补脾健胃
锁阳	地毛球、锈铁棒、锁严子	锁阳科植物锁阳的干燥肉质茎	甘，温；归肝、肾、大肠经	补肾阳，益精血，润肠通便。用于肾阳不足，精血亏虚，腰膝痿软，阳痿滑精，肠燥便秘
枸杞	甘杞、枸杞、贡杞、红耳坠	茄科植物宁夏枸杞的干燥成熟果实	甘，平；归肝、肾经	滋补肝肾，益精明目。用于虚劳精亏，腰膝酸痛，眩晕耳鸣，阳痿遗精，内热消渴，血虚萎黄，目昏不明
党参		桔梗科植物党参、素花党参或川党参的干燥根	甘，平；归脾、肺经	健脾益肺，养血生津。用于脾肺气虚，食少倦怠，咳嗽虚喘，气血不足，面色萎黄，心悸气短，津伤口渴，内热消渴
白术		菊科植物白术的干燥根茎	苦、甘，温；归脾、胃经	健脾益气，燥湿利水，止汗，安胎。用于脾虚食少，腹胀泄泻，痰饮眩悸，水肿，自汗，胎动不安
补骨脂		豆科植物补骨脂的干燥成熟果实	苦、辛，温；归肾、脾经	补肾助阳，纳气平喘，温脾止泻；外用消风祛斑。用于阳痿遗精，腰膝冷痛，肾虚作喘，遗尿尿频，五更泄泻；外用治白癜风、斑秃

续表

补益类				
首乌		蓼科植物何首乌的干燥藤茎	甘，平；归心、肝经	养血安神，祛风通络。用于失眠多梦，血虚身痛，风湿痹痛，皮肤瘙痒
菟丝子		旋花科植物南方菟丝子或菟丝子的干燥成熟种子	辛、甘，平；归肾、脾、肝经	补益肝肾，固精缩尿，安胎，明目，止泻；外用祛风除斑。用于肝肾不足，腰膝酸软，阳痿遗精，遗尿尿频，肾虚胎漏，胎动不安，目昏耳鸣，脾肾虚泻；外治白癜风
龟甲		龟科动物乌龟的背甲及腹甲	咸、甘，微寒；归肝、肾、心经	滋阴潜阳，益肾强骨，养血补心，固经止崩
鳖甲		鳖科动物鳖的背甲	咸，微寒；归肝、肾经	滋阴潜阳，退热除蒸，软坚散结。用于阴虚发热，骨蒸劳热，阴虚阳亢，头晕目眩，虚风内动，经闭，癥瘕，久疟，疟母
肉苁蓉、杜仲（见“常用蒙药部分”）				

第五章

何天祥手法特色

手法是一种技术性、学术性很强的医术与艺术，它既是中华传统医学文化的古老技艺，又是一门还有待于深入挖掘、研究、传承与发展的新兴科学。手法治疗是医生肢体与患者身体接触，手摸心会，手感、体感（患者受法的反馈）结合医者的心灵付出，是以手治法代替药物治疗的非药物疗法。

第一节　何天祥疗伤手法概要

一、手法前提与文化

一评、二摸、三动手为手法前提，要评脉、察舌、手摸、心会，明内伤外损后再动手施法。要以医武文化为指导，刚柔相济、施法有度，量体量伤、辨证施法。何天祥就此凝练了八字要诀：心、手、气、劲、巧、文、美、情。心：是心灵；手：手摸心会；气：以气引力；劲：力量；巧：灵巧，如指上芭蕾；文：文化底蕴是根；美：手法艺术化；情：热情，人性化。手法是心灵加技术，不是机械地手法操作，关键要意念指导，心灵手巧。“一旦临证机触于外，巧生于内，手随心转，法从手出”，“法施骤然人不觉”，“使患者不知其苦”的文化基础。医者要明了人体筋骨关节功能解剖及生物力学，能分析肌筋舒缩牵拉致骨折、脱位及筋伤的解剖学基础和力学机制。要明了经络路线、腧穴位置，在治疗中能疏通经络气血，激发经气，疗伤祛病。

二、功法是手法的基础

医者运用腹式呼吸，具备气沉丹田，施法平稳持久，协调连贯、一气呵成、吸气运体的气功基础。医者要练好桩功，头端肩平，胸张背直，双足平放在地，能提全身之力，又能使力贯全身。“足为一身之根基，承载一身之重量，静如山岳磐石之稳，动如舟楫无侧倾之忧”，“足稳手活腰发力”，有利于肩、肘、腕、指齐力配合，劲达指端，深透肌筋。

何天祥认为一个骨科医生首先必须具备良好的身功，临证时才可以施以娴熟的诊治手法，“工欲善其事，必先利其器”。何天祥疗伤手法特点之一就是手法柔和、渗透，柔中富刚、刚柔相济，强调以柔为贵，法之所施使患者不知其苦。因此，何天祥强调医者要有身功，其术式、套路也有其自身的特色。主要以气功增强体魄，运气发力，力贯于指，并能持久；以武功增强体力以及臂、指、腰、腿、足的力量，练灵活性、技巧性、敏感性，其中又以肩、肘、腕、指力量为主，从而保证手法施术的疗效。

何天祥所练气功以调息功为主，养身强劲，是以运气、推导力贯指端。增强着力深透和持久性。基本术式为：以马步（骑马蹲裆式），气沉丹田、运气发力。所谓“丹田抱气、气不凌乱”，再做各种不同术式动作，随动作吞吐纳气，导气发力，力贯肩、肘、腕、指、指端。只要坚持锻炼，逐渐可使其意到气到，气到力到（中医讲气功为发力之根本），这样才能在施手法时，刚柔并济，轻劲灵巧，力度深透，持续耐久，而自身筋骨强健，气血流通，关节滑利，功力强劲。

何天祥注重武功强身，其术式、套路也有一定的特色。以武功增强体魄及臂、指、腰、腿、足的力量，其中以臂力、腕力、指力为重点。同时练灵活性、技巧性、敏感性，可令施法时强劲持久、刚柔相济、力透筋骨、轻巧灵活。如举石锁、卷棒（力卷千斤）、抓坛、指插沙包、抛沙袋、抓指、运指等，收功时垂肩、悬肘、松腕、弹指等松弛活动，以求练活而不练死。另外，可用沙袋裹竹节等练习指感，更重要的是在自己身上寻摸正常人体的形态结构和经络穴位，以增强其敏感性、熟识正常体相。“故必素知其体相，识其部位，一旦临证，机触于外、巧生于内、手随心转、法从手出”。武功锻炼不仅能提高术者本身的身体素质，又能使手法稳定娴熟，临证时忙而不乱，有主有次，辨筋施法，灵活多变，互相搭配，相辅相成，对手法诊断的准确性、敏捷性和实用性大有裨益，可提高手法的质量和临床治疗效果。

何天祥结合多年实践，编练成“足稳、手活、腰发力”的联成拳，联成即动作连贯、法有成规之意。该拳法“劲始于足、发于腿、转化于腰、松化于肩，推导于臂，发力于指”，持之以恒，能发挥医武结合疗伤祛病的功效。联成拳习练步骤与要领：

（1）**起势**：双足与肩宽，身正足稳，心静神定，马步站桩，左手屈肘掌心向上托举，气沉丹田，运化全身，左右交替。

（2）**左顾右盼**：练颈部与眼神，颈部左右旋转与前俯后仰，颈随眼动。

（3）**站好骑马蹲裆式**：练上肢活动，下肢稳定，腰控重心，臀肌收紧，桩如磐石。

（4）**平肩前出手**：站好骑马蹲裆姿势，右（或左）举上臂平肩前伸，屈指、翻腕，练好指力与腕力，左右手交换或双臂同时前伸。

（5）**沉肩耸肩**：站好骑马蹲裆姿势，双臂握拳屈肘，沉肩耸肩，练肩部肌力，劲贯指节。

（6）**双臂上举**：双臂垂直上举过头，掌心向上，如上托重物片刻再回原位，练肩、肘、腕、指齐力配合的劲力，可左、右交替练习。

（7）**平胸展肩**：双上臂平肩伸直向外开展，扩胸展肩，增强肩部肌力，贯劲肘腕。

（8）**大圆手**：亦称“晃手”，右手握拳，右臂伸直，由内向外，上举过头，做大回环环动，上臂贯劲，增强肩部肌力。

（9）**弓箭步上转腰肩**：由骑马蹲裆式前屈右（或左）膝，后伸左（或右）腿，呈前腿弓、后腿绷的弓箭步，右（或左）上臂屈肘握拳由内向上齐眉转腰挂肘，左（或右）臂抬平直刺前方，同时腰部配合向右（或左）旋转，腰臂联动，然后左臂屈肘再伸直，右臂伸肘，回复伸直位，腰身同时转正回原位，左或右交换练习。

（10）**下腰、回腰**：收回弓箭步，双腿直立，双臂配合，随腰部前俯后仰，锻炼腰背肌力，支撑负荷，控制重心，平衡稳定，还可减少腹部脂肪。

（11）**涮腰**：双足并立，双手交叉，双臂上举，引领俯身弯腰由内向外涮动腰部，再左臂（或右臂）接着由内向外涮动，可连续涮动，增加以腰部为轴心的转动，增腰腿肌力，施法持久，不松劲。

（12）**踢腿**：并腿直立，双手叉腰，身正腿直，右（或左）腿伸直，贯劲足趾，从腰发力，以髋关节为轴，向前踢出，增加腿部支撑负重肌力及髋关节的灵活性，左右换腿踢出，要有控制地落下，不能坐臀兜胯导致臀肌肥大。

（13）**蹁腿**：并足直立，双手叉腰，左或右腿伸直，贯劲足尖，从腰发力，以髋为轴，直腿向外蹁出，增加股内收肌柔韧性与肌力、保持下肢支撑能力，又可减少胯根拉伤，左右腿交替练习。

（14）**盖腿**：姿势同蹁腿，但动作是左或右腿向内盖（向内蹁），增加髋关节内收外展的灵活性，必须整腿贯劲至足趾，不能只靠股外侧肌用力，以免形成前外侧肌肥大的难看体型，左右交替练习。

（15）**膝关节的屈伸**：膝关节结构复杂，关节面大，但只有屈伸活动，屈曲位时有少量旋转活动，是下肢负荷量大的关节，练习者并腿直立，双手叉腰抬起，左或右腿做膝关节屈伸活动，增强股四头肌及小腿三头肌肌力和膝关节的活动与稳定，左右交替练习。

（16）**足踝勾绷**：踝关节承受体重量大，是人体的基座，又是弹跳的起重机，双腿并立，双手叉腰，左或右腿抬起 45° 做足踝关节的勾、绷练习，既可增加股四头肌与小腿三头肌的肌力和跟腱的弹性，又利于足踝的灵活与稳定（交替练习）。

（17）**半蹲**：双足外开，屈膝半蹲，双手叉腰，上身下蹲稍与膝关节平的半蹲位，上练腰背肌力，下练下肢肌力，能保持下肢负重与支撑的功力。

（18）**全蹲**：双足外开直立，双手抱膝，屈膝下蹲到底（全蹲），但必须上身保持直立下蹲的压力，下肢贯劲到足，保持向上对抗的状态，蹲下站起，可反复数次，增强下肢肌力与腰身的稳定，及腿力的支撑，但臀肌亦须夹紧，以免松松垮垮、蹲下站起的往复导致臂肌肥大，影响形体美。

医者为患者运用手法治疗时需呼吸均匀，气沉丹田，动作连贯，一气呵成。因此，在练习联成拳的同时，配合调息功调理气机。调有调和、调整、调理之意。息则可为精神、呼吸及呼吸间的停顿。通过调息，把手法意念与气息的出入紧密结合起来，使呼吸深、细、匀、长。在治疗时方可意到、气到、力到，力贯指端。

调息功法要领：呼吸采取逆腹式呼吸，即吸气时腹部自然内收，呼气时小腹自然外鼓。逆腹式呼吸法重点在于呼气，呼气时要做到呼气的气息尽量时间长一些、缓慢均匀，每一呼气息要尽量深一些，每一呼都要仔细体会观察，在呼吸锻炼过程中把“注意呼气”放在第一位，但做到呼气细、长、缓、均、深的同时也要呼气自然舒服，不能故意用力强求，以舒服自然为宜，慢慢地调节呼气。

三、手法类型

1. 微创性手法　利用力学原理，计算好骨折部位的力点、支点与各关节部位的生物力学关系，结合骨折类型，然后加长力臂，加大弯矩，化解肌肉收缩牵拉导致骨折移位的阻力，巧快省力地拔伸，逆创伤机制地捺正，达到“患如知也骨已拢”。这种微创性手法，可避免施法中“伤而又伤”，有时可达到“无创”程度，既不影响血运与修复能力，又可使患者痛苦少，愈合快。

2. 安全性手法　正骨上骱（脱臼复位）基本上可一人操作，动作连贯，心手合一，协调配合，注重瞬时发力的“寸劲”（有分寸的手劲），摸准脱臼脱出关节窝的门路（方向），可得其门而入之；理筋手法，以拇指操作为主，指感明确，结合患者体感（受法的耐受能力），手感体感结合，气与形合，一呼一推，一吸一拿与呼吸协调一致，顺应生理自然，深透肌筋，宣通气血，疗伤祛病，安全有效。

3. 固定性手法　骨折刚整复完成而尚未行夹板固定前与后续更换敷药时，由术者和助手施以固定手法维持骨折断端稳定，防止整复后再度移位，如把、托、卡、挤、叩。即“不可惊动损处”的重要手法。

4. 联动性手法　运用手法治疗筋伤或整复骨折脱位时，大多数需多种手法联合使用。这种多手法联合应用又称复合性手法。如施用舒筋手法推拿时可配合通筋类点穴法，以指代针，指针点揉经穴，联合施法，联合联动取效。又如在整复骨折、脱位时，如桡骨远端伸直型骨折，在拔伸松解后行掌屈、尺偏捺正，一气呵成。

5. 艺术性手法　注重手法频率、力度、幅度、速度等，注重手法的节奏与韵律，手法应柔和富有弹性，心到手到力到，运指灵活，轻重开合，婉转运用，达到如音乐和谐之畅、舞蹈韵律之美的艺术化境地。

6. 保健性手法　使用按摩补益类手法，用力要轻、要缓、要柔和，勿重勿快。此外，要顺经络的走向进行，正如明代周于蕃所说，“缓摩为补”“轻推、顺推皆为补”。顺乎生理自然，手法节拍每分钟60拍左右，与人体生理节拍“共振”有通经祛痛之效，松解肌筋，促进血液循环，增强肌筋活力与养生，既治伤又可健身。

第二节　手法特点

一、手法的掌握要点

1. 位　指手法操作的部位、穴位等，统称治疗效应部位。也包括术者操作时的体位及患者受法时的体位。

2. 数　指手法快慢和节律，有的病需要手法频率快，有的又需要缓慢，有的使用均匀节律，有的先快后慢，总之，根据病情需要而定。

3. 形　指推拿施术时医者需根据不同的病情和不同的效应部位，选用不同的手法种类及手法操作，包括顺逆的运动方向，也包括采用单式手法、复式手法或其他手法套路，使手法针对性强，患者痛苦少，医者省力气，治疗效果好。

4. 势 指施法的力度和态势，由肩肘腕指齐力配合，劲达指端，深透肌筋。盖因患者不同，病情浅深各异，对刺激的耐受性不一样，甚至心理承受力有大有小，术者必须选择合宜的力度和态势，才能提高疗效。

形（外形）势（精气神）兼备是手法的要领，有形无神虚有外表，难入腠理、不深透，有神无形，不规范，着力点不集中，难收预期疗效。注重手形、劲道，恰中手法着力点。

5. 心灵、法度 手法除上述四点操作注意外，更重心灵手巧（灵巧）与法度。心灵手巧，辨证施治。法要有度，轻重疾徐、宛转运用，对手法调整变法的时机与对接，灵活化裁。

6. 重视三感施法 手感，触诊了解患者伤情及肌筋弹性等；体感，患者身体受法反映（反馈）；灵感，医患的肢体接触，从手感到体感，再升华到灵感，心手合一。

二、讲究施法的手形

手形是对损伤部位着力点传递手法劲力的首要技艺。手指的屈与伸、分与合、松与紧形成不同的手形，手形不同，劲力不同，疗效不同，“从功法的角度讲，手能合住劲力，是周身合住劲力的表现”，如陈氏太极拳“瓦楞掌”手形便于掌根发力；又如杨氏太极拳“荷花掌”手形，便于叩击；再如八卦掌与通臂拳的“牛舌掌”手形，便于掌根砍切及指插等，手形不同功能各异。何天祥临床实践中，常用不同的手形以达不同的功效。

1. 拍打手形 四指并拢，微屈，拇指紧靠示指，手掌呈空心状，便于拍击，震动伤部，使气血流通，宣散瘀滞（宣凝导滞）。可调节胁肋部的细小肌纤维错乱，并起到震动胸腔的作用（内震效应）。

2. 拿捏手形 拇指与示指对合，拿捏提弹肌筋，活血通络，增进肌肉弹性、韧性，更以拇指外开与其余四指对合，形成圆弧形手型，对较粗大肌肉拿捏，注重“拿之饱满、捏之有力”，如对腰腹肌的拿捏，刺激肌筋舒缩，更趁其舒缩的片刻，整复骨关节的错缝。

3. 夹脊（通督）手形 示指与中指微屈、分开成“钳状”，示指、中指中节或双手拇指交叉夹持扣于棘突两旁，按一定频率从上向下振动，理筋通督，既可审视病椎，又可调理脊柱小关节紊乱。

4. 理筋手形 以双手大拇指指腹，气贯指端贴于伤部，着力点从上向下或从上向斜下顺筋推拿，以宣散瘀肿，顺理肌筋。

5. 运掌手形 运用手掌的内外侧肌肉（大、小鱼际肌）向左右或上下推按伤部瘀肿，活血通经，如瘀肿僵胀范围较大，又可用掌根发力推按，增加推按力度。

既重手形发力的灵活运用，更重形神兼备，“手能合住劲力”，若神散、手散，则“身劲就散了”，就难以发挥手形发力之治疗功效。

三、注重手法的劲道（劲力）

蒙古族有习武传统，气沉丹田，气贯全身，营养四肢百骸，健身祛病，医武结合，运用武术为手法的身功，稳、准、巧、快，技击为手法技巧，以武术“出其不意，攻其不备”“声东击西”等谋略，趁患者肌筋放松时瞬时发力正骨上骱，患者痛苦少、愈合快。任何一个手法、一组手法都是全身心有目的的运动，不是一般无意识的运动，是在意念指挥下发力，要有能使力深透肌筋的手劲，这是取得疗效的关键。医武结合的手法是运用武术中的问劲（听劲）、蓄劲（内劲）、化劲、追劲、变劲与寸劲等劲道，取得独到疗效与健身的功能。

1. **问劲**　当医患肢体接触时，要能感知其伤痛的轻重深浅，伤部受力的反作用力（受伤肌筋收缩的阻力），要能“问明”患者的反应与伤情（体感），以利于诊疗，这种“问劲”又称为“听劲”。

2. **蓄劲**　周身协调，气沉丹田，气贯全身蓄而不发，待临证施法时，精神与肉体高度统一的发力（发劲），这是手法中非常重要的内劲，内蓄劲力是手法劲力的源泉。

3. **化劲**　明了患者受法时伤处疾病，肌筋收缩的阻力（反应力），明其力源，调整手法所施部位，移至伤处周沿施法，变化手法的力度、速度，化解其阻力的手劲，不直接与之“斗劲”，犹如太极拳“以柔克刚”“四两拨千斤”，以远取胜，为化劲。

4. **追劲**　随着瘀肿消减，疾病减轻，要有追加手法的力度、幅度、时间的追劲，如推拿时间延长，可增加积累效应，增加深透力度，如透穴手法。

5. **变劲**　根据伤情变化，患者受力反应，以及肌力强弱、肿痛情况而变化手法的种类、劲道，以及掌握调整变化手法的时机和力度，为变劲。

6. **寸劲**　在蓄劲的基础上，医者使关节活动至最大限度时，瞬间发力加大活动范围，此时关节常有弹响声，患者顿感舒适，但不应追求弹响声而造成或加重损伤。此手劲的着力点要准确，施法要稳，力度大而又有分寸，谓之寸劲。

掌握医武结合的疗伤手法的劲道，可散瘀导滞、活血通络、激发经气、调整筋位，以及正骨上骱能使患者痛苦少、愈合快、疗效好。

四、以药酒为介质

“酒为百药之长”，有温筋通脉、活血散瘀之功。酒性温而味辛，温者能祛寒，辛者能发散，酒能疏通经脉，行气活血，温阳祛寒。故根据伤情，在手法治疗时配置适合治疗的多种药酒为介质，既不刺激皮肤，又可减少阻力、引药深入，“使药性从毛孔入其腠理，通经贯络”，增强疗效。如蒙医正骨术中的喷酒正骨术，即在整复骨折、脱位前医者以口喷酒于患处，喷酒能散发伤处的热量，清除瘀血，温经通络，消肿止痛，激发经气，使患处血运畅通，促进其自身修复。

五、利用力学原理整复骨折脱位

根据骨折部位，计算好力点、支点、受力点与关节的力学关系，加长力臂，加大弯矩，在肌筋放松时巧快省力地拔伸捺正，如“四两拨千斤”般整复骨折，使患者痛苦少、愈合快。如治老年性股骨颈骨折，术者一手握定患肢大粗隆部及臀外侧向内用力，一手握患肢膝关节上提，并以此为力点，股骨为力臂，在肌筋松弛时，顺势拔伸，同时内旋使其复位。又如治桡骨远端骨折，术者一手握伤肢手掌，一手握桡骨上端，在肌筋松弛时，握桡骨远端之手拔伸牵拉屈腕或尺偏捺正，或置伤手于中立位，握桡骨上端之手固定不动，握手掌之手尺偏或掌屈手腕，加大弯矩时捺正骨位，待患者反应过来肌筋收缩，骨已复位，还可增其稳定性。

六、手法的施法要领

1. 施法要因人因伤量体施法，施法有度 辨明伤情的寒热虚实、轻重表里、损伤新久、孰轻孰重，是直接或间接外力致伤，是骨折、脱位还是筋伤，以及治疗经过等，局部与整体并重。《素问·阴阳应象大论》说：“其在皮者汗而发之，其慓悍者按而收之，其实者散而泻之，审其阴阳以别柔刚……血实宜决之，气虚宜掣引之。”新伤气滞血瘀，为肿为痛，其证属实，手法宜先轻后重，以宣通气血，祛瘀消肿，泻其实邪；如陈旧性损伤、劳损多虚，手法宜轻柔缓和，以温通气血，宣凝导滞，多补少泻。可根据肌筋松紧决定刚柔，根据损伤深浅决定轻重，根据损伤新久决定推拿时间久暂，根据病员耐受能力决定手法的疾徐，如感受风寒湿邪可点按督脉经上诸阳之会的大椎穴，以通三阳之气，温散外邪，如外感较重可点揉肺俞，以宣通肺气、驱散外邪。

2. 施法时运用腹式呼吸 气沉丹田，一吐一纳，吐出浊气与纳入新鲜空气，增加氧气供给，气贯全身，施法持久平稳，有一气呵成的功力，避免虎头蛇尾力不从心，影响治疗的连续性。

3. 注重施法的桩功体位与发力方式 《少林拳术秘诀》：“未习打，先练桩。”施法桩子要稳，采取适合发力操作的体位，要足稳、手活、腰发力，意到气到力到，呼吸协调，动作连贯持久，力透肌筋，医患受益。

4. 注重手法调整变化的时机 “方无死方，法无定法，”医者临证要细微观察，根据施法手感和患者受法体感、心理因素等，手感体感结合，轻重疾徐，灵机活变，注重掌握调整手法的时机。

5. 注重手法的步骤与受法部位施法 如正骨须先拔伸，再捺正，如用旋转手法应在端提或拔伸手法的基础上进行，端提到什么程度才可旋转、要旋到什么程度，均要掌握分寸，以免新增损伤；根据损伤的解剖部位与结构，注重手法的力度、幅度与速度，如颈部血管多，又有气管，血管神经丰富，结构细致，手法宜轻，腰臀部肌肉肥厚，手法宜重，瘦弱者又宜轻揉，全在医者掌握分寸。

6. 手法要智取 在优秀传统文化指导下，整复骨折脱位，手法要智取戒强攻。对强制牵拉整复，常会伤而又伤，如明·张介宾说：“专用刚强手法，极力困人，开人关节，走人元气，莫此为甚。病者亦以谓法所当然，即有不堪，勉强忍受，多见强者致弱，弱者不起，非惟不能去病，而适以增害。”外力致伤骨折移位，在整复骨折后再度移位，以及整复后对骨折端的固定，均关系人体肌筋的收缩牵拉力这个主要因素，要能分散患者注意力，使肌筋放松，减少其拮抗肌收缩力——整复骨折的阻力，才能使骨折顺利地“复就其位”。同时又利用病者感知到正骨时断端的反应，即肌筋纵向收缩的能力，使整复的骨折断端嵌入稳定，要注重利用肌筋放松与收缩这对矛盾，化弊为利。

7. 手法不能一成不变　根据伤损灵活施法，如依据患者肌筋紧张程度决定刚柔、伤损深浅决定轻重，根据病员耐受能力决定疾徐，根据损伤新久决定补泻。又如依据伤部有无感染，甚至有无囊肿及脓肿，而选择只用药物，或三分手法七分药，或法药各半，全在临证化裁。

七、倡导柔性手法为主，刚性手法为辅，刚柔相济

《素问·五脏生成》曰：“诸筋者皆属于节。”《素问·痿论》说：“宗筋主束骨而利机关也。”《灵枢·经脉》曰：“骨为干，脉为营，筋为刚，肉为墙。”结合经典中的论述来分析筋与骨的关系，生理状态下筋连接、约束着骨，骨为筋提供了支撑和附着处，二者相互依存、相互为用，从而使人体保持着“筋骨合和”的动态平衡状态。筋和骨皆为五体之一，筋之主在肝、五行属木，骨之主在肾、五行属水；运用阴阳的观点来分析筋和骨的属性，筋主动、在外、属阳，骨主静、在内、属阴。《素问·生气通天论》曰“阳气者若天与日”，那么，其对应的阴气则似地与月，阴与阳的关系就像是天与地、日与月之间的关系一样，是有主从之分的，也就是“阳主阴从”的关系。因此，生理状态下，筋与骨之间的关系比之阴和阳，理应是“筋主骨从”的筋骨合和状态。而且，它还是维系和保障“骨正筋柔，气血以流”的前提和根本。现代科技发展突飞猛进，人们生活节奏快，精神压力大，以静代动，运动量极少，长时间久坐，能量摄入高，代谢减弱，骨质疏松较多，韧带弹性差，出现文明病——亚健康状态筋膜炎增多。何天祥提出慢性筋伤、骨病皆重在治筋，筋喜柔而恶燥，施法应力量柔和，频率适中，使紧张痉挛的肌肉放松，关节粘连松解，促进局部血液供应与自身修复能力。刚性手法：力量大、速度快。骨为刚体，刚体结构可以为施法提供支撑。柔性手法：力量柔和。软组织为软体，只有通过软体的拉伸旋转才可能达到骨关节的复位。比如何天祥针对颈椎病的手法治疗：先以柔性手法对颈部软组织进行按摩松解放松，具体为医者以双手四指指腹，由轻到重再轻，自上而下，沿双侧胸锁乳突肌、斜方肌、颈肌进行螺旋式按摩，拿捏项肌、胸锁乳突肌，双手拇指指腹交叉揉按，顺理颈椎棘上、棘间韧带和沿颈部肌筋进行分筋、理筋。双手小鱼际推拿、擦揉肩胛提肌、斜方肌、菱形肌、冈上肌，拇指点揉风池、风府、大椎、天宗、肩俞、缺盆、阿是穴；再以双手托定患者头部，调定呼吸，以吸气时稳稳上提牵引头颈部，呼气时缓缓放松，连续弹力牵引 8 ~ 10 次。最后以双手抱定颈部，四指托于下颌，大拇指顶于枕后，稍加向上端提，先做前屈后伸、左右环转手法，当左右环转至最大极限时，稍加寸劲，即可听到“弹响声”（刚性手法），然后做几次前屈后伸、左右环转的手法，做到施法稳、准、巧、快。对椎动脉型、项部强直较重者，不必为追求听到弹响声而施暴力，造成新的损伤。此法原理是

治疗颈椎病之关键在于调整肌力和关节微细错位，恢复脊椎内外平衡。从整体观看，颈部有丰富的敏感神经和血管，人体本身也存在着强有力的自身调节能力。故治疗上宜用柔性手法按摩，以促进局部血液循环，消除炎症，减缓退变。手法弹力牵引，以缓解痉挛，扩大椎间孔，调整肌力，流畅气血，缓解症状；刚性手法端提旋转，以调整椎体及小关节的紊乱，刚柔手法相济使骨复位，随着椎间隙的形状改变与增宽，椎间盘产生弹性回缩力，髓核还纳，病变部位的椎管或神经管容积恢复正常，压迫物对周围组织的刺激、压迫改善或缓解，症状也就随之消失，达到了治疗的目的。此手法指感确切，利于腕指控制，故安全、稳定、有效。

第三节　正骨手法

正骨手法，即通过手法矫正或恢复骨折断端对位对线。手法的操作直接影响骨折整复和愈合的效果。正骨手法被历代医家视为骨伤科手法的核心部分，古训：“手法者，诚正骨之首务哉。”

一、适应证

凡对诊断明确的闭合性骨折及部分创面小、由内向外的开放性骨折，在无重大神经、血管、脏器损伤及在清醒状态下均可采用正骨手法，手法整骨复位具有疗效好、痛苦小、愈合快、并发症少、费用低廉等优势。

二、慎用证

1. 骨折局部肿胀较重，或关节内骨折触摸断骨不清的情况下，慎用手法，需要及时复位的骨折除外，如小儿肱骨髁上骨折。

2. 对骨折断端锋利尖锐，又靠近大的神经、血管或重要脏器者，宜谨慎手法复位，手法宜轻柔缓和，不施暴力。

3. 开放性骨折，伤口虽经清创缝合，仍宜慎用手法整复，且整复时要注意保护伤口。

4. 脊柱骨折有碎片嵌入或有脊髓损伤伴轻度瘫痪者，慎用手法整复。

5. 对有脏器损伤已稳定或昏迷又清醒者，应当在作好急救准备下，谨慎手法复位。

6. 尽可能避免在 X 线下施行手法整复。

三、禁忌证

诊断不明确或患有精神病不能配合者。开放性骨折，创面损伤较大，需先行清创术或外固定支架固定术；合并创伤性休克，或合并有气胸、血胸，颅脑损伤，脏器损伤，需先抢救生命。合并有神经、大血管损伤，整复时对损伤程度尚不清楚，需行手术探查。

四、正骨手法的注意事项

1. 了解损伤机制，明确诊断　复位之前，医者对病情要有充分了解，根据病史、受伤机制和X线检查结果做出明确诊断，同时分析骨折发生移位的机制，骨折移位的方向、类型及与邻近组织的关系，在头脑里有一个立体概念，才能选择有效的整复手法。

2. 密切注意全身情况变化　对多发性骨折气血虚弱、严重骨盆骨折发生出血性休克及脑外伤重症等患者，均需暂缓整复，可采用临时固定或持续牵引等法，待危重病情好转后再考虑骨折整复。

3. 在明确诊断的基础上，做到手摸心会　对骨折移位，术者和助手的脑海中应有一个立体概念，制定出一个明确复位方案，让参与者均要清楚每一个步骤，精力要集中，既了然于心，又要协同，且要心手合一，力求瞬间一气呵成，但切忌使用暴力。

4. 逆损伤机制进行复位　骨折由外力的作用和骨折断端肌肉牵拉发生移位的，在复位前，首先应了解损伤机制，即外力的性质、大小、方向，及骨折、脱位与周围组织的关系，理清骨折移位时的途径与手法整复的关系，选用逆损伤机制的手法，稳、准、巧、快地将移位骨折端沿移位方向相反途径回归原位，达到整骨复位。

5. 辨证整骨复位　即对骨折分为重叠、旋转、成角和侧方移位等，如果能采用复合性手法将不同移位的各个力量综合在一起，一次性整复成功，为综合复位。对不可能一次性复位者，应先矫正旋转及重叠移位，再矫正侧方和成角移位，此为分解复位。

6. 一次性复位与渐进性复位相结合　骨折整骨复位应尽量力求一次性复位成功，如此损伤小、痛苦少，有利于骨折的愈合。但有些骨折难以一次性整复，需通过牵引、夹板固定与早期有指导的功能锻炼，利用夹板、纸压垫和肌肉的收缩挤压力逐步矫正移位，从而使骨折获得渐进性复位。对有些粉碎性骨折，可通过多次挤捏，肌肉收缩挤压，逐步调整复位。

7. 整复时间越早越好　骨折后半小时内，局部疼痛、肿胀较轻，肌肉尚未发生痉挛，最易复位。伤后4～6小时局部瘀血尚未凝结，复位也较易。一般成年人伤后7～10天可考虑手法复位，但时间越久复位难度越大。

8. 对于伤后精神过于紧张或疼痛阈值较低的患者可选择适当麻醉　根据患者具体情况，选择有效的镇痛或麻醉。伤后时间不长，骨折又不复杂，可用0.5%～2%利多卡因局部浸润麻醉；如果伤后时间较长，局部肿硬，骨折较为复杂，估计复位有一定困难者，上肢采用臂丛神经阻滞麻醉，下肢采用脊椎麻醉或坐骨神经阻滞麻醉，尽量不采用全身麻醉。也可针刺或手指点穴镇痛等。

9. 做好整复前的准备　①人员准备：确定施术者与助手，并做好分工。参加整复者应对伤员全身情况、受伤机制、骨折类型、移位情况等，进行全面的了解与复习，将X线片的显示与患者实体联系起来，仔细分析，确立整复手法及助手的配合等，做到认识一致，动作协调。②器材准备：根据骨折的需要，准备好一切所需要的物品，如纸壳、夹板、扎带、棉垫、压垫及需要的牵引装置等。还须根据病情准备好急救用品，以免在整复过程中发生意外。

五、正骨手法操作要领

在整复手法中，强调瞬时复位，即在维持持续拔伸牵引的状态下，使肌肉舒缓，解痉镇痛，按力学原理，依据骨折位置及损伤机制，巧力复位，同时又利用断端复位后肌肉的收缩使断端对位嵌合紧密，更起到稳定的作用。但瞬间复位一定要稳、准、巧、快，并非蛮力强行复位而造成更大的损伤，基本上是在助手的配合下一人操作，这就要求骨伤科医师要有身功和熟练的手法基础，必须熟悉正常人体解剖结构与运动功能，还应结合生物力学，既可借力施法，又可按力学原理整复骨折。其特点是一人操作，心手合一，动作协调连续，一气呵成，轻巧省力，损伤少、痛苦小，又能解除患者的心理负担，起到“患如知也骨已拢”的艺术效果。

六、正骨十法

何天祥认为正骨手法种类繁多，但其基本原理是一致的，即“拔伸捺正”。具体正骨手法如下：

（一）拔伸牵引

1. 拔伸牵引在整骨复位中的作用 拔伸是整复手法的前提和基础，主要作用是克服肌肉的收缩、牵拉力，矫正成角畸形及嵌入性重叠移位，恢复肢体长度，按“欲合先离，离而复合”的原则，同时还可在相应的穴位上用手指点穴，以缓解疼痛，利于复位成功，如左肩部骨折，可点右侧“中平穴”等。

2. 拔伸牵引的方法 可分为直接拔伸、半直接拔伸、间接拔伸三种。直接拔伸是医者或助手分别握住骨折远近端，在同一骨干上产生两个方向相反的力，多用于长骨干骨折（图 5-1）；半直接拔伸，是医者或助手分别握住骨折断端同一骨干的一端，另一手握骨折断端超关节的一端，不在同一骨干上产生两个方向相反的力，多用于近关节处骨折或肌肉丰厚、肌力较大的骨折，以加大弯矩，增加拔伸牵引力度（图 5-2）；间接拔伸，是医者或助手分别在骨折断端上下超关节部位的另一骨骼上，施用两个方向相反的力，多用于指骨、趾骨骨折或关节内骨折（图 5-3）。

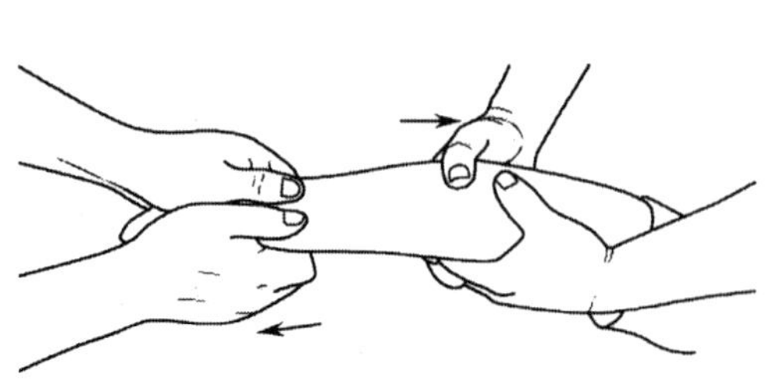

图 5-1 直接拔伸

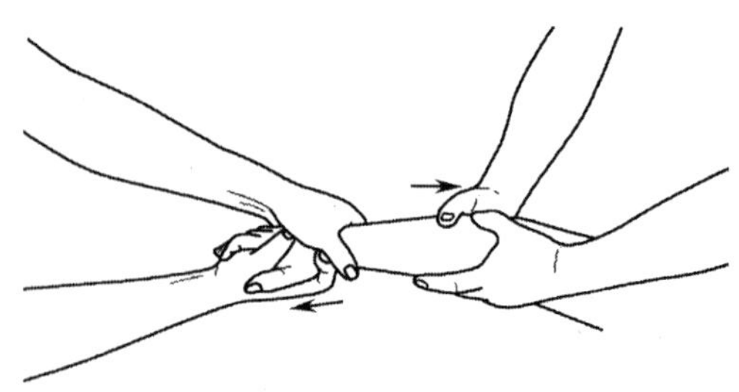

图 5-2 半直接拔伸

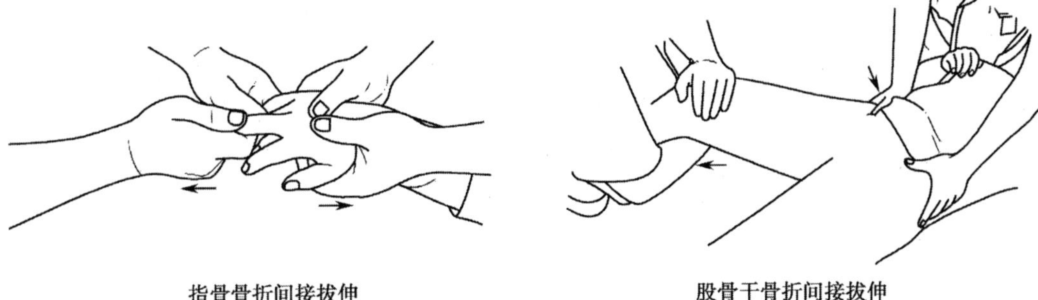

指骨骨折间接拔伸　　股骨干骨折间接拔伸

图 5-3　间接拔伸

3. 拔伸方向及其变化　何天祥认为拔伸牵引的方向及其变化是正骨手法的主要操作技巧，多先顺势（骨折原始移位）拔伸，当手感有松动时，再调整其力线，使断骨恢复到正常轴线上，对有畸形者，还可以矫正拔伸，即加大调整力线，使成角得以矫正；对重叠较多、嵌入较重的骨折，可行轻微摇摆或旋转拔伸，使其解脱嵌入和加大拔伸力度；对关节内骨折或近关节骨折常可用抖动拔伸，轻巧省力、增加复位成功率；对肌力较强部位，可根据骨折类型、损伤机制、局部解剖结构及生物力学原理，借用肌力的协同作用，采用屈伸拔伸，如股骨颈骨折近端可以髋关节为支点、股骨干为杠杆、膝关节为力点，屈曲膝关节，使股后侧肌肉放松，在屈膝过程中通过增长力臂与加大拔伸力量以利于省力复位。

4. 拔伸牵引注意事项　拔伸牵引的力度应当以患者肌肉强度与长度为依据，手法宜轻重适宜，持续稳妥，切不可一张一弛，突增暴力。对青壮年男性，重叠移位较重者，可先采用骨牵引 1～2 天后，再行手法拔伸牵引复位。如肱骨干骨折，虽然肌肉发达，但若拔伸牵引用力过大、过久，骨折重叠移位虽容易矫正，但也容易导致骨折断端分离，造成不稳定、愈合延迟，甚至不愈合。对有分离的骨折不宜采用拔伸牵引。

（二）捺正复位

捺正一法，最早见于《仙授理伤续断秘方》，广义的捺正几乎包涵所有的整骨复位手法，它是在拔伸牵引的基础上，施用各种手法，使骨折移位得以整复，回归原位。所以，何天祥认为“捺正”是整骨复位手法技巧的关键，医者必须要熟悉损伤局部的解剖关系，分析损伤机制，辨明骨折类型、骨折移位方向和程度，借用力学原理，逆损伤机制，施用“捺正”手法整骨复位。施法时何天祥常用瞬时抖动力进行“捺正”，即瞬时复位法，这样既可加大瞬间牵引力，又可解除断端间的嵌入和重叠，而使骨折复位。断者复续、陷者复起、碎者复完、突者复平，皆赖于捺正手法。在“捺正”手法中，根据骨折类型、方向、程度可派生出旋转捺正、屈伸捺正、推挤捺正、提按捺正、挤捏捺正等正骨十法。

1. 旋转捺正　主要矫正骨折断端的旋转畸形。单轴关节（只能屈伸的关节），只有将骨折远端连同与之形成一个整体的关节共同旋向骨折近端所指的方向，畸形才能矫正，重叠移位也能较省力地克服。因此，肢体有旋转畸形时，可由术者手握其远端，在拔伸下围绕肢体纵轴向外或向内逆损伤机制旋转，以恢复肢体的正常生理轴线（图5-4）。

注意事项：旋转复位时，转动方向要与骨折移位方向相反，手法宜轻柔稳健，不能粗暴急躁，旋转过程中仍要保持一定的拔伸牵引力，防止骨折断端刺伤周围组织，并且可防止断骨骨折端随之嵌入旋转，使手法复位失败，旋转手法常需要与其他手法配合使用。

2. 屈伸捺正 多运用于近关节或关节内骨折。术者一只手固定关节的近端，另一只手握住关节的远端，沿冠状轴屈伸肢体，以整复骨折脱位。如伸直型的肱骨髁上骨折，须在牵引下屈曲肘关节挤按推顶复位（图5-5）；屈曲型则须伸直肘关节端提挤按复位。伸直型股骨髁上骨折在膝关节屈曲位端提挤按；反之，屈曲型股骨髁上骨折，则将膝关节处于伸直位端提挤按，骨折才能复位。

注意事项：屈伸动作要缓慢柔和，防止增加周围软组织的损伤。屈伸活动范围要以骨折移位的程度而定，防止造成新的损伤或加大移位。复位后用轻度屈伸法造模塑形时要注意固定骨折断端，防止发生再移位。

3. 推挤捺正 主要用于骨折侧方移位。操作方法是术者用手掌或拇指根据骨折侧方移位的方向，在断端内外侧用力对向推挤，使断端复位（图5-6）。

注意事项：重叠、旋转及成角畸形矫正后，侧方移位就成为骨折的主要畸形。所以手法操作时双手推挤要稳，多在纠正重叠、旋转及成角移位的同时操作，一气呵成。手法一定要在手感确切下“稳、准、巧、快”施力，切不可暴力。

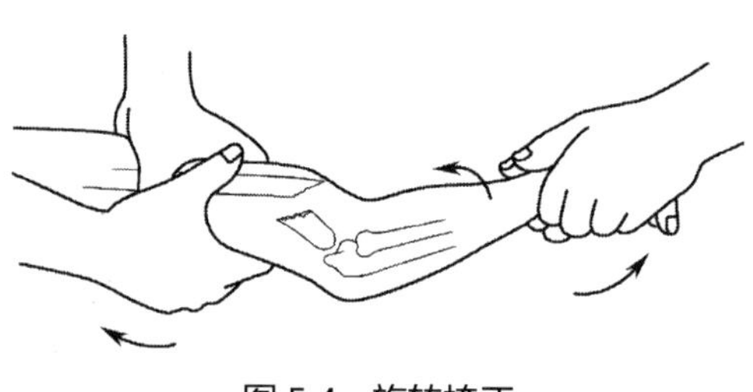

图5-4 旋转捺正

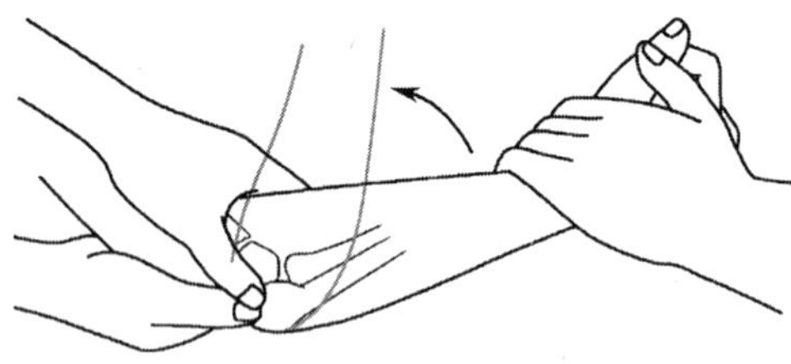

图5-5 屈曲捺正

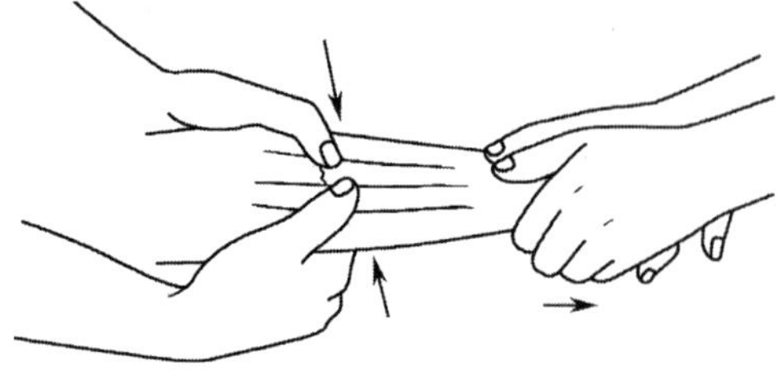

图5-6 推挤捺正

4. 折顶捺正 横断或锯齿型骨折，如患者肌肉发达或重叠移位较重者，单靠牵引力量不能完全矫正重叠移位时，可用折顶法（图5-7）。术者两手拇指抵于突出的骨折端，其他四指重叠环抱于下陷的骨折另一端。在拔伸牵引下两拇指用力向下挤压突出的骨折端，以加大断端成角，依靠拇指的感觉，估计骨折的远近端骨皮质已相接触后，骤然反折。反折时环抱于骨折另一端的四指将下陷的骨折端猛力向上提起，而拇指仍然用力将突出的骨折端继续下压，这样较容易矫正重叠移位畸形。用力大小，依原来重叠移位的多少而定。用力的方向可正可斜。单纯前后移位者，正位折顶；同时有侧方移位者，斜向折顶。通常这一手法不但可以解决重叠移位，也可以矫正侧方移位。此法多用于前臂骨折。

注意事项：折顶着力点要准确，并注意避开重要的血管、神经。施法前牵引力度不宜过大，以免影响术者手感和断端的移动。折顶过程要准确有力，不能粗暴蛮干。折顶操作中可加用推挤、摇晃等动作，借以避离骨折断端齿状突起的阻碍和周围软组织的牵拉，使折顶法容易成功。注意骨折端不要刺破皮肤。开放性伤口，在伤口愈合之前不宜做此种手法。

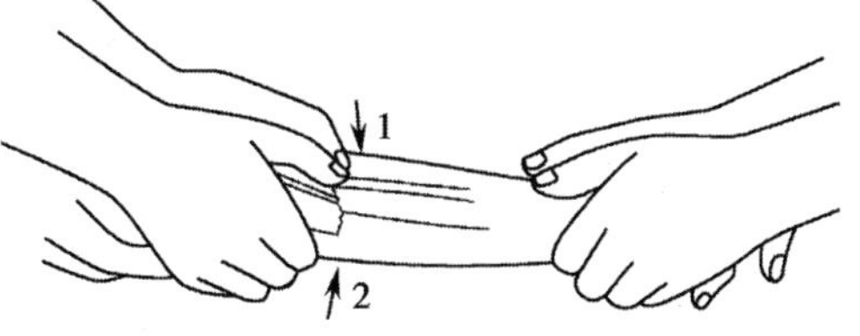

1. 加大断端成角；2. 反折对位。

图 5-7　折顶捺正

5. 提按捺正　多用于纠正骨折断端前后移位。操作时，术者以双手拇指按压向前移位断端向下，其余四指托住骨折下陷断端处向上提，从而纠正前后移位（图 5-8）。

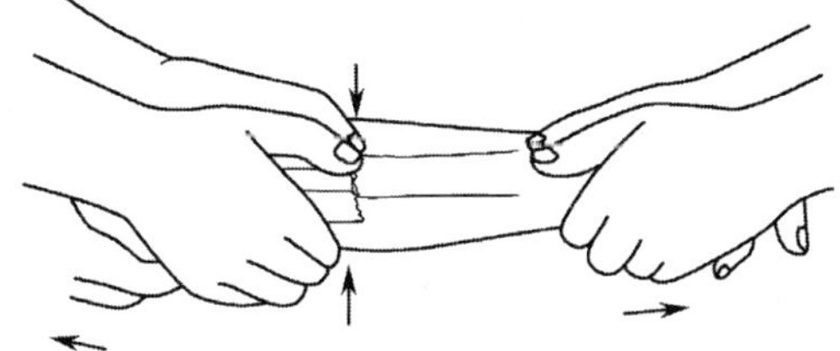
图 5-8　提按捺正

注意事项：操作时手指用力要适当，方向要正确，部位要准确，着力点要稳。术者手指与患者皮肤要紧密接触，通过皮下组织直接用力于骨折端，切忌在皮肤上来回摩擦，以免损伤皮肤。

6. 触碰捺正　经过以上手法，一般骨折即可基本整复。但横断或锯齿型骨折断端之间可能仍有裂隙，使用摇摆触碰手法可使骨折面紧密接触。术者可用两手固定骨折部，助手在维持牵引下稍稍左右或上下摇摆骨折远端，使骨擦音变小至消失时，骨折面即已紧密吻合。横断骨折发生在骨骺端松质骨、密质骨交界处时，骨折整复固定后可用一手固定骨折部的夹板，另一手掌轻轻叩击骨折远端，使骨折断面紧密嵌插，使之更加稳定（图 5-9）。

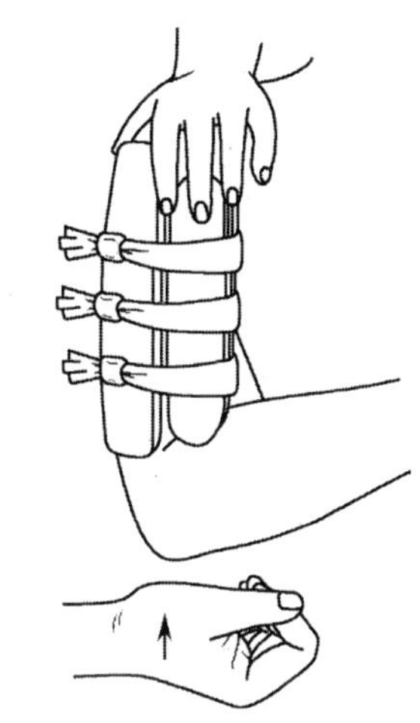
图 5-9　触碰捺正

注意事项：此法是在骨折复位后，加固断端稳定的手法。此手法一定要在助手或夹板固定好复位断端后，沿纵轴线在远端行轻微摇摆、触碰。

7. 合骨捺正　适用于分离性或粉碎性骨折。用双手拇指或两手手指交叉合抱骨折断端，双手掌对向扣挤，把分离的骨块挤紧、挤顺、合拢。对粉碎性骨块可用拇指与其他四指对向捏合（图 5-10）。对踝部、肱骨髁间骨折扣挤时可稍用力；而对粉碎性骨折捏合时用力不可过大，要保护仍然相连的骨膜和其他软组织，否则会使碎骨块游离，影响愈合。

注意事项：在用合骨法前，应先施用其他手法使骨折断端基本达到对位对线要求。合骨法用于近关节骨折时，应注意关节保持适当的位置，以便于合骨。合骨时可综合使

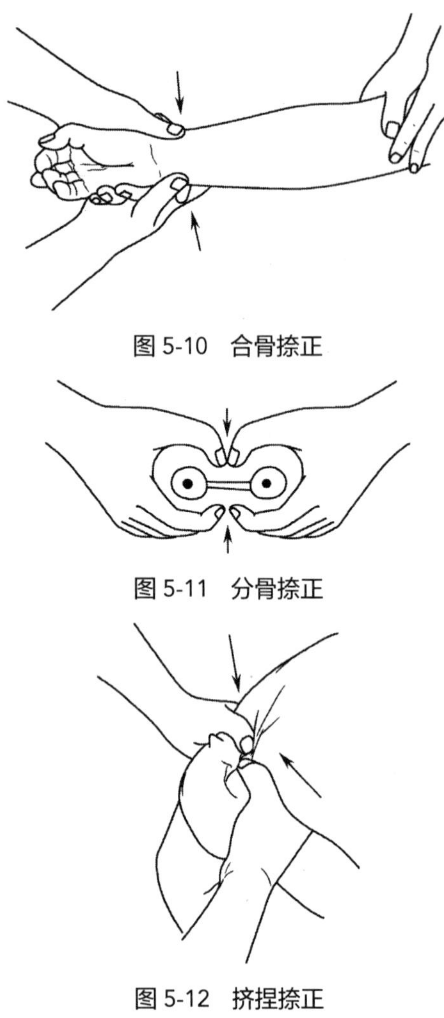
图 5-10　合骨捺正

图 5-11　分骨捺正

图 5-12　挤捏捺正

用摇摆、推挤、提按、叩击等手法，使骨折断端紧密结合。

8. 分骨捺正　凡是两骨并列部位的骨折，如尺桡骨、胫腓骨、掌骨、跖骨骨折等，骨折断端因受骨间膜或骨间肌的牵拉而呈相互靠拢的侧方移位。整复骨折时，可用两手拇指及示、中、环三指由骨折部的掌背侧对向夹挤两骨间隙，使骨间膜紧张，靠拢的骨折端分开，远近骨折端相对稳定，并列双骨折就像单根骨折样一起复位（图 5-11）。如桡尺骨上 1/3 段骨折，因骨间隙窄，肌肉层厚，上折端短，有时整复困难，可用综合手法，把牵引、分骨、推挤、提按、旋转等手法综合起来成为一个连续动作，一气呵成。这就是在分骨的基础上，术者两手分别握住桡骨上下骨折端，推挤使之靠拢，然后让助手将前臂置于相应的旋后位牵引，并做小幅度的来回旋转活动，待重叠矫正后，横断的桡骨自可整复，斜形的尺骨也随之复位。如还有部分移位，可用推挤提按手法再加以矫正。

注意事项：分骨法仅用于有轴线靠拢的成角移位处。复位时需要把骨间隙正常的部位临时固定，仅对骨间隙狭窄处施行分骨术，并应贯穿于整个手法复位中。分骨时拔伸力要适当，使骨折周围的软组织松弛，以便于分骨。分骨时还可根据病情加用其他手法，如推挤、提按、摇晃、旋转等。

9. 挤捏捺正　通过对向挤捏使骨折部位承受向轴线挤压的合力，使分离的骨折端或骨折片复位（图 5-12）。挤捏法用于管状长骨长斜形骨折、长螺旋形骨折线较宽有分离移位时，术者用两手在骨折处做对向挤捏，使骨折线靠紧而复位。当粉碎性骨折小骨片呈分离移位时，术者可用手指挤捏小骨折片使之复位。肱骨内髁骨折、外髁骨折，骨折块分离，或肱骨髁间 T 字形或 Y 字形骨折有分离移位，术者可做相向挤捏使骨折相互靠紧复位。跟骨骨折，在轴位上有纵形或长斜形骨折，并且有分离移位，可在跖屈位拔伸，术者用两手掌对向挤按跟骨两侧，并向跟骨的下前方推按挤捏，同时配合捺正法、旋转法等，可矫正跟骨轴位上纵形骨折的分离移位，并且可整复跟骨结节关节角。

注意事项：挤捏点和挤捏方向要选择准确，如有偏差反会使骨折的移位更大。挤捏力的大小要根据受伤骨骼移位的程度来确定，可选用一手捏、两手挤或两手掌对向挤捏等法。挤捏复位后要妥善固定，防止再次分离移位。

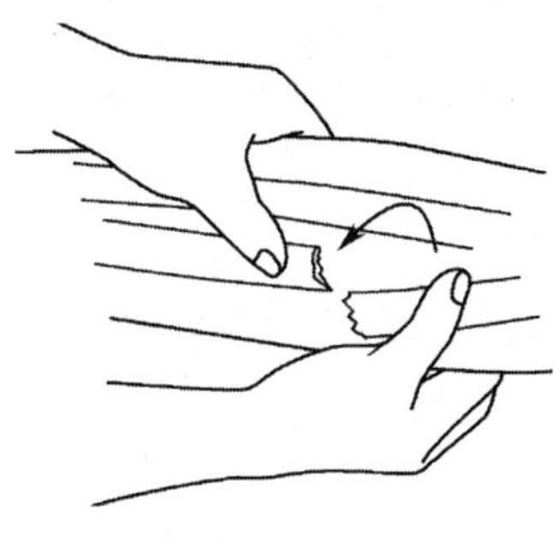
图 5-13　回旋捺正

10. 回旋捺正　多用于矫正背向移位的斜形、螺旋形骨折，或有软组织嵌入的骨折（有软组织嵌入的横断骨折，须加重牵引，使两骨折端分离，解脱嵌入骨折断端的软组织，而后放松牵引）。术者分别握骨折远近端，按原来骨折移位方向逆向回转，使断端相对，通过断端的骨擦音来判断嵌入的软组织是否完全解脱。背向移位的斜形骨折，虽用大力牵引也难使断端分离，因此必须根据受伤的力学原理，判断背向移位的途径，以骨折移位的相反方向，施行回旋方法。操作时，必须谨慎，两骨折端需相互紧贴，以免损伤软组织，若感到回旋时有阻力，应改变方向，使背向移位的骨折达到完全复位（图 5-13）。

注意事项：拔伸牵引力要适度，通常做回旋手法时拔伸牵引力宜轻，便于断骨回旋，但拔伸牵引力太轻，则肌肉松弛，可能在回旋时骨折端插入或嵌入周围组织，使复位失败。回旋时要使远侧骨折端紧贴近侧骨折端骨皮质回旋，这样阻力较小，再损伤亦轻，回旋时若有软组织阻力感，则应改变回旋方向。

（三）特殊复位法

1. 悬吊复位法　如肱骨外科颈骨折，年龄较大，有基础疾病，不能耐受手法复位和手术复位者，可在夹板的固定下，通过肢体的重力、肌肉的收缩力，自行调整复位。

2. 过伸复位法　如脊柱压缩性骨折，由于脊柱前纵韧带常附着于椎体上，可通过垫枕、过伸位牵引、过伸位提拉牵引等方法让前纵韧带张力增大，使椎体前部塌陷部位受牵拉张力而复位。

（四）骨折整复后固定手法

唐代蔺道人《仙授理伤续断秘方》中指出："凡夹缚，夏三两日，冬五三日解开，夹缚处用热药水泡，洗去旧药，洗时切不可惊动损处。"何天祥在多年临床实践中总结、独创出骨折整复后固定性手法，该手法可避免骨折整复后再次移位，减少患者痛苦，且可随手法固定调整，逐渐矫正残余移位，促进骨折愈合与功能康复。

1. 把法　"把"即拿住、抓住之意。用术者之手拿住患肢某个部位。如对肱骨髁间骨折（以左手为例），术者面对患者，用左手掌握住患者左手掌部，进行对抗牵引。术者右手于肘后把持住肘关节内外侧，并向中间施捏合之力（图 5-14）。手法要注意：①饱满：要求手掌及手指指腹全部紧贴把持部位，不留空心。②适中：把持及牵引之力要求恰到好处，避免力量不及和过度情况发生。③稳固：把持的部位要稳定牢固，不可来回晃动及滑移。④精准：把持力应作用于骨，锁住关节。唯有做到以上几点才能稳、准，持续牵引。

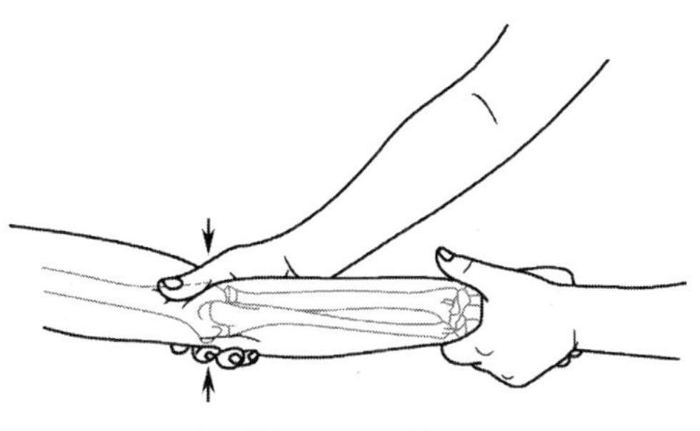
图 5-14　把法

2. 托法　"托"即用手掌向上承受物

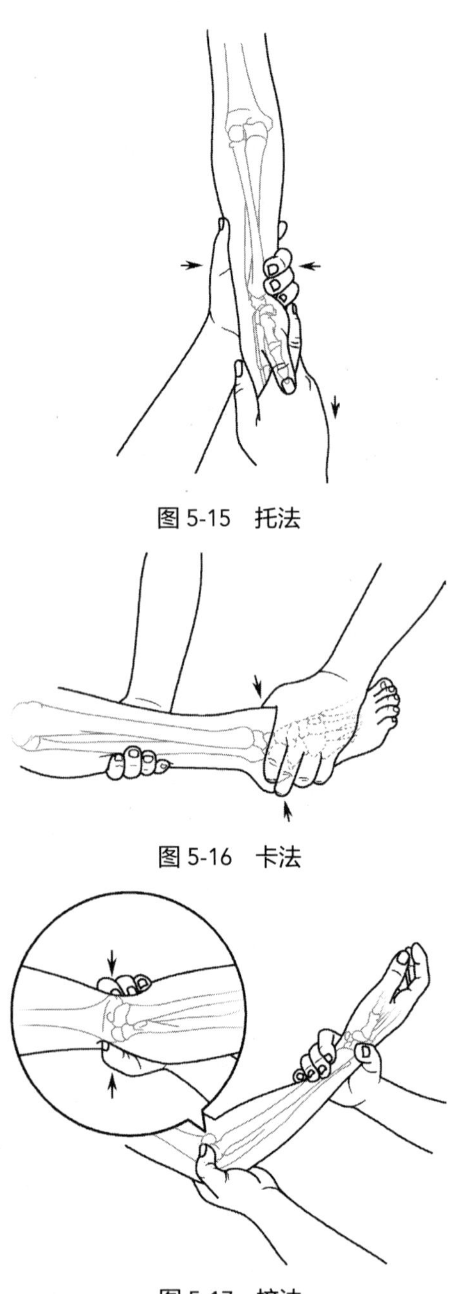

图 5-15　托法

图 5-16　卡法

图 5-17　挤法

体之意。用术者之手托住患者的某个部位。如科利斯骨折，术者可用一只手掌全面托住患者断端进行固定（图 5-15）。托住之手应注意：①饱满：即手掌全面积紧密接触患肢。②均力：手掌托之力量要求均匀一致，方位一致。不可忽轻忽重，忽左忽右，避免使患肢上下、左右晃动。③持续：作用力时间应持续而不能间断，包括整复时、外敷中药时、调整夹板时，都应坚持托法。在复位时，还可与另一只手配合，进行逆向推顶，以利于复位或稳定断端。

3. 卡法　“卡”即夹在中间或堵塞之意。术者根据不同的骨折类型，用手虎口卡住患肢某个部位。如对踝关节骨折、下胫腓联合分离等，可用一手拇指和中指对向虎口卡住踝关节背侧进行牵引固定（图 5-16）。手法要求衡、稳：衡有两层之意，手法之力要求均衡适度，作用时间要持久不间断；而稳之意是指稳定、牢固，辨证用力，依据患者体质强弱和骨折的部位，具体决定个体化用力大小。又如尺骨鹰嘴骨折，手法整复后，即用拇指、示指屈成马蹄状，衡力而稳固地卡住尺骨鹰嘴近骨折块上缘，拮抗肱三头肌收缩之力，从而稳定骨折断面对位对线关系。

4. 挤法　“挤”即用力相互推挤，使其紧靠在一起之意。术者根据不同的骨折类型，用一手手指或双手对向推挤，在固定时，手法用力适度，稳定断端即可，避免不及和矫枉过正的情况发生。要做到力量适中，必须遵守辨证用力的基本原则。如肱骨髁（髁间、单髁等）骨折在固定时，术者可用一手把住患肢远端，另一手于肘后把持肘关节，拇指和示、中指同时向中间捏挤固定（图 5-17）。

5. 扣法　“扣”即用圈环等东西套住或拢住之意。骨折整复后，根据不同类型的骨折和部位，术者用手指屈曲成大小不一的圈环，或圆或椭圆的不同形态，对骨折端进行环形包绕固定，从而达到稳定骨折断端的目的。扣法要求稳固和精准，避免手指用力过小或用力不均匀而扣不住，同时又要避免手指屈曲的形态和屈曲的圈环大小与实际的骨折块大小形态不符，导致手法不精准。如对科利斯骨折，术者可用手中指屈成环状，紧扣住患肢腕部尺侧，既可在复位时起到支点的作用，又可在固定时起到稳定的作用（图5-18）。又如髌骨骨折整复后，术者可分别用两手的拇指与示指屈成环圈，扣住远、近骨折端边缘，使其在抱膝圈固定之前稳定骨折部，防止骨折端再次分离。

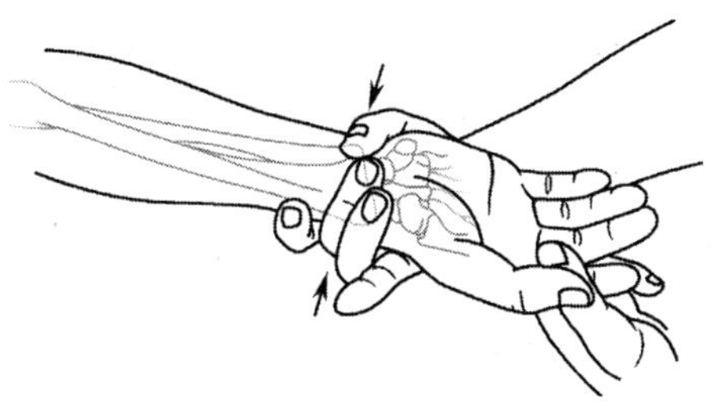

图 5-18 扣法

第四节 脱位手法

古称上骱手法，关节脱位也叫脱骱、脱臼、失骱、脱髎，所以关节脱位的整复手法叫作“上骱”，整复关节脱位手法总体上属传统整骨复位手法的一个组成部分，但由于关节脱位在解剖关系、骨的部位及结构等方面与骨折有一定的区别，所以整复脱位的手法也有其自身的特点。如清·胡廷光《伤科汇纂》云：“上髎不与接骨同，全凭手法及身功，宜轻宜重为高手，兼吓兼骗是上工，法使骤然人不觉，患如知也骨已拢。”关节脱位的整复手法更强调拔伸牵引，手法的灵巧性和瞬时性，同时要尽可能转移患者的注意力和抗拒力。

一、适应证

新鲜的四肢大关节、小关节、脊柱各关节脱位及小关节紊乱，胸椎关节、肩锁关节、骶髂关节脱位等，关节半脱位、关节错缝等。开放性关节脱位，在清创术时可行手法复位。对四肢大关节陈旧性脱位，60 天内都可施行手法复位。

二、慎用证

1. 对关节脱位合并有骨折时，施行手法应慎重，防止骨折移位加重，造成无移位的骨折脱位。

2. 对肘关节脱位复位时，应注意冠状突骨折或折片嵌入肘关节内的情况。

3. 桡骨小头脱位时，可能常伴有尺骨上段骨折、青枝骨折，并且不易被发现，复位时应注意。

4. 骶髂关节脱位、脊柱脱位、耻骨联合分离复位时，应注意损伤性内出血和疼痛性休克，应备有急救措施。

5. 对陈旧性脱位复位，应注意持续稳妥的牵引，旋转摇摆，切不可施用暴力，造成骨折和其他损伤。

6. 先天性脱位和脊柱滑脱者，手法宜慎用。

7. 对反复复位不成功，患者疼痛剧烈，肿胀加重，有抗拒心理不配合者，可固定休息 1 ~ 2 天，或麻醉后再行复位，切不可暴力复位，造成损伤。

三、禁忌证

1. 病理性脱位，如骨肿瘤、关节结核、化脓性关节炎，禁做一次性大力复位。

2. 开放性脱位伴有关节感染化脓、先天性椎弓峡部裂、脊柱Ⅱ度以上滑脱者，禁做一次性大力复位。

3. 关节脱位合并有神经、血管嵌入或缠绕者，禁做盲目的手法复位。

4. 脊柱脱位合并有脊髓压迫、伴截瘫者，禁做一次性大力复位。

5. 先天性关节脱位，时间过长者，不宜手法复位。

四、关节脱位整复操作要领及方法

术者必须熟悉关节脱位本身条件：脱位的位置，组成该关节的骨骼的完整性，有关韧带的损伤。脱位的骨端与周围组织的相互关系，对邻近的神经、血管、肌腱以及对脱位的骨端骨膜的影响等，分析损伤机制，辨明脱位的类型、方向和程度，借用力学原理，逆损伤机制，施用巧力复位。关节脱位的整复越早越好，一般而言，脱位在 6 小时内复位，出血少、肿胀轻，且有一个疼痛休克期，肌肉疼痛程度尚不重，有自身回复力，复位最易成功。手法要求尽可能稳、准、巧、快，一次性复位成功。对疼痛剧烈，肿胀明显，患者有抗拒心理不能配合者，可在麻醉下行手法复位。

五、上骱九法

何天祥根据脱位类型、程度、部位的差异而采用不同的手法进行整复，总结出“上骱九法”。

1. 拔伸法 此法基本与整骨复位相同，均是按照“欲合先离，离而复合”的原则，但是关节脱位在拔伸牵引时更应注意持续稳妥，术者和助手密切配合，还可在相应的穴位上先进行手指点穴，缓解疼痛，以利复位和复位后的稳定。如颞颌关节脱位，可选用合谷穴等。

2. 牵抖法 此法适用于小关节及掌腕关节、跖趾关节脱位。助手固定近端骨骼，在拔伸牵引摇摆转动的情况下，逆损伤机制突然背伸或掌屈，或左右摇摆抖动复位，主要是通过瞬时发力，加大牵引力和顺势推挤，托顶或反折复位。此法必须明辨损伤机制、局部解剖关系，稳、准、巧、快复位，不可随意和暴力抖动，徒增损伤。

3. 反折法 常用于掌指关节、指间关节、跖趾关节、趾间关节的关节头被破裂的关节囊口和周围的肌腱、韧带等软组织交锁。其原因是该关节脱位时关节囊破口较小，仅能使关节头挤出关节囊之破口，破口紧紧扣锁在关节头的颈部，使之越牵引，破口越小、越紧缩，导致常规挤按手法难以复位，此时可选用反折法。如第三掌骨头向掌侧脱位时，在常规拔伸、挤按等手法难以复位的情况下，可用反折法复位。术者右手夹持中指，助手握住手腕，对抗拔伸牵引，术者右手示、中指托住第三掌骨头处，待有松动感时，加大中指背伸 90°牵拉并左右摇晃，当进一步松动时，用拇指推按第三指骨近节基底，以右手示指托住第三掌骨头为支点，突然反折屈曲第三掌指关节，使之复位。

4. 分骨法　用于关节脱位后骨间隙变窄，如掌腕关节、跖跗关节脱位，并且在第2～4掌骨或跖骨之间，根据错位或有掌骨、跖骨骨折，术者可先在拔伸牵引下进行分骨手法，或加牵抖、反折、屈伸法使关节错位复位，如有骨折再行骨折复位。

5. 挤扣法　多用于微动关节的分离移位，如耻骨联合分离应用挤扣法，患者取仰卧位，术者两手掌在髂骨翼处对向挤压紧扣，使分离的耻骨联合合拢。又如盖式骨折，有下尺桡关节分离移位，术者用拇指及中指紧扣下尺桡关节进行对向挤扣，使下尺桡关节分离靠拢回复后，再行骨折复位。又如胫腓下段骨折或踝部骨折并伴有下胫腓联合分离移位，术者可用两手掌对向挤扣外踝，使之复位后，再行骨折复位。

6. 屈伸法　是关节脱位复位的常用手法，如肘关节的脱位，术者、助手在拔伸牵引下，两手拇指在后推挤尺骨鹰嘴，双手其余四指固定肱骨近端，对向用力，同时屈曲肘关节，使之复位再伸直肘关节。掌指关节或指间关节脱位亦可在拔伸牵拉下，再做脱位关节的屈曲复位，再伸直关节。又如膝关节后脱位，术者双手抱膝，双手拇指顶住股骨髁，其余四指环抱膝关节后缘为支点，助手牵引胫骨干，在拔伸牵引松动后，屈曲膝关节，双手拇指用力向后推顶股骨髁，其余四指向前提拉胫骨上端，使之复位，再伸直膝关节。

7. 旋转法　常用于肩关节、髋关节、踝关节、桡骨小头脱位，一般可称为回旋法、捻转法。如小儿桡骨小头半脱位，可采用捻转法。患儿取坐位，术者一手固定肘部，拇指顶于桡骨小头处，在屈伸旋转肘关节的同时，拇指推顶桡骨小头向内捻转即可复位，常可闻及弹响声。又如肩关节处在旋前、后伸位置上，暴力传导使肱骨头冲破关节囊的前下方而脱位，脱位后暴力经传导作用把肱骨头向前下冲击，形成喙突下脱位，或盂下脱位，或锁骨下脱位，复位的方法最好是将肱骨头挪到原脱位时关节囊破口处，特别是锁骨下脱位，则是在助手的拔伸下，先用旋转法把脱位的肱骨头挪到关节的前下方，再继续复位。又如髋关节前、后脱位常用的反问号或问号的旋转复位法等。

8. 托顶法　此为关节脱位复位的技巧性手法，对关节脱位的复位手法应注意运用力学原理，如力点、支点、力臂、杠杆的作用。托顶的手法就是需要在力点、支点上下功夫。托顶的部位为紧邻脱位的关节处，这样供力点精准、复位省力、创伤小、痛苦少、复位成功率高。

9. 挤按法　此法与托顶法同，只是方向相反，一者向上托顶，另一者向下挤按。

第五节　推拿手法

中医学认为，推拿能调节阴阳，宣通气血、舒经通络，调整小关节，还能够活血化瘀、强筋壮骨、调理脏腑、增强人体抗病能力等。《备急千金要方·居处法》曰：“小有不好，即按摩挼捺，令百节通利，泄其邪气。”大量科学研究和实验证明，各种推拿手法所产生的力在机体引起一系列效应，人体接受推拿手法刺激以后，局部组织内微循环系统畅通，血流丰富，可改善血液循环，加速肌肉内部代谢物的排除；毛细血管血液充盈情况好转，血细胞积聚现象消失，有利于局部组织新陈代谢，消除肌肉疲劳，提高肌肉工作能力。

一、适应证

急性和慢性软组织损伤、周围神经损伤和炎症、神经疾病或失用性肌肉萎缩、因神经疾病或血管运动功能不良引起的肢体循环障碍、外伤或术后粘连、小儿消化不良等疾病。

二、禁忌证

《素问・腹中论》曰“伏梁……不可治，治之每切按之致死”，《素问・举痛论》曰“寒气客于侠脊之脉，则深按之不能及，故按之无益也”。《类经》中也指出：“导引者，但欲运行血气而不欲有所伤也，故惟缓节柔筋而心和调者乃胜是任，其义可知。今见按摩之流，不知利害，专用刚强手法，极力困人，开人关节，走人元气，莫此为甚。病者亦以谓法所当然，即有不堪，勉强忍受，多见强者致弱，弱者不起，非惟不能去病，而适以增害。用若辈者，不可不为知慎。”临床上，推拿的禁忌证主要有：

1. 开放性软组织损伤，如骨折未愈合、韧带和肌肉断裂的固定期、创伤、刀伤以及皮肤破损者。

2. 严重感染性疾病，如脓毒血症、蜂窝织炎、丹毒、脓肿、化脓性骨髓炎、溃疡性皮炎、烫伤等。

3. 由结核杆菌引起的运动器官的病证，如骨结核等。

4. 传染性疾病，如肺结核、病毒性肝炎等，以及疾病的急性期，病情危重，有高热、神志不清者。

5. 有严重出血倾向，如血友病、血小板减少症等。

6. 妇女妊娠、经期的腹部、腰骶部，以及产后恶露未净（子宫尚未复原）的小腹部不可推拿，以免发生流产或大出血，必须施行手法治疗者，宜采用轻手法并分多次进行。

7. 恶性肿瘤及心、肺、肾等重要脏器功能严重损害者。

8. 体弱、年老患者，禁施强刺激手法，须用轻缓的手法。

9. 严重脊椎滑脱的病例，局部慎用重手法。

三、推拿手法的特点

何天祥推拿手法的特色在于立法在心，施术在手，辨筋施法，即因伤、因人、因筋情施法，其轻重开合、高下疾徐、补泻久暂，全在于宛转运用之妙，所以手法系统完整，细腻灵活，自成一派，独具一格。

（一）指法为主

伤科理筋手法常见以掌、掌根、大鱼际、小鱼际及手指等进行操作，单以手指进行治疗者尚属少见。何天祥疗伤手法中理筋、拨筋、弹筋、点穴、透穴、拿捏、振筋、揉筋、叩击等手法，则纯以手指着力操作进行治疗，其中又以单指（拇指）操作为主，手法操作具有指感确切、力量集中、运指灵活、便于调整、弹性作用强等优点。这和一般的理筋手法相比，具有细腻、柔和、连续渗透的特色，符合“筋喜柔而勿燥”的治疗原则。

1. 手指操作，指感敏捷　筋伤后，就会出现瘀肿、筋结、筋挛、筋软、筋歪等主要临床表现和筋的形态、性质、位置等方面的异常病理改变。推拿就是在上述部位或其附近施用手法，而所施手法的位置力量、缓急、方向和范围则是根据筋伤部位、病理变化的具体情况来决定的。如何处宜施强刺激手法，何处宜施柔和手法，何处手法宜多施，何处手法宜少施，何处手法宜快，何处手法宜慢，何处宜施拨筋法，何处宜施理筋法等，则都是根据指感下该处筋的病理变化情况来选择。因此，指感下的筋情（即筋伤的病理变化情况）是调整手法的客观依据，具有十分重要的意义。

“诚以手本血肉之体”，手部皮肤内含有丰富的感觉神经，故手部皮肤的知觉敏感性高，但由于感觉神经种类、粗细及数量的分布不同，全手中又以手指的指腹感觉神经最丰富，其中尤以拇指见著。而且手为人类进化功能活动的主要形势，全手的功能又以拇指为最灵活，功能最复杂，占全手功能的一半。所以，何天祥疗伤手法中的理筋、点穴、拨筋、按摩、弹筋、透穴、拿捏、揉筋等手法以指尖、指腹（最常用拇指）进行操作，有利于清楚地了解治疗效应部位筋的病理变化情况，符合辨筋施法的原则，指感确切，便于以筋的病理变化情况来为调整变换手法创造条件，此为何天祥手法的一大特色。

2. 单指操作，力量集中　所谓单指操作，即以拇指或他指操作为主，操作时着力处仅为手指的指腹或指尖的部位，由于着力的范围局限，故手法力点相对集中，而手指操作灵活，又扩大了治疗范围。力量集中，一是便于治疗肌肉丰厚或部位深在的筋疾；二是便于调整控制手法力量；三是指感敏捷，便于指导施治。辨证是否准确、施法是否得当、力量是否集中，对手法的疗效影响极大。在手法应用过程中，虽然影响手法效果的因素很多，而手法的力量是一个基本因素，其中手法力量强弱的运用是否恰当也是一个重要的因素。如过轻则不足以达到治疗效果，过重则有旧疾未去又添新伤之弊。新伤气血瘀滞于表，宜缓治（轻手法）；陈伤气血瘀滞于里，宜急攻（重手法），但又须“轻而不浮、重而不滞”，方能无误，否则会影响手法的疗效，临床上这类例子并不少见。单指操作因力量集中而局限，而单指操作灵活又扩大了治疗范围，同时又便于调整控制手法力量，这对增强手法的治疗效果具有多方面的重要意义。

3. 单指操作，运指灵活　手可以做各种千变万化、灵巧而复杂的动作，但手指运动的基本形式仅为屈、伸、收、展、对合，复杂的动作都是通过手指间相互配合协调来完成的。人类又以拇指的对掌功能为特殊。单指操作，不过多的存在配合协调动作，相应说来手法较为简便、易于达到运指自如的目的。手法要达到敏捷、精确、娴熟、渗透的程度，操作时就必须精力集中，心手合一、动作协调。从某种意义上来说，单指操作有利于充分发挥手法的治疗作用，同时也能更好地了解手法治疗效应部位下筋的细微病理变化情况，有利于在治疗过程中随时调整手法，达到“手随心转、法从手出”的目的。

4. 注重调息，顺乎自然 运指徐缓、柔中有刚是何天祥理筋手法的又一特点，一般推拿手法都较注重手法操作时的熟练程度和逆向施法，而何天祥则强调手法操作时应调整呼吸，自然随和，随息发力，这样有利于术者不伤正气和持久，使手法富有弹性而不死压。并且只要注意长期调息功的锻炼，可使自己随息发功，力贯于指，深透筋骨，作用切实，在日门诊量过百时，也能胜任而手法不乱，稳健有力。术者在施法时，首先要调节呼吸，宜呼吸深长，意守丹田，所谓“丹田抱气，气不凌乱”，切忌憋气而致面红耳赤，大脑缺氧，甚至因憋气用力而致内伤。气沉丹田的关键又在于顺应自然，要以意导气，不能用心力拼命向丹田压气，此在于平时多练调息功，有利于提高指感的敏捷性和治疗效果。同时还要注意全身放松，蓄劲发力，随息起伏，也增加了手法的弹性。另外，所谓顺筋而行，是手法操作要按一定的方向进行。何天祥认为手法应顺气血、经络运行方向而行，要自上而下，反之为逆，筋伤当顺，行倒推则起包，横推则起梗。肿胀和压痛点处，可自中心部向外做放射状理筋、拨筋、按摩、揉筋等手法，以宣通气血、消散瘀肿。手法由上向下操作为顺为通；倒向横向操作为阻为逆，这是何天祥推拿手法的独到之处。当然，关于手法的顺逆，流派不同，见解各异，大多也不太强调手法的顺逆仅依操作之便而行之。何天祥在临床上根据中医经络、气血运行学说，认为循经而行，从上向下手法操作还是有一定道理的。一方面对提高手法质量，寻找穴位，增强疗效有帮助。另一方面，人体气血、经络的循行是按一定的方向走行的，故何天祥认为循经而行能促进气血、经气的循行，反之则有气血经络逆乱之弊。再则，人体上的毛孔开合，有排泄各种代谢产物和有害物质的作用，另有司呼吸和吸收局部药物之用，毛孔宜顺宜开，即不宜闭不宜倒。

（二）针对性强

一般推拿手法，不太强调每种手法的适应证，具有选择性不强的弱点，表现在手法对治疗效应部位选择性不大，同时治疗效应部位对手法的适应性亦不精准。比如，手法的操作较为固定，千篇一律，同一痛点可以接受多种不同的手法治疗，一种手法既可以用于痛点部位的治疗，又可以用于痛点以外其他部位或病变的治疗，而不是根据手感下筋的具体病理情况来变换手法，这样看不出手法的特殊性和灵活性。何天祥手法则不同，是在随证施法、应指活变的基础上，又侧重于手法的适应证，尤其是手法的微细变化，更有其一定的针对性，使手法又具有一定的选择性，如常用的舒筋手法中，点穴用于痛点或穴位的治疗；拨筋用于筋结、粘连部位的治疗；理筋用于筋不顺部位的治疗；透穴是用于点穴或拿捏手法之后加强刺激的一种手法。同时，手法又根据指感下筋的病理变化情况而调整变化，如理筋中遇到筋结粘连，可以边理边拨、理而拨之、拨而理之，在升降手法中遇有粘连较重，局部软组织弹性度下降时，可配合展筋、揉筋等手法相辅而行，使手法在针对性强的基础上又具有灵活性，这样有利于提高治疗效果，也便于观察手法的作用。

（三）稳中求活

何天祥在手法上，特别强调一个“稳”字和一个“活”字，尤其施用于关节部位的手法，稳中求活。就是说手法要针对性强，操作要稳，但手法操作又要根据筋的具体病理变化情况来灵活施用，如提弹、运摇、升降、牵抖、展筋等手法更是如此，对关节施手法时，首先应了解该关节病对手法是否具有适应证，又适用于多大的活动范围等，而且在施用此类手法时，必须保持一定的牵引力，以求稳健，在适应证活动范围都具备的条件下，施用手法使关节的活动范围由小渐大，当到极限时，突施寸劲再扩大范围，常可闻到弹响声，这样常可解除关节交锁、疏通经气、调畅气血、滑利关节。但对关节强直较重者，切不可粗暴强施，以免加重损伤。如何天祥使用端提旋转手法治疗颈椎病时，在患者放松的前提下，先屈伸、旋转头颈部数次以让患者适应手法，并同时了解颈部活动受限程度，此过程体现治疗的“稳”。在后续使用旋转手法时，则先根据患椎节段位置来选择颈椎后伸角度，以达到准确松解神经根卡压的目的，此过程则体现施术的“活”。

（四）系统完整

何天祥对手法的操作，十分讲究系统性和完整性，对一次手法操作分三个阶段进行，使手法具有细腻、连续的特性。

1. 准备适应阶段 即用轻柔手法，使肌肉放松，为施重点治疗手法作好准备，另外，准备适应阶段也是进一步摸清筋疾部位微细病理变化的手段，以便更清楚而准确地辨筋施法。

2. 重点治疗阶段 即在准备适应手法操作之后辨准筋情，重点施法也就是在辨准筋情的部位，采用着力较强的理筋、拨筋、点穴、透穴、展筋和关节活动等手法增强治疗作用，达到治疗目的。

3. 松弛结束阶段 即在重点治疗操作之后，患者都有个刺激反应过程，所以在结束时宜施用松弛手法来收功，使肢体放松，进一步缓解疲劳和推动气血循行。

综上所述，何天祥手法在临床运用中的要点，可简单归纳为由上向下，由轻渐重再轻，由慢到快再慢，同时手法可以单独操作，亦可复合并施。

4. 手法与药物并施 刺激较强的手法，直接在皮肤上操作容易造成一些表浅的损伤，对初学者更是如此。对此，何天祥常以药酒为介质施法。药物与手法并施，可起到相辅相成的作用、提高临床治疗效果。

（五）手法的辨证运用法则

中医学的理论核心就是整体观念和辨证论治，伤科诊疗亦如此。筋伤后有伤气伤血，孰轻孰重、属寒属热，在表在里，筋歪、筋走、筋核、筋挛等不同，结合患者身体素质、所处环境、时间长短等也各有差异，所以要根据不同的证候，进行辨证施治施术，才能有的放矢达到治疗目的。手法也不例外，应在四诊、八纲、脏腑、经络、营卫、气血、津液等理论的指导下针对筋伤的具体证候进行辨证施用相应的手法。

1. 患者与术者的体位辨证 主要是指施术时患者应当取的体位，一般以患者最自然、最舒适、最持久、最安全，能充分暴露所需治疗效应部位，又便于术者手法操作为最佳体位，故何天祥手法操作时患者多以坐位为主要受法体位。人体一般以坐位最自然，此体位又便于操作而简单易行，舒适安全持久。如治疗腰背部、臂部及下肢多取坐位操作，这是何天祥手法选择体位与其他流派不同之处，一般多主张卧位操作，但何天祥认为，坐位是人体最自然的体位，俯卧位则非人体常规体位，不自然、不舒适、不持久，且会影响气机的疏布，手法稍有不慎易伤气机，也不利于简便行事，较坐位烦琐。当然，对腰椎骨折、滑脱或脊柱小关节紊乱症不能耐受坐位者，亦可采用短时间的俯卧位治疗。另外，术者操作时的体位也应以能方便操作、安稳、协调、持久为宜，但如患病特殊，术者舒适体位与患者安全痛苦少的体位有矛盾时，则要求以患者为主，术者宜暂采用不舒适的体位去进行手法操作，也就是宁可增加施术难度，也不可增加患者的痛苦。

2. 常法与变法的辨证 手法的操作有一定的规律也有一定的顺序。一般情况下，不宜随意更改。所谓“证不变，法亦不变”，有人云“证变，法亦不变”，即以不变应万变。疾病的发生、发展有一定的规律，治疗就有一定的常规，手法治病亦不例外。但骨伤科疾病并不能完全同于一般规律，有常就有变，多种复杂的因素在骨伤科疾病的发生、发展也会产生变证，证发生了异于一般规律的变化，故术者的治疗方法也要应变。所以手法的施术，也要根据手感下筋疾之证的具体病理变化情况而选择，才能提高临床治疗效果。

3. 标本缓急辨证 筋伤病证可分急性和慢性两种。急性筋伤是指身体突然受外力作用而致软组织、肌肉、韧带、肌腱、关节囊等的扭挫伤。一般认为急性损伤多采用冷处理，忌用手法治疗，而何天祥对急性筋伤的治疗，则提倡手法治疗越早越好，早期只要施用手法得当，能消肿止痛、理筋回位、祛瘀消肿，但切忌乱施手法。例如急性踝关节扭伤致韧带损伤、踝穴错缝，出现踝关节失稳，首先可采用手法以拨乱反正，使踝关节错缝得以纠正，即“骨正筋柔”。此时患者的疼痛及主动活动均会得到明显改善。再施以理筋手法理顺关节周围的肌筋，纠正筋歪、筋转，以使筋络顺接，气血运行顺畅，通则不痛。

4. 辨筋施法 辨证论治是中医治疗的精髓之一，也是指导临床治病之准绳。骨伤科疾病的治疗也离不开辨证论治，而手法的施治同样也需要辨证论治的法则来指导，治病用药要有依据。疾病的阴阳、表里、寒热、虚实是指导用药的依据，整复骨折、脱位也要有依据，断端的移位就是选择整复手法的依据。自 X 线问世以来，诊断骨折、脱位的移位情况更一目了然，使整复的依据更为充实，所以大大提高了疗效，使骨折脱位的手法整复治疗产生了一个飞跃。然而什么又是指导筋伤治疗手法的依据呢，临床上有辨部位、辨痛点、辨证、辨病等各种不同方法指导施法，但尚缺乏一个客观的标准。目前一般多采用辨部位（伤于何处）与辨痛点相结合的方法来指导推拿手法的运用，也有根据临床表现（肿胀、疼痛与功能障碍）即伤情症状来作为运用手法的依据，前者称辨部位，后者称辨伤情，辨部位也好辨伤情也好，都是凭术者的主观感觉而定，这与骨折、脱位的手法治疗相比尚缺乏一种有效的客观依据来指导推拿手法的运用，也就是说推拿手法在治疗上还存在一定的盲目性。如果说辨部位和辨伤情是从宏观方面来认识筋伤和指导推拿手法的话，何天祥还特别注重通过指感下的细微变化来对损伤局部进行形态、位置、性质等方面的检查，找出筋歪、筋挛、筋软、筋硬、筋痹、筋结等异常情况，这些异常改变统称筋情。一般说来，筋结、瘀肿、筋歪、筋挛、筋软、筋硬、筋痹、压痛点是筋情的典型表现，而且这些表现许多都需要借助手来仔细触摸才能查清楚，这种根据筋情的病理变化来选择运用推拿手法的治则称为辨筋施法，这是何天祥推拿手法在运用方面的突出特色。

具体地说，循其经络、辨其瘗聚是辨筋施法的主要内容，循其经络是通过分析操作部位的经络循行路线找出治伤穴位，辨其瘗聚主要是找出筋伤后病变的位置、形态、性质，选择推拿手法，就是根据这些异常的筋情来决定的，如遇到痛点则用点穴按摩手法；遇筋结则用拨筋、揉筋手法；筋不顺则用理筋、振筋手法等，筋情除了是选择手法的依据外，也是调整变换手法的依据。何天祥很强调根据手感下动态的筋情来调整变换手法，如理筋中遇到筋结则配合拨筋手法，边理边拨、拨而理之、理而拨之，相辅而行，以便手法更具实效性和连贯性。这种辨筋施法、法随筋变的治疗方式充分体现了祖国医学辨证论治的原则。《素问・生气通天论》云“谨和五味，骨正筋柔”。骨正就是骨要正而不歪斜，筋柔就是筋要柔和而不强硬，这才是正常的生理现象，一旦筋伤失常，除引起气滞血瘀外必然也要引起筋失柔和，久之还可引起骨关节失其常度，具体地说，就是出现了筋的形态、位置、性质等不同的病理变化。如筋歪、筋结、筋的弹性失常等伤筋的临床表现，抓住筋伤的筋情，就是抓住了筋伤的症结。所以在辨证与辨病结合施术的基础上辨筋施法，在指导推拿手法上更具特色和有实际的指导意义。同时，辨筋施法也是具有理论依据的。

四、推拿手法的分类

1. 舒筋手法　理筋、拨筋、按摩、聚合、揉筋五法。所谓舒筋手法，是指力量较为柔和的直接作用于治疗效应部位上的手法。

2. 通筋手法　点穴、透穴、振筋、弹筋、拿捏、叩击、拍打七法。所谓通筋手法，是指力量较为集中、刺激性较强的直接作用于治疗效应部位上的手法。

3. 运筋手法　升降、运摇、牵抖、展筋、提弹五法。所谓运筋手法，是指力量通过关节活动间接作用于治疗效应部位上的手法。

五、各种手法操作要点及作用

1. 理筋法　以术者一手或双手拇指的球部贴附于治疗效应部位上，保持一定的按压深度、平稳的力量，缓缓地自上而下或自上而斜下推动，注意上移时手稍离皮肤，下推时着力。作用：疏经通络，调和腠理，消瘀散结，活血止痛，舒缓痉挛，顺理肌筋。

2. **拨筋法** 以术者一手或双手拇指指尖深压治疗效应部位，或自上而下顺筋做左右拨动，或在筋结或痛点处做上下、左右拨动。操作时指尖不离皮肤，随皮肤之活动而上下、左右拨动。作用：消瘀散结，剥离粘连，舒经活络，温通经脉，舒理肌筋，解痉止痛，祛风除痹。

3. **揉筋法** 以术者一手或双手拇指球部深压治疗效应部位，做运指旋转揉动，着力平稳深压，或顺筋从上而下螺旋式移动，总之，向上时不着力向下时着力。作用：消散筋结，缓痉止痛，舒经活络，消肿散瘀，理伤定痛，强筋祛痹，通络祛风，温经散寒。

4. **按摩法** 广义按摩，是推拿之又一名称，狭义按摩，即是两种手法的合称。按者，谓之以手往下抑之，摩者，谓之以手徐徐揉摩也。即在选定的治疗效应部位上，用术者一手或双手掌的大鱼际或小鱼际加一定的按压力，顺筋从上而下螺旋式滑动揉摩，上移时离开皮肤，下滑时着力，对大关节部位可围绕关节进行环转按摩。作用：活血散瘀，消肿止痛，温经散寒，舒经活络，宣通气血，缓痉散结，祛风除湿。

5. **聚合法** 以术者双手掌或双手拇指、示指相对抱定治疗效应部位，一松一紧为对称用力向中间聚合，注意聚合时着力于紧，放开时着力于松。作用：温通经脉，散寒除痹，消散筋结，滑利关节，强筋固骨，滋血生力，行气解困，祛瘀活血，消肿止痛，增强关节的血液循环，延缓退化。

6. **点穴法** 以术者拇指球部或指尖着力深压于所需的治疗效应部位或穴位上。作用：以指代针，解痉止痛，宣通气血，温通经脉，舒经活络，开郁行痹。

7. **透穴法** 分指压透穴或拿捏透穴两种。即在点穴和拿捏手法的基础上，随术者呼吸有节奏地逐渐追加深压力量，吸气时手指上浮减力，呼气时手指着力深压。作用：为点穴和拿捏手法加强刺激作用。

8. **振筋法** 以术者全臂施用巧力，用双手拇指交叉夹持脊柱棘突两旁，从上向下着力发出频率较高的振颤，顺筋而行作用于治疗效应部位，亦可用示、中指弯曲，以中节夹持于脊柱棘突两旁，自上而下地振颤着力。作用：审视病椎，舒经活节，缓痉止痛，宣通气血，顺理肌筋，骨正筋柔。

9. **弹筋法** 以术者拇、示、中三指对向合拢，平稳用力，将肌束、肌腱或筋结等治疗效应部位提起，同时在手指中捻转揉动，然后迅速自指间弹出放松，一张一弛。作用：理筋止痛，温通经脉，散寒除痹，消散筋结，激发经气，增强肌筋的弹性和柔性。

10. **拿捏法** 以术者拇指与其余四指相对形成钳形，钳住经络、肌束、肌腱、肌肉等治疗效应部位，平稳用力，自上而下，一松一紧地拿捏，注意一定要拿之饱满，捏之有力。作用：温通经脉，祛风散寒，消肿散结，柔筋缓急，舒筋止痛。

11. **叩击法** 以术者双手五指微屈自然合拢，形呈梅花状，手腕放松有节奏地叩击于治疗效应部位。作用：宣通气血，醒脑开窍，活血散瘀，镇静安神，舒经活络，祛风散寒，强筋壮骨，缓痉止痛。

12. **拍打** 以术者之手五指并拢，掌心呈空心状拍击于治疗效应部位，此法多用于胸胁部，注意拍打时，嘱患者配合咳嗽出声，此为内振。作用：击通经络，开郁行气，舒经活络，振奋胸阳，理气活血，顺理肌筋，宣通气血。

13. 升降法　在术者的协助下缓缓屈（升）伸（降）于所需治疗关节的被动活动。作用：松解粘连，滑利关节，舒经活络，增加关节的活动范围。

14. 运摇法　在术者的协助下，使所需治疗关节做各种术式和各轴向上的被动活动，注意此法应在维持一定牵引力度下进行操作。作用：舒筋活节，行气活血，解除小关节紊乱，解痉止痛，理伤除痹，滑利关节，增加关节的活动范围。

15. 牵抖法　术者持患肢远端，做一次或数次高频率的牵拉抖动。作用：疏通经络，滑利关节，松解粘连，宣通气血，开郁行痹。

16. 展筋法　在术者的协助下将所需的治疗关节做过伸位牵拉、旋转的被动活动，操作时宜一张一弛。缓慢逐渐加大外展、外旋角度。作用：理筋止痛，解痉除痹，松解粘连，增加肌筋的弹性与柔性。

17. 提弹法　术者以手持患肢一端，突然牵拉、提弹，其力作用于所需治疗关节，提弹时常可闻及关节的弹响声。作用：舒筋活节，滑利关节，调整关节，强劲筋关。

六、束悗疗法

何天祥在常用的以上十七类手法的基础上，还善用束悗疗法治疗筋痹。束悗疗法是术者通过手指按压患者病变部位相应的体表动脉，使血液循环改善来达到治疗目的的一种方法。根据《灵枢·杂病》“痿厥为四末束悗，乃疾解之，日二，不仁者十日而知，无休，病已止”的记载，结合现代对微循环的研究成果而创立的治疗筋痹的手法。

（一）束悗疗法治病机制

筋痹，中医学认为，多由气血虚弱，脏腑经络虚衰，卫外不固，受风寒湿等外邪侵袭；或因久伤劳损，机体气血运行不畅阻滞于经络，外加六淫邪气犯于经络所致。由于各种慢性积累性损伤性疾病（筋痹），局部出现充血、水肿、渗出等一系列的炎性改变，致使血液循环障碍，毛细血管开放数减少，而血运障碍，组织缺血、缺氧，静脉回流受阻，大量的凝血淤积在毛细血管和微静脉内，使病变部位的代谢废物难于排出，形成了一个恶性循环。

现代医学研究表明，当机体局部受风寒湿邪侵袭后，内环境受到干扰，发生一系列的生理生化变化。首先，局部皮肤、肌肉、神经组织的代谢障碍，pH 值下降，细胞的兴奋性减弱，抵抗力也随之下降，组织日趋酸化。肌肉组织细胞中维持生化平衡的钾、钠、钙、镁等微量元素代谢失衡，钾钠比值变小，镁含量也变小，钙量积蓄，组胺增多，导致了肌肉、关节软骨面水肿、疼痛或重着、酸软无力，局部组织中的这种生理生化紊乱，致使血液循环的外周阻力增大，随之也出现病变部位的肌肤不温、麻木、感觉减退等症状。要降低血液循环的外周阻力，促使这一系列的病理变化向良性方面转变，必须改善循环内环境，加速其输送营养、氧气，排除废物和二氧化碳的新陈代谢率。

运用束悗疗法，其原理就是通过暂时阻断动脉的搏动，人为地造成局部毛细血管暂时的缺血、缺氧，然后突然放开使动脉血流阻力降低，加速其跳跃和冲击作用，把病变局部的代谢废物，通过急激的冲击波作用排出，从而达到“欲擒故纵”的治疗疾病的目的。

（二）束悗疗法的基本方法和运用部位

1. 基本方法 根据人体损伤的不同部位，首先运用拍击法或按揉法，放松局部的肌肉组织，然后选择供给此部位的体表触摸到的动脉血管，用拇指或中指腹按压之，直到局部或稍远端的皮肤颜色改变、出现酸麻胀感，然后突然放开手指，再轻按揉病变部位，如此反复 2 ~ 3 次。使按压时局部的血管空虚，放开后血流阻力减小，形成一种冲击波，从而将致病物质排除。

注意事项：束悗按压的时间和用力的大小应视患者情况严格掌握，以免引起晕厥。对脑血管疾病、高血压、糖尿病患者，慎用或禁用。掌握束悗的时间和施法力量，按压时手指不宜来回摆动。

2. 运用部位

（1）束悗锁骨下动脉：患者取坐位。术者在施束悗前，选百会、风池、风府、天柱或大椎、肩井、膈俞、肩贞、天宗穴点揉，以松弛局部筋肉，然后寻找锁骨上窝中点的锁骨下动脉。术者四手指搭于患者肩部，拇指腹向内向下按搏动的锁骨下动脉，使其压在第 1 肋骨上缘至患者自觉头部闷热、肩背部胀闷为止，持续时间 30 ~ 40s，然后突然把手指放开，反复 2 次。对头颈部、肩背部筋痹，患肢有麻木者，选用此法。

（2）束悗腋动脉、肱动脉：患者取坐位或卧位，施术前选肩髃、曲池、少海、曲泽、手三里、内关、鱼际、合谷、列缺穴点揉，以使肘部及前臂肌肉得以放松，然后令患肢外展 90°，由锁骨中点到肘窝中点连线稍下部寻找腋、肱动脉，拇指腹将其按压于肱骨上，至肘部及前臂皮肤变色，有酸麻胀感为止，持续时间大约 30s，然后突然放开，反复 2 ~ 3 次，对肘部、前臂、腕部损伤疾病采用此法。

（3）束悗股动脉：患者取仰卧位，施术前选太冲、三阴交、绝骨、阴陵泉、阳陵泉等穴点揉以放松筋骨肌肉，然后在髂前上棘和耻骨结节连线中点至大腿内侧中、下 1/3 交界处寻找搏动的股动脉，用拇指或中指将其按压在耻骨上 40 ~ 50s，由轻到重至足背动脉微弱，腿部皮肤改变，突然放开手指，反复 3 次。对膝关节及其周围韧带损伤采用此手法。

（4）束悗腘动脉：患者取俯卧位，施术前选阴陵泉、阳陵泉、足三里、承山、丰隆、悬钟等穴点揉放松肌肉，然后在腘窝中点寻找搏动的腘动脉，用拇指或中指腹用力将其向髌骨方向按压 30 ~ 40s，至小腿部皮肤颜色改变，患者自觉小腿闷热为止，再突然放开手指，反复 2 ~ 3 次。对小腿及踝部损伤痛症采用此法。

七、骨病治疗手法

何天祥对骨伤的治疗，以手法为主，药物为辅；对骨病的治疗，以药物为主，手法为辅。中医治病从整体出发，“虚则补之，实则泻之”。对骨病患者亦可巧施手法，如慢性骨髓炎、骨结核患者病程长，多处于身体抗病能力衰弱，气血亏虚之际，从治标固本考虑，按病灶所属经络，循经点揉经穴，培本固元、调畅气血、疏肝解郁，增强机体抗病能力，如在足太阴脾经取穴，轻揉缓摸，增强运化水谷、化生气血之力；足少阴肾经取穴施法，补肾生髓；对急性骨髓炎或慢性骨髓炎复发者，同理可取穴清热除湿，标本兼治，同时病灶处外敷中药，既可缩短病程，又可愈后防复，改变了骨病不宜施手法的认识。.

第六章

何天祥夹缚固定方法

夹，是指夹板、夹挤；缚是指绷带、绕缠。夹与缚相结合于治疗中起固定作用。骨折愈合是一个相当长的过程，要使这一过程得以顺利完成，固定为其重要手段与不可缺少的必要措施。夹板固定遵循“动静结合”的原则，即患者、伤肢、骨折断端都要进行活动。鼓励有益于骨折愈合的活动，限制不利于骨折稳定的活动。固定是以肢体能够活动的目的出发，而活动又以不影响断端的稳定为标准。功能活动不仅是骨折治疗的目的，也是骨折治疗的重要手段，骨折整复后即进行固定，固定后即可做功能锻炼，在锻炼过程中还可以使一些残余畸形得以整复。由于这种方法把骨折的整复、固定和功能锻炼有机地结合起来，不加重局部软组织损伤，骨折断端没有异常干扰，伤肢能早期进行功能活动，所以收到了骨折愈合与功能恢复齐头并进的效果。

第一节　夹缚固定的目的和原则

一、夹缚固定的目的

1. 维持已复位的位置　当骨折已取得解剖复位或功能复位后，由于肌肉和肢体重力的影响或其他人为的因素，仍可再移位，因此必须给予固定。

2. 保障正常骨折愈合过程的进行　正常骨折愈合是依靠骨内、外骨膜膜内成骨与骨折端间的软骨内骨化（二期愈合）或骨内膜成骨与骨单位重塑（一期愈合）两种方式完成的。骨端间的剪力、旋转及成角等应力对这两种愈合方式都会产生干扰，必须依靠固定来保障骨折愈合正常进行，避免出现畸形愈合或不愈合。

3. 为早期的肌肉关节活动创造条件　肌肉与关节的运动不仅是防止肌肉萎缩及关节僵硬的必要手段，而且有利于骨折愈合。大多数骨折如未经固定，其肢体是难以进行运动的，只有将有效的固定和合理的运动结合起来，才能使骨折局部获得相对的稳定，并为肌肉与关节运动创造条件。

4. 缓解疼痛　骨折的固定可减少骨折断端对周围的刺激，起到止痛作用，解除患者精神和肉体上的痛苦。

二、夹缚固定的原则

1. 辨证夹固　要根据患者年龄、体质、损伤部位、骨折类型、形体胖瘦、是否邻近关节、闭合性骨折还是开放性骨折、瘀肿程度及肌肉是否萎缩、关节功能是否受限等情况，辨证地夹固，而且夹固松紧、时间长短等要有度。

2. 夹固包扎松紧有度　不绝对制约肌筋的舒缩生理功能，调动患者自身修复能力，要注重动静结合，如上肢固定后能有握拳功能，下肢固定后能有屈伸、勾足、绷足功能，并要认识到“动甚必离，静甚必滞”的弊端。

3. 不主张采用石膏固定　因石膏性味寒凉，不利于散瘀活血、祛瘀生新，如《诸病源候论·金疮伤筋断骨候》说：“若被疮截断诸解身躯，肘中及腕、膝、髀若踝际……须急及热，其血气未寒，即去碎骨。”指明受伤后肢体、气血循行恶寒喜热。而且石膏夹板塑形定性后，无法调整、改变其材料的大小宽窄，更不利于有效固定。

4. 夹固不是一成不变　根据伤部瘀肿消减情况，骨痂生长阶段要适时注意夹板数量、大小及绷带绕缠的松紧度等调整时机，不提前不错后，恰中病机。

5. 夹缚用夹板看似分开的个体，但最终起效依靠整体作用　夹板材质要同形、同功能、同作用。在夹板的选材上也可辨证选材，例如接骨可选杜仲皮，清热消炎可用黄柏皮等。

第二节　适应证、禁忌证及固定后注意事项

一、适应证

1. 四肢闭合性骨折（包括关节内及近关节内经手法整复成功者）。股骨干骨折因肌肉发达收缩力大，须配合持续牵引。

2. 四肢开放性骨折，创面小或经处理伤口闭合者。

3. 陈旧性四肢骨折运用手法整复者。

二、禁忌证

1. 较严重的开放性骨折。

2. 肿胀严重伴有水疱者。

3. 伤肢远端脉搏微弱，末梢血液循环较差，或伴有动脉、静脉损伤者。

三、固定后注意事项

1. 抬高患肢，以利肿胀消退。

2. 密切观察伤肢的血供情况，特别是固定后 3 ~ 4 天，更应注意观察肢端皮肤颜色、温度、感觉及肿胀程度。如发现肢端肿胀、疼痛、温度下降、颜色紫暗、麻木、伸屈活动障碍并伴剧痛者，应及时处理。切勿认为是骨折引起的疼痛，否则有发生缺血坏死之危险。

3. 注意询问骨骼突出处有无灼痛感，如患者持续疼痛，则应解除夹板进行检查，以防止发生压疮。

4. 注意经常调节扎带的松紧度。一般在 4 日内，因复位继发性损伤，局部会有损

伤性炎症反应。夹板固定后静脉回流受阻，组织间隙内压有上升的趋势，可适当放松扎带。以后组织间隙内压下降，血液循环改善，扎带松弛时应及时调整扎带的松紧度，保持 1cm 的正常移动度。

5. 定期进行 X 线检查，了解骨折是否发生再移位，特别是在 2 周以内要严格定期检查，如有移位应及时处理。

6. 指导患者进行合理的功能锻炼，并将固定后的注意事项及练功方法向患者及家属交代清楚，取得患者的合作，方能取得良好的治疗效果。

第三节　夹缚固定材料

一、夹板

常用的夹板材料有杜仲皮、黄柏皮、杉树皮、柳木板、竹板、厚纸板、胶合板、金属铝板、高分子夹板等。夹板的材料应具备以下性能。

1. 可塑性　制作夹板的材料能根据肢体各部的形态塑形，以适应肢体生理弧度的要求。

2. 韧性　具有足够的支持力而不变形，不折断。

3. 弹性　适应肌肉收缩和舒张时所产生的肢体内部的压力变化，发挥其持续固定复位作用。

4. 吸附性与通透性　夹板必须具有一定程度的吸附性和通透性，以利肢体表面散热，不致发生皮炎和毛囊炎。

5. 质地　宜轻，过重则增加肢体的重量，增加骨折端的剪力和影响肢体练功活动。

6. 不影响 X 线成像　有利于及时检查。夹板长度应视骨折的部位不同而异，分不超关节固定和超关节固定两种。前者适用于骨干骨折，夹板的长度等于或接近骨折端肢体的长度，以不妨碍关节活动为度；超关节固定适用于关节内或近关节处骨折，其夹板通常超出关节处 2 ~ 3cm，以能捆住扎带为度。夹板固定一般为 4 ~ 5 块，总宽度相当于所需要固定肢体周径的 4/5 或 5/6 左右。每块夹板间要有一定的间隙。夹板不宜过厚或过薄，一般来说，竹板为 1.5 ~ 2.5mm、木板为 3 ~ 4mm，如夹板增长时，其厚度也应相应增加。纸板以市售工业用纸板为佳，厚度 1 ~ 2mm，可根据肢体的部位和形态剪裁，两板间距约一指宽，在夹板内面衬以 0.5cm 厚毡垫或棉花。

二、压垫

1. 压垫种类　常用的固定垫有以下几种。

（1）平垫：适用于肢体平坦部位，多用于骨干骨折。呈方形或长方形，其宽度可稍宽于该侧夹板，以扩大与肢体的接触面；其长度根据部位而定，一般 4 ~ 8cm；其厚度根据局部软组织厚薄而定，为 1.5 ~ 4cm。

（2）**高低垫**：为一边厚、一边薄的固定垫。用于锁骨骨折或复位后固定不稳的尺桡骨骨折。

（3）**U 形垫**：呈半月状，适用于髌骨及尺鹰嘴骨折，用棉条裹制而成。

（4）**塔形垫**：适用于肢体关节凹陷处，如肘、踝关节。做成中间厚、两边薄、状如塔形的固定垫。

（5）**梯形垫**：一边厚、一边薄，形似阶梯状，多用于肢体有斜坡处，如肘后、踝关节等。

（6）**横垫**：为长条形厚薄一致的固定垫，长 6 ~ 7cm、宽 1.5 ~ 2cm、厚约 0.3cm。适用于桡骨远端骨折。

（7）**葫芦垫**：厚薄一致，两头大、中间小、形如葫芦状。适用于桡骨头骨折或脱位。

（8）**合骨垫**：呈中间薄、两边厚的固定垫，适用于下尺桡关节分离。

（9）**分骨垫**：用一根硬物为中心，外用棉花或纱布卷成（不宜过紧），其直径为 1 ~ 1.5cm、长 6 ~ 8cm。适用于尺桡骨骨折、掌骨骨折、跖骨骨折等。

（10）**大头垫**：用棉花或棉毡包扎于夹板的一头，呈蘑菇状。适用于肱骨外科颈骨折。

2. 压垫使用方法 使用固定垫时，应根据骨折的类型、移位情况，在适当的位置放置固定垫。常用的固定垫放置法有单垫固定法、两垫固定法及三垫固定法。

（1）**单垫固定法**：主要以单垫压迫骨折块小且在骨端的骨折部位，多用于肱骨内上髁骨折、外髁骨折、桡骨头骨折及脱位等。

（2）**两垫固定法**：用于有侧方移位的骨折。骨折复位后，将两垫分别置于两骨端原有移位的一侧，以骨折线为界，两垫不能超过骨折线，以防止骨折再发生侧方移位。

（3）**三垫固定法**：用于有成角畸形的骨折。骨折复位后，一垫置于骨折成角突出部位，另两垫分别置于靠近骨干两端的对侧。三垫形成杠杆力，防止骨折再发生成角移位。

3. 扎带 扎带的约束力是夹板外固定力的来源，扎带的松紧度要适宜。过松则固定力不够；过紧则引起肢体肿胀，压伤皮肤，甚至发生肢体缺血坏死。临床常用宽 1 ~ 2cm 布带，将夹板放置好后依次捆扎中间、远端、近端，缠绕 2 周后打活结于夹板的前侧或外侧，便于调整松紧度。捆扎后要求能提起扎带在夹板上下移动 1cm，此松紧度较为适宜。一般上肢夹板固定使用 3 根扎带，下肢夹板固定使用 4 根扎带。

第四节 何天祥夹缚固定特点

一、骨折整复后的夹固

用绷带固定时始终注意绷带的包扎方向、部位、松紧度，总以能顺应生理自然，能调动自身的内在动力，能持续保持骨折、脱位整复后的位置与治疗效果为度，如上肢向外缠，下肢向内缠，以保持上肢旋后及防止下肢因重力作用而外旋。肩髋关节部用“8”字形绕缠，胸腹部以绷带一头从肩背垂下，在横行缠绕后，再反折垂下，一头向上固定于肩背部，这种包绕松紧适度利于伤者呼吸自然，在吸气时还可起到挤压肋骨骨折端的作用（内部张力增大与外部夹板对应），而绷带又不致下落；对肱骨骨折包扎夹固，可用三角巾兜伤肘悬于颈部；对腰骶部骨折可用三角巾包扎，或以多头带包扎，以免绷带上移起不到固定作用。总之，绷带松紧度应视肌肉厚薄及肿胀消减情况调整。绷带以纱布带为宜，对膝部髌骨骨折，骨折血肿严重者可选用弹力绷带包扎。绷带在四肢固定使用时，尤其是下肢包扎时，可逐层或间隔反折绷带，以增加摩擦阻力系数避免滑落，犹如“扎绑腿”。在骨折断端处反折绷带则可起到断端加压固定作用，如髌骨、尺骨鹰嘴等骨折处。

对骨折部位进行夹板固定时，首先要以骨骼形态做到“因形制器”，避免固定物外形与骨骼形态发生冲突而造成额外损伤。因形制器的“器”要精细制作，要做到“器”与形合，如桡骨远端骨折，尺骨茎突部应修出一个弯月形缺口，让出尺骨茎突高突部，以免因夹固而压迫尺骨茎突下沉；髌骨骨折的抱膝圈下缘压于髌腱处应稍向上凸，以免压迫髌腱而牵扯髌骨骨折下端向上翘，影响骨折正位；胫腓骨下端骨折夹固时，可在内外踝尖部挖一缺口，以免夹固时夹板压伤内外踝尖。

何天祥认为，在中药方剂的组方中，依功效分为君臣佐使，各司其职。在骨折的夹板固定中可同样根据所起作用将夹缚材料分为君臣佐使。夹板因压应力范围大、维持骨折断端稳定，超关节夹板还可限制关节活动等重要作用，故为君。对于有断端成角、移位、分离的骨折，在夹板固定的同时不能缺少压垫的辅助。夹板因面积宽大，无法将缚束力作用于某一点或多个方向，压垫则作用力集中、形状多变，作用力形式也不尽相同，所以，压垫可进一步协助完成夹板对骨折断端的塑形，故为臣。夹板之外的扎带的约束力可以稳固夹板，并通过其松紧度对夹板和压垫的作用力大小进行调整，并且可根据患处肿胀程度调整松紧度来帮助缓解肿胀，起到了协助夹板固定、调节松紧度以免压迫过度造成局部软组织损伤的作用，故为佐。托板和吊带则维持患者肢体体位，避免因肢体的活动引起的疼痛和改变夹板的压应力，故为使。

二、治疗中的体位固定

小夹板固定后对体位的固定非常讲究，因骨折错位破坏了局部的内在平衡，所以骨折后的夹固必须局部与整体并重，整体要与局部固定保持一致性，要保持合适的体位，使局部的肌肉骨骼的放置均符合夹固的力学要求，以保持与加强固定的效果。如锁骨、肱骨颈部骨折局部固定后，伤侧上肢宜靠贴躯干，睡眠时应以梯形垫或枕头将伤肢固定在靠贴躯干处，以免因伤肢扭动或放置位置不对，肌肉牵拉造成再度移位；又如股骨颈骨折，经整复后伤肢宜中立位外展 15° ~ 25°，避免患肢重力外旋和骨折线的剪应力而再度移位，利于断端挤紧与愈合，必要时伤肢可穿丁字鞋保持外展体位；股骨髁上骨折整复后可屈膝固定，以免小腿三头肌牵拉而致股骨下端向后下移位。

三、换敷药固定

包扎夹固后隔 2 ~ 3 日需要换敷药 1 次，这是治疗必须的程序，但须“不惊动损处”，在换外敷药时，应用何天祥创研的骨折整复后固定性手法，即把、托、卡、挤、扣。医生和助手应选择合适的体位和力度来保持患肢断端的稳定，避免因换药造成骨折断端移位。如科利斯骨折，医生一手持患肢肘部，另一手握伤侧手掌，同时保持两端适度的反向牵引力，可微屈腕关节使腕背侧肌张力增大，以暂时替代夹板的保护作用。此时可由助手更换敷药。再如锁骨骨折，在拆除外固定物前，患者坐位，助手需立于患者身后，双手把持患者双肩向后牵拉，使患者双肩外展。同时，助手一侧膝关节置于患者肩胛骨间并用力向前凸顶，以帮助保持双肩外展位。此时医生可进行更换敷药。

四、治疗期中的固定调整

随着骨折纤维愈合及骨痂生长，夹固方法与夹板块数等不能从始至终一成不变。夹固须随伤调整，以利于血液循环与功能早日恢复。如科利斯骨折，随着错位的矫正及骨痂的生长，可逐步卸去尺桡侧夹板压垫，最后卸去掌背侧夹板解除固定，从而能使骨折愈合与功能恢复同步。又如肱骨近端骨折，根据复查 X 线片所见愈合情况，先去除上肢托板，可改为三角巾悬吊，后卸掉内侧腋窝下夹板，再根据恢复情况使用肩部固定套替换剩余夹板。

五、绷带的缠绕

何天祥按生物力学特性，顺应肢体生理自然，对上、下肢进行绷带缠绕时方向各有不同。为保持上肢的旋后功能，故由内向外对上肢进行缠绕；卧位休息时，下肢自然呈外旋位，为保持下肢内外侧肌力、张力平衡及患处力线端正，故由外向内对下肢进行缠绕。此法利于维持固定和日后功能康复。

第七章

针灸及其他特色疗法

一、针灸疗法

针灸能够改善血流速度，提高血流量，快速消除水肿，消炎止痛，解除肌肉痉挛，减轻病变组织对神经、血管的刺激和压迫，故在骨伤科的临床应用中极为广泛，且疗效卓著。

何天祥认为针灸乃手法的延伸："指力所不达处，针灸之。"针灸是针与灸相结合。在科技不断发展的今天，针灸多数时候仅指针疗，已经很少包含艾灸的内容了。但何天祥针灸疗法依然延续了灸法治疗，并在原基础上不断发展和精进。

骨伤科疾病多由内外伤劳损所致。跌仆闪挫或寒湿之邪为诱因，老年患者或损伤后期致肾气虚损，筋骨失养，经脉闭阻，气血运行不畅，是出现疼痛的病机。灸法有温经散寒、行气通络、扶阳固脱、升阳举陷、拔毒泄热、防病保健之功，针对骨伤筋伤患者所需的舒筋活络、行气活血、消肿散结、解痉止痛、通理筋络、温经散寒、祛风除邪，灸法可发挥良好的作用。

何天祥运用温针治疗首先是根据病证取穴，运用平补平泻法得气，结合灸法在针柄穿上 2cm 左右的艾柱，点燃近皮肤端，用纸板隔离皮肤和艾柱防止烫伤，或是针刺后直接运用四川天祥骨科医院自制的五行大灸架灸于患处。五行大灸架是四川天祥骨科医院发明的专利，它克服了温灸盒的局限性，可以固定对准患者的任何部位，热辐射面积广，方便调节温度，可以有效地配合针刺治疗；五行大灸架容灸量足，且仪器距离治疗部位有一定距离，结合电针治疗时也不会产生干扰，安全性高，不容易烫伤。何天祥特色针灸疗法较为突出的有温九针治疗腰痹、围髌针治疗膝痹、温针中平穴治疗漏肩风、远端取穴治疗骨折等。

（一）温九针治疗腰痹

第 1 针取穴为病变腰椎棘突下凹陷中，第 2 针为该病变腰椎上一椎体棘突下凹陷中，第 3 针为该病变腰椎下一椎体棘突下凹陷中，此中 3 穴作为单穴，并将进针点选择在 3 个椎间隙，再取前 3 针椎体棘突下旁开 1 寸为边三穴进针。后用温灸仪或本院专利五行大灸架进行艾灸。针刺作用在脊神经后支及其分支，可实现对肌肉、骨骼、筋膜的最基本调节，改善状态，缓解肌肉痉挛、松弛肌肉，恢复脊柱正常解剖位置，解除孔道及肌肉对神经的卡压，从而缓解疼痛、麻木症状。结合灸法治疗，温经通络、活血消肿，利于局部水肿炎性物质吸收、髓核还纳、促进损伤椎间盘及纤维环的修复。

（二）围髌针治疗膝痹

何天祥总结了多年治疗膝痹的临床经验，将经络学与解剖学相结合，总结出 6 个特效穴位，前 3 穴为内膝眼、外膝眼、鹤顶，这 3 个穴位均为针灸治疗膝痹的临床常用穴位，膝眼穴主治膝髌肿痛；鹤顶穴主治鹤膝风、下肢痿软、膝关节酸痛、膝关节炎等；另外 3 穴分别为鹤顶向内斜下 1.5 寸凹陷处、鹤顶向外斜下 1.5 寸凹陷处及髌尖处，可起到松解附着于膝关节周围的肌肉韧带粘连、增加膝关节活动度的疗效。何天祥围髌针在针刺手法上区别于常规针刺手法，进针手法为围绕髌骨两两对刺且要求针感强烈，施针者必须技术熟练，定位精准。灸法通过增加针体温度和局部皮肤温度，可改善局部血液供应，温经通络，祛寒除湿，有研究表明，艾灸在改善关节僵硬、屈伸不利方面疗效优于 TDP。

（三）温针中平穴治疗漏肩风

此法为平衡针疗法，由经外奇穴结合运动针灸疗法与温针灸疗法，按子午流注时辰治疗，是何天祥针灸较具特色的疗法之一。依《素问》“气反者，病在上，取之下；病在下，取之上；病在中，傍取之”的原则，常采取头痛按脚、膝痛按手肘、坐骨神经痛按肩膀等等的取穴方法。平衡针疗法不是像药物那样直接作用于病变部位，也不是像开刀那样直接施治于病变部位，而是以一种通过针刺以诱导患者身体焕发出其内在的自我调节平衡潜力的间接方式，达到人体对病变部位的自我治疗进而实现自我痊愈的目的。

中平穴：位于胃经循行路线上，对侧取穴，主治肩周炎。

定位：位于腓骨小头与外踝连线的上 1/3 处。或者足三里下 1.5 寸偏于腓侧。

取穴原则：交叉取穴，左病取右，上病下治。

时辰：辰时（早 7:00—9:00）为胃经时刻，此时针灸可增强泄散瘀肿之效。

何天祥经多年临床经验总结出，草木荣枯均知时令与季节，人体经脉气血亦与天地之气相应，天人合一。运用子午流注，按时取穴进行针刺治疗，能有效调和气血阴阳，事半功倍。

（四）远端取穴治疗骨折

根据何天祥总结的针灸经验，宗“有伤不治伤，治伤选远穴”“左病右取、上病下取”的中医理疗之旨，并针对患者因伤肢外固定或皮肤擦挫伤而不宜局部取穴，采用上病下取、左病右取的方法，在伤肢远端、同侧上下肢、健侧取穴，所取穴位为对应三阴、三阳经穴位。在施针时，通常捻转角度比较大。针对体虚或者老年体弱患者，采用平补平泻手法。在临床治疗中，配合针灸远端取穴，可以充分发挥疏通经络、促进骨痂生长的作用，对骨折患者早、中、晚期的治疗均有积极意义。

二、火罐疗法

（一）紫铜罐

以纯紫铜为原材料，传承蒙古族千年传统医学临床经验，充分利用了紫铜的导热特点和杀毒祛湿等保健功能。属于国医宝库中最重要的自然绿色疗法之一。《本经逢原》有云：“自然铜出铜坑中，性禀坚刚，散火止痛，功专接骨，骨接之后，即宜理气活血，庶无悍烈伤中走散真气之患。”自然铜自古便有散瘀止痛、续筋接骨的功效。常用于跌打损伤，筋骨折伤，瘀肿疼痛。何天祥常采用纯度更高的紫铜罐治疗损伤。

（二）牛角罐

是蒙医传统疗法中的外治疗法之一。《本草纲目》载牛角：酸咸、清凉、无毒。牛角本身是一味珍贵的中药材，具有清热解毒、滋阴凉血、降血压、祛风湿、治淋通石的药用功效。因此，牛角制成的火罐就具有了消肿止痛、解毒排脓、散寒除湿等功效。

三、熏洗治疗

《理瀹骈文》曾指出“外治之理，即内治之理；外治之药，即内治之药，所异者法耳”。蒙医很早就有采用鲜药及熏洗的疗法，如侧柏叶汤煮沸后清洗伤口、止血、防感染等方法。实践证明，中药熏蒸疗法作用直接，疗效确切，适应证广，无毒副作用。何天祥熏洗治疗在熏洗药方中添加了药酒为引，常言道“酒为百药之长”，有引药深窜、除湿之功效。结合现代熏蒸治疗技术，何天祥熏洗治疗更增强了通阳宣痹、健脾温肾、舒筋活血、驱寒除湿的功效，临床疗效显著。

1. **上肢熏洗方**　活血通络，舒筋活节，祛风散寒除痹，恢复上肢关节功能，缓解上肢肌筋僵直、关节不利、活动受限。

2. **下肢熏洗方**　恢复下肢关节功能，活血通络，舒筋活节，温经除湿，缓解下肢肌筋僵硬、足底不温、关节不利、活动受限。

3. **腰背熏洗方**　适用于腰脊损伤康复期，通督温肾、散寒除湿、健腰固肾、缓解疲劳。

4. **对感染性炎症的治疗**　采用骨炎散 1 号、2 号方及痛风柏术散等煎汤熏洗、浸渍、清洗伤口等，效果良好。何天祥认为“炎”是两个“火”字，不能加酒，切记！

四、中药烫熨治疗

烫熨散加热后在患部进行烫熨，热力与药力相结合，配合适当的推拿手法，刺激局部经络穴位，起到温通经络、行气活血、补虚泻实、平衡阴阳、防病保健的功效。分上肢烫熨方、下肢烫熨方及腰背烫熨方，功效同熏洗方。

第八章

康复锻炼

一、医舞同源，医舞同功

康复功能锻炼是治疗筋骨损伤系统工程中的重要组成部分，是促进骨折愈合及受损关节功能康复与增加肌筋力量的重要手段，是调动自身修复能力、潜力与健康养生的无药疗法。

中医学与舞蹈均来源于人们长期的生活与劳动实践，均有强身健体、治伤祛病、延年益寿的作用。自古以来，医与舞就有密切的关系，同属于“巫文化”的代表。舞蹈治病属于“艺术医学”范畴，这虽然是一门新兴学科，但我们的祖先很早就在这个方面取得了辉煌成就。可以说，舞蹈对人类的医疗保健和运动医学的发展做出了重大贡献。在原始社会中，主持祭祀活动的巫、祭司，又叫巫司，不仅领导舞蹈，还掌握了星相术以及治水、采药、治病等技能，说明巫不仅领舞，而且知医。古医学“医”，就有巫字奠基，说明在古代巫医原本一家，而用舞蹈治病是古医的主要手段。舞蹈的动作对人类防治疾病、锻炼身体有益处，久之，从中逐渐分离出一种专以健身长寿为目的的舞蹈，即导引，导引实由蹈引而来。明代大医学家李梴在《医学入门》中就说：“古导引法……究而言之，亦不过吾儒舞蹈意也。”早在春秋战国时期就出现有“二禽戏”，东汉末年出现了华佗的“五禽戏”。马王堆出土的汉代“导引图”中，也绘有许多模仿飞禽走兽的动作，其中有“引颈”“引膝痛”“引痹痛”等16个术式适合健身祛病。又如蒙古族表达情感的安代舞，古代大书法家王羲之观鹅的飞舞等动作而创适合于书法家锻炼的“鹅掌戏”等。我们祖先已认识到导引与舞蹈能舒筋活骨、通利血脉、强健体质。

人体的结构决定其功能，功能锻炼又可改造原来的结构。因此，舞蹈与导引锻炼得好，确能增强肌力与关节的灵活性和稳定性，改善人体的柔韧性及弹跳能力，改善血液循环而促进新陈代谢，提高人体耐力与神经系统的调节功能，促进骨质生长与损伤修复，故医与舞均有治伤祛病、强身健体的功能。何天祥从长期的艺术形体损伤诊疗经验中筛选出一些舞蹈动作，作为功能锻炼的“招式”，既有利于恢复伤部功能，又具有增长肌力、保持形体的多重效果。在功能锻炼时，常配以舒畅、条达、明快的音乐，以达到身心愉悦的效果，患者更乐于接受。这些锻炼“招式”既具有科学性，又有其规范性，指导患者由被动到主动锻炼，可起到练身炼心的满意效果。

二、锻炼要点

1. 辨证施练 根据损伤轻重适度锻炼。瘀肿疼痛明显者待肿痛减轻后就可以适当锻炼，动作宜缓慢，以利于组织弹性和韧性修复，如肌肉筋膜撕裂、关节错缝，应在肌筋纤维修复、关节错缝复位、肿痛减轻后再开始锻炼。

2. 以意导气，以气引力 选择合适的舞戏动作术式，严格按术式规范、动作要领循序渐进地锻炼。且以意导气，使肢体动作灵活，常可促进功能康复，又能提高身体素质和保持形体美。

3. 正确锻炼 要明了锻炼部位的筋骨关节解剖结构功能与损伤的关系和正常生理活动范围。

三、锻炼方法

1. 练身炼心，心神安宁，身体运动和谐 “内练精气神，外练筋骨皮”，内练首重呼吸运动，运用腹式呼吸，吐故纳新，增加呼吸深度，以气引力，气贯全身，激发经气，调整脏腑功能，使人经络通畅，血液循环改善，新陈代谢旺盛，调动自身修复能力。外练“劲始于足，发于腿，转化于腰，松化于肩，达于梢”，视肌筋肿痛及关节功能受限程度，患者体质强弱、形体胖瘦及心理状态，锻炼的力度、幅度、速度、时间长短等，在不同情况下循序渐进，动作宜缓慢进展，逐步恢复关节功能，增加肌肉的弹性与韧性。

2. 选择舞蹈训练术式 如云手、托掌、涮腰、仆腿、擦地、下蹲（全蹲、半蹲）、划圈、探燕等动作术式，对常见颈肩腰腿损伤后关节功能受限，肌筋疼痛、乏力等情况，辨证施练。按所选动作术式的规范要领，循序渐进地锻炼，既利于功能康复，还可保持形体美。

但如果思想不集中，随随便便，松松垮垮地锻炼，比如练习恢复髋、膝、踝关节功能的“下蹲”动作，随意蹲下升起，反复动作，会导致臀部及大腿前外侧肌肉肥大，影响形体美，也不能增长肌力。锻炼忌急于求成，生扳硬压，伤上加伤。

3. 人体是有机整体 各部位活动紧密相关，对损伤部位暂不宜锻炼者，可练其他非伤关节部位，动静结合，保持全身气血流畅、经脉畅通和非伤关节部位的活力。

四、舞蹈动作术式

1. 云手 动作要领：站立位或坐位，双臂下垂。患者先以下垂的左手臂带动手掌上行，同时吸气。掌心朝向面部，沿腹部上提，经胸前，至右眼前方。此时在额前翻掌，同时缓慢呼气，左臂呈半屈肘位朝左外侧横向滑动，待左手滑过左肩后，左臂缓缓向下划弧，回到体侧。右手按相反路线同时运动。如此左右如环绕动。

功效：本法可锻炼肩、肘关节旋转及屈伸功能，具有舒活肌筋、松解粘连、恢复活动度的作用。

2. 滚拳 动作要领：站立位及坐位均可，双手握拳，肩、肘屈曲。双腕掌屈，两拳背相抵，前臂抬与肩平。两拳向后上滚翻至双手小鱼际相抵，肩内收，腕桡偏。继续滚至拳心相抵，此时腕背伸，并再次将前臂抬与肩平。再滚翻至双手第 2 掌骨相抵，此时腕略尺偏。

功效：本法可改善腕关节活动度，松解关节软组织粘连。

3. **托掌**　动作要领：站立位，双手握拳置于腰侧。双手拳变立掌，虎口张开，用力做上托下推动作，左右交替，上推之手尽量上举，下推之手略后伸。当双肘伸直，手掌推至上下极点时保持姿势数秒，并缓慢吐气。

功效：本法可舒展颈、肩部关节、肌筋，增强肌力，改善肌肉的协调性，改善关节血液循环和活动幅度。

4. **涮腰**　动作要领：站立位，两脚开立，略宽于肩，两臂自然下垂。以髋关节为轴，上体前俯，两臂向左前下方伸出。随之向前、向右、向后、向左翻转绕环。速度由慢到快，次数逐渐增多。左右方向交替进行，尽量增大绕环幅度，以使腰部涮动增大。

功效：提高腰部柔韧性，改善局部血液循环，调整腰椎小关节，增加脊柱稳定性。同时体悟、意识对腰椎逐个关节的感觉、精细指挥。

5. **旁腰**　动作要领：站立位，双足分立。患侧腕背伸翻掌，上肢伸直位逐渐外展，于体侧划弧至头顶，并保持手掌向上用力托顶。此时向健侧弯腰，上肢跟随躯体继续向健侧划弧，直至患侧腰部肌肉有明显牵拉感。

功效：改善腰部肌肉及韧带延展性及弹性，缓解腰部肌肉及筋膜紧张，调整腰椎小关节。

6. **擦地**　动作要领：芭蕾舞术语中名为“Battement tendu”。患者站立位，双足跟紧靠，双腿伸直、外旋呈“八”字足样。患侧腿向旁侧缓慢擦出，足底应尽力长久地贴在地板上，足跟、足掌顺应依次离开地面，足尖向旁伸到最远端，最后绷紧、延伸，轻轻点在地板上。身体重心移到支撑腿上。

功效：提高髋关节稳定性，增强股四头肌及小腿三头肌肌力。松解踝关节粘连，改善关节活动度。

7. **仆腿**　动作要领：站立位，双手叉腰，健侧足向侧旁迈步，并屈膝全蹲或半蹲（采用全蹲或半蹲取决于下肢肌力及患侧髋外展幅度）。健侧髋和膝关节外展，患腿伸膝位平仆于身体患侧，足尖里扣，全脚掌着地，同时吸气。此时健侧膝做连续小幅度屈伸膝动作数次以牵拉患侧髋，同时呼气。

功效：增强髋关节外展肌群力量，以及牵拉股内侧肌群，防止髋外展肌群及股内侧肌群萎缩。同时锻炼髋关节屈伸功能。

8. **单腿蹲**　动作要领：站立位，双下肢外旋位，患侧手扶墙或扶杆。患侧腿缓慢半蹲，同时健侧腿伸直位向前或向侧旁伸出。

功效：增强髋关节及膝关节稳定性，增加股四头肌肌力，恢复髋、膝关节活动度。

9. **划圈**　动作要领：站立位，双下肢、双足均外旋位，患侧手扶墙或扶杆。患侧腿伸直位、绷足向前伸出，后向外至后足尖擦地划圈再收回原位。划圈过程中支撑腿保持直立且重心稳定，足尖划圈保证半径最大化。

功效：改善髋关节及膝关节活动度，增强小腿三头肌力量。

10. **探海**　动作要领：站立位，俯身 90°，双臂前伸扶杆或扶桌边。患侧腿后伸至最高点并保持膝关节伸直位，再回落原地，如此反复。要求后伸速度快而回落速度慢。

功效：增强腰背肌及臀肌力量，牵拉髋关节前侧肌肉及韧带，改善髋关节功能并增强腰部稳定性。

五、常用动作术式

1. 握拳增力 动作要领：屈肘 90°，用力握拳，保持最大握力数秒，再缓慢用力使五指张开停于伸直位。如此反复。

功效：可改善前臂及腕部血液循环，增加前臂及腕部肌力。腕、前臂及肘关节损伤的初期均可以此法尽早做功能锻炼，可有效缓解前臂及手腕部肿胀，促进损伤恢复。

2. 弹指 动作要领：患手呈半握拳状，后突然弹伸五指，如此往复。

功效：增强伸指肌力，牵拉肌腱及关节囊，恢复掌指、指间关节活动度。

3. 大圆手 动作要领：站立位，双手置于腰侧。缓慢半蹲，躯干转至左侧，左手掌心向上逐渐提至胸前，然后由内向上、向外划弧。划弧的同时右肘微屈向后推掌。左右两侧连贯交替进行。每天 2 次，每次 2 组，每组左右两侧各 10 次。

功效：锻炼肩背部肌力，增加肩关节活动度，改善血液循环，畅通气血运行，增强协调性。

4. 扶墙压肩 动作要领：面墙站立，患侧上肢前伸上举扶墙至最高点，俯身缓慢下压肩关节，以只引起轻微疼痛或有关节紧绷感为度。

功效：牵拉肩关节关节囊及肌肉、韧带，恢复肩关节活动度。

5. 回头望月 动作要领：站立位，两足分开呈“外八字”步，距离同肩宽，双手叉腰。头颈用力左转，向后上方，眼向后上方看，右肩略下沉，左肩微耸，如回首望月样，同时深吸气。头部还原同时缓慢吐气。左右两侧交替进行。

功效：本法可舒筋活络，锻炼颈部旋转及屈伸肌力，增加颈椎动的灵活性及协调性。

6. 飞燕点水 动作要领：俯卧位，双手后背，腰肌用力收缩使头及胸部抬离床面，双腿伸直并尽量后翘，像燕子飞翔一样，使腰部肌肉收缩、绷紧，尽量坚持，不能承受时可稍作休息，如此反复。

功效：增强腰背肌力量，缓解腰部慢性疼痛。

7. 拱桥 动作要领：仰卧位，双膝屈曲，以双足、双肘和后头部为支点（五点支撑）用力将臀部抬离床面并至最高点，如拱桥状，保持体位 5 ~ 10s 后回位。

功效：增强腰背肌力量，预防腰部损伤的发生。

8. 立腰起蹲 动作要领：站立位，双足分立同肩宽，双手后背置于腰部。保持腰部直立的同时缓慢半蹲，下蹲幅度以腰骶部有受力的感觉为度。保持体位 5 ~ 10s 后回位。

功效：增强腰骶关节稳定性，锻炼腰骶部及膝关节肌肉力量。

9. 立位提踵收臀 动作要领：站立位，双足分立同肩宽，双手后背置于腰部。双小腿肌肉收缩缓慢提踵，同时配合收紧臀部及提肛。保持体位 3 ~ 5s 后回位。

功效：锻炼身体重心稳定性，增强臀部及小腿肌力，增加踝关节稳定性。

10. 弓步站桩 动作要领：背靠墙站立位，双足跟离墙约半步（可根据下肢肌力调整与墙距离，最终屈膝弓步角度应大于90°），双肩及骶尾部紧贴墙面，缓慢屈膝坐臀，至小腿与地面垂直时停止。持续保持该体位，其间均匀缓慢呼吸，待感股前侧肌群酸胀时慢慢站起。

功效：增强伸膝及臀部肌群力量，增强膝关节平衡性，防止股前侧肌群萎缩。

11. 屈髋抱膝 动作要领：仰卧位，患肢屈髋屈膝，双手手指于膝前交叉环抱，用力将膝关节尽量靠近胸部，同时呼吸，动作宜轻柔。在无痛或轻微疼痛情况下保持体位数秒，后缓慢伸直下肢放于床面，同时吸气。

功效：改善髋关节屈髋功能，松解关节软组织粘连。锻炼屈髋肌力，并牵拉臀部及股后侧肌群，防止肌肉萎缩。

12. 坐位起踵 动作要领：坐位，双足分开同肩宽。收缩小腿三头肌使踝关节缓慢跖屈，前足掌保持不移动。跖屈至最大角度时停留数秒，同时呼吸。待小腿后侧肌群有酸胀感后缓慢放下，同时吸气。

功效：在患处不负重的前提下改善踝关节活动度，增强小腿后群肌肌力，恢复踝关节支持带的张力。对维持下肢稳定、改善踝关节屈伸功能有良好效果。

13. 滚蹬 动作要领：坐位，患侧足底踏一圆瓶（直径5～8cm），保持足底下压瓶体的同时做前蹬后滚动作，使瓶体于足掌下前后滚动。

功效：本法可对足底起到按摩作用，有助于疏通气血，改善循环。同时滑利关节，增加关节活动度。

14. 绷勾增力 动作要领：仰卧位，双下肢伸直。患侧踝做勾足动作，并逐渐屈髋屈膝至90°，同时吸气。后将踝关节跖屈呈绷足状，并保持踝关节跖屈位缓慢伸直膝关节，同时呼气，并将下肢悬停于屈髋45°位。如此屈伸反复。

功效：增强下肢肌力，防止肌肉萎缩。并可改善踝关节屈伸活动度，松解关节粘连。

第九章

食疗法

蒙医饮食理论具有悠久的历史与丰富的内容。早在元代，著名的蒙古族营养学家及医家忽思慧便著有《饮膳正要》(我国最早的食疗专著)，其中根据四季的属性提出“四时所宜”、根据五味的特点提出“五味偏走”等食疗方法。蒙医强调药补不如食补，蒙医饮食理论在发展过程中，有的内容与现代营养学不谋而合，有的内容具有独一无二的特点。蒙医治疗骨伤有自己的独特食疗方法，有严格的禁忌习惯，其中饮食禁忌、习惯普及在蒙古族人民的生活当中，如：骨折早期忌排骨、牛、羊、鸡肉等温补滋腻食品，而中后期则多食牛羊肉及内脏以补中益气、补脾胃促进骨折愈合。《饮膳正要》中所载饮食多重用羊肉为主料进行食疗，如“松黄汤”壮筋骨、“马思荅吉汤”补益顺气、“撒速汤”治疗腰脊酸痛等。何天祥传承蒙医特色饮食护理经验，结合汉族人饮食习惯及中医理论，总结出一套针对骨伤科患者的食疗方法。

一、按骨折分期调整饮食

骨折后的不同阶段有其特定的病理特点，根据每个阶段的病理特点，选择适宜的食物尤为重要，合适的食物可以促恢复、利生长，有助于早日恢复功能。

1. 骨折早期 受伤后 1～2 周内，主要表现为瘀血、肿胀、功能障碍、疼痛伴发热或感染，此期以活血化瘀、消肿止痛为原则，如山药、扁豆、大枣、瘦肉、乌鱼、鸽肉炖汤、鲫鱼汤、薏苡仁冬瓜炖瘦肉、当归炖鸡、新鲜奶酪、酸奶等食品。此期切忌辛辣食品及排骨、牛、羊等滋腻食品。

2. 骨折中期 受伤后 3～4 周，此期受伤部位瘀血、肿胀逐渐消退，疼痛明显减轻，但瘀肿未尽。应进食有利于续筋接骨、舒筋活络的饮食。如田七鸡汤，黄豆猪骨汤，炒米，黄油，牛、羊、猪等之软骨及动物内脏肝、肾等食物。此期戒烟酒，忌暴饮暴食，忌醋及豆腐类食物。

3. 骨折后期 受伤 5 周以后，骨折接近临床愈合，此期骨折端已有骨痂生长，但不够坚固。因此，需要进食强筋健骨的食物以促进骨痂大量生长。如黄芪鸡脚汤、杜仲猪脚汤、芝麻核桃散、猪肝、羊肝、牛奶、枸杞泡茶等。禁食变质之肉类及不易消化之生冷食物。

二、按年龄的生理特点调整饮食

不同年龄阶段有着显著的生理差异，因此所需营养物质也不尽相同。儿童生长发育快，但脾胃较弱，故应以营养丰富且易于消化的食物为主；青壮年日常活动量大，能力消耗多，则宜多补充能量，且膳食种类应多样；老年人因脏器功能逐渐衰减，且气血日渐不足，故所食之物不宜肥腻，宜适当以补益之品。

1. 儿童骨伤患者的饮食　儿童阶段水土两元旺盛，为生长发育吸收大量的营养，所以，较之青壮年和老年，显示巴达干优势之特征。因此，选用能够生机巴达干的甘味食物以及易消化的食物，饮食在保证其充足的营养供应的前提下，也应有所节制，使其能被充分消化、吸收利用。如水果、蔬菜、核桃、鱼鳖、虾、黄豆萸肉猪骨汤（黄豆、山萸肉、猪腿骨）等。

2. 青壮年骨折患者的饮食　青壮年时期，人之精力最为充沛，热能正在旺盛阶段，所以，较之儿童和老年阶段，显示希日优势之特征。因此，选用性凉、轻，味甘、苦、涩的食物，如水果、蔬菜、酸奶等。

3. 老年骨折患者的饮食　老年则处于体热趋于减弱、营养正在下降阶段，所以，较之儿童和青壮年，显示赫依优势的特征。因此，选用性温，味甘、酸、咸、辛的食物，如适量的牛羊肉，水果、蔬菜、鲜奶、马思荅吉汤（羊肉、草果、官桂、胡豆）、牛蹄萸肉年健汤（牛蹄、山萸肉、千年健）、山药杞子甲鱼汤等。

三、按患病季节调整饮食

春季为万物生发之始，阳气发越，宜食清淡瓜菜、豆类，禁食油腻、辛辣食物。夏季天气炎热，宜食甘凉、清淡、少油食物，禁食生冷、不洁食物。秋季天气干旱，宜食清淡水果、蔬菜，禁食辛辣食物。冬季天气严寒，宜食温热食物，禁食生冷、过咸食物。

四、根据“五色”选择食物

天地有五行，人有五脏，而五脏亦配合五行。其实，五行除代表我们熟悉的五种物质：金、木、水、火、土之外，也代表五脏：肺、肝、肾、心、脾，同时可引申出五色：白、青、黑、赤、黄。根据五色来选择适宜的食物则可起到调和五脏、滋补身体的功效。

1. 赤色食物养心　赤色食物包括胡萝卜、番茄、红豆、红枣、红薯等。按照中医五行学说，赤色为火，故赤色食物进入人体后可入心、入血，具有益气补血和促进血液、淋巴液生成的作用。而且赤色食物具有极强的抗氧化性，它们富有番茄红素、单宁酸等，可以保护细胞，具有抗炎作用，还能为人体提供蛋白质、无机盐、维生素以及微量元素，增强心脏和气血功能。

2. 黄色食物养脾　五行中黄色为土，因此，黄色食物摄入后，其营养物质主要集中在脾胃区域。如南瓜、黄豆、小米、玉米等，常食可对脾胃大有裨益。黄色食物中维生素 A、维生素 D 的含量均比较丰富。维生素 A 能保护肠道、呼吸道黏膜，减少胃炎等疾患的发生；维生素 D 有促进钙、磷元素吸收的作用，能壮骨强筋。

3. 青色食物养肝　青色入肝，多食绿豆等绿色食品具有疏肝强肝的功能，是人体“排毒剂”，能起到调节脾胃消化吸收的作用。绿色蔬菜里丰富的叶酸成分，是人体新陈代谢过程中重要的维生素之一，可有效地消除血液中过多的同型半胱氨酸，保护心脏健康。青色食物还是钙元素的最佳来源，对于一些处在生长发育期或患有骨质疏松症的人，绿色蔬菜无疑是补钙佳品。

4. 白色食物养肺 白色在五行中属金，入肺，益气。大多数食物，如牛奶、大米、鸡鱼类、芸豆和梨等，蛋白质成分都较丰富，经常食用既能消除身体的疲劳，又可促进疾病的康复。此外，白色食物还是一种安全性相对较高的营养食物。因其脂肪含量较红色肉类食物低，故高血压、心脏病等患者食用白色食物会更好。

5. 黑色食物养肾 黑色食物是指颜色呈黑色或紫色、深褐色的各种天然动植物。五行中黑色主水，入肾，因此，常食黑色食物可补肾。黑芝麻、黑木耳、紫菜等的营养保健和药用价值都很高，它们可明显降低动脉硬化、冠心病、脑卒中等疾病的发生率，对流行性感冒、慢性肝炎、肾病、贫血、脱发等均有很好的疗效。

第十章

何天祥学术创新——中医艺术形体损伤诊治学

第一节　何天祥艺术形体损伤诊治特点

何天祥长期随父为戏剧、杂技、舞蹈等行业的伤病员治伤疗疾，深切了解到演员的辛苦，正所谓“台上一分钟，台下十年功”，损伤致残会断送演员的艺术生涯，对国家培养艺术人才造成损失。何天祥和演员们建立了深厚的感情，常深入现场（训练场与舞台），逐渐摸索出了艺术形体损伤的规律特点，了解到艺术形体工作者在受伤后需要“快、好、美”的治疗，在我国领先提出了“医舞同源、医舞同功、医舞相通、医舞结合”的新观念，首创“临场征兆性诊断与临床症状性诊断相结合”的方法，提出了“医舞结合，寓舞于医，以医促舞，动静结合，边医边舞，防治结合”的治疗原则和“有破有立、坚筋固骨、滋血生力、侧重外治”的创新性用药方法。此项研究成果，获 1993 年国家科学技术进步奖三等奖。对于艺术形体损伤的防治，强调科学选材，改经验性外求法为科学性内求法，找出症结，纠正错误动作与姿势，避免训练—损伤—治疗—再训练—再损伤的恶性循环。

第二节　首创征兆性诊治新说

形体艺术的各种运动都具有一定的规律性（这是区别于一般损伤的重要特征），若违背了这些规律去训练、表演（包括比赛等），就容易发生损伤。何天祥在长期的观察中发现，许多形体损伤不是突然发生的，而是由许多次欠规范、欠准确的动作导致受力不均，产生轻微劳损，并经长期的慢性积累而来。这种轻微的劳损缺乏典型的症状，最初也不影响其活动功能，因而难于发现。这种劳损虽然不很严重，但毕竟是一种损伤，必有一定的力学及解剖学原理，因而也必然有一定的征兆。及时发现这些征兆，并对演员及学员欠规范、欠准确的动作及早加以纠正，可以大大减少艺术形体损伤的发生。这种及早发现的过程，就是一个征兆性诊断的过程，是对其动作加以纠正的过程，实质上就是一个征兆性治疗的过程。这种防患于未然的积极防治理论是很有价值的。用于医疗实践，疗效卓著。如芭蕾训练从开始到结束，双足均处于外开位，如髋关节“开度”不好的学员以足外旋代偿，勉强站成“一位”（双足外旋各 90°），在做蹲、跳类动作时，就会出现损伤的征兆。为了使足尖外旋，足骨外侧的腓骨长、短肌过度收缩，肌肉经外踝向足底牵动第 1 趾骨、第 1 楔骨，使足纵弓降低，足舟骨下降，足的重心移向足内侧缘，在做蹲、跳各种动作，体重下压时，足的外缘必然离开地面，足部呈外翻位支撑，足舟骨被韧带反复牵拉及受重力挤压，逐步向外偏移，日积月累，则可发生足舟骨外突畸形、损伤。所以，医生要能在训练场上，从上述形体征兆上预见发生损伤的病因，并提出纠正此项错误动作的措施，才能防患于未然。

第三节 “好、快、美”新观念

一、好

治愈后要经得起跳、转、翻、旋舞蹈技巧的大运动量考验。因伤员治好后是要继续从事舞蹈事业的，治疗效果的好坏直接决定了演员何时可以重返舞台，甚至于能否重返舞台。治疗效果不佳，演员和学员们仍维持着大量的训练和演出，极易造成再次损伤，将会大大缩短他们的艺术生涯。

二、快

治愈速度要快，以免演员、学员因伤长时间休息而致“回功”，而且医疗要注意到与学员生长发育同步，要与技术训练、课程推进同步（学员生长发育、技术、技巧训练不会因个别伤员有伤而停滞不前）。演员在台上的优异表现大部分取决于台下训练的刻苦与勤奋，一旦出现伤病将会使他们暂别舞台。因此，恢复“快”成了迫切的需求。故除及时正确治疗外，在治疗中结合有效且快速的康复锻炼尤为重要，所以，上肢损伤练下肢，四肢损伤练躯干，边医边练，以收快速治伤之效。

三、美

治疗不仅恢复功能，还能保持形体线条美感。长时间的治疗休息后，演员、学员体形难免因发胖、肌肉萎缩等原因发生改变，而影响演出效果。因此，伤后应科学锻炼，功能、健美双兼顾。故何天祥提出“寓舞于医”的新观点，以舞蹈基础训练动作进行恢复功能锻炼。根据损伤部位，选用科学的舞蹈动作，按舞蹈动作要求，循序渐进地进行锻炼，既可防止肌肉萎缩、滑膜粘连，又可促进血液循环及损伤恢复，增长肌力与韧性；既恢复功能，又保持形体健美。

第四节 寓舞于医功能锻炼

科学的舞蹈动作训练，塑造了演员、学员优美的体形和完美的舞蹈技巧，如按舞蹈动作规范地锻炼既可恢复髋、膝、踝关节的功能，又能训练大腿内侧肌力和跟腱的韧性，但一般的蹲、起使臀肌及股前、外肌肥大，形成难看的体形（马裤腿）。所以，必须根据损伤部位而选用适合的舞蹈动作进行功能锻炼，既可使伤愈后的肌肉强韧，又能保持演员学员的优美体形。

一、辨证施练

如腰部损伤，僵胀疼痛，或损伤急性期已过，疼痛缓解，腰椎关节活动有一定限制，则可选择古典芭蕾基本训练中“Port de bras”动作，缓慢地进行锻炼。腰部前俯后仰活动幅度由小到大，并按“Port de bras”的训练程序先做举手动作的锻炼，次做手腰配合的动作，再做以肩髋为轴心的划圈动作。这样不但可尽量恢复功能，还可增强身体素质，预防新损伤的发生。随着腰痛减轻、消失，再逐步增加、增大自身弯腰的锻炼，可按“Grand port de bras”动作的解剖机制，腰部前俯后仰，以腰髋为轴心划圈，既锻炼了腰背肌的收缩与伸展，活动了椎间关节，使椎间盘的前缘后缘交替受压与舒张，又锻炼了脊椎前、后纵韧带、棘间韧带与棘上韧带，而且这个动作从头到足的关节、韧带及肌肉均能受到收缩与拉伸的锻炼。按照舞蹈训练程序循序渐进地系统训练，既能提高肌肉的工作能力，改善柔韧度，促进新陈代谢，提高耐力，增加体能，又能防伤治伤。

二、选择合适的锻炼动作

对低年级学员，一般肌筋扭挫及轻度撕裂等损伤，均可在伤痛减轻后，跟班学习舞蹈基本训练，如蹲（Plie）、擦地（Battement tendu）、小踢腿（Battement tendu jete）和手腰组合（Port de bras）及地面划圈（Rond de jambe pas terre）、单腿蹲（Battement fondu）等。因低年级学员的初期训练动作幅度小、节奏慢，这样锻炼是为了解放关节，纠正不正确体形的训练，是在扶把上左右两侧交替的训练，随堂就能达到功能恢复和训练的双重目的。对高、中年级学员，则训练动作有难有易。演员、学员损伤轻重不一，故应根据受伤部位、损伤情况有针对性地选择舞蹈动作，如髋膝关节损伤，可选用Plie、Battement fond、Rond de jambe pas terre和Rond de jambe en lair（空中划圈）等动作；踝关节损伤，可选Battement tendu、Battement tendu jete balance压足跟训练以及足踝的环动和屈伸等动作进行锻炼。

三、正确科学的锻炼方法

至于锻炼的强度、幅度、速度、次数（量），应视伤情及损伤部位而定，幅度应由小到大，速度由慢到快，次数由少到多，循序渐进，不能强求恢复功能而生扳硬压，以免伤上加伤。

舞蹈损伤后的功能康复锻炼，一定要首先辨别清楚受伤后身体各部肌筋关节存在的问题，再考虑选择适合的舞蹈动作和正确科学的锻炼方法，一定要医舞结合，发挥舞蹈疗伤的功能，既考虑加速功能的恢复，又考虑适合舞蹈专业的需要，才能收到完美的效果。这是防止舞蹈损伤、提高成才率非常重要的问题。

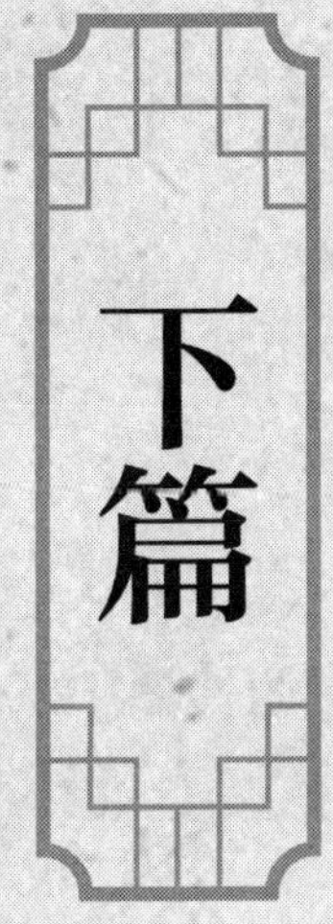

下篇

诊治精要

第十一章

骨折

第一节　上肢骨折

一、锁骨骨折

锁骨骨折是常见的上肢骨折之一，亦称缺盆骨损折、锁子骨断伤、井栏骨折断等。锁骨骨折占全身骨折的 3.5% ~ 5.1%，占肩部骨折的 53.1%。多发生于儿童和青壮年。《医宗金鉴·正骨心法要旨·锁子骨》说："锁子骨，经名拄骨。横卧于两肩前缺盆之外，其两端外接肩解。"

【损伤机制】

摔伤是锁骨骨折的主要原因。直接外力，如从前方打击或撞击锁骨均可造成锁骨骨折。摔倒时手掌着地，外力传导至肩，再传至锁骨，这种间接外力可造成骨折。产伤是新生儿锁骨骨折的常见原因。婴幼儿锁骨骨折多是从床上、椅子上、平地摔伤所致，常为不全的青枝骨折，骨折部位弯曲成弓形。成人锁骨骨折多由间接外力引起。

由于其解剖上的弯曲形态，以及不同横切面的不同形态，因此，在两个弯曲交接处的锁骨中 1/3 就形成应力上的弱点，同时该处无肌肉保护。当轴向负荷作用于弯曲的锁骨时，会形成应力集中在锁骨中 1/3 处，容易发生骨折。

【临床分型】

根据骨折位置一般可分为：

1. **锁骨中 1/3 骨折**　最为常见，占锁骨骨折的 75% ~ 80%，骨折可为横断、斜形或粉碎性。典型的移位为近端向后上方移位，远端向前下方移位。（图 11-1）

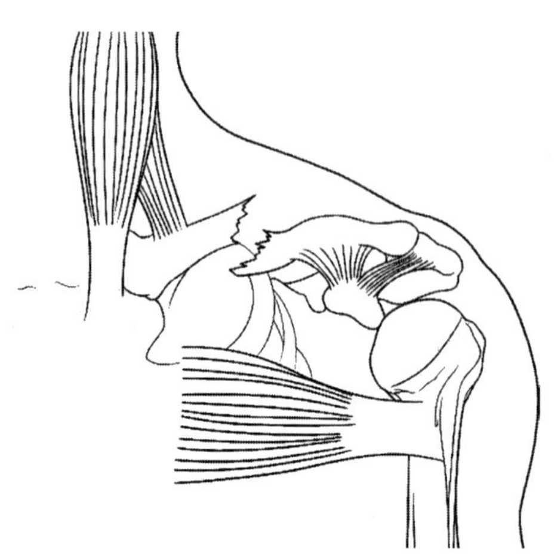

图 11-1　锁骨中 1/3 骨折

2. **锁骨外 1/3 骨折**　占锁骨骨折的 12% ~ 15%。

3. **锁骨内 1/3 骨折**　最为少见，占锁骨骨折的 5% ~ 6%。

【临床表现】

伤后局部疼痛、肿胀或有瘀斑，骨折处异常隆起。患者常有特殊姿势，患肩下垂并向前、内倾斜，用健手托住患肘部，以减轻因上肢重量牵拉而引起的疼痛，头部向患侧倾斜，下颌偏向健侧（图 11-2），使胸锁乳突肌松弛而减少疼痛。患侧上肢活动障碍。幼儿因多为青枝骨折，皮下脂肪丰满，骨折畸形多不明显，故容易漏诊。但患儿常伴有啼哭，头偏向患侧。

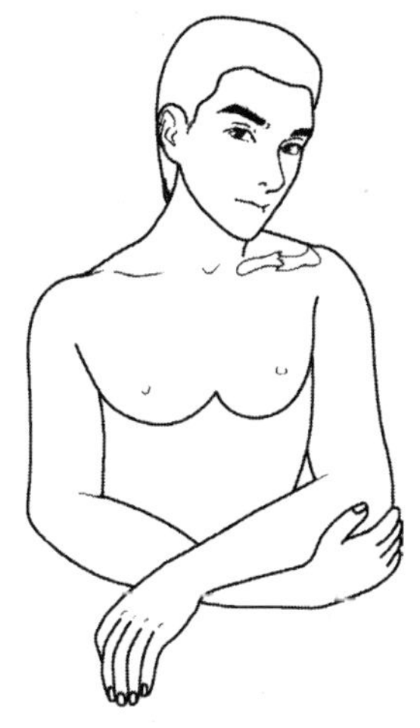

图 11-2　锁骨骨折特殊姿势

【诊断】

1. 病史　有明确外伤史。

2. 症状与体征　骨折局部压痛明显，完全骨折可摸到骨折断端有“台阶”感，有异常活动或骨擦音。合并锁骨下血管损伤者，患肢血液循环障碍，桡动脉搏动减弱或消失。合并臂丛神经损伤者，患肢麻木，感觉和反射均减弱。

3. 辅助检查　锁骨正、轴位 X 线片可明确骨折的部位、类型和移位方向。锁骨外侧 1/3 骨折时，需要判断喙锁韧带是否已损伤，因为该韧带损伤与否直接关系到治疗方法的选择和预后。不能肯定诊断时，可拍摄双侧应力 X 线片。即让患者坐位或站立位，以手腕各悬挂一个 2.25～6.75kg 重物（不是提在手中）放松上肢肌肉，然后拍摄双肩正位 X 线片。如患肩喙锁韧带断裂，则 X 线片显示为骨折移位加大，并且喙突与锁骨之间距离增宽。锁骨的胸骨端或肩峰端关节面的骨折，常规 X 线片有时较难确定诊断，可进一步做 CT 检查明确诊断。诊断骨折的同时，应详细检查患侧血液循环及运动、感觉情况，以排除锁骨下神经、血管的损伤。

【治疗】

1. 整复要点

（1）骨折端除有重叠移位外，内侧端可因胸锁乳突肌的牵拉向后上方移位，外侧端则由于上肢的重力和胸大肌、斜方肌、三角肌牵拉而向前下方移位。因此，在复位和固定时注意放松对断端造成牵拉的肌肉。

（2）粉碎性骨折应慎用按压手法，若用力按压骨折碎片，不但难以将垂直的骨折碎片平伏，反有可能造成锁骨下动、静脉或臂丛神经的损伤。在骨折愈合过程中，随着骨痂的生长，这些骨折碎片可能逐渐被新生骨包裹，愈合后骨折局部仅形成一隆起，一般不会引起疼痛或功能障碍。

2. 手法操作

（1）穴位镇痛：手法复位前用毫针强刺激患侧曲池穴，解痉止痛，利于复位。

（2）手法复位

1）幼儿锁骨骨折：青枝骨折一般无须手法复位，仅以单“8”字绷带固定即可。有移位骨折则家长揽抱患儿，助手在患儿背后用双手把持患儿两肩外侧，两拇指顶住肩胛间区，向背后徐徐用力展肩，使患儿挺胸、肩部后伸，以矫正重叠移位，术者用拇、示、中三指以提按手法，提远端向上，按近端向下，将折端对位。

2）少年及成年人锁骨中段骨折，可采用以下复位手法：

外展牵拉推挤捺正法：患者取坐位，一助手立于健侧，双手绕患侧腋下抱住其身，以胸压住健侧肩部，避免患者身体歪斜。另一助手一手将患侧上肢置于屈肘 45°，肩外展外旋位，并向后上方拔伸牵拉，另一手从后向前推顶背部（图 11-3）。术者立于患者前侧，双手拇指分别抵住骨折近端及远端，对向推顶、挤按捺正使移位断端对合复位（图 11-4），一般情况使骨折远端向上向后凑对骨折近端。

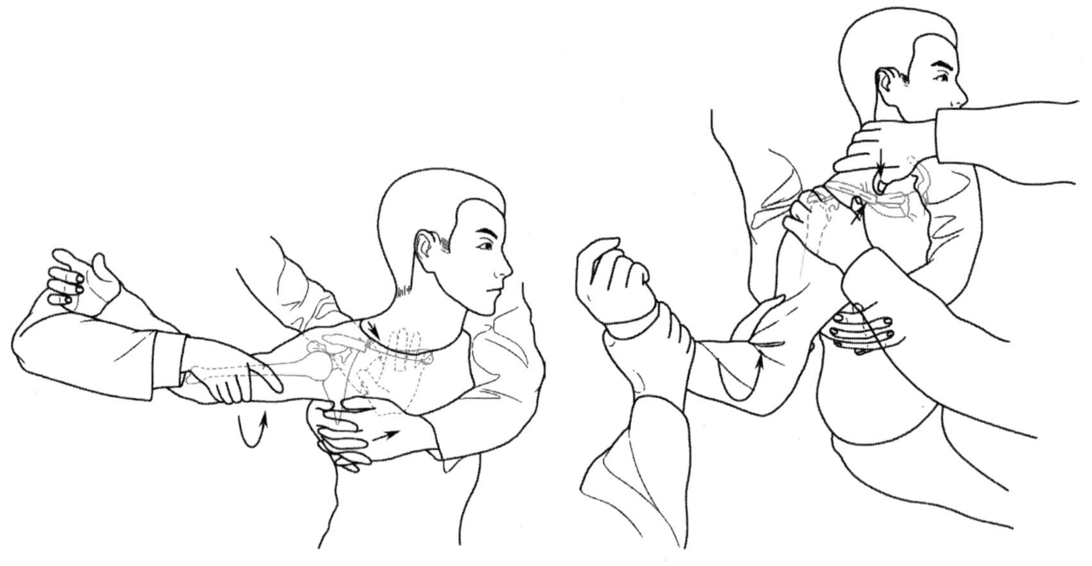

图 11-3　锁骨中段骨折拔伸牵引　　图 11-4　外展牵拉推挤捺正法

膝顶捺正法（图 11-5）：患者取坐位。挺胸抬头，双手叉腰。助手在背后一足踏于凳缘上，膝部顶住患者背部正中，双手握住两肩外侧，向背后徐徐拉伸，使患者挺胸、肩部后伸，以矫正骨折端重叠移位。术者立于患者前方，以两手拇、示、中指分别捏住骨折近、远端，用提按推挤捺正手法矫正重叠移位。

3）锁骨远端骨折复位：患者取坐位，一助手立于健侧，双手绕患侧腋下抱住其身，以胸压住健侧肩部，避免患者身体歪斜。另一助手一手将患侧上肢置于屈肘 45°，肩外展外旋位，并向后上方拔伸牵引，另一手从后向前推顶背部（图 11-3）。术者立于患者前侧，以拇指置于骨折近端并向下按压，使骨折断端复位。复位后由牵引患肢助手做患肢轻度晃动，以利于骨折断端对合稳定。

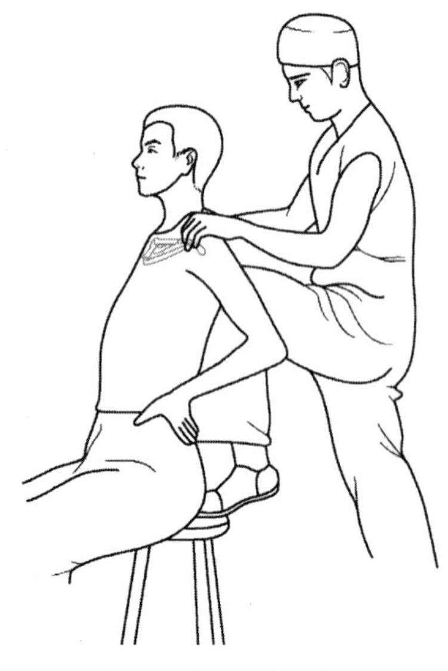

图 11-5　膝顶捺正法

3. 固定方法

（1）幼儿无移位骨折或青枝骨折：可用双肩横“8”字绷带或双圈固定 2～3 周。

（2）少年或成年人移位骨折：在维持固定下用两棉条（两头超骨折断端约 2cm）固定锁骨上下缘，覆盖棉垫及纸壳压垫（大小约 5cm×5cm），用胶布做“井”字粘贴固定，再采用单“8”字绷带或双“8”字绷带缠绕固定（图 11-6）。

（3）锁骨远端骨折固定（图 11-7）：患者取坐位，屈肘，骨折断端处放置纸壳压垫，纸壳下放棉花垫保护皮肤。用绷带由患肩至肘关节缠绕，适当收紧绷带以对骨折断端加压。缠绕数层后再用绷带于患侧上臂中段向健侧腋下做横行缠绕数层。

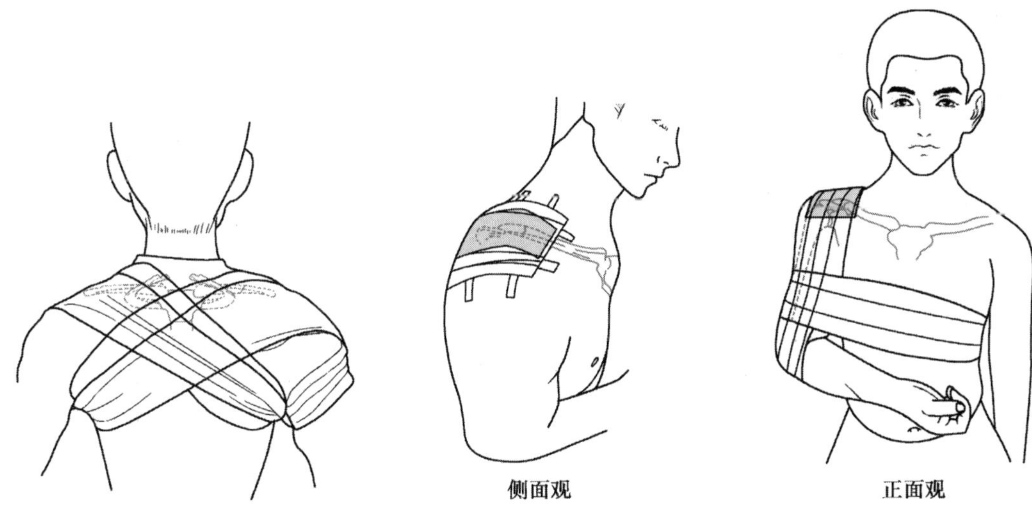

图 11-6　双肩横“8”字绷带固定法

图 11-7　锁骨远端骨折固定

4. 药物治疗　成人骨折以中医骨伤三期辨证原则用药，幼儿因生长发育特点，一般可不用内服药，以局部外用药即可。

（1）损伤初期

治法：活血化瘀，消肿止痛。

内服方：丹七止痛胶囊或散瘀肿痛方加减，如瘀肿重者可加延胡索、郁金理气导滞。

外用方：外敷消肿止痛散，瘀血重者加适量逐瘀止痛散；疼痛难忍者加理气定痛散。

（2）损伤中期

治法：和营生新，接骨续筋。

内服方：续筋接骨方加减或接骨紫金丹。

外用方：外敷以续筋接骨散为主，适量加消肿止痛散。

（3）损伤后期

治法：强筋壮骨，舒筋通络。

内服方：强筋壮骨丸或活血养骨方加减。寒湿较重者可加苍术、威灵仙；病程较久，体质虚弱者可加黄芪、白术、紫河车以健脾燥湿，补益气血。因长时间固定导致肩关节活动受限者加服通利关节方。

外用方：外敷舒筋通络散合强筋壮骨散。患处酸痛、冷痛者加泽乌通络散；骨折延迟愈合者加杜仲粉、螃蟹粉及自然铜粉。可选用上肢烫熨散和上肢熏洗散辅助治疗。

【康复锻炼】

1. **骨折复位固定后** 可做手指、腕、肘关节屈伸活动和握拳增力动作，防治肌肉及关节囊萎缩。

2. **后期拆除外固定后** 可逐渐做肩关节的各向活动，重点是肩外展和旋转运动，防止肩关节因长时间固定而并发肩关节周围炎，可做“云手”“托掌”等动作。

二、肩胛骨骨折

肩胛骨骨折是指肩胛盂、肩胛颈部、肩胛体部、肩胛冈、肩峰、喙突的骨折，古称肩髆骨折、锨板子骨骨折、饭匙骨骨折、琵琶骨骨折等。清代《医宗金鉴》中对肩胛骨的名称、形态、部位都有详细的介绍。肩胛骨骨折约占全身骨折的 1%，占肩部骨折的 5%。

【损伤机制】

肩胛骨骨折可由直接暴力或间接暴力所致。临床上常见的为混合外力所致骨折。不同类型的骨折损伤机制不同，故分别叙述之。

1. **肩胛体骨折** 多由直接挤压、钝器撞击或跌倒时背部着地所致，可分为横断、斜形或粉碎性骨折，但多为粉碎性骨折。有的骨折只限于肩胛冈以下的体部，有的骨折线可通过肩胛冈。由于肩胛骨体部有大量的肌肉保护，大部分骨折移位轻微。

2. **肩胛颈骨折** 多为间接暴力所致，如跌倒时肩外侧着地或肘部、手掌着地，暴力冲击至肩部而发生肩胛颈骨折，其骨折线自关节盂下缘开始向上至喙突基底的内侧或外侧，也可延伸至喙突、肩胛冈或肩胛体，多为一完整骨折块，有时骨折粉碎，骨折断端间也可有嵌插畸形。如果喙锁韧带和肩锁韧带完整，则骨折远端不会明显移位。反之，则骨折远端连同上肢失去在锁骨上的悬吊作用，在胸大肌的牵拉及上肢重力作用下，骨折远端向下向前移位，并向内侧旋转移位。

3. **肩胛盂骨折** 可由间接外力或直接外力引起。间接外力常造成撕脱骨折，如创伤性肩关节脱位约有 20% 的病例合并有盂缘的片状撕脱骨折，肱三头肌猛烈收缩可引起盂下部位的撕脱骨折。肱骨头的直接撞击，常易造成关节面较大范围的压缩骨折或粉碎骨折。亦可为肩胛体粉碎骨折所累。肩胛盂骨折复位不良时易导致肩关节继发性脱位。

4. **喙突骨折** 喙突骨折相当少见。肩部受到严重暴力可造成喙突骨折。多并发于肩锁关节脱位或肩关节脱位。肩锁关节脱位时，受喙锁韧带牵拉或强烈的肌肉收缩（喙肱肌和肱二头肌），均可产生喙突撕脱骨折。肩关节前脱位时，由于喙突受喙肱肌和肱二头肌短头的牵拉而造成喙突撕脱骨折，或由于肱骨头的撞击而造成，骨折一般发生于喙突基底部。韧带或肌肉牵拉所致的骨折可发生较明显的移位。

5. **肩峰骨折** 肩峰在肩部最为突出，但骨结构紧固，因此有可能造成肩峰骨折的外力，首先会造成锁骨骨折或肩锁关节、肩肱关节脱位。肩峰骨折比较少见，一般皆由直接向下作用的暴力引起。

6. 肩胛冈骨折　肩胛冈骨折常与体部骨折一起存在，偶可单独发生，皆由直接暴力引起，一般很少发生骨折移位。

【临床分型】

根据骨折位置不同可分为肩胛体骨折、肩胛颈骨折、肩胛盂骨折、喙突骨折、肩峰骨折、肩胛冈骨折（图 11-8）。

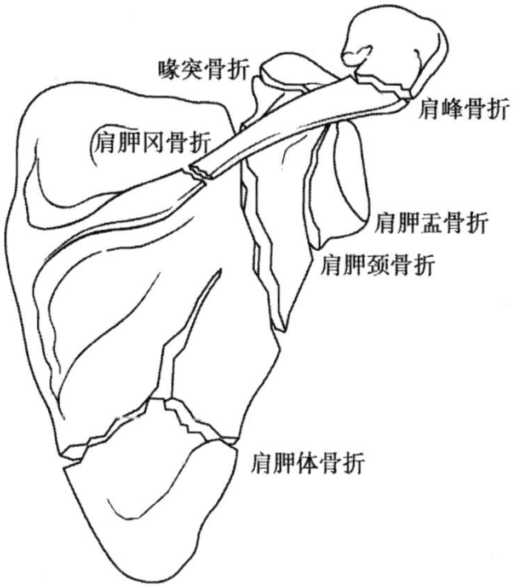

【临床表现】

骨折后，肩胛部周围疼痛、肿胀、瘀斑，患肩不能或不愿活动，患肢不能抬高，活动时疼痛加剧。患者常用健侧手托持患侧肘部以保护固定和缓解疼痛。

图 11-8　肩胛骨骨折部位

【诊断】

1. 病史　有明确外伤史。可由直接暴力或间接暴力所致，且多为高能量损伤。

2. 症状与体征

（1）**肩胛体骨折**：局部皮肤常有伤痕或皮下血肿，压痛范围较广泛，有移位骨折者可扪及骨擦音，合并肋骨骨折时有相应症状。肩胛颈骨折，一般无明显畸形，移位严重者肩部塌陷，肩峰隆起，外观颇似肩关节脱位的“方肩”畸形。

（2）**肩胛盂骨折**：腋部肿胀青紫，肩关节内、外旋转时疼痛加剧。

（3）**肩峰骨折**：局部常可扪及骨擦音和骨折块异常活动，肩关节外展活动受限。

（4）**肩胛冈骨折**：常与肩胛体骨折同时发生，临床症状与肩胛体骨折难以鉴别。

（5）**喙突骨折**：局部可扪及骨折块和骨擦音，肩关节外展或抗阻力内收屈肘时疼痛加重。

3. 辅助检查　X 线片可以了解骨折类型和移位情况。轻微外力造成的肩胛体骨折，因骨折分离移位不明显，菲薄的硬质骨互相重叠，骨折线表现为条状致密白线，诊断时应注意防止漏诊。肩胛体骨折呈“T”形或“V”形时，骨折线常常看不到，但肩胛骨外缘、上缘有皮质断裂，内缘失去连续性和表现出阶梯样改变。肩胛颈骨折，正位照片可见肩胛盂向内移位，肩部穿胸位照片可显示肩胛盂向前方旋转移位。肩胛盂骨折，穿胸位照片可显示盂前之游离骨折块。在诊断肩胛体骨折时，还必须仔细地检查有无合并肋骨骨折和气血胸。

对于严重的粉碎性骨折可行 CT 三维重建了解骨折移位情况。

【治疗】

1. 整复要点　由于肩胛骨表面有丰富的肌肉覆盖，背侧有冈上肌、冈下肌，胸壁侧有肩胛下肌，肩胛冈上缘有斜方肌，下缘及肩峰部有三角肌的附着，因此，肩胛骨体部的骨折受到胸、背侧肌肉的保护，起到肌肉夹板的稳定与保护作用，多无明显移位，或仅属线形骨折，仅用三角巾悬吊固定即可达到骨折的愈合。对于有移位的骨折，要充

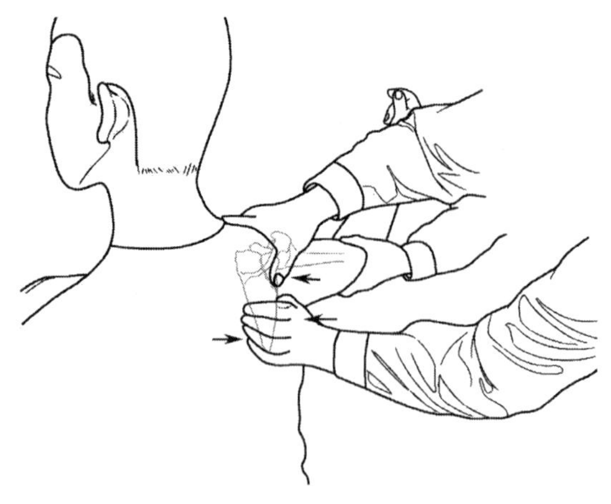

图 11-9 肩胛体骨折手法整复

分利用肩部软组织有挤压力的优势（即软组织夹板），牵引时采用患肢外展位，利用关节囊和韧带的牵拉使骨折块复位。

2. 手法操作

（1）穴位镇痛：手法复位前用毫针强刺激健侧中平穴以解痉止痛，利于复位。

（2）手法复位

1）肩胛体横断或斜形骨折（图 11-9）：患者取坐位，助手将患侧肩外展 70° ~ 90°，术者立于背后，一手按住肩胛冈以固定骨折上段，另一手握持住肩胛下角将骨折下段向内推按捺正，使之复位。

2）肩胛颈骨折：患者取坐位，患肩外展 70° ~ 90°，术者立于患者外后侧。一助手握其腕部，另一助手用宽布带在腋下绕过胸部，两助手行对向拔伸牵引。然后术者一手由肩上偏后方向下、向前按住肩部，固定骨折近端；另一手拇指置于腋窝前下方，将骨折远端向上向后推顶，矫正骨折远端向下、向前的移位。再将肩关节置于外展 70°、屈肘 90°，术者用掌叩击患肢肘部，使两骨折端产生纵向嵌插，有利于骨折复位后的稳定和骨折愈合。

3）肩胛盂骨折：患者取坐位，助手双手按住患者双肩，固定患者不晃动。术者握患侧上臂将肩关节外展至 70° ~ 90°范围内上、下来回摇晃数次，至骨擦音消失即可，借肌肉韧带的牵拉，即可使骨折复位，整复时应注意不可强力牵引和扭转。

4）肩峰骨折：肩峰基底部骨折向前下方移位者，患肢屈肘，术者一手按住肩峰，一手推挤肘关节向上，使肱骨头顶压骨折块而复位。

5）肩胛冈骨折：移位不多，一般不须手法复位。

6）喙突骨折：主要以整复肩锁关节脱位和肩关节脱位为主，随着关节脱位的整复，喙突骨折块也多可随之复位。若仍稍有移位，用拇指推回原位即可。

3. 固定方法 肩部骨折后期多伴发肩关节粘连，肩关节活动受限。因此在固定的时候尽量保持在外展 70°、前屈 45°位，利用肌肉的挤压作用维持断端稳定。无移位、轻度移位及嵌插的各种肩胛骨骨折，用三角巾悬吊患肢 2 ~ 3 周。不同部位的有移位骨折，复位后应采取不同的固定方法。

（1）肩胛体骨折（图 11-10）：固定时可用一块比肩胛骨稍大的杉树皮或纸壳夹板放置患处，用胶布固定于皮肤上，绷带于患肩后侧经腋窝向前缠绕两圈后，经患处夹板至健侧胁下，后经胸前至患侧胁下，再环绕患肩一圈。以此方法来回缠绕 5 ~ 10 层。

（2）肩胛颈及肩胛盂骨折：在患侧腋窝内垫以圆柱形棉花垫或布卷，使患肢抬起，用单肩斜“8”字绷带进行固定，再用三角巾将患肢悬吊于胸前。亦可用外展支架将上肢肩关节固定于外展 70° ~ 90°、前屈 30°的位置上，固定 2 周。骨折有移位者，复位后还可将上臂置于外旋及外展70°位皮肤牵引，牵引重量2～3kg，必须使患肩稍抬起离床，牵引2周。同时应注意患肢血运情况，如有手指麻木、疼痛、发凉、肿胀、发绀等症状者可适当将患肢放低。

（3）**肩峰骨折**：骨折远端向下移位者，用三角巾兜住患侧上肢，减轻肢体下垂的重量。或采用宽绷带自肩至肘向上托起固定，颈腕带悬吊患肢。骨折远端向上移位者，用肩锁关节脱位的压迫固定法固定。

（4）**喙突骨折**：复位后可仅用三角巾悬吊。骨折固定后，要定期检查固定的松紧度，因三角巾较易松动，应及时给予调整，以起到扶托作用。腋窝内垫以圆柱形棉花垫或布卷者，必须注意有无神经和血管压迫症状，必要时应重新固定，以解除压迫。

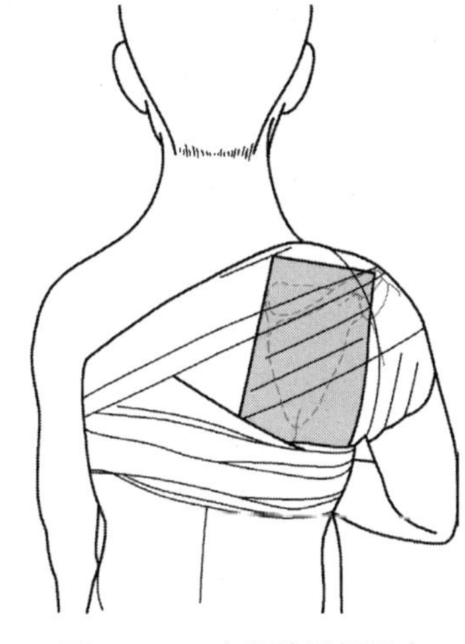

图11-10 肩胛体骨折固定

4. 药物治疗 以中医骨伤三期辨证原则用药。

（1）损伤初期

治法：活血化瘀，消肿止痛。

内服方：丹七止痛胶囊或散瘀肿痛方加减，如瘀肿重者可加延胡索、郁金理气导滞；如瘀血化热者可加苍术、黄柏或金葵果。

外用方：外敷消肿止痛散，瘀血重者加适量逐瘀止痛散；疼痛难忍者可加理气定痛散。

（2）损伤中期

治法：和营生新，接骨续筋。

内服方：续筋接骨方加减或接骨紫金丹。症状改善但肿痛消散未尽者，选用散瘀肿痛方加减；合并神经损伤者加黄芪、地龙、威灵仙等。

外用方：外敷续筋接骨散，如伴有瘀血或疼痛者，可适量加消肿止痛散。

（3）损伤后期

治法：强筋壮骨，舒筋通络。

内服方：强筋壮骨丸或通利关节方加减。愈合缓慢者加杜仲、续断、骨碎补等；肩部冷痛、重着、活动不利者加服寒湿筋痛胶囊。

外用方：外敷强筋壮骨散合舒筋通络散。骨折延迟愈合者加杜仲粉、螃蟹粉及自然铜粉；肩部冷痛、重着、活动不利者加泽乌通络散；肌肉萎缩者加强筋壮骨散。同时可配合上肢烫熨散和上肢熏洗散辅助治疗。

【康复锻炼】

肩胛骨骨折为邻近关节骨折或关节内骨折，应强调早期进行练功活动。

1. 骨折复位固定后 可做手指、腕、肘关节屈伸活动和握拳增力动作，防治肌肉及关节囊萎缩。早期禁止做患侧上肢提物和牵拉动作。

2. 外固定 3～4 周后 可逐渐做肩关节的各向活动，防止因长时间固定而并发肩关节粘连。可做“托掌”“大圆手”等动作。

三、肱骨外科颈骨折

肱骨外科颈骨折是指发生在肱骨解剖颈下 2～3cm 处的骨折。中医学又名“臑骨肩端骨折”“臑骨上段骨折”。早在元代对肱骨外科颈骨折就有认识，李仲南著《永类钤方》已将此骨折分为向前、前后、向内成角三种类型，并介绍了整复成角的方法及固定的方法。临床上较为多见，占全身骨折的 4%～5%，占肩部骨折的 26%，占肱骨近端骨折的 60%～65%。任何年龄均可发生，以老年人较多见，是老年人骨质疏松骨折的常见部位之一，亦可发生于儿童和壮年人。

【损伤机制】

肱骨外科颈骨折多因间接暴力所致，跌倒时手掌或肘部着地，传达暴力向上传导使肩峰卡在肱骨上端大结节部和肱骨头基部之间，并以此为支点，以骨干为力臂杠杆而引起骨折，偶有因直接暴力打击肩部的外侧或后外侧，致肱骨外科颈骨折，或肱骨大结节撕脱骨折，也可引起肩关节脱位伴大结节撕脱骨折。由于所受暴力不同以及患肢在受伤时所处的姿势不同，可发生不同类型的骨折。若上臂在外展位则为外展型骨折，若上臂在内收位则为内收型骨折。

【临床分型】

根据骨折移位情况可分为无移位型骨折、内收型骨折、外展型骨折、骨折合并脱位型（图 11-11）。

1. 无移位型骨折 包括裂纹骨折、无移位嵌入型骨折。在外科颈部遭受直接或间接暴力，但暴力较轻，仅产生肱骨大结节与外科颈裂纹骨折，系骨膜下骨折，骨折无移位。又如跌倒时上肢伸直轻度外展，手掌着地，而致肱骨外科颈骨折，两骨折端互相嵌插，而无其他移位，则为无移位的嵌入型骨折。

2. 内收型骨折 跌倒时上臂在内收位，躯干向伤侧倾斜，手掌或肘部着地。暴力沿上肢纵轴向肩部冲击，加以肌肉的牵拉，致骨折远端产生内收移位。肌肉牵拉，常是骨折移位的持续因素。常见为肱骨头外展，肱骨远段内收，形成向外成角畸形。

3. 外展型骨折 上臂在外展位跌倒，身体向伤侧倾斜，手掌着地，暴力沿上肢纵轴向肩部冲击而致骨折。骨折后除少数病例在骨折部外缘有不同程度的嵌入外，一般骨折远、近端都有不同程度的侧方移位和成角移位。常见为骨折近端内收，远端外展，断端外侧嵌插而内侧分离，多向前、内侧突起成角畸形。

4. 骨折合并脱位型 较少见，上臂在外展外旋位，遭受较严重的暴力，引起外展嵌入型骨折，暴力继续作用于肱骨头，可造成肱骨头向前下方脱位。

【临床表现】

伤后肩关节剧烈疼痛，明显肿胀，局部肿胀有时波及整个肩部及上臂，肩关节活动功能障碍，上臂内侧及胸肋部可见有瘀斑。

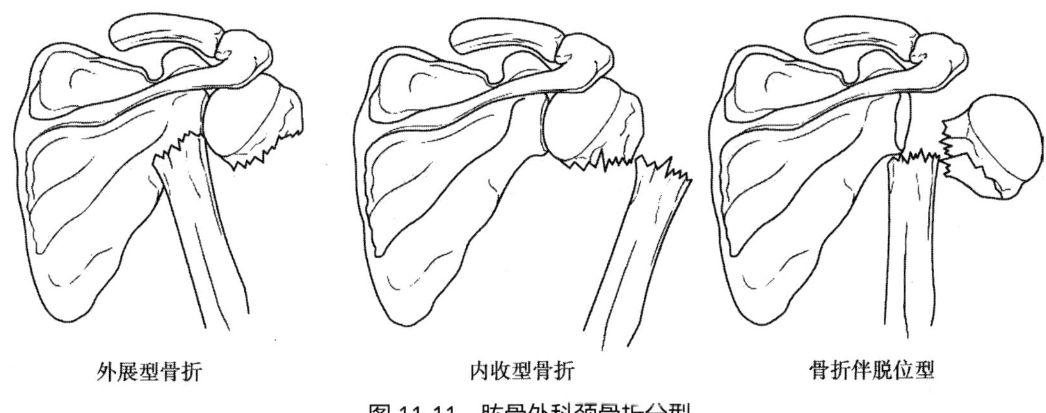

图 11-11　肱骨外科颈骨折分型

【诊断】

1. 病史　有明显外伤史。

2. 症状与体征

（1）嵌入性无移位骨折：疼痛、症状明显，可无明显外观畸形、骨擦感及异常活动。

（2）非嵌插性骨折：可有畸形、骨擦音和异常活动。肱骨外科颈局部压痛明显，并有纵向叩击痛。

1）外展型骨折：肩部下方稍呈凹陷，在腋窝能触及移位的骨折端或向内成角，有时与肩关节脱位相似，但肩部仍保持丰隆外观，与肩关节脱位的“方肩”畸形有别。

2）内收型骨折：在上臂上端外侧可触及突起的骨折远端和向外成角畸形。

3）骨折合并肩关节脱位：可出现“方肩”畸形，在腋下或喙突下可扪及肱骨头。肱骨外科颈骨折远端向内侧移位，可能伤及腋动脉，患肢血液循环障碍，桡动脉搏动减弱或消失。

4）骨折合并腋神经损伤：较常见，通过检查肩部外侧皮肤感觉可判断，但无特异性，早期因疼痛无法检查三角肌收缩，感觉正常不能除外腋神经损伤。腋神经损伤，或固定一段时间后，三角肌失去张力，均可导致肩关节半脱位，应注意是否存在腋神经麻痹。严重暴力可使骨折合并肩关节脱位后肱骨头脱向胸腔，同时应注意检查是否合并血气胸。

3. 辅助检查　肩关节正位、穿胸侧位（或外展侧位）X 线片可确定骨折类型及移位情况。必要时可 CT 三维重建了解肱骨头移位方向。

【治疗】

1. 整复要点

（1）外展型骨折：近端受冈上肌、冈下肌及小圆肌牵拉，呈轻度外展、外旋移位；骨折远端的上段受背阔肌、胸大肌、大圆肌牵拉而向内、向前、向上侧方移位，骨折远端的中、上部受三角肌牵拉向上缩短移位，骨折两断端呈向内、向前成角，有时伴有肱骨大结节骨折。因此，在骨折复位拔伸牵引及复位后固定时应避免出现外展体位。

（2）内收型骨折： 近端受冈上肌、冈下肌牵拉而呈轻度外展、外旋移位，肱骨大结节向肩峰靠拢，因骨折线多由外上方斜向内下方，两骨折端在内收位互相嵌插，或骨折远端向外侧方移位，或有缩短重叠移位，因背阔肌、胸大肌、大圆肌和三角肌的牵拉使骨折远端向上缩短移位和向外向前成角移位。因此，在骨折复位拔伸牵引及复位后固定时应避免出现内收体位，可适当于外展位维持固定。

（3）骨折伴脱位型： 由于骨折远端外侧受胸背肌肉牵拉而将肱骨头向内挤压，以及肩胛盂、喙突、肌腱、关节囊等阻碍致使脱位的肱骨头不易整复，若处理不当，可造成严重的残疾。

（4）对于无移位或嵌入型骨折： 一般可不行复位，使用小夹板或高分子石膏板固定，前臂吊带于胸前固定 2～3 周即可。

2. 手法操作

（1）穴位镇痛： 手法复位前用毫针强刺激健侧中平穴以解痉止痛，利于复位。

（2）手法复位

1）外展型骨折

方法一：拔伸提按捺正法（图 11-12）。患者取坐位，患肢屈肘 90°，前臂中立位。一助手立于健侧，双手绕患侧腋下抱住患肩，以其胸压住健侧肩部，避免患者身体歪斜。由另一助手握其肘部，先顺势向下拔伸牵引，待骨折断端有松动感时，调整牵引力线，并使患肢前臂稍旋前，再沿骨纵轴方向牵引，矫正旋转和重叠移位。然后术者两拇指按住骨折近端的外侧，防止肱骨头外展及旋转移位，其余各指托住骨折远端的内侧向外提拉，助手同时内收其上臂即可复位，若有向前方移位，在矫正侧方移位后，术者以一手拇指向后推压远折端即可复位。

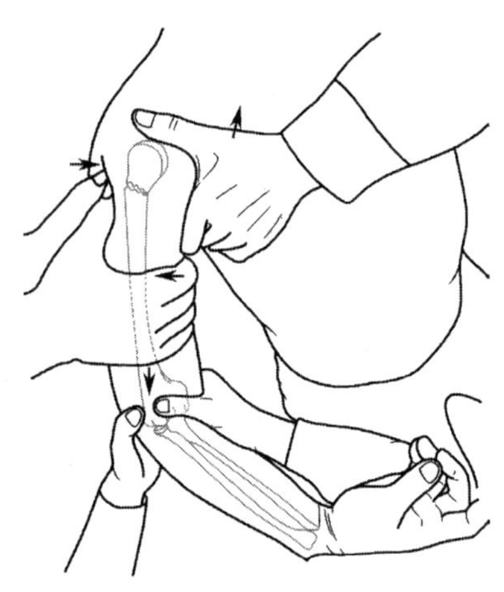

图 11-12　拔伸提按捺正法

方法二：跨臂提按推挤捺正法。患者取坐位，术者立于患者身后，如右侧骨折时，术者用左前臂从后方跨过患侧上臂而插入患侧腋窝抵住远端，助手紧握患侧肘部，将患肢用力向前、内并向下牵引，以矫正向内成角畸形和重叠移位，同时术者用插入腋窝的前臂将骨折远端向外侧提拉，另一手拇指抵压于骨折近端向内、后推顶，使之复位。复位后术者双手环抱骨折处，助手向上叩击肘关节，行轻柔缓慢旋转摇晃，以利于断端对合稳定。

2）内收型骨折

方法一：外展推挤捺正法（图 11-13）。患者取坐位，术者立于患者外侧方，助手一握持腋窝处固定骨折近端，助手二双手持握患肢肘部及腕部，将患肢稍向前屈，并在拔伸牵引下逐步外展患肢于 60°左右，以矫正向前成角及断端重叠移位。术者双手拇指压住骨折远端成角处向内，然后助手二逐步加大外展角度至 90°以上，以远端对近端矫正向外成角，完成复位。但过程中注意勿操之过急，以免损伤腋部神经血管。

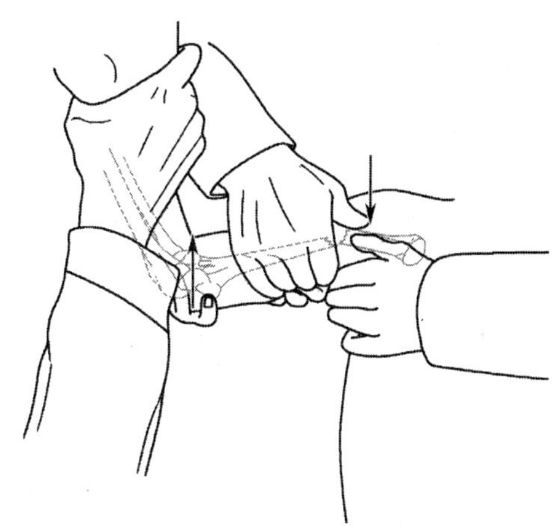
图 11-13　外展推挤捺正法

方法二：外展过顶推挤捺正法（图 11-14）。患者取坐位，一助手立于健侧，双手绕患侧腋下抱住其身，以胸压住健侧肩部，避免患者身体歪斜。患肢屈肘 90°，前臂中立位。另一助手握其肘部，先顺势牵引，待骨折断端有松动感时，调整牵引力，再沿骨纵轴方向牵引，矫正重叠移位。然后术者两拇指压住骨折成角部向内，同时助手在牵引下将上臂上举过头顶，如有向前成角畸形，应做进一步矫正。术者双手拇指抵压骨折成角的前侧向后按压，以矫正向前成角畸形。此时术者立于患者前外侧，两拇指压住骨折近端，其余各指环抱固定断端，如有骨擦感，断端相互抵触，则表示重叠移位和成角畸形矫正。注意在上举过顶的整个过程中，术者双手紧扣固定断端，同时要保持稳定的牵引力，以免造成肱骨头受远端肱骨干的顶推而发生旋转移位。

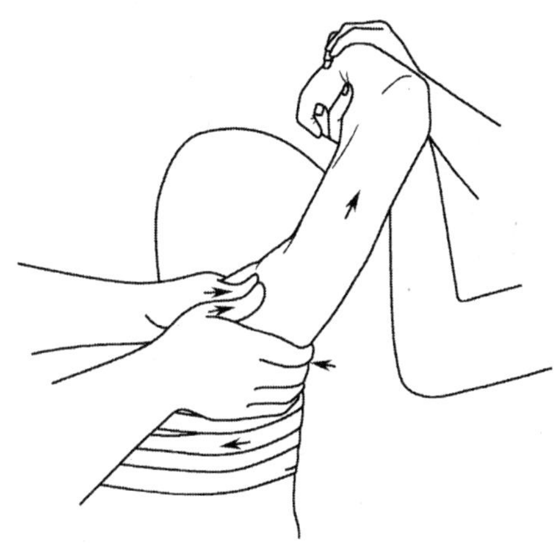
图 11-14　外展过顶推挤捺正法

3）肱骨外科颈骨折合并肩关节脱位：先整复脱位，再整复骨折。患者取坐位，患肢轻度外展位，用一宽布带绕过患侧腋窝，助手牵拉布带对抗牵引，另一助手用两手握持患肢肘部，轻度摇晃，使脱位关节松弛，适当用力拔伸，以解除骨折远端对肱骨头的夹挤，张开破裂的关节囊口，为肱骨头进入关节盂打开通路。术者用两手拇指自腋窝将肱骨头向外上推顶，其余各指按住肩部以为支点，使肱骨头纳入肩关节盂，当在腋下摸不到脱位的肱骨头时，则脱位已整复成功。然后，术者用双手固定整复好的肩关节，助手外展或内收拔伸牵引，术者再按外展或内收型骨折复位法整复骨折。

3. 固定方法　可采用上臂超肩关节夹板固定，用柳木板或杉树皮支撑夹板，共 4 块。长夹板 3 块，下达肘部，上端超过肩部，柳木夹板可在上端钻小孔，但应超过肩部 3～4cm，以便做超肩关节固定。短夹板 1 块，由腋窝下达肱骨内上髁以上，夹板的一端用棉花包裹，呈蘑菇头状。固定时，在助手的维持牵引下，术者把持骨折部保持复位后位置，并将棉垫 3～4 个放于骨折部的周围，3 块长夹板在上臂前、后、外侧，短夹板放在内侧（图 11-15）。

（1）内收型骨折：内侧夹板蘑菇头垫应放在肱骨内上髁的上部，外侧夹板在骨折成角突出处放置一平垫。有向前成角畸形者，在前侧夹板下相当于成角突出处放置一平

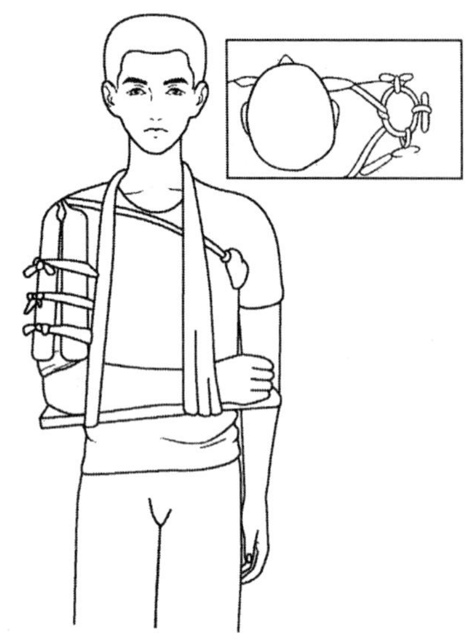

图 11-15　肱骨外科颈骨折的夹板固定

垫。对于移位明显的内收型骨折患者，亦可配合上肢外展支架（图 11-16），将患肢固定于外展前屈位，外展角度视移位程度而定，前屈约 30°，2 周后拆除外展支架。

（2）外展型骨折：蘑菇头垫应置于腋窝部，屈肘 90°，并在外侧夹板下相当于肱骨大结节处放一平垫。有向前成角畸形者，在前侧夹板下相当于成角突出处置一平垫。

（3）肱骨外科颈骨折合并肩关节脱位：夹板和固定垫安放位置与内收型骨折相同。

夹板固定后，应注意观察患肢血运和手指活动情况，及时调整夹板的松紧度。睡眠时可半仰卧，在肘后部垫枕，维持患肩于前屈 30°位，内收型骨折及骨折脱位应维持患肩于外展位，外展型骨折应维持患肩于内收位，以免骨折发生再移位。夹板固定时间 4～6 周，待骨折临床愈合后拆除。

4. 药物治疗　以中医骨伤三期辨证原则用药。该部位骨折后期多遗留不同程度的肩关节活动受限，故在后期用药中应着重通利关节，恢复关节活动。

（1）损伤初期

治法：活血化瘀，消肿止痛。

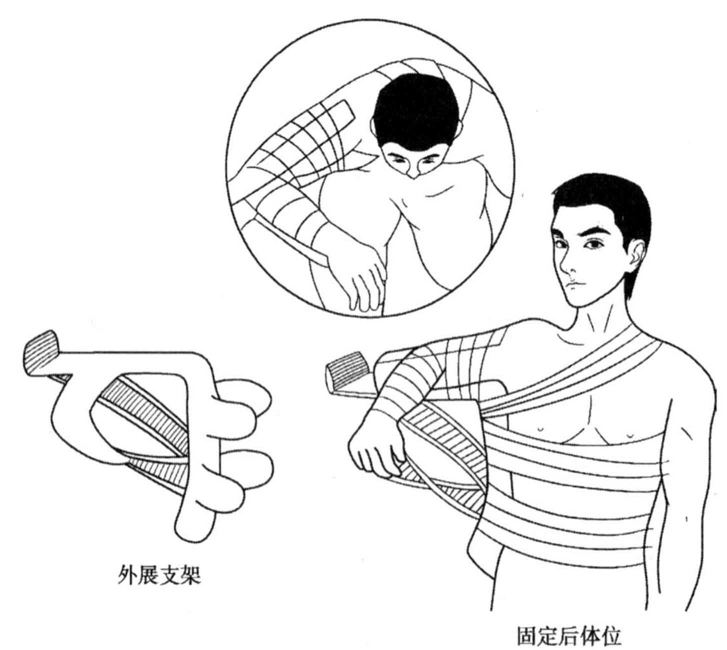

图 11-16　外展支架固定

内服方：丹七止痛胶囊或散瘀肿痛方加减，如瘀肿重者可加延胡索、郁金理气导滞；如瘀血化热者可加苍术、黄柏或金葵果。

外用方：外敷消肿止痛散，瘀血重者加适量逐瘀止痛散；疼痛难忍者可加理气定痛散。

（2）损伤中期

治法：和营生新，接骨续筋。

内服方：续筋接骨方加减或接骨紫金丹。症状改善但肿痛消散未尽者，选用散瘀肿痛方加减。

外用方：外敷续筋接骨散，如伴有瘀血或疼痛者可适量加消肿止痛散。

（3）损伤后期

治法：强筋壮骨，舒筋通络。

内服方：强筋壮骨丸或通利关节方加减。肩部冷痛、重着者加服寒湿筋痛胶囊。

外用方：外敷舒筋通络散。骨折延迟愈合者加杜仲粉、螃蟹粉及自然铜粉。肩部冷痛、重着者加泽乌通络散。同时可配合上肢烫熨散和上肢熏洗散辅助治疗。

【康复锻炼】

1. 骨折1周后　可适当进行耸肩活动。

2. 骨折3周后　练习肩关节各方向活动，如“云手”动作，活动范围应循序渐进，练习次数根据患者耐受程度而定。此期间避免做重复损伤机制的动作，例如外展型骨折避免做上肢外展动作。

3. 取除外固定已伴发肩关节粘连者　做“扶墙压肩”“大圆手”等动作。

四、肱骨干骨折

肱骨干骨折是指肱骨外科颈以下2cm至肱骨髁上2cm处的骨折。肱骨中下段骨折容易合并桡神经损伤。肱骨干骨折亦称折肱、胳膊骨骨折。发病率占全身骨折的1.31%，多发于30岁以下成年人。按发生部位可分上1/3、中1/3、下1/3骨折，骨折好发于中1/3及中下1/3交界处，下1/3次之，上1/3最少。

【损伤机制】

直接暴力和间接暴力均可造成肱骨干骨折。肱骨干上1/3、中1/3部骨折多因直接暴力引起，如棍棒打击、重物挤压等，多为横断或粉碎骨折。骨折后，由于骨折部位肌肉的附着点不同，因肌肉的牵拉，故在不同平面的骨折会造成不同方向的移位。肱骨干中下1/3骨折多由间接暴力所致，常为斜形、螺旋形骨折。如跌倒时肘部着地，暴力传达至肱骨中下1/3而发生骨折；如猛力投掷（投手榴弹、标枪等）、掰手腕等，可引起肱骨中下1/3螺旋形骨折。

肱骨干骨折由于受到外力的方向、骨折部位的不同及受肩部和上臂肌群的牵引作用等因素的影响，故在不同部位发生的骨折，其移位方向也有所不同。

1. 肱骨上1/3骨折　骨折发生在三角肌的止点以上时，骨折近端因受胸大肌、大圆肌、背阔肌等的牵拉作用，骨折近端多向前向内移位，远端受三角肌、喙肱肌、肱二头肌和肱三头肌的牵拉而向上向外移位。

2. 肱骨中 1/3 骨折 骨折发生在三角肌的止点以下时，骨折近端受三角肌的牵拉作用，向前、向外移位，骨折远端受肱二头肌、肱三头肌等的牵拉，向上移位。

3. 肱骨下 1/3 骨折 骨折断端移位的方向，因受暴力的方向、前臂及肘关节位置而异。临床上常见伤者将前臂贴附胸壁的位置上致使远端向内旋转移位。

【临床分型】

根据骨折部位将骨折分为三型：肱骨上 1/3 骨折、肱骨中 1/3 骨折、肱骨下 1/3 骨折。

【临床表现】

伤后局部有明显肿胀、疼痛、环行压痛，有明显瘀斑，上臂活动功能障碍，成角或重叠移位者上臂可见外观成角或短缩畸形。

【诊断】

1. 病史 有明确外伤史。

2. 症状与体征 肱骨干有纵轴叩击痛，上臂有短缩或成角畸形，并有异常活动和骨擦音。检查时应注意腕和手指的功能，肱骨中下 1/3 骨折常易合并桡神经损伤。桡神经损伤后可出现腕下垂畸形，掌指关节不能伸直，拇指不能伸展，手背第 1、2 掌骨间皮肤（虎口区）感觉障碍。还应注意检查确定是否有肱动脉损伤。

3. 辅助检查 上臂正侧位 X 线片可明确骨折的部位、类型和移位情况。X 线片应包括肱骨两端的肩肘关节。根据受伤史、临床表现和 X 线检查可作出诊断。对怀疑有神经损伤的患者可进行肌电图检查。

【治疗】

1. 整复要点 上 1/3 骨折（三角肌止点以上）时，近端因胸大肌、背阔肌和大圆肌的牵拉而向前、向内移位；远端因三角肌、喙肱肌、肱二头肌和肱三头肌的牵拉而向上、向外移位。中 1/3 骨折（三角肌止点以下）时，近端因三角肌和喙肱肌牵拉而向外、向前移位，远端因肱二头肌和肱三头肌的牵拉而向上移位。根据骨折近端偏移方向，上 1/3 骨折复位时可先稍向内侧拔伸牵引，中 1/3 骨折复位时可先稍向外侧拔伸牵引（图 11-17）。

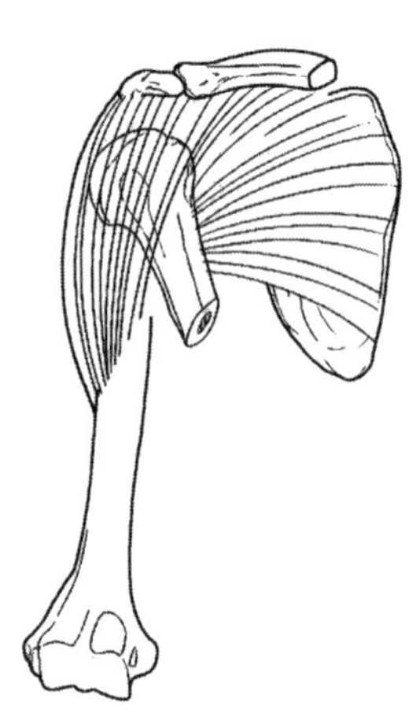

三角肌止点以上骨折

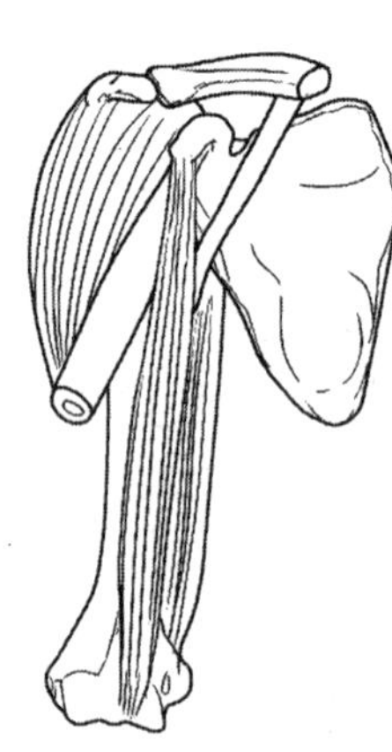

三角肌止点以下骨折

图 11-17 肱骨干骨折移位

除横断骨折重叠移位较重或断端内有软组织嵌入或断端背靠背移位者应尽量手法复位，其他各型骨折（如螺旋形、粉碎性、长斜形、多节段骨折）仅按骨折断端移位方向进行纠正。首先矫正旋转、短缩、成角后进行端提挤捏捺正复位，再用压垫、夹板固定；同时利用肢体自身重量的牵引力，夹板和压垫的压应力及患者屈伸肘关节时上臂肌肉的收缩力（即软组织夹板的效应力），纠正残余移位，促进骨折愈合和功能恢复同时并进。

对骨折断端内有软组织嵌入、折面背靠背移位或有神经嵌入挤压的，可在助手拔伸牵引下，注意牵引力不宜过大，在肌力拮抗的状态下，术者可试用旋转或回旋捺正手法解除软组织或神经血管的嵌入，进而复位。对粉碎性骨折、多节段骨折或不稳定性骨折，应逆创伤机制和维持轻手法牵引下行挤捏捺正手法复位。

2. 手法操作

（1）穴位镇痛：手法复位前用毫针强刺激健侧中平穴以解痉止痛，利于复位。

（2）手法复位：患者取坐位，一助手立于健侧，双手绕患侧腋下抱住其身，并用手向上托住腋下固定，以胸部抵靠住患者健侧肩。另一助手握持肘部在中立位顺势拔伸牵引，待骨折端有松动感时调整牵引力线。沿上臂纵轴线对抗牵引，一般拔伸牵引力不宜过大，否则易引起断端分离。待重叠移位完全矫正后，根据骨折不同部位的移位情况进行整复。

1）上 1/3 骨折：在维持牵引下，术者两拇指抵住骨折远端外侧，其余四指环抱骨折近端内侧，将近端托起向外，使断端微向外成角，继而拇指由外推远端向内，即可复位（图 11-18）。

复位效果不佳者亦可采用内收捺正法（图 11-19），患者仍取坐位，拔伸牵引方法同前，待断端有松动感后牵引远端的助手将患肢极度内收，以远端对近端，同时术者两拇指抵住骨折远端外侧，其余四指环抱骨折近端内侧，将近端托起向外，拇指由外推远端向内，即可复位。断端对合后，摇摆触碰稳定后再在手法固定下回到中立位。

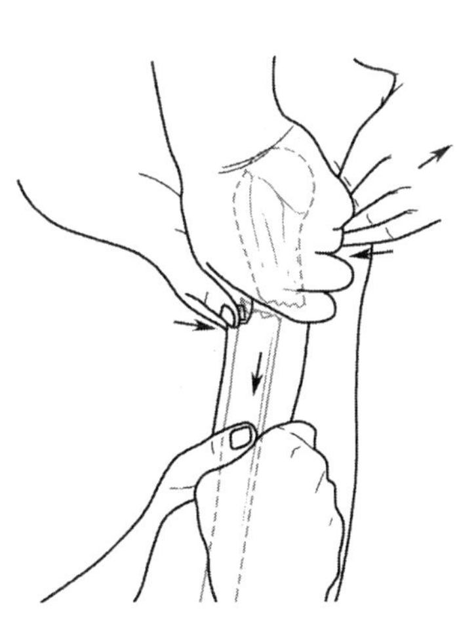

图 11-18 上 1/3 骨折复位

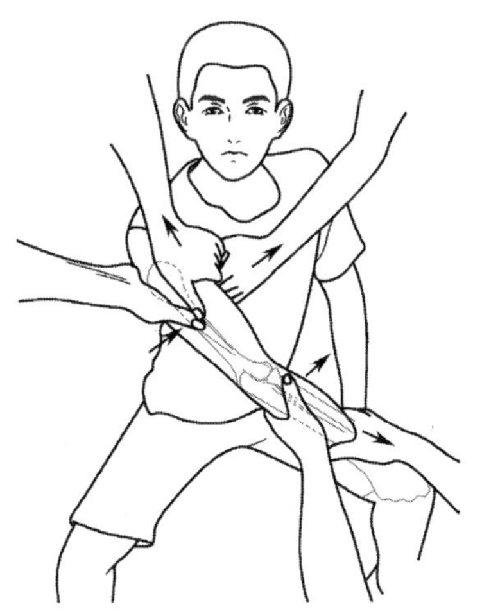

图 11-19 内收捺正法

2）中 1/3 骨折：在维持拔伸牵引下，术者以两拇指抵住骨折近端外侧挤按向内，其余四指环抱骨折远端内侧向外端提，纠正移位后，术者捏住骨折部，助手徐徐放松牵

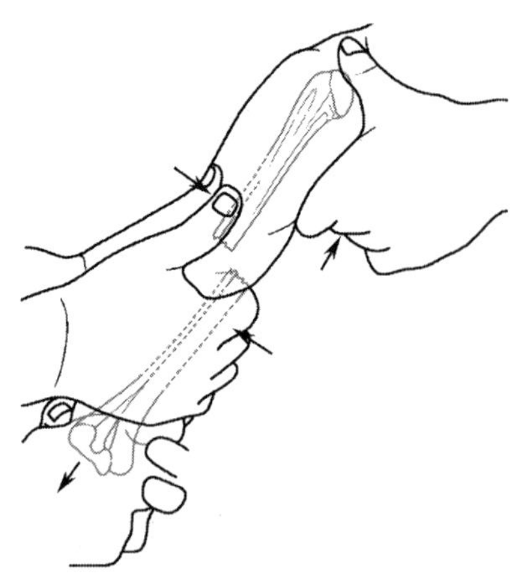
图 11-20　中 1/3 骨折复位

引，微微摇摆骨折远端使断端互相接触，或从前后、内外以两手拇指相对挤压骨折处，可感到断端摩擦音逐渐减小，直至消失，骨折处平直，表示骨折复位（图 11-20）。

3）下 1/3 骨折：多为螺旋形骨折或斜形骨折，仅需较轻力量拔伸牵引，矫正成角畸形，将两斜面挤捏捺正。对于螺旋形骨折伴断端旋转的骨折则可采用旋转捺正法进行复位，骨折两侧断端同时向中间旋转对合复位。因肱骨远端术者易于把持及施力，按照“子骨找母骨”的原则，所以对合复位以远端旋转为主。

对断端为背靠背移位者，一助手固定骨折近端，另一助手固定远端进行拔伸牵引，术者双手分别握持骨折远、近两端，以回转捺正法将骨折远端逆移位方向进行旋转复位，回旋远端过程中两骨折端需相互紧贴，以免损伤软组织。

3. 固定方法　固定用前、后、内、外 4 块夹板，其长度视骨折部位而定。上 1/3 骨折要超肩关节固定，下 1/3 骨折要超肘关节固定，中 1/3 骨折则不超过上、下关节固定，并应注意前夹板下端不可压迫肘窝。如有残留轻度移位可用压垫继续纠正，若有轻度侧方移位时，利用固定垫两点挤压；若仍有轻度成角，利用固定垫三点挤压，使其逐渐复位。若碎骨片不能满意复位时，也可用固定垫将其逐渐压回，但应注意固定垫厚度宜适中，防止皮肤压迫性坏死。在桡神经沟部位不要放固定垫，以防桡神经受压而麻痹。固定后肘关节屈曲 90°，以托板将前臂置于中立位，患肢悬吊在胸前（图 11-21）。

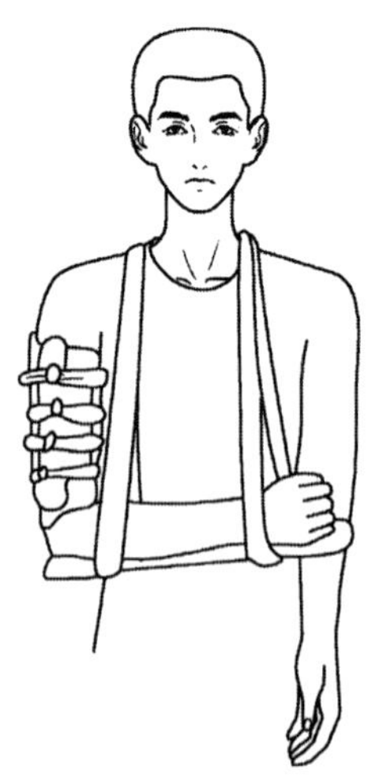
中1/3骨折固定法

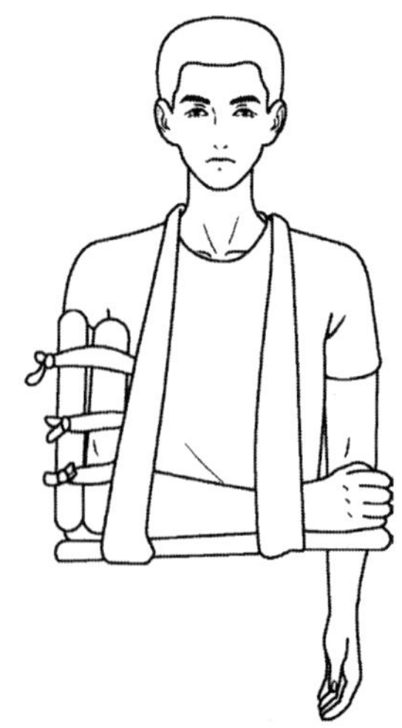
下1/3骨折固定法

图 11-21　肱骨干骨折固定方法

固定时间，成人 6 ~ 8 周，儿童 3 ~ 5 周。中 1/3 处骨折是迟缓愈合和不愈合的好发部位，固定时间可适当延长，经 X 线复查见有足够骨痂生长才能解除固定。应定期做 X 线透视或摄片，以及时发现在固定期间骨折端是否有分离移位。若发现断端分离，应加用弹性绷带上下缠绕肩、肘部，使断端受到纵向挤压而逐渐接近。

4. 药物治疗　以中医骨伤三期辨证原则用药。该骨折发生断端移位时易损伤神经，故于损伤初期应着重活血化瘀，中期续筋接骨。中、下 1/3 型骨折及粉碎性骨折后期延迟愈合及不愈合率较高，故于治疗中期应辅以强筋壮骨药。

（1）损伤初期

治法：活血化瘀，消肿止痛。

内服方：丹七止痛胶囊或散瘀肿痛方加减，如瘀肿重者可加延胡索、郁金理气导滞。

外用方：外敷消肿止痛散，瘀血重者加适量逐瘀止痛散；疼痛难忍者可加理气定痛散。

（2）损伤中期

治法：和营生新，接骨续筋。

内服方：续筋接骨方加减或接骨紫金丹。促进骨折愈合可加螃蟹粉、自然铜、杜仲、接骨木等接骨类药物；有桡神经损伤者加黄芪、威灵仙、地龙等。

外用方：外敷续筋接骨散合养骨活血散，瘀斑仍未消散者加逐瘀止痛散。

（3）损伤后期

治法：强筋壮骨，滋血生力。

内服方：强筋壮骨丸或活血养骨方加减。体质虚弱者可加黄芪、白术、紫河车以健脾益气。

外用方：外敷舒筋通络散为主，加续筋接骨散。骨折延迟愈合者加杜仲粉、螃蟹粉及自然铜粉。上臂肌肉萎缩明显者加强筋壮骨散；患处有酸痛、隐痛者加温筋舒活散。同时可以选用上肢烫熨散和上肢熏洗散辅助治疗。

【康复锻炼】

1. 固定后即可屈伸指、掌、腕关节和耸肩。

2. 对于骨折断端分离的患者，每天可以于屈肘位向上纵向叩击肘关节，以使骨折断端靠拢且可刺激其骨痂生长。

3. 骨折愈合后，应加强肩、肘关节主动活动，恢复肌力及肌筋弹性，可做“云手”“托掌”等动作。

五、肱骨髁上骨折

肱骨髁上骨折是指肱骨内外髁上方 2cm 处的骨折。最常见于 5 ~ 8 岁的儿童，约占全部肘部骨折的 50% ~ 60%。成年人较少发生。其损伤特点是可引起肘部疼痛、肿胀、畸形和屈伸功能障碍，如处置不当，可导致肘部畸形愈合，神经、血管并发症及后期骨化性肌炎等。因此，治疗时应防止失误和予以足够重视。

【损伤机制】

肱骨髁上骨折多因间接暴力所致，如爬高墙、攀树跌下、嬉戏追逐跌倒或不慎滑倒等，根据暴力形式和受伤机制的不同，可将肱骨髁上骨折分为伸直型和屈曲型，其中以伸直型最多见，占全部髁上骨折的90%以上。两型骨折伴侧方暴力作用时可产生尺偏或桡偏移位。移位严重者，骨折近端常可损伤肱前肌，并对正中神经和肱动脉造成压迫或损伤。

1. **伸直型骨折**　若在伸肘或微屈位跌倒，手掌先触地，暴力自地面向上经前臂传达至肱骨髁部，将肱骨髁推向后上方，由上而下的重力将肱骨干推向前方，使肱骨髁上骨质薄弱处发生骨折。骨折线由前下方斜向后上方，骨折近端向前移位而远端向后上方移位，骨折处形成向前成角畸形。

2. **屈曲型骨折**　若在屈肘位跌仆，肘后侧先触地，暴力从肘后侧经过尺骨鹰嘴把肱骨髁由后下方推向前上方，则造成肱骨髁上屈曲型骨折。骨折线由后下方斜向前上方，骨折远端向前向上移位，骨折处向后成角，很少并发血管神经损伤。

3. **尺偏型和桡偏型**　患者跌倒时，肱骨下端除接受前后暴力外，还可因患者跌倒时身体重心方向及肘关节内外翻体位而产生尺侧或桡侧的侧方暴力及旋转暴力，因此，根据骨折远端侧方移位的方向，又分为尺偏型和桡偏型。

【临床分型】

根据暴力来源及方向可分为伸直型、屈曲型。其中又可根据骨折远端侧方移位方向分为尺偏型和桡偏型（图 11-22）。

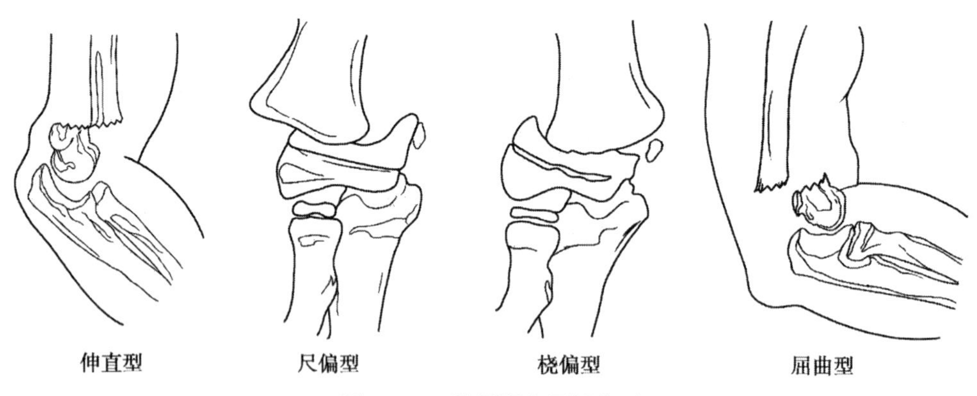

图 11-22　肱骨髁上骨折分型

【临床表现】

无移位骨折者，肘部可有肿胀、疼痛，肱骨髁上处有环形压痛，肘关节活动功能受限。有移位骨折，肘部疼痛、肿胀较明显，甚至出现张力性水疱，异常活动和畸形，肘关节功能障碍。伸直型肱骨髁上骨折，肘部呈靴样畸形，屈曲型骨折，肘后方可见半圆形畸形。

【诊断】

1. **病史**　有手掌撑地或肘部着地受伤史。

2. **症状与体征**　患者肘部疼痛及肿胀明显，可触及明显骨擦感。伸直型骨折肘部呈半伸直位，肘后方可触及突出的骨折近端。屈曲型骨折肘后呈半圆形畸形，在肘前方可触及突出的骨折远端。尺偏型移位肘尖偏向内侧，桡偏型则相反。检查时应注意桡动脉的搏动，腕和手指的感觉、活动、温度、颜色，以便确定是否合并神经或血管损伤。神经损伤表现为该神经支配范围的运动和感觉障碍，以正中神经、桡神经损伤为多见。若肘部严重肿胀，桡动脉搏动消失，患肢剧痛，手部皮肤苍白、发凉、麻木，被动伸指有剧烈疼痛者为肱动脉损伤或受压。

3. **辅助检查**　肘关节正侧位 X 线片可显示骨折类型和移位方向。轴位片对显示骨折是否发生旋转或嵌插很有必要。伸直型骨折远端向后上移位，骨折线多从前下方斜向后上方。屈曲型骨折远端向前上方移位，骨折线从后下方斜向前上方。尺偏型骨折远端向尺侧移位，桡偏型骨折远端向桡侧移位。CT 三维重建可全面了解断端移位及旋转程度。

【治疗】

1. **整复要点**　整复前必须仔细阅片后制订完整的复位方案，包括助手配合、整复手法和步骤等。尽快恢复患肘功能，防止肘部畸形是治疗的目的。对儿童肱骨髁上骨折尽早复位是治疗的关键，即使患肘肿胀、有水疱也应及时复位。复位后有利于局部消肿，及时纠正或预防血管、神经等并发症。因患儿愈合快，不宜因等待消肿而错过最佳复位时机。复位要求尽可能达到解剖复位，尤其要矫正骨折远端的尺偏、尺侧嵌插及旋前移位，甚至允许骨折远端在复位后轻度桡偏，即“矫枉过正”。

无移位骨折可置患肢于屈肘 90°位，用三角巾悬吊 2 ~ 3 周，有移位骨折应整复固定处理。对于成人软组织损伤较重而肿胀明显、水疱较多而不能手法整复或整复后固定不稳定者，可在屈肘 45° ~ 90°位置进行尺骨鹰嘴牵引，重量 1 ~ 2kg，一般在 2 ~ 5 天后再进行复位。骨折并发血液循环障碍者，必须紧急处理，首先应在麻醉下整复移位的骨折断端，并行尺骨鹰嘴牵引，以解除骨折端对血管的压迫，如手指温度由凉逐渐转暖，手指可主动伸直，则可继续观察。如经上述处理无效，就必须及时手术探查肱动脉情况。

2. **手法操作**

（1）**穴位镇痛**：手法复位前用毫针强刺激患侧合谷穴以解痉止痛，利于复位。此法仅用于成人骨折。

（2）**手法复位**

1）无移位骨折：骨折端无移位，若前倾角消失，不需复位；前倾角增大，轻柔手法复位，伸直型屈肘 90° ~ 110°小夹板固定 3 ~ 4 周，屈曲型半屈肘 40° ~ 60°固定 2 周，以后逐渐屈曲至 90°固定 1 ~ 2 周。

2）有移位的骨折：患者取坐位，一助手握患侧上臂，另一助手握患侧前臂及手

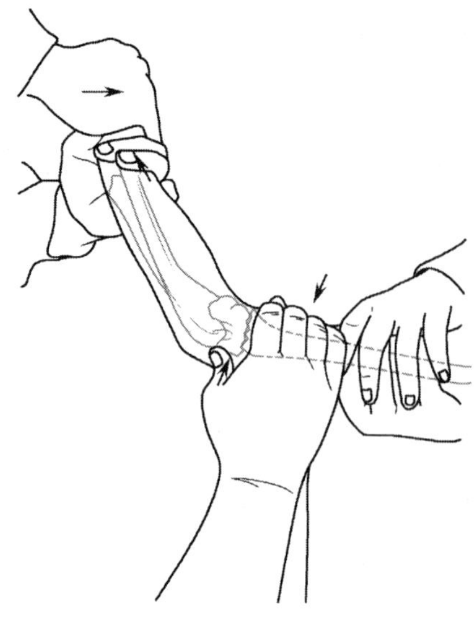

图 11-23 伸直型骨折复位

腕，肘半屈位，徐徐用力，顺势拔伸牵引。术者先应矫正断端的旋转移位，再以两拇指相对挤捏捺正，纠正骨折之侧方移位，然后纠正前后移位。

伸直型骨折（图 11-23）：患者取坐位，患肢外展 45°，待拔伸牵引重叠移位纠正后，以端挤、旋转法矫正侧方及旋转移位。前臂旋后位，术者立于患肢远端，以两拇指推挤骨折远端向前，其余四指环抱骨折近端向下按压，同时远端助手将患肢屈肘至 110° 即可复位。注意牵引不宜过度，推顶屈肘时勿将远折端过度推顶，以免造成屈曲型肱骨髁上骨折。避免因暴力及反复复位使骨膜广泛剥离损伤而影响骨折复位后的稳定性或造成骨化性肌炎。

屈曲型骨折：整复法与伸直型相反，术者立于患肢近侧，待拔伸牵引重叠移位纠正后，以端挤、旋转法矫正侧方及旋转移位。后用两拇指按压骨折远端向后，余指端提骨折近端向前，术者用力整复的同时，远端助手将患肘徐徐牵拉伸肘至 0°，即可复位。

尺偏型骨折（图 11-24）：由于尺侧骨皮质因挤压而塌陷缺损，导致远折端向尺侧偏斜，即使解剖复位往往也可发生肘内翻畸形，故此型骨折在矫正旋转移位后，两助手分别把持腕部及上臂，对向拔伸牵引。术者一手将骨折部位固定，另一手将肘关节略伸直，将前臂向桡侧外展，使骨折远折端桡侧骨皮质嵌插或远折端稍有桡偏，同时拇指推挤近端向尺侧，以预防肘内翻畸形（即矫枉过正）。

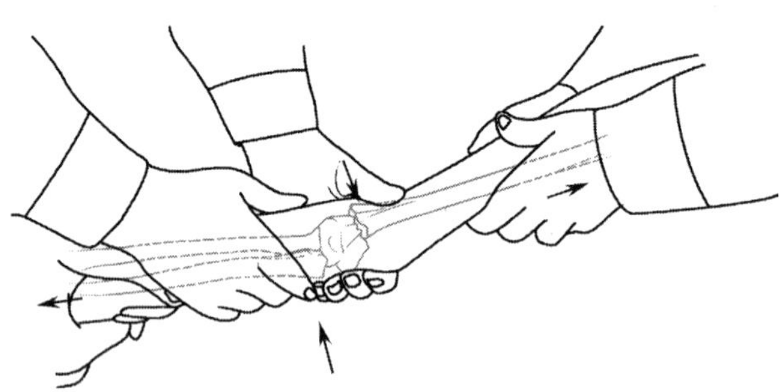

图 11-24 尺偏型骨折复位

桡偏型骨折：整复法与尺偏型相反。因此型骨折桡侧骨皮质虽挤压而塌陷，但由于桡侧骨膜尚完整，尺侧骨膜撕裂，即使不能完全复位也不会产生严重的肘外翻畸形，有时为追求解剖对位而矫正过度时，反而易形成肘内翻畸形。

3. **固定方法**

（1）**伸直型**：固定原则是保持屈肘大于 90° 位，而又不影响前臂血运，限制骨折远端向后或向内、外侧移位。可用 4 块小夹板固定，前侧夹板不超过肘横纹，背侧夹板与尺骨鹰嘴平齐，尺偏型尺侧夹板超肘，可上梯形压垫，桡侧可上塔形垫（图 11-25），然后以 3 根扎带扎缚，前臂固定于旋后位，前臂托板悬吊胸前。

（2）屈曲型：固定与伸直型相反。固定时肘半屈位，前臂固定于旋前位。2 周后骨折端纤维连接，改为屈曲 90°位固定（防伸直固定过久，屈肘困难），直至骨折愈合（图 11-26）。

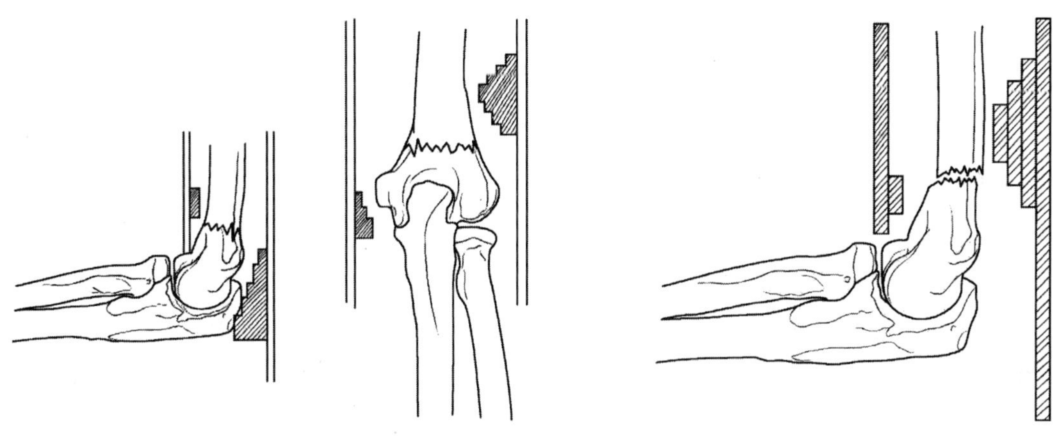

图 11-25　伸直型骨折固定　　图 11-26　屈曲型骨折固定

4. 药物治疗　根据儿童患者骨折愈合速度快的特点，一般不用内服药。早期外敷消肿止痛散，中后期可选用续筋接骨散加舒筋通络散合并用药。成人患者以骨折三期辨证用药。

（1）损伤初期

治法：活血化瘀，消肿止痛。

内服方：丹七止痛胶囊或散瘀肿痛方加减，如瘀肿重者可加延胡索、郁金理气导滞；如瘀血化热者可加苍术、黄柏或金葵果。

外用方：外敷消肿止痛散，瘀肿重者加适量逐瘀止痛散；疼痛难忍者可加理气定痛散。

（2）损伤中期

治法：和营生新，接骨续筋。

内服方：续筋接骨方加减或接骨紫金丹。症状改善但肿痛消散未尽者，选用散瘀肿痛方加减。有神经损伤者加黄芪、威灵仙、地龙等。

外用方：外敷续筋接骨散，如伴有瘀血或疼痛者可适量加消肿止痛散；伴神经损伤者加舒筋通络散。

（3）损伤后期

治法：通利关节，滋血生力。

内服方：通利关节方或活血养骨方加减。

外用方：养骨活血散与舒筋通络散搭配使用。肘关节僵直或有硬结者加独芷止痛散；伴轻度肌挛缩者加舒筋通络散。同时可以选用上肢烫熨散和上肢熏洗散辅助治疗。

【康复锻炼】

固定后即开始练习手指的“握拳增力”动作和腕的伸屈，以减轻前臂及手的肿胀。骨折愈合解除固定后，应积极练习肘的伸屈活动，如“托掌”“大圆手”及“云手”等动作。

六、肱骨外髁骨折

肱骨外髁骨折是儿童常见的一种肘关节损伤，多见于5～10岁的儿童，成人少见，发生率略低于肱骨髁上骨折。因其中部分患者仅单纯是肱骨小头骨骺部骨折，故又称为肱骨小头骨骺骨折。肱骨外髁骨折比内髁骨折多见。骨骺损伤如治疗不当，将留有肘部畸形，导致功能障碍。

【损伤机制】

多为间接暴力所致。跌倒时，肘关节处于轻度屈曲外展位，前臂旋前，手掌着地，暴力沿前臂传至尺桡骨上端。由于桡骨头的撞击力和尺骨半月切迹的剪切力，致使肱骨外髁产生骨折并将骨折块推向后、外上方，骨折线由后、外上方向下延伸到前、内下方。近骨折面多朝向后、外下方，骨折块包括肱骨外上髁骨骺（简称外上髁端）、肱骨小头骨骺、滑车骨骺的外侧部分（简称滑车端）以及部分干骺端。由于暴力作用的大小和前臂肌肉牵拉，骨折块可产生不同程度的移位。

【临床分型】

根据骨折块移位情况分型（图11-27）：

1. Ⅰ型　无移位。
2. Ⅱ型　有侧方移位，但不旋转。
3. Ⅲ型　外髁骨折块向外侧同时向后下翻转移位。

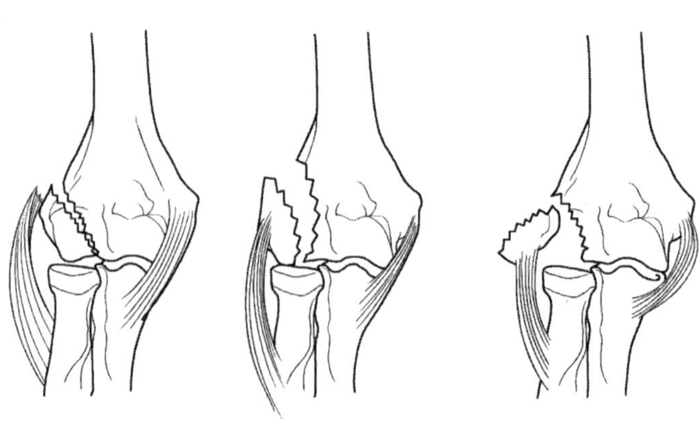

图11-27　肱骨外髁骨折分型

【临床表现】

肘部后外侧肿胀，渐延至全肘肿胀，多可见张力性水疱。局部青紫、瘀斑、疼痛，肘关节功能丧失，呈半屈位（60°左右）。局部压痛明显，有移位者出现轻度肘外翻。肘关节伸直或外展活动时疼痛加剧，肘后三角的关系异常。

【诊断】

1. **病史**　有明确外伤史。

2. **症状与体征**　肱骨外髁部有畸形、异常活动和骨擦音。肿胀不重时，可摸认出骨折块的骨折面、外上髁端及滑车端。如触及骨折碎片，则为翻转型骨折。

3. **辅助检查**　在正位X线片上，肱骨小头骨骺正常者略似三角形，有纵轴旋转移位的骨折块，在侧位X线片上该骨骺变为圆形。骨骺正常者略呈圆形，骨折块翻转移位后改变为三角形。正侧位正常X线片上，桡骨的纵轴线通过肱骨小头骨骺中心，骨折块有移位，此线偏离骨骺中心。CT检查可了解关节面损伤程度，三维重建可了解骨折块移位程度或翻转形态。

【治疗】

1. **整复要点**　此类骨折属于关节内骨折，骨骺损伤如治疗不当可影响外髁骨骺生长发育，引起骨不连、肘部畸形，导致肘关节功能障碍及其他远期并发症。肱骨外髁骨折应力争尽早复位，尤其应在软组织肿胀之前，肘关节解剖标志清晰、易于触摸时，同时该骨折复位要求较高，应力求解剖复位或接近解剖复位，关键是使关节面恢复平整。

骨折移位的骨块是由前臂伸肌群牵拉所致，因此，在复位及固定时应减小前臂伸肌群的张力。复位时应将前臂置于屈肘、旋后位。固定方法是屈肘60°～90°，前臂旋后位，可使腕关节自然背伸，此时前臂伸肌群松弛，对骨折块的牵拉小，同时屈肘位肱三头肌紧张有利于防止骨折块向后移位，又由于桡骨小头顶住肱骨小头防止其向前移位。因此，骨折较稳定。另外，从前臂伸肌群的止点在肱骨外上髁的角度来看，屈肘90°以上，前臂伸肌群的力臂减小，肱骨外髁所受牵拉力变小，骨折将更稳定。但由于骨折后血肿的形成及手法复位时的刺激，可造成关节明显肿胀，以屈肘60°～90°固定为宜。

2. **手法操作**

（1）穴位镇痛：手法复位前用毫针强刺激患侧合谷穴以解痉止痛，利于复位。此法仅用于成人骨折。

（2）手法复位

1）轻度移位骨折复位法：患者取坐位，一助手握持患侧上臂下段，另一助手握其前臂下段，将患肘屈曲45°并前臂旋后。术者双手拇指按于骨折块上，其余四指托住患肘。两助手向相反方向用力，使患肘内翻，前臂旋前内收，加大关节腔外侧间隙，同时术者的拇指将骨折块向内推挤，使其进入关节腔而复位（图11-28）。若骨折块向前下方移位，将骨折块向后上方推挤；若向后上方移位则向前下方推挤。术者再用一手按住骨折块做临时固定，另一手将前臂旋前并做肘部屈伸（0°～120°）活动数次（图11-29），矫正残余移位，使骨折端平整、稳定。

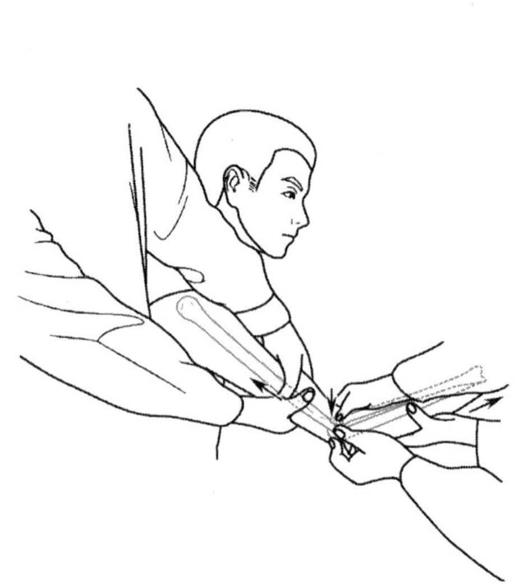

图 11-28　轻度移位骨折手法整复

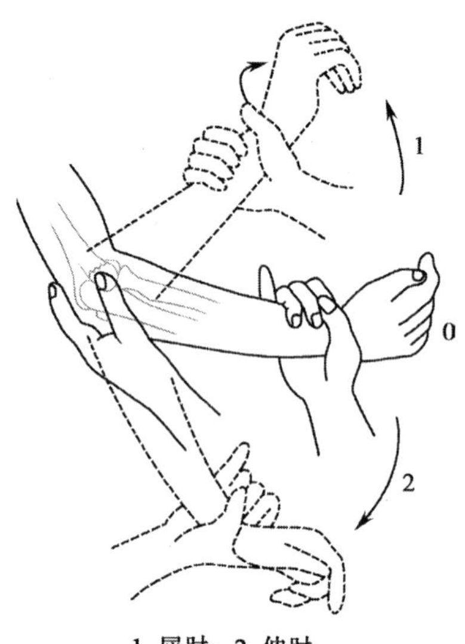

1. 屈肘；2. 伸肘。

图 11-29　复位后屈伸矫正

2）翻转移位骨折复位法：患者取坐位，一助手双手环抱固定上臂，另一助手握持前臂，将患肢旋后位，肘关节屈至 45°位，尽量将腕背伸，并内收前臂。术者以一手握持伤肘，同时另一手拇指将骨折片向肘后方推顶，先矫正骨折片旋转移位，使之成为单纯的向后翻转移位。此时迅速将前臂旋前、外展、屈肘，将骨折片向前、向上、向内推顶挤压。如有弹响及骨折片活动感时，提示骨折片已还纳复位。触摸肱骨外髁是否平整，如尚有轻度外移或倾斜时，再用拇、示二指固定骨折片的同时，另一手将前臂旋后并屈伸肘关节，并对前臂做内外摇摆活动，以矫正残余移位，使之嵌合紧密稳定（图 11-30）。

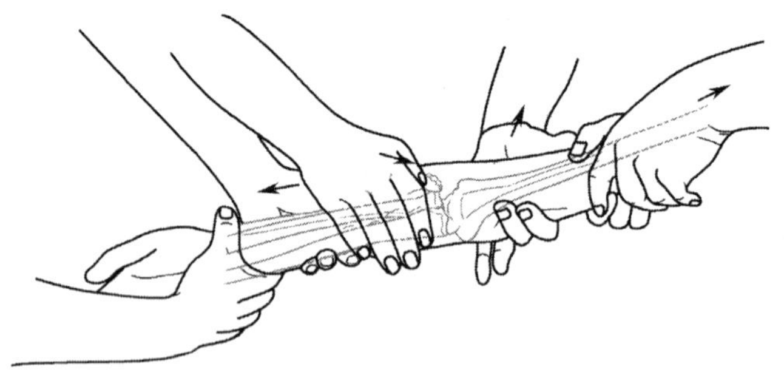

图 11-30　翻转移位骨折手法整复

另外，亦可在张开肱桡关节间隙，拇、示指手下感觉骨折片已与近折端有摩擦感时（说明骨折片与近端接近），边固定骨折片、边徐徐将肘关节屈至 90°，同时用力将前臂上下推送，使骨折片受桡骨头的碰撞，借助旋后肌及伸肌总腱的调整拉力而复位。

3. 固定方法　有移位骨折闭合整复后，肘关节屈曲，前臂旋后位。在肱骨外髁处放一环形垫，扣住骨折处固定，而内侧用平垫固定，采用超肘关节夹板，以四条布带扎缚及肘“8”字绷带缠绕，于肘关节屈曲 60°位固定 2 周。以后改为屈肘 90°固定 1 ~ 2 周。骨折临床愈合后解除固定，开始功能锻炼。

4. 药物治疗　儿童患者一般无须使用口服药，因生长愈合快，又为稚嫩之体，故骨折中后期可合并用药。早期外敷消肿止痛散，中后期使用续筋接骨散加舒筋通络散。成人患者以骨伤三期辨证用药。

（1）损伤初期

治法：活血化瘀，消肿止痛。

内服方：丹七止痛胶囊或散瘀肿痛方加减，如瘀肿重者可加延胡索、郁金理气导滞；如瘀血化热者可加苍术、黄柏或金葵果。

外用方：外敷消肿止痛散，瘀血重者加适量逐瘀止痛散；疼痛难忍者可加理气定痛散。

（2）损伤中期

治法：和营生新，接骨续筋。

内服方：续筋接骨方加减或接骨紫金丹。症状改善但肿痛消散未尽者，选用散瘀肿痛方加减。

外用方：外敷续筋接骨散，如伴有瘀血未散或神经损伤者可适量加逐瘀止痛散。

（3）损伤后期

治法：通利关节，滋血生力。

内服方：通利关节方或活血养骨方加减。

外用方：养骨活血散与舒筋通络散搭配使用。肘关节僵硬者可加舒筋通络散。同时可以选用上肢烫熨散和上肢熏洗散辅助治疗。

【康复锻炼】

参见“肱骨髁上骨折”康复锻炼。

七、肱骨内上髁骨折

肱骨内上髁骨折，又称肱骨内上髁骨骺分离。是常见的肘部损伤之一，好发于儿童和青少年，尤以 7 ~ 17 岁年龄多见，占肘关节损伤的第三位。肱骨内上髁骨折多数有严重移位，若骨折块嵌入关节内，往往不容易释出，给骨折整复造成困难，治疗不当则会后遗关节功能障碍。

【损伤机制】

肱骨内上髁骨折常由间接暴力所致。跌倒时手掌着地，患肢肘关节处于伸直、过度外展位，使肘部内侧受到外翻应力，同时前臂屈肌群急骤收缩，将其附着的内上髁撕脱；或投掷时动作错误，用力过猛，在出手时猛力伸肘关节，并用力向尺侧屈腕，尺侧屈腕肌等强力收缩，使内上髁被撕脱。骨折后，因前臂屈肌群、尺侧副韧带牵拉，骨折块被拉向前下方，甚至发生旋转。当内上髁骨骺未与肱骨干融合之前，在暴力作用下，容易发生骨骺分离。直接暴力所致的骨折较少见，多发生于成人，骨折不局限于内上髁骨化中心的原始区域，可向内髁部位延伸。

【临床分型】

根据骨折移位方式及程度分为4型（图11-31）。

1. Ⅰ型　裂纹骨折或仅有轻度移位，因其部分骨膜尚未完全断离。

2. Ⅱ型　骨折块有分离和向下或向前旋转移位，但骨折块仍在肘关节间隙的水平面以上。

3. Ⅲ型　骨折块有旋转移位，并嵌入肘关节间隙，肘关节呈半脱位状。

4. Ⅳ型　骨折块有旋转移位，同时合并肘关节向桡侧脱位，骨折块的骨折面朝向肱骨滑车。

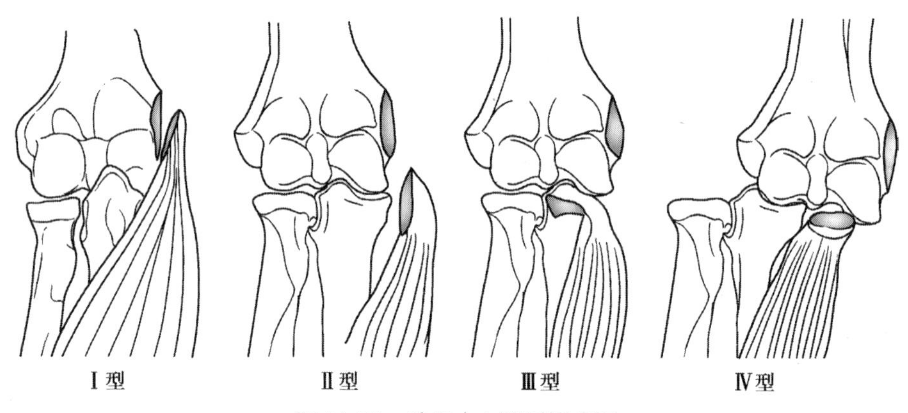

图11-31　肱骨内上髁骨折分型

【临床表现】

伤后肘关节呈半屈曲位，肘内侧有皮下瘀斑、肿胀、疼痛，压痛明显，肘关节屈伸活动障碍，前臂、腕关节活动受限。肘关节脱位者可有肘部外观畸形。

【诊断】

1. **病史**　有明确外伤史。

2. **症状与体征**　肘关节内侧疼痛，压痛局限，早期肿胀尚不明显，骨折分离移位时在肘内侧可扪及活动的骨折块和近端锐利的骨折端。Ⅲ、Ⅳ度骨折若合并有尺神经损伤，可出现前臂和手的尺侧麻木，感觉迟钝。

3. **辅助检查**　肘关节正侧位X线片可明确骨折类型和移位方向。但6岁以下的儿童由于肱骨内上髁骨骺尚未出现，只要临床症状和体征符合即可诊断，不必完全依赖X线片。青少年内上髁骨折无明显移位时，不容易与骨骺线相鉴别，必要时可做健侧对照摄片以明确诊断。肘部正位X线片显示正常肱骨下端的内外两侧形状呈不对称，内上髁向内突起较多。若肱骨下端的内外两侧呈对称性突起时，应考虑为内上髁骨折，肱骨下端阴影常可遮盖移位的内上髁骨折块。对移位于肘关节附近的内上髁骨折块，应注意鉴别骨折块是否进入肘关节内。根据受伤史、临床表现和X线检查可作出诊断。必要时进一步做CT检查明确诊断。

【治疗】

1. 整复要点 骨折后，因前臂屈肌群、尺侧副韧带牵拉，骨折块被拉向前下方，因此，在复位时应放松前臂屈肌群及尺侧副韧带，将肘关节置于屈肘、前臂旋前位并屈腕。若骨折块已嵌入关节内，则必须再次重复损伤机制伸肘、伸腕、前臂旋后，利用屈肌群张力将骨折块先从关节内牵出，尽量恢复成Ⅱ型骨折，再屈肘、旋前位进行推顶复位。Ⅰ型骨折仅需固定即可，无须手法整复。

2. 手法操作

（1）穴位镇痛：手法复位前用毫针强刺激患侧通里穴以达到解痉止痛，利于复位。此法仅用于成人骨折。

（2）手法复位

1）Ⅱ型骨折：患者取坐位，患肢屈肘45°，前臂中立位，术者用拇指、示指固定骨折块，拇指自下向上推挤，使其复位。若骨折块翻转移位大于90°者，则应将患肢屈肘90°，前臂旋前，腕及掌指关节于屈曲位，术者用一手握患肢前臂，另一手置于肘部，摸清骨折块由远向近、由掌侧向背侧推挤，使其复位。

2）Ⅲ型骨折：此型骨折手法整复的关键是解脱嵌夹在关节内的骨折块，将Ⅲ型骨折转为Ⅰ型或Ⅱ型骨折。

旋后外展推挤捺正法（图11-32）：患者取坐位，肘关节伸直，两助手分别握持腕部和上臂，相对拔伸牵引。在牵引下，握腕部的助手逐渐将前臂旋后、外展，术者一手置于肘关节外侧向内推，造成患肘外翻，肘关节内侧间隙增宽；另一手拇指于肘关节内侧触及骨折块边缘时，令助手极度背伸患肢手指及腕关节，使前臂屈肌群紧张，将关节内的骨折块弹出关节间隙，必要时术者还可用示指和拇指捏住尺侧屈肌肌腹的近侧部向外牵拉，以将骨折块从关节间隙中弹出。骨折块弹出后再按Ⅱ型骨折整复。

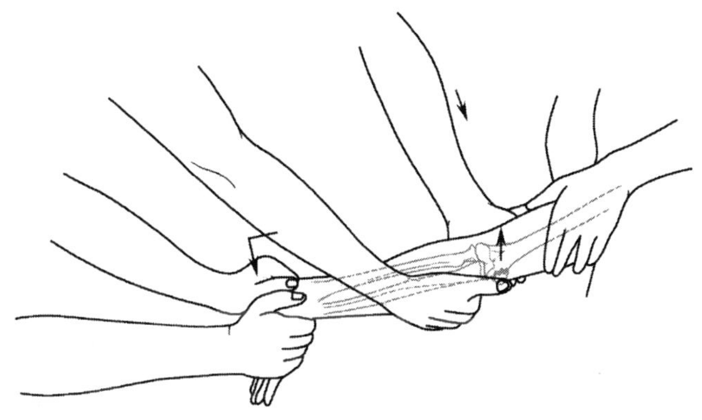

图11-32 旋后外展推挤捺正法

屈肘前臂极度旋前捺正法：患者取坐位，术者立于患侧，一手握持患肢前臂下段，另一手托住患肢肘部，将患肢置于屈肘前臂旋前位，先轻度屈伸患肘，随即极度屈肘、前臂极度旋前，犹如前臂由背向掌、由桡向尺做半弧形扭动，利用前臂极度旋前时尺骨干异常的旋转角度，使尺骨鹰嘴向尺侧倾斜，从而加大肘关节内侧间隙，同时由于鹰嘴半月切迹向尺侧的侧向移动，将骨折块直接推出关节间隙，最后再按Ⅰ度、Ⅱ度骨折处理。

3）Ⅳ型骨折：手法复位时，应首先整复肘关节侧方脱位，常可随着关节脱位的复位，骨折块亦同时得到复位，少数骨折块尚未复位者可再用手法整复。

内收推挤捺正法：患者取平卧位，患肢外展，肘关节伸直，前臂旋后位，两助手分别握住患肢上臂和前臂，尽量内收前臂，使肘关节内侧间隙变窄，防止骨折块进入关节腔内。术者一手将肱骨下端自内向外推挤，另一手将尺、桡骨上端自外向内推挤，将骨折块推挤出关节，同时整复肘关节侧方脱位，然后牵引前臂，逐渐屈曲肘关节至90°，再按Ⅰ型或Ⅱ型骨折处理。整复后，及时进行X线片检查，若转变成Ⅲ型骨折，则将肘关节重新塑造成桡侧脱位，再行手法整复。

3. 固定方法 骨折整复满意后，固定时因外髁平整故不放压垫，在骨折块的前内侧放一弧形固定垫，缺口朝向后上方，用于兜住骨折块，再用上臂超肘关节夹板固定于屈肘90°、前臂中立位或旋前位2周。Ⅳ度骨折的固定一般不超过2周，应以治疗固定脱位为主，不能固定到骨折愈合后再活动肘关节。但因内上髁骨折块较小，活动性大，若固定不当，容易移位，应加强随诊观察，及时调整夹板松紧度。Ⅰ型骨折仅用前臂吊带悬吊于胸前固定2周即可。

4. 药物治疗 以中医骨伤三期辨证原则用药。该骨折易伴发尺神经损伤，故损伤后早、中期应着重散瘀消肿，减轻神经刺激，促进神经修复。

（1）损伤初期

治法：活血化瘀，消肿止痛。

内服方：丹七止痛胶囊或散瘀肿痛方加减，如瘀肿重者可加延胡索、郁金理气导滞；如瘀血化热者可加苍术、黄柏或金葵果。

外用方：外敷消肿止痛散，瘀血重者加适量逐瘀止痛散；疼痛难忍者可加理气定痛散。

（2）损伤中期

治法：和营生新，接骨续筋。

内服方：续筋接骨方加减或接骨紫金丹。症状改善但肿痛消散未尽者，选用散瘀肿痛方加减。有神经损伤者加黄芪、威灵仙、地龙等。

外用方：外敷续筋接骨散，如伴有瘀血未散或神经损伤者可适量加逐瘀止痛散。

（3）损伤后期

治法：通利关节，滋血生力。

内服方：通利关节方或活血养骨方加减。

外用方：养骨活血散与舒筋通络散搭配使用。神经损伤症状残留者加温筋舒活散。同时可以选用上肢烫熨散和上肢熏洗散辅助治疗。

【康复锻炼】

参见“肱骨髁上骨折”康复锻炼。

八、肱骨髁间骨折

肱骨髁间骨折是肘部比较复杂和严重的关节内骨折。常见于青年人，多由高能量损伤引起。老年人则低能量亦可造成骨折。严重的肱骨髁间骨折常伴有移位、滑车关节面损伤，内髁和外髁分离成独立的骨块。此种骨折，复位较难，固定后容易再移位和关节粘连，对肘关节功能影响严重，应予以重视和与患者做好沟通。

【损伤机制】

肱骨髁间骨折多由较严重的间接暴力所致，直接暴力作用较少见。跌倒时，肘关节处于伸展位，手掌和人体重力向上、向下传导并集中应力于肱骨髁部，暴力作用于尺骨，向上撞击使肱骨内、外髁向两侧分离造成骨折。骨折近端向前移位，远端分裂成两块或多块并向后移位。

当肘关节在屈曲位着地时，直接撞击地面也可使尺骨鹰嘴向上冲击导致骨折。尺骨鹰嘴断面呈三角形，暴力继续传导时尺骨鹰嘴如楔子插入肱骨内外髁之间的滑车沟，致两髁间分离移位，而肱骨远端向前移位。

【临床分型】

1. 根据骨折分离移位程度分型　将髁间骨折分为四型。Ⅰ型：骨折无分离或轻微移位，关节面保持平整。Ⅱ型：有骨折块的轻度移位，但无明显旋转，关节面基本平整。Ⅲ型：内外髁均有分离及旋转移位，关节面破坏。Ⅳ型：粉碎性骨折，关节面有严重破坏，肱骨髁明显变宽分离。

2. 根据受伤机制分型　分为伸直型及屈曲型两种（图 11-33）。

（1）伸直型骨折：跌倒时，肘关节在微屈或伸直位，手掌先着地，暴力自地面向上经前臂传达至肱骨下端，将肱骨髁推向后方，由上向下的身体重力将肱骨干推向前方，在造成肱骨髁上骨折的同时，尺骨鹰嘴半月切迹撞击肱骨下端的滑车沟，将肱骨内、外髁劈裂成两半向两侧分离并向后移位，而骨折近端则向前移位。

（2）屈曲型骨折：跌倒时，肘关节在屈曲位，肘尖先着地，或肘部遭受暴力直接打击，暴力作用于尺骨鹰嘴，鹰嘴向上、向前推顶肱骨滑车沟，在造成肱骨髁上骨折的同时，楔形如凿的尺骨半月切迹关节面从中间将两髁劈裂分开。骨折近端向后移位，劈成两块的骨折远端向前移位。

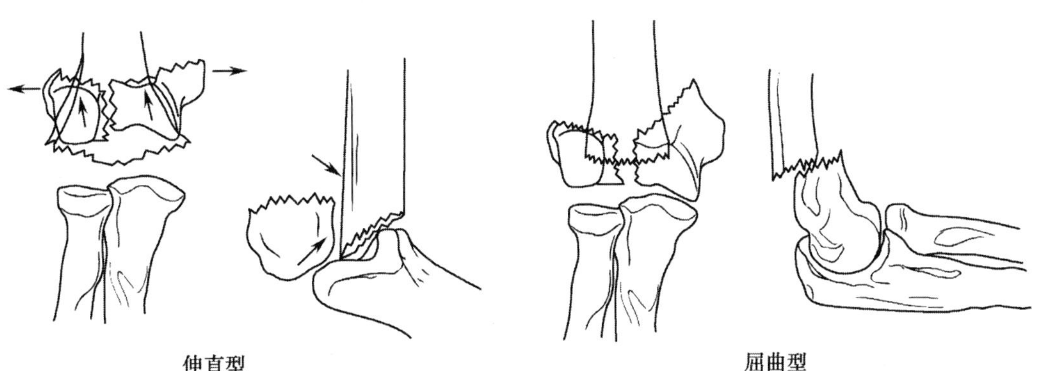

图 11-33　肱骨髁间骨折伸直型和屈曲型

骨折严重时常伴有较大移位和滑车关节面损伤。肱骨内外髁常分离为独立的骨块，骨折线呈“T”形、“Y”形，或为粉碎性骨折（图 11-34），与肱骨干之间失去联系。两髁除向两侧分离外，还可旋转，向前后移位。肱骨髁间骨折严重移位时，骨折端可损伤肱动脉及桡、尺、正中神经。

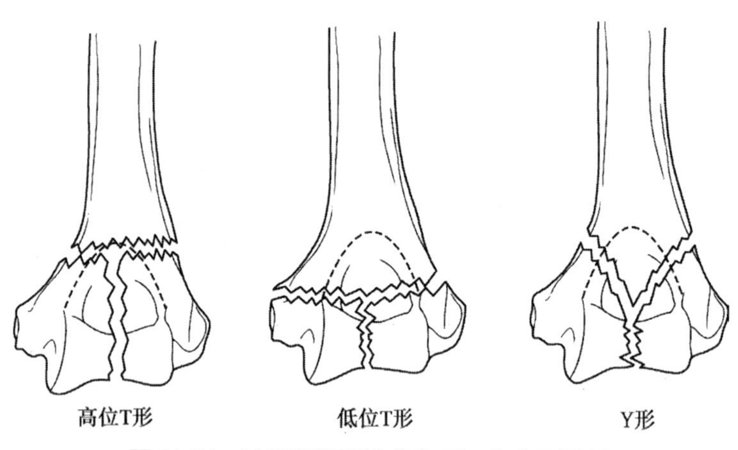

图 11-34　肱骨髁间骨折“T”形、“Y”形骨折

【临床表现】

伤后肘部疼痛、肿胀严重，有皮下瘀斑，肘关节呈半屈曲位、鹰嘴部后突，前臂旋前位，骨折移位时肘后三角关系发生变化，肘关节屈伸活动严重障碍。

【诊断】

1. 病史　有明确外伤史。

2. 症状与体征　肘部压痛明显，可扪及骨擦音、异常活动，骨折移位时肘后三角关系发生变化，肱骨髁增宽。合并血管、神经损伤者，有桡动脉搏动减弱、消失，腕、手部皮肤温度、颜色改变和感觉、运动功能丧失。

3. 辅助检查　肘部正侧位 X 线片可明确骨折类型及移位程度，并可了解关节腔内有无小骨块嵌入。但需注意，骨折的真实情况一般比 X 线片表现更严重，CT 三维重建检查可进一步判断骨折损伤的程度。

【治疗】

1. 整复要点　肱骨髁间骨折系关节内骨折，故整复时要达到或接近解剖复位，保持关节面平整光滑。固定稳妥，贯彻动静结合的原则，早期进行功能锻炼，使肘关节功能得到良好的恢复。移位分离不大的Ⅰ、Ⅱ型骨折可手法复位，只要关节面平整，早期关节的功能磨合，效果多佳。对移位分离较大，骨折后不稳定的Ⅲ、Ⅳ型骨折仍可试用手法复位，但常常需要尺骨鹰嘴牵引维持骨折复位后的稳定性。

注意复位后应在术者双手固定骨折断端的情况下，行肘关节屈曲 90°～120°之间的屈伸活动，促进断端之嵌合稳定及塑造关节面，可同时嘱助手适当行前臂旋转活动。还应注意复位后用手触摸肘后三角对应关系，了解骨折面是否平整，这点关系到后期肘关节功能恢复的问题。

2. 手法操作

（1）**穴位镇痛**：手法复位前用毫针强刺激患侧外关穴以解痉止痛，利于复位。

（2）**手法复位**：采用挤捏合骨捺正法（图11-35）。以伸直型为例，患者取坐位，患侧肩外展45°，肘关节屈曲45°、前臂旋后位，一助手握住上臂，另一助手持前臂缓慢拔伸牵引，牵引时注意不要暴力猛牵，以防加重损伤，应持续稳妥地牵引3～5min，以矫正重叠移位。术者立于患肢前外侧，用两手掌在肘部两侧抱髁，并向中心扣挤合拢，以免在牵引时加重两髁旋转、分离（在抱髁下完成手法复位）。矫正远近端侧方移位，如为远端尺偏移位，则术者抱外髁之手掌根部缓慢向上臂移动到髁上处，此时腕部掌面移动到外髁部紧贴皮肤，用大鱼际将骨折近端向尺侧挤按，抱内髁之手掌将内髁向桡侧挤按，以矫正尺偏移位；如为桡偏移位，轻者可不做整复，较重者可将其骨折近端向桡侧挤按，骨折远端向尺侧挤按，但切勿矫枉过正，然后两手掌回复原来位置继续抱髁合骨，矫正两髁近端的侧方分离。继而矫正前后移位，术者两手仍为抱髁状，两手拇指推骨折近端向后，两手四指于肘后拉远端向前，两手虎口同时对向挤压两髁，此时握持并牵引前臂的助手徐徐屈肘至90°，以矫正前后移位。屈曲型骨折则与伸直型做相反的手法复位。

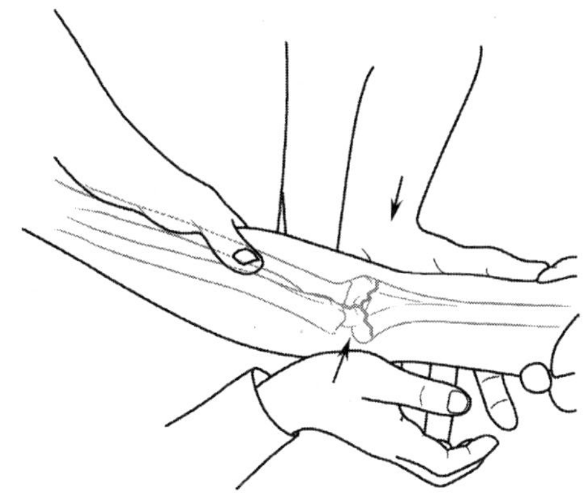

图11-35　挤捏合骨捺正法

最后行抱髁合拢手法，一般的骨折经上述手法即可基本复位，但两髁骨折块近端因受两侧关节囊和韧带的牵拉，各向内、外张口，使滑车关节面不平。术者一手捏住两髁，另一手自髁上捏住向两侧张开的两髁，向中心反复推挤，使关节面恢复平整。

骨折整复后，放妥固定垫和夹板，做超关节临时固定，行X线检查，如关节面平整，骨折远近端仅少许重叠者，则利用尺骨鹰嘴牵引来逐渐矫正，而单髁仍有分离者，术者用拇指推挤捺正。如两髁仍然有明显移位，须再行复位，至达到对位满意为止。

3. 固定方法

（1）**夹板固定法**（图11-36）：骨折整复成功后，在维持牵引下，术者用两手捏住髁部，用上臂超肘关节夹板固定，方法同肱骨髁上骨折。如两髁分离移位较重

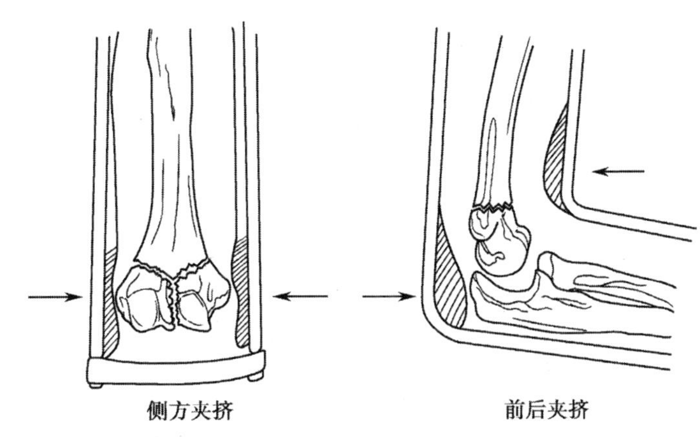

图11-36　肱骨髁间骨折超肘关节夹板固定

者，在内、外上髁部可加一平垫。伸直型骨折肘关节屈曲 90°位，三角巾悬吊胸前，固定 4～6 周。屈曲型骨折肘关节先伸直 10°固定 2 周，再换成短夹板屈肘 90°位继续固定 2～3 周。

（2）夹板结合牵引固定：适用于骨折移位严重，或复位后固定仍不稳定者，夹板固定后需配合尺骨鹰嘴牵引。

4. 药物治疗 以中医骨伤三期辨证用药。该骨折波及关节面，损伤后易发生创伤性关节炎，故后期应着重活血化瘀、通利关节，恢复关节功能。

（1）损伤初期

治法：活血化瘀，消肿止痛。

内服方：丹七止痛胶囊或散瘀肿痛方加减，如瘀肿重者可加延胡索、郁金理气导滞；如瘀血化热者可加苍术、黄柏或金葵果。

外用方：外敷消肿止痛散，瘀血重者加适量逐瘀止痛散；瘀血化热者加骨炎散 1 号。

（2）损伤中期

治法：和营生新，接骨续筋。

内服方：续筋接骨方加减或接骨紫金丹。症状改善但肿痛消散未尽者，选用散瘀肿痛方加减；有神经损伤者加黄芪、威灵仙、地龙等。

外用方：外敷续筋接骨散，如伴有瘀血未散或神经损伤者可适量加逐瘀止痛散。

（3）损伤后期

治法：通利关节，滋血生力。

内服方：通利关节方或活血养骨方加减。

外用方：养骨活血散与舒筋通络散搭配使用。神经损伤症状残留者加温筋舒活散；愈合迟缓者加强筋壮骨散；伤处酸痛重着者加泽乌通络散。同时可以选用上肢烫熨散和上肢熏洗散辅助治疗。

【康复锻炼】

参见“肱骨髁上骨折”康复锻炼。

九、尺骨鹰嘴骨折

尺骨鹰嘴骨折是常见的肘部损伤之一，亦称肘骨骨折、鹅鼻骨骨折。《医宗金鉴·正骨心法要旨·肘骨》云：“肘骨者，胳膊中节上、下支骨交接处也，俗名鹅鼻骨。若跌伤其肘尖向上突出，疼痛不止。”尺骨鹰嘴骨折多见于成人，占全身骨折的 1.17%，占肘关节骨折的 10%。因儿童的尺骨鹰嘴短而粗，同时骨质也较肱骨下端坚强，故儿童的尺骨鹰嘴骨折较为少见。

【损伤机制】

直接暴力或间接暴力均可造成尺骨鹰嘴骨折，但多为间接暴力所致。

1. 间接暴力 跌倒时，肘关节在半屈曲位，手掌撑地，由上向下的重力和由下向上传达的暴力交汇于尺骨半月切迹，同时肘关节突然屈曲，肱三头肌反射性地强烈收缩，造成尺骨鹰嘴的撕脱骨折（图 11-37）。骨折近端受肱三头肌牵拉而向上移位，骨折线多为横形或斜形。骨折线若发生在尺骨鹰嘴凹平面，则造成关节内骨折。骨折线也可发生在尺骨鹰嘴凹平面以下或以上，造成关节囊外的骨折。此骨折在青少年为骨骺分离，在儿童则多为纵形裂纹骨折或青枝骨折。

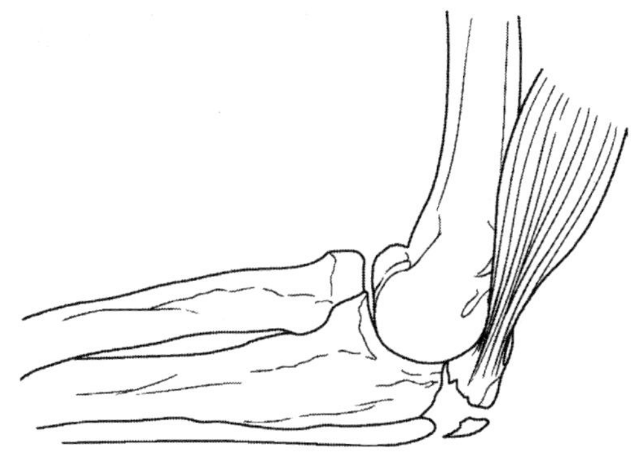

图 11-37　尺骨鹰嘴骨折移位

2. 直接暴力　跌倒时，肘关节在屈曲位，肘后部着地，使尺骨鹰嘴受到地面直接撞击力而发生骨折，或暴力直接打击在肘部尺骨鹰嘴，也可形成鹰嘴骨折，多系粉碎性骨折。由于鹰嘴支持带未被撕裂，直接暴力造成的鹰嘴骨折往往移位不大，但临床少见。

3. 直接暴力和间接暴力合并损伤　由直接暴力和间接暴力合并引起，如间接暴力引起骨折后肘后部直接着地，骨折可呈不同程度的粉碎，并有较严重的骨折片移位。

尺骨鹰嘴骨折线多数到达半月切迹，为关节内骨折；少数撕脱的骨折片较小，骨折线未进入关节内，为关节外骨折。若肘部后面遭受严重的外力，造成尺骨鹰嘴骨折的同时，可并发肘关节前脱位，临床上较少见。

【临床分型】

根据骨折程度可分为 4 型。

Ⅰ型：儿童青枝或无移位骨折；Ⅱ型：有移位的骨折；Ⅲ型：粉碎性骨折；Ⅳ型：骨折伴脱位。

【临床表现】

伤后尺骨鹰嘴部局限性肿胀、疼痛，肘关节活动障碍。骨折分离移位时，肘部肿胀严重，可形成血肿。鹰嘴两旁凹陷变得隆起，患肘不能主动伸直或抵抗重力。严重粉碎性骨折或骨折脱位，可伴有肘后部皮肤挫伤或开放性损伤，或合并尺神经的损伤。

【诊断】

1. 病史　有明确外伤史。

2. 症状与体征　尺骨鹰嘴部局限性肿胀、可形成血肿、疼痛，肘关节活动障碍。可扪及骨折端间隙和移位的骨折片，有时可扪及骨擦感。抗阻力伸肘无力，移位明显者可于尺骨鹰嘴处触及皮下凹陷。

3. 辅助检查　肘关节正侧位 X 线片可明确骨折类型和骨折移位程度。X 线侧位片较容易确定骨折移位情况，正位片可以帮助了解骨折脱位等合并损伤。

【治疗】

1. 整复要点　尺骨鹰嘴骨折多为关节内骨折，故骨折整复时要力求达到解剖复位，以使肘关节恢复正常的活动功能与伸屈力量，避免日后发生创伤性关节炎。对儿童青枝骨折或无移位的骨折，或老年粉碎性骨折但移位不明显者不必强求手法复位，仅屈肘 20°～40°位，以棉条压垫固定 2～3 周即可。

2. 手法操作

（1）穴位镇痛：手法复位前用毫针强刺激患侧外关穴以解痉止痛，利于复位。

（2）手法复位：对关节内积血较多，肿胀较严重，不能准确摸清骨折近端者，可在无菌条件下先抽出关节腔内的积血，再进行手法整复。

患者取坐位，肘关节呈 30°半屈曲位，两助手分别握持患肢上臂和前臂，术者站在患肢外侧。术者先用轻柔的手法从上向下推揉肱三头肌和上臂肌肉，理顺肌筋使之放松，然后双手环抱肘部，用两手拇指分别按压向近侧移位的尺骨鹰嘴上端的内、外侧，由近端向远端推挤，使骨折近端向远端靠拢，同时助手将肘关节缓缓伸直至 5°～10°，此时注意不可过伸肘关节，以免肱骨髁顶触，影响尺骨鹰嘴关节面之平整。复位后术者维持推挤骨折近端，令远端助手缓慢轻柔地屈伸患肘数次，使半月切迹的关节面平复如旧，最后将患肘置于伸直 10°位固定（图 11-38）。

对于粉碎性尺骨鹰嘴骨折，可将患肘伸直 5°～10°位，术者先以一手拇、示指对向挤捏粉碎骨折块，使骨折块合拢。另一手拇指再将骨折近端推向远端，即可复位。尺骨鹰嘴骨折复位后，术者应细细触摸尺骨鹰嘴的骨性标志和轻微屈伸肘关节，使断端精密嵌合，关节面平整，减少创伤性关节炎的发生，最大程度恢复患肘功能（图 11-39）。

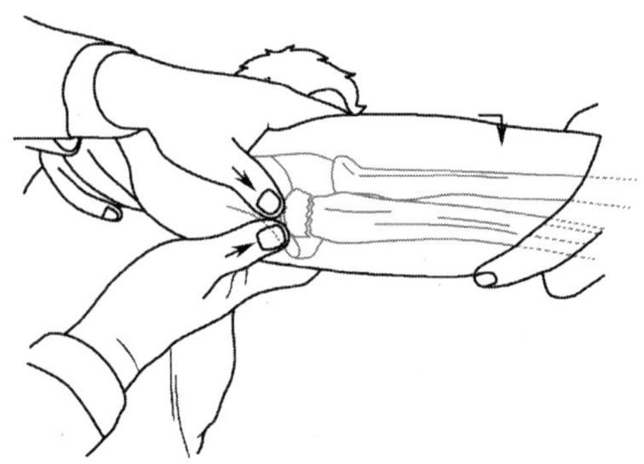

图 11-38　尺骨鹰嘴骨折手法整复

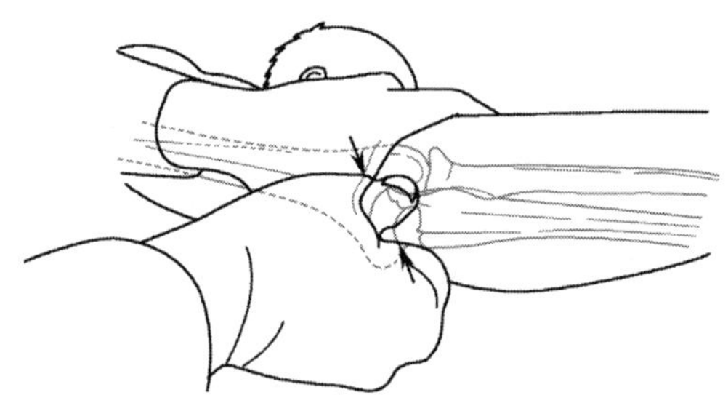

图 11-39　粉碎性尺骨鹰嘴骨折手法整复

3. 固定方法　有移位的骨折手法整复后，在尺骨鹰嘴上端放置一块弧形棉条，胶布固定后再上一块缺口朝下的半月形抱骨垫，用以顶住尺骨鹰嘴的上端，防止骨折片向上移位，并用高分子石膏托超肘关节固定于屈肘 10°位 3 周，避免完全伸直位时肱骨髁顶触而影响关节面平整，以后再逐渐改为固定在屈肘 90°位 1～2 周。

4. 药物治疗　以中医骨伤三期辨证原则用药。该骨折初期多瘀肿较重，故着重于初期活血化瘀，消肿止痛。

（1）损伤初期

治法：活血化瘀，消肿止痛。

内服方：丹七止痛胶囊或散瘀肿痛方加减，如瘀肿重者可加延胡索、郁金理气导滞。

外用方：外敷消肿止痛散，瘀血重者加适量逐瘀止痛散。

（2）损伤中期

治法：和营生新，接骨续筋。

内服方：续筋接骨方加减。症状改善但肿痛消散未尽者，选用散瘀肿痛方加减。

外用方：外敷续筋接骨散，如伴有瘀血未散可适量加逐瘀止痛散。

（3）损伤后期

治法：通利关节，滋血生力。

内服方：通利关节方或活血养骨方加减。

外用方：养骨活血散与舒筋通络散搭配使用。伤处酸痛重着者加泽乌通络散。同时可以选用上肢烫熨散和上肢熏洗散辅助治疗。

【康复锻炼】

1. 无移位或轻度移位骨折，通过患者主动的练功活动，常可获得迅速和良好的肘关节功能恢复，参见“肱骨髁上骨折”康复锻炼。

2. 粉碎性骨折且关节面不平者，伤后 5 天开始做小幅度（30°以内）的肘关节屈伸锻炼，解除夹板固定后应加大肘关节的活动幅度，使关节面模造塑形，以保持关节面的光滑，避免后遗创伤性关节炎。

十、桡骨头骨折

桡骨头骨折是成人常见的骨折，大约占肘部骨折的 1/3，占全身骨折的 0.8%，多见于 20 ~ 60 岁。该骨折属于关节内骨折，同时常合并其他部位损伤。该骨折容易误诊，结果导致肘关节创伤性关节炎，影响前臂旋转功能。

【损伤机制】

桡骨头骨折多由间接暴力造成。跌倒时手掌先着地，肘关节处于伸直和前臂旋前位，由于肘关节携带角的存在，肘部外翻暴力沿前臂桡侧向上传达，引起肘部过度外翻，使桡骨头撞击肱骨小头，产生反作用力，致桡骨头受挤压而发生骨折，可造成桡骨头外侧塌陷，劈裂之骨块向外下方移位。或桡骨颈骨折，骨折端外缘嵌插内缘有一明显裂口，桡骨头关节面向外倾斜，犹如“歪戴帽”。严重时桡骨头完全翻转移位，其关节面向外，两骨折面互相垂直而无接触。而且骨折近端可同时向前或向后移位，给骨折整复增加困难。若为骨骺分离，则往往整个骨骺向外移位而带有三角形的一块干骺端（图 11-40）。

【临床分型】

临床采用梅森分型（Mason 分型）：Ⅰ型：无移位的裂纹或边缘骨折；Ⅱ型：有移位的边缘骨折；Ⅲ型：桡骨头粉碎性骨折；Ⅳ型：伴有肘关节脱位的桡骨头骨折。（图 11-41）

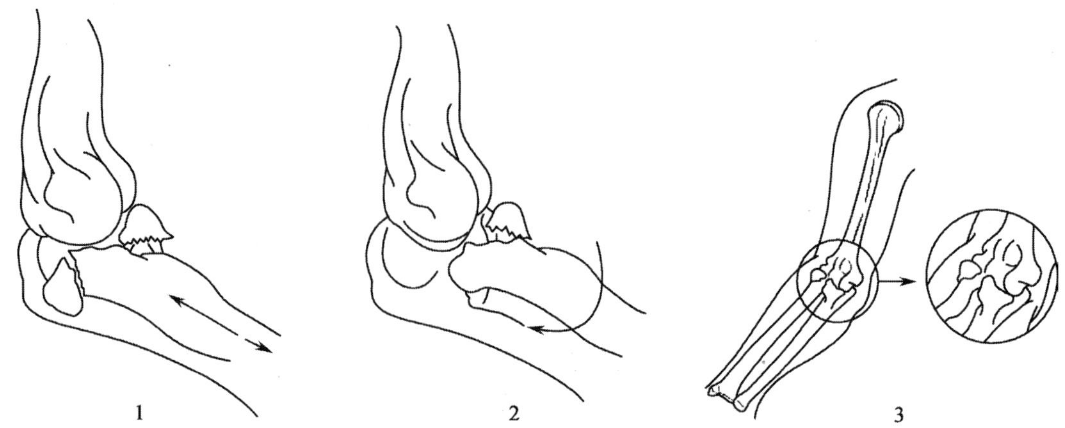

1. 摔倒时手掌着地后经前臂传递一轴向载荷至肘关节而导致桡骨头骨折；
2. 外侧副韧带复合体损伤致肘关节后外侧旋转不稳定而并发桡骨头骨折；
3. 内侧副韧带损伤导致肘关节外翻不稳定而并发桡骨头压缩骨折。

图 11-40　桡骨头骨折损伤机制

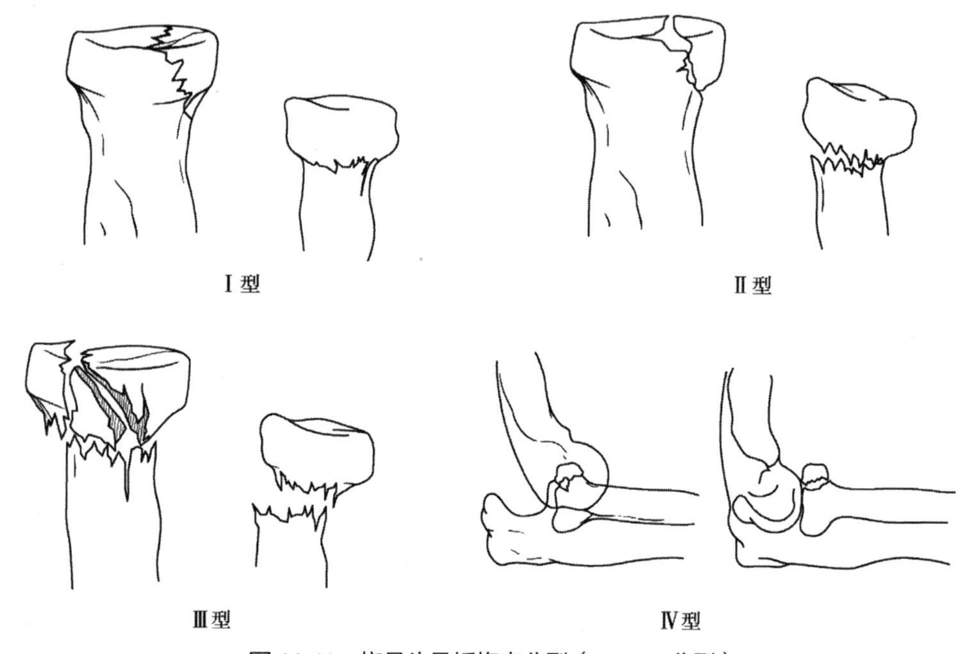

图 11-41　桡骨头骨折梅森分型（Mason 分型）

【临床表现】

伤后肘部疼痛，肘外侧肿胀明显（若血肿被关节囊包裹，可无明显肿胀），桡骨头局部压痛，肘关节屈伸、旋转活动均可受限，尤以前臂旋后功能受限明显，有时肘关节屈伸活动受限可不明显。

【诊断】

1. **病史**　有明确外伤史。

2. **症状与体征**　桡骨头局部压痛，前臂旋转活动受限。应当通过体格检查辨别肘关节或前臂不稳定的体征。视诊可发现前臂和肘关节内外侧的瘀斑和肿胀，提示可能存在相应的韧带损伤。仔细触诊桡骨头、远端肱骨、近端尺骨、肘关节内外侧副韧带、前臂骨间膜及下尺桡关节，若触摸前臂显示沿骨间膜有触痛，且在病史中有明显下尺桡关节不稳定、关节压痛或腕部疼痛，提示 Essex-Lopresti 损伤。肘关节内侧疼痛或病史中有自发性脱位，提示伴随有内侧副韧带的损伤。病史非常重要，可提示严重的内翻损伤合并内侧副韧带破坏。此外，还应仔细检查邻近的肩关节及腕关节。仔细检查肘关节，并在旋转或屈伸中施用阻力，评估包括前臂旋转在内的肘关节活动度，并且应当注意是否存在活动受阻。抽吸关节内积血并行关节内局麻有助于判断活动受阻是由于疼痛还是确实存在着机械性阻挡因素。仔细检查有无桡神经、正中神经及尺神经和血管损伤。

3. 辅助检查　肘关节正侧位 X 线片可明确骨折类型和移位情况。但 5 岁以下儿童，该骨骺尚未出现，只要临床表现符合，即可诊断，不必完全依赖 X 线检查。对于有明确外伤，查体时发现因关节内积血而隆起的前后脂肪垫征（图 11-42）可能是无移位桡骨头骨折的唯一线索。对于有明确压痛 X 线却无法确诊的患者行 CT 检查非常有必要。

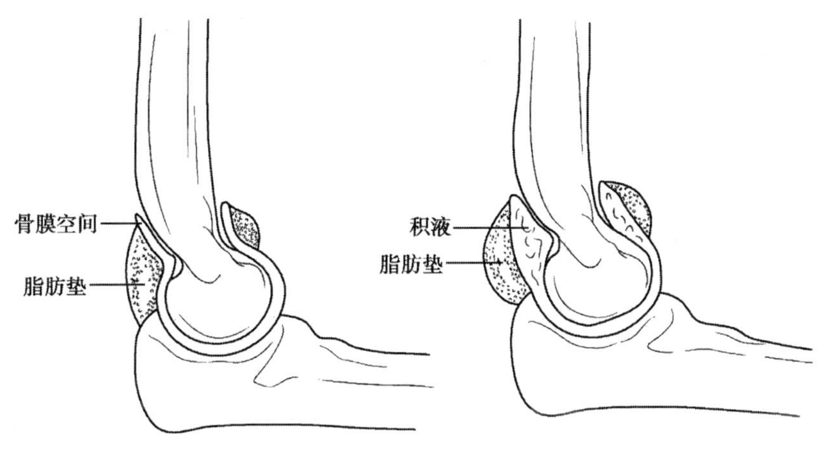

图 11-42　前后脂肪垫征

【治疗】

1. 整复要点　桡骨头骨折为关节内骨折，应及时进行整复，争取解剖复位。治疗目的是恢复前臂的旋转和肘关节的伸屈功能。对无移位或轻度移位的嵌插骨折，可将肘关节屈肘 90°，前臂旋后位托板固定，再用三角巾悬吊患肢固定 2～3 周。对虽有明显移位的嵌插骨折而关节面倾斜度在 30°以下者，以后对肘关节功能影响不大，可不必强求解剖复位。对移位较大骨折则应施行整复。

2. 手法操作

（1）穴位镇痛：手法复位前点揉或毫针针刺患侧臂臑穴、合谷穴以缓解疼痛，利于复位。

（2）手法复位：患者取坐位，整复前先用手指在桡骨头外侧进行触摸，准确地摸清移位的桡骨头。一助手固定患肢上臂，术者一手握持腕关节，另一手掌托于肘后侧，拇指抵按于桡骨头外侧，余指握住肘内侧。术者握腕之手使前臂先旋前，牵拉屈肘时再旋后，以增宽肱桡关节的间隙；旋后的同时术者拇指将桡骨头由后下方向上、向内侧推挤捻转复位。其后将前臂轻轻来回旋转屈伸，使骨折端磨合平整。一旦触及的骨折远端畸形已消失，肱桡关节位置触诊正常，说明复位成功。骨折复位后，术者拇指仍按住桡骨头，握持前臂之手将肘关节徐徐屈曲至 90°，再行固定（图 11-43）。

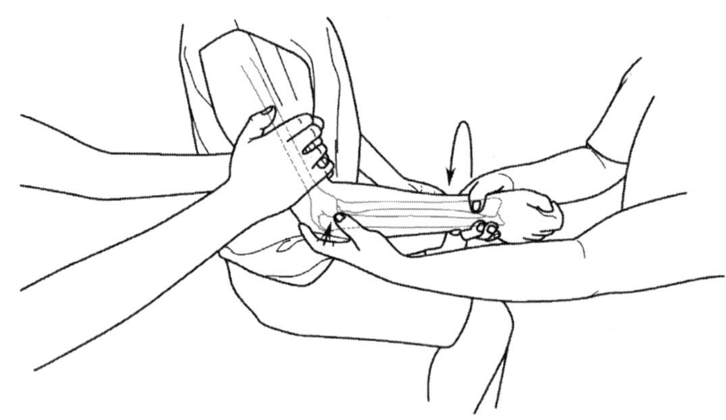

图 11-43　桡骨头骨折手法复位

若桡骨头有翻转移位者，在复位时，应将肘关节置于伸直内收位，术者先用拇指尖将翻转的骨折块的上端（即桡骨头关节面的内侧缘）向尺侧推顶进入肱桡关节间隙，再用拇指在骨折块的下端（即桡骨头关节面的外下侧缘）向内上方推按，使其复位。

3. 固定方法　有移位的骨折复位后，在桡骨头部放置一弧形平垫，压垫呈弧形，包绕桡骨头前、外、后侧，肘关节于屈曲 90°，前臂旋后位，用超肘关节托板固定前臂 3 ~ 4 周。

4. 药物治疗　以中医骨伤三期辨证原则用药。该骨折愈合后多遗留不同程度的肘关节功能受限，故后期治疗中应着重通利关节。

（1）损伤初期

治法：活血化瘀，消肿止痛。

内服方：丹七止痛胶囊或散瘀肿痛方加减，如瘀肿重者可加延胡索、郁金理气导滞。

外用方：外敷消肿止痛散，瘀血重者加适量逐瘀止痛散。

（2）损伤中期

治法：和营生新，接骨续筋。

内服方：续筋接骨方。症状改善但肿痛消散未尽者，选用散瘀肿痛方加减。

外用方：外敷续筋接骨散，如伴有瘀血未散可适量加消肿止痛散。

（3）损伤后期

治法：通利关节，滋血生力。

内服方：通利关节方或活血养骨方加减。

外用方：通利关节散与舒筋通络散搭配使用。伤处酸痛重着者加泽乌通络散。同时可以选用上肢烫熨散和上肢熏洗散辅助治疗。

【康复锻炼】

1. **整复固定后**　可做手指、腕关节屈伸活动，并做“握拳增力”和肩关节活动锻炼，但禁止做前臂旋转活动。

2. **伤后2周**　逐步做肘关节的屈伸活动。

3. **解除固定后**　开始做前臂旋转活动锻炼，如“云手”“圆手”等动作。

十一、尺、桡骨骨干双骨折

尺、桡骨骨干双骨折，亦称前臂双骨折。为日常生活中常见骨折，约占骨折总数的11.2%。青壮年居多。前臂受到不同暴力后将造成重叠、旋转、成角、侧方移位的不同特点骨折。整复时应同时矫正这四种移位。

【损伤机制】

尺、桡骨骨干双骨折可由直接暴力、传导暴力或扭转暴力造成。

1. **直接暴力**　直接暴力打击、碰撞，机器或车轮的直接压轧，或刀砍伤直接作用于桡尺骨，可为开放性骨折，骨折多为横断或粉碎，桡尺骨骨折线多在同一平面（图11-44）。常伴有不同程度的软组织损伤，包括肌肉、肌腱断裂，神经血管损伤等。

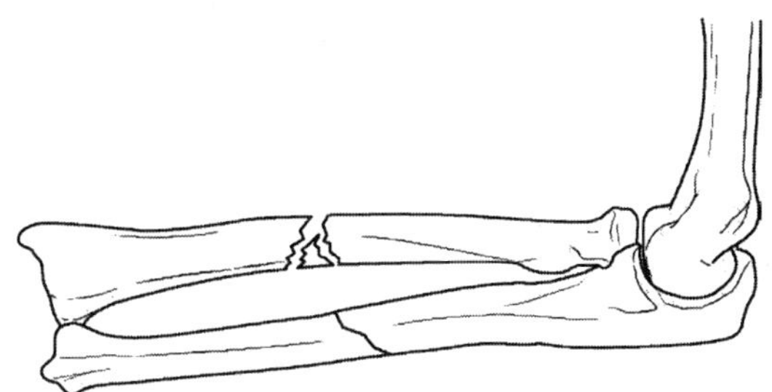

图11-44　直接暴力引起的尺桡骨双骨折

2. **传达暴力**　跌倒时手掌着地，暴力由掌面沿桡骨纵轴向上传达，在桡骨中段或上段发生横断或锯齿状骨折，残余暴力通过向下斜行的骨间膜牵拉尺骨，造成尺骨斜形骨折。桡尺骨骨折线多不在同一平面，桡骨骨折线在上，尺骨骨折线在下（图11-45）。在儿童多发生在下1/3段青枝骨折，桡骨骨折线高于尺骨骨折线，骨折端多向掌侧成角，其背侧骨膜多完整。

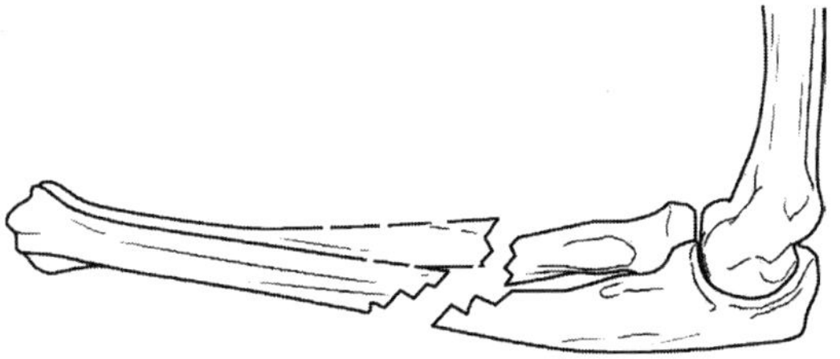

图11-45　传导暴力引起的尺桡骨双骨折

3. **扭转暴力**　扭转暴力所致者，多为前臂被旋转的机器绞伤，或跌倒时手掌着地，躯干过分朝一侧倾斜，在遭受传导暴力的同时，前臂又受到扭转暴力，使桡尺两骨螺旋形骨折，骨折线方向一致，多数是由尺侧内上斜向桡侧外下，但骨折线的平面不同，尺骨骨折线在上，桡骨骨折线在下（图11-46）。完全骨折时，由于暴力的作用和前臂肌肉的牵拉，桡、尺两骨骨折端可发生重叠、成角、旋转和侧方

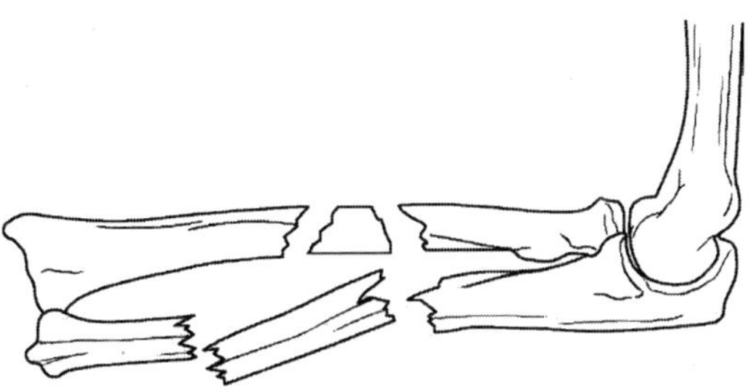

图11-46　扭转暴力引起的尺桡骨双骨折

移位。

【临床分型】

根据骨折线分型：

1. 上 1/3 骨折 骨折线在旋后肌止点水平，桡骨近端受旋后肌牵拉，常发生旋转移位。

2. 中 1/3 骨折 骨折线在旋前圆肌水平，桡骨近端由于旋前圆肌和旋后肌的相互牵拉而处于中间位，远折端受旋前方肌的作用发生旋转移位。

3. 下 1/3 骨折 骨折线在旋前方肌水平，桡骨远端因旋前方肌的牵拉发生旋转移位。

【临床表现】

伤后局部疼痛、肿胀，前臂功能丧失。有移位的完全骨折，前臂可有短缩、成角或旋转畸形及异常活动；儿童青枝骨折则仅有成角畸形。骨折端刺戳所致的开放性骨折，皮肤伤口一般较小，外露的骨折端有时可自行回纳至伤口内。

【诊断】

1. 病史 有明确外伤史。

2. 症状与体征 伤后局部疼痛、前臂肿胀，前臂功能丧失。有移位者可触及骨擦感，有短缩、旋转或成角畸形。同时注意检查有无神经、血管损伤及前臂筋膜间隔区综合征。对前臂有异常活动患者进行检查时应注意避免骨折块移动而加重损伤。

3. 辅助检查 前臂正侧位 X 线片可确定骨折类型、移位方向以及有无上、下尺桡关节脱位。前臂 X 线片应包括肘关节和腕关节。

【治疗】

1. 整复要点 桡、尺骨干双骨折可发生重叠、成角、旋转及侧方移位等多种移位。若治疗不当可发生桡、尺两骨间隙缩小，甚至骨交叉愈合，引起前臂旋转功能障碍，并可影响到手的功能。因此，治疗应该尽可能达到解剖复位，最大限度地恢复前臂功能。无移位骨折可仅用夹板固定。有移位的闭合性骨折，均可应用手法整复、夹板固定治疗。

在治疗此类骨折时，首先要熟悉受伤机制及局部解剖结构。尺桡骨双骨折时，除暴力作用外，骨折断端的重叠、成角及侧方移位主要受前臂伸、屈肌群的影响；上下骨折断端的旋转畸形主要受旋转肌群的牵拉所致。行手法整复时，若伤肢前臂肿胀明显，可适当抬高患肢，外敷消肿止痛中药，2 ~ 3 日后肿胀消减，再行手法复位，以免因肿胀而影响术者手感和复位效果，或导致断端刺激引起筋膜间隔区综合征。

手法整复应注意几点：

（1）纠正旋转畸形时由于前臂存在着旋前方肌、旋前圆肌、旋后肌、肱二头肌等，故不同水平面的骨折，两折端所处的旋转方向不同。受旋转肌牵拉之故，必须将前臂远折端置于与近骨折端相同的旋转位置上，再开始复位。为此必须首先判明桡骨近端处于何种旋转位置。

（2）在行拔伸牵引时远骨折端仍应保持在与近骨折端相同的旋转方位上。远端助手要逐渐加力，不可忽松忽紧，防止牵引不及或太过。不要导致筋膜、肌肉太过紧张，影响术者手感，触摸不清骨折断端，不能精准定点使用手法。要徐徐牵引，逐渐将尺桡骨的重叠矫正。

（3）上段骨折以整复尺骨为主，下段骨折以整复桡骨为主，其中又以旋转及内外侧移位的纠正为主。待桡骨或尺骨恢复原有长度时，另一骨的骨折移位多可自动复位，有些残余的前后、侧方移位可用推挤、提按捺正手法复位。

（4）分骨捺正是尺桡骨双骨折的重要复位手法，应贯穿于整个复位过程中。其目的是使尺桡骨之间间距加大，使骨间膜紧张，利用骨间膜对尺桡骨骨间距离的限制作用，使远、近骨折端的尺桡骨骨间距离相等，旋转方位一致。在此基础上，纠正侧方移位，方能达到满意的复位。

（5）整复应根据患者的受伤机制，结合 X 线片所显示的骨折不同类型、部位及特点，认真分析，以决定首先整复尺骨还是整复桡骨。中 1/3 骨折，若其中一骨干为横断或锯齿形的稳定性骨折，而另一骨干为不稳定的斜形骨折或粉碎骨折时，应先整复稳定性骨折，以此作为支柱，再整复另一骨干的不稳定性骨折。若桡、尺骨干均为不稳定性骨折时，对上 1/3 骨折，先整复尺骨，因该段尺骨干较粗，整复后相对稳定，可作为支柱，然后整复桡骨。对下 1/3 骨折，则先整复桡骨，因该段骨干较粗，整复后相对稳定，然后整复尺骨。对中 1/3 骨折，应根据两骨的相对稳定性来决定整复桡、尺骨的先后顺序，若两骨干骨折的稳定性相同，则一般先整复位置较浅且易于摸认的尺骨。若有一骨干骨折背向移位，应先整复有背向侧方移位的骨折，再整复另一骨干骨折。

2. 手法操作

（1）穴位镇痛：手法复位前用毫针强刺激患侧合谷穴以解痉止痛，利于复位。

（2）手法复位：临床上根据骨折不同移位情况采用以下手法整复。

1）拔伸牵引：患者坐位，肘屈曲 90°，中、下 1/3 骨折取前臂中立位，上 1/3 骨折取前臂旋后位。一助手握肘上，另一助手握手部的大、小鱼际。二助手先顺势拔伸数分钟，以矫正骨折的重叠和成角畸形。依据骨折远端对近端的原则，将前臂远端根据近端旋转方向置于相同的位置，继续进行牵引，以矫正旋转畸形。

2）折顶捺正法：虽经拔伸牵引而重叠移位未完全矫正者，则可选择折顶手法，可比较省力地整复残余重叠的前方移位，又能顺利地矫正侧方移位。术者两手先将桡、尺二骨骨折近、远端侧方移位矫正为单纯的同一方向的掌、背侧重叠移位，然后术者两手拇指在背侧按住突出的骨折断端，两手其余四指托住向掌侧下陷的骨折另一断端，待各手指放置准确后，在较轻的牵引下，慢慢地向原来成角移位的方向加大成角，同时两手拇指由背侧推按突出的骨折端。残余重叠移位越多，加大的成角也应越大。待成角加大到一定程度，术者手指感到两骨折端同一侧的皮质断端相顶触后，骤然向回反折。反折时，拇指继续向掌侧推按向背侧突出的骨折断端，而示指、中指、环指三指用力向背侧端托下陷的骨折另一端。其方向可正、可斜，力量可大、可小，完全依骨折断端移位程

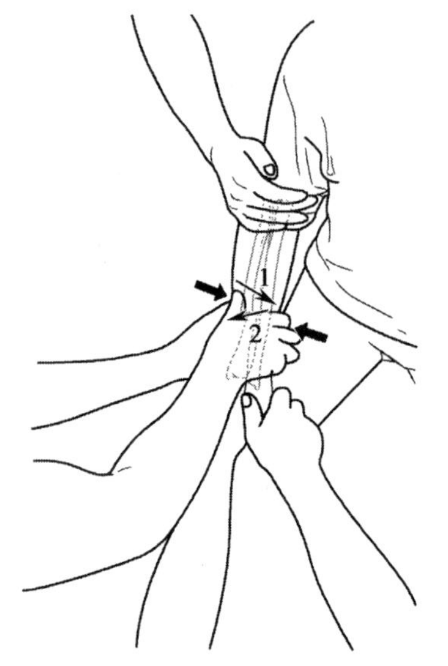

1. 向内加大断端成角；2. 向外反折对合断端。

图 11-47 折顶捺正法

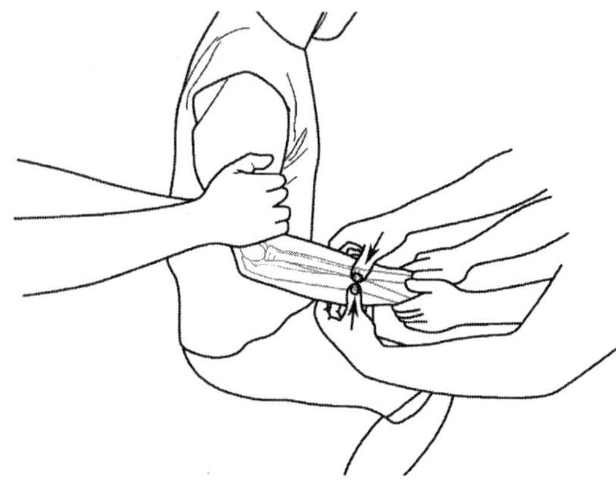

图 11-48 捏挤分骨捺正法

度及方向而定。进行折顶时，应注意折角不宜过大，以免损伤神经、血管。并应注意骨折端勿刺破皮肤，以免使闭合性骨折转变为开放性骨折（图 11-47）。

3）捏挤分骨捺正法：桡、尺骨骨干骨折后，骨间膜松紧不均，骨折端容易互相交错成角向前臂轴心靠拢，影响以后前臂的旋转功能，故必须使其骨间隙恢复正常。捏挤分骨是整复前臂骨折的重要手法。术者两手分别置于前臂桡侧和尺侧，两手的拇指及示、中、环三指分别置于骨折部的掌、背侧，沿前臂纵轴方向捏挤骨间隙。在捏挤的同时两手分别将桡、尺骨向桡、尺两侧提拉，使向中间靠拢的桡、尺骨断端向桡、尺两侧各自分开，悬张于两骨间的骨间膜恢复其紧张度，恢复两骨正常的相互对峙的位置，并可矫正部分残余侧方移位（图 11-48）。此法应贯穿于整个尺桡骨骨折的复位过程中。

4）回旋捺正法：斜形或螺旋形骨折，若骨折断端有背向侧方移位，其背向侧方重叠较多时，单靠拔伸牵引无法矫正背向重叠移位，若用暴力推按复位，则容易加重断端损伤。甚至造成骨折断端劈裂，而影响骨折部位的稳定性。宜采用回旋捺正法，可较省力地进行复位。两助手维持牵引下，术者一手固定骨折近端，另一手提持骨折远端，沿造成骨折背向移位的径路，紧贴骨折近端逆向回旋，矫正背向移位，使两骨折面对合，再相对挤按捺正，使两骨折断面紧密接触，即可复位。回旋时，两骨段要互相紧贴，以免损伤血管神经或加重软组织损伤。如感觉有软组织阻挡，即应改变回旋方向。

5）推挤提按捺正法：横断或斜形骨折有侧方移位者，可采用推挤提按手法。矫正重叠或旋转移位后，助手继续维持牵引，术者在维持分骨情况下，一手捏持骨折近端，另一手捏持骨折远端。若骨折断端分别向桡、尺侧移位，须向中心推挤侧向移位的骨折断端。若骨折断端向掌、背侧移位，须将下陷的骨折断端向上端提，同时将上凸的骨折断端向下推按。若同时有桡、尺侧及掌、背侧移位时，推挤则斜向用力，使之复位。

3. 固定方法 在助手维持牵引下，用四块夹板固定前臂。掌、背两侧夹板要比桡、尺两侧夹板宽，掌侧夹板长度由肘横纹至腕横纹，背侧夹板由尺骨鹰嘴至腕关节或掌指关节，桡侧夹板由桡骨头至桡骨茎突，尺侧夹板自肱骨内上髁下达第 5 掌骨基底部。尺侧夹板超过腕关节，可克服因手部重力下垂而致使尺骨骨折向桡侧成角的杠杆作用。复位前，桡、尺骨相互靠拢者，可采用分骨垫放置在两骨之间，掌、背侧骨间隙各置一个分骨垫。骨折线在同一平面时，分骨垫放置在骨折线上、下各一半处；骨折线不在同一平面上，分骨垫放置在两骨折线之间（图 11-49）。掌侧分骨垫放在掌长肌腱与尺侧屈肌腱之间，背侧分骨垫放在尺骨背面的桡侧缘。分骨垫放妥后，用两条胶布固定。分骨垫不宜卷得太紧，以免引起皮肤受压坏死。

压垫放置妥当并用胶布条固定后，依次放掌、背、桡、尺侧夹板。然后先从中间绑扎一道或两道布带，再绑扎两端的布带，要绑扎得松紧适宜。绑扎后，再用前臂中立板固定，肘关节屈曲 90°，三角巾悬吊胸前，前臂原则上放置中立位，上 1/3 骨折前臂可放置稍旋后位（图 11-49）。

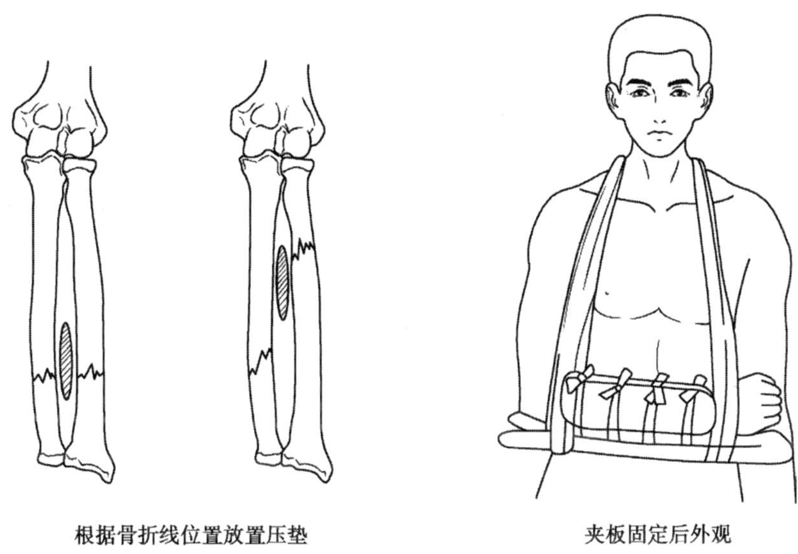

图 11-49　尺桡骨骨干骨折分骨垫的放置和夹板固定后外观

儿童青枝骨折固定 2～3 周，成人固定 4～6 周，待骨折临床愈合后，始可拆除夹板。尺骨下 1/3 骨折，由于局部血液供应较差，若又固定不良，断端间有旋转活动，则容易造成骨折迟缓愈合或不愈合，故固定必须牢靠，固定时间可根据具体情况而适当延长。

骨折复位固定后，应注意患肢的肿胀情况以及手的温度、颜色和感觉，并向患者和家属讲解清楚注意事项。随时注意调节扎带的松紧度，以免因肿胀消退、夹板松动而引起骨折重新移位；或因肿胀严重而固定过紧，发生前臂筋膜间隔区综合征等并发症。若手部肿胀严重，肤温低下，手指发绀，感觉麻木，疼痛难忍，应立即检查扎带，并适当放松。若肿胀经处理仍不缓解，应立即拆除夹板，改用石膏托固定，抬高患肢，密切观察，警惕前臂筋膜间隔区综合征的发生。

4. 药物治疗 根据中医骨伤三期辨证原则施治。初期消肿止痛，预防筋膜间隔区综合征；中期接骨续筋，防止骨折延迟愈合或不愈合；后期滋血生力，恢复功能。

（1）损伤初期

治法：活血化瘀，消肿止痛。

内服方：丹七止痛胶囊或散瘀肿痛方加减。

外用方：外敷消肿止痛散，瘀血重者加逐瘀止痛散；疼痛难忍者可加理气定痛散。

（2）损伤中期

治法：和营生新，接骨续筋。

内服方：续筋接骨方。

外用方：外敷续筋接骨散，如伴有瘀血或疼痛者可适量加逐瘀止痛散；伴神经损伤者加舒筋通络散。

（3）损伤后期

治法：强筋健骨，滋血生力。

内服方：活血养骨方加减。前臂旋转功能不利者加服通利关节方。

外用方：养骨活血散与续筋接骨散搭配使用。骨折愈合迟缓者可加仙桃草、脆蛇、螃蟹粉、杜仲、自然铜等。同时可以选用上肢烫熨散和上肢熏洗散辅助治疗。

【康复锻炼】

1. 骨折初期 鼓励患者做手指屈伸、握拳活动及上肢肌肉舒缩活动，握拳时要尽量用力，以促进气血循行，使肿胀消退。

2. 骨折中期 开始做肩、肘关节活动，如云手，活动范围逐渐增大，但不宜做前臂旋转活动。

3. 骨折后期 拆除夹板固定后，可做前臂旋转活动，以恢复前臂旋转功能。

十二、尺骨干骨折

尺骨干骨折亦称臂骨骨折、正骨骨折、地骨骨折等。尺骨干骨折在临床上较少见，多发于青壮年。由于尺骨全长位于皮下，位置表浅，多数采用手法复位、夹板固定可获得满意效果。

【损伤机制】

直接暴力和间接暴力均可造成尺骨干骨折，但绝大多数为直接暴力所致。直接暴力所致者多为前臂背侧遮挡头面部遭受打击、撞击和挤压而引起，常见为横断或粉碎骨折。偶可由间接暴力所致，如跌倒时手掌着地，前臂突然极度旋前扭转，致使尺骨遭受扭转暴力，在较为细弱的中、下 1/3 交界处发生螺旋骨折。尺骨干受桡骨干支撑且附着肌肉少，故侧方移位时程度较轻，除非合并下尺桡关节脱位。

【临床分型】

根据骨折部位可分为上 1/3、中 1/3 和下 1/3 骨折 3 型，其中以下 1/3 骨折较为多见。

【临床表现】

尺骨位置表浅，伤后局部疼痛、肿胀、瘀斑均较明显，可触及明显的骨擦音。部分患者局部有轻度向背侧成角畸形。

【诊断】

1. 病史　有明确外伤史。

2. 症状与体征　局部压痛和纵向叩击痛，前臂旋转时疼痛加重，因尺骨位置表浅，在皮下易摸到两骨折断端有异常活动和骨擦感。

3. 辅助检查　X线正、侧位片可了解骨折类型和移位情况，照片时必须包括腕、肘关节。对有些无移位的儿童尺骨干骨折，若早期的X线片无异常表现，但临床症状和体征明显，则应在伤后1周后重新检查，此时往往骨折线因折端间骨质吸收而清楚显示出来。

【治疗】

1. 整复要点　单纯的尺骨干骨折临床少见，多发生于尺骨下1/3段。但发生在上1/3段时应注意鉴别有无桡骨头脱位发生。下1/3段骨折有严重成角或重叠畸形时，也应注意是否有下尺桡关节脱位。值得注意的是，应当尽量纠正尺骨的旋转或成角移位畸形。因尺骨的旋转移位和成角畸形对前臂旋转运动的影响，远大于桡骨出现畸形或断端移位对前臂旋转功能的影响。

尺骨骨折后，因为有完整的桡骨支撑，且有骨间膜相连，骨折一般移位不大。骨折近端因肱肌的牵拉而向前移位，骨折远端因旋前方肌的牵拉而易向桡、掌侧轻度侧方移位。由于尺骨略向背侧突出，同时因肌肉均附着于尺骨的前方，故虽在背侧遭受暴力，但仍可向背侧轻度成角。

2. 手法操作

（1）穴位镇痛：手法复位前用毫针强刺激健侧神门穴以解痉止痛，利于复位。

（2）手法复位：患者取坐位，肩外展，肘关节屈曲90°。一助手握持上臂下段，另一助手握持患肢手腕，两助手行拔伸牵引。尺骨上1/3及中1/3骨折，前臂置于中立位牵引。下1/3骨折，前臂置于旋前位牵引，以矫正重叠和旋转移位。若骨折向背侧成角者，在助手牵引下，术者两手拇指按于背侧成角的凸起处，向掌侧按压，两手其余四指握凹侧两端同时向背侧端提，以矫正成角畸形。若骨折有侧方移位者，术者在捏挤分骨下，一手捏住骨折近端，另一手捏住骨折远端，用提按手法矫正前后移位，用端挤手法矫正侧方移位。尺骨下1/3骨折，术者在捏挤分骨下，将尺骨骨折远端向尺侧、背侧端提，以矫正尺骨远端向桡侧和掌侧移位。

3. 固定方法　整复后，在两助手维持牵引下进行固定。骨折有前后移位者，分别在骨折端的掌侧、背侧各放置一平垫；有内外侧方移位者，可在前臂掌、背侧骨间隙处各放置一分骨垫（图11-50）；有成角移位者，可用三点加压法放置固定垫，防止骨折再移位。然后前臂放置四块夹板，用布带缚扎。尺骨下1/3骨折者尺侧夹板须超腕关节，将腕部固定于桡偏位，前臂固定于旋前位。尺骨上1/3及中1/3骨折，将前臂固定于中立

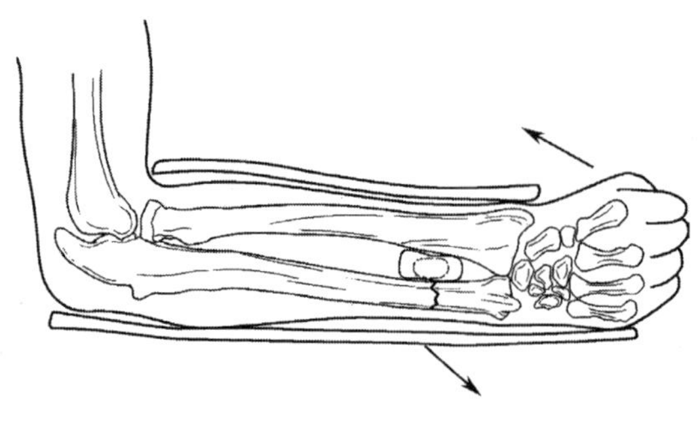

图 11-50 尺骨下 1/3 骨折固定方法

位。固定时间 3～4 周，尺骨下 1/3 骨折若愈合较缓慢，可适当延长固定时间。

4. 药物治疗 根据中医骨伤三期辨证原则施治。初期消肿止痛；中期接骨续筋，防止骨折延迟愈合或不愈合；后期舒筋通络，恢复功能。

（1）损伤初期

治法：活血化瘀，消肿止痛。

内服方：丹七止痛胶囊或散瘀肿痛方加减。

外用方：外敷消肿止痛散，瘀血重者加逐瘀止痛散；疼痛难忍者可加理气定痛散。

（2）损伤中期

治法：和营生新，接骨续筋。

内服方：续筋接骨方加减或接骨紫金丹。症状改善但肿痛消散未尽者，选用散瘀肿痛方加减。

外用方：外敷续筋接骨散，如伴有瘀血或疼痛者可适量加消肿止痛散；伴神经损伤者加舒筋通络散。

（3）损伤后期

治法：强筋健骨，舒筋通络。

内服方：舒筋通络方加减。

外用方：外敷强筋壮骨散合舒筋通络散。同时可以选用上肢烫熨散和上肢熏洗散辅助治疗。

【康复锻炼】

参见“尺、桡骨骨干双骨折”康复锻炼。

十三、桡骨干骨折

桡骨干骨折亦称辅骨骨折、缠骨骨折、昆骨骨折、天骨骨折。单纯桡骨干骨折较尺骨干骨折多见，多发生于青少年，约占前臂骨折的 12%。桡骨干骨折因有尺骨干的支撑，骨折成角、重叠畸形往往不多，其余多为桡骨的旋转移位。桡骨干骨折可发生于任何部位，但以中下 1/3 段多见。

【损伤机制】

桡骨干骨折多为间接暴力损伤。直接暴力所致者，多为横断或粉碎骨折，间接暴力所致者，多为短斜形或螺旋形骨折。骨折发生在儿童多为青枝骨折或骨膜下骨折。

1. 桡骨干上 1/3 骨折 骨折线位于旋前圆肌止点之上时，由于附着于桡骨结节的肱二头肌以及附着于桡骨上 1/3 的旋后肌的牵拉，使骨折近端向后旋转移位。附着于桡骨中部及下部的旋前圆肌和旋前方肌的牵拉，使远端向前旋转移位。

2. 桡骨干中 1/3 或中下 1/3 骨折 骨折线位于旋前圆肌止点以下时，因肱二头肌与旋后肌的旋后倾向被旋前圆肌的力量所抵消，骨折近端处于中立位。

【临床分型】

根据骨折部位可分为上 1/3、中 1/3 和下 1/3 骨折（图 11-51）。上 1/3 段骨折线位于旋前圆肌止点以上，中 1/3 段和下 1/3 段位于旋前圆肌止点以下。

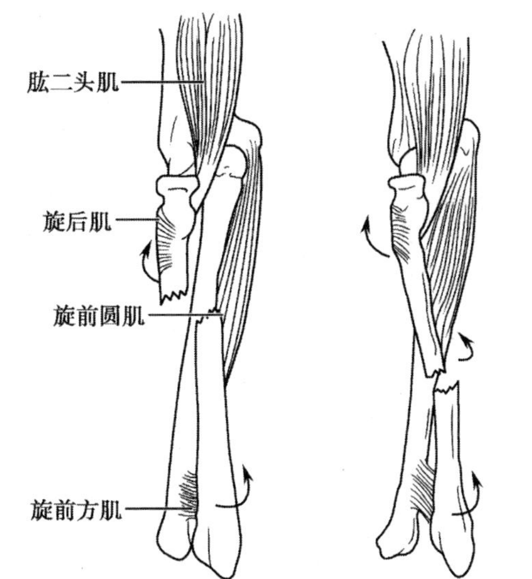

图 11-51　桡骨干不同部位骨折移位

【临床表现】

伤后患肢常呈肘屈曲和前臂旋前姿势。局部肿胀、疼痛、压痛明显，完全骨折时可有骨擦音，前臂旋转功能障碍，如果是不完全性骨折，仍可以有旋转功能。

【诊断】

1. **病史**　有明确外伤史。

2. **症状与体征**　有移位骨折可有成角、旋转畸形及异常活动，若发生在较表浅骨段，可触及骨折断端伴骨擦感。查体时必须注意检查上、下尺桡关节有无压痛。

3. **辅助检查**　前臂正侧位 X 线片可明确骨折类型和移位情况。X 线片必须包括肘、腕关节，注意鉴别有无合并上、下尺桡关节脱位。根据受伤史、临床表现和 X 线检查可作出诊断。对有些无移位的儿童桡骨干骨折，若早期的 X 线片无异常表现，但临床症状的体征明显，则应在伤后 1 周后重新照片，此时往往骨折线因折端间骨质吸收而清楚显示出来。

【治疗】

1. **整复要点**　复位前应根据骨折位置及肌肉牵拉力方向选用合适的体位进行复位和固定。

2. **手法操作**

（1）**穴位镇痛**：手法复位前用毫针强刺激患侧合谷穴以解痉止痛，利于复位。

（2）**手法复位**：患者取坐位、肩外展、屈肘，一助手握上臂下段，另一助手握住腕部，行拔伸牵引。

1）桡骨干上 1/3 骨折复位：骨折近端向桡侧和旋后移位，而远端向尺侧和旋前移位，故牵引时应逐渐由中立位改成旋后位，牵引 3 ~ 5min，矫正骨折重叠和旋转移位。因上 1/3 段肌肉丰厚，骨间隙狭窄，不便于施行分骨、折顶等手法，可用推挤、提按法进行整复（图 11-52）。术者两手分别握住骨折远、近段，一手拇指将骨折远端推向桡、背侧，另一手拇指将骨折近端推向尺、掌侧，使断端接触。握远端的助手在旋后位做轻微的摇晃，使骨折残余移位得以矫正并使骨折端紧密接触。

2）桡骨干中或下 1/3 骨折复位：前臂置中立位牵引 3 ~ 5min，待断端重叠移位矫

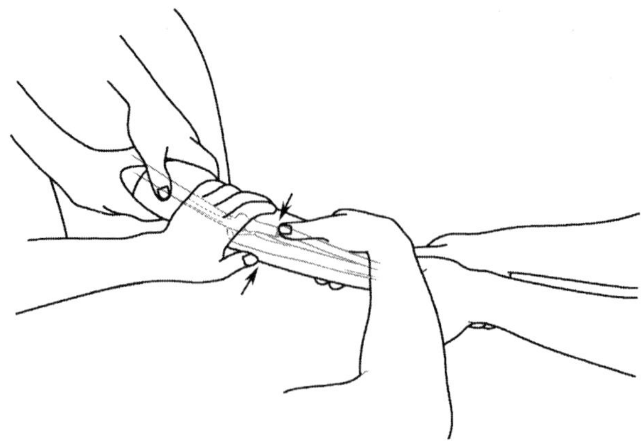

图 11-52　桡骨干上 1/3 段骨折整复

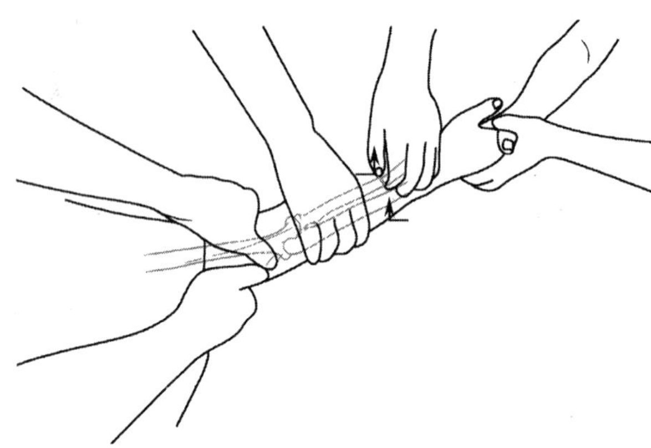

图 11-53　桡骨干中、下段骨折整复

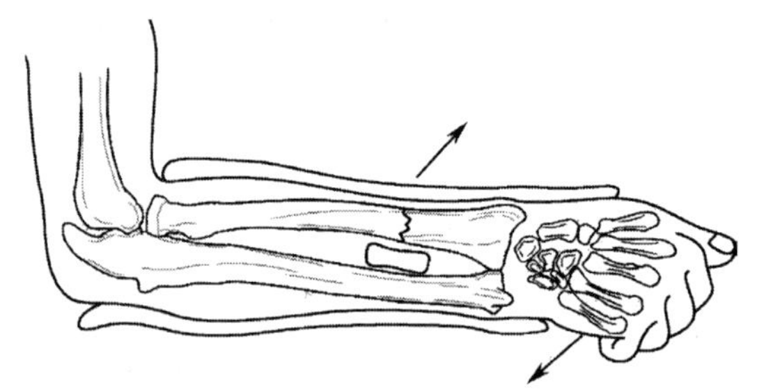

图 11-54　桡骨中、下 1/3 段骨折固定方法

正后，行夹挤分骨捺正（图 11-53）。术者一手固定近侧断端，另一手拇、示、中、环四指挤捏向尺侧倾斜移位的骨折远端向桡侧提拉，矫正尺侧移位，同时做轻微的摇晃以矫正骨折的残余移位。若骨折有掌背侧移位，则可用提按手法进行整复，一手将向掌侧移位的骨折端向背侧提拉，另一手拇指将向背侧移位的骨折端向掌侧按捺，使之复位。

3. 固定方法　复位后，用前臂夹板固定。尺侧夹板与桡侧等长，不超过腕关节。固定时，先放置掌、背侧分骨垫各一个，再放好其他压垫。桡骨上 1/3 骨折需在骨折近端的桡侧再放一个小压垫，以防止向桡侧移位。然后放置掌、背侧夹板，再放桡、尺侧夹板。桡骨中 1/3 及下 1/3 骨折，桡侧夹板下端超腕关节，将腕部固定于尺偏位（图 11-54），借紧张的腕桡侧副韧带限制骨折远端向尺偏移位。两骨折端如有向掌、背侧移位，可用二点加压法放置压垫。夹板用三条布带缚扎固定，患肢屈肘 90°。在固定不同部位的桡骨干骨折时，前臂摆放位置不同。桡骨上 1/3 骨折者，前臂应固定于旋后位；中 1/3 及下 1/3 骨折者，前臂固定于中立稍旋前位，并放置中立板。两种固定均用三角巾悬吊于胸前。夹板固定 3 ~ 4 周，待骨折临床愈合后拆除固定。

4. 药物治疗　根据中医骨伤三期辨证原则施治。初期消肿止痛；中期接骨续筋，防止骨折延迟愈合或不愈合；后期舒筋通络，恢复功能。

（1）损伤初期

治法：活血化瘀，消肿止痛。

内服方：丹七止痛胶囊或散瘀肿痛方加减。

外用方：外敷消肿止痛散，瘀血重者加逐瘀止痛散；疼痛难忍者可加理气定痛散。

（2）损伤中期

治法：和营生新，接骨续筋。

内服方：续筋接骨方加仙桃草、脆蛇、螃蟹粉、自然铜等。症状改善但肿痛消散未尽者，选用散瘀肿痛方加减。

外用方：外敷续筋接骨散，如伴有瘀血或疼痛者可适量加消肿止痛散；伴神经损伤者加舒筋通络散。

（3）损伤后期

治法：强筋健骨，舒筋通络。

内服方：舒筋通络方加减。

外用方：外敷舒筋通络散。同时配合上肢烫熨散和上肢熏洗散辅助治疗。

【康复锻炼】

参见“尺、桡骨骨干双骨折”康复锻炼。

十四、尺骨上 1/3 骨折合并桡骨头脱位

尺骨上 1/3 骨折合并桡骨头脱位是指尺骨半月切迹以下的上 1/3 骨折，桡骨头同时自肱桡关节、桡尺近侧关节脱位，而肱尺关节没有脱位，又称为蒙泰贾（Monteggia）骨折。可发生于各种年龄段，青少年较为多见。

【损伤机制】

直接暴力和间接暴力均能引起尺骨上 1/3 骨折合并桡骨头脱位，而以间接暴力所致者为多。

1. 伸直型骨折　此型最多见，多见于儿童。跌倒时，前臂旋后，手掌先撑地，肘关节处于伸直位或过伸位，传达暴力由掌心通过尺、桡骨传向上前方，先造成尺骨斜形骨折，骨折断端向掌侧、桡侧成角，继而迫使桡骨头冲破或滑出环状韧带，向前外方脱出。在成人，外力直接打击尺骨上 1/3 背侧，亦可造成伸直型骨折，为横断或粉碎骨折。

2. 屈曲型骨折　多见于成人。跌倒时，前臂旋前，手掌撑地，肘关节处于屈曲位，传达暴力由掌心传向后上方，先造成尺骨横断或短斜形骨折，骨折断端向背侧、桡侧成角，继而迫使桡骨头向后外方脱出。

3. 内收型骨折　多见于幼儿，亦可见于儿童。跌倒时，手掌着地，身体向患侧倾斜，肘关节处于内收位，传达暴力由掌心传向外上方，先造成尺骨冠状突下方纵行劈裂或横断骨折，骨折断端向桡侧成角，继而迫使桡骨头向外侧脱出。

4. 特殊型骨折　多见于成人，临床上比较少见。从高处下跌或平地跌倒时，肘关节呈伸直或过伸位，手掌先着地，自掌心向上较大的传达暴力，先造成桡、尺骨骨干中上 1/3 双骨折，并迫使桡骨头向前方脱出。机器绞轧或重物击伤亦可造成。

【临床分型】

根据骨折发生机制的不同，临床分为以下四种类型（图 11-55）：

1. **伸直型骨折**　骨折断端向掌侧、桡侧成角，桡骨头向前外侧脱出。

2. **屈曲型骨折**　骨折断端向背侧、桡侧成角，桡骨头向后外侧脱出。

3. **内收型骨折**　骨折断端向桡侧成角，桡骨头向外侧脱出。

4. **特殊型骨折**　桡、尺骨骨干中上 1/3 双骨折，桡骨头向前侧脱出。

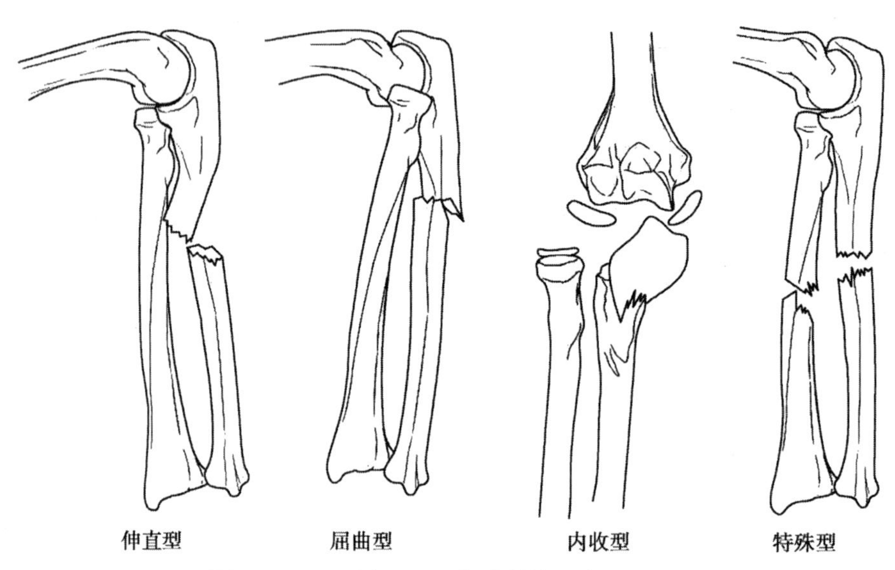

图 11-55　尺骨上 1/3 骨折合并桡骨头脱位分型

【临床表现】

伤后肘部和前臂肿胀、疼痛，肘关节和前臂旋转活动受限。移位明显者，可见前臂有尺骨成角畸形。不同类型的损伤，可以在肘关节前、后方或桡侧触及突出的桡骨头，骨折和脱位处压痛明显。

【诊断】

1. **病史**　有明确外伤史。

2. **症状与体征**　前臂上段肿胀、疼痛，前臂旋转活动受限。检查时应注意腕和手指的感觉和运动功能，以便确定是否因桡骨头向外脱位而合并桡神经深支损伤。对儿童的尺骨上 1/3 骨折，必须仔细检查桡骨头是否同时脱位。

3. **辅助检查**　前臂正侧位 X 线片可明确骨折类型、移位情况和桡骨头的脱位方向。X 线片必须包括肘、腕关节。正常桡骨头与肱骨小头相对（图 11-56），桡骨干纵轴延伸线一定通过肱骨小头的中心。如 X 线正位或侧位片出现桡骨干纵轴线向外或向上偏移，应诊断为尺骨上 1/3 骨折合并桡骨头脱位。肱骨小头骨骺一般在 1 ~ 2 岁时出现，因此，对 1 岁以内的患儿，最好同时摄健侧 X 线片以便对照。另外，患者受伤后可能做过牵拉制动，可以使桡骨头脱位后还纳，X 线片仅见骨折而无脱位，而在固定中可以发生再脱位，所以，若此时忽略对桡骨头的固定，可能发生再脱位，应按照尺骨上 1/3 骨折合并桡骨头脱位处理。如 X 线片上仅有尺骨上、中段骨折而无桡骨头脱位者，应详细询问病史，认真检查桡骨头处有无压痛。

【治疗】

1. **整复要点**　骨折在复位过程中拔伸牵引力不宜过大，以免过牵，待骨折重叠移位纠正后，按骨折不同的创伤机制和不同的移位方向施行巧力整复。原则上先整复桡骨头脱位，以桡骨头为支撑杠杆，则尺骨骨折易于复位。若尺骨为稳定性骨折，则可先整复尺骨骨折，以稳定的尺骨作支撑，使桡骨头易于复位。又尺骨为斜形或螺旋形骨折并伴有背向移位者，因尺骨抵卡桡骨及异位的骨间膜牵拉，使脱位的桡骨头难于复位，故应先整复尺骨骨折，消除障碍后，桡骨头才易于复位。

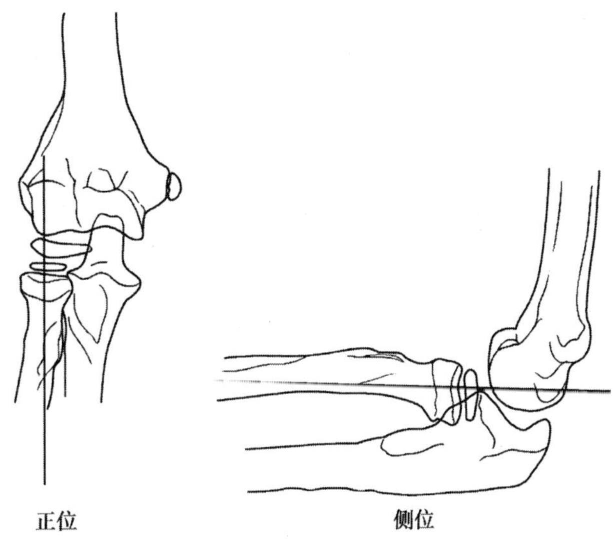

图 11-56　正常 X 线片桡骨头与肱骨小头的关系

2. **手法操作**

（1）**穴位镇痛**：手法复位前用毫针强刺激患侧曲池穴以解痉止痛，利于复位。

（2）**手法复位**

1）伸直型骨折：患者取坐位，肩外展 30°，一助手握持上臂下段，另一助手握持腕部，将患肘在伸直、前臂旋后位拔伸牵引。术者立于患者外侧，两拇指放在桡骨头前外侧，余四指环抱固定肘部，在助手牵引和轻柔旋转前臂的同时，术者拇指由前方向后方及内侧推挤捻转桡骨头，此时手下感觉桡骨头有回位弹响声时，桡骨头已复位，桡骨恢复了原有的长度，再逐渐屈肘，利用桡骨头支撑作用及肱三头肌对尺骨近端的牵拉，待尺骨重叠或成角畸形矫正后，术者用推挤提按及分骨手法矫正尺骨的前后及侧方移位（图 11-57）。

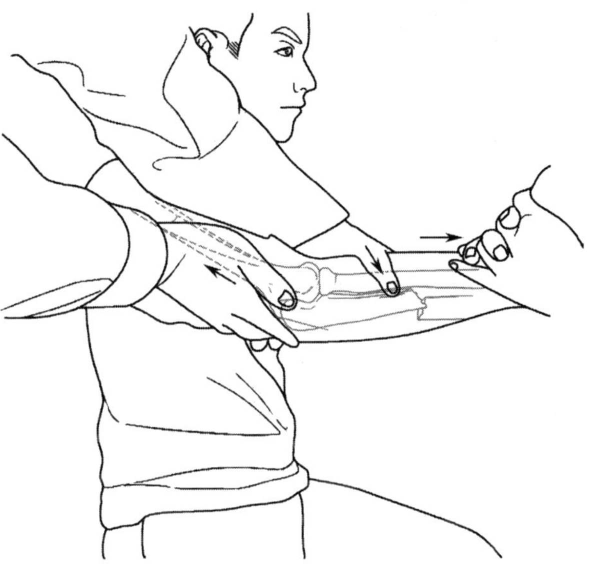

图 11-57　伸直型骨折手法整复（整复尺骨）

注意：在桡骨头未复位时不应提前屈曲肘关节。另外，术者推挤桡骨头与前臂的旋转动作要协调，旋转和推挤同时进行，使桡骨头易于回缩至关节囊内。

2）屈曲型骨折：患者取坐位，肩外展 30°、屈肘 30°，一助手握持上臂下段，另一助手握持腕部。在助手拔伸牵引下，术者用拇指于桡骨头背侧向掌侧及内侧推送桡骨

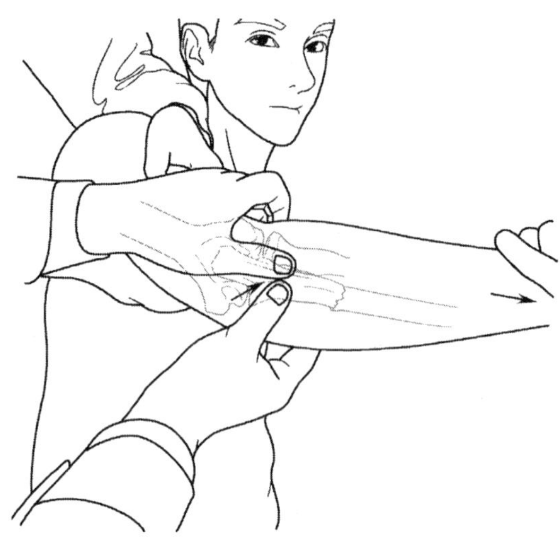

图 11-58　屈曲型骨折手法整复

头，远端助手在牵引下同时轻轻旋转前臂，手下感觉桡骨头有回位弹响声时，将肘关节逐渐在前臂旋后位伸直（图 11-58）。再利用桡骨的支撑杠杆作用，尺骨的重叠及成角得以矫正，侧方及前后移位可用提按、推挤复位。尺骨复位后，其支撑杠杆作用又可防止桡骨头再脱位。

3）内收型骨折：患者取坐位，一助手固定上臂，术者与患者对坐，一手握持手腕，另一手托住肘部，稍加牵引力，同时在伸肘位由内向外屈肘环转，其拇指置于桡骨头外侧，用力向内推顶桡骨头使之复位，尺骨骨折向桡侧的成角亦随之矫正。

4）特殊型骨折：患者取坐位，一助手固定上臂，一助手握持手腕，拔伸牵引，牵引力不宜过大，由于桡骨骨折后，失去整体性，可影响远端的牵引力向桡骨头的传递，此时，主要靠远端的牵引旋转，同时术者用双手拇指由外上向内下推挤捻转桡骨头，待手感有桡骨头回位弹响声时，桡骨头已复位。这时牵引上臂的助手拇指固定桡骨头，然后术者再按尺桡骨双骨折复位方法，在牵引下行分骨、折顶、提按等手法整复骨折移位。

3. 固定方法

（1）压垫放置位置：先以尺骨骨折平面为中心，在前臂的掌侧与背侧各置一分骨垫；伸直型在骨折的掌侧、屈曲型在骨折的背侧放置一平垫；伸直型在桡骨头的前外侧、屈曲型在后外侧、内收型在外侧放置葫芦垫，包绕桡骨头；在尺骨内侧的上下端分别放一平垫，用胶布固定（图 11-59）。然后在前臂掌、背侧与桡、尺侧分别放置 4 块长度适宜的夹板，先放掌背侧，再放桡尺侧，然后用三道扎带捆绑，松紧适宜。

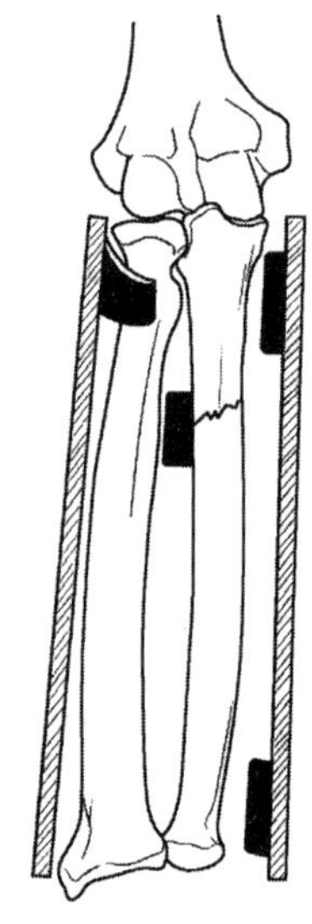

图 11-59　分骨垫、葫芦垫和平垫的放置方法

（2）固定体位：此 4 型骨折的固定位置均不同，需区别分开。

1）伸直型骨折：应在前臂中立位，肘关节屈曲 110°固定，2～3 周后改为屈肘 90°位直至愈合。

2）屈曲型骨折：应在前臂旋后位，肘关节伸直 10°～20°固定，2 周后改为屈肘 90°中立位固定，直至愈合。

3）内收型骨折：应屈肘 90°中立位固定，直至愈合。

4）特殊型骨折：应先固定于前臂旋后位，屈肘 110°位 2～3 周后改屈肘 90°中立位固定，直至愈合。此型可不放置葫芦垫。

4. 药物治疗　根据中医骨伤三期辨证原则施治。初期消肿止痛；中期接骨续筋；后期滑利关节，恢复功能。

（1）损伤初期

治法：活血化瘀，消肿止痛。

内服方：丹七止痛胶囊或散瘀肿痛方加减，如瘀肿严重可加三七、白茅根、泽泻。

外用方：外敷消肿止痛散，瘀血重者加消肿止痛散；疼痛难忍者可加理气定痛散。

（2）损伤中期

治法：和营生新，接骨续筋。

内服方：续筋接骨方加减或接骨紫金丹。症状改善但肿痛消散未尽者，选用散瘀肿痛方加减。伴桡神经损伤者加地龙、黄芪、当归、红花等。

外用方：外敷续筋接骨散，瘀肿未消散者加逐瘀止痛散；伴神经损伤者加舒筋通络散。

（3）损伤后期

治法：强筋健骨，通利关节。

内服方：活血养骨方加减。肘关节活动不利者加服通利关节方。

外用方：舒筋通络散与续筋接骨散搭配使用。骨折愈合迟缓者可加螃蟹粉、杜仲、自然铜等；关节酸痛重着者加泽乌通络散。同时可以选用上肢烫熨散和上肢熏洗散辅助治疗。

【康复锻炼】

1. 复位固定后　应做指、掌关节的屈伸、“握拳增力”和“耸肩”等动作活动。肘关节不要过早活动，禁止做前臂旋转活动。

2. 伤后3周内　伸直型和特殊型骨折暂不宜做伸肘活动，屈曲型骨折暂不宜做屈肘活动，以免因肱二头肌牵拉引起桡骨头再脱位、环状韧带再损伤以及骨折部位向掌侧或背侧成角移位。

3. 骨折3周后　可逐步做肘关节伸屈活动，如“云手”“大圆手”等，但前臂应始终保持中立位，严防尺骨骨折处发生旋转活动，否则可造成骨折迟缓愈合或不愈合。前臂的旋转活动须在X线片显示尺骨骨折线模糊并有连续性骨痂生长时，才开始锻炼。

十五、桡骨下1/3骨折合并下尺桡关节脱位

桡骨下1/3骨折合并下尺桡关节脱位，又称加莱亚齐（Galeazzi）骨折。该骨折较为常见，多发生于成年人，其发生率是蒙泰贾骨折的6倍。桡骨下1/3骨折极不稳定，整复固定较难，下尺桡关节脱位容易漏诊，易造成不良后果。故对这种损伤应予以足够重视。

【损伤机制】

直接暴力和间接暴力均可造成桡骨下1/3骨折合并下尺桡关节脱位，以间接暴力所致者多见。

直接暴力多为前臂遭受重物打击、砸压或机器绞伤，桡骨多为横断或粉碎骨折。间

接暴力多为向前跌倒，手掌先着地，暴力通过桡腕关节向上传达至桡骨下 1/3 处而发生骨折，多为短斜形或螺旋骨折，骨折远端向上移位并可向掌侧或背侧移位，同时三角纤维软骨及尺侧腕韧带被撕裂或尺骨茎突被撕脱，造成下尺桡关节脱位。跌倒时，若前臂在旋前位，桡骨远端向背侧移位，若前臂旋后位或中立位，则桡骨远端向掌侧移位，一般向掌侧移位多见。尺骨头可因受伤时姿势及暴力方向不同而发生移位，其中以向背侧移位多见。

【临床分型】

根据骨折移位情况分为 3 型：

1. 稳定型 无移位或轻度移位的桡骨下 1/3 横断骨折，成角畸形合并下尺桡关节脱位或尺骨茎突骨折，或尺骨下端骨骺分离，多见于儿童。

2. 不稳定型 桡骨中下 1/3 斜形或螺旋骨折，骨折移位明显，下尺桡关节脱位，多见于成年人。

3. 特殊型 桡、尺骨双骨折伴下尺桡关节脱位，成年人骨折脱位移位较严重。有时尺骨呈弯曲状态，当弯曲不太大时，X 线摄片不容易发现。

【临床表现】

伤后前臂及腕部肿胀、疼痛，前臂及下尺桡关节尤为明显。骨折脱位较严重时前臂可有明显畸形，前臂旋转及腕关节活动功能障碍，下尺桡关节外观畸形。

【诊断】

1. 病史 有明确外伤史。

2. 症状与体征 桡骨下 1/3 压痛及纵轴叩击痛明显，有异常活动和骨擦音，下尺桡关节松弛并有挤压痛，前臂旋转功能障碍，可触及移位的尺骨小头。

3. 辅助检查 前臂正侧位 X 线片应包括腕、肘关节，以观察是否有下尺桡关节脱位和合并尺骨茎突骨折，以及确定骨折类型和移位情况。正位片上，下尺桡关节间隙变宽，成人若超过 2mm，儿童若超过 4mm，则为下尺桡关节分离。侧位片上，桡尺骨干正常应相互平行重叠，若两骨干发生交叉，尺骨头向背侧移位，则为下尺桡关节脱位。

【治疗】

1. 整复要点 桡骨下 1/3 骨折合并下尺桡关节脱位的治疗，要争取达到解剖复位，尤其对骨折断端的成角和旋转畸形必须矫正，防止前臂旋转功能的丧失。桡骨下 1/3 骨折合并下尺桡关节脱位在牵引下复位并不困难，但维持复位后的稳定性比较困难。故何天祥认为复位的重点应该放在整复桡骨骨折上，桡骨长度恢复，成角纠正后，下尺桡关节才能满意复位并稳定。在固定时不但要注意维持桡骨稳定，更重要的是稳定下尺桡关节。闭合复位成功后因前臂肌肉的牵拉，维持断端稳定较为困难，应引起重视。旋前方肌的收缩，使桡骨远折端向尺骨靠拢，并牵拉其向掌侧移位。肱桡肌牵拉桡骨远折端使之向近侧短缩移位。外展拇肌及拇长伸肌使桡骨远折端向尺骨靠拢，向近侧移位短缩（图 11-60）。

稳定性骨折按桡骨远端骨折处理，滑脱的尺骨骨骺必须矫正。特殊型骨折按尺桡骨双骨折处理，对尺骨仅有弯曲无骨折者，须先将尺骨的弯曲畸形矫正，桡骨骨折及下尺桡关节脱位才能一起复位。

2. 手法操作

（1）穴位：手法复位前用毫针强刺激患侧合谷穴以解痉止痛，利于复位。

（2）手法复位

1）稳定性骨折：对于儿童桡骨下1/3段青枝骨折合并尺骨下端骨骺分离，患儿取坐位，一助手固定前臂中立位，术者一手握持患儿手掌，轻柔拔伸牵引，用示、中二指叩挤下尺桡关节向中心挤捏以纠正尺骨下端骨骺分离。另一手拇指压于骨折成角处，另一手托住骨折远端，两手同时用力向成角畸形的相反方向反折，可一次性解剖复位。

2）不稳定性骨折：患者取坐位，伤肢外展20°、屈肘90°，前臂中立位，一助手握持肘部，术者一手对掌握住患者手掌，于中立位拔伸牵引，并顺势将手腕尺偏位牵引，再根据骨折移位方向和创伤机制，行分骨、推挤、折顶、提按捺正手法整复桡骨骨折。另一手用虎口环叩患者手腕，对下尺桡关节进行挤捏合骨捺正手法（图11-61），使下尺桡关节的分离合拢。术者对掌把持患腕之手，既要固定住下尺桡关节，又可配合做掌屈、背伸、桡偏、尺偏、旋转以完成手法复位。

3. 固定方法　该类骨折复位易于成功，但是复位后不易稳定，特别是下尺桡关节复位后得不到有效的外固定而易于再次脱位，故采用环形棉压垫置于下尺桡关节固定后，根据骨折位置放置分骨垫（图11-62）。

（1）尺偏型骨折：分骨垫放于骨折

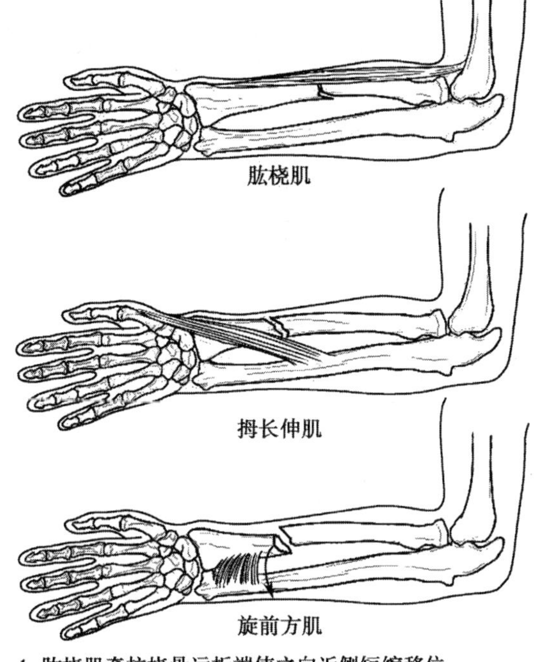

图11-60　加莱亚齐骨折肌肉的移位作用

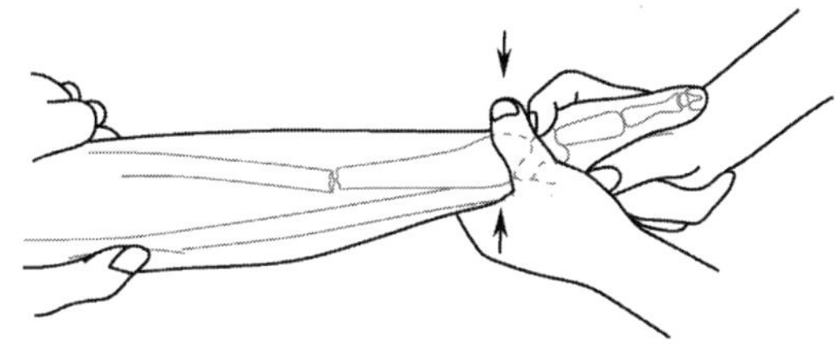

图11-61　挤捏合骨捺正

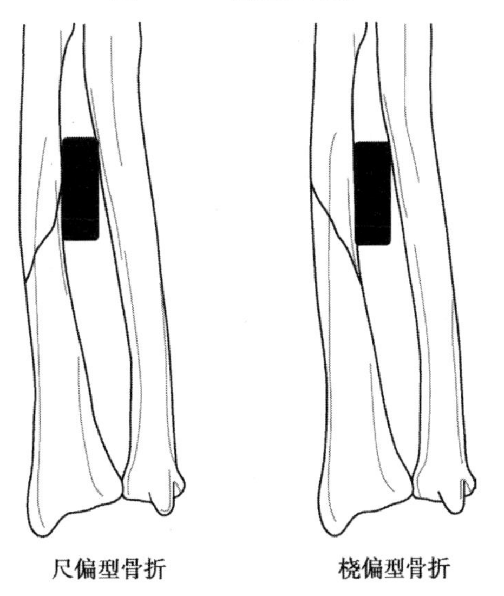

图11-62　加莱亚齐骨折压垫放置位置

处，桡侧夹板要超腕关节保持轻度尺偏位固定。

（2）**桡偏型骨折**：分骨垫放于桡骨近折端，保持中立位固定。

在维持牵引和分骨下，掌、背侧各放一个分骨垫。分骨垫在骨折线远端占2/3、近端占1/3，用手捏住掌、背侧分骨垫，各用2条粘膏固定。将备妥的合骨垫置于腕部背侧，由桡骨茎突掌侧处绕过背侧到尺骨茎突掌侧，做半环状包扎，再用宽绷带缠绕固定。根据骨折远端移位方向，加用平垫。再放置掌、背侧夹板，用手捏住，再放桡、尺侧板。尺偏型桡侧板稍超过腕关节，以限制手的桡偏，尺侧板下端不超过腕关节，以利于手的尺偏，借紧张的腕桡侧副韧带牵拉桡骨远折端向桡侧，克服其尺偏倾向。桡偏型桡侧夹板平腕关节，尺侧夹板超腕关节，可达第5掌骨颈的尺侧，以限制手的尺偏，利于骨折对位。4块夹板放置后，用3道扎带捆绑，屈肘90°，三角巾悬吊固定。固定时间成人3～4周，儿童则为2～3周。

4. 药物治疗　根据中医骨伤三期辨证原则施治。初期消肿止痛；中期接骨续筋；后期活利关节，恢复功能。

（1）损伤初期

治法：活血化瘀，消肿止痛。

内服方：丹七止痛胶囊或散瘀肿痛方加减，如瘀肿严重可加三七、白茅根、泽泻。

外用方：外敷消肿止痛散，瘀血重者加逐瘀止痛散；疼痛难忍者可加理气定痛散。

（2）损伤中期

治法：和营生新，接骨续筋。

内服方：续筋接骨方加减或接骨紫金丹。症状改善但肿痛消散未尽者，选用散瘀肿痛方加减。

外用方：外敷续筋接骨散，瘀肿未消散者加逐瘀止痛散。

（3）损伤后期

治法：强筋健骨，通利关节。

内服方：活血养骨方加减。腕关节活动不利者加服通利关节方。

外用方：舒筋通络散与续筋接骨散搭配使用。关节酸痛重着者加泽乌通络散。同时可以选用上肢烫熨散和上肢熏洗散辅助治疗。

【康复锻炼】

1. 骨折早期　不宜做前臂旋转活动和腕关节伸屈活动。

2. 骨折中期　可进行肩关节和肘关节的活动功能锻炼，如“云手”“大圆手”动作。

3. 解除夹板固定后　逐步进行前臂旋转活动和腕关节伸屈、旋转活动，如“滚拳”动作。

十六、桡骨远端骨折

桡骨远端骨折是指发生在桡骨远侧端3cm范围以内的骨折。桡骨远端粗大，与尺骨下端组成下尺桡关节，与腕骨构成桡腕关节。正常的桡骨远端关节面向掌侧倾斜10°～15°（掌倾角），向尺侧倾斜20°～25°（尺倾角）。此种骨折发生率高，女性多于男性，且好发于中老年，特别是绝经期后的妇女，此种骨折的发生与骨量减少、骨质疏松密切相关。

【损伤机制】

直接暴力和间接暴力均可造成桡骨远端骨折，但多为间接暴力所致。由于受伤姿势和骨折移位的不同，可分为不同的类型。

1. **伸直型骨折**　伸直型桡骨远端骨折，又称科利斯（Colles）骨折，临床最常见。跌倒时，前臂在旋前位，腕关节背伸，手掌先着地，躯干向下的重力与地面向上的反作用力交汇于桡骨远端而发生骨折，儿童多发生骨骺分离。暴力轻者，骨折嵌入而无移位。暴力重并且持续作用于腕部，使腕关节解剖关系改变，骨折远端向背侧、桡侧移位而倾斜（图11-63），桡骨远端关节面向掌侧、尺侧的倾斜角度变小或消失，甚或成为负角，使腕部呈“餐叉样”及“枪刺状”畸形。暴力继续传导可致尺骨茎突撕脱骨折。

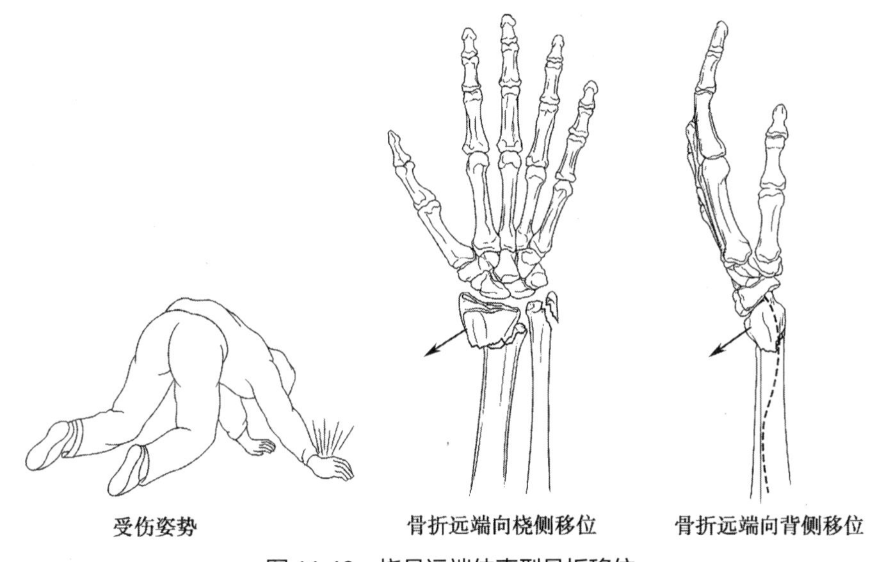

图11-63　桡骨远端伸直型骨折移位

2. **屈曲型骨折**　屈曲型桡骨远端骨折，又称史密斯（Smith）骨折，临床比较少见。跌倒时，腕关节呈掌屈位，手背先着地，传达暴力作用于桡骨远端而造成骨折。骨折远端向桡侧和掌侧移位，桡骨远端关节面向掌侧的倾斜角度加大（图11-64），手腕部呈“锅铲样”畸形。

3. **背侧缘骨折**　桡骨远端背侧缘骨折，又称巴顿（Barton）骨折，临床极少见。当患者前臂旋前，腕关节强力背伸位，前仆跌倒，手掌触地时，身体的重力自上而下传递到桡骨远端，地面的反作用力由下向上经腕骨作用于桡骨远端，两力交汇于桡骨远端关节面背侧缘，造成桡骨远端关节面背侧缘骨折（图11-65）。若暴力较大，持续作用，有时远端骨折块连同腕关节向背侧移位，造成桡骨远端背侧缘骨折合并腕关节脱位。

4. 掌侧缘骨折 桡骨远端掌侧缘骨折，又称反巴顿骨折，临床极少见。患者前仆跌倒，手背触地，使腕关节急骤掌屈，身体的重力自上而下传递到桡骨远端，地面的反作用力由下向上经腕骨作用于桡骨远端，两力交集于桡骨远端关节面掌侧缘，造成桡骨远端关节面掌侧缘骨折（图 11-66）。有时远端骨折块连同腕关节向掌侧并向上移位，造成桡骨远端掌侧缘骨折合并腕关节脱位。

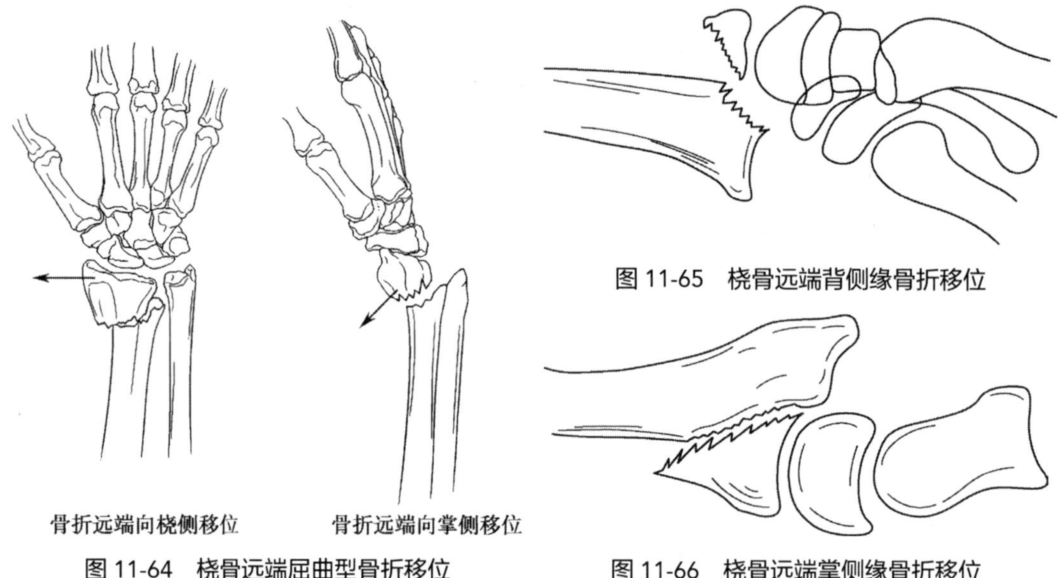

图 11-64 桡骨远端屈曲型骨折移位

图 11-65 桡骨远端背侧缘骨折移位

图 11-66 桡骨远端掌侧缘骨折移位

【临床分型】

根据桡骨远端骨折移位方向进行分型：

1. 伸直型骨折 骨折远端向背侧、桡侧移位。

2. 屈曲型骨折 骨折远端向掌侧、桡侧移位。

3. 背侧缘型骨折 桡骨远端关节面背侧缘骨折。远端骨折块可连同腕关节向背侧移位，形成桡骨远端背侧缘骨折合并腕关节脱位。

4. 掌侧缘型骨折 桡骨远端关节面掌侧缘骨折。远端骨折块可连同腕关节向掌侧并向上移位，形成桡骨远端掌侧缘骨折合并腕关节脱位。

【临床表现】

伤后局部肿胀、疼痛，手腕功能部分或完全丧失。有移位骨折常有典型畸形。如伸直型骨折，骨折远端向背侧移位时，从侧面观可见典型“餐叉样”畸形；骨折远端向桡侧移位并有缩短移位时，可触及上移的桡骨茎突，从正面观腕部横径增宽、手掌移向桡侧，呈“枪刺状”畸形（图 11-67）。屈曲型骨折从侧面观可见典型“锅铲样”畸形。桡骨远端关节边缘骨折，移位严重者，腕掌背侧径增大，其背侧缘骨折脱位者，也可出现“餐叉样”畸形。当骨折严重时可引起正中神经损伤，可出现桡侧三个半手指皮肤感觉障碍，拇指及示指不能屈曲。

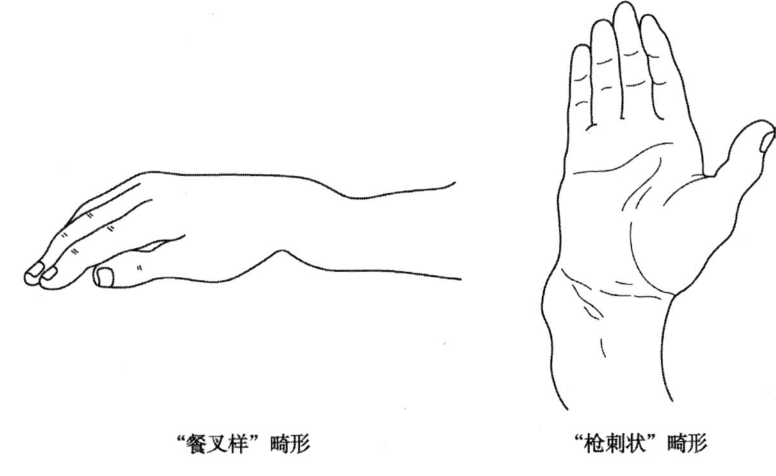

图 11-67　桡骨远端伸直型骨折典型畸形

【诊断】

1. **病史**　有明确外伤史。

2. **症状与体征**　伤后局部肿胀、疼痛，手腕功能部分或完全丧失。桡骨远端掌、背、桡侧压痛明显，有纵向叩击痛。有移位骨折常有典型畸形。但无移位骨折或不完全骨折时，肿胀多不明显，仅觉局部疼痛和压痛，可有环形压痛和纵向叩击痛，腕和指运动不便，握力减弱，尤以拇指背伸肌力减弱明显。须注意与腕部软组织扭伤鉴别。

3. **辅助检查**　腕关节正侧位 X 线片可明确骨折类型、移位情况和骨折线是否通过关节面，并可了解是否合并尺骨茎突骨折和下尺桡关节脱位。CT 检查可清楚显示关节面劈裂程度，了解关节面损伤程度。

【治疗】

1. **整复要点**　无移位的骨折不需要整复，仅用掌、背侧和尺桡侧夹板或腕套固定 2 周即可。骨折若波及关节面，导致关节面不完整，或有分离移位，则可能极不稳定，复位时不宜使用暴力，手法一定要稳妥轻柔。腕关节较为精细，功能复杂，手法宜稳、准、巧、快，故复位时骨折远端多以术者一人操作，易于两手配合，心手合一，一气呵成，精准复位。同时桡骨远端骨折应注意下尺桡关节的分离旋转和关节面塌陷（老年人骨质疏松多见），在复位后其稳定性差，容易再次移位，由于桡骨远端骨折的移位、不稳定、向背侧成角和短缩畸形，对愈合后的功能影响十分重要，所以固定后可通过悬吊牵引伤肢来解决。

2. **手法操作**

（1）**穴位镇痛**：手法复位前用毫针强刺激患侧手三里穴以解痉止痛，利于复位。

（2）**手法复位**

1）伸直型骨折：可施用牵抖复位法，此法适用于青壮年，对老年人及粉碎性骨折慎用。骨折断端向掌侧成角或骨折远端向桡背侧移位，而骨折线未波及关节面之非粉碎性骨折适宜此法。

患者取坐位，肘部屈曲 90°，前臂旋前位。一助手把持患肢前臂上段，术者两手分别握持患手大、小鱼际部，两手拇指按住骨折远端背侧，余四指置于骨折近端掌侧，摸清向背侧移位的远折端，在拔伸牵引下迅速向背侧提拉，目的是打开断端间的嵌插，待断端松动后同时掌屈和尺偏腕关节使之复位（图 11-68、图 11-69）。复位后应在固定手法下行旋转、摇摆、触碰等法嵌合骨折断端。

此法一定要先将断端牵开，否则可导致掌侧缘受到挤压而嵌插。另外，由于尺骨茎突未损伤，在尺偏动作时反起到阻碍纠正桡偏的作用，使桡偏移位不易纠正，且尺偏动作常可使远折端向前旋转，为此，必要时可先用端挤法矫正桡偏，再做掌屈抖动。同时避免牵抖用力过猛，使骨折远端向掌侧移位，复位时应尽量稳、准、巧、快。

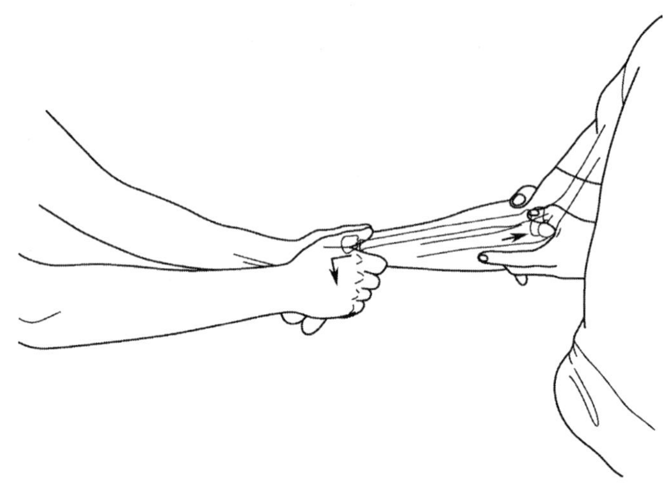

图 11-68　牵抖复位掌屈

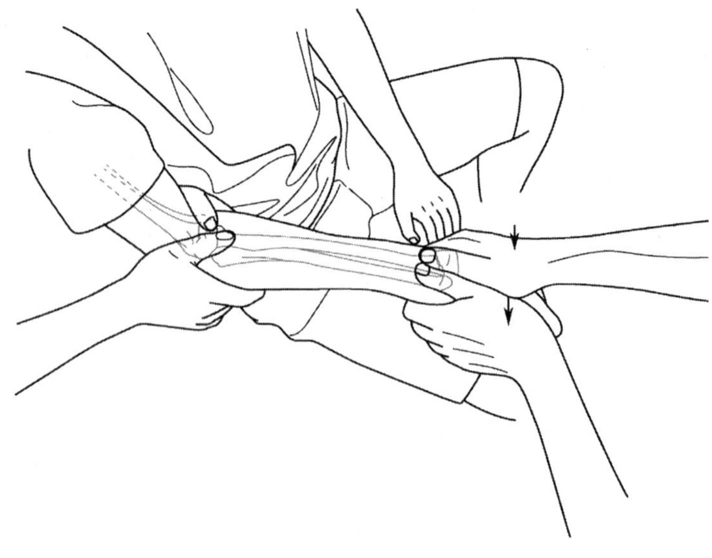

图 11-69　牵抖复位尺偏

挤捏提按捺正法：此法较为柔和，适用于老年患者且骨折线波及关节面或粉碎性骨折者。

患者取坐位，肘部屈曲 90°，前臂中立位。一助手把持患肢前臂上段，术者一手对掌握持患侧手掌做拔伸牵引，持续 3 ~ 5min，并可同时轻度摇摆、旋转使骨折端的嵌入完全解脱。术者另一手大鱼际先将远折端向尺侧推挤，同时尺偏腕关节，矫正远折端向桡侧移位。再尽力屈曲、尺偏患腕，同时，转手拇指抵压于远折端背侧，并向掌侧推压，其余四指置于近折端掌侧向背侧端提，使两断端复位。（图 11-70）

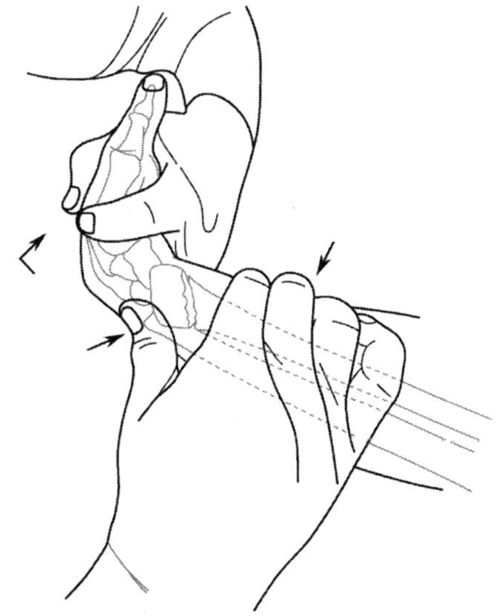

图 11-70　挤捏提按捺正

对于老年人骨质疏松，粉碎性骨折，断端分离伴有旋转者，整复较难，但关键一点，复位不可暴力施法，否则分离移位未纠正，反加重腕关节损伤。重点应放在恢复老年患者腕关节面的平整以及前臂旋后功能。所以在复位过程中，术者用手掌大鱼际肌或拇指行挤、捏合骨手法整复，用力轻柔，以达到良好效果，复位后两手把持环抱固定骨折处（图 11-71），行前臂的轻柔旋转活动，调整下尺桡关节和骨折断端及关节面的嵌合，尤其是前臂旋后动作。

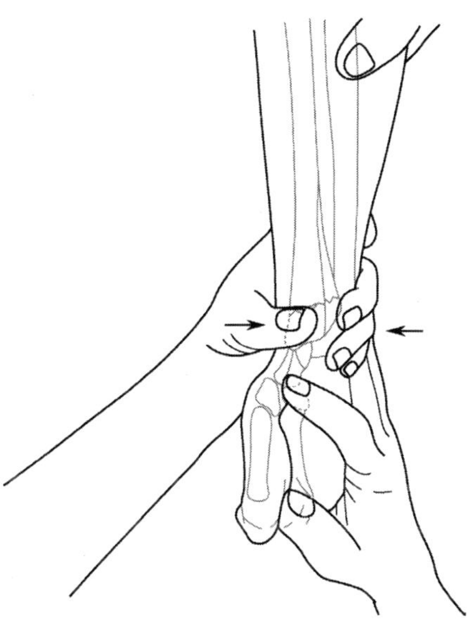

图 11-71　复位后把持固定

2）屈曲型骨折：患者取坐位，肘部屈曲 90°，前臂中立位。一助手把持患肢前臂上段，术者一手握持患者手背，做拔伸牵引，持续 2 ~ 3min，待手下感觉骨折嵌入或重叠移位矫正后，背伸、尺偏腕关节的同时，术者另一手大鱼际推挤骨折远端向尺侧，纠正桡侧移位，再用拇指由掌侧推挤骨折远端向背侧，同时示、中、环三指将近折端由背侧向掌侧提拉，使之复位（图 11-72）。整个复位过程中，术者握手背之手在保持牵引力下跟随复位动作，同时牵拉手腕尺偏和背伸。

3）背侧缘骨折：患者取坐位，肘部屈曲 90°，前臂中立位。一助手把持患肢前臂上段，术者一手握持患者手掌，做拔伸牵引，术者另一手拇指压于远端骨折块背侧，其余四指环抱骨折近端掌侧，在牵引下，将腕部轻度背伸，同时术者拇指将骨折远端向远侧和掌侧推挤，然后在牵引下徐徐屈曲腕关节，骨折即可复位（图 11-73）。

4）掌侧缘骨折：患者取坐位，肘部屈曲 90°，前臂中立位。一助手把持患肢前臂上段，术者一手握持患者手背，做拔伸牵引，术者另一手拇指压于远骨折块掌侧，其余

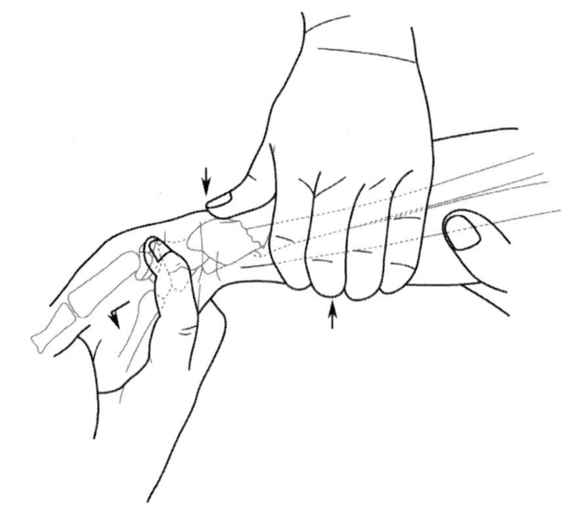

图 11-72　桡骨远端屈曲型骨折手法整复

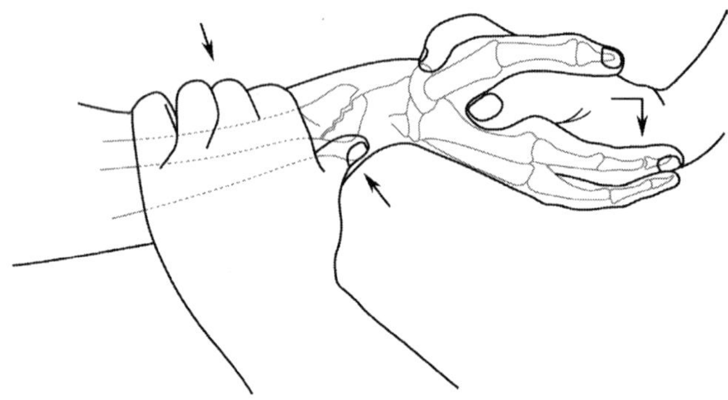

图 11-73　桡骨远端背侧缘骨折手法整复

四指环抱骨折近端背侧，在牵引下，将腕部轻度掌屈，同时术者拇指向远侧和背侧推挤骨折块，然后在牵引下徐徐背伸腕关节，骨折即可复位。

对于以上骨折的复位，术者一定做到头脑中对骨折有一个三维立体概念，根据创伤机制，骨折移位方向、位置，行端提、推顶、挤捏、旋转捺正，两手配合，心手合一、一气呵成，忌用暴力。

3. 固定方法　用掌、背、桡、尺四块夹板固定。伸直型骨折先在骨折远端背侧和桡侧分别放置一平垫，然后放上夹板，夹板上端达前臂中、上 1/3 处，桡、背侧夹板下端应超过腕关节，限制手腕的桡偏和背伸活动，固定于掌屈尺偏位。屈曲型骨折则在远端的掌侧和桡侧各放一平垫，桡、掌侧夹板下端应超过腕关节，限制桡偏和掌屈活动，固定于背伸尺偏位。桡骨远端背侧缘骨折在骨折远端的背侧和掌侧各放一平垫，背侧平垫在前，掌侧平垫在后，掌侧夹板下端应超腕关节，将腕关节固定于背伸位；桡骨远端掌侧缘骨折在骨折远端的掌侧和背侧各放一平垫，掌侧平垫在前，背侧平垫在后，背侧夹板下端应超腕关节，将腕关节固定于掌屈位。固定垫、夹板放妥后，扎上三条布带，最后将前臂置中立位，屈肘 90°，悬挂于胸前，固定时间 4～5 周，儿童 3 周左右。

4. 药物治疗　根据中医骨伤三期辨证原则施治。老年患者多伴骨质疏松，骨折中后期治疗时应着重强筋壮骨、通利关节。

（1）损伤初期

治法：活血化瘀，消肿止痛。

内服方：丹七止痛胶囊。

外用方：外敷消肿止痛散，瘀血重者加适量逐瘀止痛散；疼痛难忍者可加理气定痛散。

（2）损伤中期

治法：和营生新，接骨续筋。

内服方：续筋接骨方。

外用方：外敷续筋接骨散。

（3）损伤后期

治法：强筋壮骨，通利关节。

内服方：强筋壮骨丸或活血养骨方加减。病程较久，体质虚衰而肿胀难消者加泽泻、苍术、木瓜、薏苡仁等。关节活动不利者可内服通利关节方等。

外用方：强筋壮骨散与舒筋通络散搭配使用。有关节隐痛、麻木乏力者加温筋舒活散；有关节酸痛、重着者加泽乌通络散。同时可以选用上肢烫熨散和上肢熏洗散辅助治疗。

【康复锻炼】

骨折复位固定后，可立即鼓励患者做指间关节、指掌关节屈伸锻炼及肩肘关节活动。解除固定后，做腕关节屈伸和前臂旋转活动锻炼，如“云手”“滚拳”等动作。

十七、腕舟骨骨折

腕舟骨骨折是腕部常见的骨折，多发生于青壮年，不发生于儿童（小儿手舟骨尚未骨化）。多为间接暴力造成。约占腕骨骨折的 71.2%，其中舟骨的腰部骨折占腕舟骨骨折的 70%。延迟愈合率、不愈合率和缺血坏死率都远远高于其他腕骨骨折，常引发创伤性关节炎，导致腕关节活动功能障碍。

【损伤机制】

损伤多由腕背伸、桡偏及旋前暴力所致（图 11-74）。如人体向前跌倒，手臂前伸以鱼际部最先着地，人体重量及地面反作用力致腕强力背伸桡偏，当腕关节极度背伸桡偏时，舟骨受其生物力学影响同样处于极度背伸位，由于桡骨远端及桡舟头韧带限制，其远极的可移动幅度极小，而近极由于大小多角骨、头状骨的影响向背侧移位，两者作用的结果导致舟骨掌侧发生分离和断裂，随着损伤应力的进一步加大，造成舟骨完全断裂，此时的舟骨远侧骨折端表现为掌屈，导致骨折背侧分离。损伤时桡偏的程度越大，骨折越靠近舟骨的近极，而结节部骨折则常与腕关节尺偏和直接暴力作用有关。舟骨近极骨折常伴发有舟月骨间韧带损伤（图 11-75），如韧带部分撕裂、完全撕裂或撕脱。

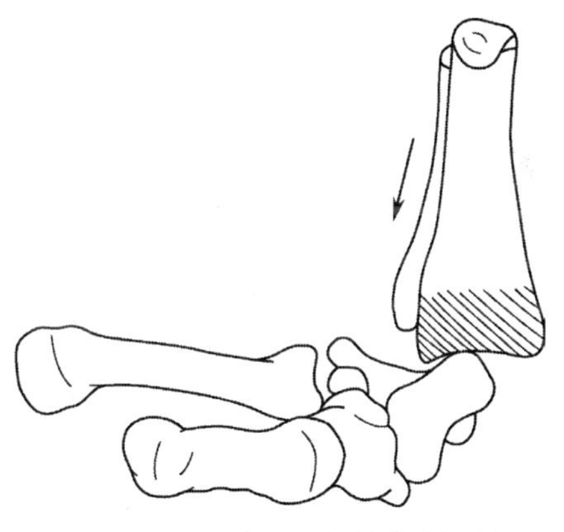
图 11-74　手舟骨骨折的发生机制

【临床分型】

按骨折部位分型（图 11-76）：

1. **舟骨结节骨折**　因有关节囊及韧带附着，多为撕脱骨折。

2. **远侧 1/3 骨折**　舟骨远端血液循环较好，愈合多不成问题，但时间稍长。

3. 腰部骨折 最常见。滋养血管由腰部或其远侧入骨，供血至近侧 2/3 ~ 3/4 舟骨。骨远侧骨折，愈合多无问题。近侧骨折，于骨内逆行至近端的血管必有损坏，舟骨近端血液循环不良，愈合所需时间较长且有 30% 的骨折不愈合。

4. 近侧 1/3 骨折 由腰部入骨的逆行血管随之断裂，舟骨近端没有血液供应，骨折不愈合或近端缺血坏死常见。

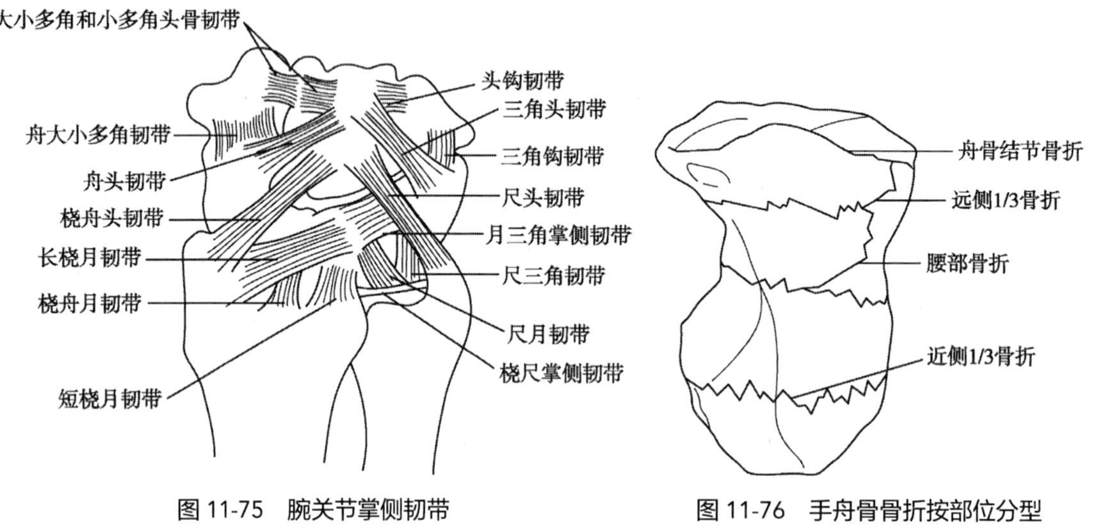

图 11-75 腕关节掌侧韧带

图 11-76 手舟骨骨折按部位分型

【临床表现】

伤后腕桡侧肿胀，“鼻烟窝”变浅或消失。局部疼痛，尤以腕关节桡偏活动及拇指背伸时明显。鼻烟窝部压痛。

【诊断】

1. 病史 有明确外伤史。

2. 症状与体征 鼻烟窝部压痛，有沿第 1、2 掌骨的纵轴叩击痛。腕关节活动受限。

3. 辅助检查 X 线片摄影检查最常用。舟骨位，腕标准正位、侧位和腕后前斜位为其常规投照体位。腕标准正、侧位 X 线片，骨影重叠多，结节部以外的舟骨骨折虽显示不清，但其投影较恒定，重复性好，便于确定腕骨夹角及腕整体结构变化，是不可或缺的。腕后前斜位，骨影重叠多于舟骨位，但明显少于腕标准正、侧位，与舟骨位联合使用，可大幅提高诊断率。临床症状、体征明显而 X 线片摄影未见骨折者，有条件应行 X 射线体层摄影、CT、MRI 检查。无条件者先按骨折处理，固定伤后第 2、4 周再复查 X 线片或 X 射线体层摄影、CT、MRI，此时断端骨质吸收，骨折线加宽，显示会较以前清楚。断端无分离移位或有嵌插的舟骨骨折，放射影像学检查容易出现假阴性结果。

X 线片检查发现舟骨骨折，还需判断骨折是新鲜的还是陈旧的。陈旧骨折特点为：①骨折断端间隙较宽，与周围腕骨关节间隙相近；②断端骨质有硬化；③舟骨周围关节有退行性变，以桡骨茎突为著；④变换投照体位，骨折线宽度有变化；⑤舟骨有囊变或密度增加。

【治疗】

1. 整复要点　由于腕舟骨骨折属关节内骨折，且因部位不同，易发生缺血及延迟愈合或不愈合，手法不宜粗暴，更应重视固定，以保持断端的稳定和血供。

2. 手法操作

（1）穴位镇痛：手法复位前用毫针强刺激患侧外关穴以解痉止痛，利于复位。

（2）手法复位：腕舟骨骨折断端很少移位，一般不需整复。若有移位时，患者取坐位，助手固定前臂，取前臂轻度旋前位，术者一手拇指置于阳溪穴处，另一手握住患者手掌，在拔伸牵引下使患腕关节轻度尺偏，然后以拇指向掌侧、尺侧按压移位的骨折远端，再使腕关节回到轻度桡偏背伸位，即可复位。

3. 固定方法　以塑形夹板或腕关节高分子石膏托固定。在鼻烟窝部位处放棉球作固定垫，然后用塑形夹板或纸壳夹板固定，固定范围包括前臂下 1/3、腕关节、拇掌关节及拇指指间关节，新鲜及陈旧性骨折均可采用。

根据骨折线方向不同而固定体位各有差异。骨折线为桡斜形应在腕背伸尺偏位固定，尺斜形应在腕背伸桡偏位固定，横形骨折采用腕中立位固定。舟骨结节部骨折以腕中立位或桡偏位固定，不可尺偏位固定，因尺偏位固定使结节部骨折受桡侧副韧带及掌侧桡腕韧带的牵拉而分离，使骨折不易愈合。固定时间应根据骨折情况而定，结节部骨折一般约 6 周均可愈合，其余骨折多 8 ~ 12 周，并需根据骨折愈合情况适当延长。

4. 药物治疗　根据中医骨伤三期辨证原则施治。该骨折多易发生缺血而导致延迟愈合或不愈合，故治疗中应着重活血化瘀、接骨续筋、养骨活血。

（1）损伤初期

治法：活血化瘀，消肿止痛。

内服方：丹七止痛胶囊。

外用方：外敷消肿止痛散，瘀血重者加适量逐瘀止痛散；疼痛难忍者可加理气定痛散。

（2）损伤中期

治法：和营生新，接骨续筋。

内服方：续筋接骨方加减或接骨紫金丹。

外用方：外敷续筋接骨散，加仙桃草、脆蛇、杜仲、螃蟹粉、白及增强接骨功效。

（3）损伤后期

治法：强筋壮骨，通利关节。

内服方：强筋壮骨丸或活血养骨方加减。病程较久，腕部持续隐痛者加三七、延胡索、陈皮。关节活动不利者加伸筋草、舒筋草等。

外用方：养骨活血散与强筋健骨散搭配使用。有关节隐痛、乏力者加温筋舒活散；有关节酸痛、重着者加泽乌通络散。同时可以选用上肢烫熨散和上肢熏洗散辅助治疗。

【康复锻炼】

1. **骨折早中期** 外固定保护下握拳练习，肩、肘关节屈伸活动，预防手腕关节、肩关节、肘关节粘连、挛缩。

2. **解除外固定后** 进一步加强手指抓握锻炼及手指的灵活性锻炼，增加腕关节屈伸及前臂旋转功能活动，如“握拳增力”“弹指”“云手”动作。

十八、掌骨骨折

掌骨骨折是手部的常见骨折，多见于成年人，直接暴力和间接暴力均可造成。

【损伤机制】

1. **第1掌骨基底部骨折** 多由间接暴力所致，骨折远端受拇长屈肌、拇短屈肌与拇指内收肌的牵拉（图11-77），近端受拇长展肌的牵拉，骨折断端总是向桡背侧突起成角。

2. **第1掌骨基底部骨折脱位** 多由间接暴力所致，骨折线呈斜形经过第1掌腕关节面、第1掌骨基底部内侧的三角形骨块，因有掌侧韧带相连，仍留在原位，而骨折远端从大多角骨关节面上脱位至背侧及桡侧（图11-78）。

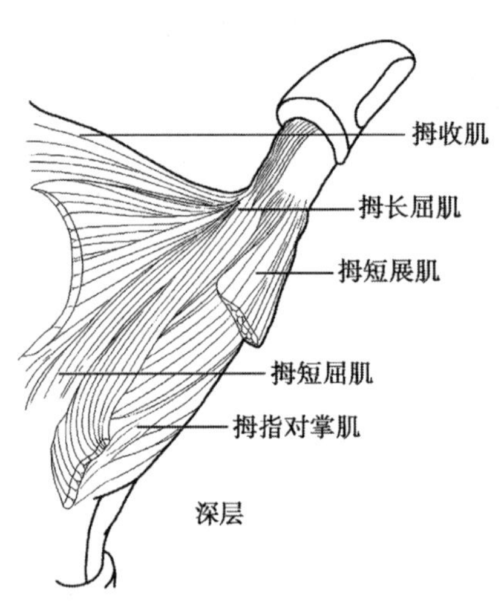

图11-77 拇指肌肉

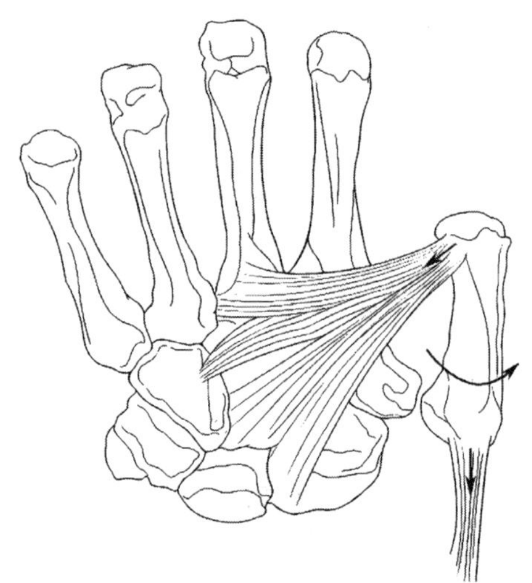
图11-78 第1掌骨基底部骨折脱位移位方向

3. **掌骨颈骨折** 由间接暴力或直接暴力所致。但以握拳时掌骨头受到冲击的传达暴力所致者为多见。第5掌骨因其易暴露和受打击，故最多见，第2、第3掌骨次之。骨折后断端受骨间肌与蚓状肌的牵拉，而向背侧突起成角，掌骨头向掌侧屈转；又因手背伸肌腱牵拉，以致近节指骨向背侧脱位，掌指关节过伸，手指越伸直，畸形越明显。

4. **掌骨干骨折** 可为单根骨折或多根骨折。由直接暴力所致者，多为横断或粉碎骨折。扭转及传达暴力引起者，多为斜形或螺旋骨折。骨折端向背侧成角和向侧方移位（图11-79），单根掌骨骨折移位较轻，而多根骨折则移位较重。

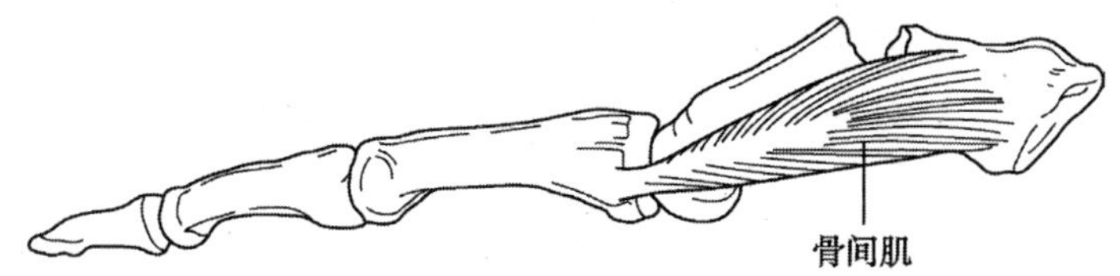

图 11-79　掌骨干骨折后，骨折向背侧成角

【临床分型】

根据骨折部位分为：掌骨基底部骨折、掌骨颈骨折、掌骨干骨折（图 11-80），第 1 掌骨基底部骨折又可分为关节内和关节外骨折。

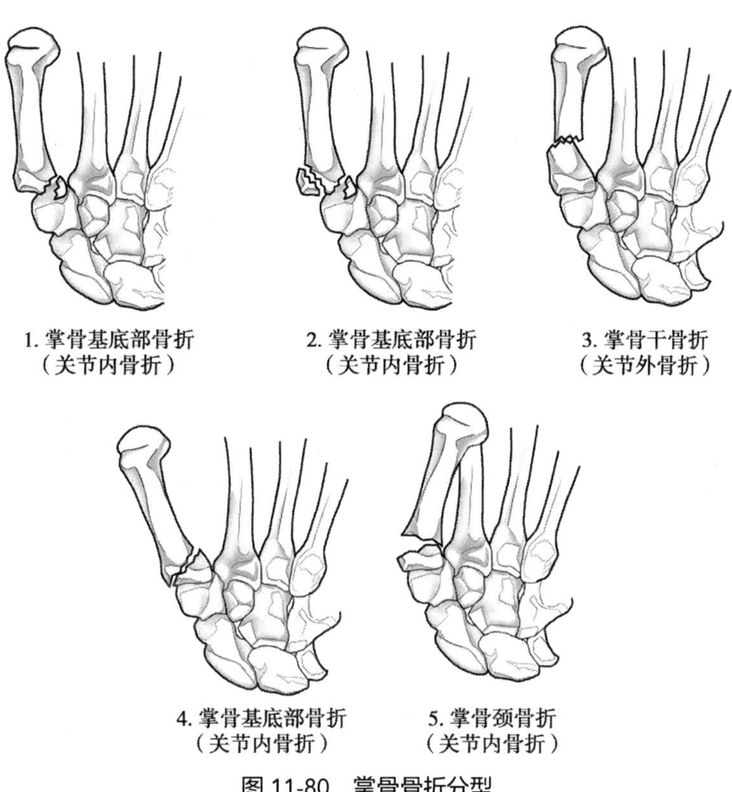

图 11-80　掌骨骨折分型

【临床表现】

伤后局部肿胀疼痛，功能障碍，有明显压痛。第 1 掌骨骨折时第 1 腕掌关节高突，无法进行对掌及外展等活动。

【诊断】

1. 病史　有明确外伤史。

2. 症状与体征　纵轴挤压或叩击掌骨头则疼痛加剧，如有重叠移位则该掌骨短缩畸形，可见掌骨头凹陷畸形。第 1 掌骨基底部骨折或骨折脱位时，拇指不能做收展活动，握力减弱。掌骨颈和掌骨干骨折可有骨擦音。

3. 辅助检查 手掌正位与斜位X线片可明确骨折部位和移位情况。因侧位片2~4掌骨互相重叠，容易漏诊。对可疑骨折可行CT检查进一步明确诊断，并可通过三维重建了解骨折块形态及位置。

【治疗】

1. 整复要点 第1掌骨基底部的关节内骨折复位后容易发生再次移位，在牵引和固定时应将第1掌骨置于外展位，避免加重内收。掌骨颈骨折整复时应屈曲掌指关节，因为掌指关节伸直时，侧副韧带变松弛，屈曲时变紧张，所以屈曲位时关节稳定、不易发生侧方移位。

2. 手法操作

（1）穴位镇痛：手法复位前用毫针强刺激患侧合谷穴以解痉止痛，利于复位。

（2）手法复位

1）第1掌骨基底部骨折：患者取坐位，术者一手握患腕，拇指置于第1掌骨基底部的突起处，一手握患侧拇指，将拇指末节置于屈曲位。先将患指向远侧与桡侧牵引，以后将第1掌骨头向桡侧与背侧托顶，同时以拇指用力向掌侧与尺侧按压骨折处（图11-81），以矫正向桡侧与背侧的突起成角。此型骨折关键在于外展远折端来对抗移位肌力使骨折复位并矫正成角。

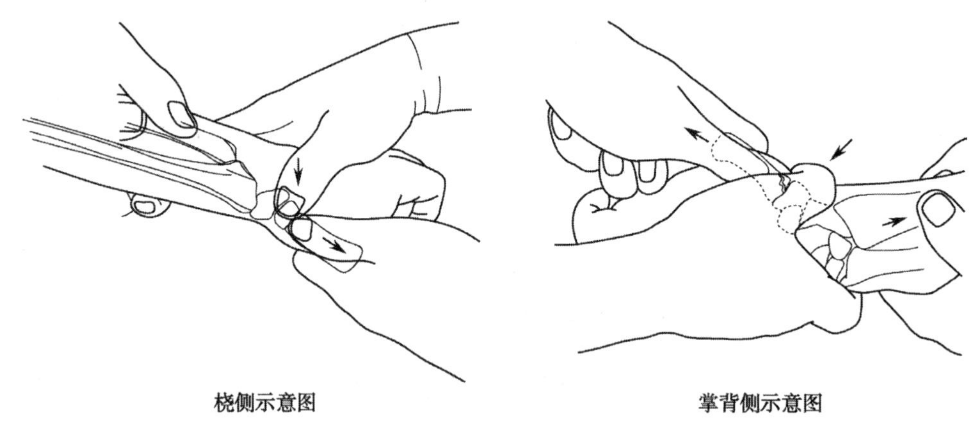

图11-81 第1掌骨基底部骨折手法整复

2）第1掌骨基底部骨折伴脱位：整复手法同上，但要注意应使拇指外展而不要将第1掌骨外展，否则反而加重掌骨内收，脱位难以整复。

3）掌骨颈骨折：术者一手握手掌，手指捏持骨折近端，另一手捏持患指，在牵引下先屈曲掌指关节至90°位（图11-82），使掌指关节两侧的侧副韧带紧张，移位的掌骨头受近节指骨基底部的压迫而推向背侧。同时，另一手的拇指由背侧向掌侧推挤骨折近端，骨折即可复位。

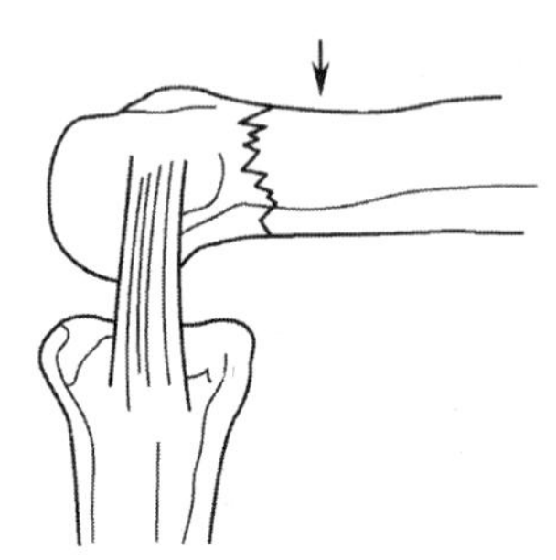

图11-82 掌骨颈骨折手法整复

由于骨折片向背侧成角，常有错误地将掌指关节固定于过伸位的情况，在过伸位时，侧副韧带松弛，掌骨头仍向掌侧屈转而不易整复。

4）掌骨干骨折：助手握持腕部，术者一手持患指，另一手施行整复。在牵引下，拇指压迫其手背成角畸形处，矫正其背侧突起成角，然后用示指与拇指由掌侧及背侧沿掌骨间隙捏挤骨折部两侧骨间隙，从而矫正侧方移位。

3. 固定方法

（1）第1掌骨基底部骨折固定： 先将一小平垫放置于第1掌骨基底部的桡背侧，相当于骨折部位，防止断端背侧成角。另一平垫放于第1掌骨头的掌侧，防止掌骨因为屈指肌的收缩而向掌侧屈曲。用胶布固定好平垫，然后用弓形夹板放在前臂桡侧和第1掌骨的桡背侧，使夹板成角部位正对腕关节，用三条宽胶布在夹板的前臂、腕部和第1掌指关节部位环绕固定，保持第1掌骨在外展位，拇指屈曲对掌位固定，固定时间4周（图11-83）。

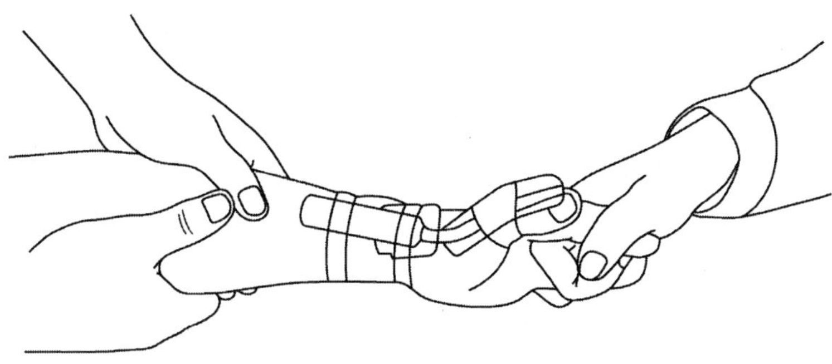

图11-83　第1掌骨基底部骨折固定方法

（2）掌骨颈骨折固定： 用直角掌骨夹板放在手背及近节指骨的背面，用胶布固定好。手掌握棉团保持掌指关节于90°屈曲位（图11-84），而后用绷带包扎，固定时间4周。

（3）掌骨干骨折固定： 在骨折部背侧两骨之间各放置一个分骨垫以胶布固定，根据骨折成角方向，将小毡垫放在骨折的背侧或掌侧，用胶布固定，最后在掌侧与背侧各放一块夹板，厚2～3mm，以胶布固定（图11-85），外加绷带包扎。固定时间4周。对于斜形、粉碎、短缩较多的不稳定骨折，需做患指末节指骨牵引。

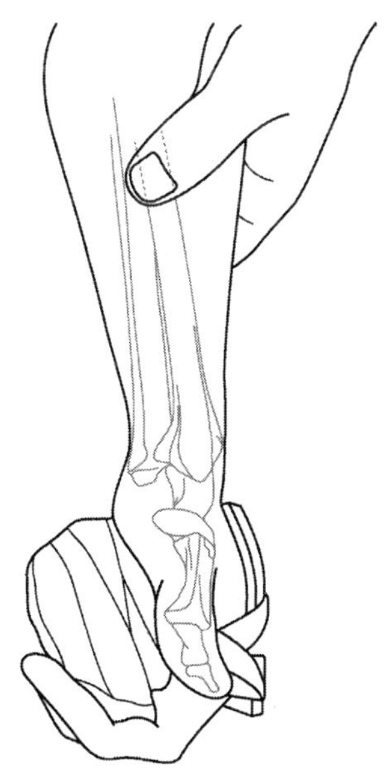

图11-84　掌骨颈骨折固定方法

4. 药物治疗　根据中医骨伤三期辨证原则施治。中后期治疗着重通利关节、滋血生力，以恢复手部功能。

（1）损伤初期

治法：活血化瘀，消肿止痛。

内服方：丹七止痛胶囊。

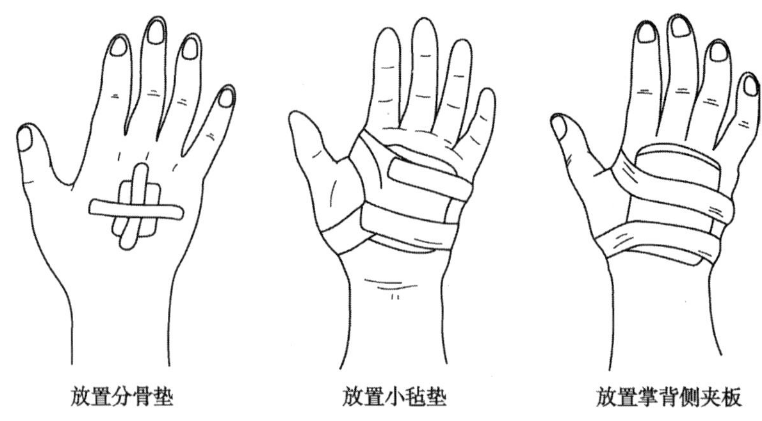

图 11-85　掌骨干骨折固定方法

外用方：外敷消肿止痛散，瘀血重者加适量逐瘀止痛散；疼痛难忍者可加理气定痛散。

（2）损伤中期

治法：和营生新，接骨续筋。

内服方：续筋接骨方。

外用方：外敷续筋接骨散。

（3）损伤后期

治法：强筋壮骨，通利关节。

内服方：强筋壮骨丸或通利关节方加减。病程较久，手背持续隐痛者加三七、延胡索、陈皮。掌指关节屈伸不利者加伸筋草、舒筋草等。

外用方：养骨活血散与舒筋通络散搭配使用。有关节隐痛、握拳乏力者加温筋舒活散。同时可以选用上肢烫熨散和上肢熏洗散辅助治疗。

【康复锻炼】

1. **有移位的掌骨骨折经固定后**　应避免患指的活动，可做肩、肘关节的活动。

2. **伤后 3～4 周内**　第 1 掌骨各类骨折不能做腕掌关节内收活动，掌骨颈骨折不能做伸指活动，第 3 至第 5 掌骨干骨折不能做用力的伸指握拳活动。

3. **骨折临床愈合后**　逐步加强手指和腕关节的功能锻炼活动，如“握拳增力”“弹指”“滚拳”动作，应以主动活动为主，禁止做粗暴的被动扳拉。

十九、指骨骨折

指骨骨折为手部最常见骨折，多由直接外力引起，如压砸、挤压等损伤。

【损伤机制】

指骨骨折多由直接暴力所致，常为多发性，易引起开放性骨折。可分为横断、斜形、螺旋、粉碎或波及关节的骨折等类型。按骨折部位分为近节、中节或末节指骨骨折。

1. 近节指骨骨折　以近节指骨骨干最易发生骨折。骨折近端受骨间肌与蚓状肌牵拉，骨折远端受伸肌腱牵拉，造成骨折端向掌侧突起成角。

近节指骨颈亦易发生骨折，骨折后骨折端也向掌侧突起成角（图 11-86），由于伸肌腱中央部的牵拉，远折端可向背侧翻转达 90°，使远端的背侧与近端的断面相对而阻止骨折片的整复。

2. 中节指骨骨折　中节指骨骨折因发生的部位不同，而产生不同的移位。如发生在屈指浅肌腱止点的近侧，近折端受指背腱膜中间腱的牵拉，远折端受屈指浅肌腱的牵拉，形成向背侧成角。如发生在屈指浅肌腱止点的远侧，近折端因屈指浅肌腱的牵拉移向掌侧，形成骨折端向掌侧成角（图 11-87）。

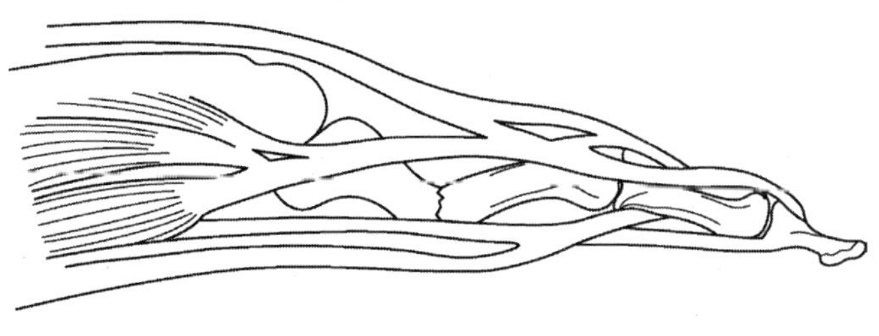

图 11-86　近节指骨骨折成角方向

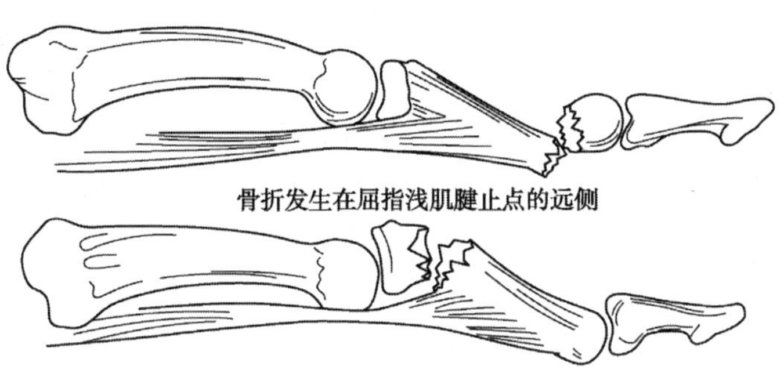

骨折发生在屈指浅肌腱止点的远侧

骨折发生在屈指浅肌腱止点的近侧

图 11-87　中节指骨骨折成角方向

3. 末节指骨骨折　末节指骨骨折由于直接暴力引起的粉碎性骨折合并软组织破裂者较为多见，骨折移位少见。末节指骨基底部背侧伸指肌腱止点部易发生撕脱骨折。多由于手指伸直时，间接暴力作用于指端，使末节指骨突然屈曲，伸指肌腱骤然牵拉所致。如在接球时，指端被球撞击所致的末节指骨基底部背侧撕脱骨折。骨折后末节手指屈曲，呈典型的锤状指畸形（图 11-88）。

【临床分型】

1. 根据骨折部位分型　指骨基底部骨折、指骨颈骨折、指骨干骨折、指骨头骨折。

2. 指骨颈、指骨干骨折分型

（1）稳定型：无侧方和成角移位的骨折，以及远近断端相互嵌插的横形骨折。

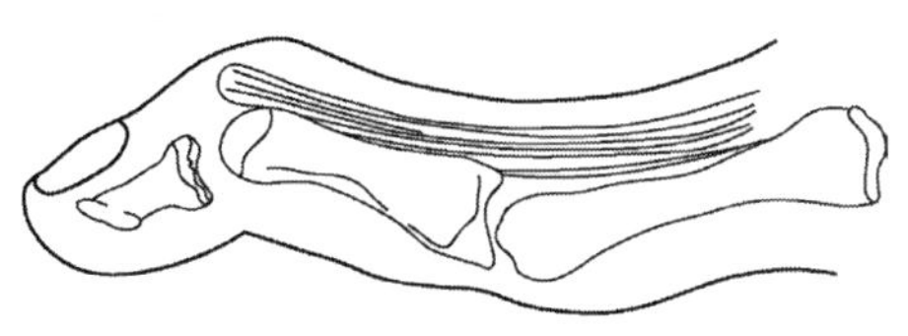

图 11-88　末节指骨基底背侧撕脱骨折

（2）不稳定型：有侧方和成角移位的骨折。

【临床表现】

伤后局部明显肿胀疼痛，手指伸屈功能受限。有明显移位时，近节、中节指骨骨折可有成角畸形，末节指骨基底部背侧撕脱骨折有锤状指畸形。

【诊断】

1. 病史　有明确外伤史。

2. 症状与体征　手指肿胀、压痛明显，外观畸形，易扪及骨擦感。

3. 辅助检查　手指正侧位与斜位 X 线片可明确骨折部位和移位情况。

【治疗】

1. 整复要点　指骨骨折治疗，必须正确整复对位，尽量做到解剖复位，不能有成角、旋转、重叠移位畸形，以免妨碍肌腱的正常滑动，造成手指不同程度的功能障碍。闭合性骨折可手法复位、指套、铝塑板固定，开放性骨折应及时清创处理。复位后手指应尽可能固定在功能位，既要充分固定，又要适当活动，做到固定与活动的有机统一，从而使骨折愈合与手指功能恢复齐头并进，既快又好地恢复手部的功能。

2. 手法操作

（1）穴位镇痛　手法复位前用毫针强刺激患侧外关穴以解痉止痛，利于复位。

（2）手法复位

1）近节指骨骨折复位：术者一手拇指及示指捏住骨折近端，另一手拇、示指夹持于骨折端，中指抵于末节指骨，在牵引下屈曲指关节，同时用示指由断端掌侧向背侧推挤骨折部，使成角矫正。如有侧方移位，可在牵引下左右移动，或用屈骨折远端之手的拇指和示指分别捏住骨折处的内外侧进行捏挤，使其复位。

2）指骨颈骨折复位：复位时应加大骨折畸形，用反折手法，先将骨折远端呈 90°向背侧牵引，然后迅速屈曲手指，屈曲时应将近端的掌侧顶向背侧，即可复位（图 11-89）。

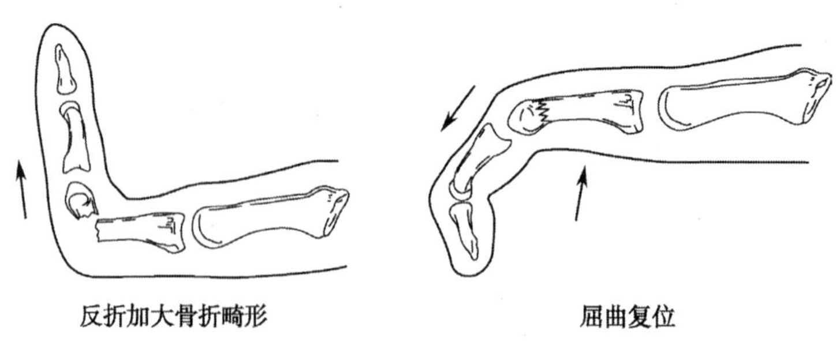

图 11-89　指骨颈骨折整复方法

3）中节指骨骨折复位：术者一手拇指及示指捏住骨折近端固定患指，另一手拇指和示指扣住患指末节。先拔伸牵引，然后用该手的拇指和示指捏住骨折处的内外侧进行捏挤，矫正侧方移位，再将拇指和示指改为捏住骨折处的掌背侧进行提按，以矫正掌背侧移位。

4）末节指骨末端粗隆及骨干骨折复位：术者用拇指和示指在骨折处内外和掌背侧边捋边捏挤，以矫正侧方移位和掌背侧移位。末节指骨基底部背侧撕脱骨折整复时，将近侧指间关节屈曲成90°，远侧指间关节过伸，便可使指骨基底部向被撕脱的骨片靠近。

3. 固定方法　近节指骨骨折整复后，在骨折掌侧成角处加一平垫，于掌背侧用可塑性指骨夹板（铝制）加以固定，夹板长度相当于指骨，不超过指间关节。再令患者手握绷带卷，掌指关节屈曲45°，近节指间关节屈曲90°，使手指屈向手舟骨结节，以胶布固定，外加绷带包扎。如有侧方移位，也可在内外侧各放一可塑性指骨夹板（铝制）。固定时间3～4周。对于稳定型的中节指骨基底部骨折，要避免关节囊及肌腱挛缩，首次固定将近侧指间关节置于屈曲60°位，控制背伸活动。以后每周减少屈曲角度15°（图11-90）。

骨折部位在屈指浅肌腱止点远侧的中节指骨骨折，固定方法同近节指骨骨折。骨折部位在屈指浅肌腱止点近侧的中节指骨骨折，虽然手指在伸直位固定较稳定，但时间不宜太长，以免造成关节侧副韧带挛缩及关节僵硬。

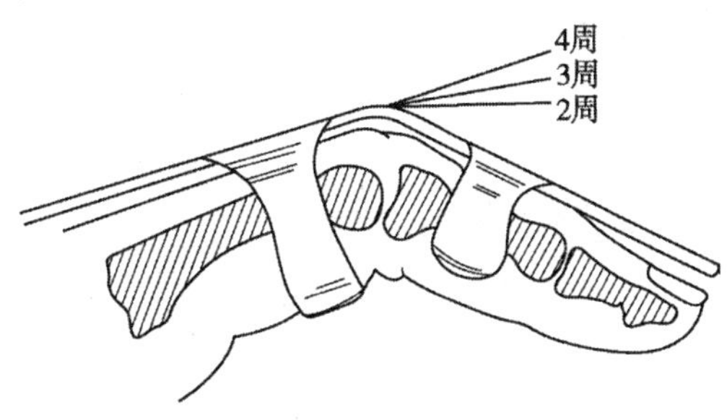

图11-90　中节指骨骨折固定方法

末节指骨末端或骨干骨折整复后，可用塑形指套或可塑性指骨夹板（铝制）固定于功能位。如为末节指骨基底部背侧撕脱骨折，则应固定在患指近侧指间关节屈曲90°位，远侧指间关节过伸位。固定时间6周。

4. 药物治疗　根据中医骨伤三期辨证原则施治。中后期治疗着重通利关节、滋血生力，以恢复手指屈伸功能。由于指骨短小，不宜外敷药，可用纱布浸药酒湿敷，以利活血化瘀、消肿止痛、舒筋活络、通利关节。

（1）损伤初期

治法：活血化瘀，消肿止痛。

内服方：丹七止痛胶囊。

外用方：消肿止痛药酒。

（2）损伤中期

治法：和营生新，接骨续筋。

内服方：续筋接骨方加减或接骨紫金丹。

外用方：舒筋通络药酒。

（3）损伤后期

治法：强筋壮骨，通利关节。

内服方：强筋壮骨丸或通利关节方加减。病程较久，手指肿胀难消或持续隐痛者加

三七、延胡索、陈皮；指间关节屈伸不利者加伸筋草、舒筋草等。

外用方：强筋壮骨药酒。同时可以选用上肢烫熨散和上肢熏洗散辅助治疗。

【康复锻炼】

整复固定后，在不影响患指固定的情况下，其余手指需经常活动。骨折愈合后，患指即应尽早做“弹指”“握拳增力”动作，以免造成关节僵硬。

第二节　下肢骨折部分

一、股骨颈骨折

股骨颈骨折是指股骨头下至股骨颈基底部之间的骨折。股骨颈骨折常发生于老年人。股骨颈骨折约占全身骨折的 3.6%。由于骨质疏松的原因，女性多于男性。股骨颈骨折的致残率和致死率均较高，由于股骨头血供的特殊性，骨折会损伤其血供系统。临床治疗中存在骨折不愈合和股骨头缺血坏死两个主要难题，其发病率为 10% ~ 15%。随着社会逐步迈入“老龄化”，该病的发病率明显增高。

【损伤机制】

由于老年人骨质疏松，股骨颈部细小脆弱，很多年前，这种骨折常被视为脆弱患者的致死原因。人在老化过程中，股骨颈逐渐退变，骨皮质变薄、变松，并且骨小梁逐渐吸收，股骨颈的杠杆作用及应力作用明显减弱。自身体重、间接和直接外力，如平地滑倒，由床上跌下，下肢突然扭转等间接或直接外力均可使脆弱的股骨颈骨折。长期卧床患者如瘫痪或慢性代谢性疾病导致钙盐比例失调，使骨质疏松，亦是易发生股骨颈骨折的因素。偶有过度、过久负重劳动或行走，逐渐发生骨折者，称为“疲劳骨折”。

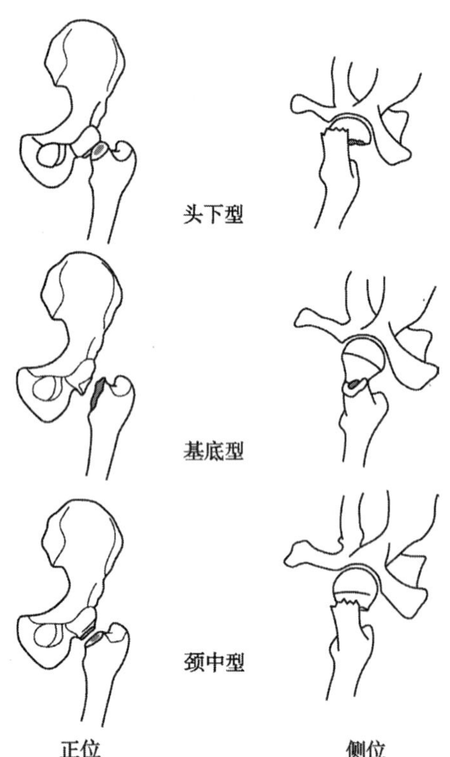

图 11-91　股骨颈骨折按部位分型

【临床分型】

1. 根据骨折部位分型（图 11-91）

（1）头下型：此型临床比较多见，骨折线位于股骨头下方，股骨颈完全处在远骨折端。

（2）颈中型：骨折面完全通过股骨颈，但此型在临床较为少见，尤其是老年人。

（3）基底型：此型少见，容易与股骨转子间骨折混淆。骨折线位于股骨颈与大小转子间连线相交处。

2. 根据髋部受伤体位分型

（1）外展型：髋部受伤时呈外展位，多为

头下型，骨折端相互嵌插，断端较稳定，血供破坏较少，故愈合率高。

（2）**内收型**：髋部受伤时呈内收位，多为颈中型，骨折断端移位明显，极不稳定。血供破坏较大，骨折愈合率低，股骨头缺血坏死率高。

【临床表现】

股骨颈骨折后髋部疼痛，髋关节任何方向的主动或被动活动都会引起局部的剧烈疼痛，有时疼痛沿股内侧放射到膝部。髋关节功能障碍或丧失，不能站立和行走，但部分有嵌入患者仍可短时站立、骑自行车或跛行。这类患者应高度重视，避免由于漏诊、误诊使骨折由稳定型转变为移位型。有移位的骨折患肢外旋内收缩短，髋膝关节屈曲畸形。囊内骨折受关节囊的束缚，外旋角度较小（45°～60°），囊外骨折则外旋角度较大（可达 90°）。部分囊内骨折由于有关节囊包裹，局部血液供应较差，其外为厚层肌肉，故瘀肿、疼痛常不明显。

【诊断】

1. **病史**　多有明确外伤史。

2. **症状与体征**　髋部疼痛，下肢活动障碍，患肢呈外旋、短缩畸形，腹股沟中下 1/3 点有明显压痛和纵轴叩击痛。股骨颈骨折与股骨粗隆间骨折症状与体征较易混淆，查体时需注意区分（表 11-1）。

表 11-1　股骨颈骨折与股骨粗隆间骨折症状、体征对比

对比项	股骨颈骨折	股骨粗隆间骨折
受伤外力大小及方向	较大，多为侧方剪力	较小，多为旋转扭力
外旋畸形角度	外旋角度小，多为 45°～60°	外旋角度大，多为 70°～90°
疼痛程度	较轻	较重
肿胀程度	较轻	较重
骨折愈合率	较低	较高
坏死率	较高	较低
年龄	较小	较大

3. **辅助检查**

（1）**X 线检查**：拍摄髋关节正侧位 X 线片，可明确骨折部位、类型和移位情况。

（2）**CT 检查**：对于严重粉碎骨折，X 线片不能完全显示清楚，需行 CT 三维重建，以明确骨折移位情况，对决定治疗及预后均有帮助。

【治疗】

1. **整复要点**　从骨杠杆力学结构上看，下肢为平衡杠杆，髋关节为支点，骨折后支点落在假关节上，故只要利用此杠杆力学原理持续牵引，同时屈髋屈膝使下肢重心移

近支点和松解髂腰肌的外旋力量，通过软组织的引导，可使骨折复位。手法复位可术者一人操作，心手合一，动作连续，轻巧省力，损伤小，痛苦少，又能解除患者心理负担。

针对骨折局部血液供应差的特点，主张及早复位，力求一次性整复，对残余移位可通过夹缚固定、肌肉收缩和手法按摩逐步矫正，以免反复刺激断端，破坏血液供应而影响愈合。早期有指导性地进行功能锻炼，使骨折断面紧密接触，减少并发症，促进血液循环和功能恢复。

2. 手法操作

（1）穴位镇痛：手法复位前用毫针强刺激健侧足三里穴以解痉止痛，利于复位。

（2）手法复位

1）拔伸屈髋内旋捺正法：患者取仰卧位，一助手按骨盆两侧髂嵴固定，术者一手固定患肢大粗隆部作为力点，另一手握住患膝为支点，以手肘和躯干固定小腿，同时肘关节向下按压小腿，以股骨干为力臂，利用杠杆力原理进行整复（图 11-92）。先顺势拔伸牵引 3 ~ 5min，当体会到骨折处被牵开或有松动感时，再调整牵引力线，屈髋屈膝 45° 加大弯矩、外展 30°，内旋患肢，固定患肢大粗隆部之手同时配合，用拇指推压股骨颈骨折远端，其余四指配合扣紧大粗隆部内旋，当触及有骨擦感时，复位即告成功。此时固定于大粗隆部之手暂不放松，握患膝之手将下肢轻轻伸直，足尖向上，测定下肢长度，一手托足跟观察有无外旋。对有嵌入性外展型骨折，整复后由于髂腰肌、股内收肌收缩，远端稍有向上移位，但断端已嵌入抵触较紧者，患肢稍有短缩，不必过分强求解剖对位。手法在整个复位过程中宜轻巧有力。

2）牵拉推挤外展内旋捺正法：患者取仰卧位，一助手按压两髂前上棘固定骨盆，一助手持小腿下段顺势牵拉。术者站于患侧以手掌根部向下推挤大粗隆部，同时牵拉小腿之助手在保持牵拉力下，逐步使患肢外展 30°，屈膝屈髋 60° ~ 90° 并内旋，即可复位。若有向前成角错位，可在牵拉下稍抬高患肢，或术者向后按压腹股沟部以矫正远折端向前的错位。

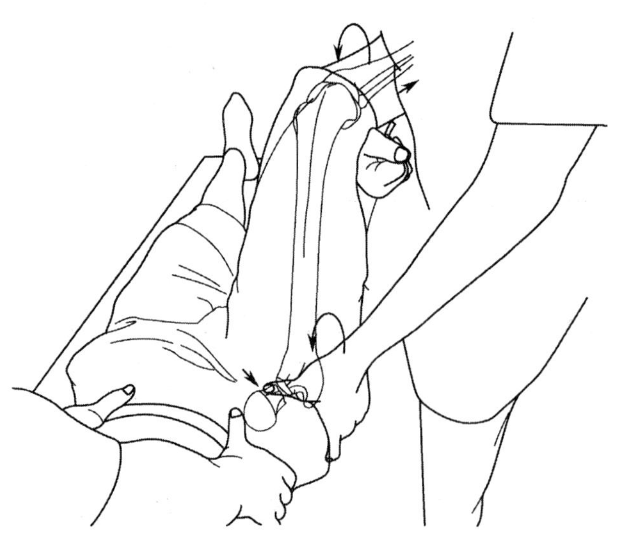

图 11-92　拔伸屈髋内旋捺正法

3）骨牵引复位法：对于骨折移位多、暴力强、血运破坏重的患者，若在麻醉下强力复位，将进一步损伤一些残存的血运，对骨折愈合不利。常可采用骨牵引复位法。患肢取仰卧位，在局麻下做胫骨结节骨牵引。根据患者的年龄、体重和肌力强弱给予适当的牵引重量，一般为 4 ~ 8kg。

患肢牵引方向应和股骨头的变位方向一致，若股骨头内收，则患肢先在内收位牵引；若股骨头外展，则患肢先在外展位牵引；若股骨头在中立位，则在中立位牵引。牵引 2～3 天后床旁正、侧位 X 线片检查。如骨折远端已牵开，则将内收位牵引改为中立位或外展位，患肢由外旋改为内旋，以便纠正骨折的向前成角和旋转，使复位的骨折端紧紧地扣住。如尚未牵开，则调整内收和外展角度或适当调整牵引重量，直到获得满意复位为止，一般在 1 周内完成。

3. 固定方法　对于无明显断端移位者可采用以下方法进行固定：

取下肢牵引套置于患肢大腿远端及小腿，足穿丁字鞋。选取钢托置于患肢（中立位）外侧，钢托下至踝关节，上至髂前上棘以上 3～5cm，骨突处垫好棉垫，再以宽约 15cm 纱布带于腰后由健侧向患侧穿过，随后向前经患髋髂前下棘至胯下缠绕，最后打结于患侧大粗隆外侧，以加强骨折处压垫挤压力。此法便于更换外用药且不惊动患处。将患肢中立外展 30°，根据患者胖瘦调整牵引重量 4～6kg。3 天后复查 X 片，根据断端对位对线情况调整牵引力线、重量，以后每周复查 1 次 X 线片。一般牵引时间为 6～8 周。患肢不必过度内旋，以免关节囊内压力加大，影响血运。

4. 药物治疗　根据中医骨伤三期辨证原则施治。因该骨折不愈合率和坏死率较高，故中后期治疗着重活血化瘀、接骨续筋，促进骨折愈合。并注重早活动，晚负重。

（1）损伤初期

治法：活血化瘀，消肿止痛。

内服方：丹七止痛胶囊或散瘀肿痛方。疼痛明显者加乳香、没药理气定痛；食少、纳差者加山楂、陈皮；卧床后大便秘结者加大黄、枳实。

外用方：外敷消肿止痛散，瘀血重者加适量逐瘀止痛散；疼痛难忍者可加理气定痛散。

（2）损伤中期

治法：和营生新，接骨续筋。

内服方：续筋接骨方加减，续服丹七止痛胶囊。

外用方：外敷续筋接骨散加养骨活血散，加脆蛇、仙桃草、杜仲、螃蟹粉、自然铜增强接骨功效。

（3）损伤后期

治法：补肝肾，强筋骨，益气血。

内服方：强筋壮骨丸或养骨活血方加减。病程日久、体质虚弱者加黄芪、山药、白术、紫河车等健脾益胃、补益气血。

外用方：养骨活血散与强筋壮骨散搭配使用。愈合迟缓者加续筋接骨散。同时可以选用下肢烫熨散和下肢熏洗散辅助治疗。

【康复锻炼】

功能锻炼主要以肌力、关节活动度和步态训练为主。

1. 伤后 2 周内　主要以患肢肌肉的静力收缩运动和远端关节的活动为主。目的是促进血液循环，防止下肢深静脉血栓。如“绷勾增力”、股四头肌静力收缩等动作。

2. 伤后 2 周至解除牵引或外固定期前 主要以健侧肌肉力量和髋、膝关节活动度的训练为主。目的是维持健侧下肢肌力，避免因长时间卧床而导致肌肉萎缩，并为后一阶段下床锻炼创造条件。卧床期间坚持上肢锻炼，维持上肢、胸腹部的肌肉弹性和力量。避免后阶段下床步行器行走时出现上肢力量不足而影响锻炼。如健侧“抱髋屈膝”、“卧位云手”、上肢扩胸运动等动作。

3. 解除牵引或外固定后 在锻炼髋关节活动度和加强股四头肌力量训练的同时做好下床和步态的训练。目的是增加患者身体的平衡性和肢体的协调性，防止意外的发生，如“擦地”“划圈”“立位提踵收臀”等动作。

为保证骨折坚固的愈合与避免髋部过早负荷，导致股骨头缺血性坏死，宜在半年内扶拐或用手杖下地行走，手杖应拄于健侧，改变人体重心，使之有效地减轻患肢负重。

二、股骨粗隆间骨折

股骨粗隆间骨折系指股骨颈基底部至小粗隆水平以上部位发生的骨折。多发生于老年人，多与骨质疏松有关，女性多于男性，其平均年龄稍大于股骨颈骨折患者。如跌倒时，可在过度外展、内收、旋转等应力的作用下，引起不同类型的股骨粗隆间骨折。虽然股骨粗隆间血运丰富，骨折后极少出现不愈合，但容易发生髋内翻畸形，影响日后的功能。

【损伤机制】

1. 外旋型骨折（顺粗隆间型） 自小粗隆或稍上、下部位，由内下斜行向外上与股骨干纵轴成较小的锐角。小粗隆可单独撕脱，亦可连同上下的骨皮质一起骨折。骨折远端因肌肉收缩和重力关系，可发生向上及外旋移位，但颈干角无明显位置改变。下肢多呈外旋位。此类骨折多见，一般较稳定。

2. 内翻型骨折（顺粗隆间粉碎型） 骨折部位常较外旋型骨折位置高，折线走行亦由内下向外上，小粗隆处可劈裂或游离，颈干角变小。骨折线与小粗隆股骨颈干长轴形成较大的锐角。内侧骨皮质因受内翻应力的影响，常有相互嵌插。因内侧骨皮质破坏严重，股骨距内侧弓破坏，髋内翻畸形。患肢外旋，远折端粗隆上移。

3. 内旋型骨折（反粗隆间型） 骨折线由小粗隆与股骨颈基底部开始，由内上斜向外下，达于股骨干上端外侧，与外旋型骨折线相反，呈斜线或短螺旋形骨折。近端因外展外旋肌的牵拉，形成外展外旋畸形，远端则因内收肌与腰大肌的强力牵拉，向内、向上移位，可形成髋内翻畸形，但经整复后一般较少发生髋内翻。该类骨折为一种不稳定性骨折。

4. 粗隆下型 骨折线贯通大小粗隆下方，骨折线呈横形、斜形或锯齿形。骨折近端屈曲、外展、外旋，远折断向内及外旋移位。另外，粉碎性骨折可见于上述各型，因较大暴力或骨质过于脆弱而致粉碎性骨折，大小粗隆及内侧骨支柱也支离破碎，髋内翻严重，远端明显上移，患肢外旋。

【临床分型】

按骨折线走行方向和位置可分为三型（图 11-93）：

1. 顺粗隆间型　又称稳定型。骨折线自大粗隆顶点开始，斜向内下方行走，达小粗隆部。根据暴力的情况不同，小粗隆或保持完整，或成为游离骨片，但股骨上端内侧的骨支柱保持完整，骨的支撑作用还比较好，髋内翻不严重，移位较少，远端因下肢重量而轻度外旋。

2. 反粗隆间型　又称不稳定型。骨折线自大转子下方斜向内上方行走，达小转子的上方。骨折线的走向与转子间线大致垂直。骨折近端因外展肌与外旋肌的收缩而外展、外旋，远端因内收肌与髂腰肌的牵引而向内、向上移位。

3. 粉碎型　大小粗隆线下方 5cm 以内。顺粗隆间粉碎型及反粗隆间粉碎型均为不稳定骨折。

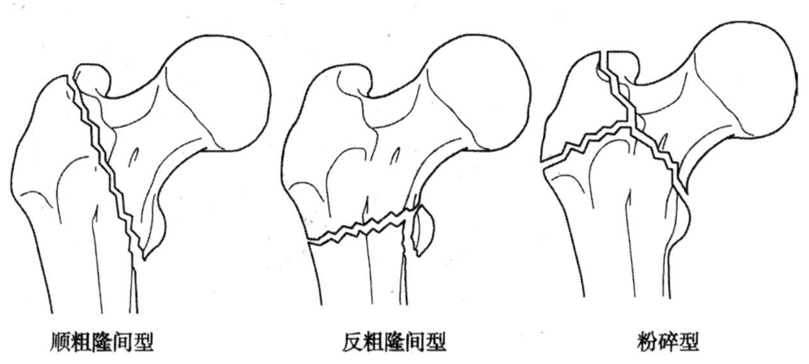

图 11-93　股骨粗隆间骨折类型

【临床表现】

伤后髋部疼痛、肿胀，髋关节活动受限，髋部可见皮下瘀斑。患者无法站立行走，患肢呈外旋短缩畸形，其外旋及短缩程度大于股骨颈骨折。

【诊断】

1. 病史　有明确外伤史。

2. 症状与体征　髋部疼痛明显，可见大片皮下瘀斑，大粗隆压痛、叩击痛明显，下肢呈外旋、短缩畸形。

3. 辅助检查　X 线正侧位片可明确诊断。对于严重粉碎骨折，X 线片不能完全显示清楚，需行 CT 三维重建，明确骨折移位情况，对决定治疗及预后均有帮助。

【治疗】

1. 整复要点　粗隆间骨折主要要求解决内翻成角，保持下肢长度。

2. 手法操作

（1）穴位镇痛：手法复位前用毫针强刺激健侧足三里穴以解痉止痛，利于复位。

（2）手法整复

1）顺粗隆间型：可施用拔伸推挤捺正法（图 11-94）。患者取仰卧位，一助手固定

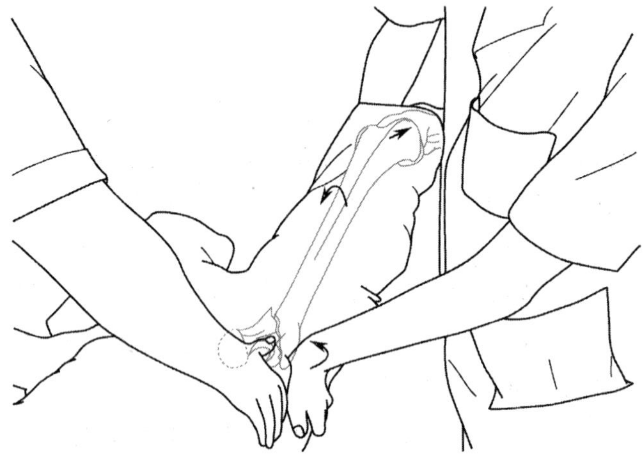

图 11-94　拔伸推挤捺正法

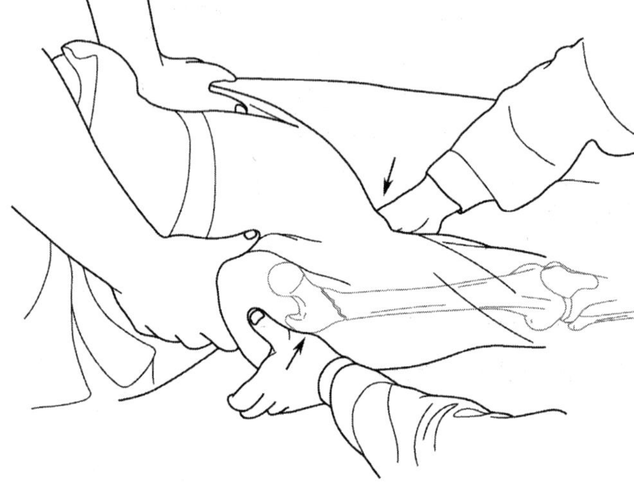

图 11-95　拔伸挤压捺正法

骨盆，术者立于患侧，一手扶患膝内侧，用肘部与躯干部夹持小腿，同时屈膝、屈髋、外展拔伸牵引，逐步外展 30°，待手下有松动感时，逐步内旋至中立位。按损伤机制，骨折移位程度、方向、位置，自后外向前内端提，同时另一手手掌向内推挤骨折远端，使其向内侧嵌插，矫正侧方分离和旋转畸形，稳定内侧弓。保持外展 30°位，足置于中立位不偏斜。

2）反粗隆间型：可施用拔伸挤压捺正法（图 11-95）。患者取仰卧位，一助手固定骨盆，另一助手牵引小腿。在上述顺粗隆间骨折整复手法的基础上术者两手掌内外相对挤压，使两斜行骨端对合。

3）粉碎型：以上述骨折整复方法纠正断端大致对位对线后，再行对向挤压手法将骨折碎块渐次靠拢。

3. 固定方法

（1）**无移位骨折**：取下肢牵引套置于患肢大腿远端及小腿，足穿丁字鞋。选取钢托置于患肢（中立位）外侧，钢托下至踝关节，上至髂前上棘以上 3～5cm，骨突处垫好棉垫，股骨大粗隆外侧放置纸壳压垫，再以宽约 15cm 纱布带于腰后由健侧向患侧穿过，随后向前经患髋髂前下棘至胯下缠绕，最后打结于患侧大粗隆外侧，以加强骨折处压垫挤压力。将患肢中立位外展 30°。根据患者胖瘦调整牵引重量 4～6kg。3 天后复查 X 线片，根据情况调整牵引力线及重量，以后每周复查1次X线片。一般牵引时间为4～6周。

（2）**有移位骨折**：有移位骨折可采用骨牵引进行复位并维持骨折断端对位对线。可用股骨髁上骨牵引术，牵引重量约为体重的 1/7，牵引时间为 6～8 周，对断端不稳定或愈合迟缓者可适当延长牵引时间。牵引期间应加强护理，预防压疮及肺部和尿路感染。

4. 药物治疗　根据中医骨伤三期辨证原则施治。因该骨折多发生于老年人，且骨折断端多分离明显，故中后期治疗应着重接骨续筋，促进骨折愈合。并且根据患者体质补益气血、强筋健骨。

（1）损伤初期

治法：活血化瘀，消肿止痛。

内服方：丹七止痛胶囊或散瘀肿痛方。疼痛明显者加乳香、没药理气定痛；伤前已气血虚衰者加西洋参、黄芪、当归、阿胶；食少、纳差者加山楂、神曲、陈皮；卧床后大便秘结者加大黄、枳实；小便不利者加车前草、厚朴，并可加茯苓、鱼腥草、川贝母等预防肺部感染。

外用方：外敷消肿止痛散，瘀血重者加适量逐瘀止痛散；疼痛难忍者可加理气定痛散。

（2）损伤中期

治法：和营生新，接骨续筋。

内服方：续筋接骨方加减或接骨紫金丹。气虚神疲者加黄芪、党参；血虚者加当归、熟地、阿胶等；脾虚者加茯苓、白术、砂仁等。

外用方：外敷续筋接骨散加养骨活血散，加杜仲、螃蟹粉、白及增强接骨功效。

（3）损伤后期

治法：补肝肾，强筋骨，益气血。

内服方：强筋壮骨丸或养骨活血方加减。肿胀缠绵难消者加泽泻、薏苡仁等；病程日久、体质虚弱者加黄芪、山药、白术、紫河车等健脾益胃、补益气血。

外用方：养骨活血散与强筋壮骨散搭配使用。愈合迟缓者加续筋接骨散。同时可以选用下肢烫熨散和下肢熏洗散辅助治疗。

【康复锻炼】

参见“股骨颈骨折”康复锻炼。

三、股骨干骨折

股骨干骨折是指股骨小转子下 2 ~ 5cm 到股骨髁上 2 ~ 4cm 之间的骨折。股骨为人体中最长的管状骨，主要承担下肢的负重功能。周围有丰厚的肌肉包绕，骨折多由强大暴力引起，出血较多，骨折端受肌肉牵拉移位较重。股骨干骨折约占全身骨折的 6%。男性多于女性，约 2.8 ：1，患者以 10 岁以下的儿童及青壮年居多。随着近年来交通事故的增多，股骨干骨折的发病比例近年呈上升趋势。骨折往往复杂，一方面由于周围有丰富的肌肉组织和血供，为骨折愈合提供了优势。另一方面又由于肌肉的牵拉，阻碍骨折复位和固定的稳定性，这在诊疗时应予以重视。

【损伤机制】

股骨干骨折可由直接外力引起，如车祸碰撞、碾轧、挤压和重物打砸等，多引起横断形、短斜形和粉碎性骨折；或间接外力引起，如由高跌坠、扭转和杠杆外力等，多见于儿童，多为长斜形和螺旋形骨折，均属不稳定骨折。青枝骨折仅见于幼儿。股骨干骨

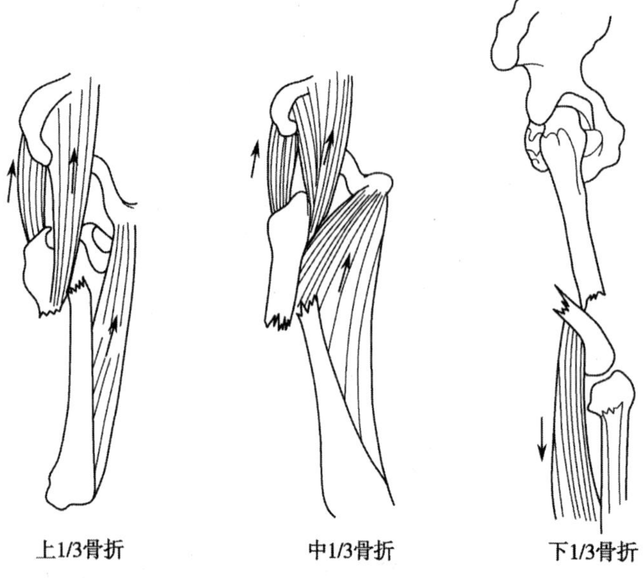

图 11-96　股骨干骨折按部位分型及断端移位方向

折多由强大暴力所造成，骨折后断端移位明显，软组织损伤常较重。骨折移位的方向，除受外力和肢体重力的影响外，主要是受肌肉牵拉所致。

【临床分型】

根据骨折部位分为三型（图 11-96）：

1. 上 1/3 骨折　骨折近端因受髂腰肌、臀中肌、臀小肌及其他外旋肌群的牵拉而产生屈曲、外展、外旋移位，骨折远端由于内收肌群作用则向后、向上、向内移位。造成骨折端重叠和向前外成角畸形。

2. 中 1/3 骨折　两骨折端除有重叠畸形外，移位方向依暴力而定，无一定规律性，但多数骨折近端呈外展屈曲倾向，远端因内收肌的作用，其下端向内上方移位。无重叠畸形的骨折，因受内收肌收缩的影响有向外成角的倾向。

3. 下 1/3 骨折　因膝后方关节囊及腓肠肌的牵拉，骨折远端往往向后移位。严重者，骨折端有损伤腘动、静脉及坐骨神经的危险。

【临床表现】

患肢疼痛剧烈、肿胀明显、压痛、功能丧失，大腿外观可见向前外成角畸形，患肢可短缩。严重者可出现四肢厥冷、口渴等创伤性休克症状。

【诊断】

1. 病史　有明确外伤史。

2. 症状与体征　疼痛剧烈，肿胀明显，患肢功能丧失，大腿向前外侧成角及外旋畸形，患肢可短缩。局部压痛明显，可触及明显骨擦音及假关节活动。

从高处坠下致股骨干骨折，要注意跟骨、脊柱及骨盆的损伤情况。机器碾压、汽车撞伤所致骨折，应注意有无髋关节脱位及内脏伤。神经损伤和内出血也是不可忽视的，神经损伤多发生在下 1/3 骨折及股骨髁上骨折。而大量内出血却可能发生在任何部位的股骨干骨折中，局部肿胀严重，患者面色苍白，口渴、欲吐、出冷汗、燥热或恶寒、心悸、脉细数，即休克的早期征兆。

股骨干周围血运丰富，骨折后出血较多，易发脂肪栓塞综合征。严重挤压伤亦可引起挤压综合征，这是骨折早期易危及生命的并发症，在早期诊治时应引起重视。

3. 辅助检查

（1）X 线检查：拍摄股骨正侧位 X 线片，并包括上下关节。结果可明确骨折部位、类型和移位情况。如摄 X 线片发现股骨上 1/3 骨折而近折端向后向内移位，则提示伴髋关节后脱位，应拍摄髋关节 X 线片及仔细检查以确诊。

（2）CT 检查： 对于严重粉碎性骨折，X 线片不能完全清楚显示的，需行 CT 三维重建，以明确骨折移位情况。

【治疗】

1. 整复要点　手法复位前需评估患者全身情况，有无创伤性休克倾向及脂肪栓塞、挤压综合征的表现，应遵循“急则治标”的治疗原则，在患者情绪及各项生命体征平稳后再行手法整复。对于移位较明显且肌肉丰厚的患者，可先行骨牵引以纠正断端部分重叠及旋转移位，后再行手法整复。

大腿肌肉丰厚，肌力强大，因此，在复位中应根据肌肉牵拉的方向来选取合适的手法牵引力线。股骨干有轻度向前外侧凸的弧形弯曲，此弧度有利于股四头肌发挥其伸膝作用，治疗时应尽可能恢复并保持此生理弧度。由于下肢受重力的影响，骨折远端多有外旋，故应注意矫正骨折远端外旋畸形。

2. 手法操作

（1）穴位镇痛　手法复位前用毫针强刺激健侧足三里穴以解痉止痛，利于复位。

（2）手法复位

1）股骨干上 1/3 骨折复位手法：患者取仰卧位，一助手固定骨盆，另一助手握持患肢远端顺势持续拔伸牵引，当手感觉骨折端松动时调整力线和旋转，待骨折重叠和旋转移位矫正后，术者立于患侧以两手拇指置于骨折近端的外前方，双手其余四指环抱大腿内侧远折端的后方，两手同时用力对向推挤提按捺正使骨折复位（图 11-97）。复位后远侧端助手在维持牵引力下轻微上下、左右摆动下肢，可使骨折断端咬合更加紧密。

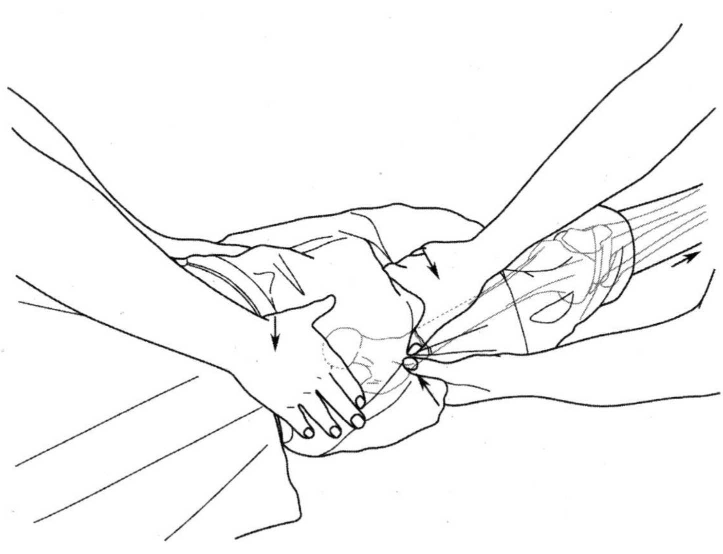

图 11-97　股骨干上 1/3 骨折复位手法

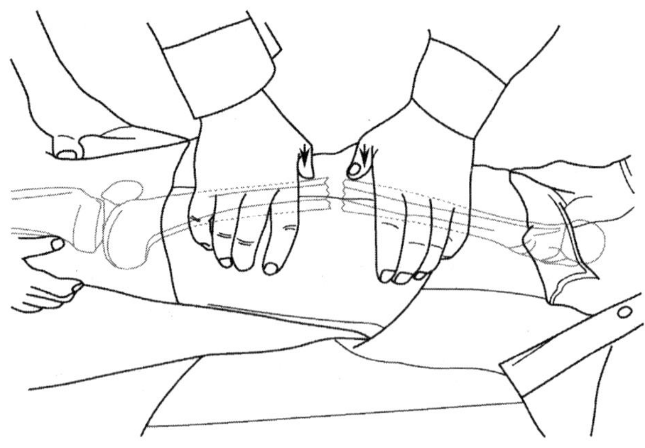

图 11-98　股骨干中 1/3 骨折复位手法

2）股骨干中 1/3 骨折复位手法：患者取仰卧位，一助手双手把持患侧胯部（大腿根部），另一助手双手握持膝关节做顺势拔伸牵引。该型骨折除有重叠外，因内收肌的牵拉，骨折端多向外成角。复位时应将患肢置于外展位，加大牵引力，待重叠移位矫正后，术者一手置于近端外侧，另一手置于远折端内侧，对向推挤矫正侧方移位。然后以两手拇指分别置于骨折远近两端前外侧，其余四指端托固定于骨折远近两端大腿后侧，两拇指同时向内下按压以矫正前外成角（图 11-98）。对长斜形或多片粉碎性骨折，用挤捏捺正法复位。

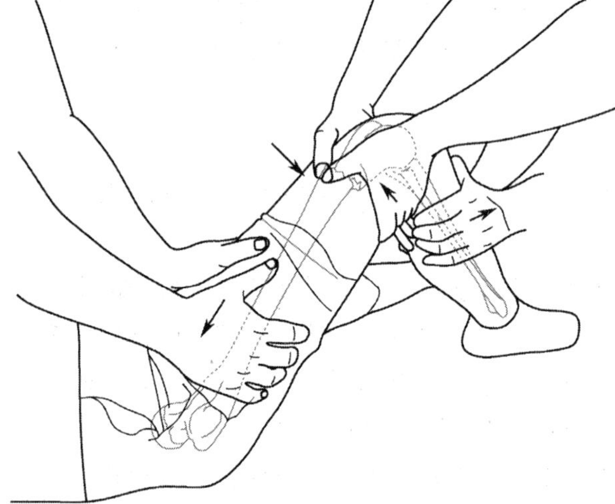

图 11-99　股骨干下 1/3 骨折复位手法

3）股骨干下 1/3 骨折复位手法：骨折远段因受膝后方关节囊及腓肠肌的牵拉，向后移位。复位时患肢取中立或轻度外展位，一助手固定大腿，另一助手双手握持小腿上端牵引，膝关节屈曲 90°位拔伸牵引，放松膝后方关节囊及腓肠肌。术者一手置于近端外侧，另一手置于远折端内侧，对向推挤矫正侧方移位。再用端提法，术者两手拇指按压近折端向下，余指端提远折端向上，以矫正骨折断端前后移位（图 11-99）。若复位不满意，可增加膝关节屈曲度。多可矫正远端向后旋转移位。

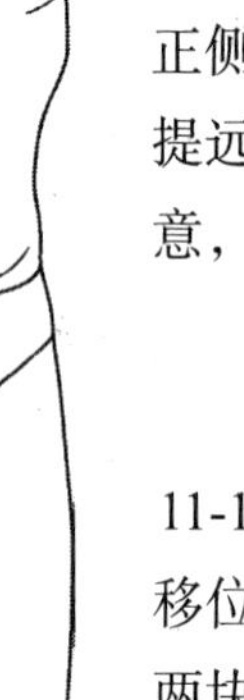

图 11-100　股骨干骨折夹板固定

3. 固定方法

（1）夹板固定： 小夹板加压垫配合骨牵引是最常用的方法（图 11-100 ~ 图 11-102）。经手法整复后，根据骨折移位及整复后残留移位情况，分别可用一块弧形压垫置于骨折部的一侧或两侧，或用两块压垫置于骨折部的两侧（一块放在骨折近段，一块放在远段），用对向加压两点挤压法，或用三块压垫三点挤压法。后用四块夹板（长、宽度使用原则同肱骨干骨折），以扎带、绷带包扎固定。因附着于股骨的肌群牵拉力强大，特别是内收肌群。在股骨干周围的肌群中，伸、屈肌群互相拮抗以保持平衡，而股骨干周围没有足以与内收肌群相对抗的外展肌群，故骨折远端经常有内收移位的倾向，整复后常会向外成角。因此，骨折经整复，夹板、压垫和绷带包扎后，需用骨牵引维持稳定性。

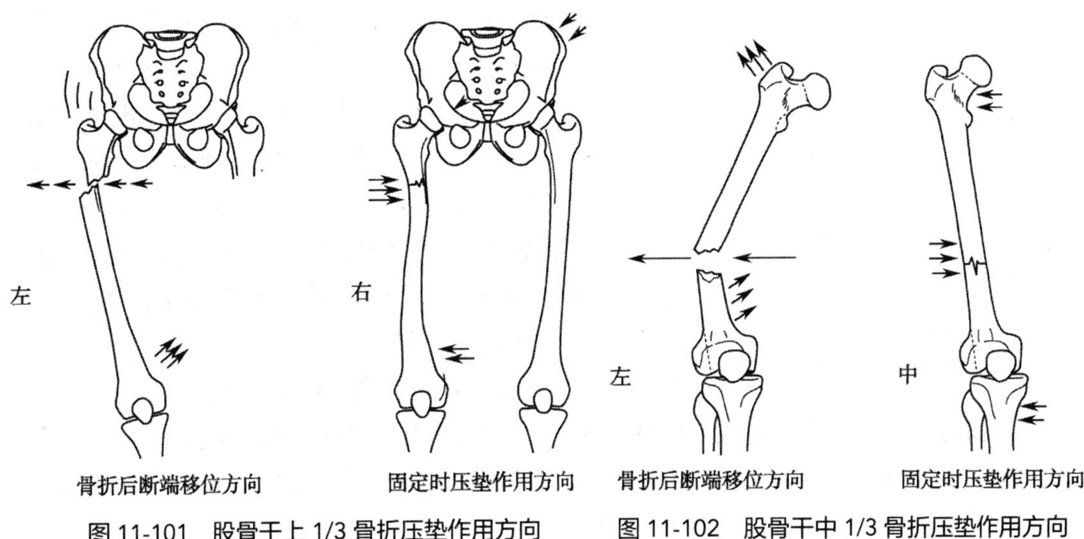

图 11-101　股骨干上 1/3 骨折压垫作用方向　　图 11-102　股骨干中 1/3 骨折压垫作用方向

1）骨牵引：由于大腿肌群丰厚，股骨干的直径相对较细，其横断骨折亦不稳定，单独外固定难以维持骨折的稳定，常配合应用骨牵引以克服强大肌群的收缩力。股骨干骨折根据损伤部位不同而使用不同的骨牵引方法。

2）股骨髁上牵引：适用于中 1/3 骨折或骨折远端向后移位的下 1/3 骨折。中 1/3 骨折应置患肢于外展中立位，下 1/3 骨折应置患肢于屈髋屈膝中立位。

3）股骨髁牵引：适用于上 1/3 骨折和骨折远端向后移位的下 1/3 骨折，患肢置屈髋屈膝中立位。

4）胫骨结节牵引：适用于上 1/3 骨折和骨折远端向前移位的下 1/3 骨折，患肢置屈髋外展位（图 11-103）。

牵引力通过股四头肌直接传递和挤压骨折近端，完全可以将屈曲、外展、外旋移位的骨折近端牵拉于中立位。除骨折断端有肌肉嵌入挤压或斜形骨折上下骨折端背靠背移位，需用解脱或手法回旋复位外，其他无论上、中、下型的骨折，均可使用中立位牵引，只要牵引力量合适，夹板固定得当，肌肉收缩的主动运动，多能使骨折自动复位。

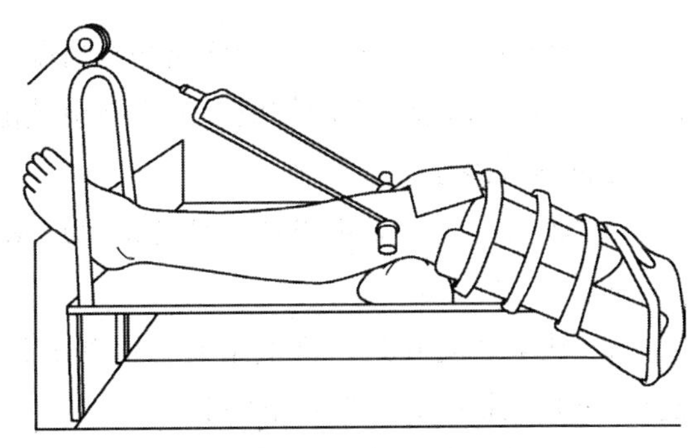

图 11-103　胫骨结节骨牵引

（2）儿童股骨干骨折固定：因为患儿在生长期内，骨折愈合快，塑形改造能力强，这在治疗上有其自身特点，只要通过悬吊牵引、皮肤牵引或骨牵引配合小

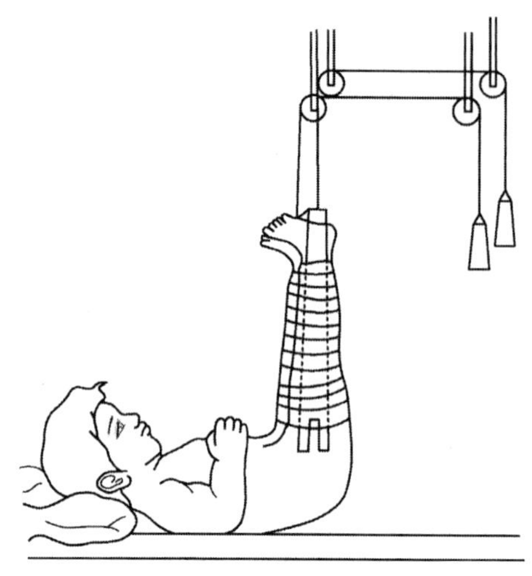

图 11-104　垂直悬吊皮牵引

夹板固定，多可自行复位。（垂直悬吊牵引适合于 3 岁以下幼儿；水平皮肤牵引适合于 4 ~ 8 岁儿童；骨牵引适用于 8 ~ 12 岁儿童，为了避免损伤胫骨结节骨骺可将牵引针穿在胫骨结节以下 2 ~ 3cm 处的胫骨干骨皮质上，见图 11-104）

4. 药物治疗　根据中医骨伤三期辨证原则施治。儿童骨折一般不须内服药治疗。成人骨折多伴有大量出血，故在初期着重活血化瘀，促进血肿吸收；中期着重续筋接骨，促进骨折愈合；后期着重坚筋固骨，促进筋骨强劲。

（1）损伤初期

治法：活血化瘀，消肿止痛。

内服方：丹七止痛胶囊或散瘀肿痛方。如瘀肿重者可加延胡索、郁金理气导滞；出血多者可适当加以当归、阿胶、熟地等补血药物；食少纳差、腑实不通者可加开胃导滞、润肠通便药物，如山楂、莱菔子、桃仁、瓜蒌等。

外用方：外敷消肿止痛散，瘀血重者加适量逐瘀止痛散；疼痛难忍者可加理气定痛散；患处红肿发热者加骨炎散 1 号。

（2）损伤中期

治法：和营生新，接骨续筋。

内服方：续筋接骨方加减或接骨紫金丹。仍有瘀肿、疼痛者可加当归尾、赤芍、延胡索、五加皮等；气血损伤伴脾胃虚弱者加白术、山药、党参以补气健脾。

外用方：外敷续筋接骨散。伴有瘀血未尽或疼痛明显者加逐瘀止痛散。愈合迟缓者加脆蛇、仙桃草、杜仲、骨碎补、自然铜等。

（3）损伤后期

治法：补益肝肾，坚筋强骨。

内服方：强筋壮骨丸或养骨活血方加减。肿胀缠绵难消者加泽泻、木通、冬瓜皮、薏苡仁等；病程日久、体质虚弱者加黄芪、山药、白术、紫河车等健脾益胃、补益气血。

外用方：强筋壮骨散与舒筋通络散搭配使用。有关节酸软乏力、冷痛者可加舒筋通络散。同时可以选用下肢烫熨散和下肢熏洗散辅助治疗。

【康复锻炼】

1. 较大儿童、成年患者的功能锻炼应从复位后第 2 天起开展，练习股四头肌收缩及“绷勾增力”动作。

2. 从第 3 周开始，直坐床上，用健足蹬床，以两手扶床练习使身体离开床面，以达到使髋、膝关节开始活动的目的。

3. 从第 5 周开始，两手扶吊环，健足踩在床上支撑，收腹、抬臀，使臀部完全离床。如摄X线片骨折端无变位，可从第6周开始扶床架练习站立。

4. 解除固定后，对股骨干上1/3骨折加用外展夹板，以防止内收成角，在床上活动1周即可扶双拐下地做患肢不负重的步行锻炼。

5. 当骨折端有连续性骨痂时，患肢可循序渐进地增加负重。如“擦地”“划圈”“单腿蹲”等动作。

四、股骨髁上骨折

股骨髁上骨折是发生在腓肠肌起点上2～4cm范围内的骨折，主要发生于两类人群，高能量损伤多发生于青壮年，低能量损伤多发生于老年人，其中女性多于男性。约占股骨骨折的4%～7%。

【损伤机制】

本病可由直接暴力或间接暴力引起，以间接暴力为多。间接暴力如从高处跌下，足部或膝部着地，由于身体重力与地面向上的反作用力引起骨折；或因直接打击或扭转外伤所致。此外，若膝关节僵直，废用性骨质疏松，及膝部杠杆作用增加，则更容易因外力而导致股骨髁上骨折。

【临床分型】

根据受伤机制和远折端移位方向分为屈曲型和伸直型（图11-105）。一般以屈曲型多见。

1. **屈曲型**　多在膝屈曲位时受伤，骨折线由前下向后上，远折端向后移位。骨折线呈横断或斜形。远折端因受腓肠肌牵拉和关节囊紧缩而后移，锐利的折端，有刺伤或压迫股动、静脉及胫神经的可能，造成较骨折本身严重的危险。同时，近折端向前伸出，可刺破髌上囊及前面皮肤而成为开放骨折。

2. **伸直型**　跌倒时，膝关节伸直位或遭受后方暴力打击，远折端向前移位，则骨折线呈横断或斜形。斜形骨折的骨折线从前上向后下，远近骨折端前后重叠。

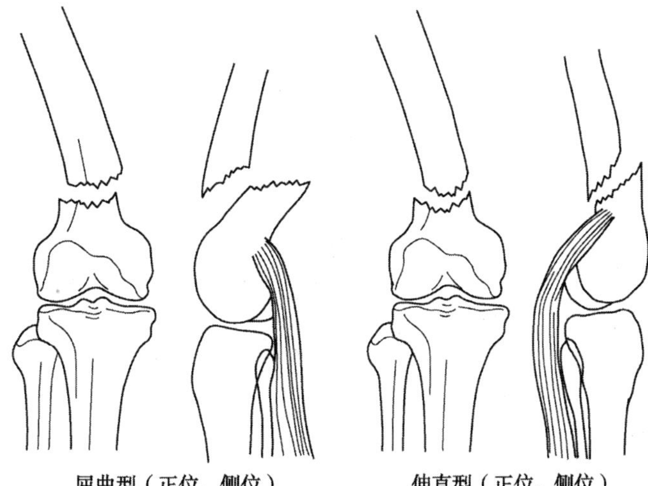

图11-105　股骨髁上骨折

【临床表现】

股骨下段疼痛、严重肿胀，患肢缩短畸形，膝关节功能障碍。髌上囊及腘窝部可出现血肿，可见假关节活动及骨擦感。

【诊断】

1. **病史**　有明确外伤史。

2. **症状与体征**　损伤后如疑为股骨髁上骨折，检查时应防止膝关节过伸，以免加大移位畸形，造成血管、神经损伤。屈曲型骨折，有时可扪及在髌骨上方突出的骨折近端。伸直型骨折，折端前后重叠，不易扪及骨折端，但患处前后径增大。局部如出现较大血肿，且胫后、足背动脉搏动减弱或消失，应考虑腘动脉损伤的可能；若出现足跖屈、内收、旋后及趾屈曲运动消失，并呈仰趾状，趾强直，足底反射及跟腱反射消失，伴有小腿后 1/3、足背外侧 1/3 及足底皮肤感觉明显减弱或消失时，应充分考虑到胫神经损伤的可能性。

3. 辅助检查 膝关节正侧位 X 线片可确定骨折类型和移位情况。CT 检查诊断骨折粉碎程度、关节面涉及程度。涉及神经、血管损伤者，可行 MRI、血管造影检查。

【治疗】

1. 整复要点 股骨髁上骨折中的屈曲型骨折在手法复位中属于较难复位的一种，骨折远端向下成角移位后不易触摸，且靠近血管，所以整复时难度较大。由于远端被腓肠肌和腘肌牵拉向后成角，所以在复位时应采用屈膝位以放松腓肠肌和腘肌的牵拉。若膝关节内积血较多，可先在无菌操作下穿刺抽出积血，再行整复。

2. 手法操作

（1）穴位镇痛：手法复位前用毫针强刺激健侧曲池穴以解痉止痛，利于复位。

（2）手法复位

1）屈曲型：采用屈膝端提挤按捺正法（图 11-106）。患者取仰卧位，屈膝于 45° ~ 90°，一名助手固定大腿上段，另一名助手持小腿上段维持膝关节屈曲位顺势拔伸牵引，术者先以两手掌相对挤压矫正侧方移位，然后两手拇指置近折端前侧向后按压，余四指环抱远折端向前端提复位。复位后在手法固定下，远端牵引小腿的助手缓慢伸直膝关节，并保持膝关节屈曲 20°左右，然后轻微旋转摇摆小腿，可使折断相嵌紧密。复位困难者不宜反复施行手法而造成血管、神经损伤等并发症。

2）伸直型：采用伸膝端提挤按捺正法。患者取仰卧位，一名助手固定大腿上段，另一名助手在下肢伸直位持小腿拔伸牵引，术者两手掌置膝关节上部两侧对向推挤矫正侧方移位，然后术者用两拇指按压远折端向后，余四指环抱大腿近端向前端提，即可复位。

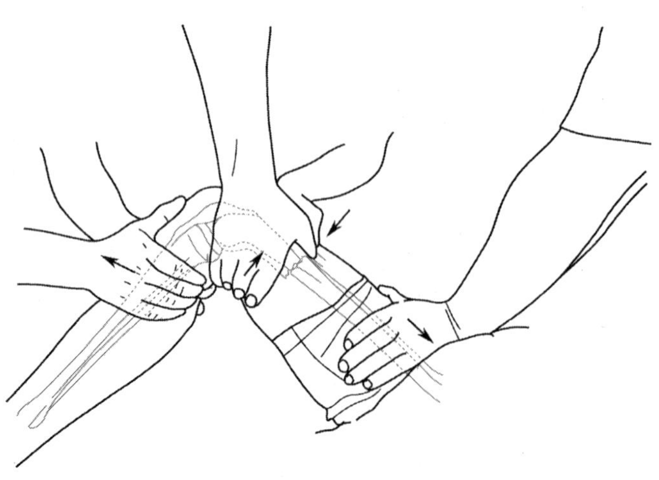

图 11-106 屈曲型骨折手法整复

3. 固定方法 整复后，用夹板或骨骼牵引固定，或两者同时采用。

（1）无移位骨折：前侧板下端至髌骨上缘，后侧板下端至腘窝中部，两侧以带轴活动夹板施行超关节固定。放好软垫后，用四根布带固定大腿部，保持膝关节屈曲约 20°，时间 4 ~ 6 周。此种固定可以保持膝关节的屈伸活动。

（2）**有移位骨折**：用骨牵引加夹板固定。整复后，根据不同类型，采用不同牵引，同时用四块夹板固定。屈曲型用股骨髁牵引及四块夹板固定，两侧板可选用前端呈叉状形者。伸直型用胫骨结节牵引及四块夹板固定，两侧板可选用前端微凹状形者。前侧板下抵髌骨上缘，后侧板下端抵腘窝中部，两侧板根据不同类型而选择。保持膝关节屈曲 10° ~ 20°。4 ~ 6 周后，可去除牵引，改换超关节铰链式夹板固定，直至愈合。

4. 药物治疗　根据中医骨伤三期辨证原则施治。该病可伴有神经、血管损伤，故在初期治疗中应着重于活血化瘀，消肿止痛。后期着重于通利关节，恢复功能。有神经损伤者宜温经通络。

（1）损伤初期

治法：活血化瘀，消肿止痛。

内服方：丹七止痛胶囊或散瘀肿痛方加减，如关节瘀肿较重，伴有瘀血化热者可加黄连、苍术、黄柏或金葵果。

外用方：外敷消肿止痛散，瘀血重者加适量逐瘀止痛散；疼痛难忍者可加理气定痛散，患处有红肿热痛者加骨炎散 1 号。

（2）损伤中期

治法：和营生新，接骨续筋。

内服方：续筋接骨方。症状改善但关节肿痛消散未尽者，选用散瘀肿痛方加泽泻、木通等。有神经损伤者加黄芪、威灵仙、地龙等。

外用方：外敷续筋接骨散，如伴有瘀血或疼痛者可适量加逐瘀止痛散；伴神经损伤者加温经通络散。

（3）损伤后期

治法：通利关节，滋血生力。

内服方：通利关节方或活血养骨方加减。

外用方：养骨活血散与舒筋通络散搭配使用。膝关节僵直或有硬结者加独茳止痛散。同时可以选用下肢烫熨散和下肢熏洗散辅助治疗。

【康复锻炼】

参见“股骨干骨折”康复锻炼。

五、股骨髁间骨折

股骨髁间骨折较为少见，其发生率约占全身骨折脱位的 0.4%。因损伤波及关节面，并可改变下肢轴线，治疗较为困难。骨折易发生折块分离。以青壮年多见。

【损伤机制】

多由高处跌下，足部或膝部着地，间接暴力所引起，也可因直接打击所造成。此外，若膝关节强直、废用性骨质疏松，更易因外力而发生髁间骨折。

股骨髁间骨折的病因病机与股骨髁上骨折相类似，多因自高处坠下，足部触地，先发生股骨髁上骨折，如暴力继续传导，骨折近端嵌插于股骨两髁之间，将股骨髁劈开分为内外两块，成为“T”形或“Y”形骨折，故多有严重移位。股骨内、外髁骨折后，由于外力和腓肠肌内、外侧头的牵拉，而向后下移位。

【临床分型】

按骨折部位可分为以下3种类型：

1. 股骨外髁骨折 是由膝关节强力外翻所致。当暴力撞击于关节外侧，迫使其强力外翻时，则股骨外髁受胫骨外髁的冲撞而发生骨折。因膝关节外侧易遭外力撞击，故股骨外髁骨折较为多见。

2. 股骨内髁骨折 为膝关节强力内翻所致。当膝关节内侧受暴力撞击，迫使其强力内翻时，则股骨内髁受胫骨内髁的冲撞而发生骨折。因膝关节内侧遭外力撞击情况较少，故股骨内髁骨折较为少见。

3. 股骨髁间骨折 是由垂直冲撞力所致。根据其骨折线形态，有股骨髁间“T”形和股骨髁间“Y”形骨折（图11-107）。当由高空坠落、足部着地时，体重沿股骨干向下传导，地面反作用力沿股骨干向上传导，相互作用于股骨髁上皮质骨、松质骨交界部，造成该部位的骨折。

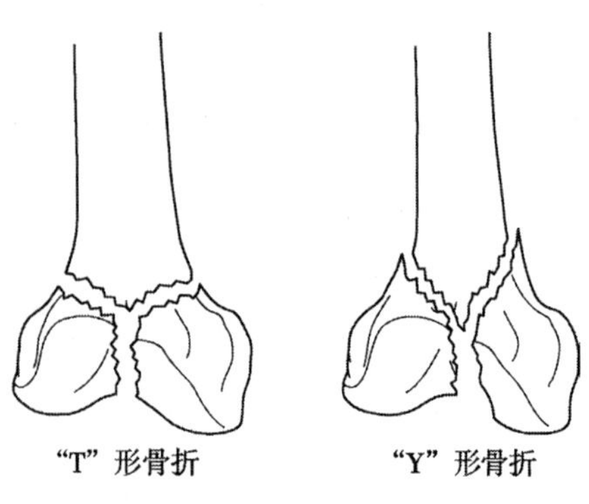

图11-107 股骨髁间骨折分型

【临床表现】

伤后膝部疼痛、肿胀严重，皮下瘀斑，膝关节呈半屈曲位，功能丧失，患肢缩短，膝部可有横径或前后径增大。

【诊断】

1. 病史 有明确外伤史。

2. 症状与体征 膝关节以上压痛及肿胀明显，股骨远端可有前后径或横径增大，膝部功能障碍，可扪及骨擦感，纵轴叩击痛阳性。注意检查有无伴随神经、血管损伤等并发症。

3. 辅助检查 X线片可看到骨折类型和移位，及关节腔内是否有骨块嵌入。根据病情，必要时选择CT或MRI检查。

【治疗】

1. 整复要点 对于股骨髁间骨折，在整复时应尽量达到解剖复位，保持关节面平整、光滑、牢靠。复位后，在手法固定下可行屈伸摇摆等动作，以模造关节面平整。

2. 手法操作

（1）穴位镇痛：手法复位前用毫针强刺激健侧阳陵泉穴以解痉止痛，利于复位。

（2）手法复位

1）股骨单髁骨折：采用牵拉推挤捺正法。以外髁骨折为例，患者取仰卧位，一名助手固定大腿中段，另一名助手握持小腿中上段将膝关节屈曲45°徐徐牵拉，术者用双手环抱患侧髁部，并用双手拇指先将外髁向前下推挤，再向中心推按股骨外髁，矫正向上向外移位。内髁骨折者，同样用上述手法复位，只是部位同外髁骨折相反。

2）股骨髁间骨折：髁间骨折根据其移位程度采取相应的捺正方法。无移位的髁间骨折不需整复，仅须屈曲 10°～15°固定即可。对有移位的股骨髁间骨折，在膝屈曲 30°～50°位，一助手握持大腿中下段，另一助手握持小腿中上段徐徐用力拔伸牵引，注意牵引时不要用力过猛，以免加重损伤和造成两髁旋转。术者用两手掌环抱髁部，对向用力向内挤压两髁复位，注意用力均匀持续，防止折块分离和旋转（图 11-108）。对有翻转移位的骨折，在摸清骨折翻转移位的具体情况后，可改用双手拇指逆翻转方向做推顶挤按复位。

当重叠移位纠正后，术者用手分别从腘窝部和膝前用力，行对向提按法对断端前后移位进行纠正（图 11-109）。注意不可矫枉过正。为使关节面平整，术者在维持牵引下，对向两手反复向中心捏挤。复位后，放好衬垫及夹板固定，行 X 线片检查。如关节面已平整，仅有少许前后移位，在股骨髁或胫骨结节牵引下纠正；若单侧髁骨折块仍向侧方移位，可用拇指向内推挤。如移位仍较明显，须再行复位，达到对位满意为止。

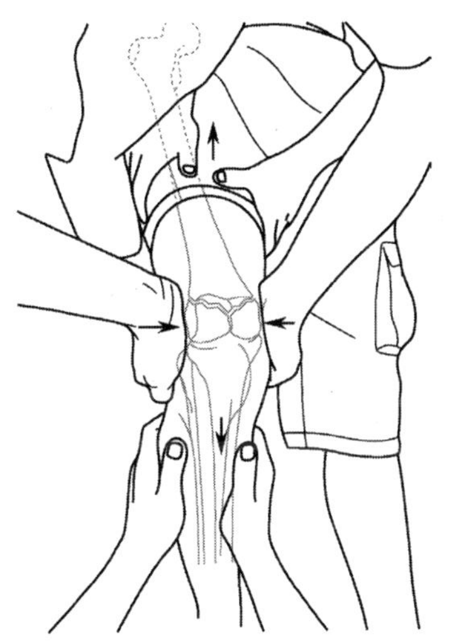

图 11-108 股骨髁间骨折捺正手法

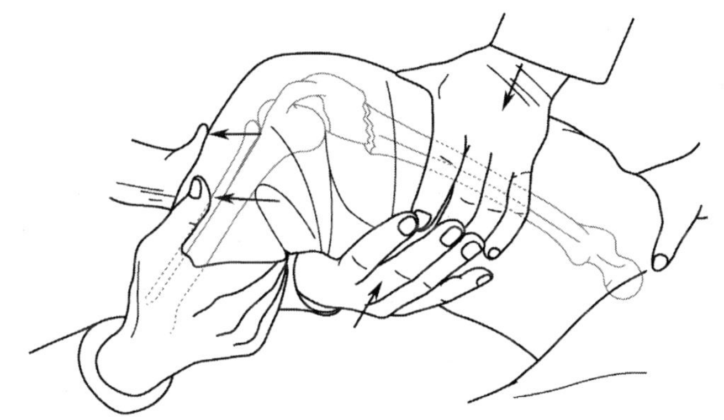

图 11-109 股骨髁间骨折手法纠正前后移位

3. 固定方法

（1）超膝关节夹板固定：股骨髁骨折移位不明显、关节面基本平整者，可采用超膝关节夹板屈膝约 10°位固定。对膝部血肿应尽早处理，可采用注射器抽出并加压包扎。

（2）超膝关节夹板固定加胫骨结节牵引：对骨块完整移位者，用手法整复后可达解剖复位，关节面基本平整，可采用此法。

固定时注意单髁骨折可在骨折处加一棉垫固定；对于双髁骨折、髁间骨折者，经手法整复后屈曲约 10°位，内外髁处分别加棉垫固定。

4. 药物治疗 根据中医骨伤三期辨证原则施治。该骨折多波及关节面，故后期治疗着重于活血化瘀、通利关节，恢复膝关节功能。

（1）损伤初期

治法：活血化瘀，消肿止痛。

内服方：丹七止痛胶囊或散瘀肿痛方加减，如膝关节肿胀明显，伴有红肿热痛之瘀血化热，可加黄连、苍术、黄柏或金荞果。

外用方：外敷消肿止痛散，瘀血重者加适量逐瘀止痛散；疼痛难忍者可加理气定痛散；有红肿热痛者加骨炎散 1 号。

（2）损伤中期

治法：和营生新，接骨续筋。

内服方：续筋接骨方。症状改善但肿痛消散未尽者，选用散瘀肿痛方加泽泻、木通、木瓜、牛膝等。

外用方：外敷续筋接骨散，如伴有瘀血或疼痛者可适量加消肿止痛散。

（3）损伤后期

治法：通利关节，滋血生力。

内服方：通利关节方或活血养骨方加减。

外用方：养骨活血散与舒筋通络散搭配使用。膝关节僵直或有硬结者加独芷止痛散；伴有关节酸痛、冷痛者加温经通络散。同时可以选用下肢烫熨散和下肢熏洗散辅助治疗。

【康复锻炼】

练功活动应贯穿于骨折治疗的全过程，并强调早期功能锻炼。在练功活动中，通过肌肉收缩活动时产生的动力、夹板固定的压力及股骨髁滑车关节面在胫骨平台滚动模造，达到较好的治疗效果——保持骨折对位，关节面平整，矫正残余移位。并可防止关节囊粘连，肌肉、韧带挛缩，有利于骨折愈合及关节功能的恢复。伤后前 3 周要防止膝内翻或外翻，以及骨折断端移位。

1. 骨折固定后 即做股四头肌收缩及“绷勾增力”动作。

2. 伤后第 2 周起 行膝关节主动屈伸活动，活动范围从小到大，范围在 10° ~ 20°，逐渐增加到 30° ~ 40°，但切忌暴力屈伸。

3. 伤后 4 ~ 6 周 可参照股骨干骨折下 1/3 骨折方法进行锻炼。

4. 断端愈合后 锻炼以恢复膝关节活动度及肌力为目的，可做“单腿蹲”“立腰起蹲”“弓步站桩”等动作。

六、髌骨骨折

髌骨是人体最大的籽骨，为伸膝关节的重要组成部分，在力学上有传递股四头肌的力量、维护膝关节稳定及保护股骨髁的作用。髌骨骨折约占全身骨折的 1.05%，为膝部最常见的骨折。成年人多见，其中 50 岁以上者占 35.5%。

【损伤机制】

1. **直接暴力**　如从高处摔下跌倒，膝部直接与硬地相碰，重物坠落于膝部。骨折多为粉碎性或星形，移位不明显。关节软骨损伤严重，后期易出现创伤性骨关节炎。

2. **间接暴力**　较多见。患者跌倒时，膝关节半屈曲，髌骨卡在股骨滑车面的顶点接触构成支点。股四头肌为了维持膝关节的位置，骤然收缩。若膝关节因外力突然增加而呈屈曲状，髌骨两头受强力牵拉被顶折，如同三点压力折断木棍一样。骨折常为横形，骨折线可通过上、中、下三个不同部位，以中下 1/3 处多见。分离移位明显，近折端向上移位，远折端向前倾斜，软组织撕裂严重，不但髌前腱膜完全断开，而且骨折线两侧的关节囊均伴有不同程度的撕裂。

【临床分型】

根据骨折形态可分为：横断型、粉碎型、纵型和撕脱型（图 11-110）。

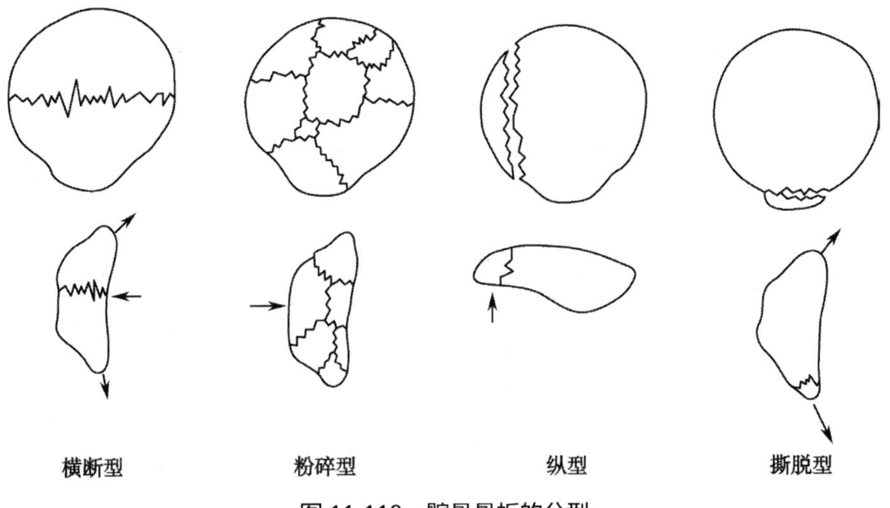

图 11-110　髌骨骨折的分型

【临床表现】

患者伤后即感膝部疼痛、无力，不能伸直膝关节或不能站立。关节内有大量积血，并迅速渗入皮下疏松结缔组织，形成局部肿胀和瘀血斑。

【诊断】

1. **病史**　有明确外伤史。

2. **症状与体征**　膝关节疼痛、肿胀明显，无法伸直，可触及骨擦感，移位骨块间隙可触及皮下凹陷。浮髌试验阳性。

3. **辅助检查**　X 线检查拍摄膝关节正侧位片，可明确骨折部位、类型和移位情况。对于严重粉碎性骨折，X 线片不能完全清楚显示的，需行 CT 三维重建，以明确骨折移位情况。

【治疗】

1. **整复要点**　髌骨骨折要求最大限度地恢复髌骨的功能，即恢复膝关节的伸屈与稳定功能，恢复髌股关节面的平整光滑，预防创伤性关节炎。因髌骨骨折为关节内骨折，膝关节腔可大量积血，关节肿胀后给手法复位带来困难，可先在无菌操作下抽吸关节腔内积血，使关节内压力减小，后再行手法复位。

整复时膝关节在屈曲10°时为最佳有效位置。可使髌骨前部保持一定的张力，有利于骨折端的轴向加压和髌股关节的复位。且过伸位股骨髁并非在一个平面上，不利于髌股关节面的平整。因为髌骨骨折的最大特点就是上下分离移位，远折端只有较短的髌韧带附着，伸展性不大，而近折端有股四头肌腱附着，伸展性较大，所以复位时应尽力将近折端向下推挤，使之与远折端对合。然后用手指触摸髌骨表面是否完整，若有残余的前后移位，则以示指或手掌将突出的一端向后挤按，使之对齐。

2. 手法操作

（1）穴位镇痛：手法复位前用毫针强刺激健侧足三里穴以解痉止痛，利于复位。

（2）手法复位

1）单人推挤捺正法：患者取仰卧位，患膝关节取微屈位10°左右。术者立于患侧，先用理筋手法由上至下按摩放松股四头肌，再以双手示指扣住骨折远端向上挤靠，双手拇指则扣住骨折近端两侧向下推挤，待手下感觉有骨擦感且助手触及髌骨表面平整后为复位成功，此时一定要四指紧扣髌骨。同时反复微微屈伸膝关节以磨合关节面，达到最佳复位。（图11-111）

2）双人推挤捺正法：患者取仰卧位，一助手双手把持住患者小腿上端，使患膝关节微屈位10° 左右，双手拇指向上推挤固定骨折远端。术者立于患侧，先用理筋手法放松股四头肌，再以双手拇指抵住骨折近端向下推挤，以靠拢远折端而复位（图11-112）。复位后，术者保持四指扣挤髌骨，助手以手掌根置于髌骨面上，以触摸断面平整，若仍感觉有台阶面，可用掌根从上轻轻推按髌骨，使断端面平整。

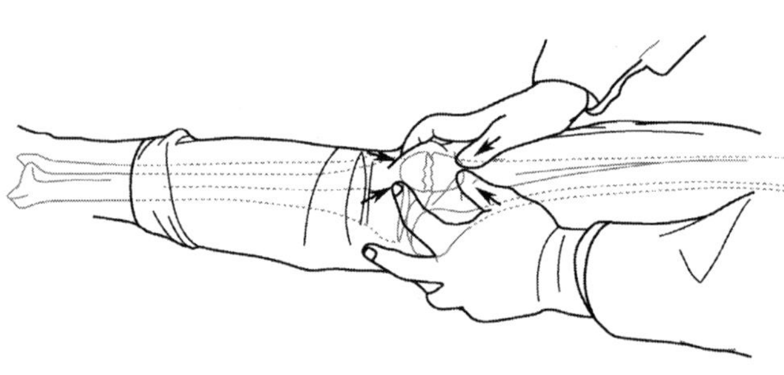

图11-111　单人推挤捺正法

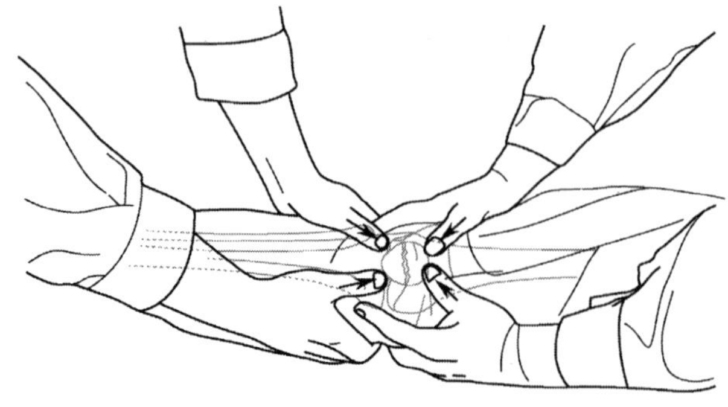

图11-112　双人推挤捺正法

3. 固定方法　抱膝圈固定法：经手法整复后，用高分子石膏托或长钢托固定伤肢，使膝关节屈曲10°～15°，腘窝部垫一小棉垫，将抱膝圈置于髌骨周围（抱膝圈下端应有上凸，避免压迫髌腱而使远折端翻转上翘），抱膝圈中间垫好棉垫，并用纸壳压在棉垫上。再将抱膝圈周围4条扎带依次交叉绕过托板，牢固系于棉垫之上。用

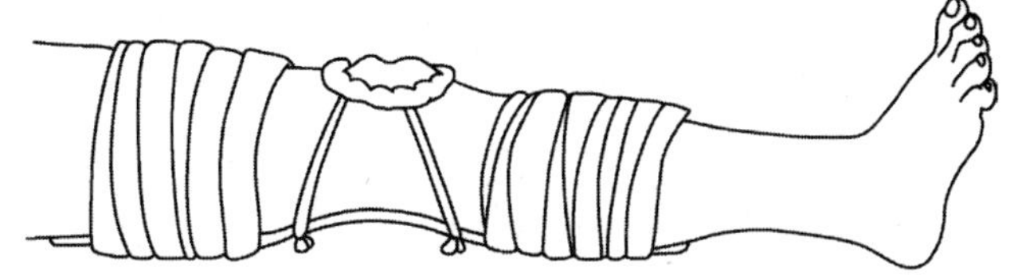
图 11-113　抱膝圈固定法

绷带依次扎好，注意将绷带反折兜紧髌尖和髌底处的抱膝圈，可有利促进断端对合以及其稳定性（图 11-113）。固定患肢 3～4 周。

4. 药物治疗　根据中医骨伤三期辨证原则施治。早期由于该骨折稳定性差，去除外固定更换外用药时容易造成骨折移位，故外用药于膝关节周围外敷使用。该骨折多波及关节面，故后期治疗着重于通利关节，恢复膝关节功能。

（1）损伤初期

治法：活血化瘀，消肿止痛。

内服方：丹七止痛胶囊或散瘀肿痛方加减，如瘀肿明显者可加延胡索、郁金理气导滞；如瘀血化热者可加黄连、苍术、黄柏或金葵果。

外用方：外敷消肿止痛散。膝部红肿热痛者加骨炎散 1 号；瘀血重者加适量逐瘀止痛散；疼痛难忍者可加理气定痛散。

（2）损伤中期

治法：和营生新，接骨续筋。

内服方：续筋接骨方加减或接骨紫金丹。症状改善但肿痛消散未尽者，选用散瘀肿痛方加泽泻、木通、木瓜、牛膝等。

外用方：外敷续筋接骨散，如伴有瘀血或疼痛者可适量加消肿止痛散。

（3）损伤后期

治法：强筋健骨，活利关节。

内服方：通利关节方加减。关节肿胀难消者加泽泻、薏苡仁等以利水消肿；膝关节酸痛、寒湿较重者加苍术、威灵仙；病程日久、愈合缓慢者加服强筋健骨丸。

外用方：养骨活血散。膝关节僵直者加舒筋通络散；伴明显肌萎缩者加强筋健骨散；愈合迟缓者加续筋接骨散；膝关节酸痛、重着者加泽乌通络散；关节冷痛、气候变化加重者可加温筋舒活散。同时可以选用下肢烫熨散和下肢熏洗散辅助治疗。

【康复锻炼】

1. 整复固定后　即可嘱患者做踝、足趾的屈伸活动。

2. 伤后 2～3 周　可开始在 15°范围内轻微被动活动膝关节，并站立位做健侧肢“单腿蹲”维持肌力，或不负重“滚蹬”“划圈”等动作。

3. 伤后 4 周　可下地不负重扶双拐行走，并适当加强膝关节主动屈伸练习。

4. 待骨折线模糊有连续性骨痂生长时　可嘱患者行患肢“半蹲”“弓步站桩”练习，帮助恢复膝关节的屈伸功能及肌力。

七、胫骨平台骨折

胫骨平台骨折是指胫骨髁上端与股骨髁关节面相对应的平滑骨面的骨折，是膝关节创伤中常见的骨折之一。其基本特征为胫骨平台关节面劈裂、塌陷或为两者合并损伤。胫骨平台骨折属关节内骨折，常合并有膝关节周围软组织损伤，病理变化较复杂。骨折后既不易整复，又难以固定，且晚期常有合并症发生。多发生于青壮年，男性多于女性。多由高处跌下、足底触地而发生传达暴力所致。据统计，胫骨平台骨折约占所有骨折的 4%。胫骨平台骨折常累及关节面、股骨髁、半月板及交叉韧带损伤，因而易造成不良后果——关节不稳定或膝内外翻畸形。

【损伤机制】

胫骨平台骨折由直接暴力或间接暴力引起膝关节强力内翻、外翻，或由垂直压缩力所致。

1. 外翻应力 间接暴力使膝关节极度外翻，或暴力直接撞击腿部外侧而致胫骨外侧平台骨折。根据暴力的强度、方向，以及膝关节的姿势又可有以下三种类型（图 11-114）：

（1）胫骨外侧平台塌陷骨折： 主要由膝关节外翻时，外侧平台挤压于股骨外髁所致，被挤压程度与膝关节外展程度和外力大小有关，骨折线进入关节处是在胫骨粗隆部位，而关节面本身多无损伤，较少发生创伤性关节炎，韧带损伤亦较轻。预后较好。

（2）胫骨外侧平台劈裂骨折： 由严重的外翻暴力所致。外侧平台被劈裂向外下移位，多有腓骨小头骨折，严重时可伤及腓总神经。其骨折线通过关节面。伴有内侧副韧带和前十字韧带断裂。整复较为困难，预后欠佳。

（3）胫骨外侧平台粉碎性骨折： 外翻暴力先致内侧副韧带断裂，膝关节失稳，股骨外髁向内滑动再向下撞击胫骨外侧平台，造成外侧平台中部粉碎骨折和周围劈裂骨折。该骨折向外侧移位明显，关节面破坏严重，内侧副韧带和前十字韧带均有断裂。预后亦欠佳。

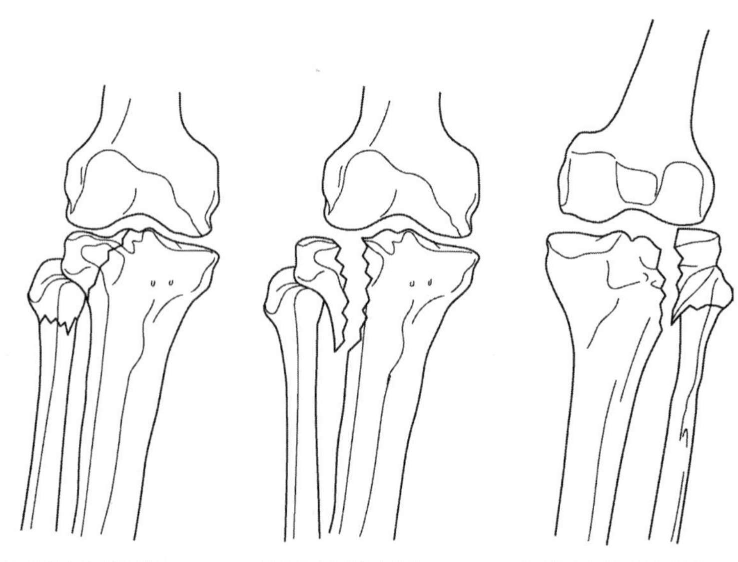

图 11-114 外翻应力致胫骨平台骨折分型

2. 内翻应力　膝关节因暴力作用而强烈内翻或腿内侧遭暴力直接打击所致，但临床上较少见。其主要改变为（图 11-115）：①胫骨内侧平台塌陷移位，骨折块常向内向下旋转移位，嵌入平台下松质骨；②胫骨内侧平台整块劈裂，骨块常向下移位；③如严重者可伴有腓骨小头撕脱骨折，折片向上移位。

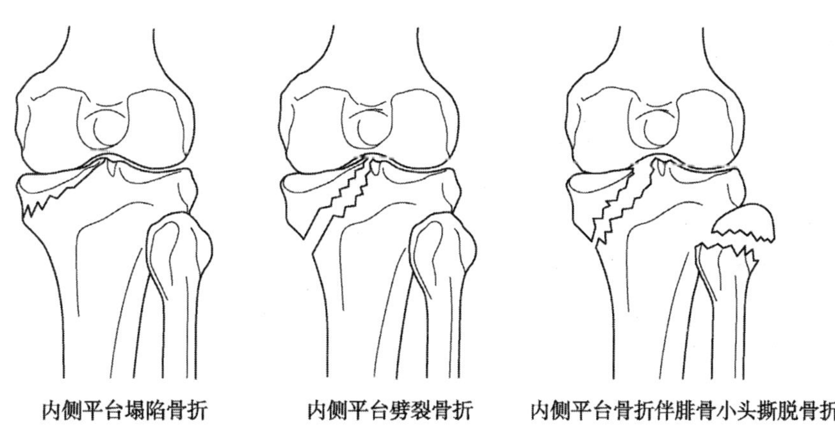

图 11-115　内翻应力致胫骨平台骨折分型

3. 垂直压力　多因从高处跌下，膝关节伸直位着地，股骨内外两髁向下撞击，将胫骨平台劈裂，形成倒“T”形或“Y”形骨折。两折块常分离，并向下移位，而胫骨因地面反作用力则向上移位。

【临床分型】

根据受伤机制可分为：外翻型骨折、内翻型骨折、垂直挤压型骨折。

1. 外翻型骨折　该型为胫骨平台骨折中最常见的类型。由外翻应力导致股骨外髁撞击胫骨外侧平台而骨折。可造成胫骨外侧平台塌陷、劈裂及粉碎性骨折。

2. 内翻型骨折　该型骨折较为少见。由内翻应力导致股骨内髁撞击胫骨内侧平台而骨折。可造成胫骨内侧平台塌陷、劈裂及伴腓骨小头骨折。

3. 垂直挤压型骨折　该型骨折较少见，胫骨平台被垂直挤压力劈裂后可形成倒“T”形或“Y”形骨折。

【临床表现】

骨折无移位者表现较轻，可有轻微的肿胀和疼痛。损伤严重者膝关节及小腿中上段严重肿胀，可有广泛瘀斑，膝关节功能障碍。膝关节呈半屈曲位，如有腓总神经损伤，可出现小腿外侧及足背皮肤感觉减退或足下垂。

【诊断】

1. 病史　明确外伤史。

2. 症状与体征　局部压痛、纵轴叩击痛明显，移位者可出现骨擦音，肿胀严重者可见张力性水疱。若有严重移位则可出现膝外翻或膝内翻畸形，浮髌试验阳性。胫骨平台骨折查体时必须评估小腿远端的神经功能状态，特别是腓总神经的功能以及其对治疗结果的影响。体检中要注意是否合并膝关节韧带损伤，侧副韧带部位肿胀、压痛常表明其有损伤，但有时异常外翻活动可能由于骨折塌陷对股骨缺乏支撑力造成，并不一定表明为侧副韧带损伤，因而临床检查应两者结合起来考虑。膝关节在伸直15°位做拉赫曼试验，若有过度松弛常应考虑是否合并有交叉韧带损伤。

3. 辅助检查

（1）X线检查：膝关节正侧位X线片可明确骨折部位、类型和移位情况。如怀疑有骨折可加拍内旋或外旋40°位片。内旋位片可显示胫骨外侧平台和股骨外髁的骨折，外旋位片可显示胫骨内侧平台和股骨内髁的骨折。

（2）CT检查：对于严重粉碎性骨折，X线片不能完全清楚显示的，需行CT三维重建，以明确骨折移位情况。

（3）MRI检查：对于无移位的骨折或者轻微塌陷骨折或者骨小梁骨折，患者需行MRI检查方可确诊。MRI检查还可以辨别新鲜与陈旧骨折。损伤严重者可通过MRI检查了解有无半月板及韧带损伤。

【治疗】

1. 整复要点　胫骨平台骨折多无明显因肌肉牵拉移位情况存在，但因属关节内骨折，原始创伤的损害和关节软骨的损伤可引起创伤性关节炎。所以应尽量恢复胫骨平台关节面的平整度，以获得稳定、良好的下肢力线。

注意整复时手法牵引力量不可过大，要持续稳定地牵引，按骨折类型，移位方向、位置，逆创伤机制，用双手拇指或掌根抱定骨折端推挤合骨捺正精准复位。

2. 手法操作

（1）穴位镇痛：手法复位前用毫针强刺激健侧悬钟穴以解痉止痛，利于复位。

（2）手法复位：患者取仰卧位，一助手握住患肢大腿下段，另一助手双手握住患肢踝上，拔伸牵引，注意牵引力量不可过大，主要以稳定持续牵引力量拔伸，并将膝尽量外翻（内翻），加大骨折患侧关节间隙（若内侧平台骨折则外翻，外侧平台骨折则内翻），术者用双手环抱小腿内侧（外侧），拇指抵住骨折块向内上或外上推送，即可复位（图11-116）。若为双侧胫骨平台骨折，在中立位拔伸牵引，术者双手掌或双手拇指向中线对向挤压内外侧平台，使之合拢复位。对于胫骨平台倒T字形或倒Y字形骨折有分离移位者，术者可用双手拇指做对向挤捏使骨折端相互靠紧复位（图11-117）。复位后远端助手维持牵引力情况下，轻微屈伸膝关节及内外旋转小腿，使骨折端嵌合紧密。

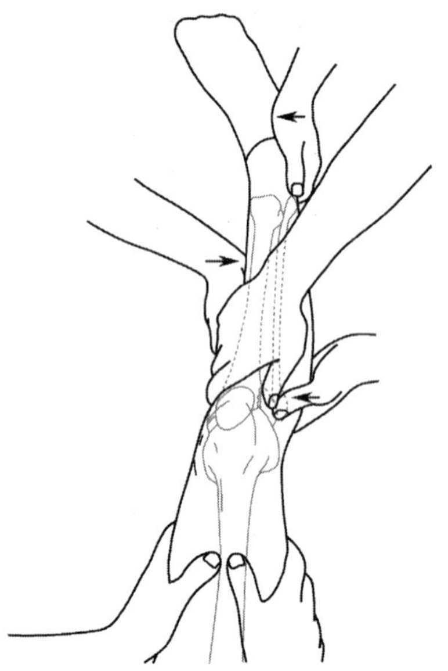
图11-116　胫骨外侧平台骨折整复

3. 固定方法

（1）夹板固定：膝关节屈曲10°～20°位，以弧形压垫置于胫骨平台骨折处，外侧平台骨折置于平台外侧；内侧平台骨折则分别于内、外侧平台各置一压垫（外侧压垫为保护腓骨头骨突处皮肤）。用夹板五块，两侧板及后侧板用超膝关节联杆式夹板（超膝关节，但在膝关节位有铰链连接的夹板），另两块小夹板放置于胫骨嵴两侧，夹板下端约在胫骨下 1/3 处。用扎带 4 条，膝关节上 1 条，膝关节下 3 条扎固，再以绷带包扎。（图 11-118）

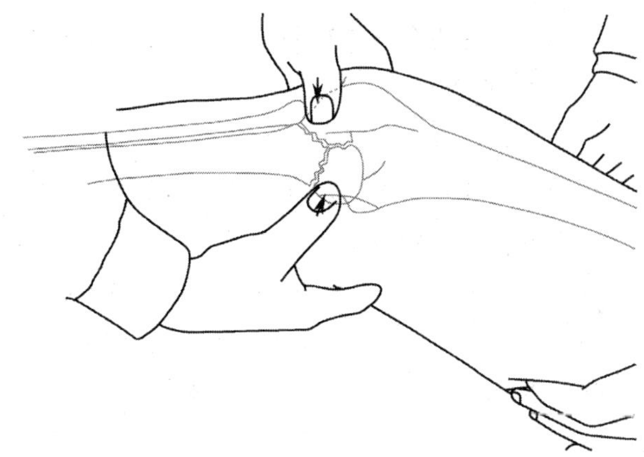

图 11-117　胫骨平台倒 T 字形或倒 Y 字形骨折整复

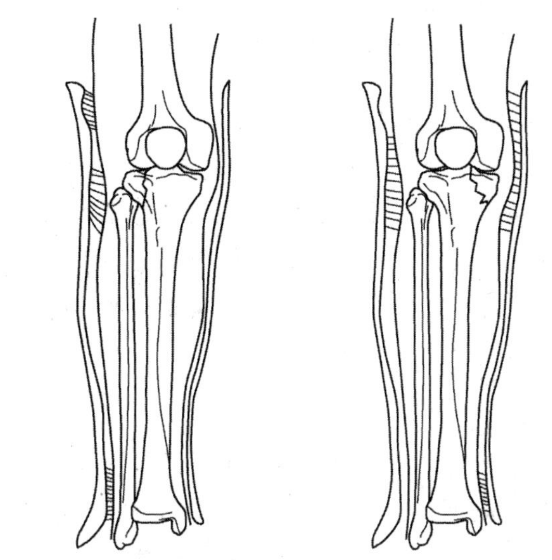

外侧胫骨平台骨折压垫放置位置　　内侧胫骨平台骨折压垫放置位置

图 11-118　胫骨平台骨折夹板固定

（2）牵引：为维持骨折断端稳定性，防止断端再移位及进一步调整断端对位对线，移位较轻的单侧胫骨平台骨折可在屈膝 20°～30°位行小腿皮肤牵引，重量维持 3～4kg，4 周后去除牵引。对于损伤较重的胫骨平台塌陷、有移位的胫骨平台骨折可在屈膝 20°～30°位行跟骨牵引。重量维持 4～6kg，4～6 周后去除牵引。

4. 药物治疗　根据中医骨伤三期辨证原则施治。该骨折多波及关节面，故后期治疗着重于通利关节，恢复膝关节功能。对于伴有腓总神经损伤者应于早期着重活血化瘀，温经通络。

（1）损伤初期

治法：活血化瘀，消肿止痛。

内服方：丹七止痛胶囊或散瘀肿痛方加减。

外用方：外敷消肿止痛散。膝部红肿热痛者加骨炎散 1 号；瘀血重者加适量逐瘀止痛散；疼痛难忍者可加理气定痛散。

（2）损伤中期

治法：和营生新，接骨续筋。

内服方：续筋接骨方加减或接骨紫金丹。伴有腓总神经损伤者加黄芪、木瓜、地龙行气通络。症状改善但肿痛消散未尽者，选用散瘀肿痛方加泽泻、木通等。

外用方：外敷续筋接骨散，如伴有腓总神经损伤者可适量加温经通络散。

（3）损伤后期

治法：强筋健骨，活利关节。

内服方：通利关节方加减。关节肿胀难消者加泽泻、薏苡仁等以利水消肿；膝关节酸痛、寒湿较重者加苍术、威灵仙；病程日久、愈合缓慢者加服强筋健骨丸；伴有腓总神经损伤、麻木不仁、肢端发凉可加温筋通络散。

外用方：养骨活血散。膝关节僵直者加舒筋通络散；伴明显肌萎缩者加强筋壮骨散；膝关节酸痛、重着者加泽乌通络散。同时可以选用下肢烫熨散和下肢熏洗散辅助治疗。

【康复锻炼】

参见“股骨髁间骨折”康复锻炼。

八、胫腓骨干骨折

胫腓骨骨折在长管状骨骨折中常见，约占全身骨折的 13%，且多为双骨同时骨折，胫骨骨折次之，腓骨单纯骨折较少。各个年龄组均可发病，尤以 10 岁以下儿童或青壮年多见。该病诊断虽无困难，但骨折造成的严重并发症不容忽视。当胫骨中下 1/3 段骨折时，由于该处血供较差，加之局部肌肉覆盖少，感染发生率高，所以该处骨折的延迟愈合及不愈合概率较高。

【损伤机制】

直接暴力、间接暴力均可导致胫腓骨干骨折，一般以直接暴力致伤为多。

1. 直接暴力 常因小腿受到外力或重物的打击、撞伤、压伤或踢伤所致，暴力多来自小腿的前外侧，骨折可为横断、短斜形，移位方向多与暴力作用方向一致，若为粉碎性，在前外侧可见三角形碎片，有的还可为多段骨折。骨折端多有重叠、成角、旋转移位，因胫骨位于皮下，所以多为开放性骨折。

2. 间接暴力 从高处坠下，足先着地，或小腿向一侧极度旋转，因传导和扭转暴力而致胫腓骨上斜形或螺旋形骨折。骨折特点，腓骨骨折线比胫骨骨折线高，尤其是螺旋形骨折，胫骨多在中下 1/3 发生骨折，腓骨多在上段发生骨折，临床常漏诊。

【临床分型】

根据骨折形态分为横断或短斜形骨折、斜形骨折和粉碎性骨折（图 11-119）。

1. 横断或短斜形骨折 多为打击、碰撞或踢伤所致，较为多见。因暴力多来自外侧，故在胫骨暴力作用的外侧，常可见三角形或称蝶形骨片。

2. 斜形骨折 多为扭旋所致。又有斜形和螺旋形之分，骨折多不在同一平面。该型骨折局部软组织损伤较轻，偶有骨折断端刺穿软组织而皮肤嵌夹于骨折断端之间者。但由于是弯曲力所致，要注意区别有无隐匿性骨折线，防止复位中骨块分离。

3. 粉碎性骨折 为直接暴力的压砸、碾轧所致。局部软组织损伤多较严重，甚或形成皮肤破裂、骨质裸露的开放性骨折。

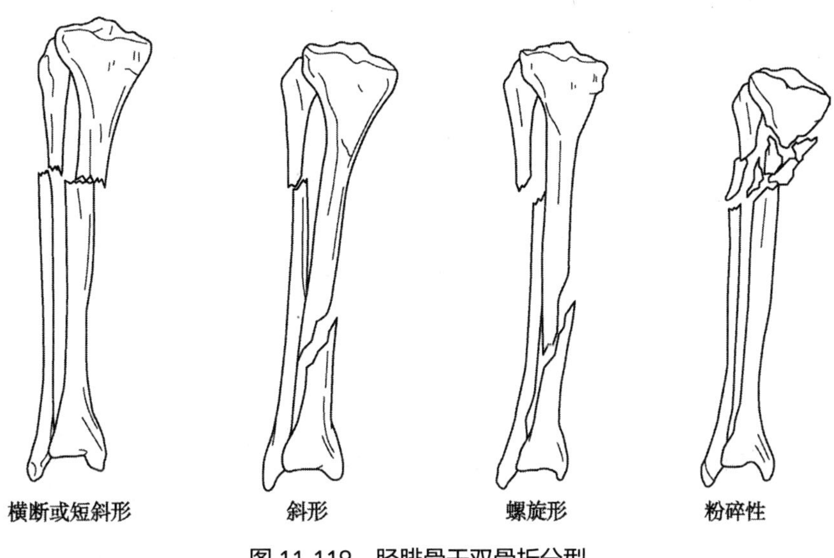

图 11-119　胫腓骨干双骨折分型

【临床表现】

受伤后即不能站立或行走，局部疼痛明显，小腿肿胀，有严重移位时，可出现小腿短缩、成角及足外旋畸形等，触摸时局部疼痛剧烈。

【诊断】

1. **病史**　有明确外伤史。

2. **症状与体征**　有严重移位时可出现小腿短缩、成角及足外旋畸形等，触摸时局部疼痛剧烈，有骨擦感，假关节活动或功能丧失。纵向叩击痛很明显，骨传导音减弱甚至消失等。小腿的前、外、后侧间隔区可单独或同时出现极度肿胀，扪之硬实，肌肉紧张无力，有压痛或被动牵拉痛、胫后或腓总神经分布的皮肤感觉丧失、足下垂及筋膜间隔区综合征的表现。胫腓骨严重的挤压伤、开放性骨折，应注意早期创伤性休克的可能。

3. **辅助检查**　胫腓骨正侧位 X 线片可明确骨折部位、类型和移位方向。因胫腓骨干可不在同一平面骨折，故 X 线片应包括胫腓骨全长。对于远端严重粉碎性骨折，X 线片不能完全清楚显示的，需行 CT 三维重建，以明确骨折线形态和骨折移位情况。

【治疗】

1. **整复要点**　根据小腿的解剖生理特点，胫腓骨骨折的治疗原则是恢复小腿的负重功能、恢复小腿的长度和轴线。因此，对骨折端的成角畸形或旋转移位等，应尽可能地完全纠正，避免影响膝踝关节的负重功能和发生关节的劳损而继发创伤性关节炎。一般重点是处理胫骨骨折，纠正胫骨的成角或旋转的同时，腓骨亦能得到良好的复位，对胫骨骨折的愈合及预后有很大的益处。胫骨干并非完全垂直，在上端偏向内侧，在下端偏向外侧，10°左右，骨折复位时应注意此点，否则会影响力线的传递，引起膝、踝关节内部紊乱。

2. 手法操作

（1）穴位镇痛：手法复位前用毫针强刺激健侧足三里穴以解痉止痛，利于复位。

（2）手法复位

1）拔伸牵引：患者取仰卧位，下肢保持伸直中立位，助手一站于患肢外上侧握住患肢大腿下部或用肘关节和前臂套住患膝腘窝部，助手二面对患者，一手握住患肢足背部，另一手握住足跟部，沿骨折远端移位的方向顺势拔伸牵引 3～5min，待手下有松动感，重叠、成角和旋转畸形改善时，再调整牵引力线，沿胫骨长轴纵向牵引稍内旋。

2）旋转捺正：纠正旋转畸形。术者先纠正其外旋移位，用旋转手法复位，同时助手二配合将远端内旋即可。在复位时，牵引力不可过大，否则易加大肌张力，而不易复位。注意，在胫骨骨折中，有可能断端出现“背靠背”的旋转移位，在整复中，应充分借助 X 线片，了解其旋转方向，从逆旋转方向施以回旋手法方可复位，否则，复位较困难且易加重软组织损伤。

3）推挤捺正：纠正侧方移位。术者两拇指分别置于胫骨断端的内、外两侧凸处，对向推挤矫正左右侧方移位（图 11-120）。

4）提按捺正：纠正前后移位。术者双拇指置于近折端前侧，余四指置于远折端后侧，用端提挤按法（提远端挤按近端）矫正，在行手法复位时助手一可帮助术者向下按近端（图 11-121）。然后可以类似手法整复腓骨骨折。用拇、示指沿胫骨嵴和内侧面来回触摸折端，检查是否平整，对线是否良好。

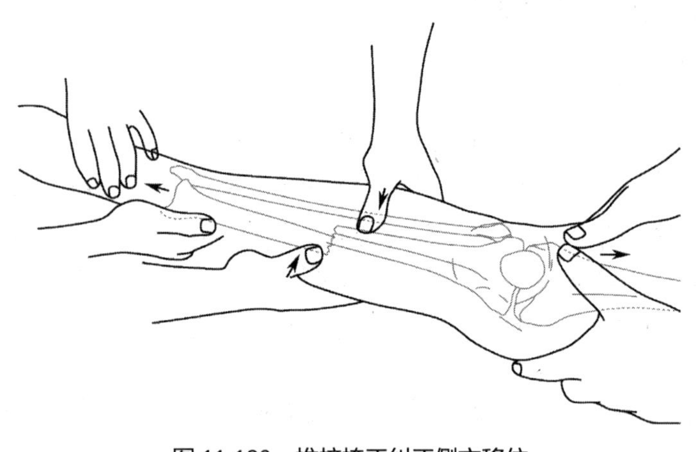

图 11-120　推挤捺正纠正侧方移位

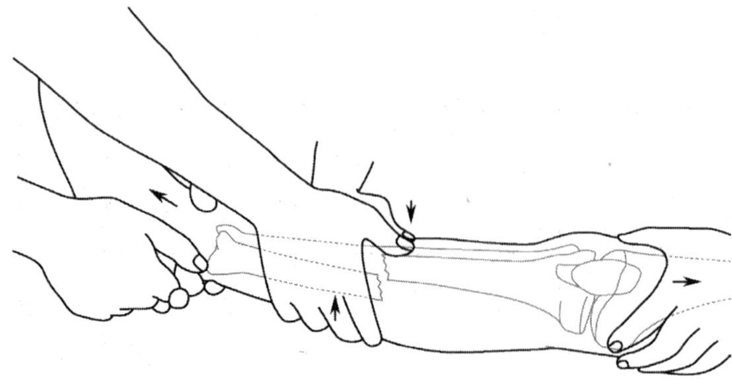

图 11-121　提按捺正纠正前后移位

5）分骨捺正：有螺旋形、斜形骨折，其远端向外侧移位，可用夹挤分骨捺正法，同时远端助手轻托住远端内旋，使之完全对位。

6）摇摆捺正：复位后在维持牵引下，术者两手把托卡挤固定骨折断端，远端助手徐徐上下左右摇摆骨折远端，使骨折端紧密嵌合。

7）特殊类型骨折复位：螺旋形骨折移位大，

而腓骨显弯曲状的青枝骨折，采用上述手法难以达到复位，需要把腓骨扶正捋直，再按上述手法复位；锯齿状骨折，应先使骨折呈前后位重叠，再按上述手法复位，一旦复位，多数较为稳定。

3. 固定方法　根据骨折移位及手法整复后残留移位和成角程度选用1～3个弧形压垫（图11-122）。选用软硬适中的棉条，置于胫骨折端外侧的胫前肌处，并用胶布贴牢。用5块条型夹板以扎带、绷带包扎固定（图11-123）。夹板的选择则根据骨折部位而定。但对斜形、螺旋形、多段、粉碎性等非稳定性骨折，单纯靠夹板及压垫不能维持对位的稳定，常需要采用跟骨骨牵引的方法，克服同心力回缩引起的旋转、短缩畸形。

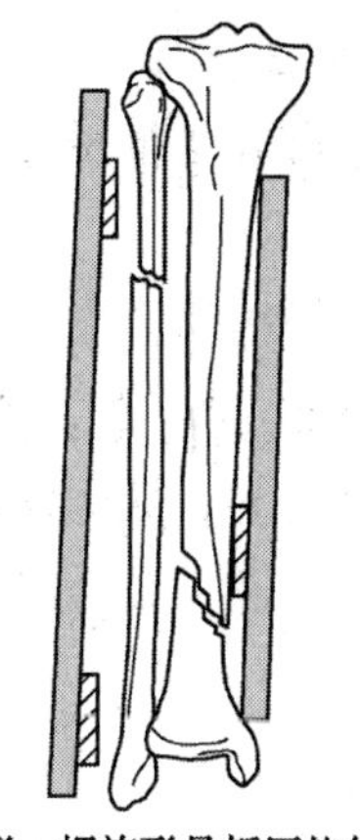

斜形、螺旋形骨折压垫位置

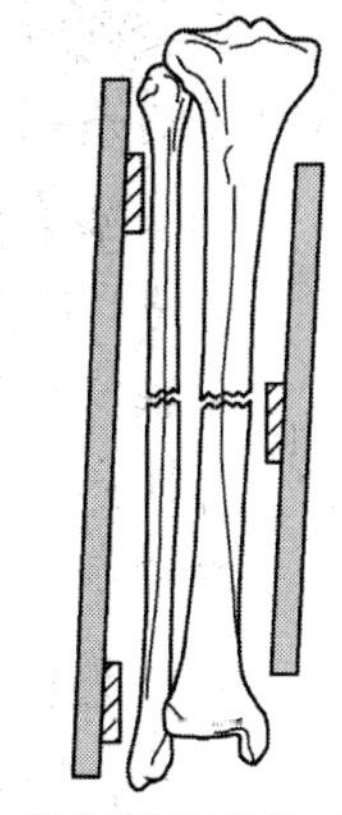

横形骨折压垫位置

图11-122　压垫放置位置

（1）上1/3骨折： 屈膝40°做超膝关节固定。内外侧板下达内踝上4cm，上超过膝关节10cm；前侧两夹板上平胫骨内外髁，下达踝上4cm，后侧板的上端超过腘窝部至股骨下端。

（2）中1/3骨折： 内外侧夹板下平内外踝，上达胫骨内外髁上缘，前侧两块夹板下达踝上，上齐胫骨结节，以不妨碍膝屈曲90°为宜；后侧板下抵跟骨结节，上达腘窝部下2cm。

（3）下1/3骨折： 内外侧夹板上至胫骨上段，下端超踝直达足底，后侧板上达腘窝下5cm，下抵跟骨结节上缘，前侧两夹板上达胫骨上段，下平内外踝。

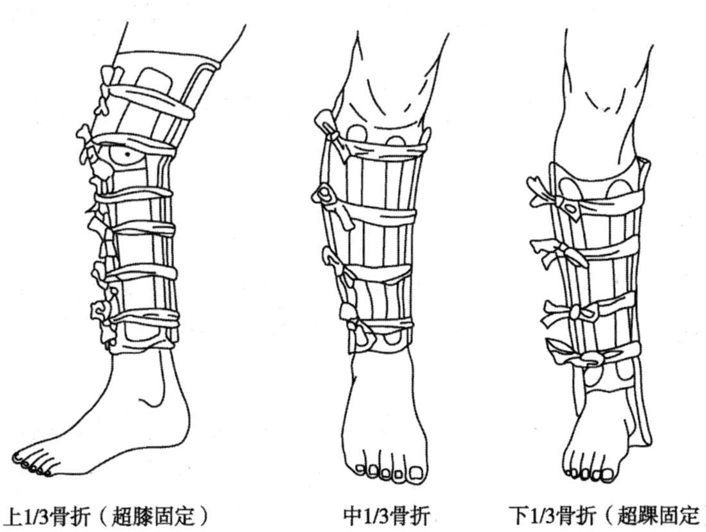

上1/3骨折（超膝固定）　　中1/3骨折　　下1/3骨折（超踝固定）

图11-123　夹板放置位置

4. 药物治疗　根据中医骨伤三期辨证原则施治。损伤初期着重消肿止痛，预防小腿筋膜间隔区综合征；中期着重接骨续筋，防止骨折延迟愈合或不愈合。

（1）损伤初期

治法：活血化瘀，消肿止痛。

内服方：丹七止痛胶囊或散瘀肿痛方加减，如肿胀严重及起水疱者可加茯苓、郁金、冬瓜皮、白茅根、泽泻等；瘀血化热者加黄连、黄柏、连翘、蒲公英等；

外用方：外敷消肿止痛散，瘀血重者加逐瘀止痛散；疼痛难忍者可加理气定痛散。

（2）损伤中期

治法：和营生新，接骨续筋。

内服方：续筋接骨方加减或接骨紫金丹。症状改善但肿痛消散未尽者，选用散瘀肿痛方加减；有神经损伤者加黄芪、木通、地龙等。

外用方：外敷续筋接骨散，加白及、仙桃草、接骨木、脆蛇、自然铜、螃蟹粉等；伴神经损伤者加舒筋通络散。

（3）损伤后期

治法：强筋健骨，滋血生力。

内服方：强筋壮骨丸。

外用方：养骨活血散与续筋接骨散搭配使用。小腿或足踝虚肿者可加川牛膝、桑寄生、牛蒡子、茯苓等益气通经。同时可以选用下肢烫熨散和下肢熏洗散辅助治疗。

【康复锻炼】

1. 整复固定后　可嘱患者活动足趾，做股四头肌的静力收缩练习等。

2. 伤后 2～3 周　在医师指导下进行屈伸踝关节、抬腿或屈膝活动，不负重做“滚蹬”动作。

3. 伤后 4 周　扶双拐下地不负重行走。若为不稳定性骨折，还应在床上练习 5～7 天后方可下地扶拐不负重行走。可做“绷勾增力”“坐位起踵”等动作恢复小腿及踝关节力量。

4. 大量骨痂生长后　可逐步负重行走。并配合“仆腿”“弓步站桩”等动作恢复下肢肌力。

九、踝部骨折

踝关节由胫腓骨下端和距骨上关节面构成，站立时是人体负重最大的关节。踝部骨折约占全身骨折的 4.2%，居关节内骨折之首，以青壮年多见。

【损伤机制】

踝部损伤原因复杂，类型很多。韧带损伤、骨折和脱位可单独或同时发生。根据受伤姿势可分为内翻、外翻、外旋、纵向挤压、侧方挤压、跖屈和背伸等多种，其中以内翻损伤最多见，外翻损伤次之。

1. 内翻骨折　患者从高处坠下，足外侧缘先着地，或行走时足底内侧踏于凸出部，引起足踝部强力内翻，此时踝关节受到由外下方向内上方的内翻暴力作用，外侧副韧带首先紧张产生撕裂，或形成外踝撕脱性骨折。如暴力继续作用，迫使距骨体内移而撞击内踝，则可发生内踝斜形骨折及距骨体内移（图 11-124）。若受伤时踝关节同时处于跖屈位，则可导致距骨向后撞击胫骨后唇而骨折。

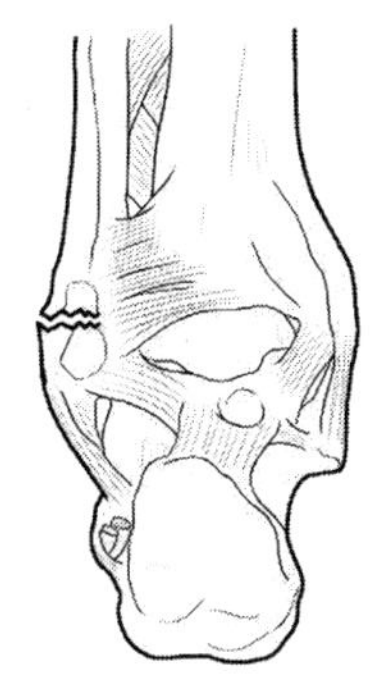
外侧副韧带紧张造成外踝骨折

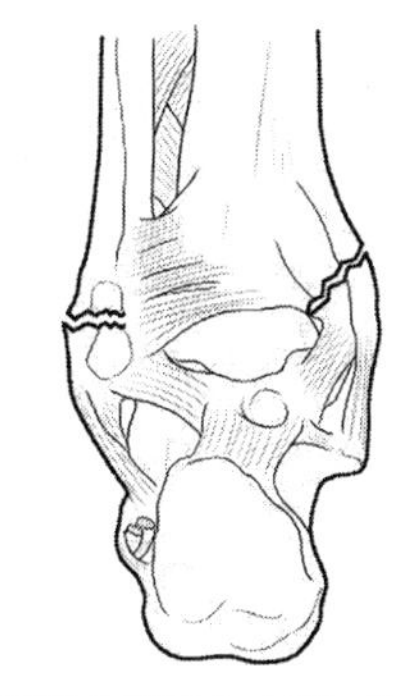
距骨体内移撞击内踝，则发生内踝斜形骨折及距骨体内移

图 11-124　内翻骨折损伤机制

2. 外翻骨折　患者从高处坠下，足内侧缘先着地，足踝部处于外翻位，踝部受由内下方向外上方的外翻暴力作用，迫使足踝部强力外翻。因内侧副韧带坚强不易断裂，故易产生内踝撕脱性骨折。如暴力较大且继续作用，则可使距骨撞击外踝，导致下胫腓韧带撕裂，引起胫腓骨下端分离。腓骨下段在距骨的继续撞击下发生骨折，距骨向外侧脱位（图 11-125）。

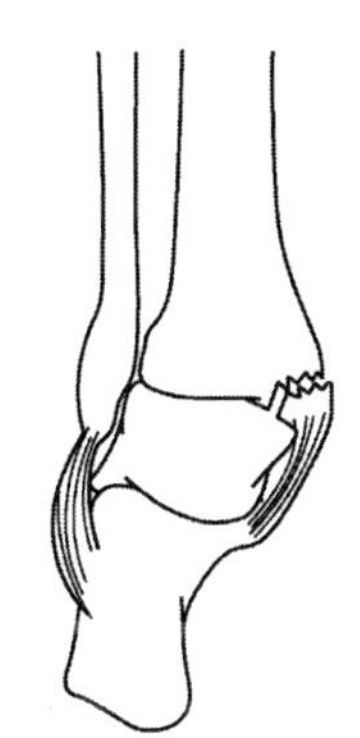
内侧副韧带紧张造成内踝骨折

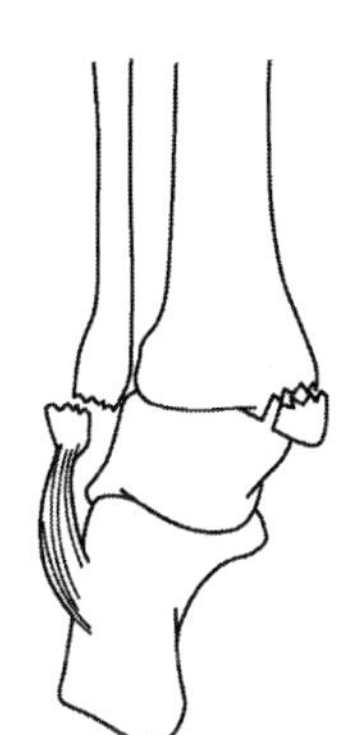
距骨撞击外踝，导致腓骨远端骨折

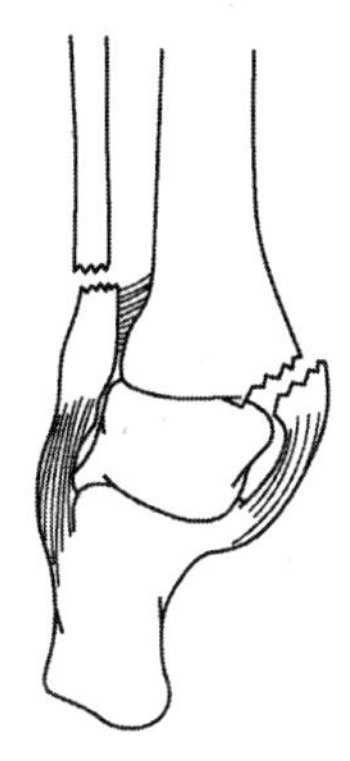
距骨继续向外侧脱位

图 11-125　外翻骨折损伤机制

3. 外旋骨折　患者自高处跳下或在平地急转躯干，致肢体出现不协调运动，如小腿不动而足部强力外旋，或足部不动、小腿强力内旋，踝关节受由前内向后外旋转暴力作用，距骨体在外旋暴力作用下，首先撞击外踝内侧，致腓骨下段斜形或螺旋形骨折，骨折远段向上方轻度移位。暴力继续作用，使距骨体继续外旋，强力牵拉内侧副韧带，导致内踝撕脱性骨折（图 11-126）。暴力进一步作用，距骨再向后、外旋转，撞击后踝致其骨折，使之向后上方移位，距骨也随之向后、外脱位。

4. 纵向挤压（垂直压缩）骨折　患者从高处跌下，足底着地，暴力自足底向上传导，与身体重力交汇于踝上部。如踝关节处于中立位，可形成胫骨下段“Y”形或“T”形粉碎性骨折，或同时合并外踝、后踝甚或前踝骨折，但临床少见（图 11-127）。

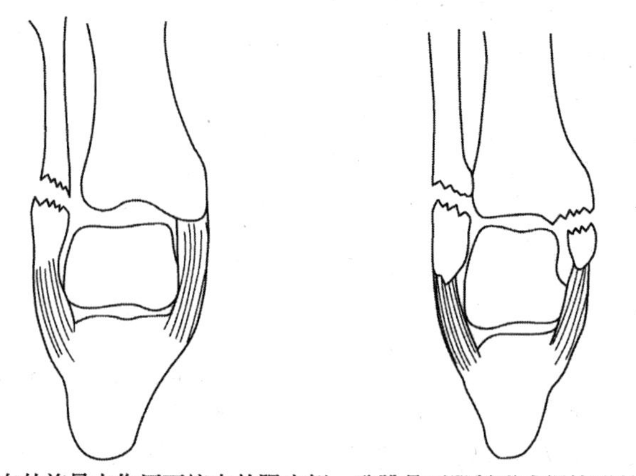

图 11-126　外旋骨折损伤机制

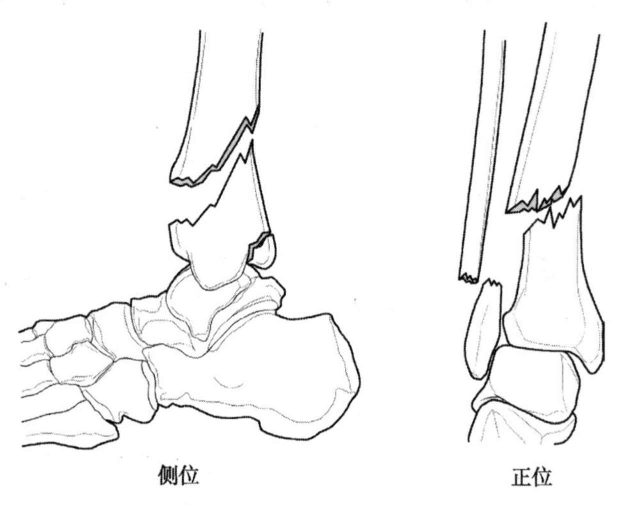

图 11-127　纵向挤压（垂直压缩）骨折

5. 侧方挤压骨折　踝关节一侧受直接暴力打击而另侧挤于硬物上，或踝关节被挤夹于重物之间，所造成的两踝骨折，多为粉碎性，骨折移位多不大，但常合并有严重的软组织损伤而形成开放性骨折。

6. 强力伸、屈引起的胫骨下关节面前缘骨折　此型骨折可由伸、屈两种相反外力引起。当由高坠下，踝关节背伸位足跟着地时，胫骨关节面前唇受距骨上面的撞击而发生大块骨折，腓骨也可随之骨折，距骨可随骨折块向前上移位，此类损伤还可能伴有腰椎和跟骨的压缩骨折，应注意检查，以防漏诊。

【临床分型】

根据骨折受力方式进行分型。可分为内翻型骨折、外翻型骨折、外旋型骨折、纵向挤压型骨折、侧方挤压型骨折、强力伸、屈引起的胫骨下关节面前缘骨折等。

【临床表现】

伤后踝部迅速肿胀，严重时可见张力性水疱，广泛瘀斑、疼痛，按压痛，功能丧失。可见内外翻及外旋畸形，伴有距骨脱位时畸形更明显。

【诊断】

1. 病史　有明确外伤史。

2. 症状与体征　患侧踝关节肿胀、疼痛、压痛、皮下瘀斑，踝部可呈内翻或外翻畸形，距骨脱位时畸形更明显，可出现弹性固定，可扪及骨擦感，活动障碍。

3. 辅助检查　踝关节正侧位 X 线片可显示骨折、脱位的程度和损伤的类型。对于远端严重粉碎性骨折，X 线片不能完全显示清楚，需 CT 三维重建，以明确骨折线形态和骨折移位情况。

【治疗】

1. 整复要点　整复前应详细询问病史，结合 X 线及 CT 等，明确骨折脱位发生的机制和部位、类型，移位情况及与周围软组织的关系，再确定整复的步骤，让参与者了然于心。按照损伤机制而相反方向“逆损伤机制”拔伸捺正复位。再将踝关节固定在与原骨折类型相反的位置。如外翻型骨折，用内翻位整复固定。

当踝部骨折是由距骨移位所致时，其一侧是受距骨的直接冲击，另一侧由于受韧带的牵拉，这侧骨折多与距骨保持联系，随距骨脱位而移位，整复时只要距骨脱位整复，胫距关节面恢复正常，骨折亦随脱位的整复而回位。

双踝、三踝骨折脱位，除有下胫腓联合损伤分离外，骨折远折端多形成一个单位，和一般骨折一样，在上下骨折端之间可发生重叠、旋转、侧方移位及成角畸形。整复时，应先矫正重叠、旋转和侧方移位，最后矫正成角畸形。有骨折脱位时，先将胫距关节脱位整复，关节回位、关节面平整后，骨折亦随之复位。

2. 手法操作

（1）穴位镇痛：手法复位前用毫针强刺激健侧踝痛穴以解痉止痛，利于复位。

（2）手法复位：踝部为负重关节，结构精细，故手法复位多以术者一人操作，指感确切，施法灵活，便于调整，心手合一，结合牵抖瞬间复位法，一气呵成。且踝部骨折手法要细腻、轻柔，切不可施用暴力而造成新的损伤或进一步加重关节失稳。

1）拔伸牵引：患者平卧位，双手把持小腿上端，术者位于患肢远端，一手托扣住患足跟部，另一手把持患者足背及踝关节处，踝关节取中立位顺势牵引（图 11-128），如内翻骨折先内翻拔伸牵引，拔伸牵引力量不宜过大，只需徐徐稳定拔伸牵引，不要加重内外侧副韧带的损伤，以免关节进一步不稳。术者可以用拇指在

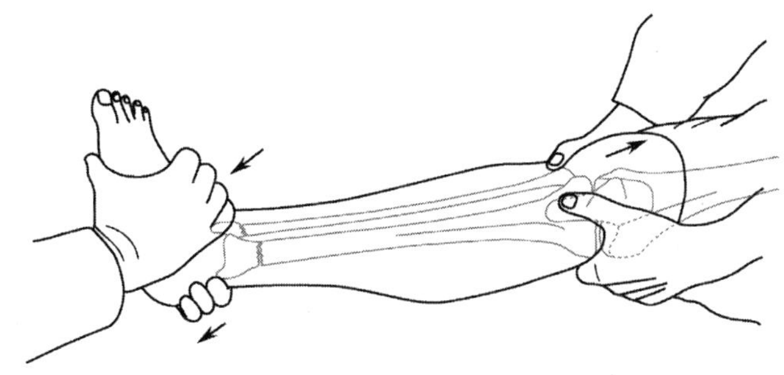

图 11-128　拔伸牵引

骨折线处向上下轻柔分推内外踝，以解脱嵌入骨折裂隙内的软组织，尤其是内踝发生的撕脱性骨折，内侧副韧带往往有部分嵌入骨折线之内，阻碍复位，影响骨折愈合，更应重视。

2）旋翻捺正：在矫正内外踝翻转畸形前，首先矫正旋转畸形，一般内翻骨折常伴有内旋畸形，外翻骨折常伴有外旋畸形，术者牵引足踝的手将足内旋或外旋，矫正旋转畸形。旋转矫正后同时改变牵引方向，向畸形相反方向翻转，如由外翻逐渐变为内翻，内翻变为外翻。

3）扣挤捺正：在矫正移位的同时，术者双手拇、示指分别在内外踝关节上下对向挤按拿捏，促使内外踝复位（图 11-129）。内翻时内侧手拇指在内踝下，拇指顺势推送挤压内踝，外翻时则反之。术者在两侧用双手拇指紧扣于内外踝，在牵引下将足徐徐旋转，术者反复对向扣挤对合两踝，直到下胫腓联合分离消失，距骨内外侧脱位完全整复，腓骨下端回到胫骨下端外侧腓骨切迹内；在外翻或外旋型骨折，合并下胫腓联合分离，外踝骨折发生在踝关节以上时，对腓骨下端骨折要求准确复位，只有将腓骨断端正确复位，下胫腓联合分离消除后，外踝才能稳定。

4）端提挤按捺正：术者双手扣紧踝关节，双手拇指压于胫骨远端前侧，并将胫骨向下挤按，余指托捏住足跟及踝部向上端提，使向前脱位的距骨回到正常位置（图 11-130）。

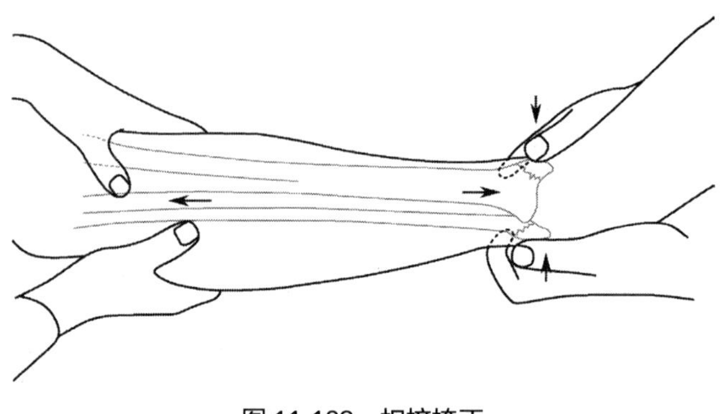

图 11-129　扣挤捺正

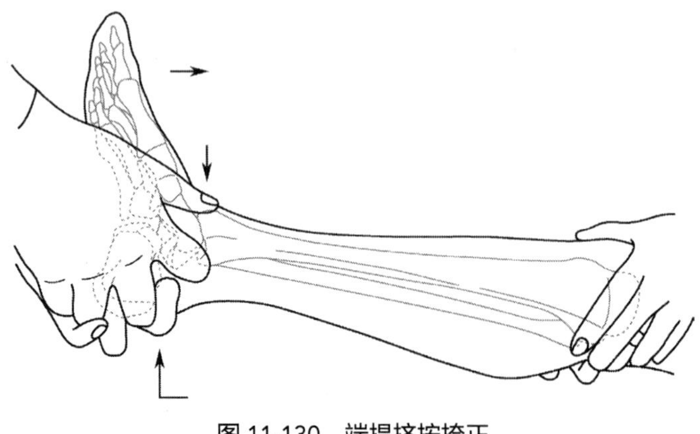

图 11-130　端提挤按捺正

5）背伸挤按捺正：在端提挤按过程中，将踝关节背伸，此时向前张口的内踝亦随之复位，如仍有裂口，可用拇指由内踝的后下方向前上推送，使骨折对位，踝关节背伸位固定。

6）三踝骨折的整复方法：一般三踝骨折都有移位，根据骨折发生的损伤机制，距骨可向外向后（外翻骨折）、向内向后（内翻骨折）或向外旋转（外旋骨折）。后踝骨折块不超过胫骨下关节面的 1/3 时，均可手法复位。助手用力挤压内外踝，术者一手握胫骨下端向后推按，一手握足跟部向前推送，同时慢慢背伸踝关节，使向后脱位的距骨回位。在背伸的过程中，利用紧张的后侧的关节囊，把后踝下拉，直到与胫骨下关节面相平。

3. 固定方法　骨折后无内外翻畸形，仅两踝向侧方移位者，固定时内外侧压力均等，中立位固定。内翻或外翻骨折，为了维持骨折整复后的位置，足须固定在与原骨折类型相反的位置。内翻骨折，弧形或 U 形垫适当加厚，使距骨、跟骨外移，足轻度外翻。反之，外翻骨折，则外踝的弧形或 U 形垫加厚，使骨折轻度内翻。

对于损伤较重的骨折可行跟骨骨牵引维持固定，可通过牵引进一步纠正移位且利于消肿。注意骨牵引针进出皮肤的位置，内翻骨折可适当抬高外侧出针点位置，使足轻度外翻；外翻骨折则可适当降低外侧出针点位置。一般牵引 3 ~ 4 周，重量 4 ~ 6kg 即可。

4. 药物治疗　根据中医骨伤三期辨证原则施治。该骨折多波及关节面，且常伴有不同程度的韧带损伤，故初期着重利水、消肿、祛瘀，后期着重于通利关节，恢复踝关节功能。

（1）损伤初期

治法：活血化瘀，消肿止痛。

内服方：丹七止痛胶囊或散瘀肿痛方加减，如瘀斑重者可加延胡索、郁金理气导滞；如肿胀明显伴水疱者可加泽泻、冬瓜皮、茯苓、猪苓等利水消肿。

外用方：外敷消肿止痛散，瘀血重者加适量逐瘀止痛散；瘀血化热者加骨炎散 1 号。

（2）损伤中期

治法：和营生新，接骨续筋。

内服方：续筋接骨方。症状改善但瘀血消散未尽者，选用散瘀肿痛方加泽泻、木通、冬瓜皮、木瓜等。

外用方：外敷续筋接骨散，如伴有瘀血或疼痛者可适量加逐瘀止痛散。

（3）损伤后期

治法：滋血生力，舒筋活节。

内服方：强筋壮骨丸或通利关节方加减。病程较久，体质虚弱、肿胀难消者可加黄芪、牛蒡子、泽泻、白术、紫河车以健脾利湿、补益气血。

外用方：养骨活血散与舒筋通络散搭配使用。慢性肿胀难消者加泽乌通络散；踝关节僵直者加独芷止痛散；有冷痛、酸痛者加温经通络散。同时可以选用下肢烫熨散和下肢熏洗散辅助治疗。

【康复锻炼】

踝部骨折为关节内骨折，早期功能锻炼，有促进功能恢复的作用，且对进入关节面的折端有研磨造型作用，应当积极进行。

1. 伤后 2 周内　应当做趾关节的活动及小腿肌肉的舒缩运动。

2. 伤后 3 周　逐渐做踝的屈伸运动，但应以不使患部疼痛的自主运动为主。

3. 解除夹板后　应逐渐加强踝部的旋转屈伸运动，如“滚蹬”“坐位提踵”动作。

4. **骨折愈合后** 可行“仆腿”“划圈”“半蹲”等动作锻炼踝关节力量及恢复本体感觉。

十、距骨骨折

距骨骨折较少见，约占所有骨折的0.6%。距骨是踝关节与足连接的枢纽，传递重力的力学中心，加之距骨颈较为细弱，故易致骨折。患者多为男性青壮年。由于距骨颈是血管进入距骨的部位，该部位骨折后易造成距骨坏死。

【损伤机制】

多为间接外力引起。常由高处坠下，足先着地，身体重力沿胫骨纵轴向下传递，地面反作用力沿跟骨向上冲击，相互交会作用于距骨所致。

1. **距骨颈骨折** 由高处坠下，足踝背伸着地时，胫骨下端锐利的前缘像凿子般插入距骨颈而使其骨折。若下蹲位劳动时，背后突然被重力推压，使身躯前倾，致足踝强力背伸，则距骨颈受胫骨下端前缘的挤压，亦可造成距骨颈骨折。

2. **距骨后突骨折** 高处坠下，足踝跖屈着地，或足背受外力打击，使足强力跖屈时，可引起距骨后突骨折。

3. **距骨纵形劈裂骨折** 由高处坠下，踝关节内翻位着地，或负重站立位，小腿内下受暴力打击，使踝关节强力内翻时，可引起踝关节内翻型骨折伴距骨纵形劈裂骨折。

4. **距骨颈撕脱骨折** 踝强力跖屈或足踢重物时，亦可造成距骨颈撕脱骨折。

【临床分型】

1. **根据骨折机制和部位分型** 可分为距骨颈骨折、距骨后突骨折、距骨体纵形骨折及距骨颈撕脱骨折。

（1）**距骨颈骨折**：由踝背伸引起损伤，随着损伤暴力的继续作用，可继发距下关节脱位甚至距骨体完全脱位。

（2）**距骨后突骨折**：由踝跖屈引起损伤，距骨后突可向内上移位。

（3）**距骨体纵形骨折**：由踝内翻引起损伤，劈裂后半侧骨折块可与距骨头、距骨颈关系完好，另一侧骨块于踝穴之外，或移向上夹于内踝骨折的缝隙之间，或向后、外、下移位，并向后下旋转倾斜。

（4）**距骨颈撕脱骨折**：由踝跖屈引起损伤，前关节囊将距骨颈撕脱骨折。

2. **距骨颈骨折 Hawkins 分型**

（1）Ⅰ型：无移位的距骨颈部骨折。

（2）Ⅱ型：移位的距骨颈部骨折合并距下关节脱位或半脱位。

（3）Ⅲ型：移位的距骨颈部骨折，距骨体完全脱出、距下关节脱位。

（4）Ⅳ型：距骨颈移位骨折伴有距舟关节脱位。

【临床表现】

伤后踝关节下部肿胀、疼痛，不能站立和负重行走，踝关节内后部肿胀严重，局部有明显突起，跖趾多有屈曲挛缩。可在内踝后部触及骨性突起，局部皮色可出现苍白缺血或发绀。

【诊断】

1. 病史　有明确外伤史。

2. 症状与体征　踝下部肿胀明显，尤其是踝关节前外侧肿胀明显。可见皮下瘀斑，踝部畸形，不能站立和行走。可于踝前侧或后侧触及向后移位的骨折，并有功能障碍。跖趾关节多呈屈曲挛缩状。

3. 辅助检查　常规行踝部与跗骨正侧位X线片，明确有无骨折移位、骨折类型及有无合并其他骨折、脱位。CT可以极好地显示距下关节的完整性，帮助发现粉碎骨折、距骨头骨折、外侧突骨折。

【治疗】

1. 整复要点　由于距骨颈部是血管进入距骨的重要部位，该部位骨折后较易引起距骨缺血性坏死。距骨参与踝关节、距下关节和距舟关节的构成，具有重要的生物力学作用，对足踝功能影响较大，所以对于距骨颈骨折的手法整复应“稳、准、巧、快”，避免暴力操作，防止加剧局部血运损伤和破坏关节生物力学关系。

2. 手法操作

（1）穴位镇痛：手法复位前用毫针强刺激健侧踝痛穴以解痉止痛，利于复位。

（2）手法复位

1）距骨颈骨折：该型骨折属关节内骨折，其多数可用手法获得复位。

Ⅱ型距骨颈骨折：采用外翻提按捺正法（图11-131）。患者取仰卧位，膝关节半屈外旋，小腿悬于床边。助手固定小腿，术者一手握前足，将足跖屈外翻牵引，另一手托住足跟。当有松动感时端提足跟快速向前，拇指将距骨远折端向后挤按，多可听到复位的弹响声。

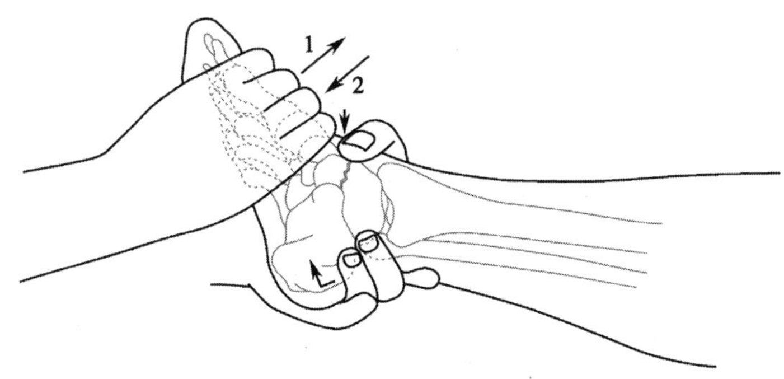

1. 术者将足外翻；2. 术者将足跖屈。

图11-131　外翻提按捺正法

Ⅲ型距骨颈骨折：由于此型骨折对距骨体脱出部的皮肤压迫严重，应尽早复位，以免形成皮肤压迫性坏死和血管、神经损伤而影响治疗措施的实施和预后效果。整复应在肌肉松弛状态下进行。根据距骨体脱出后的旋转方向，分别采用以下两种手法复位。

背伸推挤捺正法：用于距骨体主要沿额状轴旋转者，即滑车关节面向后，骨折面向上。助手固定小腿，术者双手持足，先使足极度背伸，并稍外翻牵引，以加大踝穴后侧间隙。然后术者一手拇指置内踝后上方，向前下推挤滑车关节面，使其回归踝穴。同时术者另一手将足跖屈并向后推送，使距下关节复位。（图 11-132）

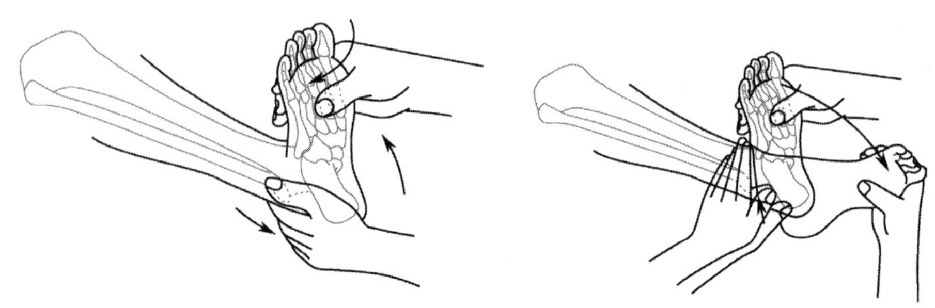

1. 使足极度背伸，并稍外翻牵引；2. 术者一拇指于内踝后上方向前下推挤滑车关节面，同时将足跖屈并向后推送，使距下关节复位。

图 11-132　背伸推挤捺正法

屈曲外翻捺正法：用于距骨体主要沿自体纵轴旋转者，即骨折面向外上、距骨后突向内下，复位时持足之助手先使足极度背伸、外翻位牵引。术者两拇指置内踝后下方，即相当于脱位距骨体后突部，由后下向前上推送，持足之助手配以轻度踝关节内外翻活动。既可缓解距骨与跟骨载距突的交锁，又可迫使距骨体回归踝穴，再将足跖屈并向后推送，使距下关节复位。

Ⅳ型距骨颈骨折：患者取仰卧位，助手固定小腿，术者一手提前足将足跖屈位牵引，在突然牵抖加大跖屈位的同时，另一手拇指向下按压距骨远端，在闻及复位弹响声后背伸踝关节。

2）向后上移位的距骨后突骨折：采用牵拉推挤捺正法。患者取俯卧位，助手持足于中立位拔伸牵引，并屈伸摇摆踝关节。术者把持踝关节，四指环抱踝前向上提拉，双手拇指从骨折近端两侧向远端推按，即可复位。

3）距骨体的前后劈裂骨折：采用牵拉外翻挤捏捺正法。患者取仰卧位，一助手握持小腿，另一助手持足顺原内翻畸形拔伸牵拉，若距骨外半游离脱出踝穴，术者先以两拇指，由外踝后下向前内、上推挤，使其回归踝穴，再以两拇指于内踝上部向外下推按，使内踝与距骨回归原位，同时余指于外踝部对向挤捏。助手使足踝外翻，即可复位。

4）距骨颈撕脱骨折：采用背伸挤按捺正法。患者取仰卧位，一助手握持小腿，术者双手抱持前足，顺势稳妥牵引 2 ~ 3min，当有松动感时，将足背伸的同时两拇指向下挤压骨折块，即可复位。

3. 固定方法

（1）距骨颈骨折：对无移位的Ⅰ型骨折，可用托板或高分子石膏托将踝关节固定于功能位，4 ~ 6 周骨折愈合后，可去固定活动；合并距下关节脱位的Ⅱ型骨折，复位后用前后高分子石膏托固定踝关节于跖屈外翻位，2 ~ 3 周骨折稳定后，改踝关节为功能位前后托继续固定 2 周。其间可带固定扶拐下床不负重活动，直至X线片检查骨折愈合后，才可去固定逐步离拐负重活动。距骨体完全脱位的Ⅲ型骨折，复位后用前述Ⅱ型骨折的固定方法即可，但固定时间需延长，直至 X 线片检查骨折愈合后，方可解除固定。Ⅳ型参照撕脱骨折固定方法。

（2）距骨颈的小片撕脱骨折： 用高分子石膏托加棉压垫固定踝关节于背伸位，3 周骨折稳定后改为功能位继续固定 2 周，骨折愈合后解除固定。

（3）距骨体前后劈裂骨折： 复位后用踝关节塑形夹板或高分子靴型石膏托固定踝关节于外翻位 3 ~ 4 周，骨折稳定后，改功能位继续固定 3 ~ 4 周，骨折愈合后解除固定，练习踝关节活动。

4. 药物治疗　根据中医骨伤三期辨证原则施治。该骨折多易发生缺血而导致延迟愈合或不愈合，故治疗中应着重活血化瘀、接骨续筋、强筋接骨。

（1）损伤初期

治法：活血化瘀，消肿止痛。

内服方：丹七止痛胶囊。

外用方：外敷消肿止痛散，瘀血重者加适量逐瘀止痛散；肿胀明显可加冬瓜皮、木瓜、牛蒡子、泽泻利水消肿。

（2）损伤中期

治法：和营生新，接骨续筋。

内服方：续筋接骨方。仍有肿痛者加消肿止痛散。

外用方：外敷续筋接骨散，加杜仲、螃蟹粉、接骨木、白及和仙桃草增强接骨功效。

（3）损伤后期

治法：强筋壮骨，通利关节。

内服方：强筋壮骨丸或活血养骨方加减。病程较久，踝部持续隐痛者加三七、延胡索、陈皮。踝关节活动不利者加伸筋草、舒筋草等。

外用方：养骨活血散与强筋健骨散搭配使用。有关节隐痛、畏冷、乏力者加温筋舒活散；有关节酸痛、重着者加泽乌通络散。同时可以选用下肢烫熨散和下肢熏洗散辅助治疗。

【康复锻炼】

参见“踝部骨折”康复锻炼。骨折愈合后有缺血坏死征象者，虽不宜负重，但无负重下的踝、足功能活动应该加强。

十一、跟骨骨折

跟骨骨折是足部的常见骨折，发生率约占全身骨折的 2%，以青壮年伤者最多，跟骨为最大的跗骨，呈不规则长方形。跟骨与距骨的关节接触面大，是足内、外翻活动的主要关节，其骨折多波及该关节，而影响其功能，严重损伤后易遗留伤残。

【损伤机制】

跟骨因所受暴力不同，故引起的骨折类型亦不同，跟骨致伤暴力可分为以下几种：

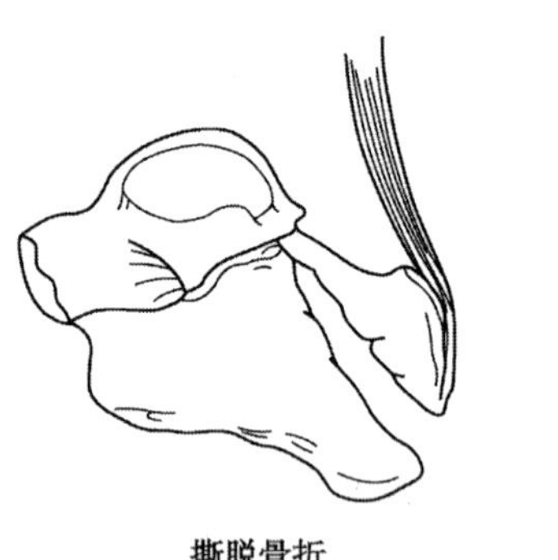

撕脱骨折

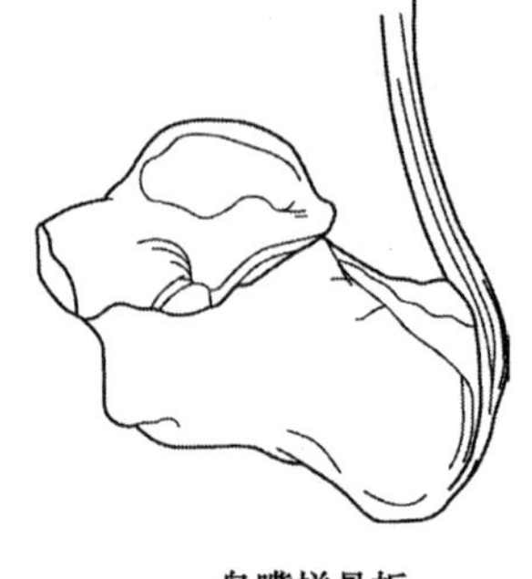

鸟嘴样骨折

图 11-133　跟骨撕脱应力骨折

1. 撕脱应力　足踝部在跖屈位时受暴力而突然背伸，或躯干突然前倾和用力伸直膝关节，均可引起腓肠肌强烈收缩，由于跟腱牵拉附着的跟骨结节，可产生撕脱骨折。其骨折线常呈横形，又称鸟嘴样骨折（图 11-133）。此骨折片可向上翻转，使骨折面面向后面皮肤。当足部受突然内翻和跖屈暴力，使叉状韧带受强烈牵拉时，可引起前突骨折。足受突然内翻暴力，亦可引起载距突骨折。

2. 垂直压缩力　当患者由高处坠落，足跟着地时，身体向下的重力与足跟向上的反冲力对足跟形成压缩力，可引起跟骨结节纵形骨折、体部的关节外骨折或关节面的塌陷骨折（图 11-134）。结节纵形骨折可为内侧或外侧的单独骨折或两侧骨折，骨折块向上移位或嵌入结节部松质骨内。体部并关节外骨折，常将跟骨分成前后两块。后骨折块后端可发生向上旋转移位，使足纵弓变平。后关节面塌陷骨折，后关节面常嵌入体部松质骨内，同时体部内外两侧分别受向内和向外张力，可产生载距突和外侧壁骨折，外侧壁骨折片可向外移位，隆起在外踝下方。后关节面塌陷骨折也可合并有体部冠状位骨折，骨折线可达侧方皮质骨或跖侧皮质骨，呈粉碎骨折。

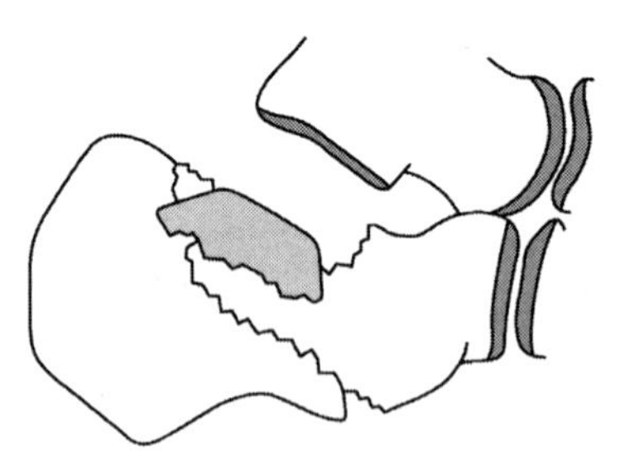

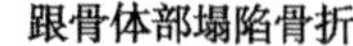

跟骨体部塌陷骨折

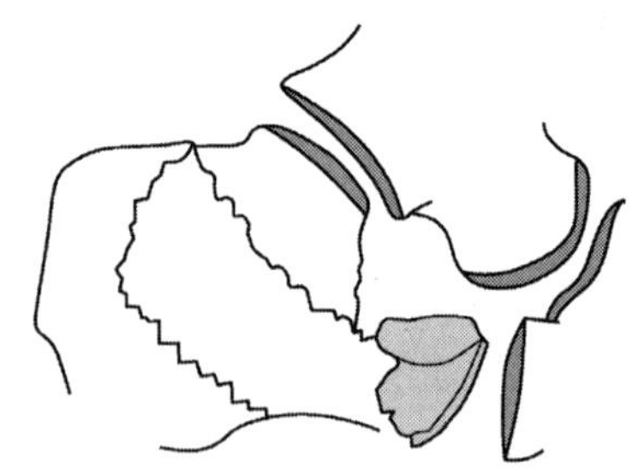

跟骨体部塌陷伴前部骨折

图 11-134　跟骨塌陷型骨折

3. 剪切力　患者由高处坠落时，足跟常呈不同程度的内翻或外翻位，使跟骨受到剪切暴力的作用，尤以足外翻位着地较多见。当足内翻位着地时，载距突和后关节面的内侧部受距骨向下压缩力时，可将跟骨劈开成前内侧和后外侧两骨折块。足外翻位着地时，距骨外侧突酷似锥子形向下插入跗骨窦底部，同样将跟骨劈裂成为前内侧和后外侧两骨折块。前内侧骨折块包括跟骨的前部、载距突或后关节面的内侧 1/3 部，后外侧骨折块为跟骨的余下部分。起自跗骨窦底部后方的骨折线亦可向后延伸至结节部后上方，骨折片前端向下移位，后部向上移位，即所谓舌状骨折（图 11-135）。后外侧骨折块的结节部可向上严重移位，造成足纵弓塌陷，跟骨外侧壁受向外推挤力，引起外侧壁骨折，骨折片向外移位隆起于外踝下方。

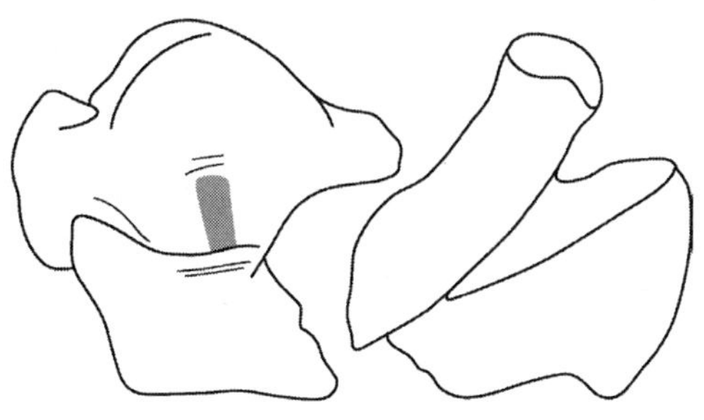

图 11-135　跟骨舌状骨折

【临床分型】

根据骨折部位及受伤暴力方式可分为跟骨体骨折、跟骨载距突骨折、跟骨结节纵形骨折、跟骨压缩骨折及跟骨撕脱骨折。

1. 跟骨体骨折　该型骨折多见。由垂直暴力导致骨折，骨折线由内、后下斜向外、前上。

2. 跟骨载距突骨折　该型骨折较少见。由距骨向下冲击跟骨所致。

3. 跟骨结节纵形骨折　跟骨外翻位、跟骨结节底部着地所致。若发生在儿童期，可为骨骺分离。

4. 跟骨压缩骨折　该型骨折最为常见。可分为由垂直压缩力造成的跟骨塌陷型骨折及剪切力造成的舌状骨折。

5. 跟骨撕脱骨折　由跟腱牵拉所致，骨折片向上翻转，又称为“鸟嘴样”骨折。

【临床表现】

伤后出现跟部疼痛、肿胀、皮下瘀斑、足底扁平及局部畸形，患足不能负重站立及行走。

【诊断】

1. 病史　有明确外伤史。

2. 症状与体征　跟骨肿胀、疼痛剧烈，压痛和冲击痛敏锐，明显皮下瘀斑，骨折严重者可呈足底扁平，跟骨横径增宽或外翻畸形。

3. 辅助检查　跟骨正、侧位及轴位 X 线片对了解骨折移位、分型至关重要。其中侧位片对识别骨折线、关节面塌陷及骨片旋转程度有一定帮助；轴位片能清晰显示距下关节面的载距突解剖形态及内外侧壁骨折移位情况，以及跟骨结节、跟骨体部内外翻移位情况。Broden 位（足内旋 10°～40°）是一种常用的斜位（图 11-136），可显示距下关节面损伤情况。冠状面 CT 及三维成像可显示关节面骨折线数量和移位情况，对于指导手法复位、撬拨方向和深度有重要意义。

【治疗】

1. 整复要点　跟骨骨折多为关节内骨折，愈合较差，常并发创伤性关节炎，对于

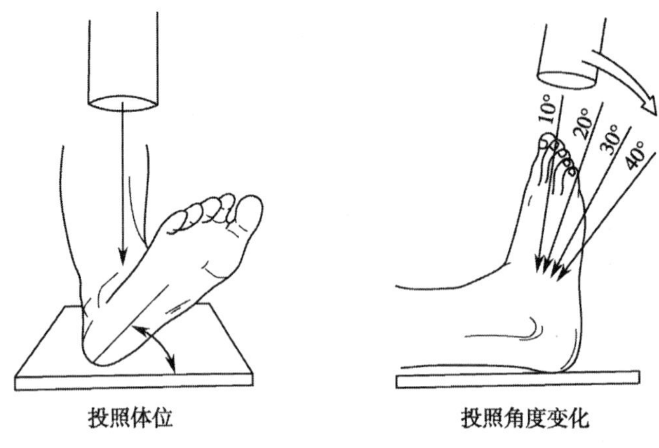

图 11-136　Broden 位投照

复位要求较高。由于跟骨为松质骨，损伤后肿胀较明显，所以手法整复应尽早进行。

2. 手法操作

（1）穴位镇痛： 手法复位前用毫针强刺激健侧跟痛穴以解痉止痛，利于复位。

（2）手法复位

1）有移位的跟骨结节纵形骨折：采用推按挤捏捺正法。患者取俯卧位，使患肢处于屈膝 60°，助手固定小腿下段；术者一手握持患足使之跖屈，另一手拇指抵住跟骨结节，向下推顶跟骨结节骨折块以纠正向上移位，然后保持跖屈位，同时术者用拇指和其余四指沿跟骨两侧边缘对向挤捏，同时握足之手轻轻摇摆以纠正侧方移位。该种类型骨折应尽量使其平复，否则跟骨底部不平将影响站立和负重。

2）跟骨结节横形骨折：采用跖屈推按捺正法。患者取俯卧位，膝关节屈曲 60°，一助手固定膝部保持体位，术者一手握足使之尽量跖屈，另一手拇、示指置跟腱两侧由近向远推挤骨折片，使之向远端靠拢复位（图 11-137）。复位后保持跖屈位固定。注意手法宜逐渐加力，不可实施暴力推挤，以免造成折片断裂和加重损伤。

3）跟骨载距突骨折：采用外翻推挤捺正法。患者取仰卧位，膝外展、外旋、屈曲 90°位，足部悬空于床边。助手固定小腿保持体位，术者两拇指置内踝下，向外上推挤的同时，余指置踝关节及跟外侧，使踝关节和跟骨外翻。

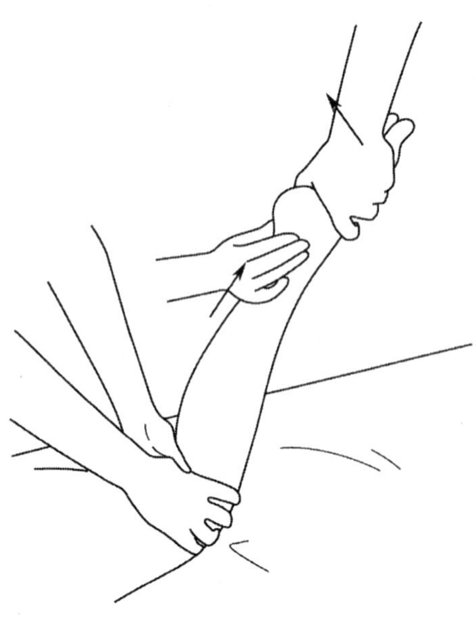

图 11-137　跖屈推按捺正法

4）近跟距关节面的跟骨体骨折：采用牵拉挤压捺正法。患者取仰卧位，踝关节悬空于床边，助手固定小腿，术者两手环抱踝及足跟部，以掌根夹持跟骨两侧相对挤压，矫正侧方移位的同时并向后下牵拉，以矫正向后上移位，恢复跟骨结节角（图 11-138）。

3. 固定方法

（1）夹板固定： 对于跟骨结节关节角有影响的骨折，可用夹板固定。跟骨两侧各置压垫，用夹板做超踝关节固定，固定时维持患足于跖屈位，小腿后侧可用棉垫抵于跟骨结节之上缘，足底放一平足垫。一般固定 4 ~ 6 周。此种固定适用于跟骨结节横形骨折、接近跟距关节骨折及波及跟距关节者。

（2）高分子石膏固定：无移位骨折、载距突骨折、跟骨前端骨折，仅用高分子石膏托固定患足于中立位4～6周。

4. 药物治疗　根据中医骨伤三期辨证原则施治。跟骨内有丰富的骨松质，骨折后肿胀、疼痛较严重，故治疗中应于初期着重消肿止痛。跟骨骨折多波及关节面，且为负重关节，伤后出现创伤性关节炎概率较高，故治疗中应注重预防。

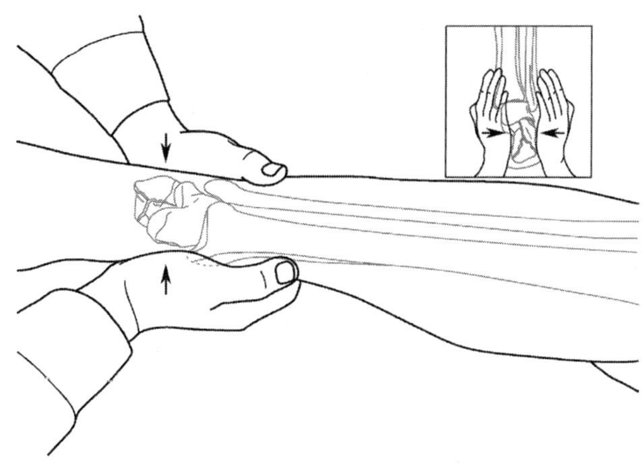

图11-138　牵拉挤压捺正法

（1）损伤初期

治法：活血化瘀，消肿止痛。

内服方：丹七止痛胶囊或散瘀肿痛方。肿胀严重者加猪苓、茯苓、车前子等以利水消肿。疼痛较重者加延胡索、青皮、莪术等消肿止痛。

外用方：外敷消肿止痛散，瘀血重者加适量逐瘀止痛散。

（2）损伤中期

治法：和营生新，接骨续筋。

内服方：续筋接骨方。

外用方：外敷续筋接骨散，加仙鹤草、脆蛇、杜仲、螃蟹粉、白及增强接骨功效。

（3）损伤后期

治法：强筋壮骨，通利关节。

内服方：强筋壮骨丸或活血养骨方加减。病程较久，足跟持续隐痛者加三七、延胡索、陈皮等。

外用方：强筋壮骨散与舒筋通络散搭配使用。有关节隐痛、乏力者加温经通络散；有关节酸痛、重着者加泽乌通络散。同时可以选用下肢烫熨散和下肢熏洗散辅助治疗。

【康复锻炼】

参见“踝部骨折”康复锻炼。但凡有跟骨结节角改变的各类骨折，在拆除外固定时，不可做过量的患足背伸活动，功能锻炼应以患足无锐痛、练后无不适感为宜。

总之，对未累及关节面的骨折，练功宜早，负重也可早些，而对波及关节面的骨折，则应晚负重、早磨合。

十二、足舟骨骨折

足舟骨骨折较少见，多为直接暴力所致，好发生于青壮年人。

【损伤机制】

常为直接暴力损伤，如足背遭重物打砸或车辆碾轧等，足的强力背伸、跖屈、扭转等间接外力，亦可引起足舟骨骨折。

足于跖屈位遭重物打砸或车轮碾轧，致舟骨背缘产生裂纹骨折，或足强力跖屈而舟骨背侧缘被关节囊撕裂产生小片撕脱骨折。

当足遭外翻伤力，或足骤然跖屈、内翻时，由于胫后肌的强力收缩，可将舟骨结节撕脱而成骨折。

碾轧伤常引起粉碎性骨折，而间接应力如跖屈的足从高处坠落后产生的轴向压缩应力，可引起舟骨骨折移位和韧带损伤。由足舟骨、楔骨和骰骨所参与构成的中跗关节，又称跗横关节，易因外伤而引起脱位，诊断与治疗时应予以注意，以免影响其后的负重活动。

【临床分型】

根据骨折的部位，可分为背侧缘骨折、结节骨折、体部骨折 3 种。

1. **舟骨背侧缘骨折**　该类型骨折在足舟骨中最为常见，可为裂纹骨折和撕脱骨折（图 11-139）。

2. **舟骨结节骨折**　多为撕脱性骨折，一般多移位不大（图 11-140）。

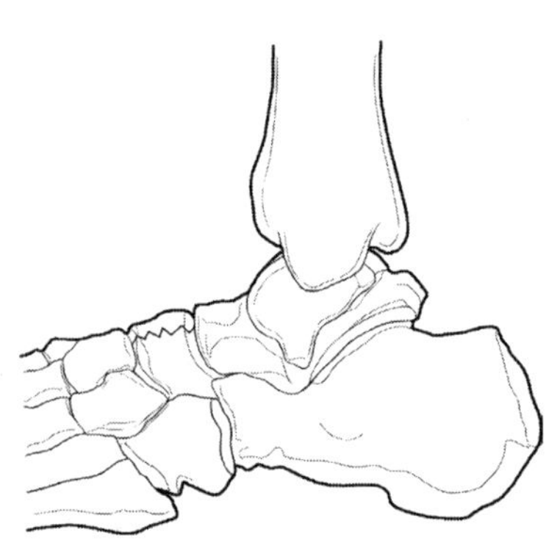

图 11-139　舟骨背侧缘骨折

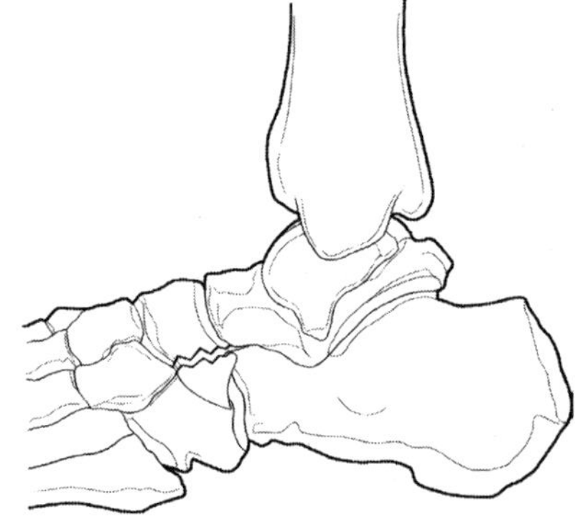

图 11-140　舟骨结节骨折

3. **舟骨体部骨折**　舟骨体部骨折不常见，可由直接外力或间接外力引起。骨折线多呈横形，背侧骨折块常向背、内侧移位，而形成骨折脱位（图 11-141）。

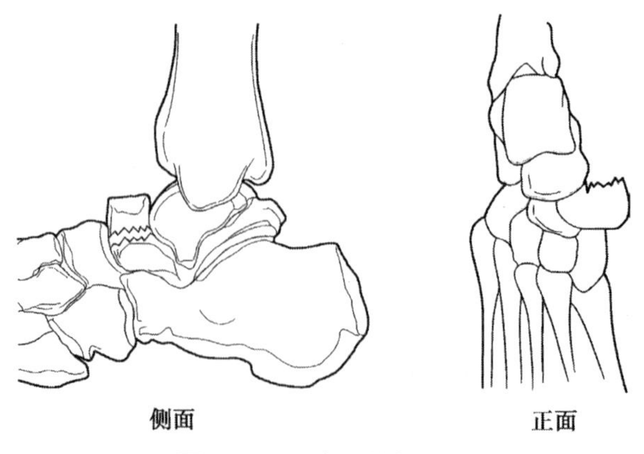

图 11-141　舟骨体部骨折

【临床表现】

伤处疼痛，由于参与足弓结构，故常因足着地受力而致疼痛加剧，患处肿胀，足部青紫瘀斑，局部压痛明显，且外观可见有隆凸畸形。

【诊断】

1. 病史 有明确外伤史。

2. 症状与体征 患处疼痛、肿胀，外观可见骨性隆起，可有骨片的异常活动及骨擦音，沿足内侧 3 个跖骨纵向推挤痛明显，足内收、外展、背伸、跖屈等活动时，均可引起疼痛。

3. 辅助检查 X 线片可清楚显示骨折线及是否移位。对于诊断不明确或需了解移位情况的可行 CT 进一步检查。MRI 检查有助于判断是否为陈旧性骨折。

【治疗】

1. 整复要点 足舟骨位置表浅，周围无重要组织，所以在复位时相对比较简单。需要注意的是，在整复前进行手法牵拉时需将足置于跖屈位，可将足舟骨与周围骨间隙增大，利于骨折块复位。如有脱位应先整复脱位再整复骨折。

2. 手法复位

（1）穴位镇痛： 手法复位前用毫针强刺激患侧解溪穴以解痉止痛，利于复位。

（2）手法整复

1）舟骨背侧缘骨折：采用牵拉按压捺正法。患者取仰卧位，助手固定小腿下部，术者两手握前足，跖屈位牵拉，两拇指按压舟骨背侧骨折处，同时在保持牵拉下将足回至中立位，即可复位。

2）舟骨结节部骨折：采用跖屈推挤捺正法。患者取仰卧位，助手将足置于跖屈、内收、内翻位，术者以拇指推挤骨折片复位。

3）舟骨横形骨折或骨折脱位：采用牵拉推挤捺正法。患者仰卧位，一名助手固定小腿，另一名助手持前足牵拉的同时将足跖屈、外展，术者以两拇指向外推挤骨折片的同时，助手将足回至中立位，即可复位。

3. 固定方法 对无移位骨折和舟骨背侧缘骨折复位后，在舟骨处压一小压垫，用高分子石膏托固定足于功能位 4～6 周。舟骨结节骨折复位后在舟骨处垫一弧形小压垫，固定足于轻度跖屈位 4～6 周。舟骨横形骨折或骨折脱位复位后用托板固定足于功能位。

4. 药物治疗 根据中医骨伤三期辨证原则用药，足舟骨背侧缘骨折脱出的骨块血供较差，易发生缺血坏死，故治疗中应注重预防，应着重活血养骨，改善局部血供。

（1）损伤初期

治法：活血化瘀，消肿止痛。

内服方：丹七止痛胶囊或散瘀肿痛方。疼痛较重者加延胡索、青皮、莪术等消肿止痛。

外用方：外敷消肿止痛散，瘀血重者加适量逐瘀止痛散。

（2）损伤中期

治法：接骨续筋，活血养骨。

内服方：续筋接骨方加减。

外用方：外敷续筋接骨散，加杜仲、螃蟹粉、白及增强接骨功效。

（3）损伤后期

治法：强筋壮骨，通利关节。

内服方：活血养骨方加减。

外用方：养骨活血散与强筋壮骨散搭配使用。有隐痛、乏力者加舒筋通络散；有关节酸痛、重着者加泽乌通络散。同时可以选用下肢烫熨散和下肢熏洗散辅助治疗。

【康复锻炼】

骨折初、中期禁止患足下地。全身其他关节行主动力量锻炼。解除固定后，可先做无负重活动，如“滚蹬”动作，循序渐进进行锻炼。先扶拐下地不负重行走，然后在影像检查证实骨折愈合后，再下地负重行走。

十三、跖骨骨折

跖骨骨折为足部常见骨折，多为直接暴力损伤引起，常见于成年男性。

【损伤机制】

多由重物打击足背，车轮轧伤或滑到扭伤所致。骨折部位以基底骨折最常见，干部骨折次之，颈部骨折最少。直接暴力打击者，多为粉碎性或穿破皮肤，也可能为单纯的横断形。斜面形多为间接或扭转力造成。由于跖骨间有相互支持的作用，骨折的移位多不明显。仅有少数骨干骨折，可因暴力产生跖侧成角畸形，或远侧骨折断端移至骨折近端下方，形成重叠畸形。

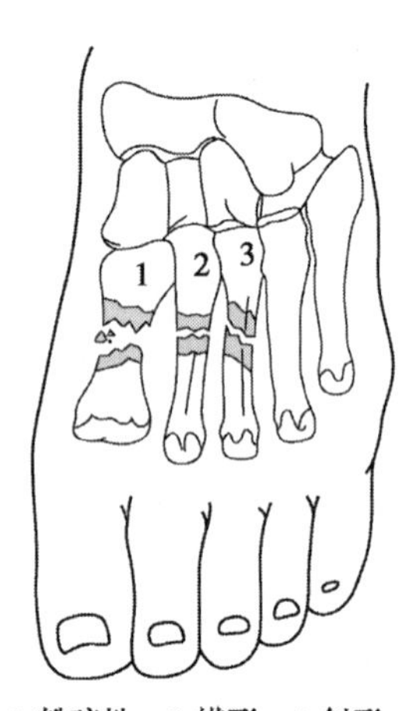

1.粉碎性；2.横形；3.斜形。

图 11-142 跖骨直接暴力骨折类型

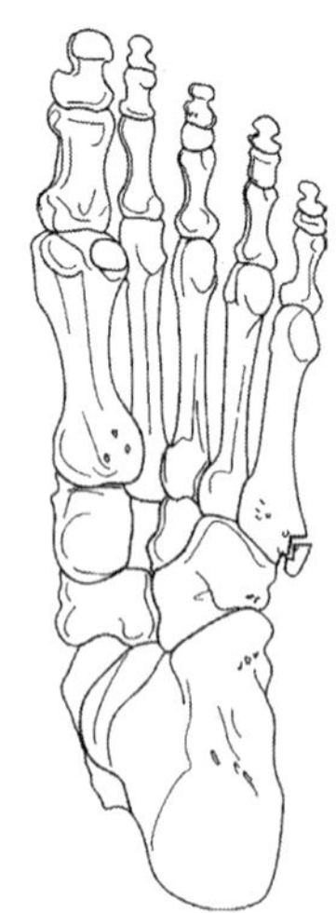

图 11-143 第 5 跖骨基底部撕脱骨折

1. 直接暴力 可发生斜形、横形或粉碎性骨折（图 11-142），可单发或多发，若同时遭受扭转还可合并跖跗关节脱位。

2. 肌肉牵拉 骨折常发生于第 5 跖骨基底部。足突然内翻位扭转，附着于第五跖骨基底部的腓骨短肌和第 3 腓骨肌强烈收缩，致使第 5 跖骨基底部撕脱骨折（图 11-143）。

【临床分型】

根据骨折损伤部位，可分为跖骨干、跖骨颈、跖骨头、跖骨基底 4 个部位骨折类型。

1. 跖骨干骨折 较为常见，可为单发也可为多发。由直接暴力致伤者多呈横断及粉碎性，扭转及其他传导外力致伤者可造成斜形或螺旋形骨折。因屈肌及骨间肌的牵拉作用，骨折多向背侧成角。第 2、3 跖骨干可见疲劳性骨折。

2. 跖骨颈骨折　多为直接外力或传导外力导致。骨折后因骨间肌的牵拉，跖骨头多向跖侧移位而形成背侧成角。

3. 跖骨头骨折　较少见，常为直接暴力损伤，经常合并有内侧邻近跖骨近端骨折。一般移位不大，经常向跖外侧成角。

4. 跖骨基底部骨折　以第 5 跖骨基底部骨折最为常见，第 5 跖骨基底部由于具有粗隆部而与其他跖骨不同，粗隆部向跖侧和外侧突起，当足外翻局部抵撞硬物时可发生骨折。其干骺端以远 15mm 可见疲劳性骨折。

【临床表现】

患足肿痛，不能下地行走，局部有瘀斑和局限性压痛。

【诊断】

1. 病史　有明确外伤史。

2. 症状与体征　患足疼痛、肿胀，无法持重，局部有瘀血斑和局限性压痛以及纵轴挤压痛。由于跖骨相互支持，一般折端移位不大，但可向跖侧成角或远折端向近折端下方重叠移位。

3. 辅助检查

（1）X 线检查： 跖骨骨折应常规拍摄足的正、斜位 X 线片。部分患者第 5 跖骨基底部附近多有籽骨（图 11-144），需注意鉴别。

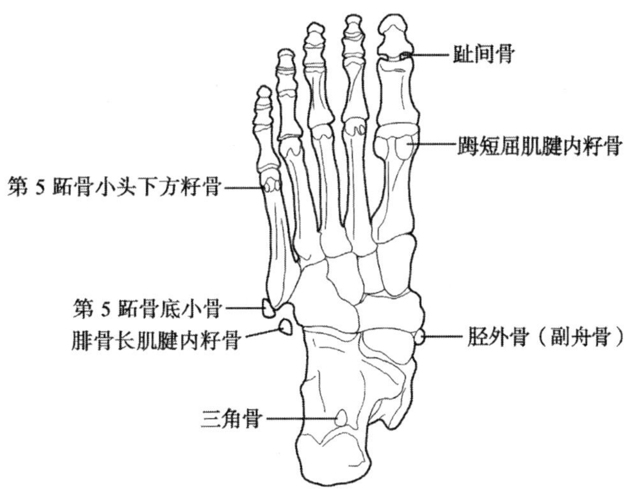

图 11-144　腓骨长肌腱内籽骨、第 5 跖骨底小骨

（2）CT 检查： 对于粉碎性骨折，X 线不能完全显示清楚，需行 CT 三维重建，以明确骨折线形态和骨折移位情况。

【治疗】

1. 整复要点　第 1、5 跖骨头参与构成足的纵弓，又是足三点持重的前部两个支重点，第 1、5 跖骨各部位骨折产生的移位、成角、短缩均会对骨折愈合后的负重产生较大影响，因此，对于两骨的复位提出了较高的要求。

2. 手法操作

（1）穴位镇痛：手法复位前用毫针强刺激患侧跟痛穴以解痉止痛，利于复位。

（2）手法整复

1）跖骨基底部骨折并跖跗关节脱位：患者取仰卧位，根据骨折脱位类型，分别选用下述两种方法复位。

向背、外侧移位的骨折脱位：采用牵抖外翻端提挤按捺正法。一助手固定踝部，术者一手持足远端拔伸牵引，行牵拉抖动手法将足外翻背伸。同时另一手拇指置足背第1、2跖跗关节部，向内、下推按，余指置足底和内侧楔骨向上端提，即可复位。只要第1、2跖跗关节复位，其他即随之复位。

内、外分离移位的骨折脱位：采用牵抖端提挤按捺正法。手法分两步进行，助手固定踝部，术者一手先以拇指置第一跖骨近端背、内侧向外下推按，示、中指置足底内侧楔骨部端托，另一手持足远端牵拉，再以牵抖手法先使第1跖跗关节复位后，保持中立位，再以拇指于足背部第2～3跖骨折端背侧，由内下推按，余指置足底骰、楔骨部对抗，同时牵足之手将足背伸，即可复位。

2）移位的跖骨干骨折：采用牵拉跖屈提按捺正法。助手固定踝关节，术者一手牵拉骨折远端相应足趾，先顺势牵拉。另一手以拇指于足背按压近骨折端，示、中二指置足底端提远折端，同时牵拉足趾跖屈，即可复位。对残存的侧方错位，可用拇、示二指沿跖骨间隙推挤分骨。

3）跖骨颈部骨折：采用牵拉跖屈端托捺正法。可用于短小的远折端多向外并向足底倾斜成角突起移位者。助手固定、牵拉同上，术者以拇指置足底远折端移位突起部向足背推顶，余指置足背近折端扶持对抗和按压跖骨头，同时将足趾跖屈，即可复位。

3. 固定方法

（1）无移位骨折或骨折复位后稳定者：足弓部及跟腱处用棉垫托起，固定足踝于功能位。2周肿胀消退后，可扶拐下床不负重活动，4～6周临床和X线检查骨折愈合后，去除固定行功能疗法。

（2）跖骨疲劳性骨折：早期仅有前足痛和局部压痛者，休息4周即可。若为晚期，虽X线已有梭形骨痂但仍有疼痛者，休息至疼痛完全消失后方可逐步负重活动。

（3）第5跖骨基底部骨折整复后稳定者：在第5跖骨基底后外侧用一弧形棉条固定，外侧用弧形纸板压于棉垫上用胶布粘牢固定；足底加用棉垫；以高分子石膏托固定于功能位2～3周。

4. 药物治疗 根据中医骨伤三期辨证原则施治。该骨折多波及关节面，且常伴有不同程度的韧带损伤，故初期着重消肿、祛瘀，后期着重于通利关节、滋血生力，恢复踝关节功能。

（1）损伤初期

治法：活血化瘀，消肿止痛。

内服方：丹七止痛胶囊或散瘀肿痛方加减，如瘀斑重者可加延胡索、郁金理气导滞；如肿胀明显伴水疱者可加泽泻、冬瓜皮、茯苓、猪苓等利水消肿；如瘀血化热者可加苍术、黄柏或金葵果。

外用方：外敷消肿止痛散，瘀血重者加适量逐瘀止痛散；瘀血化热者加骨炎散1号。

（2）损伤中期

治法：和营生新，接骨续筋。

内服方：续筋接骨方。症状改善但瘀血消散未尽者，选用散瘀肿痛方加泽泻、木通等。

外用方：外敷续筋接骨散，如伴有瘀血或疼痛者可适量加逐瘀止痛散。

（3）损伤后期

治法：滋血生力，舒筋活节。

内服方：强筋壮骨丸或通利关节方加减。病程较久，肿胀反复，虚肿不消者可加薏苡仁、茯苓、木瓜等补益气血。

外用方：强筋壮骨散与舒筋通络散搭配使用。慢性肿胀难消者加泽乌通络散。同时可以选用下肢烫熨散和下肢熏洗散辅助治疗。

【康复锻炼】

早期抬高患肢，主动伸屈膝关节活动。2周后可扶拐不负重行走。3～4周解除固定后可练习负重行走，练习“划圈”“擦地”等动作恢复下肢肌力，并于坐位做“滚蹬”动作以增加对足弓的塑形，并加强足跖屈肌力锻炼。

十四、趾骨骨折

趾骨骨折约占足部骨折的第2位，常由直接暴力引起。

【损伤机制】

趾骨骨折较为多见，尤以踇趾骨折为多。趾骨骨折多为直接暴力引起。如重物坠落压砸，或急迫奔走，趾端碰撞于硬物等，均可引起趾骨骨折。

【临床分型】

可分为横断形、斜形和粉碎性骨折，以横断和粉碎性骨折多见，为重物压砸引起；斜形骨折多为趾端碰撞于硬物所致。重物压砸于足背后，由于跖骨头与地面的夹挤，可引起趾的籽骨骨折，以内侧籽骨多见，常为粉碎性。

【临床表现】

伤后患趾肿胀、疼痛、活动受限，伤趾的趾甲下可有紫黑瘀斑，局部有明显压痛。

【诊断】

1. 病史　有明确外伤史。

2. 症状与体征　伤后患趾肿胀、疼痛、活动受限，伤趾的趾甲下可有紫黑瘀斑，局部有明显压痛和骨擦音，足趾纵向推挤疼痛明显。

3. 辅助检查　行足正、侧、斜位X片检查可基本满足诊断需要。

【治疗】

1. 整复要点　趾骨骨折较为表浅，利于手法复位，但因足趾细小，排列密集，所以在手法整复前牵引时可用纱布包裹足趾避免滑脱。

2. 手法操作

（1）穴位镇痛：手法复位前用毫针强刺激患侧阳陵泉穴以缓解疼痛。

（2）手法复位：趾骨骨折，多无移位或移位不大，一般无须整复。

若有移位，可用牵拉捏挤捺正法。助手固定踝部，术者一只手拇、示两指捏持患趾末端牵拉，另一手拇、示两指于患趾断端两侧、上下捏挤，即可复位。

若有向跖侧成角突起移位者，可用牵拉捏挤屈曲捺正法：助手固定患足，术者一只手拇指顺置患趾背侧，示指横置患趾跖侧两骨折端，两指夹持顺势牵拉，另一只手拇、示两指于患趾两侧捏挤纠正正侧方移位，在牵拉下示指向上推顶与拇指相对夹挤的同时，将足趾跖屈，即可复位。

3. 固定方法　无移位或轻度移位骨折捏挤复位后，以塑形趾骨夹板固定，亦可用胶布与相邻足趾缠绕固定。若为向跖侧成角突起错位者，复位后于患趾跖侧加以横置的小纱布卷，再用上述的邻趾法固定。4～6 周骨折愈合后，去固定，行功能活动。

4. 药物治疗　根据中医骨伤三期辨证原则施治。该骨折发生后足趾多瘀斑较重，若瘀血久滞则易化热，故损伤初期应着重活血散瘀，利于损伤处快速恢复。足趾短小，不宜外敷药物，可用纱布浸药酒湿敷。

（1）损伤初期

治法：活血化瘀，消肿止痛。

内服方：丹七止痛胶囊或散瘀肿痛方加减，如瘀斑重者可加延胡索、郁金理气导滞；如瘀血化热者可加苍术、黄柏或金葵果。

外用方：湿敷丹归止痛药酒，瘀血化热者以骨炎散 1 号熬煮后冷敷。

（2）损伤中期

治法：和营生新，接骨续筋。

内服方：续筋接骨方加减或接骨紫金丹。症状改善但瘀血消散未尽者，选用散瘀肿痛方加泽泻、木通等。

外用方：湿敷舒筋通络药酒。

（3）损伤后期

治法：滋血生力，舒筋活节。

内服方：强筋壮骨丸或通利关节方加减。

外用方：湿敷强筋壮骨药酒。同时可以选用下肢烫熨散和下肢熏洗散辅助治疗。

【康复锻炼】

骨折整复固定后，即可做膝关节伸屈活动，肿胀消退后，可扶拐下床足不着地活动。去固定后，做“摇足旋转”和“坐位提踵”动作，特别应加强足和趾的跖屈锻炼，增强足的屈肌力量。

第三节　脊柱、躯干骨折

一、颈椎骨折及脱位

颈椎骨折脱位指颈椎椎体骨折与椎节脱位同时发生，这种典型的完全性损伤在临床上并不少见，且多伴发脊髓损伤而造成不同程度的瘫痪，严重者可危及生命。本病好发于颈4～5、颈5～6及颈6～7三个颈椎节段，为颈椎损伤中的严重型。其发生率占脊柱损伤的26.1%，多发于男性。本部分只涉及下位颈椎（颈3～7）骨折与脱位。

【损伤机制】

暴力是造成损伤的主要原因，包括直接暴力和间接暴力，其中以间接暴力较多见。暴力形式主要为屈伸、旋转、垂直压缩、剪切。根据受伤时外力作用的大小、部位及方向之不同，可造成颈椎的单纯骨折或脱位，也多见骨折合并脱位。当损伤累及椎管，则会出现脊髓或神经根损伤。由于棘突上附着的斜方肌、背阔肌、菱形肌肌力较强，在扭身旋转时肌肉猛力收缩而将棘突撕裂。

【临床分型】

按损伤机制分型：

1. **屈曲压缩型**　单纯椎体楔形骨折，严重者椎体后下缘突入椎管。

2. **垂直压缩型**　椎体爆裂性骨折、椎体上下软骨板骨折，椎体后缘骨折块可进入椎管。

3. **牵张屈曲型**　椎体前缘变钝，单侧或双侧小关节脱位，后侧韧带结构损伤。

4. **牵张伸展型**　前后侧韧带复合结构损伤，椎体横形骨折无移位。暴力较大者可见损伤节段上位椎体向后移位进入椎管。

5. **伸展压缩型**　单侧或双侧椎弓骨折，关节突骨折，可有椎体向前移位。

6. **侧方屈曲型**　椎体一侧压缩，可伴同侧椎弓骨折，可有椎体前后方移位。

【临床表现】

颈部疼痛，活动受限，可有或无外观畸形，旋转活动困难。轻度椎体压缩骨折症状较轻。损伤严重者可伴有神经、脊髓受损表现。伴有颈椎半脱位或单侧小关节脱位者则颈部疼痛剧烈，活动障碍，肌肉痉挛，颈部呈前屈或偏斜强迫体位。

【诊断】

1. **病史**　有明确外伤史。

2. **症状与体征**　查体时要充分暴露颈椎及上胸段，了解棘突有无偏歪，棘突间距离有无增大，局部肿胀的位置，检查有无神经及脊髓损伤症状。

非稳定性骨折者，多并发上肢麻木无力，头不能抬举，常以双手托住头部慢步行走，颈部各方向活动功能均受限。轻轻叩击头顶时，可引起剧痛，局部压痛，棘突后凸畸形。颈背部有弹响声和尖锐疼痛，棘突肿胀、隆起、压痛局限且明显则提示有棘突骨折。如颈椎完全脱位者，可立即出现全身瘫痪，甚至危及生命。颈椎严重压缩骨折和双侧椎弓根骨折均能伴发后关节或颈椎椎体脱位，可引起脊髓损伤，造成全身性瘫痪。轻者虽颈椎亦有脱位，但很少并发脊髓损伤，可见颈部功能受限，头前屈、后伸、侧屈、旋转等活动均有障碍，局部压痛，好发于颈4～6椎。

颈部肌肉痉挛、头颈前倾、自身感觉僵硬，损伤节段的棘突和棘突间隙肿胀则提示颈椎半脱位。若头颈偏向健侧，伴前屈体位，且疼痛剧烈者则提示单侧小关节脱位可能。

3. 辅助检查 X线检查为首选检查方法，通常拍摄正侧位和开口位、双斜位、功能位。X线检查较为局限，通常需增加CT检查，CT可以显示椎体大致骨折类型，还可了解有无骨折块进入椎管内，并观察有无椎弓、椎板的骨折。但CT无法显示脊髓的损伤情况，所以必要时可进行MRI检查以了解脊髓受损情况和椎间盘、韧带等受损程度。

【治疗】

1. 整复要点 复位地点以病床上最佳，可保证复位后不再搬动患者，避免因搬抬造成骨位改变。手法复位时禁止使用粗暴手法，严格掌握适应证和禁忌证，避免盲目操作。复位前应仔细阅片和触诊，以明确损伤节段部位与周围组织的关系及选用何种手法，才能做到复位精准。复位中若出现症状加重则应及时停止复位，牵引过程中力量不宜过大，应保持牵引力持续、稳定。观察在复位后有无症状加重，及时进行术后影像复查。

2. 手法操作

（1）穴位镇痛：手法复位前用毫针强刺激双手外劳宫以解痉镇痛、松弛肌筋，利于复位。

（2）手法复位：术者立于患者头部上端，两手拇指扣住患者双侧下颌，其余四指托在枕部，缓缓用力牵引（图11-145），使头颈部呈微过伸位（屈曲型）或稍前屈（伸直型），助手用两手固定患者双肩，呈对抗牵引，用力持续平稳，待患者肌肉拉伸时，术者可用示、中二指沿椎旁两侧顺理肌筋，使其放松，同时审视病椎，待明确病椎和移位方向、程度后，逆创伤机制使用端托旋转捺正法（图11-146），常可闻及弹响声，即告复位。再缓缓将头部回到中立位，捋顺肌筋，使其稳定，同时触摸患椎棘突是否平整。

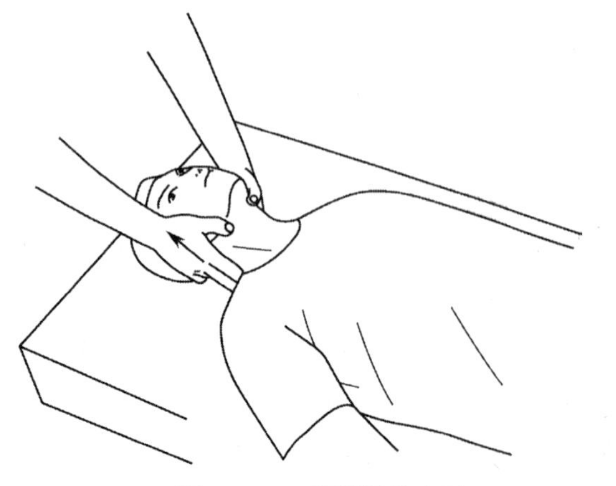

图11-145 颈椎拔伸牵引

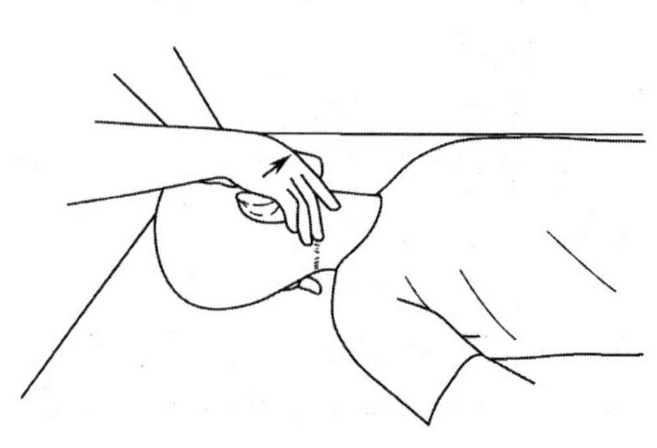

图11-146 端托旋转捺正法

若单纯棘突骨折有移位，可进行手法复位。患者取坐位，术者立于其身后，先以左手扶于患者前额部，以拇指审视病椎并触摸伤椎棘突骨折块位置。令患者缓慢前屈颈部，利用棘间、棘上韧带的牵伸，右手示、中指夹住骨折处的棘突，双手配合同时发力，左手使头猛然后仰，右手推顶棘突的骨折块向前，多可使移位棘突复位（图 11-147）。若有骨折块侧向偏移者，则先将骨折块横向推拨至颈部正中线处后再向前推顶。复位后平卧位休息，避免颈椎前屈及后伸，以免骨折移位。

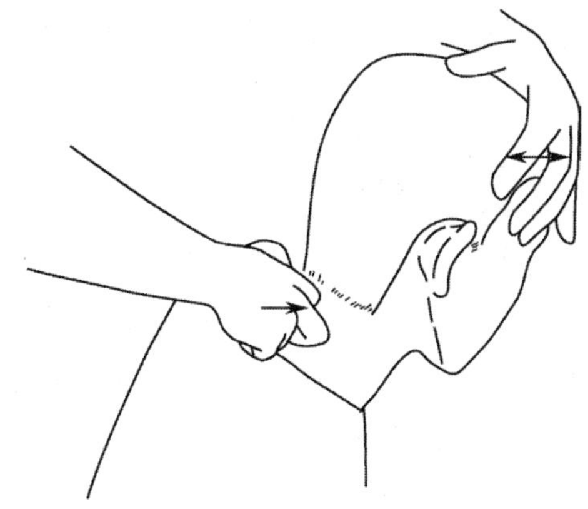

图 11-147　颈椎棘突骨折手法整复

3. 牵引　在手法复位前和复位后需使用颌枕带或颅骨牵引维持固定治疗，牵引重量根据患者体质、年龄、体重等因素酌情考虑。牵引重量一般为 2 ~ 4kg，骨折伴脱位者牵引重量可稍重，但不超过 6 ~ 8kg。维持牵引 3 ~ 4 周后可改用颈托或颈胸支具继续维持固定 3 ~ 4 周。

4. 药物治疗　根据中医骨伤三期辨证原则施治。伴有神经或脊髓损伤则为治疗重点。

（1）损伤初期

治法：活血化瘀，消肿止痛。

内服方：丹七止痛胶囊或散瘀肿痛方。疼痛较重者可加延胡索、郁金理气导滞；伴有神经损伤症状者应着重活血化瘀，可酌情增加散瘀肿痛方中红花、川芎、桃仁用量，并加猪苓、泽泻、茯苓等利水消肿，缓解局部肿胀。

外用方：外敷消肿止痛散。疼痛难忍者还可加理气定痛散。

（2）损伤中期

治法：和营生新，接骨续筋。

内服方：续筋接骨方。伴有神经或脊髓损伤症状者合温肾通督方。因长时间卧床导致大便秘结者可加大黄、枳实、厚朴等泻肠导滞。

外用方：外敷续筋接骨散。伴有神经或脊髓损伤症状者合补髓通督散。

（3）损伤后期

治法：补益肝肾，强筋壮骨。

内服方：强筋壮骨丸或活血养骨方加减。病程较久，体质虚弱者可加黄芪、当归、白术、紫河车以健脾燥湿、补益气血。

外用方：外敷强筋壮骨散加补髓通督散。骨折愈合迟缓者加续筋健骨散；颈部活动不利者加舒筋通络散；若夹风寒湿邪，颈部酸胀痛者加温筋通络散。

【康复锻炼】

在骨折、脱位稳定的情况下，可做静力性练习以增强颈部肌力为主，增加颈椎关节稳定性。骨折线模糊后有意识地用力做伸颈、缩颈等动作，以及“回头望月”“托掌”等动作恢复颈部活动。

二、寰椎骨折

寰椎骨折是一种比较少见的颈椎创伤，主要见于高处坠落伤和交通事故，其发生率占整个颈椎创伤的 2% ~ 4%。这种骨折常引起骨折块分离移位，呈爆裂状，故称为寰椎爆裂性骨折。1920 年杰斐逊（Jefferson）首先报告 4 例这类骨折，后陆续有报道，并称之为 Jefferson's 骨折。

【损伤机制】

自上而下的传导暴力是造成寰椎骨折的主要作用形式，如重物自高处落下，跳水时头顶着地，当暴力作用到头顶后，通过枕骨髁状突分别向下、向外达寰椎两侧块的上下关节面，使寰椎侧切块挤压于枕骨髁与枢椎之间，而枢椎两关节面对于侧块在人体纵轴方向上对抗这种向下外的冲击暴力，而寰椎介于两个外力之间，即可能导致寰椎前后弓与其侧块连接处的薄弱处发生骨折。如果不是伴有齿状突骨折和寰椎横韧带损伤，寰椎骨折很少见有神经受损。若伴有髁状突骨折和环状韧带损伤，则为不稳定骨折，可造成脊髓损伤的严重后果。

【临床分型】

Jefferson 分型共分为六型（图 11-148）：

1. Ⅰ型　后弓骨折。
2. Ⅱ型　爆裂骨折。
3. Ⅲ型　前弓骨折。
4. Ⅳ型　横突骨折。
5. Ⅴ型　粉碎骨折。
6. Ⅵ型　侧块骨折。

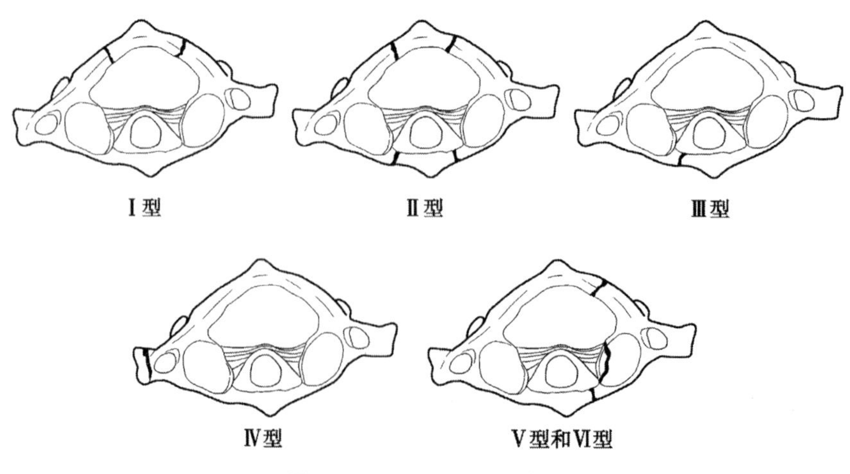

图 11-148　Jefferson 分型

【临床表现】

伤后颈部疼痛特别是枕下区域疼痛、颈部僵硬、不能活动，是寰椎骨折的主要临床表现。有时出现咽后血肿，但通常不会引起呼吸困难和吞咽障碍。头部呈强迫前倾位，用手扶持头部，或手托下颌，避免头颈的任何方向转动。

【诊断】

1. **病史**　有明确外伤史。

2. **症状与体征**　颈部疼痛且活动受限，可见颈部歪斜，保护性体位。检查时不要去追求骨擦感或骨擦音，避免加重损伤。脊髓或神经根受压较少见，这与该区椎管矢径大、骨折片离心移位有关，颈2神经根受到压迫或刺激，可出现枕大神经区域放散痛或感觉障碍。如果单侧骨折脱位，可出现头部向外侧倾斜或斜颈并伴有颈肌痉挛。局部压痛限于枕骨粗隆下方，不能主动和被动旋转颈部。合并脊髓创伤时，出现严重四肢瘫痪和颅神经症状，呼吸困难是创伤早期的致命原因。

3. **辅助检查**　寰枕区开口前后位X线片，能显示该部位的解剖形态。其特征性表现如下：①寰椎的两侧块移位，可以同时向两侧移位，亦可能为不对称的移位，移位的程度可达2～4mm。②判断侧块移位应参照颈2的棘突是否维持在中央，若棘突阴影在中央而有侧块移位，则表明并非因旋转所致侧块与齿状突的差异。③侧位X线片如果寰椎前弓与齿状突间距大于3mm，提示合并前弓骨折或横韧带撕裂齿状突脱位。④创伤后的稳定程度取决于横韧带创伤情况，尤其横韧带对固定齿状突，稳定寰枢关节及保持寰椎两侧块之间张力起着极为重要的作用。目前为了观察寰椎全貌，多采用CT扫描，能更全面了解骨折部位和移位情况。MRI检查可显示是否有脊髓损伤及血肿程度。

【治疗】

1. **整复要点**　寰椎椎孔较大，但有骨折断端移位者仍需力求解剖复位，避免骨折断端因活动角度变化刺激脊髓。

2. **手法操作**

（1）穴位镇痛：手法复位前用毫针强刺激双手外劳宫以解痉镇痛、松弛肌筋，利于复位。

（2）手法复位：患者取仰卧位，助手固定患者双肩，术者双手掌托于头枕部，双手拇指叩住双侧下颌部，余指置于颈后部。示、中指沿棘突两侧，从上至下顺理肌筋，缓解疼痛。后缓慢做头颈前屈、后伸动作，并轻轻摇摆晃动使之复位。复位过程中不应有任何明显疼痛或神经刺激症状出现，如有出现应及时停止手法治疗。

3. **牵引**　可采用颅骨或枕颌牵引套维持牵引3～4周，牵引重量根据体重选择2～5kg。后可改用颈托或颈胸支具继续维持固定3～4周。

4. **药物治疗**　根据中医骨伤三期辨证原则施治。伴有神经或脊髓损伤则为治疗重点。

（1）损伤初期

治法：活血化瘀，消肿止痛。

内服方：丹七止痛胶囊或散瘀肿痛方。疼痛较重者可加延胡索、郁金理气导滞；伴有神经损伤症状者应着重活血化瘀，可酌情增加散瘀肿痛方中红花、川芎、桃仁等用量。

外用方：外敷消肿止痛散。疼痛难忍者还可加理气定痛散。

（2）损伤中期

治法：和营生新，接骨续筋。

内服方：续筋接骨方。伴有神经或脊髓损伤症状者加温肾通督方。因长时间卧床导致大便秘结者可加大黄、枳实、厚朴等泻肠导滞。

外用方：外敷续筋接骨散，伴有神经或脊髓损伤症状者加补髓通督散。

（3）损伤后期

治法：补益肝肾，强筋壮骨。

内服方：强筋壮骨丸或活血养骨方加减。病程较久，体质虚弱者可加黄芪、白术、紫河车以健脾燥湿、补益气血。

外用方：外敷强筋壮骨散加补髓通督散。颈部活动不利者加舒筋通络散。

【康复锻炼】

骨折后期锻炼主要以恢复颈部肌肉力量为主。适当针对颈部旋转肌肉——夹肌、下斜肌和胸锁乳突肌锻炼，可采用头部抗阻旋转动作进行。

三、齿状突骨折

齿状突骨折属于严重颈椎骨折，占成人颈椎骨折脱位的 10% ~ 15%。上颈椎创伤，以齿状突骨折及其引起的寰枢椎脱位、上颈椎不稳定较为多见，颈段脊髓易受创伤。

【损伤机制】

头颈部接受不同方向外力打击、撞击，应力集中于上颈部，应力达到一定程度时，可引起齿状突骨折。屈曲暴力、伸直暴力、侧屈暴力均可引起不同类型齿状突骨折，类型不同，预后亦不同。

【临床分型】

一般采用 Anderson-D'Alonzo 分类方法，根据齿状突骨折的解剖部位分为 3 型（图 11-149）。

1. Ⅰ型　齿状突尖骨折，也见于寰枕关节脱位时的翼状韧带撕脱骨折。此型少见，骨折线常为斜形，骨折稳定，可能是翼状韧带撕脱的结果。

2. Ⅱ型　齿状突基底部骨折，可向前或向后移位，断端不稳定。此型多见，容易出现骨折不愈合。可能为齿状突对抗寰椎侧块受剪力造成骨折分离，骨折不愈合率增高。

3. Ⅲ型　经枢椎体的齿状突骨折，骨折线位于枢椎椎体，齿状突腰部以下。常为屈曲力所致，本型断端稳定，愈合率较高。

齿状突骨折（尤以Ⅱ型）致寰椎关节失去稳定性，寰椎带动齿状突发生半脱位，如为屈曲外力所致，则导致前半脱位。如为颈过伸时，则导致后半脱位。

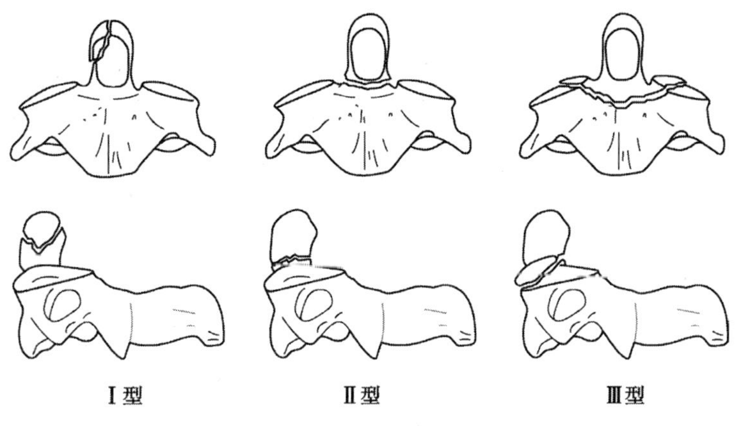

图 11-149　枢椎骨折分型

【临床表现】

伤后颈部疼痛，特别是枕下区域疼痛、颈部僵硬、不能活动，可见颈部僵硬呈强迫体位，典型的体征是患者用手扶头部以缓解疼痛。

【诊断】

1. **病史**　有明确外伤史。

2. **症状与体征**　枕部及颈后疼痛，可见枕大神经分布区域放射痛。颈部活动受限。部分患者可有神经系统的症状。

3. **辅助检查**　X 线片侧位仅可见咽后壁肿胀；早期过伸过屈位因疼痛常不能进行，中后期可见枢椎前后移位。CT 检查可明确齿突骨折的情况。如有神经损伤，应做 MRI 及肌电图检查。

【治疗】

1. **整复要点**　手法整复前需明确有无脊髓及神经损伤。对于有移位的齿状突骨折，要求尽量恢复移位，因为移位超过 4mm 后愈合率极低。且在复位中尽量轻柔，避免暴力复位。

2. **手法操作**

（1）**穴位镇痛：**手法复位前用毫针强刺激双手外劳宫以解痉镇痛、松弛肌筋，利于复位。

（2）**手法复位：**患者取仰卧位，助手两手固定患者两肩，术者用双手拇指扣住患者双侧下颌，其余四指托住颈部，使头处于微过伸位，进行拔伸牵引。拔伸牵引力可稍大，在拔伸情况下缓慢地进行头的轻度旋转活动，接着做颈部的上下伸缩活动，不能左右摇摆，以使枢椎齿状突两折端对位紧密，活动范围不能太大，达到骨折复位即可。再用一手示、中两指从上向下沿椎旁顺理肌筋和触摸是否平整，有无棘突偏歪及异常凸起。

3. 牵引 单纯齿状突骨折，可有移位或无移位，用颈胸支具于中立、低头位固定4～6周。合并寰椎脱位的齿状突骨折，前脱位患者在手法复位后维持颈部后伸体位，采用2～3kg持续牵引2～3周，再用头颈胸支具背心固定2～4周。对于后脱位患者，复位后采取屈曲颈部，维持牵引2～3周，再改用头颈胸支具背心固定2～4周。

4. 药物治疗 根据中医骨伤三期辨证原则施治。伴有神经或脊髓损伤则为治疗重点。

（1）损伤初期

治法：活血化瘀，消肿止痛。

内服方：丹七止痛胶囊或散瘀肿痛方。疼痛较重者可加延胡索、郁金理气导滞；伴有神经损伤症状者应着重活血化瘀，可酌情增加散瘀肿痛方中红花、川芎、桃仁等用量。

外用方：外敷消肿止痛散。疼痛难忍者还可加理气定痛散。

（2）损伤中期

治法：和营生新，接骨续筋。

内服方：续筋接骨方。伴有神经或脊髓损伤症状者加温肾通督方。因长时间卧床导致大便秘结者可加大黄、枳实、厚朴等泻肠导滞。

外用方：外敷续筋接骨散，伴有神经或脊髓损伤症状者加补髓通督散。

（3）损伤后期

治法：补益肝肾，强筋壮骨。

内服方：强筋壮骨丸或活血养骨方加减。病程较久，体质虚弱者可加黄芪、白术、紫河车以健脾燥湿、补益气血。

外用方：外敷强筋壮骨散加补髓通督散。颈部活动不利者加舒筋通络散。

【康复锻炼】

参见“寰椎骨折”康复锻炼。

四、胸腰椎骨折与脱位

胸腰椎骨折是指由于外力造成胸腰椎骨质连续性的破坏。这是最常见的脊柱损伤。在青壮年患者中，高能量损伤是其主要致伤因素，如车祸、高处坠落伤等。老年患者由于本身存在骨质疏松，致伤因素多为低能量损伤，如滑倒、跌倒，甚至弯腰搬抬重物等亦可致伤。胸腰椎骨折患者常可合并脊髓神经功能损伤，且由于致伤因素基本为高能量损伤，常合并其他脏器损伤，这为治疗带来了极大的困难和挑战。

【损伤机制】

受伤机制有直接、间接暴力两种，以间接暴力最多见，主要可分为屈曲型、伸直型、旋转及侧屈型。其中以屈曲型最常见，占胸腰椎骨折与脱位的90%以上。

1. 屈曲损伤 患者从高处坠落时臀部着地，或者坐车因道路颠簸将患者弹起，躯干前屈坠下，使受损椎体受到上下位椎体、椎间盘的挤压而发生压缩性骨折，同时其后部的棘上韧带、棘间韧带、关节突关节囊受到牵张应力而撕裂，可出现上位椎体向前下方移位，引起半脱位，甚至双侧关节突跳跃脱位，但椎体后侧骨皮质并未压缩断裂。

2. 过伸损伤　当患者从高处仰面摔下，背部或腰部撞到其他物体，被冲击的部位形成杠杆支点，使脊柱骤然过伸，可造成前下或前上缘撕脱骨折，上位椎体向后移位，棘突椎板相互挤压而断裂，同时可出现前纵韧带撕裂。

3. 侧屈损伤　侧方压缩的作用机制类似于椎体前侧的压缩损伤，只不过作用力于椎体的侧方。可发生椎体侧方楔形压缩骨折，对侧受到牵张应力，引起神经根或马尾神经牵拉性损伤。

4. 屈曲 - 旋转损伤　屈曲 - 旋转损伤机制包括屈曲和旋转两种作用力。单纯屈曲外力的作用，主要损伤可能是前侧骨结构破裂。随着旋转暴力的增加，韧带和关节囊结构将会受到破坏，这将会导致前柱和后柱结构的损坏。伴随着后侧关节囊结构和前柱间盘、椎体的破坏，高度不稳定的损伤类型即可产生。在胸椎或腰椎，单纯脱位是很少见的，这决定于关节突的结构。当关节突受到屈曲 - 旋转暴力作用的时候，关节突发生骨折，继而才可能出现脊柱的脱位。

5. 垂直压缩损伤　高处掉落的物体纵向打击头顶或跳水时头顶垂直撞击地面，及人从高处坠落时臀部触地，均可使椎体受到椎间盘挤压而发生粉碎性骨折，骨折块向四周“爆裂”移位，尤其是椎体后侧皮质断裂，骨折块突入椎管导致椎管变形、狭窄，造成脊髓损伤。

6. 撕脱损伤　由于肌肉急骤收缩牵拉棘突或横突，故而造成撕脱性骨折。该类型骨折移位较小，不影响脊柱稳定性。

【临床分型】

根据损伤机制分型：

1. 屈曲型骨折　椎体前部压缩性骨折，多伴有脊柱后纵韧带损伤。上位椎体前移而形成半脱位。

2. 过伸型骨折　椎体前缘出现撕脱型骨折，棘突断裂，伴前纵韧带损伤，上位椎体后移。

3. 侧屈型骨折　椎体侧方楔形压缩骨折，可伴随神经根或马尾神经牵拉伤。

4. 屈曲旋转型骨折　关节突骨折、脱位，伴关节囊及椎间盘的损伤。暴力重者继而出现脊柱脱位。

5. 垂直压缩型骨折　椎体呈粉碎性骨折，椎体后侧骨皮质断裂，移位骨块可造成椎管变形、狭窄，甚至损伤脊髓。

6. 撕脱型骨折　棘突或横突受肌肉牵拉而致骨折，骨折块移位较小。

【临床表现】

背部或腰部疼痛剧烈，脊柱活动受限，起卧困难。咳嗽或打喷嚏时疼痛加重。损伤严重可伴脊髓神经损伤症状，患者可见一侧或双侧下肢完全或不完全瘫痪，并伴有小便潴留或失禁。

【诊断】

1. **病史** 有明确的外伤史。

2. **症状与体征** 伤部疼痛剧烈，腰背部肌肉紧张。胸腰椎损伤节段压、叩痛明显。检查时注意不要勉强患者坐起或站立，更不要做脊柱各方位活动，以免加重脊髓损伤。屈曲型骨折可触及棘突后突，棘突间隙增宽，脊柱屈伸活动障碍。侧屈损伤者可有脊柱轻度侧弯畸形，并呈保护性侧弯体位。棘突、横突撕脱型骨折压痛点局限、叩痛是脊柱骨折后最明显最重要的体征，应按顺序逐个触压棘突。横突骨折者躯体旋转功能受限。椎体粉碎性骨折，骨折块压迫脊髓者可出现不同程度的感觉、运动或括约肌功能障碍。损伤暴力沿脊柱纵向传导者需注意是否伴有颅脑震荡伤。

3. **辅助检查**

（1）**X线检查**：怀疑胸腰椎骨折时，常规的正位和侧位平片是最基本的检查方法。胸腰段及腰椎的顺列可以在正侧位平片上很好的观察出来。如果正位片上出现椎体侧方移位，椎间隙变窄或消失，则提示有椎间盘的损伤，侧方移位明显提示关节突脱位或骨折存在的可能，预示着损伤节段的不稳定。侧位片可了解椎体的顺列，腰椎生理前凸的存在，椎体高度的丢失与否，有无脱位，局部的后凸角度等。

（2）**CT检查**：胸腰椎骨折患者如有神经损害或怀疑有不稳定均应行CT检查。CT在区分胸腰椎椎体压缩骨折与爆裂骨折方面比X线片更具有明显的优势，CT可以显示出椎板骨折、关节突骨折、椎弓根的损伤。轴位平面上，CT可以用来评估椎体骨折块对椎管的侵占情况，三维重建CT用来观察脊柱的序列情况，从各个平面了解脊柱的结构及损伤情况。

（3）**MRI检查**：胸腰椎骨折患者如有神经损害或怀疑有椎间盘损伤或后方韧带结构损伤时应行MRI检查。MRI可以清楚地显示脊髓和软组织图像，帮助我们辨别椎间盘损伤、硬膜外血肿、脊髓水肿、软组织损伤情况，这在其他影像学检查是无法替代的。

【治疗】

1. **整复要点** 对于胸腰椎骨折与脱位，首先要明晰骨折的创伤机制、稳定性和程度，以及骨折与周围组织的关系，利用脊柱的稳定结构，逆创伤机制进行整复。屈曲型损伤应采用伸展位复位，伸展型损伤应采用屈曲位复位。在复位手法及拔伸牵引时应注意牵引力的作用方向和大小，防止骨折失去稳定性或造成脊髓损伤。

2. **手法操作**

（1）**穴位镇痛**：手法复位前用毫针强刺激腰痛点以解痉镇痛、松弛肌筋，利于复位。

（2）**手法整复**：胸腰椎骨折常见为屈曲型骨折，以下三种复位方法均为屈曲型骨折整复法。

1）过伸复位法（图11-150）：患者仰卧位，助手一双手拉住患者腋下，向上牵拉，助手二持患者踝关节，向下牵拉，待肌肉放松后，关节间隙增大。用一布单折叠成

15～20cm 宽条带，横着穿过患者腰背部骨折处，术者和助手三分别牵住布带两端，背向向上牵拉抬起，将患者胸腰骨折处悬离床面，使脊柱呈过伸位，并保持数秒，此时术者与助手同时突然向上小幅度提拉担抬布带，反复 3～5 次，借前纵韧带的张力使椎体前缘压缩骨质得以撑开复位，使后凸畸形得以平复。

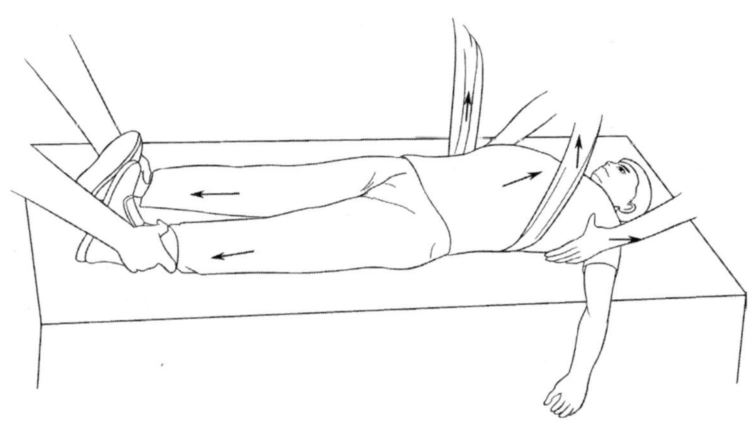

图 11-150　过伸复位法

2）牵拉过伸定点按压复位法：患者取俯卧位，两助手分别于上下进行拔伸牵引时，抬高头肩颈部和双下肢及骨盆，术者先行理筋、点穴、揉筋、夹脊振筋等手法审视病椎和放松肌筋，双手掌交叠在后凸病椎上猛力精准按压数次，同时让患者张口哈气，不可憋气，以免造成岔气。

3）垫枕复位法：早期腰背肌肌肉锻炼可以促进血肿吸收，以骨折处为中心垫软枕高 5～10cm，致腰椎呈过伸位牵拉，使得由于椎体压缩而皱褶的前纵韧带重新恢复原有张力，并牵拉椎体前缘张开，达到部分甚至全部复位，同时后侧关节突关节关系也得到恢复和改善。

横突骨折患者常无需手法整复，中后期可行推拿手法舒筋通络，改善局部血液循环，促进软组织损伤恢复。

各型骨折患者卧床 2 周后即可进行推拿治疗，主要使用揉筋法、理筋法、拨筋法、点穴法等手法，力量由轻到重。通过推拿治疗可改善局部血液循环，防止肌肉萎缩，缓解长期卧床导致的腰背肌疲劳。

3. 固定　脊柱后凸畸形已经平复，在受伤棘突两侧放置棉条压垫（图 11-151），外面再加纸壳固定（图 11-152）。

4. 药物治疗　根据中医骨伤三期辨证原则施治。损伤后患者多伴有不同程度的腹胀、大便不畅、小便不利等腑气不通、气机失调症状，故于初期治疗时应予以重视。

（1）损伤初期

治法：活血化瘀，消肿止痛。

内服方：丹七止痛胶囊和行气活血方。疼痛较重者可加延胡索、郁金理气导滞；伴

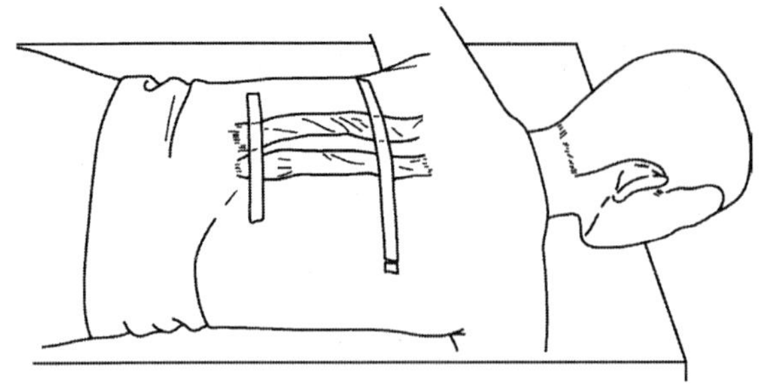

图 11-151　胸腰椎骨折棉条固定

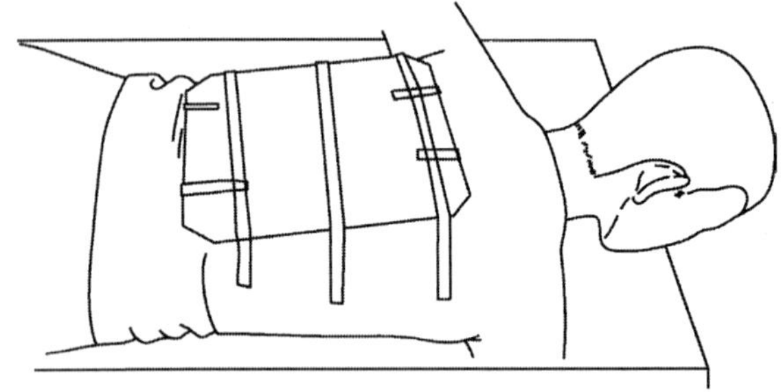

图 11-152　胸腰椎骨折纸壳固定

有脊髓或神经损伤症状者应着重活血化瘀，可酌情增加散瘀肿痛方中红花、川芎、桃仁用量；腹满胀痛、大便秘结者内服桃核承气汤以攻下逐瘀；小便不利、少腹胀满者内服膈下逐瘀汤合五苓散以行气利水。

外用方：外敷消肿止痛散。疼痛难忍者还可加理气定痛散；腹满胀痛、大便秘结者于患处外敷行气消滞散或生军枳茴散腹部烫熨。

（2）损伤中期

治法：和营生新，接骨续筋。

内服方：续筋接骨方。久卧而胃纳不佳者加服香砂六君子丸以健脾和胃；伴有神经或脊髓损伤症状者加温肾通督散。

外用方：外敷续筋接骨散；伴有神经或脊髓损伤症状者加补髓通督散。

（3）损伤后期

治法：补益肝肾，强筋壮骨。

内服方：强筋壮骨丸。

外用方：外敷补髓通督散加强筋壮骨散。患处酸胀、重着者加泽乌通络散；脊柱屈伸不利者加舒筋通络散。同时可选用腰背烫熨散或腰背熏洗散辅助治疗。

【康复锻炼】

待疼痛能够忍受时，尽快进行腰背肌肉锻炼。卧床期间可做“飞燕点水”“拱桥”等动作。待骨折愈合起床后，可行“涮腰”“旁腰”等动作恢复胸腰部活动度，增加脊柱稳定性。

五、骶尾椎骨折与脱位

骶尾部损伤多由直接暴力损伤造成，多见于青、中年女性。

【损伤机制】

1. 骶尾骨骨折　多因暴力直接作用于骶骨部所致。如从高处跌落，车辆或重物直接撞击，不慎摔倒臀部着地等。间接暴力造成损伤者极少，多见于女性，可能与女性骶骨较为后突有关。在合并骨盆环多发性损伤中，男性较多见。

2. 骶骨横形骨折　好发于骶髂关节平面以下，或第 3 骶椎部，骨折线可贯通整个骶骨，也可能偏向一侧。暴力小，可为完全横断或仅为裂隙骨折；暴力大，加上肛提肌牵拉，下部骨折片向前移位。

3. 骶骨纵形骨折　常见于骨盆环的多发性损伤中，单独发生者少见。骶骨侧块与椎体部交界处最容易发生骨折，因此处有骶前、后孔穿过，稍显薄弱之故。骨折的部位、移位程度与暴力的大小有关，轻者仅为部分纵裂，即使完全纵裂也无明显移位。严重者可与同侧半个骨盆一起上移。

4. 尾骨骨折　远端往往向前移位，有时合并侧方移位，可单独或合并尾椎脱位。

【临床表现】

骶尾部疼痛，一般不能坐。骨折部有肿胀、压痛，如伴有骨盆损伤，可有其他局部体征。骶骨骨折一般无神经症状。如骨折伴有明显移位者，可牵拉骶神经或压迫骶神经支，而出现相应的神经症状。可有肛门坠胀及便意感。

【诊断】

1. 病史　有明确外伤史。

2. 症状与体征　骶尾部疼痛，压痛明显，坐位时疼痛明显，行走困难。肛门有坠胀感及便意感，肛肠指检可触及骨折处有“台阶”感。

3. 辅助检查

（1）X线检查：骶尾椎正侧位X线片可见骨折或脱位，以及移位方向和程度。

（2）CT检查：X线检查发现可疑骨折时可采用CT进一步检查，以明确诊断。

【治疗】

1. 整复要点　骨折后骨块移位不大，不影响排便者，可任其自然恢复，仅需卧床休息3周左右。如骨折有明显移位且有神经症状者，或骨块向前移位较大，压迫直肠，每于大便时即感不适或疼痛者，或常有便意感时应进行手法复位，否则可能引起骨不连而长期疼痛。整复前一定要向患者讲清病情，征得患者同意后方可进行，尤其对女性患者更应注意，复位时要有陪伴人在侧。

2. 手法操作

（1）肛内复位法：患者取膝肘位，术者右手戴橡胶手套，用示指蘸少许润滑剂，如药用凡士林油、液体石蜡。令患者放松肛门后，将示指插入肛门，拇指在肛外与示指对持捏住远端骨折块，将向前移位的骨折块向后提拉，另一手拇指在肛外将近端骨块向前推挤即可复位。

（2）肛外复位法（图11-153）：患者取俯卧位，助手双手固定患者肩背部，术者一手环抱住患者双大腿远端向上抬，另一手拇指对骶尾椎骨折高突部位进行推压，使之平复即告复位成功。一次不成功可重复施法，并将双下肢高度不断增加。

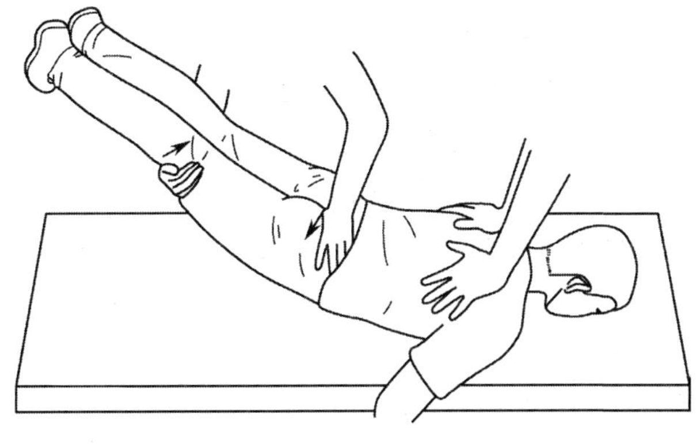

图11-153　肛外复位法

3. 固定方法　此处骨折无法

妥善固定，只嘱咐患者在3周内卧硬板床休息，注意保护，不要挫撞到骶尾部即可。

4. 药物治疗 根据中医骨伤三期辨证原则施治。损伤后患者多伴有不同程度的腹胀、大便不畅、小便不利等腑气不通、气机失调症状，故于初期治疗时应予以重视。

（1）损伤初期

治法：活血化瘀，消肿止痛。

内服方：丹七止痛胶囊和行气活血方。疼痛较重者可加延胡索、郁金理气导滞；因疼痛而排便不畅，导致大便秘结者内服桃核承气汤以攻下逐瘀。

外用方：外敷消肿止痛散。疼痛难忍者还可加理气定痛散；腹满胀痛、大便秘结者于患处外敷行气消滞散或生军枳茴散烫熨腹部。

（2）损伤中期

治法：和营生新，接骨续筋。

内服方：续筋接骨方。

外用方：外敷续筋接骨散。局部瘀血未散尽者加逐瘀止痛散。

（3）损伤后期

治法：补益肝肾，强筋壮骨。

内服方：强筋壮骨方加舒筋通络方加减。

外用方：外贴归芪健骨药贴。骨折愈合迟缓者加续筋接骨散；患处酸胀、隐痛者加泽乌通络散。同时可选用腰背烫熨散或腰背熏洗散辅助治疗。

【康复锻炼】

康复锻炼以防止臀部肌肉萎缩为主要目标。待骨折稳定及骨痂生长后行“探海”“立腰起蹲”或“立位提踵收臀”等动作锻炼。

六、肋骨骨折

肋骨骨折是在直接暴力的作用下，肋骨的完整性或连续性遭受破坏。在胸部损伤中占61%～90%，其中4～9肋骨折最为常见。儿童肋骨富有弹性，故不易折断。而成年人，尤其是老年人，肋骨弹性减弱，容易折断。根据皮肤是否完整，肋骨骨折可分为闭合性和开放性。由于作用力的方向不同，肋骨可向内或向外折断移位。

【损伤机制】

1. 直接暴力 棍棒打击或车祸撞击等外力直接作用于肋骨发生骨折，骨折端向内移位，可穿破胸膜及肺，造成气胸和血胸。

2. 间接暴力 如塌方、车轮碾压、重物挤压等，外力由胸廓前后挤压，可在两侧腋中线发生多根肋骨骨折。亦有因暴力打击前胸而致后肋骨折，或打击后胸而致前肋骨折。骨折多为斜形，断端向外突出，刺破胸膜的机会较少。

3. 肌肉收缩 年老、体弱、骨质疏松或长期咳嗽者，胸部肌肉急剧而强烈的收缩可致肋骨发生骨折。

【临床分型】

根据骨折部位可分型为：

1. 单肋单处骨折　断端移位不大，多无明显并发症。

2. 单肋多段骨折　可为 2 处或 2 处以上骨折，骨折断端不稳定。

3. 多肋多段骨折　损伤暴力较大，可形成“连枷胸”，且多伴有血气胸发生。

【临床表现】

伤后当时疼痛较轻，逐日加重，3～5 日疼痛最严重，局部肿胀伴瘀斑，起卧困难。深呼吸、翻身活动或咳嗽时加重，自己偶尔可听到骨擦音。

【诊断】

1. 病史　有明确外伤史。

2. 症状与体征　伤处局部疼痛，呼吸、咳嗽时疼痛加重，严重的患者有体位受限，起卧困难。部分损伤严重的病例可出现呼吸困难、发绀甚至休克。伤处压痛剧烈，可触及骨擦感，气胸者可触及皮下气肿。胸廓挤压试验阳性。严重者可伴气胸、血胸。多发肋骨骨折（多根多处）者可见反常呼吸或呼吸困难。

3. 辅助检查

（1）X 线检查：胸部正斜位 X 线片可证实骨折部位。无移位骨折，早期可呈“阴性”，需等 5～7 天后拍片，待骨折端血肿吸收及骨小梁萎缩后才可见骨折线。X 线检查亦不能发现肋软骨关节脱位或肋软骨骨折，因此，肋骨骨折的早期诊断主要依靠临床体征。X 线透视或摄片可以确定血气胸及其程度。X 线可根据需要重复进行，以排除延迟性血胸、气胸、肺不张及肺炎。

（2）CT 扫描：CT 扫描对肺挫伤的存在和严重程度及范围大小有特殊诊断价值，常发现肺内血肿及肺挫裂伤。对微细骨折的早期诊断及了解骨折损伤程度极有价值。

【治疗】

1. 整复要点　严密观察患者生命体征，仔细阅片，找准肋骨骨折位置及记住骨折移位方向，复位时患者可吸氧或提前口服止痛药。

2. 手法操作

（1）穴位镇痛：手法复位前用毫针强刺激远端胸痛穴以解痉镇痛、松弛肌筋，利于复位。

（2）手法复位

1）肋骨前支骨折复位：患者取坐位，一助手立于后侧，膝顶背部，将患侧上肢抬起向后向外牵拉，同时让患者深吸气或咳嗽，借胸腔咳嗽的内应力令下陷肋骨向外，术者用拇指轻轻压住凸起的肋骨端挤按向内，使骨折断端对合复位。

2）肋骨背支骨折复位：助手立于患者前侧，牵拉患侧上肢前伸内收，嘱患者咳嗽或深吸气，术者用拇指按背侧骨折端突起处，顺势挤按捺正。对多根多处骨折，不稳定或有气胸、血胸、连枷胸者，不宜强求复位，应固定观察（图 11-154）。

3. 固定方法　将棉条放置在受伤肋骨的骨折线上下的肋间隙处，面上覆盖纸壳板，以绷带包扎固定，缠绕绷带时要做打折，这样不容易滑脱（图 11-155）。也可用多头带或肋骨固定带外固定，固定时间 3～4 周。

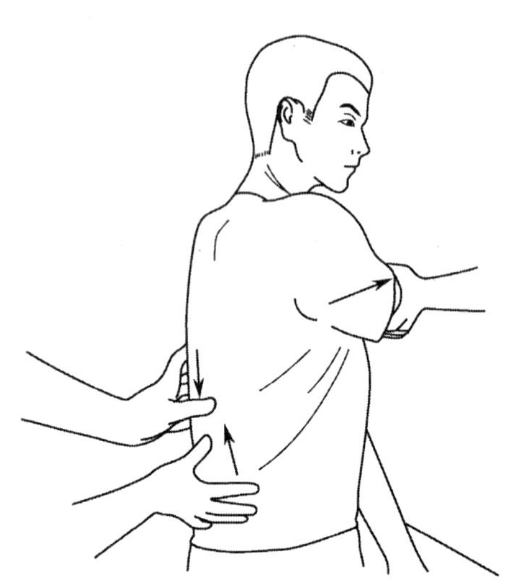

图 11-154　肋骨背支骨折手法整复

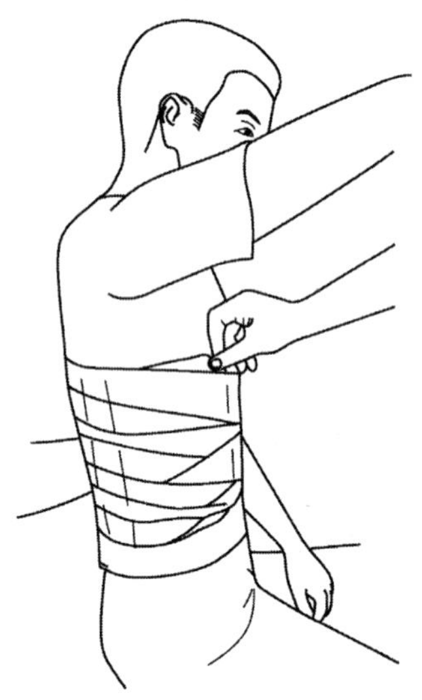

图 11-155　肋骨骨折固定

4. 药物治疗　根据中医骨伤三期辨证原则施治。损伤较重者多伴有不同程度的血胸、气胸发生，用药前应先辨别伤气及伤血的程度，孰轻孰重辨证论治。离经之血瘀积不散导致气机凝滞，故初期治疗应着重行气、散瘀、止痛。

（1）损伤初期

治法：活血化瘀，消肿止痛。

内服方：丹七止痛胶囊和行气活血方。疼痛较重者可加柴胡、延胡索、郁金理气导滞；血胸较重者加延胡索、三棱；伤后受风寒侵袭而发咳嗽、咳痰者应及时止咳化痰，以免加重损伤，增加伤痛。

外用方：外敷理气定痛散加消肿止痛散。

（2）损伤中期

治法：和营生新，接骨续筋。

内服方：续筋接骨方。患者改变体位时仍感疼痛明显者加延胡索、香附、三七等行气止痛。

外用方：外敷续筋接骨散。胸腔内瘀血未散尽者加逐瘀止痛散。

（3）损伤后期

治法：补益气血，强筋壮骨。

内服方：活血养骨方加减。肺为娇脏，故伴有肺损伤、胸膜损伤的患者在后期治疗应适当调理气机、滋阴养肺，可加麦冬、人参、百合等。患处隐隐作痛者加乳香、没药、莪术、三棱；愈合迟缓者加服接骨紫金丹。

外用方：外敷养骨活血散加舒筋通络散。同时可选用腰背烫熨散或腰背熏洗散辅助治疗。

【康复锻炼】

整复固定后，病情较轻者可下地自由活动。重症需卧床者取半坐卧位，可进行腹式呼吸运动锻炼，待症状减轻即应立即下地自由活动。伤后 2 周患者进行吹气球锻炼。

七、胸骨骨折

胸骨骨折临床较少见，多发生于成人和年龄较大的儿童，常与胸部其他损伤同时发生。

【损伤机制】

胸骨骨折可由直接暴力和间接暴力引起。以直接暴力多见，如车祸减速时，人体胸部由于惯性骤然向前撞击于方向盘或其他物体；胸部被硬物或其他重物撞击、压砸；心肺复苏时施行胸外按压等可造成胸骨骨折。间接暴力致伤者，多为从高处坠下，脊柱过度前屈，胸骨受到挤压而造成骨折。

【临床分型】

根据骨折线走向可分为横形骨折、斜形骨折、纵形骨折。

【临床表现】

胸骨区疼痛、肿胀，深吸气时疼痛加重，可伴有呼吸道、胸腔血管或脊柱损伤。

【诊断】

1. **病史**　有明确外伤史。

2. **症状与体征**　查体时可扪及骨擦音，胸廓挤压征（+）。骨折有重叠移位时，可触及畸形及骨擦音或骨折端随呼吸移动。

3. **辅助检查**

（1）**X 线检查**：X 线表现多为横断形，可有两处以上骨折线，并可发生移位，尤其侧位片显示更好。

（2）**CT 检查**：CT 检查及三维重建可更清晰地显示骨折以及骨折移位方向、程度，对于线性骨折诊断更准确。

（3）**彩超检查**：如果怀疑有合并损伤，则需要进行彩超检查。

【治疗】

1. **整复要点**　有移位者待患者全身伤情稳定后，早期行手法复位。复位时禁止暴力复位，避免损伤胸骨后脏器。

2. **手法操作**

（1）**穴位镇痛**：复位前先针刺胸骨穴（中指背侧中节指骨中点）以解痉止痛。

（2）**手法复位**：患者取坐位，一助手立于背后，膝顶患者后背，双手从患者腋下将其双肩向后牵拉，使患者挺胸、抬肩、伸肩，达到拉开骨折重叠的目的。术者立于患者前方，以双手拇指按压住骨折远端，此时嘱患者吸气后用力咳嗽，术者顺势以双手拇指按压于骨折远端用力从前上向后下推按捺正，即可复位（图 11-156）。

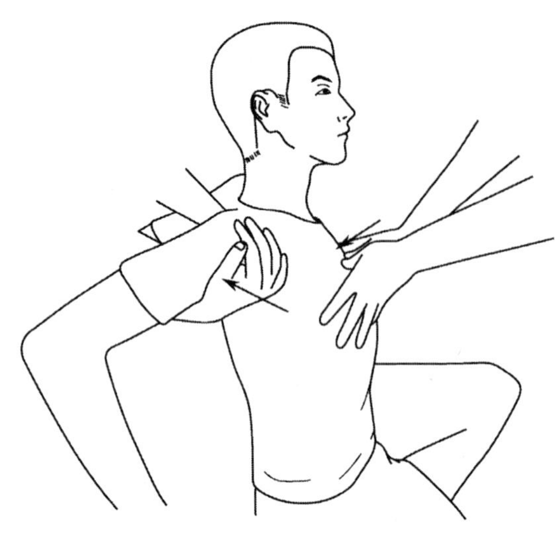
图 11-156　胸骨骨折手法整复

3. 固定方法　胸骨前侧骨折处以棉垫加纸壳，弹力胶带固定，同时以双肩“8”字绷带外固定 3 ~ 4 周。

4. 药物治疗

（1）损伤初期

治法：活血化瘀，消肿止痛。

内服方：丹七止痛胶囊或散瘀肿痛方加减。

外用方：外敷消肿止痛散。疼痛难忍者还可加理气定痛散。

（2）损伤中期

治法：和营生新，接骨续筋。

内服方：续筋接骨方。

外用方：外敷续筋接骨散，如伴有瘀血或者疼痛者可适量加入逐瘀止痛散。

（3）损伤后期

治法：补益肝肾，强筋壮骨。

内服方：活血养骨方加强筋壮骨散。

外用方：外敷舒筋通络散。

【康复锻炼】

一般 3 天内禁止做肩外展运动及强力的被动牵拉活动。1 周后可逐步开始做肩关节的屈伸活动。2 周后开始练习调息活动，3 周后逐步开始从肩被动外展到主动外展的锻炼。主动肩部外展时可做“云手”“大圆手”动作。

八、骨盆骨折

骨盆骨折是一种严重外伤，多由直接暴力、挤压骨盆或从高处坠落冲撞所致。多见于交通事故和塌方。骨盆骨折半数以上伴有合并症或多发伤。最严重的是创伤性失血性休克及盆腔脏器合并伤，救治不当有较高的死亡率。

【损伤机制】

多由于强大的直接外力造成骨折。作用在骨盆环上主要的力学形式有三种，即向外旋转力、侧方压缩力和垂直剪力。这三种力可产生典型的骨折形式，从而形成骨盆环破损的分类形式的基础。但是，在多数剧烈创伤中，受伤力的形式是复杂的，要准确估计受伤力学形式是困难的。也可因做跑跳等动作时肌肉急骤收缩导致撕脱性骨折，骨折块多移位较大。

【临床分型】

骨盆环由前环与后环构成，前环包括耻骨联合与耻骨支，后环由两侧髂骨与骶骨构成，骨与骨之间由韧带连接，这些韧带在骨盆的稳定性中同样起重要作用。

1. 前环损伤 前环损伤包括耻骨联合分离、耻骨上下支骨折（单侧或双侧）、耻骨联合和耻骨支的联合损伤。前环损伤易于诊断，既可以由直接暴力引起，也可以由间接暴力引起。

2. 后环损伤 后环损伤包括髂骨、骶髂关节和骶骨的损伤。后环损伤在X线片不易确诊，发现后环损伤时，应注意损伤部位，是单侧还是双侧，有没有脱位，是稳定性损伤还是不稳定性损伤。

【临床表现】

1. 全身情况 由于致伤暴力强大，可能同时有颅脑、胸部和腹部脏器损伤，出现意识障碍、呼吸困难、发绀、腹部疼痛、腹膜刺激征等。骨盆骨折易造成大出血，出现面色苍白、头晕、恶心、心慌、脉速、血压下降等失血性休克的表现。

2. 局部表现 骨盆局部疼痛肿胀，皮下淤血和皮肤挫擦伤痕，均提示有骨盆损伤的可能。按顺序触按髂嵴、髂前上棘、髂前下棘、耻骨联合、耻骨支、坐骨支、骶尾骨和骶髂关节，在骨折处压痛明显，髂前上、下棘和坐骨结节撕脱性骨折，常可触及移位的骨折块，下肢因疼痛而活动受限，被动活动伤侧肢体可使疼痛加重，无下肢损伤而两下肢不等长或有旋转畸形。

【诊断】

1. 病史 有明确外伤史，且创伤外力较大。

2. 症状与体征 骨盆发生骨折和脱位部位较多，故诊断要点不尽相同，分述于下。

（1）耻骨单支骨折： 伤后可以行走，在行走时可出现疼痛，局部压痛，皮下可触及骨折端的凹凸不平。摄X线片可以确诊。

（2）髂骨翼骨折： 由于臀部肌肉的牵拉，走路疼痛加重，局部压痛，骨折块有异常活动，皮下瘀斑明显，摄X线片可以确诊。

（3）髂前上、下棘骨折： 髂前上下棘骨折，临床较为少见。伤后突然感到腿部无力，尤其向前迈步时，举腿无力，因而步行困难。局部压痛，患者坐位检查试验时，自动抬大腿困难，在做抬腿试验时，用手放在其髂前上棘或下棘上会察觉有骨块移动。X线片（侧位）可以确诊为髂前上、下棘撕脱性骨折。

（4）坐骨结节骨折： 临床极少见，亦为撕脱性骨折。伤后大腿后伸无力，走路不稳，常被人搀扶就医。局部压痛，在患者俯卧抬腿后伸试验时，可见肌肉抽动而不能举腿，在肌肉用力时引起局部剧痛。摄X线片可以确诊。

（5）双侧耻骨上、下支骨折： 会引起骨盆不稳，单足不能站立，故不能步行。局部肿胀、压痛，在手下可触到凹凸不平的骨折端，咳嗽等增加腹压时，均会引起疼痛，在做骨盆的分离试验或挤压试验时，均可引起剧烈疼痛，X线片可以确诊。此种骨折容易损伤膀胱和尿道，如有膀胱破裂时，会出现尿液积于腹腔，膀胱空虚无尿，也无排尿感；尿道损伤时有血尿，如因瘀血阻塞尿道不能排尿时，用导尿法常不易将导管顺利插入膀胱内，而从尿道破口穿出。

（6）单侧耻骨上、下支骨折并发骶骨纵形骨折：此种骨折多数有较大的上下移位，可并发骶神经损伤症状，如二便失禁，下肢的感觉与运动障碍等。如无神经损伤，很多症状与双侧耻骨上下支骨折相似，只是骶骨部可有明显压痛，自觉痛和肿胀都比耻骨单支骨折为重。X 线片可以确诊。

单侧或双侧耻骨上下支骨折，都有合并骶骨骨折、骶髂关节脱位和髂骨后方骨折的可能。并发骶髂关节脱位或髂骨后方骨折时，同样会出现骨折的严重移位和膀胱损伤、尿道损伤及骨盆腔后部严重血肿、腹胀，骨盆后方皮下淤血，但很少损伤神经。

3. 辅助检查 骨盆前后位、入口位和出口位 X 线片显示骨盆环骨折创伤的准确度可达 94%，CT 能在多个平面上清晰显示骨盆骨与关节的外形和内部结构，揭示 X 线片上所不能发现的骶骨骨折、骨折碎片、骨折和关节的轻度移位以及骨盆内软组织情况。涉及后环和髋臼的损伤应做 CT 检查。MRI 可发现骨盆部位的肌肉、肌腱、韧带、神经等软组织损伤和隐匿的骨盆应力骨折。总之，骨盆前后位 X 线片检查是诊断骨盆损伤所必需，伤及骨盆环者应摄入口位和出口位 X 线片；伤及髋臼者，应摄闭孔和髂骨位；对后环和髋臼损伤者应做 CT 检查。骨盆损伤的影像学检查，不仅是诊断的需要，也是骨盆损伤分型的依据，对指导治疗和检查治疗效果均十分重要。

【治疗】

1. 整复要点 骨盆骨折多因暴力强大，致复合性损伤，常因内出血或脏器损伤而产生不同程度的失血性休克等。因此，在治疗骨盆骨折时应注意患者的全身情况，应在全身情况稳定和允许的条件下，进行整复、固定骨盆骨折。

2. 手法操作

（1）穴位镇痛：手法复位前用毫针强刺激远端臂痛穴（肩峰至腋皱襞连线的中点）以解痉镇痛、松弛肌筋，利于复位。

（2）手法复位

1）盆弓完整的骨盆骨折

髂骨翼骨折：无移位者，不需复位，仅需卧床 3 周，压垫加弹力带固定即可。有移位或粉碎性骨折，患者仰卧位，可在屈髋屈膝位，助手稍加向外牵引力，术者在骨折处以拇指向上或手掌推挤捺正（图 11-157）。有重叠移位者，术者可用双手手掌由髂骨翼从上向外下挤压，待手感下骨折分离时，再向上向内推顶骨折块嵌合复位。

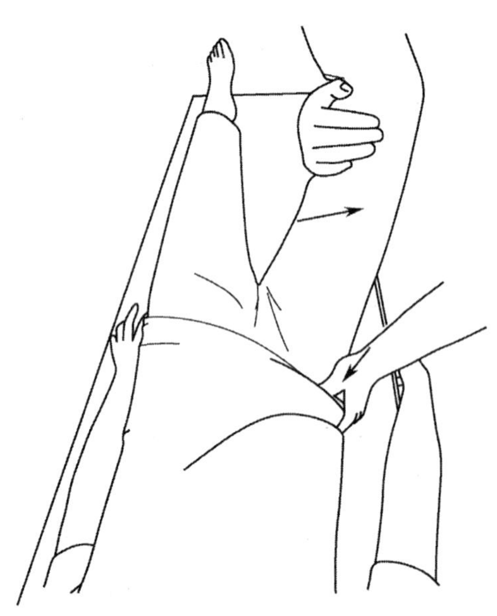

图 11-157 髂骨翼骨折手法整复

髂前上棘撕脱性骨折：患者取仰卧位，屈髋屈膝，术者用拇指由下外向上内挤捏推按捺正复位。

髂前下棘撕脱性骨折：方法同髂前上棘撕

脱性骨折。

坐骨结节撕脱性骨折：患者取俯卧位，术者首先以手指触摸清楚骨折片位置后，术者一手托住患者膝前，使患者保持屈膝伸髋位，另一手拇指推按捺正骨折片，局部加压垫后以绷带包扎，伸髋伸膝位卧床休息 3 ~ 4 周。

2）盆弓一处断裂骨折

耻骨上下支骨折：无移位者以弹力带固定骨盆，略屈髋屈膝位卧床休息 3 ~ 4 周。

耻骨联合重叠移位（图 11-158）：患者仰卧位，双下肢屈髋屈膝并外展、外旋位，两助手分别纵向、侧方牵引双下肢，术者两手掌按住双侧髂前上棘，向后、外挤压，此时可闻及或手下感到耻骨联合处有弹响，复位即成功。患者平卧、轻度屈髋屈膝位休息 3 ~ 4 周。

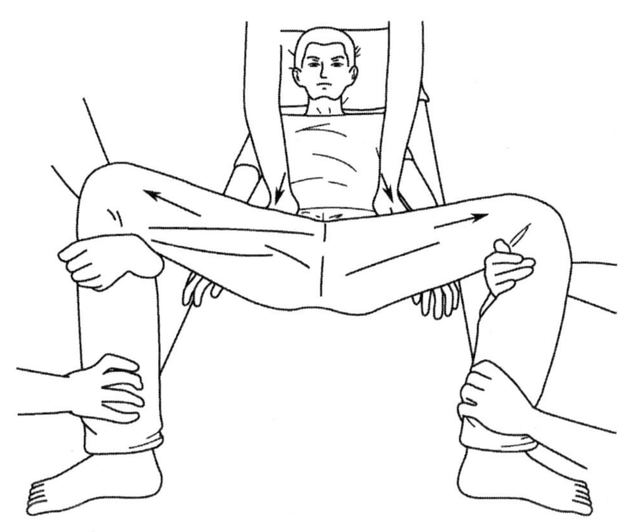

图 11-158　耻骨联合重叠移位手法整复

耻骨联合分离移位：复位时，因患者翻身困难和在翻身时容易加重损伤，故可在仰卧位进行复位。一助手用两手上拉腋下，另一位助手向下牵引下肢。在两助手对向拔伸牵引的情况下，术者用手轻轻活动骨盆两翼，以助骨折的复位。接着术者用双手从两侧向中心对挤髂骨翼，使之复位。复位后拍 X 线片，如复位未达到解剖位置，相差不足 1cm 者，预后无症状。但为防止复位后位置不稳，可在患侧下肢做皮牵引或骨骼持续牵引。牵引重量 6 ~ 8kg，牵引时间 4 ~ 6 周。

耻骨联合上下移位：此损伤常伴有耻骨联合分离移位，还可伴有同侧骶髂关节脱位或对侧耻骨骨折，单纯上下移位者可行拔伸牵引和推挤按压捺正手法复位；有分离移位时，以上法复位后，加骨盆弹力带固定，患侧下肢伸直中立位牵引，牵引时间 6 ~ 8 周，牵引重量 6 ~ 8kg。

3）盆弓两处及以上断裂骨折：盆弓两处及多处骨折较为常见，损伤较严重，处理较为困难，属于非稳定性骨折。

双侧耻骨上下支骨折：虽初诊无移位，但也属于非稳定性骨折，可行下肢皮牵引或股骨髁上骨牵引逐步自动复位，以弹力带固定。

一侧耻骨上下支骨折合并骶髂关节脱位：多属非稳定性骨折，以股骨髁上牵引1～2天后手法复位，重在纠正骶髂关节脱位。复位时患者仰卧位，一助手固定健侧骨盆及下肢，另一助手用肘托住患侧腘窝，拔伸牵引，术者立于患者侧上方，用双手拇指按压住髂嵴部，在助手牵引的同时，用力向下推按捺正，常可感到骶髂关节的滑动复位感，维持牵引稳定骶髂关节和矫正残余之耻骨上下支骨折移位，以弹力带外固定。

耻骨联合分离合并一侧骶髂关节脱位、一侧耻骨支骨折：此骨折可波及盆弓多处，骨折和脱位可以分离移位，使半盆向患侧扭转（外旋）；反之亦可向健侧扭转（内旋）。治疗原则与一侧耻骨上下支骨折合并骶髂关节脱位基本相同，但如果有半盆向外旋时，应同时应用骨盆弹力带固定，而向内旋者，可不用弹力带固定，仅采用纵向皮牵引或骨牵引即可。

髋臼内壁骨折合并股骨头中心性脱位：轻度脱位可选用股骨髁上骨牵引，重量6～8kg，牵引4～6周即可。2周后可时时转动髋关节，以模造关节面。脱位明显者可在股骨髁上骨牵引1～2天后行手法复位。患者仰卧位，一助手固定骨盆，术者一手前臂托住患肢腘窝，弯腰挟持患肢，在患肢屈膝屈髋位术者牵拉患肢，并轻柔做髋部的屈伸、旋转动作，解除骨折块和股骨头的绞锁，待手感有松动时，再向外牵拉，同时另一手掌由患肢大腿内侧上端向外推送，使股骨头得以复出。

3. 固定方法

（1）多头带固定法（图11-159）：用两层普通白布一块，长约130cm、宽约25cm，两端分别剪成3cm宽的布条，在中间钉上两条宽3cm、长35cm的布带，两带间距10cm宽，放在患者骨盆后方，将骨盆由后向前兜起，两端布条相对在骨盆前方结扎固定，兜布中间两条布带，由大腿内侧绕至大腿前方与兜布下方的带条结扎在一起以防兜布上窜。松紧适度，过紧骨折端容易重叠，导致骨盆狭窄，过松骨折端尚未接触，会引起骨折愈合缓慢。3～4周可撤去固定。

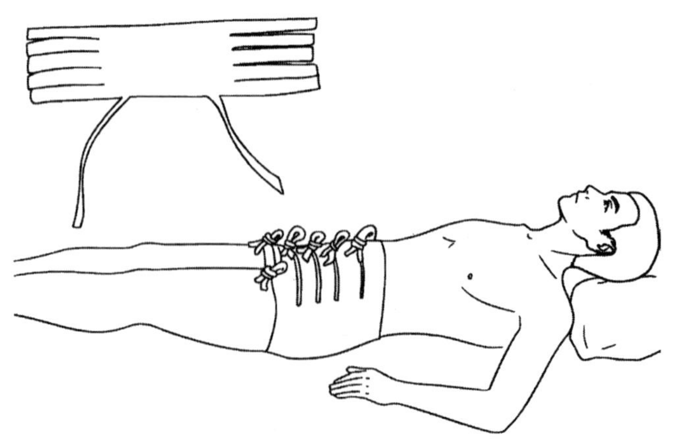

图11-159　骨盆多头带固定法

（2）悬吊固定法（图 11-160）：优点是将骨盆悬离床面，臀部离床不容易出现压疮，且有很大力量使骨盆周围向中间靠拢。固定时间同上，两种固定法均适用于骨盆环分离骨折。

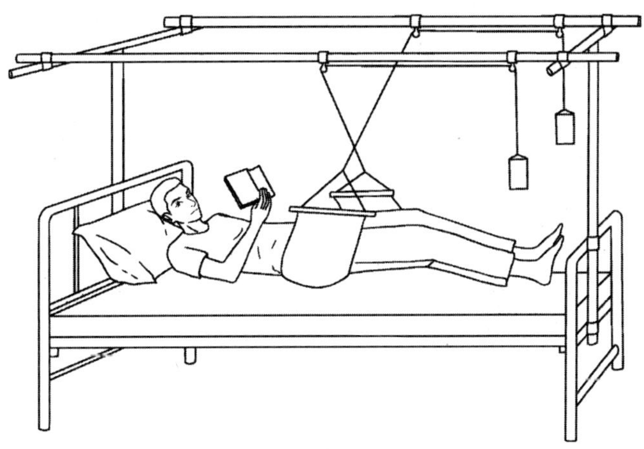

图 11-160　骨盆悬吊固定法

4. 药物治疗　根据中医骨伤三期辨证原则施治。骨盆骨折多致伤暴力较大，出血量多，易造成气血损伤，气机不畅。故于初期治疗时应着重活血祛瘀、理气定痛，中后期着重补益气血。

（1）损伤初期

治法：活血化瘀，消肿止痛。

内服方：丹七止痛胶囊或散瘀肿痛方加减，如瘀肿重者可加延胡索、郁金理气导滞。

外用方：外敷消肿止痛散，瘀血重者加适量逐瘀止痛散；疼痛难忍者还可加理气定痛散；大便秘结或小便不通之腑实证可用生军枳茴散烫熨腹部。

（2）损伤中期

治法：和营生新，接骨续筋。

内服方：续筋接骨方。症状改善但肿痛消散未尽者加红花、桃仁，辅以柴胡、香附、枳壳等行气药，气行则血行，血行则瘀自散；筋骨已有连接但未坚实者可加服接骨紫金丹。

外用方：外敷续筋接骨散。

（3）损伤后期

治法：补益气血，强筋壮骨。

内服方：活血养骨方加减，气血耗伤明显者可适当增加方中当归、熟地、阿胶、血竭、党参、白术剂量，并加红花、芍药、黄芪等行气养血。

外用方：养骨活血散与强筋壮骨散搭配使用。患处隐隐作痛者加泽乌通络散；下肢活动不利者加舒筋通络散。配合下肢烫熨散治疗。

【康复锻炼】

骨盆骨折和脱位，经复位和固定后，上下肢均应做适当运动和做深呼吸练习，以调动全身的积极因素，为骨折的早期愈合创造条件。对不需复位和固定的骨折与脱位，不必特殊功能锻炼。骨折后期可做“涮腰”“划圈”“立位提踵收臀”“立腰起蹲”等动作。

第十二章

脱位

第一节　面、颈及躯干部脱位

一、颞颌关节脱位

颞颌关节脱位，又称颞下颌关节脱位、下颌关节脱位。《医宗金鉴·正骨心法要旨》称之为“吊下巴”，《疡医大全》名之“脱颏”。是下颌骨的髁状突滑出关节以外，不能自行复位。可以发生在单侧，亦可发生在双侧。临床上常见者为急性关节前脱位和习惯性关节前脱位。多发于老年人及体质虚弱者。

【损伤机制】

颞颌关节在正常情况下，闭口时髁状突位于颞颌关节窝内，张口时如大笑、咀嚼、打哈欠等均有较大的滑动移位，尤其张口较大时，向前滑动移位更大。当髁状突向前滑至关节结节之上时，即处于不稳定的位置。此时，关节囊被拉长、拉松，但并未破裂，若遭受外力打击，或翼外肌、咬肌的痉挛和周围韧带的紧张，都可推动下颌骨向前继续滑移，当髁状突移位超越关节结节的最高峰，即滑移至关节结节之前，不能回复到颞颌关节窝内，即形成颞颌关节前脱位。

【临床分型】

1. 按脱位的时间和复发次数分型　分为新鲜性、陈旧性和习惯性三种。急性颞颌关节脱位为新鲜性；发生关节脱位后数周尚未复位者为陈旧性；脱位后如未得到及时、正确的治疗，并发关节囊及韧带松弛，或老年人、慢性长期消耗性疾病、肌张力失常及韧带松弛而造成反复性关节脱位者为习惯性脱位。

2. 按下颌骨的髁状突脱出方向分型　分为前脱位和后脱位两种。临床上所见的颞颌关节脱位多为前脱位（单侧脱位或双侧脱位），后脱位很少见，仅见于合并关节后壁严重骨折的患者。

【临床表现】

脱位后颞颌关节区疼痛，口呈半开合状，不能主动闭合或张开，语言不清，咬食不便，流涎等。

【诊断】

1. 病史　患者多有过度张口或暴力打击等外伤史，或有习惯性颞颌关节脱位史。

2. 症状与体征

（1）双侧前脱位：下颌松垂，颌部突向正前方，上下齿列不能咬合，下齿列突于上齿列之前，咬肌痉挛，双侧颧弓下方可触及髁状突，双侧耳屏前方可触及凹陷。

（2）**单侧前脱位**：口角㖞斜，颌部向前突出，并向健侧倾斜，患侧颧弓下可触及髁状突，患侧耳屏前方可触及凹陷。

3. **辅助检查**　摄前脱位 X 线片显示髁状突位于关节结节的前方。

【治疗】

1. **整复要点**　老年患者常有假牙，需在复位前问询有无假牙，如有假牙套应嘱患者取出，以免损坏牙套或牙套突然松脱影响复位。口内复位法患者常因精神紧张而不易放松，复位成功后患者常保护性迅速做闭口动作，术者应于复位前先以无菌纱布缠绕保护拇指，复位后术者应将拇指迅速向两侧滑开，避免被咬伤。

2. **手法复位**　患者取坐位，枕部靠墙，头微屈，以便术者施术。术者立于患者面前，点按对侧合谷穴及药酒涂擦按摩局部，以缓解咀嚼肌的紧张，解痉镇痛，利于复位，必要时还可加用热敷。

（1）**口外复位法**：术者双手拇指分别置于两侧下颌角处，其余手指扣住下颌体，与拇指形成对下颌骨夹击之势，先行牵拉按压，力度由轻到重。当下颌骨有滑动时，手腕巧妙抖动，手指及掌根向后推送下颌骨，髁状突可滑到下颌关节窝内，常伴有入臼响声，说明复位成功。本法适用于老年人牙齿松动和习惯性脱位者。

（2）**单侧口外复位法**：术者与患者的体位同前。如患者左侧脱位，头应向右侧偏斜 45°，术者以左手托住患者颏部，右手拇指置于左侧髁状突前缘向下压，其余四指扣下颌体，向下按压及牵拉。有松动感时右手拇指向后推挤髁状突，左手协调地向后端送下颌部，当听到滑动响声时，复位即已成功。此法适用于颞颌关节单侧脱位的患者。

（3）**口内复位法**：手法整复前的准备同口外复位法，但拇指需用无菌纱布包缠保护，防止复位时被患者咬伤。术者用双手拇指伸入患者的口腔内，指腹分别置于两侧最后磨牙的嚼面上，其余各指放于口外两侧下颌骨下缘，示指托住下颌角并起固定保护作用，中、环、小指扣住下颌体（图 12-1 A、B）。术者两手拇指向下按压牵拉下颌骨，感觉有松动时，双手腕巧妙顺势向后推送，中、环、小指向上端托下颌（图 12-1 C），利用杠杆作用，解除咬肌、颞肌的痉挛，使髁状突下移，迈过关节结节，最后用手向后推送（图 12-1 D），可听到“咯噔”声响，即已复位。

3. **固定**　复位成功以后，托住颏部，维持闭口位，用绷带兜住下颌部或三角巾折叠成条状兜住下颌部。固定期间，患者不应用力张口、大声讲话，宜吃软食，避免咬嚼硬食，张口不超过 1cm。固定时间 1 周。习惯性脱位固定时间 2 ~ 3 周。其目的是维持复位后的位置，使损伤的关节囊和韧带得到良好的修复，防止再脱位。

4. **药物治疗**　以中医骨伤三期辨证原则用药。因患处在面部，故该损伤不宜使用外敷药，根据病情可于患处涂擦舒筋通络的药酒。

（1）**损伤初期**

治法：消肿止痛。

内服方：丹七止痛胶囊。

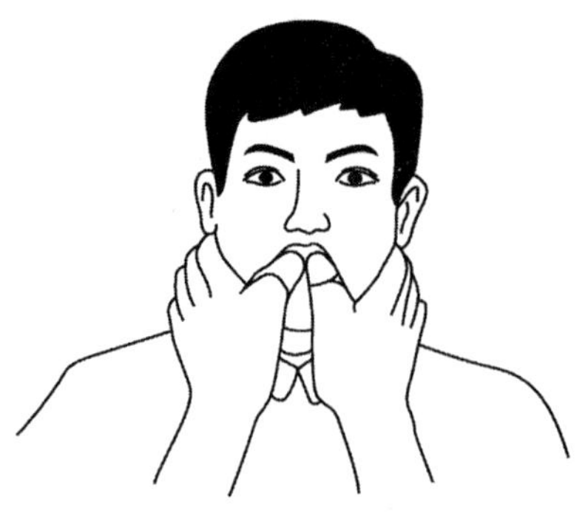

A 拇指分别置于两侧最后磨牙的嚼面上

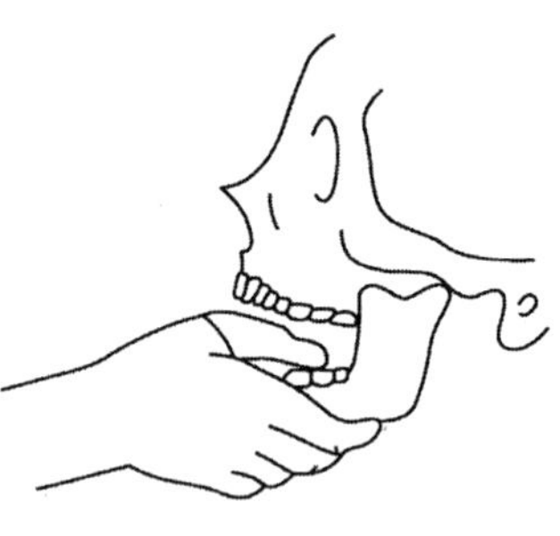

B 其余各指置于口外两侧下颌骨下缘

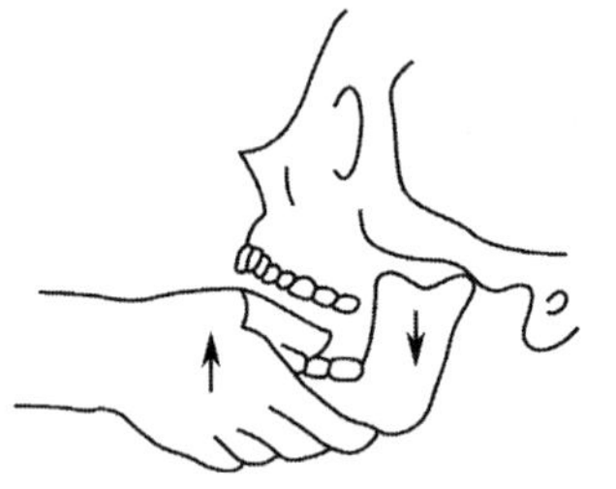

C 两手拇指先向下按压牵拉下颌骨，待有松动后向上端托下颌

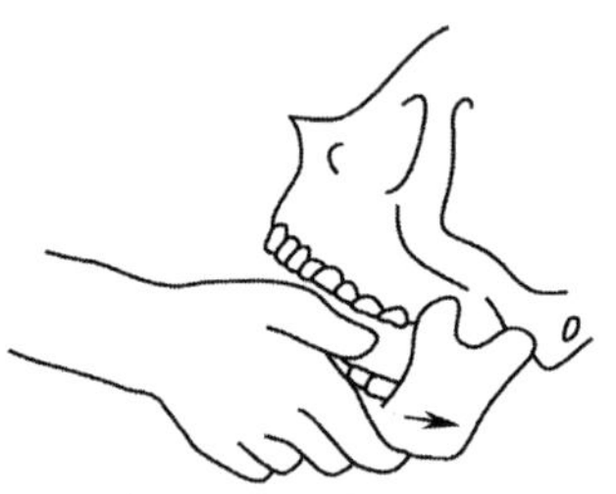

D 髁状突下移至关节结节以下时，将下颌向后推送

图 12-1　口内复位法

（2）损伤中期

治法：青壮年患者宜活血通经、舒筋活节。

内服方：通利关节方加减。

（3）损伤后期

治法：老年习惯性脱位患者宜补气血、益肝肾、壮筋骨。

内服方：芪竭补肾丸加养骨活血方。

【康复锻炼】

复位后积极恢复关节活动，以闭口静力咬合练习翼外肌等咀嚼肌肌力。以及颞颌向上推揉按摩。

二、寰枢关节半脱位

寰枢关节半脱位多见于儿童，亦可发生在成年人。创伤性寰枢椎半脱位系指由于某种暴力所致的枢椎部分错位。儿童亦可以咽部感染使横韧带松弛形成自发性半脱位。

【损伤机制】

头部遭受打击伤、体育运动伤和交通肇事是常见的创伤原因。通常造成创伤的暴力并不大，有时轻度的扭转外力即可发生半脱位。儿童时期寰枢关节的稳定主要取决于该区的韧带结构，韧带有保护并保证关节广泛的活动功能等作用，主要为旋转，而伸屈及侧方活动不明显。当寰枢椎合并有炎症，如结核、化脓性感染或类风湿时，即使极轻微的外力，也可能发生寰枢椎脱位或半脱位，且后果严重。单纯外伤性横韧带断裂及寰枢椎半脱位比较少见，因为同样暴力更容易造成齿状突骨折。

【临床分型】

本病临床多用 Fielding 分型：

Ⅰ型：以齿状突为旋转轴心，横韧带完整，仅有寰枢椎侧块移位。

Ⅱ型：以一侧寰枢关节为旋转轴心，横韧带破裂，另一侧寰枢关节向前移位 3 ~ 5mm。

Ⅲ型：在Ⅱ型基础上加重，寰椎前结节后缘与齿状突前缘间距大于 5mm。

Ⅳ型：一侧侧块向后旋转移位，通常合并齿状突发育不良或骨折。

【临床表现】

头颈部歪斜，头部向健侧偏斜，并有颈部疼痛和僵直、枕大神经痛等，无明显神经和脊髓压迫症状。

【诊断】

1. 病史 详细了解有无外伤，以及具体受伤方式。儿童患者近期有无急慢性上呼吸道感染或小儿抽动秽语综合征等病史。

2. 症状与体征 颈部偏斜，疼痛，活动受限，患侧颈部肌肉紧张，压痛明显。

3. 辅助检查 X 线正位片部分患者可见头颅与上颈段倾向一侧。张口位 X 线片示寰枢关节紊乱，齿状突不居中，寰枢椎左右间隙不等宽，且 / 或侧位寰椎前结节后缘与齿状突前缘距离 > 3mm。注意测量寰齿间距，单纯寰椎横韧带断裂者寰齿间距为 3 ~ 5mm，寰齿间距达 5 ~ 10mm 则有翼状韧带断裂，若寰齿间距达 10 ~ 12mm 则为寰枢间所有韧带均断裂，脊髓必然受压。CT 及 MRI 检查有助于确诊并对脊髓情况进行判断。

【治疗】

1. 整复要点 该病患者多为儿童，在治疗前先与患儿沟通，尽量消除恐慌和紧张情绪。在手法治疗中若感觉患儿颈肩部肌肉过于紧张则须慎用手法，以免加重损伤。亦可先行热敷或手法按摩解痉止痛。

2. 手法复位 患者取坐位（患儿可取仰卧位），术者立其背后，先用掌根配合药酒沿紧张一侧的斜方肌、胸锁乳突肌做揉筋、理筋等手法，以消除肌肉紧张。以拇指或中指点揉风池、风府、大椎、天宗、肩髃及阿是穴等，以解痉镇痛。然后用双手拇指托住患者头枕部，其余四指分别托住患者双侧下颌部，使患者头部稍向后仰，适当用力上提，再左右摇摆颈部至最大幅度各 2 次后再旋转头部。先患侧，再健侧，到极限时手腕突施“寸劲”，常可闻及关节回位声。

3. 牵引 复位之后可维持颌枕牵引套牵引 2 ~ 3 周，后改成颈托维持颈部固定。

4. 药物治疗 以中医骨伤三期辨证原则用药。根据儿童生长发育特点可不使用内服药。

（1）损伤初期

治法：活血化瘀，消肿止痛。

内服方：丹七止痛胶囊。

外用方：外敷消肿止痛散，或外贴丹归肿痛药贴、僧登消肿膏。

（2）损伤中期

治法：和营生新，接骨续筋。

内服方：续筋接骨方加减。

外用方：外敷舒筋通络散，或外贴宝根续筋膏、舒筋续断药贴。

（3）损伤后期

治法：补气血，益肝肾，壮筋骨。

内服方：芪竭补肾丸加养骨活血方。

外用方：外敷强筋壮骨散，有颈部酸胀不适者加温筋舒活散。或外贴归芪健骨药贴、六仲养骨膏，颈部酸胀不适、僵硬、畏冷者换贴草附蠲痹膏。解除固定后可用腰部烫熨散局部烫熨。

【康复锻炼】

骨折后期锻炼主要以恢复颈部肌肉力量为主。适当针对颈部旋转肌肉——夹肌、下斜肌和胸锁乳突肌锻炼，可采用头部抗阻旋转动作进行。

三、胸锁关节脱位

胸锁关节脱位较少见，仅占肩胸部脱位总数的1%。其中胸锁关节前脱位较多，后脱位罕见。随着交通事故的增多，其发病率逐渐增加。

【损伤机制】

1. **直接暴力** 暴力直接冲击锁骨近端，使其向后、向下脱出，形成胸锁关节后脱位。

2. **间接暴力** 胸锁关节脱位以间接暴力多见。暴力作用于肩部，使肩部急骤地向后、向下用力，在锁骨近端与第1肋上缘支点的杠杆作用下，可引起锁骨近端向前向上脱出，形成胸锁关节前脱位。

3. **长期劳损** 劳动和运动中，常使锁骨过度外展，胸锁韧带受到慢性的反复牵拉，在轻微暴力作用下，胸锁关节可逐渐形成慢性前脱位。

【临床分型】

胸锁关节脱位主要为以下两型（图12-2）。

1. **前脱位** 最常见，锁骨近端脱位于胸骨柄前缘的前方或前上方。

2. **后脱位** 较少见，锁骨近端脱位于胸骨柄后缘的后方或后上方。

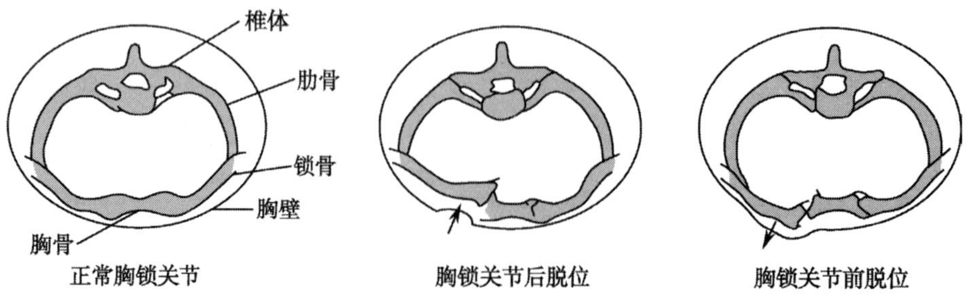

图12-2 胸锁关节脱位分型

【临床表现】

胸锁关节部位畸形、疼痛、肿胀或有瘀斑。前脱位者胸锁关节局部出现高突，后脱位则关节局部空虚凹陷。后脱位时，如果锁骨头压迫气管和食管，会产生窒息感和吞咽困难，若刺破肺尖可产生皮下气肿，触诊时胸锁关节部空虚。若属慢性损伤而引起脱位者，关节出现高突疼痛，但常无明显的外伤史。

【诊断】

1. **病史** 可有或无明确外伤史。

2. **症状与体征** 伤后胸锁关节局部疼痛、肿胀。上肢交叉外展或同侧压迫时加重，患侧上肢活动受限。患者以托住患侧上肢、头偏向脱位侧来减轻疼痛。前脱位患者胸锁关节处有前凸畸形，可触及向前脱位的锁骨头。后脱位患者可触及胸锁关节前侧有空虚感，但视诊时可因软组织肿胀而无明显凹陷。慢性胸锁关节脱位者多没有明显症状，且运动功能基本良好。仅阴天或劳累后始有不适。

3. **辅助检查**

(1) **X 线检查**：摄 X 线片可明确诊断和确定有无合并骨折。最好拍摄斜位或侧位 X 线片，胸部正位 X 线片常易漏诊。

(2) **CT 检查**：可明确诊断，同时可了解有无并发损伤。

【治疗】

1. **整复要点** 胸锁关节复位相对容易，常伴有关节囊和韧带撕裂，导致复位后固定较为困难，常易遗留关节半脱位。所以在复位成功后术者应继续维持复位手法固定，由助手完成局部外固定后术者才可放松患处。

由于后脱位多由高能量暴力损伤导致，故在复位前应先明确神经、血管有无损伤，有无合并脏器损伤后再行手法整复。

2. **手法复位** 患者取坐位，可先用丹归止痛药酒于患处揉擦数遍，点揉对侧手三里、曲池穴，以缓解肌肉的紧张，解痉镇痛，利于复位。

以右侧胸锁关节脱位为例。助手胸部抵住患者左侧肩部，双手从右腋下环抱固定患者，术者立于患者身后。

(1) **前脱位**：术者右手托住患侧肘部向后牵拉，同时使患肩外旋、外展。当有松动感时左手拇指推挤其高突的锁骨近端向上、后、外，当有弹响感时再将患肢内收、旋前。

(2) **后脱位**：术者左手托住患侧肘部向后牵拉，同时使患肩后伸、外展。术者右手捏住锁骨，将锁骨的近端向上、前、外提拉，关节复位时可听到响声，而且可立即触及锁骨近端。

3. **固定** 复位后在原脱位高突位置放置一压垫，采用前“8”字绷带缠绕，交叉于胸锁关节处。用三角巾将上肢吊于胸前，固定 4 周左右。

4. **药物治疗** 以中医骨伤三期辨证原则用药。

（1）损伤初期

治法：活血化瘀，消肿止痛。

内服方：丹七止痛胶囊。

外用方：外敷消肿止痛散，或外贴丹归肿痛药贴、僧登消肿膏。

（2）损伤中期

治法：和营生新，接骨续筋。

内服方：续筋接骨方加减。可加青皮、陈皮、木香、红花、桃仁、三棱等以理气定痛。

外用方：外敷续筋接骨散，疼痛明显者加理气定痛散。或外贴宝根续筋膏、舒筋续断药贴。

（3）损伤后期

治法：补气血，强筋骨。

内服方：强筋壮骨丸。

外用方：外敷强筋壮骨散，关节处时有隐痛者加泽乌通络散。或外贴归芪健骨药贴、六仲养骨膏。解除固定后可用上肢烫熨散治疗患处。

【康复锻炼】

复位后 3 天内禁止做肩外展运动，也禁止强力的被动牵拉活动。1 周后可逐步开始肩关节的屈伸活动。2 周后逐步做除肩关节外展活动以外的各方向的活动，3 周后逐步开始从肩被动外展到主动外展的锻炼。主动肩部外展时可做“云手”“大圆手”动作。

第二节　上肢脱位

一、肩锁关节脱位

肩锁关节脱位较为多见，多为直接暴力引起，男性多于女性，且青壮年居多。约占肩部创伤脱位的 12%。

【损伤机制】

可因直接暴力由上部向下冲击肩峰而发生脱位，或间接暴力过度牵拉肩关节向下而引起脱位，或上肢贴于胸壁跌倒，肩端或前面或后面撞击地面，其力作用于肩峰端，使肩胛骨向前、向下或向后错动，而引起脱位。半脱位者仅有关节囊和肩锁韧带撕裂，锁骨外侧仅有轻度的向上移位。全脱位者肩锁韧带、喙锁韧带等完全断裂，锁骨外端因斜方肌的作用而向上向内脱位。

【临床分型】

肩锁关节脱位 Rockwood 分型（图 12-3）：

Ⅰ型：肩锁关节损伤累及肩锁韧带的损伤，而关节囊没有完全断裂。

Ⅱ型：肩锁关节损伤累及肩锁韧带，该韧带部分断裂后引起肩锁关节不稳定。虽然在大多数情况下，喙锁韧带可能有扭伤，但仍然是完整的。

Ⅲ型：损伤中肩锁韧带和喙锁韧带完全断裂，但是三角肌、斜方肌筋膜没有破裂。锁骨在前后方向和垂直方向上不稳定。然而，由于三角肌、斜方肌筋膜没有完全断裂，因而仍然有部分动态稳定性。

Ⅳ型：向后移位的锁骨会嵌顿在斜方肌及其筋膜内，随着肩关节的运动可产生持续畸形。

Ⅴ型：三角肌、斜方肌筋膜严重撕裂可导致锁骨远端向下移位，因此，手术处理时需要修复提供动态稳定性的肩胛带肌肉的筋膜。

Ⅵ型：此型损伤甚为罕见，完全脱位的锁骨外侧端移位至喙突下方，喙肱肌和肱二头肌短头联合肌腱的后方。成功通过闭合进行复位的可能性很低。

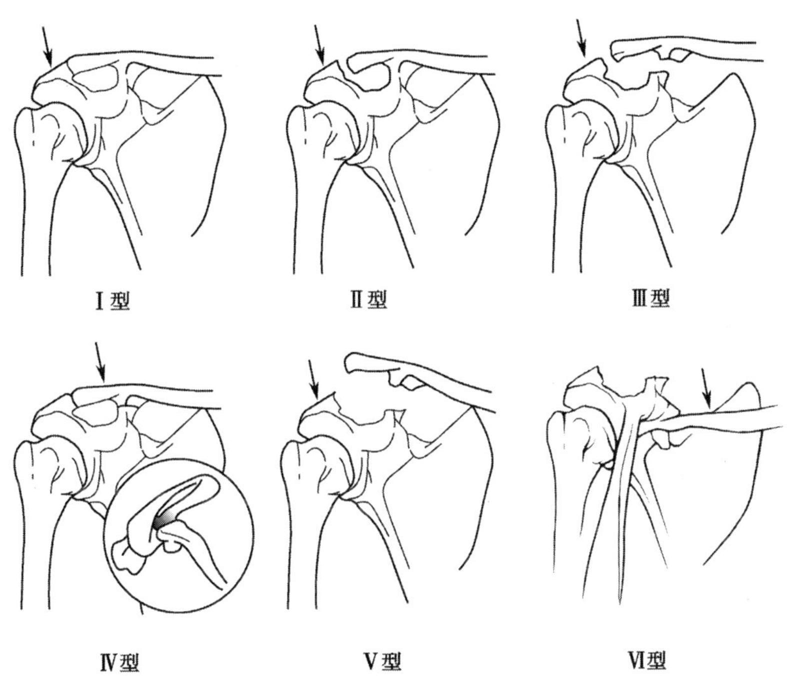

图 12-3　肩锁关节脱位 Rockwood 分型

【临床表现】

半脱位者，症状不甚明显，初期局部压痛，轻度肿胀。触诊时，肩峰与锁骨不在同一平面，肩关节活动受限。完全脱位时，外部畸形明显，肩峰受上肢重量牵引，则锁骨外端明显隆起，肩峰低陷。严重影响肩关节活动。

【诊断】

1. **病史**　有明确外伤史。

2. **症状与体征**　局部肿胀，压痛明显，可触到高低不平的肩锁关节，关节处可触及弹性固定，如按“琴键”。肩关节活动功能障碍。完全脱位时，外部畸形明显，肩峰受上肢重量牵引，则锁骨外端明显隆起，肩峰低陷。严重影响肩关节活动。

3. 辅助检查 拍摄两侧肩关节X线片对比，可确诊半脱位和脱位。对于仍无法确诊的半脱位可加拍肩部应力位片。肩关节前后侧X线片显示肩峰与锁骨距离增大，即确诊为全脱位。CT检查可以显示锁骨远端移位的程度。

【治疗】

1. 整复要点 各型脱位均有不同程度的韧带损伤，特别是Ⅲ型及以上者肩锁韧带及喙锁韧带均出现断裂，因此对复位后的固定较为困难，易出现再次脱位。Ⅵ型损伤有可能伴有臂丛或腋动脉血管损伤，在复位前应引起重视。

2. 手法复位 患者取坐位，点揉对侧手三里、曲池穴，以缓解肌肉的紧张，解痉镇痛，利于复位。

术者立于患侧，一手置于肩部，大拇指和四指分开，呈钳形，卡住肩部，虎口用力下压患侧锁骨远端，另一手托住患侧肘部向上推送，同时发力，即可获得复位。复位后术者维持卡法固定锁骨远端，待助手完成固定后方可松手，避免复位后再发生移位。

3. 固定方法 于肩峰处放置纸壳压垫，屈肘用绷带沿上臂纵轴，绕住锁骨远端与肘关节。同时再将上臂靠胸壁固定。前臂以颈腕带悬吊胸前。必要时调整绷带松紧，保持有效固定，以促进损伤关节囊及韧带的修复。维持固定3～4周。

4. 药物治疗 以中医骨伤三期辨证原则用药。

（1）损伤初期

治法：活血化瘀，消肿止痛。

内服方：丹七止痛胶囊。

外用方：外敷消肿止痛散，或外贴丹归肿痛药贴、僧登消肿膏。

（2）损伤中期

治法：和营生新，接骨续筋。

内服方：续筋接骨方加减。

外用方：外敷续筋接骨散，疼痛明显者加理气定痛散。或外贴宝根续筋膏、舒筋续断药贴。

（3）损伤后期

治法：补益肝肾，强筋健骨。

内服方：祛痛强筋丸。关节粘连、活动不利者加舒筋通络方。

外用方：外敷强筋壮骨散，肩部有酸、胀痛者加温筋通络散。或外贴归芪健骨药贴、六仲养骨膏。解除固定后可用上肢烫熨散及上肢熏洗散治疗患处。并可配合舒筋通络药酒于肩部按摩。

【康复锻炼】

损伤初期锻炼以活血散瘀、缓解疼痛及预防粘连为目的，故可适当进行不对肩部肌筋造成拉伸的练习，以免加重损伤，如“耸肩”“钟摆”等动作。缓解期锻炼则以恢复关节功能为主要目的，可行“扶墙压肩”“大圆手”等动作进行康复，以缓解关节粘连，恢复关节活动度。

二、肩关节脱位

肩关节脱位亦称肩肱关节脱位。古称肩胛骨出、髃骨骱失或肩骨脱臼。肩关节脱位是骨科常见脱位之一，有报道称占全身大关节脱位的 45% ~ 50%，好发于 20 ~ 50 岁的男性患者，男性多于女性。肩关节脱位以前脱位最常见，后脱位只占全部肩关节脱位的 1% ~ 4%。

【损伤机制】

肩关节脱位的病因有直接和间接暴力两种。直接暴力引起者少见，多为间接暴力引起。

1. 直接暴力　多因打击或冲撞等外力直接作用于肩关节而引起。当肩部呈后伸、外展、旋前时受到后方向前的打击或冲撞等外力使肱骨头向前脱出，形成肩关节前脱位。肩前部受冲击导致肱骨头强力内旋、内收冲破后关节囊而滑入肩胛冈下形成后脱位。

2. 间接暴力　可分为传达暴力和杠杆作用力两种。

（1）传达暴力：患者侧向跌倒，患肢手掌或肘后着地，暴力沿着肱骨干传至肱骨头，使肱骨头冲破较薄弱的关节囊前壁，滑至喙突下间隙，形成喙突下脱位，此种脱位较为多见。若暴力过大，则肱骨头可被推至锁骨下部成为锁骨下脱位，但较少见。

（2）杠杆作用力：当上肢高举、外展、外旋时，肱骨大结节与肩峰紧密相接，并形成杠杆力的支点。如手掌撑地暴力上传或暴力使上肢过度外展，肱骨头受力向前下部滑脱，成为盂下脱位。因胸大肌和肩胛下肌的牵拉，肱骨头又滑至肩前成为喙突下脱位。

【临床分型】

1. 根据脱位时间与复发次数分型　可分为新鲜、陈旧和习惯性脱位三种。

2. 按肱骨头脱出的位置分型　可分为前脱位和后脱位两大类；前脱位又可分盂下、喙突下、锁骨下脱位三种（图 12-4）。前脱位常见，其中以喙突下脱位较多，后脱位极少见。

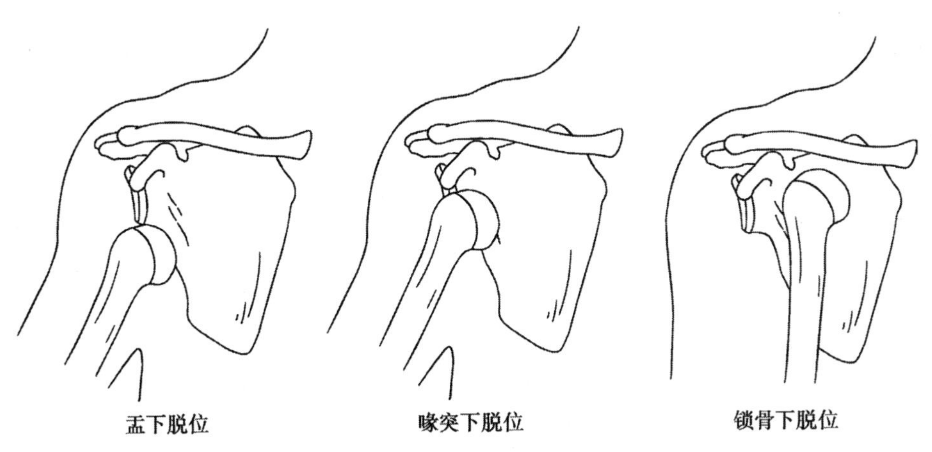

图 12-4　肩关节脱位分型

【临床表现】

伤后由于局部肿胀与肩关节功能障碍、疼痛，患者常用健手托住患肢前臂。伴有骨折时肿胀、疼痛更为明显。肩部失去膨隆丰满的外形，肩峰明显突出，下部空虚，形成“方肩”畸形。

【诊断】

1. **病史** 有明确外伤史，或有习惯性肩关节脱位的既往史。

2. **症状与体征** 患肩肿胀、疼痛、功能障碍。肩部失去膨隆丰满的外形，肩峰明显突出，下部空虚，形成“方肩”畸形。患肩弹性固定于肩外展 20°～30°位，在喙突下、腋下或锁骨下可触及肱骨头。盂下脱位时患肢长于健侧（从肩峰至肱骨外上髁测量）。搭肩试验：肘关节屈曲，肘尖内收不能接近胸胁部，患侧手部不能搭于健肩（或仅能完成其中一项），即为阳性。直尺试验：检查时，腋皱襞下降，直尺边缘能同时接触肩峰与肱骨外上髁，即为阳性。

3. **辅助检查** X 线或 CT 检查可了解肱骨头位置和移位方向，以确定脱位类型及有无并发骨折等。MRI 检查可了解软组织损伤情况。

【治疗】

1. **整复要点** 肩关节脱位手法整复时，关键是要持续牵引，不可忽松忽紧、一张一弛地牵引，避免造成牵引不及或太过，甚至造成骨折及周围软组织的损伤等。

陈旧性肩关节脱位，手法复位虽然较好，但操作较为困难，有时处理不当还会造成臂丛神经损伤、肱骨外科颈骨折等严重并发症，应严格掌握适应证。手法操作需轻柔稳健，复位前，先做肩外展牵引 1 周左右。其后在麻醉下，持续轻柔地被动活动关节，以松解关节挛缩和周围软组织的粘连，待活动范围逐渐增大，关节有松动感时，方可采用手法复位。

2. **手法复位** 患者取坐位，术者立于患侧，点按患侧手三里、曲池穴，以缓解肌肉的紧张，解痉镇痛，利于复位。新鲜肩关节脱位应争取尽早手法复位。早期局部瘀肿、疼痛及肌痉挛较轻，复位易于成功。若脱位超过 24 小时者，可选用点揉健侧中平穴和局部予以丹归止痛药酒涂擦，以解痉止痛。

（1）新鲜脱位

1）拔伸端托复位法：助手一立于患者健侧，胸部抵于患者健侧肩部，双手伸于对侧腋下环抱固定患者，以免牵引复位时患者身体倾斜，影响牵引作用。助手二握住患肢前臂上段并屈肘 90°，由轻到重地顺势向前外拔伸牵引，同时轻轻旋转摇摆，松动关节和解脱关节囊之卡压。术者立于患肩外侧，以两手拇指压住其肩峰，其余四指插入腋下，当手下有松动感时嘱助手二逐渐将患肢内收、外旋上举，同时术者双手将肱骨头向外上方端托，关节有弹响时即已复位（图 12-5）。如果复位时有阻力，多系肱二头肌长头肌腱阻碍所致，可将患肢旋前轻轻摇摆，将肱二头肌长头肌腱解脱出来，再按上述方法复位。复位时术者双手掌固定肱骨上端，保护肱骨头，持续稳定地牵引，不施暴力，施法得当，借用杠杆力和关节自身回缩力，成功复位，安全可靠。

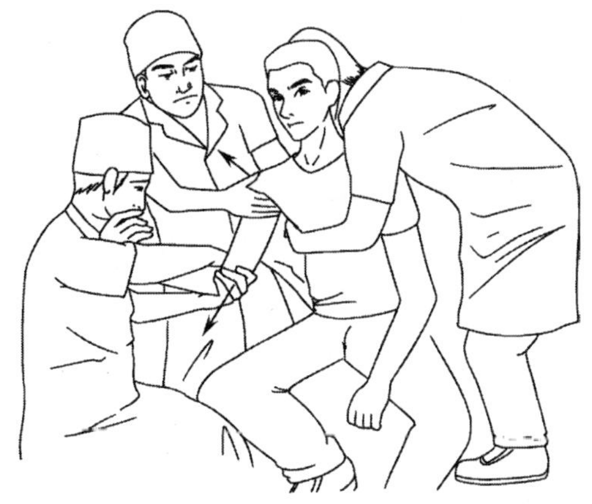
图 12-5　拔伸环绕端托法

2）拔伸足蹬复位法：体格强壮、肌肉丰厚者可用此法。患者取仰卧位，助手固定健侧肩部。术者立于患侧，两手握住患肢腕部，并用足跟抵于腋窝内。右侧脱位术者用右足跟、左侧脱位用左足跟抵于腋下。在肩外旋、稍外展位置沿患肢纵轴方向，用力缓缓拔伸，继而徐徐将患肢内收、外旋，利用足跟为支点的杠杆作用，将肱骨头挤入关节盂内，当有入臼声响，复位即告成功。在足蹬时，不可使用暴力，以免损伤腋窝内血管、神经。《普济方》中有记载“用软绢掩如拳大，垫于腋下”，即旨在保护软组织。

（2）陈旧性脱位：采用卧位杠杆复位法，在麻醉下进行。患者取仰卧位，选助手三人，一助手用宽布带套住患者胸部向健侧牵引，另一助手扶住竖立于床边的木棍，第三助手牵引环转摇动患肢。术者双手握住肱骨上端，当患侧肩关节转动范围增大时，令第三助手牵引患臂徐徐内收，利用木棍为杠杆的支点，迫使肱骨头复位。

（3）习惯性脱位：多数患者可自行复位，复位方法同新鲜脱位复位方法。

3. 复位后检查　复位后，宜将患肢屈肘 90°，以手掌搭于健肩，观察其肘部能否与胸壁接触。检查肩部外形是否丰满圆隆，观察双肩是否对称，患肩畸形是否消失。患侧腋下、喙突下、锁骨下是否还能摸到脱出的肱骨头。肩关节能否做被动活动。有无手指麻木等神经、血管症状。X 线片显示肩关节是否复位。合并肱骨大结节撕脱性骨折者，随着肩关节的整复，骨折片一般得以对位，不必另行处理。

4. 固定方法　复位后必须予以固定，使受伤的软组织得以修复，以防日后形成习惯性脱位。腋下垫棉卷以托住肱骨头，后采用患侧单“8”字绷带包扎，前臂用颈腕带或三角巾悬吊胸前 2 周。

5. 药物治疗　以中医骨伤三期辨证原则用药。该部位脱位后期多遗留不同程度的肩关节活动受限，故在后期用药中应着重防止关节粘连、通利关节，恢复关节活动。伴有神经损伤者应于初期着重活血化瘀，中期舒筋通络。陈旧性脱位复位中因松解粘连的韧带及关节囊后可出现瘀血、肿胀、疼痛，故复位后仍以损伤三期辨证原则用药。

（1）损伤初期

治法：活血化瘀，消肿止痛。

内服方：丹七止痛胶囊。

外用方：外敷消肿止痛散，瘀血重者加适量逐瘀止痛散；疼痛难忍者可加理气定痛散。或外贴丹归肿痛药贴、僧登消肿膏。可配合丹归止痛药酒局部外擦。

（2）损伤中期

治法：和营生新，接骨续筋。

内服方：续筋接骨方加减。症状改善但肿痛消散未尽者，选用散瘀肿痛方加减。

外用方：外敷续筋接骨散。或外贴舒筋续断药贴、宝根续筋膏。可配合舒筋通络药酒肩部按摩、理筋、揉筋以舒筋活络。

（3）损伤后期

治法：强筋壮骨，舒筋通络。

内服方：强筋壮骨丸或通利关节方加减。肩部冷痛、重着者加服寒湿筋痛胶囊。

外用方：外敷舒筋通络散。或外贴舒筋续断药贴、宝根续筋膏。肩部冷痛、重着者加泽乌通络散。天气变化肩部有酸、胀症状者可加双活除痹散或外贴羌独双乌除痹药贴、草附蠲痹膏。同时可配合上肢烫熨散和上肢熏洗散辅助治疗，及温筋除痹药酒肩部揉擦并舒筋、展筋松解粘连。

【康复锻炼】

复位后即可练习手指及手腕的屈伸活动；伤后 1 周开始适当进行肩关节前屈、后伸活动；伤后 2 周进行肩关节各方向主动活动，如“云手”“托掌”等动作。

三、肘关节脱位

肘关节脱位，古时称曲瞅骱脱骱、肘骨出臼、臂骱落出、手肘脱轮等。肘关节脱位较常见，任何年龄均可发生，多见于青壮年，儿童与老年人少见。多为间接暴力所致。

【临床分型】

1. **根据脱位方向分型** 可分为后脱位、前脱位、内外侧脱位、分离脱位（图 12-6）。

2. **以脱位病程时间长短分型** 可分为新鲜脱位、陈旧性脱位、习惯性脱位以及脱位合并骨折。

3. **根据损伤程度分型** 可分为单纯脱位、脱位伴骨折。

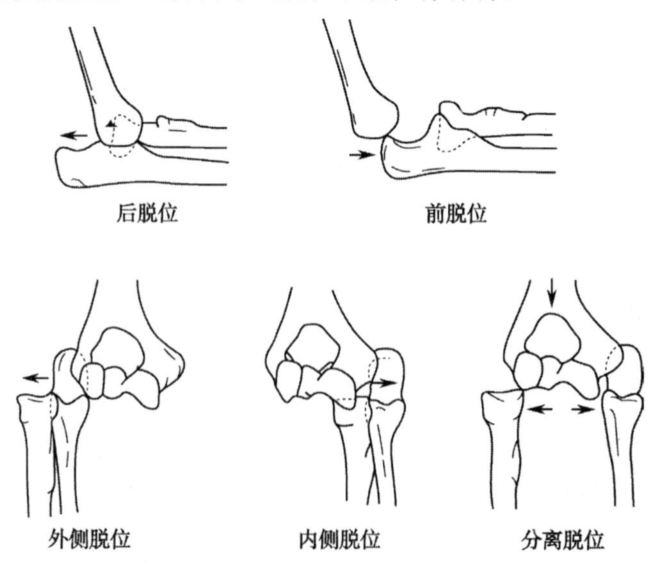

图 12-6 肘关节脱位分型

【损伤机制】

1. **后脱位**　多由间接暴力引起，跌倒时手掌着地，而肘部处于半伸直位、前臂旋前位时，暴力沿尺桡骨向肘部传导，尺骨鹰嘴通过在鹰嘴窝内的杠杆作用被推向后外方，肱骨下端前移，撕裂前侧关节囊和肱肌，侧副韧带也可有不同程度的损伤，形成肘关节后脱位。而当肘关节处于伸直位、前臂旋后位时，外力沿尺骨纵轴上传，使肘关节过度后伸，尺骨鹰嘴尖端撞击于肱骨下端鹰嘴窝，将肘后关节囊撕裂。同时，使止于尺骨粗隆上的肱肌及肘关节囊的前壁撕裂，在关节前方无任何软组织阻止的情况下，肱骨下端继续前移，尺骨鹰嘴突向后移，形成了肘关节后脱位。不少病例，常合并尺骨喙突撕脱骨折，如肱前肌被剥离、肱骨内上髁骨折或肱骨外上髁后缘骨折。若骨折片夹入关节内，则影响复位。由于脱位，肘部软组织广泛剥离，形成血肿，血肿易于骨化，加上骨折移位，复位不良，以致肘关节功能障碍。

2. **前脱位**　由于肘关节的解剖结构特点，尺骨半月切迹和肱骨滑车紧密联合，肘关节前侧的肌腱坚实，故发生率较低。多因屈肘位着地，直接暴力作用于尺骨鹰嘴，使其向前方移位，肱骨下端相对移向后方，形成肘关节前脱位，此类损伤多伴有尺骨鹰嘴骨折。也可因跌倒时后手掌着地，前臂相对固定支撑身体的情况下，身体突然扭转，肘关节受旋转外力，先向侧方移位，旋转外力继续作用使尺骨鹰嘴随即旋至肘前。

3. **外侧脱位**　跌倒时肘关节伸直、外翻位手掌撑地，身体及上臂重力沿前臂纵轴传导至肘关节而引起。

4. **内侧脱位**　跌倒时肘关节伸直、内翻位手掌撑地，身体及上臂重力沿前臂纵轴传导至肘关节而引起。

5. **分离脱位**　前臂过度旋前时，脱位的肱骨滑车纵行劈开上尺桡关节，造成环状韧带和骨间膜断裂，桡骨头移位到肱骨远端的前方，尺骨鹰嘴移位到肱骨远端的后方，形成典型的前后型脱位。侧方型脱位由于暴力因素致环状韧带撕裂，使尺桡骨上端分别移位于肱骨远端内外侧。

【临床表现】

肘关节肿胀、疼痛、外观畸形，失去正常的伸屈功能。后脱位时肘关节呈弹性固定于屈曲 100° 位，前脱位时肘关节弹性固定于过伸位。患者常用健侧之手托住患侧的前臂。

【诊断】

1. **病史**　有明确外伤史。

2. **症状与体征**

（1）**后脱位**：肘窝前丰满，前后径增宽，左右径正常，上臂与前臂比例失常，从前面看，前臂变短，肘后尺骨鹰嘴异常后突，肘后上方空虚、凹陷。肘前可触摸到肱骨下端，尺骨鹰嘴与桡骨小头可在肘后触到，肘后三角关系失常，此点可与肱骨髁上骨折相鉴别，肘关节被动屈伸活动受限。

（2）**前脱位**：肘后部空虚，肘后三角关系失常，前臂较健侧变长，肘前可触到尺骨鹰嘴，前臂可有不同程度的旋前或旋后畸形。

（3）**外侧脱位**：肘部内外径变宽。前臂与肱骨纵轴线的关系改变，前臂向外移位。前臂旋前时肱骨内上髁明显突出，鹰嘴位于外上髁外方，桡骨头突出，很容易触及。

（4）**内侧脱位**：肘部内外径增宽，肱骨外上髁明显突出，尺骨鹰嘴、桡骨头向内侧移位。

（5）**分离脱位**：前后分离是肘关节前后径增加，肱骨远端前方可触及移位的桡骨头，肱骨远端后方可触及移位的尺骨鹰嘴。侧方分离时肘关节横径增宽，尺桡骨上端分别移位于肱骨内外侧。

3. 辅助检查　拍肘关节正侧位X线片，可明确脱位的类型以及有无合并骨折，以便确定治疗方案。若脱位伴有骨折，CT检查可明确骨折程度及骨折块移位方向。

【治疗】

1. 整复要点　前、后脱位应遵循从哪个方向脱出，还从哪个方向复回的逆损伤机制复位原则，对于前、后脱位伴侧方脱位的整复手法，应先纠正侧方脱位，再纠正前后脱位；侧方脱位常难以沿逆损伤机制直接复位，需先将脱位调整为后脱位再行整复；前后型的分离脱位需先整复桡骨脱位，再整复尺骨脱位；陈旧性脱位时间较长，关节囊韧带粘连，手法整复切忌暴力，特别是屈肘时尺骨鹰嘴如果不到位则不宜强求到位，避免造成尺骨鹰嘴骨折。可先行牵引及手法等方式松解局部粘连后再做整复。

由于引起脱位的外力较剧烈，故软组织损伤较重，关节囊及侧副韧带多损伤，常合并有神经、血管损伤，因此在复位时手法应稳、准、巧、快。复位后亦应仔细检查神经、血管功能。

2. 手法复位　患者取坐位，术者立于患者面前，点按合谷穴或丹归止痛药酒涂擦，以缓解肌肉的紧张，解痉镇痛，利于复位。

（1）**后脱位复位**

1）牵拉屈肘复位法（图12-7）：助手用双手握患肢上臂，术者用一手握住患肢腕部，另一手握持肘关节，在拔伸牵引的同时，握持肘关节前方的拇指，抵住肱骨下端，向后上方用力推顶按压，紧扣于肘后鹰嘴部位的其余四指，向前下方用力端托提拉，在持续加大牵引力量下，同时屈肘，当听到或触诊到关节复位弹响感觉时，复位即告成功，术后肘关节主被动活动正常，肘后三角关系正常。

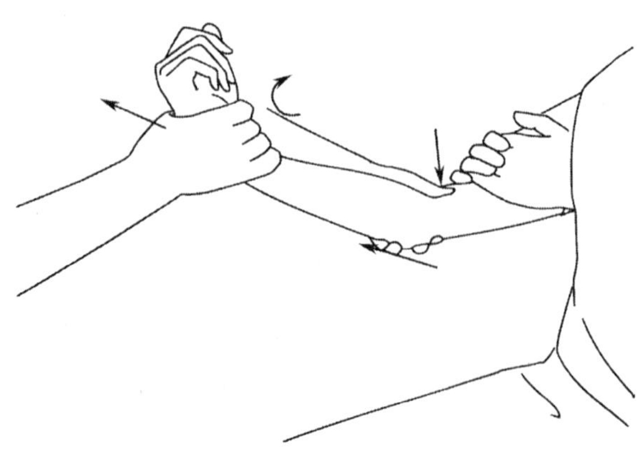

图12-7　牵拉屈肘复位法

2）合并骨折的肘关节后脱位复位法：在复位前，根据合并骨折的体征和X线片，确认骨折的部位、类型和移位情况，再决定复位的方法。一般原则是，先整复脱位，后整复骨折，再固定骨折。在大多数情况下，当脱位复位后，骨折也就随之被复位。例如，肘关节后脱位合并肱骨内上髁骨折，有部分病例在脱位整复时，肱骨内上髁骨折块被夹于关节间隙，肘关节活动受限，被动活动时有阻力及摩擦感，肘内侧摸不到骨折块，肱骨内上髁低平。在X线片上，肱尺关节间隙增宽，骨块夹在关节内。在此种情况下复位时，应尽量外展前臂，并轻度伸屈活动肘关节，利用屈肌的牵拉作用，可将夹入关节间隙中的骨块牵拉出来。若仍不成功，则需将关节再脱位。重新复位时，术者将关节间隙挤紧，以便把骨折块挤出，或用手摸准骨折块，将骨折块向肘后推开，再行拔伸复位。如果骨折片仍被夹在关节中，可将肘关节过伸，嘱患者握拳，术者同时将患肢腕关节背伸，利用前臂屈肌之牵拉作用，常能使骨折片从关节间隙中弹出。

合并肱骨外上髁后缘骨折，在肘关节复位后，肘屈曲135°时常能自行复位，有时骨折片仍向后外侧移位，可以在肘内翻位置，局部按压骨折片而达到复位。

（2）前脱位： 一助手用双手固定上臂，一助手握患肢手腕保持前臂旋后位拔伸牵引，术者双手拇指于肘后向前推顶肱骨远端，余四指环抱前臂掌侧近端向下用力牵拉按压，听到复位响声，即为复位，再将肘关节被动伸屈2～3次，无障碍时则肘后三角关系正常。合并尺骨鹰嘴骨折的肘关节前脱位，复位时，前臂不需牵引，只需将尺桡骨上段向后按压，即可复位，复位后不做肘关节伸屈活动试验，以免加重骨折移位，将肘关节保持伸直位，或稍过伸位，再回到10°伸肘位，此时尺骨鹰嘴骨折近端多能自动复位。

（3）外侧脱位： 助手固定上臂，术者一手握腕部，使肘部接近于完全伸直位，另一手在桡骨上端向后内按压，前臂旋后，将外侧脱位变成肘后脱位，再按整复肘关节后脱位的方法，牵引屈肘法则很容易复位。

（4）内侧脱位： 助手固定上臂，术者一手握腕部，于伸直位拔伸牵引，另一手将尺骨鹰嘴及桡骨小头向后向外挤压，使其变成后脱位，再按肘后脱位方法复位。

（5）分离脱位

1）前后型：前臂在旋后位牵引，向后挤压桡骨头使其复位，再按肘后脱位复位方法整复肱尺关节。

2）侧方型：在牵引下，术者双手同时由内外对向挤压尺桡骨上端即可复位。

（6）陈旧性脱位： 可先行尺骨鹰嘴牵引1周，后在臂丛麻醉下解除骨牵引，进行上臂、肘部按摩活动。慢慢摇晃肘关节，屈伸摇摆、内外旋转活动，范围由小到大，力量由轻到重，然后在助手牵引下，重复以上按摩舒筋手法，这样互相交替，直至肘关节周围的纤维粘连和瘢痕组织以及肱二头肌、肱三头肌得到充分松解，伸展延长，方可进行整复。

患者取仰卧位，上臂和腕部分别由两名助手握持，做缓慢拔伸牵引。术者两手拇指于肘后向前上推顶尺骨鹰嘴，余四指环抱肱骨下端向后下牵拉，肘关节稍过伸，当尺骨鹰嘴和桡骨小头牵引至肱骨滑车和外上髁下时，缓缓屈曲肘关节，若能屈肘90°以上，即为复位。此时尺骨鹰嘴后凸畸形消失，肘后三角关系正常，肘关节外形恢复。复位成功后，将肘关节在 90°～130°范围内反复屈伸 3～5 次，以舒筋通络，解除软组织嵌夹于关节间隙中，再按摩上臂、前臂筋肉，内外旋转前臂和伸屈腕、掌、指关节，以理顺筋骨，行气活血。

3. 固定方法

（1）后脱位：用三角巾悬吊前臂或肘后高分子托板固定于屈肘 90°～135°位 1 周。解除固定后开始自动伸屈肘关节活动，禁忌粗暴的被动活动，以防止骨化性肌炎的发生。

（2）前脱位：复位后将肘关节于伸肘 20°～30°，肘后尺骨鹰嘴处放置弧形或者 U 形压垫，用金属托板或高分子托板固定 2 周。

（3）侧方脱位：在肿胀不剧以及不影响上肢血运的情况下，尽量屈曲 90°，用金属托板及高分子托板固定，用颈腕带悬吊上肢 2 周后去除固定，继续用三角巾悬吊，并开始自动伸屈肘关节活动锻炼，约在 2～3 月后功能可恢复正常。

（4）分离脱位：同侧方移位。

（5）陈旧性脱位：复位后用高分子托板，将肘关节固定在大于 90°以上位置 2 周。去除固定后，改用三角巾悬吊 1 周。

（6）脱位合并骨折：骨折局部可用加压垫、小夹板、高分子托板固定，固定时间 3 周左右，或根据骨折愈合情况解除固定，进行肘关节的主动伸屈活动。一般 2～3 月后，肘关节功能即可恢复正常。

4. 药物治疗　以中医骨伤三期辨证原则用药。该部位脱位后期多遗留不同程度的肘关节活动受限，故在后期用药中应着重防止关节粘连、僵硬，通利关节恢复关节活动。伴有神经损伤者应于初期着重活血化瘀，中期舒筋活节。陈旧性脱位复位中因松解粘连的韧带及关节囊后可出现瘀血、肿胀、疼痛，故复位后仍以损伤三期辨证原则用药。

（1）损伤初期

治法：活血化瘀，消肿止痛。

内服方：丹七止痛胶囊。

外用方：外敷消肿止痛散，或外贴丹归肿痛药贴、僧登消肿膏。瘀血重者加适量逐瘀止痛散；疼痛难忍者可加理气定痛散。可配合丹归止痛药酒局部外擦。

（2）损伤中期

治法：祛瘀生新，舒筋活节。

内服方：续筋接骨方加减，有神经损伤者加黄芪、赤芍、丹参、地龙等。症状改善但肿痛消散未尽者，选用散瘀肿痛方加减。

外用方：外敷续筋接骨散，或外贴舒筋续断药贴、宝根续筋膏。可配合舒筋通络药酒肘部理筋、揉筋等以舒筋活络。

（3）损伤后期

治法：补益气血，强筋壮骨。

内服方：强筋壮骨丸或通利关节方加减。肘部冷痛、重着者加服寒湿筋痛胶囊。

外用方：外敷舒筋通络散。肘部冷痛、重着者加泽乌通络散；天气变化肘部有酸、胀症状者可加双活除痹散或外贴羌独双乌除痹药贴、草附蠲痹膏。同时可配合上肢烫熨散和上肢熏洗散辅助治疗，及温筋除痹药酒肘后两侧肘窝部理筋、揉筋、舒筋、展筋、运摇松解粘连。

【康复锻炼】

早期督促患者多做手指伸屈握拳活动，以利消肿，如“握拳增力”动作。肿痛减轻后可逐步练习肘关节的伸屈功能，如“云手”“大圆手”等动作，使粘连痉挛组织逐步松解以恢复正常。如做被动伸屈活动，必须是轻柔的、不引起明显疼痛的活动，禁止做被动粗暴的伸屈活动。

四、桡骨小头半脱位

小儿桡骨小头半脱位又称“牵拉肘”，是婴幼儿常见的肘部损伤之一，多为大人牵拉患儿胳膊时出现。多发生于 5 岁以下的幼儿，男孩多于女孩。

【损伤机制】

由于患儿 5 岁前桡骨小头及环状韧带发育不全，环状韧带松弛且桡骨小头韧性较大。当患儿肘关节在伸直位，腕部受到纵向牵拉所致。如穿衣或行走时跌倒，幼儿的前臂在旋前位被成年人用力向上提拉，即可造成桡骨小头半脱位。当患儿的前臂在旋前位受到向上的外力牵拉时，环状韧带的下部薄弱处被横行撕脱，使桡骨小头向前下方滑出，形成桡骨小头半脱位。

【临床表现】

幼儿的患肢有纵向被牵拉损伤史。患儿因疼痛而啼哭，并拒绝使用患肢，亦怕别人触动。患肢出现耸肩，肘关节呈半屈曲或伸直位，前臂处于旋前位贴胸，不敢旋后，不能抬举，不能屈肘，取物时肘关节不能自由活动。被动牵拉前臂或屈肘可有疼痛。桡骨小头处仅有压痛，而无明显肿胀或畸形。

【诊断】

1. **病史**　本病多为牵拉暴力所致。如用双手牵拉幼儿腕部走路中跌倒；穿衣服时由袖口牵拉幼儿腕部；另外，在床上翻滚时，身体将上肢压在身下，迫使肘关节过伸也可造成。

2. **症状与体征**　受伤后不愿上抬患肢，前臂不能旋后。肘关节多处于轻度屈曲位、前臂旋前下垂位。肘关节无肿胀、畸形，但桡骨小头处有明显压痛。

3. **辅助检查**　X 线检查不能发现异常病理改变。摄片的主要目的是排除桡骨颈骨折、肱骨髁上骨折和肘部的其他损伤。

【治疗】

1. 手法复位 家长抱患儿正坐，术者与患儿相对。以右手为例，术者左手拇指置于桡骨头外侧，右手握其腕部，逐渐屈肘向外旋转，一般半脱位在前臂旋后过程中即可复位。若不能复位，右手稍加牵引至肘关节由伸直位逐渐屈曲肘关节并前臂旋后，左手拇指同时由后外向前内推按捻转桡骨小头，一般都可复位成功。复位时拇指下可感到或听到桡骨头入臼的弹响声。复位后，患侧肘部疼痛立即消失，停止哭闹，开始使用患肢，能上举取物，以上两点是桡骨头半脱位复位成功的标志。

2. 固定 复位后，一般不需要制动，也可用三角巾悬吊前臂 2～3 天。嘱患儿家属 1 周内不宜牵拉患手，且穿衣时先穿患肢，脱衣时先脱健肢，以免脱位再次发生，形成习惯性脱位。

3. 药物治疗 一般不需要药物治疗，若仍有疼痛或肿胀者可用丹归止痛药酒涂擦患处。

五、腕部及手部脱位

腕骨脱位古称"手腕骨脱""手腕出臼"。单纯桡腕关节脱位临床很少见，偶尔见到桡腕关节背侧脱位。较常见的是桡腕关节脱位伴桡骨背侧或掌侧关节缘的骨折（巴顿骨折）。其中常见的有月骨脱位及月骨周围腕骨脱位。

（一）月骨脱位

月骨脱位是腕骨脱位中最常见者。《伤科补要·手腕骱》中记载："若手掌着地，只能伤腕，若手指着地，其指翻贴于臂者，腕缝必开。"这里的腕缝就是指月骨。

【损伤机制】

跌倒时，腕关节极度背伸，手掌触地，月骨被桡骨下端和头状骨挤压，而向掌侧脱出。

【临床表现】

伤后腕部掌侧隆起、肿胀、疼痛、有压痛，活动受限。因月骨向掌侧突出，压迫屈指肌腱可使手指不能完全伸直。握拳时第 3 掌骨头明显塌陷，叩击该掌骨头时腕部疼痛。如压迫正中神经，可出现正中神经受压症状。

【诊断】

1. 病史 有明确外伤史。

2. 症状与体征 腕部掌侧隆起、肿胀、疼痛，叩击第 3 掌骨头时腕部疼痛。腕关节主动和被动屈伸活动障碍，腕关节呈轻度背伸位，手指不能伸直，如月骨压迫正中神经，可有桡侧三个半指感觉障碍。在腕掌侧，可触及脱出月骨突起。

3. 辅助检查 X 线正位片可显示脱位的月骨呈三角形（正常月骨应为四方形），且投影与头状骨下端重叠。X 线侧位片显示月骨脱向掌侧，半月形凹面也转向掌侧，头状骨的头已不在月骨凹形关节面上，而位于月骨的背侧。

【治疗】

1. **整复要点**　手法整复前应先判定有无正中神经卡压及损伤，或在整复中患者诉正中神经支配区域出现神经症状则应注意不宜施用暴力强行复位。

2. **手法复位**　患者取坐位，前臂取中立位，助手固定前臂上端，术者一手牵拉手掌致腕部背伸，做对抗牵引。当桡骨下端和头状骨间隙拉开后，另一手拇指抵压月骨远端向背侧推挤，同时将腕部由背伸改为掌屈，当听到明显弹响声或者滑动感，见腕掌侧突起之月骨消失后，即告复位（图 12-8）。

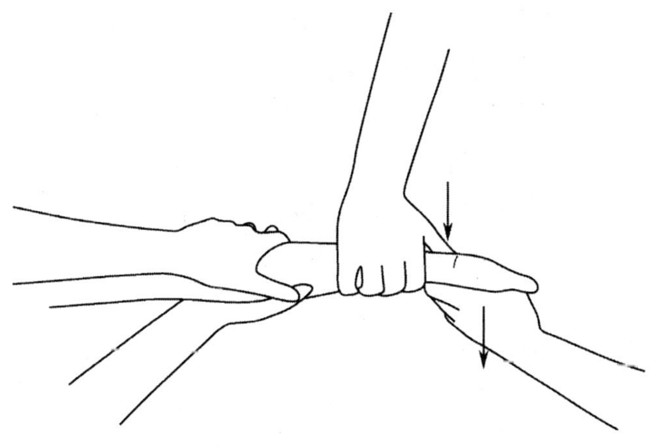

图 12-8　月骨脱位手法复位

3. **固定**　用高分子托板将腕关节于屈曲 45°位固定 1 周。1 周后改为中立位，再固定 2 周。

4. **药物治疗**　以中医骨伤三期辨证原则用药。月骨完全脱位后有缺血性坏死的可能，故在治疗中应着重活血、生新。伴有正中神经损伤者应于初期着重活血化瘀，中期舒筋通络。

（1）损伤初期

治法：活血化瘀，消肿止痛。

内服方：丹七止痛胶囊。

外用方：外敷消肿止痛散，或外贴丹归肿痛药贴、僧登消肿膏。瘀血重者加适量逐瘀止痛散；疼痛难忍者可加理气定痛散。

（2）损伤中期

治法：和营生新，通利关节。

内服方：续筋接骨方加减。有正中神经损伤者加黄芪、丹参、桂枝、威灵仙、地龙等。

外用方：外敷续筋接骨散，或外贴舒筋续断药贴、宝根续筋膏。

（3）损伤后期

治法：补益气血，强筋壮骨。

内服方：强筋壮骨丸或通利关节方加减。腕部隐痛、重着者加服寒湿筋痛胶囊。

外用方：外敷强筋壮骨散加舒筋通络散。腕部冷痛、重着者加泽乌通络散；天气变化腕部有酸、胀症状者可加双活除痹散或外贴羌独双乌除痹药贴、草附蠲痹膏。同时可配合上肢烫熨散和上肢熏洗散辅助治疗。

【康复锻炼】

待疼痛减轻后练习手指屈伸活动，疼痛消失后练习腕伸屈及前臂旋转活动。应注意不加重腕部的疼痛。如“握拳增力”“滚拳”等动作。

（二）月骨周围腕骨脱位

以月骨周围背侧脱位及月骨掌侧脱位多见。

【损伤机制】

急性损伤常发生于腕部极度背伸时着地，而致月骨在周围各骨之间的稳定性破坏造成。月骨周围脱位系月骨周围的腕骨相对于桡骨远端向背侧或掌侧移位、与桡骨远端的正常解剖关系丧失，而月骨与桡骨的解剖关系仍维持正常或基本正常。多为背侧脱位，常并发其他腕骨或桡尺骨远端骨折。受伤机制为舟月骨分离后，背伸、尺偏暴力延伸向腕关节尺侧所致。暴力使桡舟头韧带、舟月骨间韧带、头三角韧带、月三角韧带和月三角骨间韧带依次断裂，同时也可导致头状骨、钩状骨、三角骨或及桡尺骨骨折（桡骨茎突及尺骨茎突骨折常见），最终表现为头状骨、钩状骨、三角骨（或者是其各自的远侧骨折段）与月骨分离并与舟骨一并脱位向背侧。

【临床表现】

腕部肿胀向背侧突出，腕关节屈伸活动受限，局部疼痛、压痛。

【诊断】

1. **病史**　常有明确腕背伸外伤史。

2. **症状与体征**　腕部疼痛、肿胀及压痛的范围较单独的骨折广泛。活动范围及握力明显下降。

3. **辅助检查**　正位X线片上头状骨、月骨重叠，关节间隙消失或变窄。侧位X线片上月骨原位不动，桡月关节正常，月骨上关节面空虚。头状骨位于月骨背侧缘的后上方。舟骨向背侧脱位。可伴有桡骨背缘骨折。

【治疗】

1. **整复要点**　复位前需先明确有无腕骨或尺、桡骨远端骨折，若骨折与脱位同时存在时应先整复脱位再整复骨折。

2. **手法复位**　患者取坐位，前臂呈中立位，助手握持前臂近端，术者一手牵患手先向背侧做对抗牵引，拉开腕骨之间的间隙，另一手两拇指用力向掌侧、尺侧挤压突起之腕骨，同时屈腕、尺偏牵拉即可复位。

3. **固定**　复位后如无舟月骨、月三角骨分离，可用高分子托板将腕关节固定于30°屈曲位、前臂和手旋前位，以利掌侧韧带愈合。3～4周后拆除外固定，开始功能锻炼。如有舟骨骨折，2周时将腕关节转为中立位固定。

4. **药物治疗**　以中医骨伤三期辨证原则用药。该脱位若并发桡尺骨远端或腕骨骨折，在中期则着重接骨续筋，后期着重通利关节，恢复关节活动。

（1）损伤初期

治法：活血化瘀，消肿止痛。

内服方：丹七止痛胶囊。

外用方：外敷消肿止痛散，或外贴丹归肿痛药贴、僧登消肿膏。瘀血重者加适量逐瘀止痛散；疼痛难忍者可加理气定痛散。

（2）损伤中期

治法：接骨续筋，舒筋活节。

内服方：续筋接骨方加减或接骨紫金丹。症状改善但肿痛消散未尽者，选用散瘀肿痛方加减；伴有神经损伤者加黄芪、地龙、桂枝、威灵仙等。

外用方：外敷续筋接骨散，或外贴舒筋续断药贴、宝根续筋膏。

（3）损伤后期

治法：强筋壮骨，活利关节。

内服方：强筋壮骨丸或通利关节方加减。腕部冷痛、重着者加服寒湿筋痛胶囊。

外用方：外敷强筋壮骨散加舒筋通络散。腕部冷痛、重着者加泽乌通络散；天气变化腕部有酸、胀症状者可加双活除痹散或外贴羌独双乌除痹药贴、草附蠲痹膏。同时可配合上肢烫熨散和上肢熏洗散辅助治疗。

【康复锻炼】

参见“月骨脱位”康复锻炼。

（三）掌指关节及指间关节脱位

掌指关节脱位多见于拇指和示指，发生于其他手指者少见。且多为背侧脱位，掌侧脱位者罕见。指间关节脱位常因过伸或侧方成角的伤力而引起。常合并指骨基底部骨折。脱位后，患者多即时自行牵拉而复位，就诊时只有患指的指间关节肿胀、压痛和自动伸屈活动障碍等表现。

【损伤机制】

本病主要是由于间接暴力导致手指极度背伸时发生，拇指、示指多见。而其中拇掌指关节背侧半脱位通常是由于受到过伸外力的作用造成拇指掌骨过度背伸，常导致近侧掌板撕裂。第一掌指关节脱位多由杠杆作用及关节过伸位受伤所致。第 2～5 掌指关节脱位多由掌指关节过度背伸暴力引起。指间关节脱位在关节极度过伸、旋转或侧方挤压外力作用时发生。

【临床分型】

由于致伤时，手指所处的位置不同和外力来自方向不同，掌指关节可发生背侧和掌侧脱位两种，以背侧脱位为常见。

【临床表现】

本病较多发生在拇指、示指，脱位后指骨向背侧移位，掌骨头突向掌侧，形成关节过伸位畸形。示指尚有尺偏及指间关节半屈曲畸形。表现为局部肿胀、疼痛、功能障碍。诊断主要依靠 X 线检查的结果。手指扭伤、手指强力背伸等可引起掌指关节脱位，多见于拇指和示指。

1. 第 1 掌指关节脱位　伤后局部肿胀疼痛，拇指外形短缩，掌指关节处于过伸位，并呈弹性固定，指间关节屈曲，掌指关节功能障碍，掌骨头位于掌侧皮下，有隆起畸形，在远侧掌横纹处可触及掌骨头。

2. 第 2～5 掌指关节脱位 伤后脱位关节处肿胀疼痛，掌指关节呈过度背伸畸形，并弹性固定，掌指关节功能活动障碍，在掌横纹处可触及高突的掌骨头。

3. 指间关节脱位 伤后脱位的关节呈梭形肿胀、疼痛，局部压痛，主动屈伸活动障碍，若侧副韧带断裂，则有异常侧方活动，即侧扳试验为阳性。

【诊断】

1. 病史 有明确外伤史，多数为杠杆作用及拇指掌指关节过伸损伤引起。

2. 症状与体征 局部肿胀、疼痛，掌指关节功能障碍。拇指短缩畸形，掌指关节弹性固定于过伸位，局部隆起、可于掌横纹处触及掌骨头。

3. 辅助检查 对本病的检查方法主要是 X 线检查。由于各部位脱位的表现不尽相同，现以拇掌指关节为例说明其 X 线检查的表现。拇掌指关节背侧半脱位 X 线表现为拇指间关节呈屈曲位，拇指近节指骨背伸。拇掌指关节籽骨位置异常。拇掌指关节间隙不均匀，关节间隙异常是由于拇指近节指骨过度背伸掌侧软组织嵌入引起。

【治疗】

1. 整复要点 简单背侧脱位通常可以手法复位，但手法复位时不应盲目使用暴力手法，且切忌反复多次复位，否则会加重损伤，造成完全脱位。对于复杂性掌指关节背侧脱位的病例，手法复位后可能存在掌指关节不稳定。

2. 手法复位

（1）第 1 掌指关节脱位：患者取坐位，术者用一绷带先绕结于患者的拇指上，将绷带的另一端绕于术者手上，于外展背伸位牵引拇指，同时另一手拇指加压于掌骨头掌侧，将掌骨头推向背侧及内侧。复位后，局部骨突畸形消失，拇指内收外展功能恢复。

（2）第 2～5 掌指关节脱位：患者取坐位，助手把持固定患侧腕部，术者一手拇、示指捏住患指，顺势拔伸牵引，然后逐渐变成极度背伸位牵引，另一手之拇指向背侧推顶掌骨头，同时逐渐将掌指关节屈曲，即可复位。

手法复位困难时，多因牵引引起掌骨头周围组织紧张，卡住掌骨颈造成。此时复位，应先在牵引下缓慢屈曲掌指关节，使屈指肌腱松弛，再推顶掌骨头向背侧，并缓慢屈曲掌指关节，可复位成功。

（3）指间关节脱位：患者取坐位，术者一手固定患指掌部，另一手握患指末节。先顺势拔伸牵引，然后用拇指推挤患节指骨基底部向掌侧，同时示指托顶近节指骨头向背侧，逐渐屈曲指间关节，即可复位。一般不需固定，若合并骨折，且骨折片明显分离移位，旋转或嵌入关节间隙，致使闭合复位失败或不能维持复位的位置时，则需手术治疗。

3. 固定 复位后用指骨铝板将手指固定于轻度屈曲位，呈对掌位。固定 2～3 周。

4. 药物治疗 以中医骨伤三期辨证原则用药。治疗目的重在舒筋活节，恢复关节活动。为了便于手指恢复锻炼，故于中、后期治疗时不使用外敷药，仅配合药酒外擦即可。

（1）损伤初期

治法：活血化瘀，消肿止痛。

内服方：丹七止痛胶囊。

外用方：外敷消肿止痛散，瘀血重者加适量逐瘀止痛散；疼痛难忍者可加理气定痛散。

（2）损伤中期

治法：祛瘀生新，舒筋活节。

内服方：续筋接骨方加减。

外用方：舒筋通络药酒患处按摩。

（3）损伤后期

治法：补益气血，强筋壮骨。

内服方：强筋壮骨丸或通利关节方加减。虚肿不消或活动后肿胀加重者加茯苓、泽泻。

外用方：温筋除痹药酒患处按摩。

【康复锻炼】

待进入损伤中后期，患指疼痛及肿胀已明显缓解后，可行主动握拳锻炼和屈伸手指活动。

第三节　下肢脱位

一、髋关节脱位

髋关节古称“髀枢”“大膀”。《理伤续断秘方》一书中已有对髋关节脱位的文字记载。髋关节脱位不常见，多由强大的暴力作用引起，多发生于青壮年男性，约占全身关节脱位的 5%，占大关节脱位的第 3 位。

【损伤机制】

一般情况下，不易遭受损伤，只有在强大的暴力作用下才能造成髋关节的脱位，如车祸、高处坠落、矿工弯腰工作时突遇塌方及体育运动等。髋关节在屈曲位时，股骨头的大部分不在髋臼内，故而稳定性差，若遭受外力，易引起脱位。

1. 后脱位　传导暴力：髋关节屈曲内收位时，暴力来自前方，沿股骨纵轴冲击，或髋关节屈曲内收位时跌倒，膝部着地，外力沿股骨纵轴向上冲击，迫使股骨头脱位。或髋关节屈曲内收位，膝关节着地，暴力传达作用于臀后或骶部，均可使股骨头冲破髋关节囊后壁，脱向后侧，而形成髋关节后脱位。髋关节内收角度较大可致单纯的后脱位，而内收角度较小时则除脱位外还可同时造成髋臼缘的骨折。如高速撞车时，膝部或骨盆受到撞击亦可发生后脱位。而弯腰屈髋时对骨盆由后向前的撞击也可使髋关节相对后移而发生脱位，如塌方等。

2. 前脱位

（1）传导暴力：当膝关节屈曲，髋关节处于外展、外旋、伸直位，外力沿肢体纵轴向上传导冲击，致使股骨头突破髋关节前侧关节囊，而脱出于耻骨部。若髋关节处于稍后伸位，往往将髋臼前缘撞骨折，骨折片随脱位的股骨头而移位。若髋关节屈曲外展位时跌倒，膝部着地，外力沿股骨纵轴向上传导，致股骨头突破前下方的关节囊而脱出。

（2）横杠外力：当髋关节位于外展、外旋、稍过伸位时，外力作用于股骨远端内侧，或作用于骼骶部或髋部后侧，致髋关节过伸及过度外旋，因大转子被髋臼后缘挡住，而形成横杠支点，致股骨头突破前侧关节囊，而脱出髋臼，并向上滑动，停留在耻骨梳外上方。或当髋关节处于外展、外旋及屈曲位，股骨颈抵于髋臼而股骨大转子与髂骨相抵，此时来自大腿后方的暴力可使股骨颈撞击髋臼而大转子与髋臼上缘相碰撞形成杠杆作用，使股骨头穿破前方关节囊，由髂股韧带与耻股韧带之间的薄弱处脱出。

（3）直接暴力：如髋关节屈曲外展，股骨上端外侧或臀部受外力打击，亦可使股骨头突破关节囊的前下部，脱出于髋臼的前下方。

3. 中心脱位

（1）传导暴力：当髋关节外展，沿下肢向上的冲击暴力，使股骨头撞击髋臼底部，形成髋臼底骨折，再致股骨头通过骨折部向盆腔插入，形成髋关节中心型脱位（图12-9）。如由高处坠下，一侧下肢外展足跟着地，致股骨头撞击髋臼底部，而形成髋臼底部骨折，使股骨头随之内陷。

（2）直接暴力：由高处侧身坠下，大转子部着地，股骨头向内上方的冲击力，亦可造成髋臼底骨折，而形成髋关节中心型脱位。

（3）挤压暴力：挤压力造成骨盆骨折，折线通过髋臼底，致股骨头连同远端骨盆骨折块，向盆腔内移位，形成髋关节中心型脱位（图12-9）。

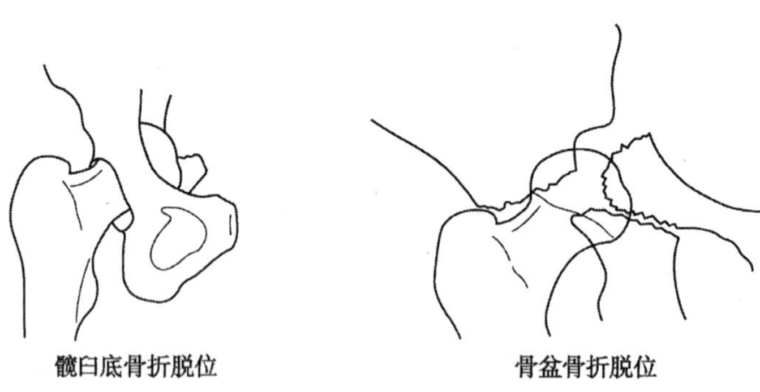

图12-9　髋关节中心型脱位

【临床分型】

1. 髋关节脱位根据发病时间的长短可分为新鲜脱位和陈旧性脱位。

2. 根据股骨头在外力作用下，脱出于髋臼的位置，又可分为前脱位、后脱位、中心脱位三大类（图12-10）。

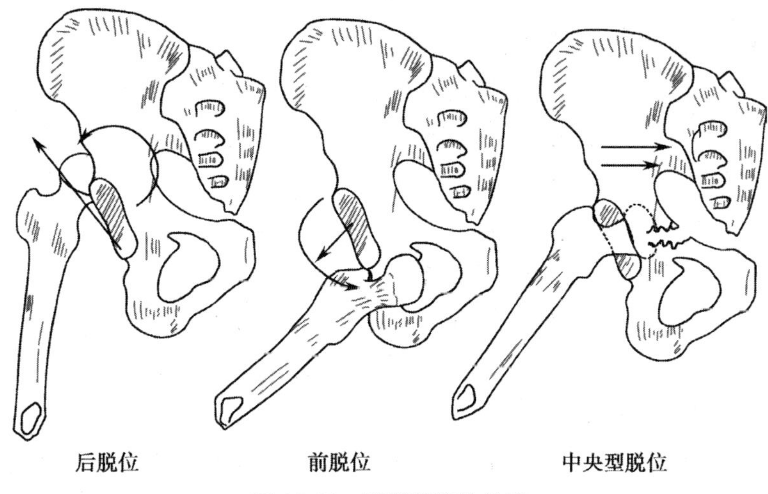

图 12-10　髋关节脱位分型

【临床表现】

髋部疼痛明显，活动受限，下肢外观畸形。后脱位时髋关节呈屈曲、内收、内旋体位。前方脱位时患肢稍长，髋关节呈屈曲、外展、外旋体位。中心型脱位大腿上段外侧方往往有血肿，下肢可有不同程度的短缩。

【诊断】

1. **病史**　有明确外伤史。

2. **症状与体征**

（1）**后脱位**：患侧髋部及臀部肿胀、疼痛、功能障碍。股骨大粗隆向后上方移位，臀部突起，可触及脱出的球状股骨头。髋关节呈半屈曲、内收、内旋位，患肢膝部靠抵于健侧大腿下段内侧，足尖内抵于健侧小腿内踝部，且畸形姿势不能改变，呈弹性固定。患肢缩短可达 5cm 以上。

（2）**前脱位**：患髋前侧肿胀、疼痛、功能障碍。患肢呈轻度延长、外展、高度外旋、屈曲位，足尖倒于床面，畸形姿势不能改变，呈弹性固定。在腹股沟中外 1/3 处或闭孔处，可触及球状的股骨头。

（3）**中心脱位**：患髋疼痛显著，下肢功能障碍，但患髋肿胀不明显。患肢有轻度短缩畸形，大粗隆因内移而不易摸到。具有骨盆骨折的症状，如腹胀、二便不利等瘀血内阻表现。直肠指诊可在伤侧有触痛并触到包块。

3. **辅助检查**　X 线检查是诊断髋部脱位、骨折的基本方法，大部分的髋关节脱位 X 线片都能正确显示，但髋关节结构复杂，前后结构重叠，虽然大多数髋部 X 线片均能确定骨折的有无，但难以显示骨折的确切程度、部位、移位的方向及与关节囊的关系。故可常规行 CT 检查辅助诊断，其优势在于能清楚显示脱位的方向与程度，并能清楚显示髋关节内是否存在骨折碎块。

【治疗】

1. **整复要点**　髋关节肌肉丰厚，故复位时应注意徐徐拔伸牵引，拔伸力度要稳，时间要够，避免造成软组织、神经及血管的损伤和牵拉不到位，导致难以复位。

髋关节后脱位多造成关节囊后部及下部撕裂，且在复位中会利用髂股韧带为支点使股骨头回位。因此在复位时手法应稳、准、巧、快，避免造成软组织损伤。当患者有疼痛性休克征象时，应先抗休克治疗，再进行手法整复。复位失败时需考虑是否有关节囊卡压，梨状肌、臀大肌的阻挡等因素。

髋关节前脱位多造成关节囊前部撕裂，且从髂股韧带与耻骨韧带之间的薄弱处穿出。股骨头距股动静脉、股神经等较近，如施暴力，可致血管、神经损伤。故在整复时应避免造成软组织、神经及血管损伤。复位失败时需考虑是否有关节囊裂隙卡住股骨头，股直肌、髂腰肌的阻挡等因素。

髋关节中心型脱位者，坐骨、耻骨可向骨盆内倾斜旋转移位。严重者，股骨头从髋臼骨折的两断端处突入骨盆，股骨头、颈部被两骨折断端紧紧卡住，此种类型极其不易复位。个别仅仅是臼底单纯骨折，股骨头随骨折片内陷。在复位时不宜快速强行牵拉拔伸，避免造成股骨头及髋臼损伤。

2. 手法复位 复位前可先点揉太冲、足三里、阳陵泉以解痉止痛，松弛肌肉，以利复位。

（1）后脱位

1）抱膝坐臀提拉复位法：患者取仰卧位，助手以两手按压两髂前上棘固定骨盆。术者立于床上，双手交叉对扣抱住患膝腘窝处，使患肢呈屈髋屈膝位并向上拔伸，同时以臀部坐于患肢小腿前侧。术者在拔伸的同时臀部向下坐，利用杠杆作用加大拔伸力量，同时可以徐徐摇晃、旋转股骨，使股骨头纳入髋臼内，听到复位弹响声，逐渐伸直患肢即可（图 12-11）。

2）旋转复位法：患者取仰卧位，助手以双手按压两髂前上棘以固定骨盆，术者一手持患肢踝关节上部，另一手持膝部，顺势（内收内旋的畸形姿势）使膝关节尽量屈曲至腹壁，后逐渐外旋外展伸直患肢，当伸直达 80°左右时，即可听到复位的弹响声，逐渐伸直患肢即可。整个过程像画一个“?”号（图 12-12）。

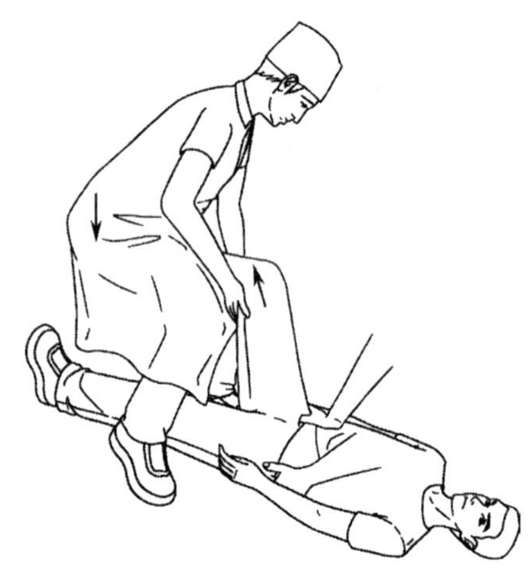

图 12-11 抱膝坐臀提拉法

（2）前脱位

1）牵拉屈曲复位法：患者取仰卧位，一助手以两手按压髂前上棘固定骨盆，另一助手持膝部，徐徐用力，顺势持续拔伸牵引，将患肢逐渐牵至外展 30°位置，此时术者立于健侧，用两手推股骨头向下向外，同时助手在保持牵引力的情况下，将患髋前屈内旋，一般当下肢离开床 30°～40°时，即可听到复位弹响声。

2）牵拉旋转复位法：患者取仰卧位，一助手以两手按压两髂前上棘处以固定骨盆，助手二以宽布带绕过患肢大腿根部，术者一手持患膝，另一手持踝部，顺原外展、外旋畸形姿势徐徐牵引，牵引时可轻轻旋转摇摆，以松解关节囊，然后将髋、膝关节尽量屈曲，当大腿部屈至接近腹壁时，再将患肢内旋、内收至中立位，此时让助手二协同将宽布带向后、外牵拉，术者继续将患肢内收、内旋并逐渐伸直。一般伸至髋关节屈曲30°左右时，即有弹响感，复位即告成功。若关节囊损伤严重，在复位过程中，股骨头在髋臼下缘前后滑动，不易复位。此型脱位亦可待股骨头滑至髋臼后方时，按髋关节后方脱位，采用抱膝坐臀提拉复位法进行复位。

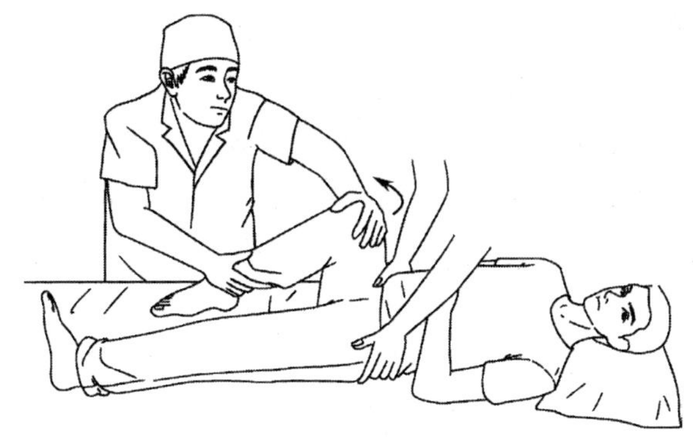

图12-12　旋转复位法

（3）中心脱位

1）拔伸推拉复位法：可先行股骨髁上骨牵引1～2天后，再使用手法复位。复位时，患者取仰卧位，助手固定骨盆。术者一手前臂托住患肢腘窝，弯腰挟持患肢，伸腰牵拉患肢，并徐徐做患髋的屈伸、旋转摇摆动作，以解除骨折块和股骨头的绞锁，待手感下有松动时，再向外牵拉，同时另一手掌从患肢大腿内侧上端向外推送，使内陷的股骨头被拉出而复位。

2）牵引复位法：适用于脱位较重者，患者取仰卧位，可采用股骨髁上骨牵引，使其逐渐将脱入髋臼的股骨头拉出而复位。患肢需外展30°左右，重量8～10kg，2～3天已达复位后，减轻重量至4～6kg，维持6～8周。若牵引仍不能使其复位，可采用双向牵引，即在股骨髁上牵引的同时，另用宽布带绕过大腿根部，向外牵引，重量6～8kg。

3. 固定方法

（1）后脱位：患肢外展30°～40°，足尖向上，以皮牵引维持，重量4～5kg，牵引固定2周。

（2）前脱位：髋关节屈曲30°～40°，中立位进行皮肤牵引，重量4～5kg，维持2周。

（3）中心脱位：采用骨牵引，牵引重量4～6kg，维持4～6周。

4. 药物治疗　以中医骨伤三期辨证原则用药。复位后患者因卧床可导致食欲不佳、大便不畅，故应予以关注且对症治疗。

（1）损伤初期

治法：活血化瘀，消肿止痛。

内服方：丹七止痛胶囊或散瘀肿痛方加减。大便不畅者可加桃核承气汤以攻下逐瘀。

外用方：外敷消肿止痛散，瘀血重者加适量逐瘀止痛散；疼痛难忍者可加理气定痛散。或外贴丹归肿痛药贴、僧登消肿膏。

（2）损伤中期

治法：活血通经，和营生新。

内服方：续筋接骨方加减。有神经损伤者加黄芪、地龙、牛膝、木瓜等。久卧胃纳较差者宜调和脾胃，方用橘术四物汤加川续断、木瓜、牛膝。症状改善但肿痛消散未尽者加散瘀肿痛方加减。

外用方：外敷续筋接骨散。中心脱位多损伤较重，瘀肿未散尽者加逐瘀止痛散。或外贴舒筋续断药贴、宝根续筋膏。

（3）损伤后期

治法：补益气血，强筋壮骨。

内服方：强筋壮骨丸或通利关节方加减。髋部已能活动和进行功能锻炼，但髋部及下肢活动后见肿胀、无力，可内服祛痛强筋丸加续筋活血汤。髋部冷痛、重着者加服寒湿筋痛胶囊。

外用方：外敷强筋壮骨散加舒筋通络散。髋部有酸、胀痛者加双活除痹散；天气变化有症状者加双活除痹散，或外贴羌独双乌除痹药贴、草附蠲痹膏。解除固定后可用下肢熏洗散熏洗患处。

【康复锻炼】

损伤初期应卧床休息为主，在床上平卧行“屈髋抱膝”动作活动髋关节。肿痛减轻后可做“单腿蹲”“仆腿”“划圈”等动作，以活动髋关节与增长肌力。

二、膝关节脱位

膝关节脱位临床中不多见，约占全身关节脱位的0.6%。但膝关节是人体关节结构与功能及承重最复杂、最大的关节。由于膝关节在功能解剖和生物力学方面的复杂性，使膝关节在各种不同的应力作用下造成的损伤具有特殊性。因此，对膝关节脱位的诊断、处理及康复应予以重视。致伤多为强大的暴力，因此伴发损伤较多且严重，最终造成膝关节稳定性的改变。在《伤科补要·大楗骨膝盖骨》中已有对膝关节脱位手法复位的记载。

【损伤机制】

1. 前脱位 暴力多来自前方，直接作用于股骨下段或从后方向前方直接作用于胫骨上端，使股骨髁的关节面，沿胫骨平台向后急骤旋转移位，突破后侧关节囊，而使胫骨脱位于前方，形成膝关节前脱位。脱位过程中，前后交叉韧带同时断裂最为常见，也有单独前交叉韧带断裂者，胫腓侧副韧带也多同时断裂，亦可合并腘窝血管和腓总神经损伤。

2. 后脱位 暴力从前方向后方作用于胫骨上端，使胫骨平台向后脱出，形成膝关节后脱位。这类脱位较少，但损伤极其严重。膝关节后脱位时，合并腘窝血管和腓总神经损伤最为多见，同时也可合并严重的前后交叉韧带、胫侧副韧带损伤，并可能发生肌腱断裂或髌骨骨折。

3. 侧方脱位 膝关节受到来自侧方的直接暴力，或间接暴力传达到膝关节，引起膝关节过度内翻或过度外翻，造成关节囊侧方及韧带断裂而形成侧方脱位。外侧脱位较多见，内侧脱位甚少。可合并交叉韧带、侧副韧带断裂，内侧脱位可合并腓总神经损伤，腘窝血管损伤少见。

4. 旋转脱位 当膝关节屈曲位，小腿固定，膝关节遭受强大的扭转暴力作用，使股骨髁在胫骨平台上发生旋转而脱位。可伴发交叉韧带损伤，较少合并血管、神经损伤。

【临床分型】

根据脱位方向，将膝关节脱位分为前脱位、后脱位、侧方脱位、旋转脱位（图12-13）。

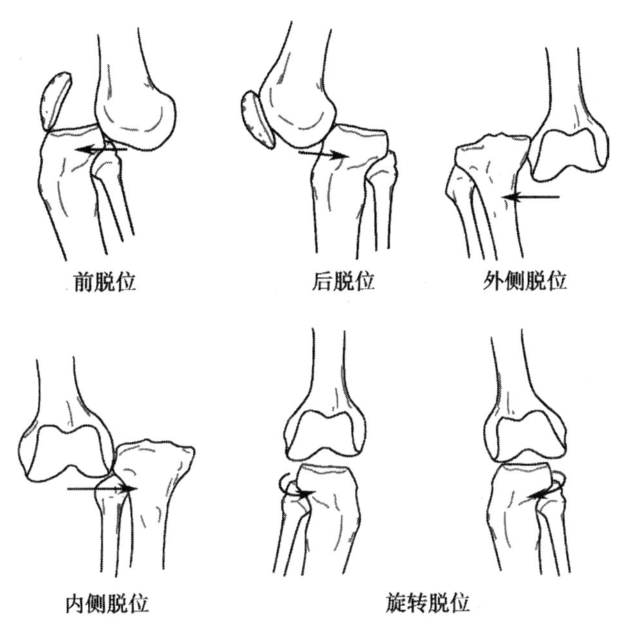

图 12-13 膝关节脱位分型

【临床表现】

膝关节肿胀严重，疼痛剧烈，功能障碍。前脱位时膝关节前后径增大，髌骨下陷，膝关节呈微屈曲位畸形；后脱位时膝关节前后径增大，似过伸位，胫骨上端下陷，皮肤有皱褶；侧方脱位时膝关节横径增宽，有明显的侧方异常活动；旋转脱位后可见小腿呈内旋或外旋畸形。

【诊断】

1. 病史 膝部有明确外伤史。

2. 症状与体征 膝部疼痛、活动受限，外观畸形。前脱位后触摸髌骨处空虚，腘窝部丰满，并可触及股骨髁突起于后侧，髌腱两侧可触及向前移位的胫骨平台前缘；后脱位后触摸髌骨下空虚，腘窝处可触及胫骨平台后缘向后突起，髌腱两侧可触到向前突起的股骨髁；侧方脱位后在膝关节侧方能触到脱出的胫骨平台侧缘，合并侧副韧带损伤时膝关节侧扳试验阳性；旋转脱位多移位幅度小，但多伴发有十字韧带损伤，故膝抽屉试验阳性。若有腓总神经损伤，常见足踝不能自主背伸，小腿下段外侧皮肤麻木。合并腘动脉损伤者可见小腿、足趾苍白、发凉，足背动脉或胫后动脉搏动减弱甚至消失。

3. 辅助检查

（1）影像检查：X 线检查可明确脱位方向，若需进一步明确韧带损伤情况，可借助 MRI 检查，有助于对韧带、半月板、神经、血管等伤情的判定。

（2）超声检查：是血管损伤的主要诊断依据。

（3）肌电图：在必要时了解神经是否损伤和损伤程度。

【治疗】

1. 整复要点　膝关节脱位应尽早进行手法整复，即使是在肢体已有血运障碍症状时也应先行整复。于整复后再观察血运恢复情况。若于复位前已出现血运障碍症状，则在复位中禁止于腘窝处进行手法挤压，避免加重血管损伤。

膝关节脱位常伴有韧带损伤，如手法复位后膝关节仍不稳定，特别是膝关节向后外侧脱位，则往往伴有其他软组织嵌入在关节内而影响关节复位。故在复位中有困难时也须避免暴力多次整复，以免加重损伤。

2. 手法复位　复位前点揉太冲、阳陵泉、悬钟等穴以解痉止痛，松弛肌肉。

（1）前脱位：患者取仰卧位，一助手固定股骨中段，一助手握患肢小腿并向下拔伸牵引。术者立于患侧，一手托股骨远端向上，另一手按压胫骨近端向下，再徐徐屈伸膝关节，手感下有松动时，突施端提挤按手法，即可复位。当脱位整复后，助手放松牵引，术者一手持膝，一手持足踝，将膝关节屈曲 90°，再伸直至 15°左右，仔细检查关节缝是否完全吻合。

（2）后脱位：与膝关节前脱位手法相反。当其脱位纠正后，助手放松牵引，术者一手持膝，一手持踝，将膝关节屈曲 90°，再伸至 15°左右，然后仔细检查关节缝是否吻合，并检查胫前、后动脉搏动情况与足、踝自主运动及知觉情况。

（3）侧方脱位：患者取仰卧位，一助手固定大腿中段，另一助手牵拉患肢小腿。若为膝关节外脱位，术者一手扳拉股骨髁向外，另一只手推挤胫骨上端向内，并使膝关节呈外翻位，即可复位。若是内脱位，术者一手推挤股骨髁向内，一手扳拉胫骨上端向外，并使膝关节呈内翻位，即可复位。

（4）旋转脱位：患者取仰卧位，助手握持患肢大腿远端，术者握持踝关节做对抗拔伸牵引，当有松动感时再逆创伤脱位方向旋转小腿，常闻及弹响声后，即告复位成功。

3. 固定方法

（1）前脱位：用高分子托板将患肢固定于膝关节屈曲 15° ~ 20°中立位，股骨远端后侧加垫或向前塑形，固定 2 周。后改为皮肤牵引 2 周，牵引重量 4 ~ 6kg。定时检查，详细触摸复位情况，必要时拍摄膝关节侧位X线片，以确定是否有移位与再脱位，以便及时采取处理措施。

（2）**后脱位**：用高分子托板外固定，在胫骨近端后侧加垫或向前塑形，将膝关节固定在屈曲20°左右的伸直位，足中立位。2周后解除固定，下床锻炼。本病固定应特别注意慢性继发性半脱位，因为患者不自觉地抬腿，股骨必然向前，加上胫骨的重力下垂，常常形成胫骨平台向后继发性错位，必要时可改用膝关节屈曲位固定，3周后即开始膝关节伸展锻炼。

（3）**侧方脱位**：用高分子托板将膝关节固定在屈曲10°～15°中立位，脱出的部位和上下端相应的位置加棉垫，形成三点加压，将膝关节置于与外力相反的内翻或外翻位，即内侧脱位固定在内翻位，外侧脱位固定在外翻位。固定期间要经常检查，防止棉垫滑脱而形成再脱位。一般固定2～3周。

（4）**旋转脱位**：用高分子托板将膝关节固定在屈曲10°～15°中立位，一般固定2～3周。

4. 药物治疗　以中医骨伤三期辨证原则用药。膝关节脱位多伴有不同程度的韧带损伤，故损伤后多遗留不同程度的关节失稳及活动障碍，在中、后期的治疗中应着重续筋强筋、活利关节。伴有腓总神经损伤者应于早期治疗中加强活血化瘀、消肿散瘀，为神经恢复创造有利条件。中期注重疏经通络，促进神经功能恢复。

（1）损伤初期

治法：活血化瘀，消肿止痛。

内服方：丹七止痛胶囊或散瘀肿痛方加减。

外用方：外敷消肿止痛散，瘀血重者加适量逐瘀止痛散；疼痛难忍者可加理气定痛散；有红肿热痛、瘀血化热者外敷骨炎散1号。

（2）损伤中期

治法：活血通经，和营生新。

内服方：续筋接骨方加减。伴神经损伤者可加服黄芪桂枝五物汤加续断、川牛膝、僵蚕等；失于活动而胃纳较差者宜调和脾胃，加陈皮、白术、白芍、山楂；伴有半月板损伤者加服活血养骨方。

外用方：外敷续筋接骨散。瘀肿未散尽者加逐瘀止痛散。

（3）损伤后期

治法：强筋壮骨，滋血生力。

内服方：祛痛强筋丸。关节活动不利者加服通利关节方；膝部已能活动和进行功能锻炼，但膝部及下肢活动后见肿胀、无力加服舒筋通络方。

外用方：外敷强筋壮骨散加舒筋通络散。膝部有酸、胀痛者加温筋舒活散；天气变化有症状者加双活除痹散。解除固定后可配合下肢熏洗散及烫熨散治疗。

【康复锻炼】

损伤初期避免负重活动，主要以静力练习为主，可行“绷勾增力”“股四头肌静力收缩”动作。中后期功能活动以恢复膝关节活动及增加肌力为主，可做“单腿蹲”“弓步站桩”“滚蹬”“半蹲”等动作。

三、髌骨脱位

髌骨脱位临床中不多见，女性多于男性，多为外侧脱位，其中主要以复发性髌骨脱位较多。复发性髌骨脱位常由骨骼发育异常、软组织解剖变异等因素引起。

【损伤机制】

髌骨脱位多伴有股骨髁发育不良，髌骨位置不对称或存在异常角度。当膝关节屈曲外展跌倒时，由于膝内侧张力增大，内侧支持带撕裂，而致髌骨向外侧翻转脱位。或膝关节在屈曲位跌倒时，髌骨内侧受到外力直接冲撞，也可造成髌骨向外侧翻转脱位。高位髌骨也是髌骨易脱位的因素之一。

【临床表现】

膝关节肿胀，呈半屈曲状，不能伸直，膝前平坦，髌骨向外侧偏移。

【诊断】

1. **病史** 有明确外伤史。由于髌骨复位比较容易，当患者本人或他人协助伸膝时，髌骨即可自行弹回复位。故就医时，复发性脱位患者一般仅叙述脱位病史。

2. **症状与体征** 膝关节肿胀、疼痛，不能自主伸膝，膝前方平坦，髌骨向外侧移位，膝关节伸直则髌股关系恢复正常，屈膝时髌骨可重新脱位。在将复位后的髌骨向外侧推顶时患者产生恐惧感，则为恐惧试验阳性。

3. **辅助检查**

（1）**X线检查**：常规的膝关节正侧位片十分必要，屈膝30°侧位片，观测是否有高位髌骨存在；拍摄屈膝30°或45°髌骨轴位片，可以发现髌骨向外侧半脱位。

（2）**CT、MRI检查**：CT扫描在疑难病例中有其特殊价值，可以用来确定三种特殊的髌骨力线。MRI检查可以清晰地显示髌股关节半脱位、膝关节积液，同时还能判断有无伴随的股骨髁软骨损伤或其他关节内结构的损伤。

【治疗】

1. **整复要点** 髌骨脱位复位较容易，但应注意有无因髌骨向外脱位时撞击股骨外侧髁而脱落的软骨碎片。如有碎片则应手术取出，避免形成关节鼠。

2. **手法复位** 复位前可手指点按血海、梁丘以解痉镇痛，松弛肌肉，利于复位。

一般不需助手，术者立于患侧，稍屈膝位，一手握持小腿上，同时另一手盖于髌骨上，在伸膝过程中向内侧推送而复位。若遇髌骨与股骨外侧髁相嵌顿而不易复位时，将膝关节屈曲，使筋肉放松。术者盖膝之手用拇指推压髌骨内侧缘外翻（扩大畸形），以松解嵌顿，再在伸膝时，术者转而用四指扣住髌骨外侧缘向内侧推挤复位。

3. **固定方法** 复位后，用钢丝托板将患肢固定于膝关节屈曲10°～15°中立位2周左右。

4. **药物治疗** 以中医骨伤三期辨证原则用药。

（1）损伤初期

治法：活血化瘀，消肿止痛。

内服方：丹七止痛胶囊。

外用方：外敷消肿止痛散。或外贴丹归肿痛药贴、僧登消肿膏。

（2）损伤中期

治法：活血通经，和营生新。

内服方：续筋接骨方加减。

外用方：外敷续筋接骨散。或外贴舒筋续断药贴、宝根续筋膏。

（3）损伤后期

治法：强筋壮骨，滋血生力。

内服方：祛痛强筋丸。关节活动不利者加服通利关节方。

外用方：外敷强筋壮骨散加舒筋通络散。解除固定后可配合下肢熏洗散及烫熨散治疗。

【康复锻炼】

参见“膝关节脱位”康复锻炼。

四、踝关节脱位

踝关节因距骨体位于踝穴中，其四周有坚强的韧带固定，故单纯的踝关节脱位极为少见。踝关节脱位多为复合性损伤，常合并骨折。

【损伤机制】

1. 前脱位　若由高处跌下，足在强力背伸后，足跟后部先着地，身体向前倾，而致胫骨下端向后错位，形成踝关节前脱位。或由于推跟骨向前、胫腓骨向后的对挤暴力，也可致踝关节前脱位。此种损伤多伴有胫骨下端前唇骨折。

2. 后脱位　由于踝穴前宽后窄，踝关节跖屈位时，小腿突然遭受强有力的向前冲击时，使胫腓骨下端向前突破踝关节前方较为薄弱的韧带，造成距骨向后方滑脱，常可伴有一侧或两侧踝骨骨折，或胫骨后唇骨折。若由高处掉下，足尖或前足着地，暴力由后方推挤胫腓骨下端向前，在跖屈位将足踝推向后，形成踝关节后脱位，往往合并后踝骨折。

3. 内脱位　常见由高处跌下，足部内侧先着地，或行走不平道路，或平地滑跌，使足过度外翻、外旋致伤，而致内侧脱位，往往合并有内外踝骨折。

4. 外脱位　与内侧脱位机制相反，如由扭崴，由高处坠下，足外侧着地，或使足过度内旋、内翻而受伤，形成踝关节外脱位，多合并内踝骨折，或同时有外踝骨折，亦称内翻脱位。

【临床分型】

根据脱位（图 12-14）方向可分为外脱位、内脱位、前脱位、后脱位。

1. 前脱位　距骨向前移，跟腱紧张，常合并胫骨前唇骨折。

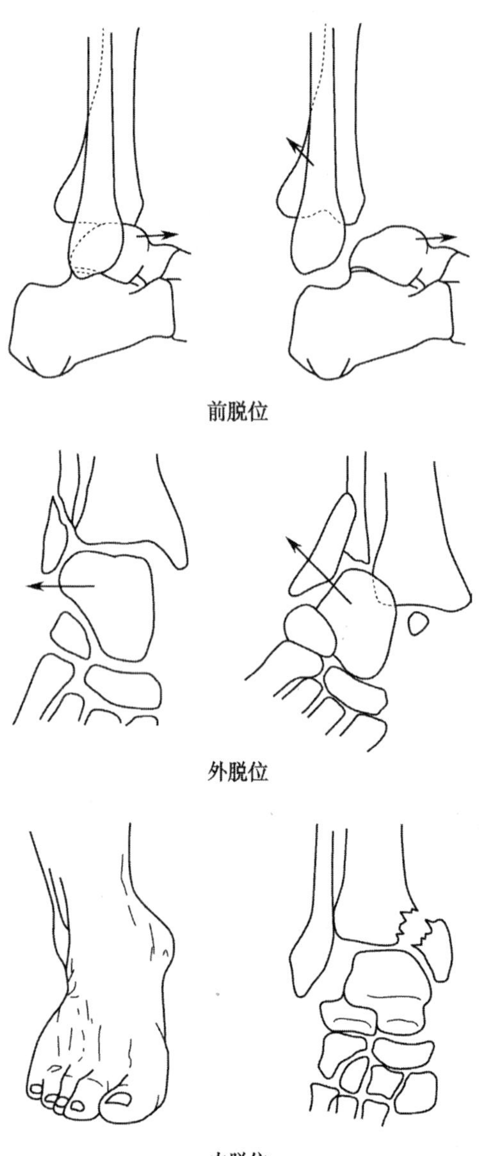

图 12-14　踝关节脱位

2. **后脱位**　距骨后突，跟腱前方空虚，踝关节前方可触及突出的胫骨下端，而其下方空虚，常合并后踝骨折。

3. **内脱位**　足呈外翻外旋位，内踝下高突，常合并内踝或外踝骨折或下胫腓韧带撕裂。

4. **外脱位**　足呈内翻内旋位，外踝下高突，内踝下空虚。若伴有下胫腓韧带撕裂，则下胫腓联合分离。

【临床表现】

踝关节肿胀、疼痛，足踝功能丧失，外观畸形，合并骨折者则皮下瘀斑明显。

【诊断】

1. **病史**　有明确外伤史。

2. **症状与体征**　踝部肿胀明显、疼痛、触痛，踝关节功能障碍。各类脱位可见不同的外观畸形，前脱位者足呈极度背屈，无法跖屈，跟腱两侧有胫腓骨远端的骨性突起；后脱位者足跖屈，跟骨后突，跟腱前方空虚，踝关节前方可触及突出的胫骨远端；内脱位者足呈外翻外旋，内踝下高突，局部皮肤紧张，外踝下凹陷，畸形明显；外脱位者足呈内翻内旋，外踝下高突，皮肤紧张，内踝下空虚。若伴有内外踝骨折，则肿胀、疼痛更显著；若伴有下胫腓韧带撕裂，则下胫腓联合分离。

3. **辅助检查**

（1）**X 线检查**：踝关节正、侧位片检查可确定脱位的方向、程度、有无合并骨折等。

（2）**CT、MRI 检查**：有利于明确关节及软组织病变的大小、范围和密度变化，检出合并存在的微小骨折。

【治疗】

1. **整复要点**　踝关节为人体起重机，负重大，结构精细复杂，损伤后易致创伤性关节炎，故手法一定要精准、稳巧，多以术者一人操作为主，心手合一，一气呵成。且复位时间越早越好。

踝关节周围因肌腱、韧带较多，且脱位时并发骨折，所以复位困难，此种情况多由软组织嵌顿引起。如外脱位时，三角韧带或胫后肌腱可嵌顿在内踝与距骨之间而阻碍复位。还可见于踝后脱位时踝背伸肌腱嵌入下胫腓关节，并被伸肌支持带所限制而无法复位。若发生以上情况可适当还原损伤机制再行复位，但不可多次反复复位，以免加重损伤。

2. 手法复位　复位前手指点按同侧合谷、阳陵泉、足三里穴，以解痉止痛，松弛肌肉，以利复位。

（1）内脱位：采用牵拉推挤内翻复位法。患者取仰卧位，助手以双手固定患肢小腿，膝关节半屈曲位。术者一手持踝前，另一手托跟部，两手用力牵拉，先捺正踝关节旋转移位，然后以两手拇指按压内踝下骨突起部向外，其余四指紧扣外踝及足跟外侧，在保持牵引的情况下，使足极度内翻，踝关节背伸，即可复位。

（2）外脱位：采用牵拉推挤外翻复位法。患者取仰卧位，助手以双手固定患肢小腿，膝关节半屈曲位，术者一手持踝前，另一手托足跟部，两手用力牵拉，先捺正踝关节旋转移位，然后以两手拇指按压外踝下方突起部向内，其余四指握足，维持拔伸牵引下使足极度外翻、背伸即可复位。

（3）前脱位：采用牵拉提按跖屈复位法。患者取仰卧位，助手以双手固定患肢小腿，膝关节半屈曲位，术者以一手握踝上，另一手握足跖部。握踝之手提胫腓骨下端向前，握足跖的手在顺畸形姿势牵引的情况下使足跖屈，且向后推，即可复位。

（4）后脱位：采用牵拉端托背伸复位法。患者取仰卧位，助手以两手固定患肢小腿，膝关节半屈曲位，术者以一手握踝上，另一手握足跟部。两手用力牵拉，扩大脱位间隙。术者拇指用力按压胫腓骨下端向后，同时托足跟之手在牵引的情况下，先向前下牵拉，再转向前端托，并背伸踝关节，即可复位。

3. 固定方法

（1）内脱位：复位后，用超踝塑形高分子托板加垫，将踝关节固定在内翻位。单纯脱位，固定 2～3 周；合并骨折者，固定 5 周。

（2）外脱位：复位后，用超踝塑形高分子托板加垫，将踝关节固定在外翻位。单纯脱位，固定 2～3 周；合并骨折者，固定 5 周。

（3）前脱位：复位后，用高分子托板将踝关节固定于背屈、中立位 2～3 周，注意塑形。踝关节前脱位复位容易，但在固定过程中，常发生再脱位。其主要原因是后侧关节囊撕裂，胫骨前唇又往往合并骨折。另外，患者仰卧，足跟部着力，小腿下段因重力下垂，而逐渐形成再脱位。因此，当用高分子托板固定时，一定要注意很好地塑形，后托要向前顶住小腿下段，以防止继发性脱位。

（4）后脱位：用高分子托板将踝关节固定于跖屈、中立位 2～3 周，注意塑形。踝关节后脱位，固定期间，由于小腿不自主地向前抬动，足跟易向后下垂，重复了受伤机制，易造成继发性再脱位。因此，高分子托板要很好塑形，避免足向后垂，同时要经常向前方牵提足部，以保证复位良好。

4. 药物治疗　以中医骨伤三期辨证原则用药。

（1）损伤初期

治法：活血化瘀，消肿止痛。

内服方：丹七止痛胶囊。

外用方：外敷消肿止痛散。瘀斑明显加逐瘀止痛散；有红肿热痛、瘀血化热者加骨炎散1号。或外贴丹归肿痛药贴、僧登消肿膏。

（2）损伤中期

治法：活血通经，和营生新。

内服方：续筋接骨方加减。

外用方：外敷续筋接骨散。或外贴舒筋续断药贴、宝根续筋膏。

（3）损伤后期

治法：强筋壮骨，滋血生力。

内服方：祛痛强筋丸。关节活动不利者加服通利关节方；关节酸痛、重着、反复肿胀、气血亏虚者可加服黄芪桂枝五物汤加泽泻、冬瓜皮、木瓜等。

外用方：外敷强筋壮骨散加舒筋通络散。关节疼痛、乏力、肿胀难消者可加敷泽乌通络散。解除固定后可配合下肢熏洗散及烫熨散治疗。

【康复锻炼】

复位后应尽早练习跖趾关节屈伸活动，进而可做踝关节背屈、跖屈活动。肿胀消退后，可指导做踝关节内翻、外翻的功能活动及“坐位起踵”“滚蹬”动作，以防止韧带粘连，增强韧带的力量。

五、距骨脱位

距骨脱位即距骨从胫距、距跟、距舟三个关节中脱出，是踝关节较少见的严重损伤，且多合并骨折（内、外踝及距骨本身边缘骨折）。

【损伤机制】

多为间接暴力所致。因外力作用，造成足极度内翻、内旋，可形成距骨外前方脱位。若外力作用使足极度内翻，可形成距骨外脱位。若外力作用使足极度外翻外旋，可形成距骨内前侧脱位，往往合并骨折。若外力作用使足极度外翻背屈时，可形成距骨内后方脱位。造成距骨脱位的外力，多力大而猛，使足严重旋转或内、外翻，或因旋转与内、外翻的联合机制而致伤。

【临床分型】

1. 按脱位的方向分（图12-15）

（1）**外前方脱位**：距骨脱出于踝关节的外前方。

（2）**外脱位**：距骨脱向踝关节的外侧，多合并有外踝骨折。

（3）**内前方脱位**：距骨脱出于踝关节的内前方。

（4）**内后方脱位**：距骨脱出于踝关节的内后方。

2. 按其损伤的程度分

（1）**半脱位**：往往合并内外踝骨折。

（2）**全脱位**：距骨完全由踝穴内脱出（图 12-15）。

（3）**骨折脱位**：距骨颈骨折合并距骨体脱位。

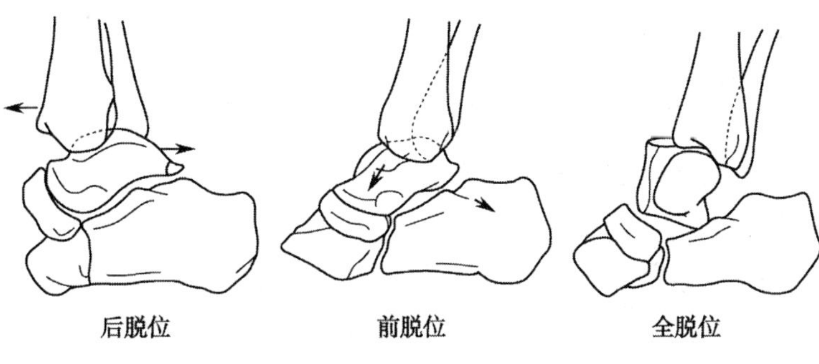

图 12-15　距骨脱位

【临床表现】

踝关节肿胀、疼痛、瘀斑，或起有水疱，功能障碍，足部畸形，有时软组织肿胀严重可掩盖畸形。

【诊断】

1. **病史**　踝关节有明确外伤史。

2. **症状与体征**　踝关节肿胀、疼痛、瘀斑，或起有水疱，功能障碍，外观畸形。

3. **辅助检查**

（1）**X 线检查**：常规行足部检查正位、侧位及斜位摄片检查，明确诊断及移位方向，并了解是否有合并骨折。

（2）**CT、MRI 检查**：CT、MRI 检查更有利于明确关节及周围软组织损伤的关系。

【治疗】

1. **整复要点**　距骨脱位，复位较为困难。脱位后应尽早复位，以免皮肤长时间受压发生坏死，复位前应仔细阅片，术者和助手达成共识，统一步骤。整复过程中可能因软组织嵌顿而失败，内侧脱位复位失败的主要原因为伸肌支持带和距舟关节囊嵌顿，外侧脱位时复位失败的主要原因为胫后肌腱和趾长屈肌腱绕过距骨颈阻碍复位。另外，如合并距下关节和距舟关节内骨折，也可影响复位。复位时应注意持续稳定牵引，同时手法复位一定要精准，术者和助手配合默契，动作连贯、一气呵成。避免反复复位而加重损伤。

2. **手法复位**　可先手指点揉同侧足三里、阳陵泉、太冲以解痉止痛，松弛肌肉，利于复位。

（1）**外前方脱位**：患者取仰卧位，膝关节呈半屈曲位。助手一以双手将小腿抬起，助手二以一手持足跖部，另一手持足跟部，两助手顺势对抗牵拉，并尽量扩大脱位间隙。术者以两手拇指推挤脱出的距骨向内向后，同时助手二在维持牵拉的前提下，使足外翻、外旋，即可复位。

（2）外脱位：患者取仰卧位，膝关节呈半屈曲位。助手一以双手固定患肢小腿，助手二以一手持足跖部，另一手持足跟部，以扩大脱位间隙，使脱位的距骨转至前外侧。术者以两手拇指，推挤距骨向内、后，同时助手二在维持牵引下，用力将患足极度内旋、内翻，即可复位。

（3）内前方脱位：患者取仰卧位，膝关节呈半屈曲位。助手一以双手将小腿抬起，助手二以一手持足跖部，另一手持足跟部，两助手顺势对抗牵拉，并尽量扩大脱位间隙。术者以两手拇指推挤脱出的距骨向外后方，同时助手二在牵引的情况下，内翻、内旋患足，即可复位。

（4）内后方脱位：患者取仰卧位，膝关节呈半屈曲位。助手一以双手将小腿抬起，助手二以一手持足跖部，另一手持足跟部，两助手顺势对抗牵拉，并尽量扩大脱位间隙。术者以两手拇指推挤脱出的距骨向前外方，同时牵足的助手，在牵引的同时，使患足内翻、跖屈，即可复位。

3. 固定方法 距骨是连接踝、足的枢纽，传递重力（体重）的必经之路。距骨头又是构成足内纵弓的顶点，是受力的焦点。由于踝穴的前宽后窄，当足在中立位或背伸位时比较稳定，而跖屈位时踝关节相对失稳，故距骨脱位应固定于中立位。复位后，以高分子托板将患足固定于背屈90°中立位2～4周。

4. 药物治疗 以中医骨伤三期辨证原则用药。脱位伴骨折者出现距骨缺血性坏死的概率较大，故后期治疗应着重养骨活血，改善局部血液循环。

（1）损伤初期

治法：活血化瘀，消肿止痛。

内服方：丹七止痛胶囊或散瘀肿痛方加减。

外用方：外敷消肿止痛散。瘀斑明显加逐瘀止痛散。或外贴丹归肿痛药贴、僧登消肿膏。

（2）损伤中期

治法：活血通经，和营生新。

内服方：续筋接骨方加减。

外用方：外敷续筋接骨散。瘀肿未散尽者加逐瘀止痛散。或外贴舒筋续断药贴、宝根续筋膏。

（3）损伤后期

治法：补益气血，强筋壮骨。

内服方：祛痛强筋丸。脱位伴有骨折者加服活血养骨方；关节活动不利者加服通利关节方。

外用方：外敷养骨活血散加舒筋通络散。解除固定后可配合下肢熏洗散及烫熨散治疗。

【康复锻炼】

参见“踝关节脱位”康复锻炼。

六、跖跗关节脱位

跖跗关节损伤临床较为常见。跖跗关节参与足弓的构成，在步行时完成重力由中足向前足的传导，并在步态各期中支持体重。因此，该部位的损伤将会对步行造成影响。对此，临床上应予以重视。

【损伤机制】

当外力迫使足前段外翻外展，或前后挤压使足背跷起时，可致跖跗关节脱位。一般常见的是 2 ~ 5 跖骨基底部脱向足背外侧，重者第 1 跖骨亦可脱向内侧，多合并楔骨骨折或跖骨基底部骨折。当踝关节及前足强力跖屈时，例如芭蕾舞演员用足尖站立的姿势。此时胫骨、跗骨及跖骨处在一条直线上。因中足及后足有强有力韧带及肌腱保护，而跖跗关节的背侧在结构上是薄弱区，其骨性的稳定作用主要是由第 2 跖骨来提供，此时如沿纵轴施以压缩外力，就可导致跖跗关节脱位。

【临床分型】

根据损伤的 X 线检查表现可分为三型（图 12-16）：

1. **同向型脱位**　即所有 5 个跖骨同时向一个方向脱位，通常向背外侧脱位。常伴有第 2 跖骨基底或骰骨骨折。

2. **单纯型脱位**　仅有 1 个或几个跖骨脱位，常为前足旋转应力引起。可再分为两个亚型，B1 型：单纯第 1 跖骨脱位；B2 型：外侧数个跖骨脱位，并常向背外侧脱位。

3. **分离型脱位**　第 1 跖骨与其他 4 个跖骨向相反方向移位。外力沿足纵轴传导，但作用点常在第 1、2 趾之间，造成第 1 跖骨向内移，其余跖骨向背外侧移位。第 1 跖骨脱位部位可在第 1 跖楔关节，或者第 1 楔骨及舟骨的内侧部一同向内移位。根据波及外侧跖骨多少，可再分为 C1 型：只波及部分跖骨；C2 型：波及全部跖骨。

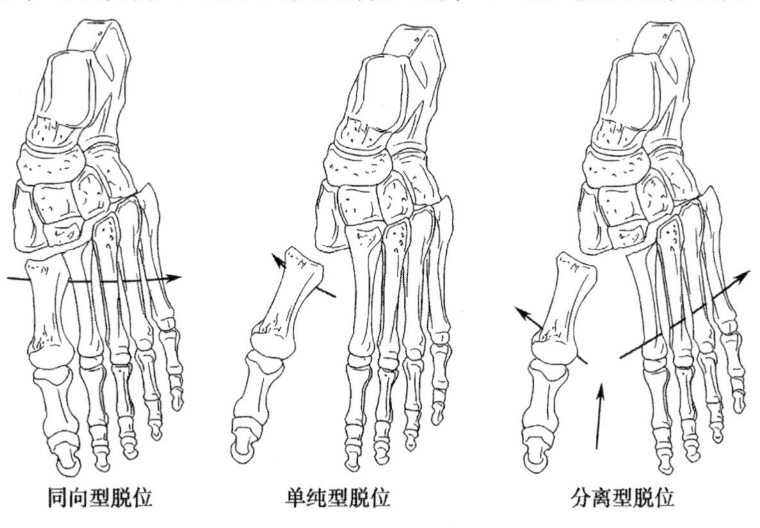

图 12-16　跖跗关节脱位分型

【临床表现】

足背肿胀，足跖部足底侧可见青紫瘀斑，功能障碍，压痛明显。两足对比，患足稍短缩，横径增宽，足背可触及突起的跖骨头。

【诊断】

1. **病史** 有明确外伤史。

2. **症状与体征** 足部肿胀，足跖部可见青紫、瘀斑，功能障碍，压痛明显。两足对比，患足稍缩短，横径增宽。足背可触及突起的跖骨基底，外观畸形明显。

3. **辅助检查**

（1）X线检查：常规行足部正、斜位摄片检查，明确诊断及移位方向，并了解是否合并骨折。正常第1、2、3跖骨的内外侧缘分别和它相对应的楔骨的内外侧缘呈一直线排列，第1、3跖骨间隙分别和它对应的楔骨间隙呈一直线排列。在侧位片上，从远端的跖骨经过跖跗关节到近端的跗骨，应该是一条不间断的连线。

（2）CT扫描：对不明显的跖跗关节半脱位有诊断意义。

【治疗】

1. **整复要点** 跖跗关节为足部主要结构，在行走中起支撑体重的重要作用，因此对于跖跗关节的脱位尽量做到解剖复位，至少应达到第1、2跖骨基底间和内、中楔骨间隙应在2mm以内。脱位可引起胫后血管痉挛和主要跖血管的血栓形成，这时前足血供受阻，如不及时复位，将引起前足坏死。故在整复前先检查前足血运情况。

2. **手法治疗** 复位前手指点压合谷、足三里、行间以解痉止痛，松弛肌肉，利于复位。

患者取仰卧位，助手固定患肢踝关节，术者双手持患足部远端，向远端牵拉，待重叠牵开后迅速使患足在牵抖下进行屈伸，双手拇指挤按突起的骨端向内向下，其余四指端托远端向上，即可复位。若为第1～5跖骨均脱位，可让一助手固定踝关节，另一名助手持足部向远端牵拉，同时术者在双手轻轻摇动中顺势牵抖的同时端提挤按脱出的跖骨使之复位（图12-17）。

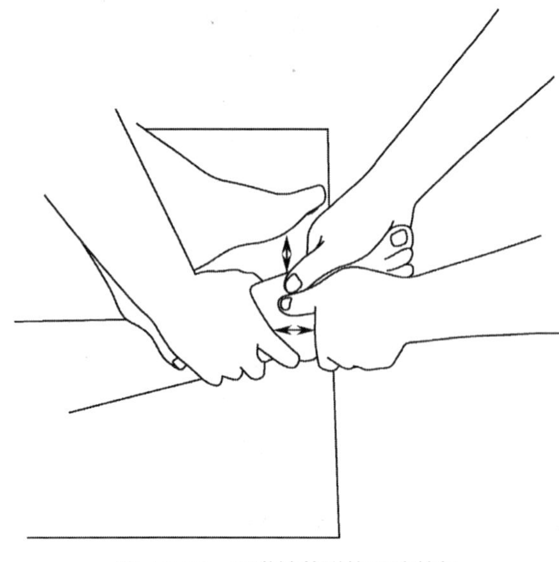

图12-17 跖跗关节脱位手法整复

3. **固定方法** 复位后，以高分子托板将足踝关节固定于90°足中立位，足弓处加一厚棉垫托顶，以维持足弓，背侧脱出的跖骨处加垫，上面再用一硬纸壳（大小以覆盖足背为适度），用绷带将其和足底托板固定在一起。一般3～4周后可解除固定。需特别留意，因该脱位在复位后多不稳定，要经常检查和调整固定，以免松动造成再脱位。

4. 药物治疗　参见“距骨脱位”治疗。

【康复锻炼】

损伤中后期适当练习负重行走，并于坐位做“滚蹬”动作以增加对足弓的塑形，并加强足跖屈肌力锻炼。

七、跖趾关节脱位

跖趾关节脱位，是指跖骨头与近节趾骨构成的关节发生分离。临床上不常见，以第1跖趾关节向背侧脱位居多。

【损伤机制】

跖趾关节脱位多由奔走急迫时或从高处下落，足趾踢碰硬物所伤，或由重物压砸所致，由于蹲趾较大且长，故足踢碰时常先着力，因而第1跖趾关节脱位多见。当外力使跖趾关节过伸，近节趾骨移位于跖骨的背侧。严重时可冲破足背部皮肤成为开放性脱位。

【临床表现】

局部肿胀、疼痛、功能障碍。蹲趾背屈、短缩，关节屈曲，第1跖骨头突出，关节呈弹性固定，畸形不能改变（图12-18）。

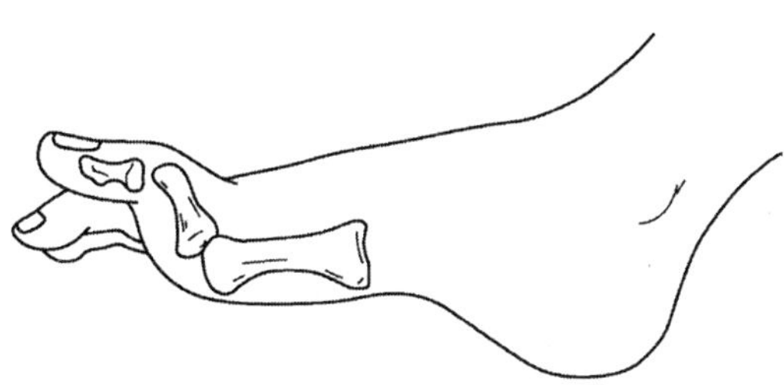

图12-18　跖趾关节脱位外形

【诊断】

1. 病史　有明确外伤史。

2. 症状与体征　患趾肿胀、疼痛，功能障碍，跖趾关节背屈，趾间关节跖屈，跖骨头向掌侧突出。患趾缩短、畸形，呈弹性固定，姿势不能改变。

3. 辅助检查　X线检查常规行足部正斜位摄片检查，明确诊断及移位方向，并了解是否合并有骨折。

【治疗】

1. 整复要点　有时足底韧带的背侧移位可阻碍背侧脱位复位。跖侧脱位时，趾长伸肌、趾短伸肌肌腱可嵌夹于关节。故复位时不宜过力牵拉，应注意将近节趾骨极度背伸，扩大畸形，利于复位。

2. 手法复位　复位前可手指点压对侧太冲穴以解痉止痛，利于复位。

患者取仰卧位，助手固定踝关节，术者一手拇、示二指夹持患趾，或用布带向上牵拉患趾，一手持跖骨远端，先将患趾背伸，扩大畸形牵拉，并同时拇指推脱出的近节趾骨基底部向跖骨远端，持跖骨远端的拇指推跖骨头向背侧，在维持牵拉下，将患趾由跖趾关节背伸位转向跖屈位，即可复位。

第1跖趾关节或其他跖趾关节脱位，有时跖骨头可被关节囊或屈趾肌腱嵌夹交锁，不易复位，在整复时，关键在于将近节趾骨极度背伸，扩大畸形，然后将近节趾骨基底部向远端推到跖骨头部，可使嵌顿缓解，然后即可按上法顺利复位。

3. 药物治疗 参见“距骨脱位”治疗。

4. 固定方法 第 1 跖趾关节脱位复位后，一般不需固定，第 2 ~ 5 跖趾关节脱位复位后，多不稳定，容易再脱，需以胶布将患趾固定于相邻的健趾上 1 ~ 2 周。

【康复锻炼】

参见“跖跗关节脱位”康复锻炼。

第十三章

筋伤篇

第一节　颈部筋伤

一、颈部扭挫伤

颈部扭挫伤属于中医学“脖颈伤筋”范畴。本病多见于青壮年。由各种暴力引起的颈部扭挫伤，除伤筋外，可能兼有骨折或脱位，严重者累及颈髓，临证时须仔细加以区别，以免误诊。

【病因病机】

颈部扭挫伤常因颈项闪挫所致。如在高速车上突然减速或突然停止时，头部猛烈前冲，打篮球投篮时头部突然后仰，嬉闹扭斗时颈部过度扭转或头部受到暴力冲击时，均可引起颈部扭挫伤，致使颈部肌筋受损，筋位失常，血脉凝滞而经络闭阻，导致颈部气滞血瘀，为肿为痛而发病。

【临床表现】

最常见的表现是无神经根分布区域的弥漫性疼痛。包括颈项部及肩胛区疼痛、臂部及枕部牵扯痛。损伤到出现症状之间的时间间隔可有一定差异，可以是受伤后立即出现，也可伤后 2 ~ 3 天之后出现。有时合并脑震荡伤、交感神经功能障碍、头痛、头晕及恶心、心悸等临床表现。

疼痛性质：通常为刺痛或牵扯痛，并与颈部活动有关，患者通常采取使头部保持非生理的强迫位置。

【诊断】

1. 病史　多有明确外伤史。

2. 症状与体征　颈部姿势和头部活动受限可以提示颈部肌肉痉挛及疼痛严重程度，并可能影响治疗方案的确定。压痛部位的检查包括枕部、颈椎棘突、椎旁肌肉、颈部前方软组织和颞下颌关节等。通过触诊可以判断肌肉的痉挛程度、活动范围，包括颈部的屈、伸、侧屈、旋转等运动并记录其幅度。典型为颈部和背部疼痛，就诊时会手扶头部并且颈部僵直。触诊可触及患侧有肿块或条索状硬结，疼痛点集中在颈后部棘突旁肌肉及韧带上。

3. 辅助检查　侧位 X 线片常可显示颈椎正常生理弧度减少或丧失，颈椎生理弧度变化与肌肉痉挛相一致。影像学检查可发现颈椎退行性改变。尤其应注意有无隐匿骨折或咽后壁软组织肿胀。

【治疗】

1. 手法治疗

（1）手法要点：颈部血管、神经丰富，结构精细而复杂，附着的肌肉大小有 14 块之多，故颈部手法宜轻柔和缓。在颈部肌筋放松或疼痛减轻时，再施旋转、摇晃、端提、牵引等手法。根据瘀肿、疼痛消减情况而重按轻寻，疾徐开合，刚柔相济，辨证施法。急性疼痛手法治疗时以丹归止痛药酒为介质。急性疼痛缓解后以舒筋通络药酒为介质。

（2）手法操作：患者取坐位，术者立于背后，以拇指或中指点揉风池、风府、肩井等穴位以解痉镇痛、舒筋通络。以双手四指指腹由上向下沿两侧胸锁乳突肌进行理筋、拨筋、揉筋以缓解肌肉痉挛。再用双手拇指顺项肌从上向下进行揉筋、拨筋，后沿颈椎棘突两旁进行“夹脊振筋”，以舒经通络，调整筋位。后以小鱼际肌按摩，以示、中指拿捏胸锁乳突肌、斜方肌或痛处的颈部肌筋。由上向下，用力由小到大，节奏由慢到快；再用力由大到小，由快到慢结束。

2. 药物治疗

（1）急性期

治法：活血化瘀，消肿止痛。

内服方：丹七止痛胶囊或散瘀肿痛方。

外用方：外敷消肿止痛散，对于疼痛剧烈者可加适量理气定痛散。或丹归肿痛药贴、僧登消肿膏外贴。

（2）恢复期

治法：舒筋活络，祛风散寒。

内服方：舒筋通络方加减，兼有风寒湿痹者加威灵仙、伸筋草等以祛风散寒除湿；病程较久，体质虚弱者可加黄芪、白术、紫河车以健脾燥湿、补益气血。对有颈肩部麻木酸胀，游走肢臂痛者可口服寒湿筋痛胶囊。

外用方：外敷舒筋通络散，秋冬季损伤患者并可酌情加入双活除痹散以祛风散寒。对有颈肩部麻木酸胀，游走肢臂痛者，可酌加泽乌通络散。或外贴舒筋续断药贴、宝根续筋膏。

3. 其他治疗

（1）针灸治疗：急性损伤患者可用电针舒筋止痛，取阿是穴、天柱、风池、肩井等穴，每天 1 次，每次 20min。可配合阿是穴、风池等穴埋针治疗。对于疼痛剧烈者可采用水针治疗，痛点使用复方当归注射液 1ml 局部注射。对于颈部肌肉痉挛、酸痛者可选用温针治疗。

（2）物理治疗：可选蜡疗、中药塌渍、烫熨等活血通络。

【康复锻炼】

在伤痛缓解后，每日早晚用双手搓揉颈部致局部发热。缓慢地做颈部前屈、后伸、左右侧屈各方位活动及“回头望月”动作。同时有意识地用力做伸颈、缩颈等动作，以静力和动力性练习增强颈部肌力，也可起增加颈椎关节稳定性的作用。

二、颈部肌筋膜炎

该病属“痹证”“肌筋痹”“肩背痛”范畴。如《灵枢·经筋》云“脊反折，项筋急，肩不举……不可左右摇”。一般指筋膜、肌肉、肌腱和韧带等软组织的劳损，引起项背疼痛、僵硬、活动受限及牵扯至肩臂疼痛、无力等症状的疾患。本病多发于气候寒冷或潮湿地区，以中老年女性多见，或长期从事低头伏案工作及体力劳动者多见。

【病因病机】

颈项部筋膜炎属于“筋痹”的范畴，如《素问·长刺节论》中曰：“病在筋，筋挛节痛，不可以行，名曰筋痹……病在肌肤，肌肤尽痛，名曰肌痹，伤于寒湿。”本病主要病机以本虚标实为主，颈肩部外伤、累积性劳损或损伤后失治，加之营卫气血不足，经脉痹阻，筋肉失于濡养而发病。老年体虚者，肝肾不足，筋骨懈惰，气血运行不畅而发病。或因寒冷及潮湿的气候环境患者夜露当风，或在寒冷环境中暴露过久，风寒湿相杂，侵袭项背部，使得邪客经络，流注于项背部，筋肉拘急，最终导致本病的发生。

【辨证分型】

1. **风寒湿痹型** 多见于受凉、夜露当风、久居寒冷潮湿之地等者。表现为颈项活动不利，肌肉酸痛，局部喜热恶寒，得温则痛减。风邪盛者痛无定处，舌淡红、苔薄白、脉浮；湿邪盛者颈肩部有重着酸痛感。舌淡红、苔白腻、脉濡；寒邪重者痛有定处，可呈掣痛、急痛，得温痛减。舌淡红、苔薄白、脉弦紧。

2. **肝郁气滞型** 多见于急性损伤及慢性劳损者。表现为肌肉胀痛，夜间痛甚，痛彻入骨，活动受限。病程久者可见肩部肌肉萎缩。可因情志变化或工作紧张而发作。舌质暗红、苔薄白、脉弦或涩。

3. **脾肾两虚型** 多见于老年体虚者。表现为颈肩部酸痛，牵扯至前臂。肌肉菲薄，形寒肢冷，活动受限，四肢乏力，纳差。舌质淡胖或有齿痕，苔白而腻，脉沉细。

【临床表现】

项背部弥散性疼痛，以颈肩部、两肩胛之间为甚，晨起较剧，活动后缓解。发病多有诱因，与气温、湿度变化关系密切，阴雨、湿冷气候下多发，少数患者遇热也能引起症状。

【诊断】

1. **病史** 中、老年人多见。常有外伤后治疗不当或无明显外伤史，或长期体位不良，缺乏锻炼。慢性劳损以及长期感受风寒湿冷病史。

2. **症状与体征** 在患处可触及软组织肿胀、增厚，肌肉僵硬，压痛较为广泛，多位于肌肉起止点，肌筋膜附着处有时可触到条索、结节及特定的压痛点，称为“扳机点”或“激痛点”，触诊时引起剧痛，并可激惹压痛点邻近部位的传导性疼痛。此外，疼痛也可引起患处局部自主神经变化，如发凉、皮肤竖毛肌反应等。

通常症状重而体征少。患者颈肩部活动多无异常，但深部肌筋膜粘连严重者可见向前、后伸双上肢时出现牵扯感，也可因不适而主动减小颈肩部活动范围，但在医生检查时颈肩部活动多无异常。

3. 辅助检查 本病X线、CT、MRI检查多无异常，但可用于排除其他病变，故具有诊断价值。本病实验室检查多无异常，少数可见血沉增快及抗“O”稍增高。

【治疗】

1. 手法治疗

（1）手法要点： 该病治疗手法不宜过重，避免筋膜刺激过度加重疼痛。治疗以按摩、理筋、揉筋、点穴、拿捏及展筋等手法为主。手法治疗时风寒湿痹型以温筋除痹药酒为介质。肝郁气滞型以舒筋通络药酒为介质。脾肾两虚型以强筋壮骨药酒为介质。

（2）手法操作： 患者取坐位，术者立其背后，以拇指点揉其风池、风府、大椎、天宗、肩髃及阿是穴等，以解痉镇痛。以一手或双手四指指腹由轻到重，自上而下，沿一侧或两侧胸锁乳突肌、斜方肌、颈肌进行螺旋式按摩，并可拿捏上述肌肉，以活血通络。以双手拇指顺颈椎棘上、棘间韧带和沿颈部肌筋由上向下或向斜下拨筋、揉筋，以舒筋活络，温筋祛痛。对韧带钙化，胸锁乳突肌僵胀疼痛者，可先从上向下顺理肌筋，再横向揉拨肌筋，然后顺理肌筋，以松解粘连，解痉祛痛。

术者一手扶于头侧，另一手压于同侧肩部，双手反向扳压头及肩部，使颈肩部肌肉得以展筋，而恢复肌筋弹性，解痉止痛。

2. 药物治疗

（1）风寒湿痹型

治法：祛风散寒，除湿通络。

内服方：寒湿筋痛胶囊。

外用方：外敷双活除痹散。疼痛明显者酌加理气定痛散。或外贴羌独双乌除痹药贴、草附蠲痹膏。

（2）肝郁气滞型

治法：疏肝理气，活血通络。

内服方：行气活血方加减。情志不舒者加郁金、桔梗、远志、香附。

外用方：外敷舒筋通络散。夹杂风寒湿邪者酌加双活除痹散；疼痛明显者酌加理气定痛散。或外贴舒筋续断药贴、宝根续筋膏。

（3）脾肾两虚型

治法：温补脾肾，强筋壮骨。

内服方：活血养骨方加减或强筋壮骨丸。亦可每日服用少量的强筋壮骨酒。

外用方：外敷温筋舒活散。或外贴归芪健骨药贴、六仲养骨膏。

3. 其他治疗

（1）针灸治疗： 可使用温针以除痹通络，取阿是穴、天柱、天宗、肩井等穴，每天1次，每次20min。可配合阿是穴、风池等穴埋针治疗。对于疼痛剧烈者可采用水针治疗，局部痛点使用当归注射液1ml局部注射。

（2）**物理治疗**：可选用塌渍、烫熨、熏药等活血通络。

【康复锻炼】

锻炼主要以加强颈肩部肌肉力量为主和肌肉牵拉恢复肌肉弹性为主，其目的是改善局部血液循环，促进炎症物质代谢。参见“颈部扭挫伤”康复锻炼。

三、落枕

落枕是指颈部肌肉因睡眠姿势不良或夜露当风后，而产生颈部急性肌肉痉挛性疼痛、活动受限的一种病患。其首见于《素问·骨空论》“失枕在肩上横骨间”。《伤科汇纂》载有“有因挫闪及失枕而项强痛者”。青年人发病较多，多发于冬春两季。病情轻者数日内可自愈，但易反复发作，重者病程可延续数周不愈。

【病因病机】

1. **肌筋受挫，血瘀气滞**　使伤处肌筋僵硬不和，气血运行不畅。肌肉气血瘀滞而闭阻不通，不通则痛。

2. **身体素虚或颈部有慢性劳损隐患**　颈背部遭受风寒侵袭也是常见因素，如严冬受寒，盛夏贪凉，风寒外邪客于筋脉，气滞血瘀、经络痹阻，拘急而痛，动作不利。《诸病源候论·失枕候》曰：“失枕，头项有风，在于筋之间，因卧而气血虚者，值风发动，故失枕。”

3. **睡眠时姿势不良**　睡眠时枕头过高或过低，头颈长时间处于过伸、过屈或过度偏转的位置，均可使局部肌肉长时间处于过度紧张状态，使颈椎小关节错缝。或沉睡时，颈部肌肉放松，颈部失去肌肉张力的保护作用，若颈椎关节向一侧过屈，则可使过伸一侧的关节囊受到牵拉而发病。

【临床表现】

睡眠后感觉颈后部、上背部疼痛不适，以一侧为多，或有两侧俱痛者，或一侧重一侧轻。起卧时颈部肌群力量改变，可引起疼痛进行性加重，甚至累及肩及胸背部。颈部活动受限，可见保护性强迫体位。

【诊断】

1. **病史**　无外伤史，多为早晨起床后疼痛明显。

2. **症状与体征**　颈部疼痛、活动受限，头颈部体位异常。查体时颈项部肌肉痉挛压痛，触之如条索状、块状，胸锁乳突肌、斜方肌及大小菱形肌部位亦常有压痛。由于疼痛，使颈项活动不利，不能自由旋转，如向后看时，须整个躯干向后转动。严重者俯仰也有困难，使头偏向病侧。

3. **辅助检查**　X 线检查常可见颈椎生理弧度异常。

【治疗】

1. 手法治疗

（1）**手法要点**：落枕因颈项部肌肉痉挛紧张，且疼痛明显，故在开始施用手法治疗时避免力量过大及强刺激，以免加重疼痛。待疼痛有所减轻后可根据患者耐受程度逐渐增加手法力度。手法治疗时夹杂风寒湿邪者以温筋除痹药酒为介质。肌筋损伤者以丹归止痛药酒为介质。

（2）**手法操作**：患者取坐位，术者以双手四指指腹由上向下沿两侧胸锁乳突肌进行理筋、拨筋、揉筋以缓解肌肉痉挛。以小鱼际肌按摩、拿捏胸锁乳突肌、斜方肌或痛处的颈部肌筋。在施以手法的同时寻找患者的最痛点，并以此点为阿是穴，施以点穴手法，点压力度以患者耐受为限，可反复点揉数次以消散筋结、解痉止痛。

其后术者可双手抱定其头部，拇指顶于枕后，其余四指托住下颌，随呼吸节律轻缓用力向上提拉数次，以达弹力牵引效果。再做前屈、后伸与左右环转活动，活动范围由小到大，手法要稳、准、轻、柔，以松弛强直的颈部肌筋，并通过肌筋、关节等组织的有机联系，利用其连带关系，既可直接或间接地调整颈椎微细的生理平衡状态，又可增进肌筋弹力以解痉祛痛。

待颈部肌肉痉挛和疼痛均有所缓解后，可行颈部端提旋扳法。患者取坐位，术者立于身后，双手拇指置于耳后头颈部，余四肢扶于下颌部。嘱患者放松，先屈伸、旋转头颈部数次以让患者适应手法，并同时了解颈部活动受限程度。待患者颈部放松后，左右旋转头部的同时使头部轻度后伸，当左右旋转到最大角度时，双腕施以寸劲加大旋转角度。此时多可听见“咔哒”声。术者不可追求此声而加大旋转角度或多次重复此手法，以免造成损伤。

2. 药物治疗

治法：行气活血，通络止痛，祛风散寒。

内服方：急性肌筋受挫者口服丹七止痛胶囊，慢性劳损者内服舒筋通络方加减。风寒湿邪侵袭者口服寒湿筋痛胶囊。

外用方：急性肌筋受挫者外贴丹归肿痛药贴或僧登消肿膏。风寒湿邪侵袭者外敷双活除痹散，或外贴羌独双乌除痹药贴、草附蠲痹膏。

3. 针灸治疗　取阿是穴、天柱、风池、肩井、天宗等穴，配合电针仪，每天 1 次，每次 20min。

【康复锻炼】

落枕症状缓解后可行颈部功能锻炼，以增强颈部力量，减少复发机会。参见“颈部肌筋膜炎”康复锻炼。

四、颈椎病

颈椎病又称颈椎综合征，是颈椎骨关节炎、增生性颈椎炎、颈神经根综合征、颈椎综合征的总称，是一种以退行性病理改变为基础的疾患，主要由于颈椎长期劳损、骨质增生，或椎间盘退变，韧带增厚，致使颈椎脊髓、神经根或椎动脉受压，而出现一系列临床综合征。

【病因病机】

颈椎病属中医学痹证范围，多系年老肝肾不足，外伤、劳损、风寒、气滞血瘀所致，如《金匮要略方论》："人年五六十，其病脉大者，痹侠背行……皆为劳得之。"现代医学则认为，应以颈椎间盘和骨关节的退行性改变为主，涉及椎间关节、韧带、肌肉等组织结构的相应改变。何天祥认为，颈椎结构精细，部位重要，活动频繁，椎间盘较薄，成年以后，肝肾渐衰、气血亏虚、营卫失调，筋骨懈惰，颈椎间盘和周围软组织开始退行性变，椎间受力分布不能完全符合正常解剖生理要求，使活动较多的颈椎易受损伤或劳损，兼夹风寒湿邪侵袭，久之椎间隙狭窄，椎间压力向外扩散引起椎体前后缘和椎间孔骨质增生，钩椎关节表面粗糙。又因颈椎力学的改变，使颈部周围的软组织反射性痉挛致颈椎内在平衡失调，关节失稳，出现"骨错缝、筋出槽"，椎间隙压力增高，关节囊和黄韧带肥厚，产生一系列临床综合症状。然而，病变又反过来影响到颈椎软组织，形成恶性循环的复杂病理过程。

【临床分型】

根据病变受累部位不同及结合症状分为：颈型颈椎病（痹病型）、神经根型颈椎病（麻木型）、脊髓型颈椎病（痿弱型）、椎动脉型颈椎病（眩晕型）、交感神经型颈椎病（虚弱型）、混合型颈椎病（混合型）。

【临床表现】

1. 颈型颈椎病　表现为颈部酸、胀、痛等不适，颈肩部肌肉僵硬，颈部活动不利，可偶有疼痛放射至上臂。

2. 神经根型颈椎病　表现为肩臂部疼痛，可为阵发性也可为持续性，多为针刺样、烧灼样疼痛。可出现神经根分布区域的疼痛和麻木，疼痛多呈放射性。皮肤可有感觉过敏或减弱的表现。病程长者可出现上肢肌力下降。

3. 脊髓型颈椎病　颈部多为明显疼痛症状，常表现为一侧或双侧下肢步态不稳，无力或下肢麻木，行走时可有踏棉感。病程长或者脊髓压迫严重者可出现上肢症状，主要为一侧或双侧上肢麻木、肌力减退、难以完成手部精细动作。

4. 椎动脉型颈椎病　多表现为头痛、头晕，可因颈部旋转时症状加重，可伴有耳鸣、视物模糊、恶心等症状。颈部旋转过快时偶有猝倒症状，随后可自行清醒并立即起身。

5. 交感神经型颈椎病　表现为头痛或偏头痛，可伴有恶心、呕吐、出汗、视物模糊、视力下降、听力减退症状。部分患者还可出现心律失常、血压升高、胃肠不适等脏器症状。

6. 混合型颈椎病　具有两型或两型以上颈椎病的临床表现。

【诊断】

1. 颈型颈椎病

（1）症状与体征：以青年人居多。颈部多活动不利，颈肩部肌肉僵硬。偶有肩臂部感觉异常或麻木。有头、肩、颈、臂的疼痛及相应的压痛点。臂丛神经牵拉试验阴性、旋颈试验阴性。

（2）辅助检查：X 线片上没有椎间隙狭窄等明显的退行性改变，但可以有颈椎生理曲线的改变，椎体间不稳定及轻度骨质增生等变化。

2. 神经根型颈椎病

（1）**症状与体征：**具有较典型的根性症状（上肢麻木、疼痛），且范围与颈脊神经所支配的区域相一致。叩顶试验、臂丛神经牵拉试验阳性。

（2）**辅助检查：**影像学所见与临床表现相符合。影像学 X 线示上下关节突及椎体增生退变所致之椎间孔变小，钩椎关节增生，颈椎椎体旋转及滑脱等可致神经根受到牵拉压迫。CT 示椎间盘突出，侧隐窝狭窄。

3. 脊髓型颈椎病

（1）**症状与体征：**临床上出现颈脊髓损害的表现。以慢性进行性四肢瘫痪为特征，早期单侧或双侧下肢发紧、麻木、疼痛、僵硬发抖、乏力，步态不稳、踏棉感；手部肌肉无力、持物易落、精细动作失灵；重则小便潴留或失禁；四肢肌力可增高，腱反射亢进，可出现病理反射（霍夫曼征、巴宾斯基征阳性）。

（2）**辅助检查：**X 线片上显示椎体后缘骨质增生、椎管狭窄。影像学（CT、MRI）证实存在脊髓压迫。

4. 椎动脉型颈椎病

（1）**症状与体征：**曾有猝倒发作，并伴有颈性眩晕。多伴有明显的交感神经症状。旋颈试验阳性。

（2）**辅助检查：**X 线片显示节段性不稳定或枢椎关节骨质增生。MRI 对判定脊髓状态以及两侧横突孔有无变异、是否对称、内径有无差异等具有重要意义。经颅多普勒超声（TCD）或数字减影椎动脉造影有助于进一步诊断。

5. 交感神经型颈椎病

（1）**症状与体征：**可见头昏、偏头痛、颈枕部疼痛、心率加快、出汗、血压升高、肢体肿胀及发凉等；交感神经抑制者可见头昏眼花、流泪、心动过缓、血压偏低、胃肠蠕动增加等症状。叩顶试验阳性、臂丛神经牵拉试验阴性、旋颈试验阴性。

（2）**辅助检查：**X 线片显示颈椎有失稳或退变。椎动脉造影阴性。

6. 混合型颈椎病

（1）**症状与体征：**多见于中老年人。具有两型或两型以上颈椎病的症状体征。

（2）**辅助检查：**X 线检查可见广泛性骨质增生，钩椎关节增生，椎间孔及椎间隙变窄，项韧带钙化等。根据临床表现可行颈部 CT、MRI、TCD 等检查进一步确诊。

【治疗】

1. 手法治疗

（1）**手法要点：**何天祥认为，颈椎病施用手法时应着重调整颈椎生理曲度及纠正小关节旋转，恢复颈椎力线、小关节的稳定性和内力平衡。颈椎病症状多以神经、血管受累而产生症状，因此在手法治疗时，不同类型的颈椎病手法操作也有所不同。如脊髓型颈椎病禁施重手法，手法宜轻柔，不宜扳旋及左右摆动；椎动脉型颈椎病禁施重手法旋扳，且旋扳时应在头部而非颈部；神经根型颈椎病手法治疗时避免极度的颈部屈伸和患侧侧偏活动；交感型颈椎病往往不单独出现，多为混合型颈椎病，因此在手法治疗时需根据症状，结合其他型颈椎病治疗手法。在施用旋扳、侧扳手法时，应以手腕巧施稳、准“寸劲”，而非强力硬扳追求颈部弹响声。术者应以手腕控制旋转或侧偏角度，并且在施法前应将颈部置于轻度后伸位，这样可使上下颈椎关节突咬合更为稳定，施法更为安全。

手法治疗时以温筋除痹药酒或强筋壮骨酒为介质，辨证施用。

（2）手法操作

1）颈型颈椎病：患者取坐位，术者立于患者身后。以双手四指指腹，由轻到重再轻，自上而下，沿双侧胸锁乳突肌、斜方肌、颈肌进行螺旋式按摩、理筋、拨筋。拇指指腹点揉风池穴、肩井穴、阿是穴解痉止痛。双手拇指指腹交叉揉按，顺理颈椎棘上、棘间韧带和沿颈部肌筋进行拨筋、理筋；以手小鱼际推拿、[illegible]揉肩胛提肌、斜方肌、菱形肌、冈上肌等以放松肌筋；再用双手拇指夹持于棘突两侧，由上至下进行“夹脊振筋”，以松解痉挛，调整筋位。

2）神经根型颈椎病：颈肩部肌筋放松治疗手法同颈型颈椎病，配合点揉肩井、天宗、压痛点（阿是穴）以解痉止痛。其后使用旋扳手法调整颈部小关节，松解粘连以及释放被挤压之神经。

端提旋扳法：患者取坐位，术者立于身后，双手拇指置于头枕部，余四肢托扶于下颌部。嘱患者放松。先屈伸、旋转头颈部数次以让患者适应手法，并同时了解颈部活动受限程度。后行持续稳定的端提牵引，以松解关节及肌肉痉挛。待患者颈部无保护性抵抗力后，侧旋头部的同时使头部后伸（上颈段神经根受压使颈部轻度后伸，下颈段则加大后伸角度），当侧旋到最大角度时术者双腕巧施“寸劲”加大旋转角度。此时多可听见“咔哒”声。术者不可为追求此声而加大旋转角度或多次重复此手法。

卧位旋扳法：患者取仰卧位，助手立于足端，双手把持足踝固定。术者立于头端，双手托扶于头枕及颈部，掌根扶于头侧，拇指紧扣下颌部。缓缓将头颈部抬离床面，并施以向前上的拔伸力，拔伸阻力达到最大后顺势运用腕力牵抖颈部 2～3 次，再左右摇摆头颈部 2 次，再使颈部分别行顺时针和逆时针环转各两圈，此时可感知患者颈部活动度，为后续施法奠定基础。此时术者手位不变，使头颈部侧旋并后伸位（上颈段神经根受压使颈部轻度后伸，下颈段则加大后伸角度），当侧旋转到最大角度时术者双腕巧施“寸劲”加大旋转角度。此时多可听见“咔哒”声。回正头颈部于中立位，将头颈部再行侧偏至最大角度后施以“寸劲”，此时同样可听见“咔哒”声。最后托于颈后手指以揉筋法放松颈肩部肌肉。

对于神经根型颈椎病伴上肢疼痛、麻木的患者可对患侧上肢行提弹、展筋手法及束悗疗法。患者取坐位，术者双手握持患手高频牵抖，亦可将上肢上举过顶提弹，力量以患者能耐受为度，以起到疏通上肢经络、开郁行痹之效。

束悗疗法：束悗锁骨上动脉、腋动脉、肱动脉。患者取坐位或卧位，令患肢外展90°，由缺盆穴寻找锁骨上动脉，锁骨中点到肘窝中点连线稍下部寻找腋、肱动脉，拇指腹将其按压于肱骨上，至肘部及前臂自觉闷热或酸麻、胀感为止，持续时间大约30s，然后突然放开，患肢远端有热流下冲扩散感，反复操作2～3次。此法可宣通气血、疏通经络、激发经气，改善上肢神经症状。

3）椎动脉型颈椎病：患者取坐位，术者立于患者身后。以双手四指指腹，由轻到重再轻，自上而下，沿双侧胸锁乳突肌进行螺旋式按摩。以拇指指腹重点点揉大椎、风池、风府穴，以通血脉、利清窍。双手拇指指腹交叉揉按，顺理颈椎棘上、棘间韧带和沿颈部肌筋进行拨筋、理筋。以手小鱼际按摩、拿捏肩胛提肌、斜方肌、菱形肌、冈上肌等以放松肌筋。

卧位旋扳法：患者仰卧位，助手立于足端，双手把持足踝固定。术者立于头端，双手置于枕下及颈后部，手掌托住头部，拇指紧扣下颌部，随呼吸做缓慢提拉牵引，手法宜轻。同时在头部后伸位侧旋头颈部，幅度以患者无头晕症状为度，旋转速度宜缓慢。当侧旋至最大角度时，以双腕巧施“寸劲”加大旋转角度，此时多可听见“咔哒”声。以此法缓解颈部血管痉挛，改善缺血症状。施以“寸劲”时手腕要稳，施法要准，力度适宜，切忌追求弹响声而反复旋扳操作。

4）交感神经型颈椎病：患者取坐位，术者以双手四指指腹，由轻到重再轻，自上而下，沿双侧胸锁乳突肌、斜方肌、颈肌进行螺旋式按摩。双手拇指指腹交叉揉按，顺理颈椎棘上、棘间韧带和沿颈部肌筋进行拨筋、理筋、弹筋；以手小鱼际推拿、揉肩胛提肌、斜方肌、菱形肌、冈上肌等以放松肌筋。以双手拇指点揉双侧风池穴以解痉止痛，后点揉C_2、C_5、C_7双侧横突前内侧，其中以C_2（梭状神经节）、C_7（星状神经节）节段为重点，以缓解交感神经节附近肌痉挛和缺血症状。交感神经兴奋患者点揉时手法不宜过重，且点揉时间适当缩短，交感神经抑制患者施法则相反。

卧位侧扳法：患者取仰卧位，助手立于足端，双手把持足踝固定。术者立于头端，双手托扶于头枕及颈部，掌根扶于头侧，拇指紧扣下颌部。随呼吸缓慢提拉牵引头颈部数次。后将颈部后伸做左右偏斜动作，了解侧偏最大活动度，双手手腕巧施“寸劲”加大角度，手腕同时控制好摆动幅度，此时多可听见“咔哒”声。术者不可为追求此声而加大侧偏角度或多次重复此手法。施以“寸劲”时手腕要稳，施法要准，力度要合适，切忌追求弹响声而反复侧扳操作。

5）脊髓型颈椎病：该型颈椎病手法治疗要求轻缓，禁止使用扳旋类手法。治疗以放松肌筋，改善脊髓压迫为目的。

患者取坐位，术者立于患者身后，以双手四指指腹，由轻到重再轻，自上而下，沿双侧胸锁乳突肌、斜方肌、颈肌进行揉筋、理筋。双手拇指指腹交叉揉按，顺理颈椎棘上、棘间韧带和沿颈部肌筋进行拨筋、理筋。再用双手拇指交叉置于棘突两侧行夹脊振筋，以松解痉挛，调整筋位。

患者改仰卧位，术者一手掌托于头枕部，另一手横置于患者下颌部。双手同时随呼吸缓慢拔伸颈部，术者拔伸时患者缓慢吸气，放松回缩颈部时患者呼气。可重复拔伸3～5次。此过程中如出现原症状加重则应停止手法治疗。

2. 药物治疗

（1）痹病型

治法：祛风散寒，除湿通络。

内服方：寒湿筋痛胶囊。

外用方：外敷双活除痹散。疼痛明显者酌加理气定痛散。或外贴羌独双乌除痹药贴、草附蠲痹膏。

（2）麻木型

治法：行气活血，祛风止痛。

内服方：羌归蠲痹胶囊或舒筋通络方加减，兼有肢臂麻木者加温经通脉、通络止痛之威灵仙、桂枝、细辛、木瓜等。

外用方：外敷温筋舒活散合蠲痹散。疼痛明显者酌加理气定痛散。外贴舒筋续断药贴或宝根续筋膏。

（3）眩晕型

治法：祛痰除湿，通络止痛。

内服方：加味蠲痹汤加减，情志不舒者加郁金、桔梗、远志；久病不愈者加牛蒡子、鸡血藤、天麻、钩藤、茯神等。

外用方：外敷双活除痹散合养骨活血散，或外贴草附蠲痹膏、羌独双乌除痹药贴。

（4）虚弱型

治法：养血补气，舒筋通络。

内服方：活血养骨方加减。气虚甚者加入适量的黄芪、党参；血虚可适量加入血竭、阿胶等。心悸、汗出者加瓜蒌、酸枣仁、五味子；情志不舒、失眠者加远志、茯神、郁金。

外用方：外敷养骨活血散，或外贴归芪健骨药贴、六仲养骨膏。

（5）痿弱型

治法：补益肝肾，强筋壮骨。

内服方：强筋壮骨丸或温肾通督方加减。

外用方：外敷强筋壮骨散，或外贴归芪健骨药贴、六仲养骨膏。

（6）混合型：根据症状所涉及分型选取相应的内服方及外用方药辨证治疗。

3. 其他治疗

（1）牵引治疗：取仰卧位，颈颌牵引套与床面呈 15°交角，分别固定于枕部及下颌部，垫枕高 5～10cm，牵引重量 2～3kg，每天 2 次，每次 30min。若牵引期间患者症状加重，应及时休息或调整牵引力线或重量直至痛感消失。注意牵引力线，不主张坐位牵引或使用气囊牵引器牵引，此两种牵引不利于颈椎生理曲度的恢复和调整。

（2）针灸治疗

1）痹病型：取风池、颈夹脊穴，得气后在颈部盖上两孔灸盒。颈肩部肌肉紧张者可配合使用电针仪。

2）麻木型：取风池、颈夹脊穴，得气后在颈部盖上两孔灸盒，伴有上肢麻木疼痛者，取肩髃、曲池、内关、合谷等穴，疼痛严重者用电针治疗，麻木严重者用温针治疗。

3）眩晕型：主取风池、百会、第四颈椎以上夹脊穴，得气后在颈部盖上两孔灸盒，后头部晕痛者加取风府、脑户、后顶、玉枕穴电针连续波治疗 20min。头顶部晕痛者取百会、四神聪穴电针连续波治疗 20min。前额晕痛者加取神庭、阳白、眉冲、曲差、太阳穴，用电针连续波治疗 20min。两侧头晕者加取头维、悬颅、曲鬓、率谷、天冲、太阳穴，用电针连续波治疗 20min。

4）虚弱型：取风池、百会、夹脊穴，得气后在颈部盖上两孔灸盒，伴头痛或偏头痛可加取风池、风府、玉枕、太阳、悬颅、翳风，远端可取后溪、昆仑。伴恶心、呕吐可加取内关、合谷、足三里。伴眼部症状可加取睛明、四白、阳白、太阳、头维、头临泣。伴耳鸣、听力下降症状可取翳风、听宫、听会、耳门。伴心血管症状可加取内关、郄门、膻中、心俞、巨阙。

5）痿弱型：取风池、颈夹脊穴，得气后在颈部盖上两孔灸盒，出现慢性进行性四肢瘫痪特征者，上肢取肩髃、曲池、内关、合谷，下肢取髀关、伏兔、阳陵泉、足三里、悬钟，用电针治疗。

（3）物理治疗：配合火罐、烫熨、熏洗、蜡疗等方法消炎止痛，缓解肌肉痉挛，松解粘连。

（4）注射治疗：选取痛点、棘间、椎旁或肩部施以复方当归注射液每部位 1ml 注射，每周 1～2 次，3 次为一疗程。

【康复锻炼】

颈椎病患者需要适当根据生活习惯和工作性质调整埋头及伏案时间。日常须积极地进行功能锻炼，以调整颈椎和周围软组织的关系，缓解脊髓及神经根的病理刺激，改善血液循环，松弛痉挛肌肉，增强肌力和颈椎的稳定性，缓解颈椎病的症状。在颈椎病的急性发作期应以静为主，动为辅；在慢性期以动为主，可做颈部静力抗阻、左顾右盼、回头望月、以头书“米”等动作。但椎动脉、脊髓型颈椎病患者不宜或慎做颈部的旋转运动。

五、颈椎间盘突出症

颈椎间盘突出症系指在外力作用下颈椎间盘的纤维环部分或完全破裂，髓核组织由破损处连同纤维环突出或疝出。突出物对邻近组织（如脊髓、神经根或椎动脉等）造成压迫或刺激，并由此引发一系列临床症状及体征。

【病因病机】

由于颈部肌肉急性损伤或慢性劳损，而使颈部肌筋损伤撕裂，血脉受损，溢于脉外，瘀阻不通，气机受阻，不通则痛，而发本病。风为百病之长，寒性收引、凝滞，湿性重着。风寒湿三邪夹杂侵袭颈部筋肉，使颈筋气血凝滞，经络闭阻，筋脉不舒亦可发生颈项疼痛，此种情况多在睡眠时、颈肩外露，遭受风寒湿邪侵袭而发病。素体虚弱或年老体衰，肝肾亏虚，筋骨失健，筋弛骨痿，气血不足，循行不畅，或因疲劳过度，或因复遭风寒侵袭，从而导致经络受阻，气血运行不畅，筋肉僵凝疼痛而发病。此为本虚标实之证。

颈椎间盘突出症的发病与椎间盘退行性变和颈部损伤有关。椎间盘是人体各组织中最早、最易随年龄增长而发生退行性改变的。随着年龄的增长，髓核失去一部分水分及其原有的弹性，致使椎间盘发生退变。颈椎间盘变性和破裂与颈椎伸屈活动频繁引起的局部劳损和全身代谢、内分泌紊乱有关。一般认为：本病的发生机制是在椎间盘退行性改变的基础上发生的，是因受到一定的外力作用而使纤维环破裂，引起髓核后突。突出的髓核直接引起颈髓或神经根受压。

颈椎间盘突出可为纤维环部分破裂突出或为纤维环破裂后髓核突出。突出椎间盘开始为软性组织，以后可纤维化或骨化，则进一步减少了椎管容积。由于椎间盘突出减少了椎间高度，使关节突失稳，进而发生骨性关节炎，尤其钩椎关节、关节囊及黄韧带增厚，可进一步压迫脊髓或脊神经根。此时已由颈椎间盘突出症发展为颈椎病。

【临床分型】

1. 辨证分型

（1）血瘀型：颈部有外伤史，颈项部痛剧烈，活动受限，可出现一侧或双侧上肢的麻木疼痛，伴头痛、头晕、颈肌紧张，压痛明显。舌暗有瘀斑，苔少，脉弦涩。

（2）风寒型：颈项部疼痛剧烈，遇冷则发，颈部僵硬，活动不便，一侧或双侧上肢麻木，有放射痛，皮肤感觉异常，伴头晕、恶风寒。舌淡，苔薄白，脉浮紧。

（3）肝肾亏虚型：颈项部酸困疼痛，一侧或双侧肩、臂麻痛，项部压痛，伴放射痛，颈活动不利，伴眩晕耳鸣，失眠健忘，腰膝无力，易跌跤或出现下肢瘫痪。舌红，苔少，脉细数。

2. 根据颈椎间盘椎管内突出位置分型

（1）侧方型：突出部位在后纵韧带的外侧、钩椎关节内侧。该处是颈脊神经根通过之处，突出的椎间盘压迫脊神经根而产生根性症状。

（2）旁中央型：突出部位偏于一侧而介乎脊神经根与脊髓之间。可以压迫两者而产生单侧脊髓及神经根的压迫症状。

（3）中央型：突出部位在椎管中央，脊髓的正前方。可以压迫脊髓双侧的腹面而产生双侧上肢及下肢的压迫症状。甚至可引起胸腹部异常感觉或呼吸困难。

3. 根据发病时间分型

（1）急性颈椎间盘突出症：明显外伤，是指急性发病，并有脊髓或脊神经根受压的相应主诉与临床表现；影像学检查证实存在椎间盘破裂或突出，并显示压迫颈髓或神经根的征象。本型最为多见，临床症状亦较明确。X 线片无骨折、脱位表现，但可有椎管狭窄、椎间隙变窄、骨质增生、节段性不稳等，无椎管内韧带钙化。脊髓 MRI、CT 等影像学检查显示为 1 ~ 2 个间隙突出，各年龄组均可发病。

（2）**慢性颈椎间盘突出症**：是指缓慢或亚急性起病者，大多无明显诱因，在连续劳累多天后发生，尤以长时间伏案埋头工作或姿势不良为多见。临床上除出现颈部局部症状外，主要表现为颈髓或颈脊神经根受压体征，多先出现神经根性症状，以后逐渐出现脊髓损害；颈部活动时受限，棘突部可有压痛。影像学检查证实没有椎间关节退行性变表现，但可有节段性不稳或椎管狭窄。发病年龄在40岁以下，影像学检查显示为1～2个间隙突出。

（3）**亚急性颈椎间盘突出症**：发病前多有轻微外伤史，如落枕、手法刺激等；伤后数日至1周内发病，可同时或先后出现脊髓、神经根损害；其他介于急性和慢性之间。

【临床表现】

患者发病年龄较颈椎病小，多数有明显头颈部外伤史，或轻微损伤起病，甚至伸懒腰亦可诱发。主要症状为压迫脊神经或脊髓而引起的疼痛或感觉、运动障碍，甚至有膀胱、直肠功能障碍。由于颈椎间盘突出单一椎间隙发病多，因此出现的神经受累症状较固定。

1. **一般表现**　急性期颈部疼痛明显，常影响睡眠，疼痛严重者不能平卧，只能取半卧位或坐位睡眠。颈部不活动时疼痛可减轻，如将有症状的一侧上肢高举过头部，患者感到较舒适，因此患者卧床时喜欢保持这个特殊体位，睡觉时头枕在手上，或把头偏向患侧。头的位置影响症状，轻度后伸颈部即会引起较重的疼痛，因此夜间睡眠翻身转侧可引起疼痛。急性期过后，症状稍减轻，患者能入睡。

2. **神经根受压表现**　主要症状有颈痛，疼痛可放射至枕部、肩胛、上肢。有时感觉以颈痛为主，部分患者随神经根受压时间的延长，而以麻木症状为主。疼痛和麻木可放射到一侧上肢至肘处、腕背部，再至某个手指，很少发生于两侧上肢。头颈往往处于僵直位，活动可受限于任何方向，但可有一个方向活动是自如的。颈椎棘突旁有压痛，在头顶加压使颈椎伸直或头过伸位向患侧屈曲常引起根性疼痛，向上拔伸头部可使疼痛缓解。痛觉、触觉减退或消失，按神经节段分布而定。

3. **脊髓压迫表现**　中央型或较大的颈椎间盘突出以及合并颈椎管狭窄症的颈椎间盘突出症，以脊髓受压症为主，一般可分为5类：

（1）**脊髓横贯性损害**：大部分传导束受累，如皮质脊髓束、脊髓丘脑束以及后核其他部分，出现严重的痉挛性瘫痪和括约肌功能障碍，约1/3患者表现有锥体系和锥体外系症状和体征。

（2）**运动系统障碍**：前角细胞皮质脊髓不受累，表现为痉挛性瘫痪，但相对较轻没有感觉障碍。

（3）**脊髓中央综合征**：主要表现为严重的上肢运动和感觉障碍。

（4）**布朗-塞卡综合征**：表现为同侧运动障碍，对侧感觉障碍。

（5）**上肢痛合并脊髓受压**：表现为上肢是下运动神经元受损症状，下肢是上运动神经元损害症状，根性痛是本型的特征。

根据脊髓受压的严重程度不同，神经症状可逐步出现，开始时患者感到行动不灵，并逐渐加重，同时呈痉挛性轻瘫以后出现上肢麻木，精细动作障碍，可伴有大小便功能障碍。下肢症状出现较早、较重，上肢症状出现较晚，此点在临床检查时应予以注意。

【诊断】

1. 病史　本病多为急性发病，少数病例亦可慢性发病。多为40岁以下的年轻患者，少数可为超过40岁的中年人。根据突出物累及的组织结构不同，可出现不同症状。

2. 症状与体征　可见颈肩痛及颈部活动受限，上肢及手部疼痛、麻木或无力。

（1）压痛： 椎间盘突出节段的棘突间及椎旁有压痛。颈部活动常受限。

（2）椎间孔挤压试验（spurling test）阳性： 患者头部略呈后仰并偏向患侧，用双手自患者头顶部向下施加压力（从而使椎间孔变窄），出现肩臂部放射性疼痛。

（3）臂丛神经牵拉试验（Eaten's test）阳性： 患者端坐，检查者一只手扶于患者颈外侧部，另一只手握住患侧手腕，缓慢地向外下方牵拉上肢。出现颈肩至上肢的放射性疼痛即为阳性。

（4）神经根损伤表现： 根据椎间盘突出的节段及受到累及的神经根，可出现相应神经根损害体征（表13-1），如神经根支配区感觉过敏或减退，肌肉力量减弱，肱二头肌、肱三头肌、桡骨膜反射减弱或消失等。

表13-1　颈部神经根受累体征

椎间盘	受压神经	疼痛区域	麻木区域	受累肌肉	腱反射
颈$_{2/3}$	颈$_3$	颈后部及乳突周围	颈后部，尤其是乳突周围	无明显肌力减退	无改变
颈$_{3/4}$	颈$_4$	颈后部，沿肩胛提肌放射	颈后部	无明显肌力减退	无改变
颈$_{4/5}$	颈$_5$	颈部侧方至肩部	三角肌区	三角肌	无改变
颈$_{5/6}$	颈$_6$	肩及肩胛内侧	前臂桡侧和拇指	肱二头肌、拇指及示指屈伸肌	肱二头肌反射减弱或消失
颈$_{6/7}$	颈$_7$	肩内侧，胸大肌	示指、中指	肱三头肌	肱三头肌反射改变
颈$_7$/胸$_1$	颈$_8$	上肢内侧，手掌尺侧、环指、小指	前臂尺侧，环指、小指	握力减退	反射正常

（5）脊髓损伤表现： 常表现为以上运动神经元损害特征为主的躯干和下肢（有时也可包括上肢）的感觉及运动功能障碍。如胸腹部出现异常感觉平面、膝腱及跟腱反射亢进，并可出现四肢病理反射征显示阳性（如霍夫曼征、巴宾斯基征、踝阵挛阳性等）。

3. 辅助检查

（1）X线检查：颈椎生理弧度减小、变直或加深、向前或向后成角、曲线中断。突出椎间盘间隙狭窄（早期不出现狭窄），有骨赘形成，项韧带钙化，年轻人可无椎间隙改变，颈椎动力位摄片有时可显示受累节段失稳。

（2）CT、MRI检查：CT能对轴位断层扫描，了解颈椎骨结构、软组织与脂肪的轮廓，对颈椎间盘突出的部位、程度及方向的诊断有重要意义。颈椎间盘突出在CT图像上常表现为突出椎间盘的密度比鞘膜囊或脊髓的密度稍高，椎体后缘有向外凸的软组织影。

MRI具有比CT更高的对比分辨率，可获得任意成角平面，可直接显示颈椎间盘突出部位、类型及脊髓和神经根受损的程度，在MRI图像上可显示椎间隙异常，梯形变，信号不均匀，裂隙点状变性，真空现象，椎间盘的外缘超出椎体外缘。

【治疗】

1. 手法治疗

（1）手法要点：何天祥认为，颈椎间盘突出症施用手法时应着重调整颈椎生理曲度及纠正小关节旋转，以恢复颈椎力线，缓解椎间盘压力，减轻周围组织受压。在施用旋扳手法时，应以手腕巧施稳、准"寸劲"，而非强力生扳硬压追求颈部弹响声。术者应以手腕控制旋转角度，须避免以躯干转动去带动患者头颈部旋转。并且在施法前应将颈部置于轻度后伸位，这样可使上下颈椎关节突咬合更为稳定，施法更为安全。上颈段神经根受压使颈部轻度后伸，下颈段则加大后伸角度。脊髓受压患者禁施重手法，手法宜轻柔，不宜扳旋及左右摆动。

手法治疗时血瘀型以丹归止痛药酒为介质。风寒型以温筋除痹药酒为介质。肝肾亏虚型以强筋壮骨药酒为介质。

（2）手法操作：患者取坐位，术者立其背后，以拇指或中指点揉其风池、风府、大椎、天宗、肩髃及阿是穴等，以解痉镇痛。再以双手四指指腹，由轻到重再轻，自上而下，沿双侧胸锁乳突肌、斜方肌、颈肌进行螺旋式按摩和提弹手法。双手拇指指腹交叉揉按，顺理颈椎棘上、棘间韧带和沿颈部肌筋进行拨筋、理筋。以手小鱼际按摩、拿捏肩胛提肌、斜方肌、菱形肌、冈上肌等以放松肌筋；再用双手拇指顺棘肌进行推揉，沿颈椎棘突两旁进行"夹脊振筋"，以松解痉挛、调整筋位、审视病椎。

其后术者双手抱定患者头部，拇指顶于枕后，其余四指托住下颌，随呼吸轻缓用力向上端提头颈，再做前屈后伸与左右环转活动，活动范围由小到大，手法要稳、准、巧、柔，以松弛强直的颈部肌筋，并通过肌筋、关节等组织的有机联系，利用其连带关系，既可直接或间接地调整颈椎微细的生理平衡状态，又可增进肌筋弹力以解痉祛痛。

（3）经上述手法治疗后可行下列复合手法复位

1）端提旋扳法：患者取坐位，术者立于身后，双手拇指置于头枕部，余四肢托扶于下颌部。嘱患者放松。先屈伸、旋转头颈部数次以让患者适应手法，并同时了解颈部活动受限程度。待患者颈部无保护性抵抗力后，侧旋头部的同时使头部后伸（上颈段神经根受压使颈部轻度后伸，下颈段则加大后伸角度），当侧旋到最大角度时术者双腕巧施“寸劲”加大旋转角度。此时多可听见“咔哒”声。术者不可为追求此声而加大旋转角度或多次重复此手法。

2）卧位旋扳法：患者取仰卧位，助手立于足端，双手把持足踝固定。术者立于头端，双手托扶于头枕及颈部，掌根扶于头侧，拇指紧扣下颌部。缓缓将头颈部抬离床面，并施以向前上的拔伸力，拔伸阻力达到最大后顺势运用腕力牵抖颈部 2 ~ 3 次，再左右摇摆头颈部 2 次，后使颈部分别行顺时针和逆时针环转各两圈，此时可感知患者颈部活动度，为后续施法奠定基础。此时术者手位不变，使头颈部侧旋并后伸位（上颈段神经根受压使颈部轻度后伸，下颈段则加大后伸角度），当侧旋转到最大角度时术者双腕巧施“寸劲”加大旋转角度。此时多可听见“咔哒”声。回正头颈部于中立位，将头颈部再行侧偏至最大角度后施加“寸劲”，此时同样可听见“咔哒”声。最后托于颈后手指以揉筋法放松颈肩部肌肉。

2. 药物治疗

（1）血瘀型

治法：行气活血，祛瘀止痛。

内服方：丹七止痛胶囊或舒筋通络方加减。

外用方：外敷理气定痛散，或外贴丹归肿痛药贴、僧登消肿膏。

（2）风寒型

治法：祛风散寒，通络止痛。

内服方：寒湿筋痛胶囊或蠲痹胶囊。

外用方：外敷双活除痹散。疼痛明显者酌加理气定痛散。或外贴羌独双乌除痹药贴、草附蠲痹膏。

（3）肝肾亏虚型

治法：补益肝肾，通络止痛。

内服方：强筋壮骨丸，亦可内服强筋壮骨药酒。

外用方：外敷养骨活血散加强筋壮骨散，脊髓受压、椎管狭窄症状如上肢运动和感觉障碍者可加敷温肾通督散。或外贴归芪健骨药贴、六仲养骨膏。

3. 其他治疗

（1）**牵引治疗**：仰卧位，颈颌牵引套与床面呈 15° 交角，分别固定于枕部及下颌部，垫枕 5 ~ 10cm，牵引重量 2 ~ 3kg，每天 2 次，每次 30min。若牵引期间患者症状加重，应及时停止牵引，休息或调整牵引力线或重量直至症状消失。

（2）**针灸治疗**：颈椎间盘突出症压迫部位不同，临床症状各异，治疗时应重视经络辨证。侧方突出型症状表现多在手足太阳经和手少阳三焦经循行部位，并与手三阴经有关；中央突出型表现为四肢瘫痪时与三阳经关系密切。旁中央型病变表现部位与前两型之经络分布均有关。选穴时，局部取穴与循经远端取穴并重。

取穴：①侧方突出型主穴取风池、天柱、颈夹脊、合谷、曲池、外关；配穴取风府、大椎、天井、后溪。②旁中央突出型取穴同中央突出型。③中央突出型上肢瘫痪主穴取风池、天柱、肩髃、手三里、合谷；配穴取肩髎、天井、曲池、外关、后溪。下肢瘫痪主穴取风池、颈夹脊、天柱、环跳、髀关、承扶、阳陵泉、足三里、委中、昆仑；配穴取秩边、殷门、伏兔、风市、悬钟、丘墟。

方法：每次选 3 ~ 5 穴，急性期每日 1 次，好转后隔日 1 次。

【康复锻炼】

参见“颈椎病”康复锻炼。

六、颈椎小关节错缝

颈椎小关节错缝，系指颈椎小关节在扭转外力作用下，小关节超出正常生理活动范围，小关节面之间发生微小的错位或位移，且不能自行复位而导致颈椎功能障碍者。即中医学所指的“骨错缝、筋出槽”。

【病因病机】

颈部外伤、劳损、风寒湿邪侵袭，使气血运行不畅、筋脉失养，而不能约束和稳定关节，颈部突受外力后而发生骨错缝、筋出槽。如行驶的汽车急刹车时乘客头部前后摆动，睡眠中枕头过高过低致颈部悬空或扭曲，或睡眠中由于肌肉充分放松时猛然翻身旋动颈部等，均可使小关节超出正常活动范围而发生移位。此外，由于工作中姿势不良，低头过久发生慢性劳损及颈椎间盘退变萎缩后，椎间隙变小，椎体向前滑动致使椎后小关节受到不良应力或发生位移。移位发生后，可致使关节滑膜嵌顿在椎后关节中。

【临床表现】

因外伤所致者一般发病较急，伤后颈部疼痛，活动受限，尤以旋转活动受限明显。扭伤小关节处疼痛较重。如有小关节错缝或滑膜嵌顿，则为剧痛。头向健侧偏斜，有时需用手托住颈部，以缓解疼痛。如有神经根受压者，常伴有颈神经根刺激症状，出现肩部或上肢放射痛或麻木无力。此外，部分患者由于椎体错位后继发椎动脉扭曲、椎间孔变形而出现头晕、手麻等症状。因慢性劳损、退行性病变所致者一般病史较长，可与颈椎间盘退行性病变等并见。

【诊断】

1. **病史**　一般有外伤史或慢性劳损史。

2. **症状与体征**　颈部有明显疼痛、强直，项韧带及两侧有压痛点。有时可触及颈部斜方肌及胸锁乳突肌有僵硬痉挛感。患侧肩胛角内侧或肩上方有触痛，肩胛冈上缘有时可触及硬韧索状物。若用双手拇指在棘突旁相对触摸检查时，多能在指下感到棘突有轻度侧偏，出现棘突偏离棘中线。颈部活动受限，颈后部有固定压痛点，颈部活动时有小关节弹响声，颈部可触及条索状、结节状、粘连增厚点。

3. **辅助检查**　颈椎 X 线片为常用检查手段，正位片可见棘突偏移中线，双侧小关节间隙不对称。侧位片见生理曲度变直，颈椎前凸减少或消失或反弓，椎体双边征，小关节突双突征，椎体后缘连线不连续。张口位片可见寰齿间隙不对称，寰枢关节的

“八”字影不对称。

【治疗】

1. 手法治疗

（1）手法要点：急性滑膜嵌顿引起剧烈疼痛，故患者因疼痛呈保护性姿势，拒绝他人触碰且害怕手法治疗，此类患者在颈部肌肉未主动放松的情况下尽量减少使用旋扳类手法，避免加重损伤。颈部血管、神经丰富，结构精细，附着的肌肉较多，故颈部手法宜轻柔缓慢。在颈肌松缓，或疼痛减轻时，再施旋转、摇晃、端提、牵引之法。然后，根据瘀肿疼痛消减情况而重按轻寻，疾徐开合，刚柔相济，辨证施法，使患者少痛苦而顺利地整复小关节错缝或松解嵌顿的滑膜，活血祛痛，而不致因手法粗暴造成新的损伤。疼痛较剧而拒绝手法治疗者，可先行颈椎牵引 30min，解痉止痛后再施手法。

手法治疗时以丹归止痛药酒为介质。急性疼痛缓解后以舒筋通络药酒为介质。

（2）手法操作：患者取坐位，术者立于背后，以拇指点揉阿是穴（颈部痛处）、大椎、风池、肩井、缺盆、曲池、手三里、合谷等穴，以解痉止痛。再以两手拇指或示、中、环指指腹沿胸锁乳突肌、斜方肌、上棘肌、项肌等从上向下按摩、理筋、揉筋，结合夹脊振筋手法，调整筋位，松解颈部肌筋，以利于施用整复手法。

端托复位法：术者以双手拇指从两侧托住患者头枕部，双手四指扣托下颌，随呼吸向上提拉以增加颈椎小关节间隙，以轻缓手法摇晃。前屈、后伸与左右侧屈及环转颈部，当头已可转于最大限度时，头稍后伸，术者双手配合，双腕巧施“寸劲”向上端托牵引颈部，多可听到错缝的小关节突处有弹响的复位声。

有滑膜嵌顿者，在施上述端托手法时，随着关节中的张力及关节间隙的增大，被嵌的滑膜多能随之自动解脱出来，颈部疼痛可立即缓解。对嵌顿部位在手法旋屈时可顺势多向健侧旋屈，加大关节间隙则更利于嵌顿松解。

2. 药物治疗　急性错缝患者可于手法治疗后内服丹七止痛胶囊。颈部外贴丹归肿痛药贴或僧登消肿膏。急性疼痛及活动受限明显改善后内服寒湿筋痛胶囊。外贴舒筋续断药贴或宝根续筋膏。

3. 牵引治疗　仰卧位，头颈部套上牵引套与床面呈 15°交角，分别固定于枕部及下颌部，垫枕高 5～10cm，牵引重量 3～5kg，每天 2 次，每次 30～40min。若牵引期间患者症状加重，应及时停止牵引，休息或调整牵引角度或重量直至疼痛缓解。

4. 其他治疗

（1）针灸治疗：①急性期：针刺配合运动疗法，先刺远端穴后溪、悬钟，持续捻转，嘱患者慢慢活动颈项，一般疼痛可立即缓解。再以颈百劳为主穴，配局部腧穴，风寒袭络者，加风池、合谷；气血瘀滞者，加内关、阿是穴。②慢性期：取风池、颈夹脊穴、阿是穴，得气后在颈部盖上两孔灸盒。

（2）物理治疗：火罐、走罐等方法施于颈肩部以缓解肌肉痉挛，消除局部炎症。

【康复锻炼】

参见“颈部扭挫伤”康复锻炼。

七、项韧带钙化

项韧带的劳损与钙化属中医“痹证”范畴。现代社会，随着科学的发展，电脑、手机的普及，伏案工作的人越来越多，因此项韧带钙化而导致颈肩部疼痛，成为一种常见劳损病变。

【病因病机】

从中医经络分析，项韧带分布部位居奇经八脉中督脉所过之处，其中《灵枢·经脉》中“督脉之别，名曰长强，挟膂上项，散头上，下当肩胛左右，别走太阳，入贯膂”。可见督脉行经项部，督脉为阳脉之海，总督一身之阳脉，阳主气，气为血之帅，阳不足则气血运行不畅，气血瘀阻，郁而成结，经脉不通，痹阻经络，不通则痛。

长时间低头工作，或长期姿势不当，如头靠床头或沙发，致使颈椎过伸、过屈致项韧带慢性劳损。受损的项韧带渐渐由纤维化转变成钙化状态。项韧带的急性损伤未得到及时治疗，可转变为慢性的劳损，导致项韧带发生钙化。

【辨证分型】

1. **肝肾亏虚型** 发病缓慢，年龄较大，并且反复发作，稍劳则加剧，可有耳鸣、耳聋、多梦及腰膝酸软等。舌红，少苔，脉弦细。

2. **风寒痹阻型** 颈项部酸胀痛，遇冷则发，颈部僵硬，活动不便，颈部可触及明显硬结或条索状。舌淡，苔薄白，脉浮紧。

【临床表现】

颈部有酸胀性质的钝痛不适，有枕项部压迫感，病重者睡眠时亦痛，甚至辗转不安，夜不能寐。疼痛可向肩背部放射。颈项屈伸时疼痛加剧，颈项活动时偶可有弹响声。

【诊断】

1. **病史** 患者有长期低头工作或枕高枕的劳损史，或有颈部过度前屈、过度扭转的外伤史。

2. **症状与体征** 颈项无明显肿胀，但有明确压痛点，多局限于一个或多个颈椎棘突尖。部分患者项韧带分布区可扪及痛性结节、硬块或索状物。触诊可有剥脱感。

3. **辅助检查** X线表现较为多样，但都为纵向走行，以条状形态为主，其面积小者呈圆点状，单节段分布居多，其次为双节段、多节段分布。颈椎曲度可有改变，合并颈椎病时则可有骨质改变。

【治疗】

1. 手法治疗

（1）手法要点：手法揉拨项韧带处结节、硬块或索状物时不宜力量过大和局部反复操作，避免造成局部筋膜损伤。手法治疗时肝肾亏虚型以强筋壮骨药酒为介质。风寒痹阻型以温筋除痹药酒为介质。

（2）手法操作：患者取坐位，术者立于其后。术者先以手掌和掌根部于颈肩部自上而下行按摩法和揉筋法，以放松颈肩部肌肉。一手拇指压于项韧带施以拨筋法，自上而下顺项韧带做左右拨动，或在筋结或痛点处做上下、左右拨动。操作时指尖不离皮肤，随皮肤之活动而上下、左右拨动。以剥离粘连、舒理肌筋。

施上法放松颈肩部肌筋后，术者以双手掌及手指托于患者双侧下颌部，拇指置于枕部，随呼吸缓慢向上牵拉颈肩部肌肉，患者吸气时上引，呼气时还原。术者一手扶头部，一手按摩肩部肌筋，后做侧扳加压手法，可重复数次，以缓解肌肉紧张，恢复肌筋伸展性。

2. 药物治疗

（1）肝肾亏虚型

治法：舒筋散节，强筋健骨。

内服方：内服强筋壮骨丸。

外用方：外敷强筋壮骨散，颈肩部条索、结节明显者酌加独芷止痛散。外贴舒筋续断药贴或宝根续筋膏。

（2）风寒痹阻型

治法：祛风散寒，通络止痛。

内服方：寒湿筋痛胶囊。

外用方：外敷双活除痹散，或外贴羌独双乌除痹药贴、草附蠲痹膏。

【康复锻炼】

参见“颈椎病”康复锻炼。

八、颈椎管狭窄

由于外伤、劳损等因素，颈椎骨质增生、黄韧带松弛肥厚等退行性改变，颈椎先天畸形，导致颈椎管矢状径变窄，小于 13mm，或椎体与椎管矢状径比值小于 1∶0.75 而引起脊髓的压迫症状。多见于中老年人。

【病因病机】

素体虚弱或年老体衰，肝肾亏虚，筋骨懈惰，颈椎失稳，外伤和劳损可造成颈椎椎节失稳和松动，筋弛骨痿，气血不足，循行不畅，或因复遭风寒侵袭，从而导致经络受阻，筋肉僵凝疼痛而发病。颈部肌筋慢性劳损，而使颈筋损伤撕裂，血不循经，溢于脉外，瘀阻气机，不通则痛，而发本病。风为百病之长，寒性收引、凝滞，湿性重着。风、寒邪夹杂侵袭颈部筋肉，使颈筋气血凝滞，经络闭阻，筋脉不舒而发生颈项疼痛，此种情况多在睡眠时、颈肩外露，遭受风寒邪侵袭而发病。此为本虚标实之证。

头颈部外伤，除造成骨折脱位的严重损伤以外，也可造成急性颈椎间盘髓核突出、韧带及关节囊损伤，创伤性水肿、渗出，局部出血，血肿机化，造成椎管内容积变小，压迫脊髓。

慢性劳损所导致的颈椎间盘、关节突关节、韧带的退行性变，在椎体的后缘形成骨刺，关节突关节增生肥大，黄韧带松弛、增厚而突入椎管，后纵韧带纤维增生及硬化，造成颈椎管矢状径的变小，对脊髓产生机械性压迫。

先天发育性椎管狭窄，由于胎生性椎管发育不全，椎管矢状径绝对值小于 12mm，椎管狭小，椎管内有效间隙缩小，脊髓组织处于临界饱和状态。如遇外伤、劳损、退行性变等因素，极易刺激、压迫脊髓而引起症状。这种情况，不但发病早，病情重，且治疗困难，预后也差。

【辨证分型】

1. **瘀血阻络型** 患者有明显的外伤史，发病急，颈项部痛有定处，强迫体位，活动受限，舌暗有瘀斑，苔薄，脉弦。

2. **风寒痹阻型** 患者起病缓慢，颈项痛有定处，上肢麻木发冷，气候变化可致症状加重。舌淡，苔薄白，脉弦紧。

3. **肝肾亏虚型** 患者发病缓慢，并且反复发作，颈肩疼痛，上肢麻木，劳累后加重，行走时可见间歇性跛行。可有腰膝酸软、耳鸣、耳聋、多梦等。舌红，少苔，脉弦细。

【临床表现】

颈部僵硬，后伸或侧屈活动受限。上肢可出现一侧或两侧的麻木、疼痛，手无力，持物不稳，精细动作困难。下肢感觉、运动障碍，单侧或双侧下肢麻木、沉重感，行走困难，双脚有“踩棉花感”、间歇性跛行等。严重者胸部有“束缚”感。

【诊断】

1. **病史** 发病年龄多在 40 岁以上，有颈部慢性劳损病史。

2. **症状与体征** 颈部僵硬，后伸或侧屈活动受限，棘突或棘突旁有压痛。上肢可出现一侧或两侧的麻木、疼痛，手无力，持物不稳，精细动作困难。肱二头肌、肱三头肌腱反射亢进，霍夫曼征阴性或罗索利莫征阳性。下肢多有感觉障碍，浅反射减退或消失，深感觉存在；下肢肌张力增高，呈不完全性痉挛性瘫痪。膝、跟腱反射亢进，踝、髌阵挛阳性，肌痉挛侧的巴宾斯基征阳性。感觉障碍平面不规则，躯干部常从第 2 肋或第 4 肋以下感觉障碍，胸或腹部发紧有“束带感”，部分患者有大小便功能障碍。如若出现痛觉、温觉与触觉分离现象，多为脊髓半侧受压所致。椎间孔挤压试验和臂丛神经牵拉试验阴性。

3. **辅助检查**

（1）X 线检查：颈椎平片可见颈椎变直或向后成角，椎间隙狭窄，椎体后缘骨刺形成，椎管矢状径变小，多在 13mm 以下，椎体与椎管比值小于 1：0.75，过伸过屈位片可显示椎节不稳或梯形变，斜位片可见椎间孔变小，关节突关节重叠，韧带钙化等。

（2）CT 检查：应作为常规检查，显示椎体后骨刺、椎管容积、黄韧带和后纵韧带的增厚及钙化情况。

（3）MRI 检查：判断脊髓受压和脊髓的变性情况，可了解压迫源是骨刺、椎间盘或是增厚的黄韧带等。

【治疗】

1. 手法治疗

（1）手法要点：手法宜轻柔，可用理筋、揉筋、拨筋、拿捏、按摩、点穴、滚法、夹脊振筋等通筋手法，禁止使用颈部旋扳法，避免加重脊髓及周围血管的挤压。重点使用揉筋、理筋、点穴和手法弹力牵引。

手法治疗时瘀血阻络型以丹归止痛药酒为介质，风寒痹阻型以温筋除痹药酒为介质，肝肾亏虚型以强筋壮骨药酒为介质。

（2）手法操作：患者取坐位，术者以双手四指指腹，由轻到重再轻，自上而下，沿双侧胸锁乳突肌、斜方肌、颈肌进行螺旋式按摩。后双手拇指指腹交叉揉按，顺理颈椎棘上、棘间韧带和沿颈部肌筋进行拨筋、理筋。再以手小鱼际滚揉肩胛提肌、斜方肌、菱形肌、冈上肌等以放松肌筋。用双手拇指顺棘肌进行推揉，沿颈椎棘突两旁进行“夹脊振筋”，调整筋位。其后拇指点揉夹脊穴，以松解痉挛、通经活络，以通任督二脉。

术者双手抱定患者头部，拇指顶于枕后，其余四指托住下颌，随呼吸轻缓用力向上端提头颈，再做前屈、后伸与左右环转活动，活动范围由小到大，手法要稳、准、轻、柔，以松弛强直的颈部肌筋，并通过肌筋、关节等组织的有机联系，利用其连带关系，既可直接或间接地调整颈椎微细的生理平衡状态，又可增进肌筋弹力。

2. 药物治疗

（1）瘀血阻络型

治法：行气活血，祛瘀止痛。

内服方：丹七止痛胶囊。

外用方：外敷逐瘀止痛散。疼痛明显者酌加理气定痛散。或外贴丹归肿痛药贴、僧登消肿膏。

（2）风寒痹阻型

治法：祛风散寒，除痹通络。

内服方：寒湿筋痛胶囊。

外用方：外敷双活除痹散，伴有麻木、冷痛者可选用蠲痹散。或外贴羌独双乌除痹药贴、草附蠲痹膏。

（3）肝肾亏虚型

治法：补益肝肾，补髓通督。

内服方：强筋壮骨丸、内服强筋壮骨药酒。

外用方：外敷养骨活血散加补髓通督散。或外贴归芪健骨药贴、六仲养骨膏。

3. 牵引治疗　仰卧位，头颈部套上牵引套与床面呈 15°交角，分别固定于枕部及下颌部，垫枕高 5 ~ 10cm，牵引重量 2 ~ 3kg，每天 2 次，每次 30 ~ 40min。若牵引期间患者症状加重，应及时停止牵引，休息或调整牵引角度或重量至症状消失。

4. 其他治疗

（1）针灸疗法： 取风池、颈夹脊穴，得气后在颈部盖上两孔灸盒，出现慢性进行性四肢瘫痪特征者，上肢取肩髃、曲池、内关、合谷，下肢取髀关、伏兔、阳陵泉、足三里、悬钟，用电针治疗。

（2）物理治疗： 超声波配合药酒（瘀血阻络型选用丹归止痛酒，风寒痹阻型选用温筋除痹酒），可根据患者情况每日予以单项或多项选择性治疗。

【康复锻炼】

颈椎管狭窄患者禁止行颈部旋转及过伸、过屈活动锻炼。锻炼目的主要为增强颈部肌力，恢复颈部稳定性，改善局部血液循环从而缓解症状。故可行颈部静力抗阻动作进行锻炼。

第二节　肩部筋伤

一、肩袖损伤

肩袖损伤是造成肩部疼痛和功能障碍的常见原因。近年来，随着人口老龄化趋势加剧及老龄人群参加体育运动的比例不断增加，肩袖损伤的发生率逐渐增加。据文献报道，在肩部病变中，肩袖病变约占 60%。60 岁以下人群中，肩袖全层撕裂的发生率低于 6%，60 岁以上人群中达到 20% ~ 30%，70 岁以上人群中达到 50%。

【病因病机】

肩部扭挫伤常因过度扭转或直接打击所致。如肩部突然发力搬抬重物，肩部骨折、脱位等因素均可致使肌筋受损，筋位失常，血脉瘀滞，为肿为痛发病。或因风、寒、湿邪夹杂侵袭肩部筋肉，而致气血凝滞，经络痹阻，筋脉拘急而发生疼痛。素体虚弱或年老体衰，肝肾亏虚，筋骨懈惰，筋弛骨痿，气血不足，筋失濡养，或因疲劳过度，或因复遭风寒侵袭，从而导致经络受阻，气血运行不畅，筋肉僵凝疼痛而发病。

西医认为肩袖损伤的病因尚无准确的定论，目前较为公认的病因主要为两个方面，第一是因外伤机械性损伤引起。第二为内源性的退变所导致。

1. 退变学说　肩袖止点退化表现为潮线的复制和不规则，正常的四层结构（固有肌腱、潮线、矿化的纤维软骨和骨）不规则或消失，或出现肉芽样变。这些变化在 40 岁以下的成人中很少见，但随年龄增长呈加重的趋势。

研究表明，肌腱止点病变的病理特点，肌纤维在止点处排列紊乱、断裂及骨赘形成。肱骨头软骨边缘与冈上肌腱止点间距离——袖沟退变程度与袖沟宽度成正比。肌腱止点变性降低了肌腱张力，成为肩袖断裂的重要原因。肌腱的退化变性、肌腱的部分断裂及至完全性断裂在老年患者中是常见病因。

2. 血运学说　Codaman 最早描述了危险区（critical zone）位于冈上肌腱远端 1cm 内，这一无血管区域是肩袖撕裂最常发生的部分。尸体标本的灌注研究都证实了危险区的存在，滑囊面血供比关节面侧好，与关节面撕裂高于滑囊面侧相一致。

3. 撞击学说 肩撞击征的概念首先由 Neer 于 1972 年提出，冈上肌腱在肩峰与大结节之间通过，肱二头肌长头肌腱位于冈上肌深面，越过肱骨头上方止于顶部或肩盂上粗隆。肩关节运动时，这两个肌腱在肩喙穹下往复移动。肩峰及肩峰下结构的退变或发育异常或者因动力原因引起的盂肱关节不稳定，均可导致冈上肌腱、肱二头肌长头肌腱及肩胛下肌腱的撞击性损伤。早期为滑囊病变，中晚期出现肌腱的退化和断裂。

4. 创伤 创伤作为肩袖损伤的重要病因已被广泛接受。劳动作业损伤、运动损伤及交通事故都是肩袖创伤的常见原因。Neviaser 等在 40 岁以上的患者中发现，凡发生盂肱关节前脱位者，在复位之后，患肩仍不能外展者，其肩袖损伤的发生率为 100%，而腋神经损伤仅占 78%。在老年人中，未引起骨折或脱位的外伤也可以引起肩袖撕裂。任何移位的大结节骨折都表明存在肩袖撕脱性骨折。创伤就其暴力大小而言分为重度暴力创伤与反复的微小创伤，后者在肩袖损伤中比前者更重要。日常生活活动或运动中反复微小损伤造成肌腱内肌纤维的微断裂，这种微断裂为部分肌腱或全层撕裂。这种病理过程在从事投掷运动的运动员中常见。

【临床分型】

1. 急性损伤 有外伤史，肩部疼痛剧烈，活动受限，疼痛可牵扯至上臂中下段，夜间休息时疼痛可加重。舌暗有瘀斑，苔少，脉弦涩。

2. 慢性损伤 多由肩部牵拉损伤失治或过度劳作所致，肩部酸困疼痛，局部压痛较轻，活动不利，可见肩部肌肉萎缩明显。遇冷则发，天气变化时症状可反复，肩部肌肉僵硬。舌淡，苔薄白，脉沉细。

【临床表现】

肩前方疼痛，可以累及三角肌前方及外侧。急性损伤疼痛剧烈，呈持续性；慢性损伤为自发性钝痛。疼痛在肩部活动后或增加负荷后加重，肩外展到 60° ~ 120°范围时出现疼痛，外展角度超过此范围后疼痛减轻。肩部往往夜间症状加重。疼痛点多位于肱骨大结节近侧或肩峰下间隙。

【诊断】

1. 病史 有急性损伤或重复性损伤及累积性劳损史。

2. 症状与体征 肩部疼痛，急性患者往往在肩峰下可触及深在压痛，或小圆肌和冈下肌的止点部位有压痛。主被动肩关节上举、外展及外旋等活动均受限。病程长者可见肌肉萎缩及关节囊继发性挛缩及肩内旋。臂坠落试验阳性，撞击试验阳性，疼痛弧征阳性。

3. 辅助检查

（1）X 线检查：肩关节正位及冈上肌出口位 X 线片典型改变可见肩峰下表面硬化和骨赘形成、大结节硬化及囊性改变；肱骨头上移、肩峰下间隙变窄提示存在较大撕裂。X 线还有助于鉴别和排除肩关节骨折、脱位等损伤。

（2）磁共振成像：对肩袖损伤的诊断是一种重要的方法。磁共振成像能依据受损肌腱在水肿、充血、断裂以及钙盐沉积等方面的不同信号显示肌腱组织的病理变化。磁共振成像的优点是非侵入性检查方法，具有可重复性，而且对软组织损伤的反应灵敏，有很高的敏感性（达95%以上），但是高的敏感性很难区分与鉴别，导致较高的假阳性率。

（3）超声诊断： 超声诊断也属于非侵入性诊断方法。简便、可靠，能重复检查是其优点。对肩袖完全性撕裂能做出清晰分辨。高分辨率的探头能显示出肩袖水肿、增厚等挫伤性病理改变，肩袖部分断裂则显示肩袖缺损或萎缩、变薄。完全性断裂能显示断端和裂隙，并显示肌腱缺损范围。但检查结果的准确性依赖于检查者的技术水平。

（4）关节镜检查： 肩关节镜技术的发展非常迅速，已经成为多种肩关节疾病的主要治疗手段。一般用于疑诊为肩袖损伤、盂唇病变及盂肱关节不稳定的病例。

【治疗】

1. 手法治疗

（1）手法要点： 手法治疗前应明确诊断，避免误诊为肩周炎，这对于手法治疗尤为关键。急性期疼痛剧烈者手法宜轻，不宜生扳硬压。先止痛为主，再改善关节功能。

手法治疗时急性损伤以丹归止痛药酒为介质。慢性损伤者夹杂风寒湿邪以温筋除痹药酒为介质。素体瘙弱无力者以强筋壮骨药酒为介质。

（2）手法操作： 患者取坐位，术者以拇指点揉肩髃、肩贞、肩井等穴以通络止痛。以大或小鱼际肌按摩肩部，再用拇指拨筋、揉筋、理筋，拿捏斜方肌、三角肌、肩胛提肌、冈上肌、冈下肌及大、小圆肌等，以活血祛瘀、舒筋镇痛。对肩袖急性损伤者，伤处手法宜轻柔，以宣散瘀肿，理顺肌筋。

对已有肩关节活动受限和关节囊挛缩的患者可行运摇、展筋手法以松筋活节，伸展肌筋。术者立于患侧，一手把住患侧肩部，另一手持患肢肘部，将上肢逐步缓慢外旋、外展环转，切不可强行扳旋。在外展、外旋环转的同时，术者把持肩部之手拇指和其余四指对肌肉硬结及粘连处进行揉拨。当肩关节外展、外旋至最大角度后，持肘之手施以寸劲加大外旋、外展角度，以患者疼痛耐受为度。患肢伸肘，术者双手握持腕关节，在轻微牵引力下做患肩顺、逆时针环绕运筋手法。最后双手握持肩部远近两端施以聚合手法改善局部血液循环。

对于病程较长的患者，于手法治疗时多可触及硬结或条索样物，此时可施以拨筋法和理筋法，拨而理之、理而拨之，以松解粘连、消散筋结。切不可长时间反复拨动一处，力度以患者可耐受为限，避免产生新的损伤。

2. 药物治疗

（1）急性损伤

治法：行气活血，祛瘀止痛。

内服方：丹七止痛胶囊。肩部肿痛明显者内服散瘀肿痛方加减。

外用方：外敷消肿止痛散，或外贴丹归肿痛药贴、僧登消肿膏。

（2）慢性损伤

治法：祛风散寒，舒筋活节。

内服方：寒湿筋痛胶囊或舒筋通络方加减。

外用方：外敷温筋舒活散，或外贴舒筋续断药贴、宝根续筋膏。同时配合上肢熏洗散辅助治疗，熏洗时加入适量的温筋除痹药酒，散寒除湿的同时防止湿气侵入。以及上肢烫熨散熨烫患处。外贴归芪健骨药贴、六仲养骨膏。

3. 针灸治疗　针刺肩痛穴（即中平穴，肩周穴）配合运动疗法。肩痛穴，位于胃经循行路线上，为临床经验效穴之一，根据中医学“病在上者下取之；病在下者高取之”及“左病右取，右病左取”的治疗原则，左右交叉取穴，以针刺腓浅神经或腓深神经出现针感为宜，触电式针感向足面、足趾或外踝关节方向传导，同时嘱咐患者配合患肩的运动疗法，以疏导气血、消炎、止痛、舒筋。常用穴位有阿是穴、肩髃、肩髎、肩贞、曲池、外关等。辅以经穴治疗仪和特定电磁波，每次 20 ~ 30min，隔日 1 次。

【康复锻炼】

损伤初期锻炼以活血散瘀、缓解疼痛及预防粘连为目的，故可适当进行不对肩部肌筋造成拉伸的练习，以免加重损伤，如“耸肩”“钟摆”等动作。缓解期锻炼则以恢复关节功能为主要目的，可行“扶墙压肩”“大圆手”等动作进行康复，以缓解关节粘连，恢复关节活动度。

二、肱二头肌长头肌腱炎

肱二头肌长头肌腱长期磨损、退变产生炎症、粘连，引起肩痛和肩关节活动受限，称肱二头肌长头肌腱炎和腱鞘炎，是引起肩痛的常见病。本病早期得不到及时诊治，迁延日久最终可演变为肩周炎。

【病因病机】

肩部急性筋伤或肩关节超常限度运动，肌腱与腱鞘长期反复摩擦，再感受风寒湿邪侵袭，局部气血瘀滞，筋脉失养，风寒湿邪浸淫，流注关节，经络痹阻，筋脉拘急而致疼痛。严重者可致肌腱断裂而与腱鞘粘连。

【临床分型】

1. 急性期　为发病初始阶段，是急性炎症期，症状、体征逐渐加重，可因疼痛呈强迫性体位。

2. 粘连期　为疾病中期，为慢性炎症期，疼痛程度减轻，但增生、粘连导致肩关节活动严重受限。

3. 缓解期　为本病的恢复期或自愈过程，疼痛渐减，在治疗及日常生活、劳动中，肩关节的功能逐渐恢复。

【临床表现】

肩前疼痛，并可向上臂和颈部放射，可有肿胀、压痛。肩关节后伸时疼痛加重，也可在某一角度伸肩时出现疼痛，故患者常以健手托患肘，限制肩部活动。提物时可引起疼痛，肩外展、外旋受限。

【诊断】

1. 病史 患者常有肩部牵拉或扭曲等轻微外伤史或过劳史，部分患者因受风着凉而发病。

2. 症状与体征 早期表现为局部酸胀、不适感，以后逐渐加重，持续性疼痛，活动时加重，休息后皆可减轻，有时向三角肌和上臂放射。肱骨结节间沟处明显压痛，少数患者可触到条索状物。肱二头肌抗阻力试验、肩后伸试验均为阳性。

3. 辅助检查 超声检查有助于诊断，可见肌腱增粗、回声不均匀，部分病例腱鞘内可见液性暗区，暗区内见点状增强回声。

【治疗】

1. 手法治疗

（1）手法要点：急性炎症期以轻柔按摩、拿捏、点穴手法治疗。粘连期形成粘连后手法治疗则施以拨筋法、展筋法、运摇及牵抖法。缓解期以理筋法、揉筋、聚合手法治疗为主。手法治疗时急性期以丹归止痛药酒为介质。粘连期以舒筋通络药酒为介质。缓解期以温筋除痹药酒或强筋健骨药酒为介质，辨证施用。

（2）手法操作

1）按摩法：患者取坐位，术者以大或小鱼际肌按摩肩部三角肌内侧及胸大肌外侧，放松局部肌筋，促进炎症消除。

2）理筋法：患者取坐位，术者以拇指指腹沿肱二头肌长头肌腱走行区域，由上至下理顺局部肌筋，手法力度不宜过大。

3）揉筋法：患者取坐位，术者以拇指指腹于肱二头肌长头肌腱走行区域，由上至下螺旋式推揉局部肌筋，着力平稳深压。

4）拨筋法：患者取坐位，术者一手拇指压于肱二头肌长头肌腱，自上而下顺肱二头肌长头肌腱做左右拨动，或在筋结或痛点处做上下、左右拨动。操作时指尖不离皮肤，随皮肤之活动而上下、左右拨动。以剥离粘连、舒理肌筋。

5）点穴法：拇指指腹点揉天宗穴、肩髃穴、缺盆穴等通经止痛。

6）展筋法：患者取坐位，术者立于患肩侧后方，在上述手法施用后一手固定患肩，另一手把持患肢肘部，将上肢伸直位缓慢一张一弛外展、外旋或后伸，切不可强行扳拉。外展、外旋或后伸到最大限度时，持肘之手施以寸劲加大角度。可来回施法数次，以患者疼痛耐受为度。

7）牵抖法：患者取坐位，术者握患肢腕部，做患肢小幅度、高频率的上下抖动。在牵抖数次后突然加大抖动幅度，并在患肢下落时突然于腕部施加向远端的牵拉力。

8）运摇法：患者取坐位，做肩关节各轴向上的被动旋转、环转活动，注意此法应在维持一定牵引力度下进行操作。

9）聚合法：患者取坐位，术者双手把持肩部远近两端，同时向患处聚拢，待局部皮肤微红后缓慢放松双手。

2. 药物治疗

（1）急性期

治法：行气活血，祛瘀止痛。

内服方：丹七止痛胶囊。

外用方：外敷理气定痛散，或外贴丹归肿痛药贴、僧登消肿膏。

（2）粘连期

治法：舒筋通络，通利关节。

内服方：通利关节方加减。肌肉痿弱者加续断、狗脊；气虚者加黄芪；血虚者加血竭、阿胶；关节酸胀痛者加桂枝、防风、威灵仙。

外用方：外敷舒筋通络散，有酸痛、畏冷、麻木者加温筋舒活散。或外贴舒筋续断药贴、宝根续筋膏。

（3）缓解期

治法：温筋通络，强筋健骨。

内服方：寒湿筋痛胶囊或祛痛强筋丸。

外用方：外贴归芪健骨药贴、六仲养骨膏。同时配合上肢熏洗散辅助治疗，熏洗时加入适量的温筋除痹药酒，散寒除湿的同时防止湿气侵入。以及上肢烫熨散熨烫患处。

3. 针灸治疗　针灸配合运动疗法。中平穴位于胃经循行路线上，对侧取穴，左病右治。以针刺腓浅神经或腓深神经出现针感为宜，触电式针感向足面、足趾或外踝方向传导，同时嘱患者配合患肩的活动。

【康复锻炼】

急性炎症期过后，逐渐加强患肢功能锻炼，以“托掌”“云手”等活动为主，同时配合肩关节其他各种运动。

三、肩峰下滑囊炎

肩峰下滑囊又称三角肌下滑囊，是全身最大的滑囊之一。位于肩峰和喙肩韧带下方、三角肌深面。其主要功能为防止肱骨大结节与肩峰及三角肌之间的摩擦。中老年人常因关节囊退变和慢性劳损而导致本病。

【病因病机】

本病可因急性损伤和慢性劳损所致。急性损伤多因肩部受到外力直接作用于三角肌，导致滑囊和局部筋脉受损而血瘀气滞，经络闭阻，不通则痛。由于外伤治不及时，或因过劳，加之中老年气血虚弱，血不荣筋，风寒湿邪侵袭而客于经脉、流注筋肉关节而引起，属于劳损病变。

【临床分期】

1. 急性期　症状、体征逐渐加重，直至疼痛、功能受限达到顶点。

2. 慢性期　疼痛程度减轻，但瘢痕、粘连导致肩关节活动受限。

【临床表现】

急性发作时，肩部出现广泛疼痛及运动受限，活动时局部疼痛加重，尤其在外展、外旋时，严重者可影响睡眠。慢性发病时，疼痛多不明显，疼痛部位往往不在肩关节而是放射到三角肌止点，对肩关节活动有一定影响。

【诊断】

1. 病史　有肩部损伤或慢性劳损史。

2. 症状与体征　肩峰外有局限压痛，但当肩外展时，肱骨大结节隐入肩峰下，压痛不能查出。肩关节外展、外旋活动受限。

3. 辅助检查　X 线检查无特异性，可以排查其他疾病。后期可见冈上肌腱的钙化阴影。肩关节 MRI 及超声可以清晰显示肩周组织的结构，对诊断有指导意义。

【治疗】

1. 手法治疗

（1）手法要点：急性期施以轻手法治疗，忌用重手法及扳压患肩。慢性期的手法治疗以松解粘连、改善关节活动为目的。手法治疗时急性期以丹归止痛药酒为介质。急性疼痛缓解后及慢性期以舒筋通络药酒为介质。

（2）手法操作

1）急性期：患者取坐位，术者用小鱼际沿肩部周围进行按摩，再用拇指指腹沿冈上肌、三角肌从内向外进行揉筋、理筋，顺理肌筋。配合指针点揉肩髃透极泉、天宗、阿是穴等通络止痛、激发经气。

2）慢性期：先行按摩、揉筋将肩部的肌肉放松，后施以拨筋、弹筋手法，以拇指指尖从上向下左右来回拨动肩部肌筋紧张处或筋结点，后以拇、示、中指对向合拢，将肩部冈上肌、三角肌、大圆肌、小圆肌肌束、肌腱提起，在手指中捻动后迅速自指间弹出放松。可在牵拉运摇法的同时，拇指和其余四指在肩部进行揉筋、拨筋、理筋及牵抖、展筋手法松解粘连，修复组织和肌筋弹性。最后术者双手分别在肩峰远近端向滑囊处施以聚合手法，以改善局部血液循环，促进炎症吸收。

2. 药物治疗

（1）急性期

治法：行气活血，祛瘀止痛。

内服方：丹七止痛胶囊或散瘀肿痛方加减，如瘀肿重者可加延胡索、郁金理气导滞；如瘀血化热可加金莲花、栀子、苍术、黄柏或金荞果。

外用方：外敷消肿止痛散，或外贴丹归肿痛药贴、僧登消肿膏。

（2）慢性期

治法：舒筋通络，除痹止痛。

内服方：通利关节方加减，兼有风寒湿邪者加桂枝、木瓜、威灵仙等；关节活动不利者可加伸筋草、舒筋草。寒湿重者可口服羌归蠲痹胶囊。

外用方：外敷舒筋通络散，或外贴宝根续筋膏、舒筋续断药贴。同时也可以配合上肢烫熨散和上肢熏洗散治疗。

3. 针灸治疗　主穴为肩髃透极泉、肩髎、肩前，配穴为曲池、天宗等，用平补平泻法，留针 20min。疼痛较重者可使用电针加强刺激，久病受寒湿侵袭者则可用温针温经通络。

【康复锻炼】

参见“肱二头肌长头肌腱炎”康复锻炼。

四、肩关节周围炎

肩关节周围炎，又称粘连性肩关节囊炎。属中医“痹证”范畴，俗称“五十肩”“冻结肩”“漏肩风”。是肩关节周围肌肉、韧带、肌腱、滑囊及关节囊的慢性损伤性炎症，肩周炎是一种临床综合征。据统计资料表明，肩关节周围炎的临床发病率达到 20.6%，约占肩部疾患的 42%。女性多于男性（约 3∶1）。

【病因病机】

40 岁以上中老年人外伤失治及长期劳损，肾气不足，气血渐亏，血不荣筋，正气下降，又因肩部卧露当风受凉，寒凝肌筋，经脉拘急而致本病。故风寒湿邪侵袭、劳伤为其外因，肝肾亏虚、血不荣筋为其内因。

【临床分型】

1. 风寒湿阻型　肩部窜痛，畏风恶寒，或肩部有沉重感，肩关节活动不利，复感风寒之邪痛增，得温痛缓。舌质淡，苔薄白或腻，脉弦滑或弦紧。

2. 气滞血瘀型　外伤筋络，瘀血留着，肩部肿胀，疼痛拒按，或按之有硬结，肩关节活动受限，动则痛甚。舌质暗或有瘀斑，苔白或薄黄，脉弦或细涩。

3. 肝肾亏虚型　肩部酸痛日久，肌肉萎缩，关节活动受限，劳累后疼痛加重，伴头晕目眩，气短懒言，心悸失眠，四肢乏力。舌质淡，苔少或白，脉细弱或沉。

【临床表现】

多无明显外伤史，起病缓慢，疼痛可急性发作，夜间加重。常因上肢外展、上举动作时引起疼痛而被注意。其主要表现为肩部疼痛逐渐加重，肩关节活动受限或肩部僵硬，疼痛可为钝痛、刀割样痛。疼痛一般位于肩前外侧，有时可放射至前臂或手部、颈部、背部，也可因运动加重，但无感觉障碍。肩部畏冷恶风，即使在暑天也不敢露肩吹风。

【诊断】

1. 病史　多数病例呈慢性发病，亦有疼痛较重及进展较快者，个别病例有轻微外伤史。

2. 症状与体征　肩部疼痛，肩关节活动受限或僵硬。局部压痛点在肩峰下滑囊、肱二头肌长头肌腱、喙突、冈上肌附着点等处，以肩关节外展、外旋、后伸障碍最为显著，肩部软组织间发生广泛性粘连时，肩关节各个方位活动均受到限制。病程较长者，可见肩胛带肌萎缩，尤以三角肌萎缩明显，由于关节囊挛缩致肱骨头呈内旋位。

3. 辅助检查 X线检查早期无阳性发现，晚期可出现肱骨头骨质疏松，关节间隙变窄，肌腱或韧带钙化影等。超声检查可见肩部组织结构出现毛糙、增厚、异常强回声，或回声不均匀、杂乱、中断，局限性异常信号等表现。

【治疗】

1. 手法治疗

（1）手法要点： 肩周炎急性期手法宜轻，应以患者耐受为度，不宜操之过急。以止痛为主，关节功能恢复为辅，以免加重疼痛，甚至造成骨折或脱位。冻结期及解冻期手法可稍重，以松解粘连、恢复关节活动度手法为主。

手法治疗时风寒湿阻型以温筋除痹药酒为介质。气滞血瘀型以丹归止痛药酒为介质。气血亏虚型以强筋壮骨药酒为介质。

（2）手法操作： 患者取坐位，术者立于患侧，先用轻手法审视痛点，以四指指腹由轻到重再轻，自上而斜下，沿斜方肌、三角肌、胸大肌、冈上肌、冈下肌、大小圆肌、肱二头肌、肱三头肌以理筋法、揉筋法顺理肌筋。再以拇指施拨筋及弹筋法，弹拨胸大肌、肱二头肌长头肌腱、大小圆肌、冈上肌、冈下肌肌筋。

点穴法：点揉肩井、肩髃、肩髎、肩贞、天宗、缺盆、条口等穴位，透穴肩贞。以解痉止痛。

运摇法：以右肩为例，术者左手拇指于肩贞穴处，四指于喙突处，虎口呈钳形固定肩部，术者另一手把持患者右肘由内向外运摇上臂，同时左手拇指揉拨肱二头肌腱。配合上臂外旋、外展，松解肱二头肌长头肌腱在结节间沟处的粘连。

展筋法：冻结期患肩行肌筋松解完成后可施展筋手法松解粘连。术者立于患侧，一手把住患侧肩部，另一手持患肢肘部并屈肘，将肩关节由内向外做旋转动作，再将上肢逐步缓慢外旋、外展，切不可强行扳旋。当肩关节外展、外旋至最大限度时，持肘之手施以寸劲，有时可闻及粘连被撕裂的声音。外展、外旋及寸劲力度以患者疼痛耐受为度。

牵抖法：术者双手握住患腕，向远端用一定力量牵引上肢，同时做上肢的快速、高频率抖动，后用寸劲做快速牵拉抖动。

束悗疗法：束悗锁骨下动脉。患者取坐位。术者在施束悗疗法前，在锁骨上窝中点的锁骨下动脉，术者拇指指腹向内向下按压搏动的锁骨下动脉（缺盆穴处），直至上肢有酸麻胀感，持续时间30～40秒，然后突然把手指放开，肩臂可有热流扩散感，该法反复操作3次。

2. 药物治疗

（1）气滞血瘀型

治法：行气活血，祛瘀止痛。

内服方：散瘀肿痛方加减，疼痛明显者加乳香、没药。兼有风寒湿痹的患者加桂枝、威灵仙等。

外用方：外贴丹归肿痛药贴或僧登消肿膏。

（2）风寒湿阻型

治法：祛风散寒，通络止痛。

内服方：寒湿筋痛胶囊或加味蠲痹方加减。寒盛者加制川乌、桂枝，湿邪重者加薏苡仁、苍术、秦艽。亦可加地龙、全蝎以通络止痛。

外用方：外敷双活除痹散，可触及结节者加独芷止痛散。或外贴羌独双乌除痹药贴、草附蠲痹膏。同时配合上肢熏洗散辅助治疗，熏洗时加入适量的温筋除痹药酒，散寒除湿的同时防止湿气侵入。以及上肢烫熨散熨烫患处。

（3）肝肾亏虚型

治法：补益肝肾，通络止痛。

内服方：祛痛强筋丸，亦可每日服用少量的强筋壮骨酒。

外用方：外贴舒筋续断药贴或六仲养骨膏。

3. 针灸治疗　同“肩袖损伤”。取穴有肩髃、肩外俞、巨骨、臑俞、曲池等，并可取阿是穴，用泻法，得气后辅以经穴治疗仪及特定电磁波加强针刺刺激，留针20～30min，结合艾灸，每日或隔日1次。

【康复锻炼】

参见“肩袖损伤”康复锻炼。

五、冈上肌腱炎

冈上肌腱炎，又称冈上肌腱综合征。多发于中年人，男性多于女性。

【病因病机】

冈上肌腱炎属中医“痹证”范畴，尤以中老年患者，气血亏虚，血不荣筋，肌筋退变，营卫失调，感受风寒湿邪、劳损、外伤所致，引起气血凝滞、风寒痹阻，不通则痛。

当肩外展至90°时，肩峰下滑囊完全缩进肩峰下面，冈上肌腱很容易受到摩擦，日久形成劳损。中年以后冈上肌退行性变，更易劳损，呈慢性炎症改变，即冈上肌腱炎，临床比较多见。少数患者的冈上肌腱渐趋粗糙，甚至钙化，或有冈上肌腱的部分断裂。肩部急性伤筋，特别是中年以上患者，将加重冈上肌腱的退变，转变为冈上肌腱炎。

【临床分型】

1. 急性期　本期为发病阶段，是急性炎症期，症状、体征逐渐加重，直至疼痛、功能受限达到顶点。

2. 慢性期　本期自急性期渐变而来，患者随疼痛的消减，在治疗及日常生活劳动中，肩关节的活动度逐渐恢复。

【临床表现】

多数病例发病缓慢，肩部渐起疼痛，用力外展时疼痛较明显，动作稍快时，肩部肌筋咿呀作响。当主动外展至60°～120°时，因疼痛而不能继续外展及上举，当超过该角度时疼痛则可减轻，且可继续主动上举。

【诊断】

1. 病史 好发于中年以上的体力劳动者、家庭妇女、年轻运动员。除急性损伤外，一般慢性起病或有轻微外伤。

2. 症状与体征 发病后肩部外侧疼痛，有时向颈部或上肢放射，肱骨大结节上方压痛，肩关节主动外展于60°～120°时出现疼痛，< 60°和> 120°运动时无痛，称为“疼痛弧”。

上臂坠落试验：患肢被动上举90°～120°，撤除支持，患肢不能自主维持原位而迅速下坠并引起肩痛者为阳性。

3. 辅助检查

（1）X线检查：肩关节X线片对本病无特殊意义，但有助于排除其他问题。在正位片中有时可见肱骨大结节骨密度增高或骨硬化，少数出现囊性变，有的肩峰下缘不规则，少数有骨赘形成。

（2）MRI检查：MRI检查可见冈上肌腱信号改变，肌腱增粗或变薄，或有轻微的肌腱撕裂。

（3）超声检查：超声下可见冈上肌筋膜增厚，肌肉纹理紊乱。

【治疗】

1. 手法治疗

（1）手法要点：治疗中施用拨筋手法时指尖不离皮肤，随皮肤之活动而上下、左右拨动，且力度适中。运用运摇及牵抖手法时以患者疼痛耐受为度，不可生扳硬拉，以免加重肌腱撕裂或断裂。

手法治疗时急性期以丹归止痛药酒为介质。急性疼痛缓解后及慢性期以舒筋通络药酒为介质。

（2）手法操作：急性炎症期以轻手法治疗，主要以理筋法和按摩法作用于冈上肌，拇指指腹或大鱼际顺筋由近至远以行气活血。点揉肩井穴、肩髎穴以解痉止痛。拇、示、中指成钳形拿捏冈上肌，捏之有力、拿之饱满，及弹筋手法以改善局部血供，舒缓肌筋。后期粘连形成后手法治疗则施以拨筋法、运摇法、聚合法。术者一手拇指压于冈上肌腱，自上而下顺冈上肌腱做左右拨筋、分筋，或在筋结或痛点处做上下、左右拨动，以剥离粘连、舒理肌筋。以运摇右肩为例，术者右手拇指于肩井穴处，四指扶于肩后外侧处，术者左手扶持患肘由前向后运摇肩关节，同时右手拇指对肩井穴点揉。

2. 药物治疗

（1）急性期

治法：行气活血，祛瘀止痛。

内服方：丹七止痛胶囊。

外用方：外贴丹归肿痛药贴或僧登消肿膏。

（2）慢性期

治法：舒筋通络，除痹止痛。

内服方：通利关节方加减，兼有风寒湿邪者加桂枝、木瓜、威灵仙、伸筋草等；关节活动不利者可加伸筋草、舒筋草。寒湿重者可加服羌归蠲痹胶囊。

外用方：外敷舒筋通络散，肌肉痿软无力者加强筋壮骨散；对有肩部麻木酸胀，游走肢臂痛者，可酌加温经通络散。或外贴舒筋续断药贴、宝根续筋膏。同时也可以配合上肢烫熨散和上肢熏洗散治疗。

3. 针灸治疗　取穴有肩髃、肩外俞、巨骨、臑俞、曲池等，并可取阿是穴，用泻法，得气后辅以经穴治疗仪及特定电磁波加强针刺刺激，留针 20 ~ 30min，结合艾灸，每日或隔日 1 次。

【康复锻炼】

康复锻炼主要于慢性期开始进行，可行患肢内收、外旋，耸肩及爬墙等动作锻炼，但在锻炼过程中应在微痛范围内进行。

六、胸锁关节损伤

胸锁关节损伤在临床比较少见，本节主要介绍胸锁关节的韧带损伤。

【病因病机】

过度的上肢上举、外展、外旋、后伸等动作，必然要靠胸锁关节的运动来补偿，间接受力于胸锁关节，或因外力由肩上方向后突然作用，外力沿锁骨传至胸锁关节，在该关节处发生杠杆的应力，如托举过重或舞伴配合不好，使应力方向发生改变，可导致损伤。又如锁骨的胸骨端骨骺未愈合前（25 岁之前）做强度过大的负重活动，反复地撞击、摩擦关节面，可引起锁骨的胸骨端骨骺软骨炎。直接暴力打击，亦可导致胸锁和肋锁韧带损伤，致使胸前肌筋受损，关节错缝，血脉瘀滞而经络闭阻，导致局部气血不畅，为肿为痛而致病。

【临床表现】

局部疼痛，轻度肿胀、压痛。咳嗽、深呼吸时均可引起疼痛。患侧肩关节活动时疼痛加重，严重时局部可见关节高凸。患者头偏向患侧，患肩下垂，肩关节活动受限。

【诊断】

1. 病史　局部多有外伤史。

2. 症状与体征　胸锁关节局部压痛明显，抬高患侧上肢时可引发局部疼痛。伴发有半脱位或脱位时按压锁骨近端可有弹性固定感。

3. 辅助检查　胸锁关节损伤的 X 线诊断需摄胸锁关节斜位及侧位片。轻度韧带损伤常无 X 线异常。胸锁关节脱位的 X 线征象主要是两侧胸锁关节间隙不对称，患侧关节间隙增宽，锁骨胸骨端向前或后方移位。常规 X 线片漏诊率较高，CT 横断及多平面图像重建（MPR）可提高对胸锁关节损伤的诊断价值。超声检查便于双侧关节间隙对比，并可了解关节周围软组织损伤情况。对称性 MRI 以其高软组织分辨率能直接评价胸锁关节周围的支持结构，在评价软骨性骨骺损伤及胸锁关节损伤方面可提供帮助。

【治疗】

1. 手法治疗

（1）**手法要点**：治疗中禁止采用牵抖或展筋手法，以免加重损伤或导致脱位程度加重。急性期疼痛较重者、胸锁关节骺软骨发炎的患者暂忌手法刺激。手法治疗时以丹归止痛药酒为介质。

（2）**手法操作**：患者取坐位，术者以拇指指腹在胸锁关节周围施以轻手法按摩，后以示指、中指从内向外顺锁骨上下缘捋揉。有胸锁关节脱位者，患者取坐位，一助手立于患者身后，以膝关节顶住患者后背并将两肩外展，术者以拇指将锁骨突起端向下按压使之复位。复位后以棉垫、纸壳压于关节处，以单“8”字绷带固定。

2. 药物治疗 急性损伤者局部外用消肿止痛散或外贴丹归肿痛药贴，内服丹归止痛胶囊。慢性损伤者局部外敷舒筋通络散加舒筋壮骨散，或外贴舒筋续断药贴、宝根续筋膏。

【康复锻炼】

初期避免患侧上肢大范围活动，以活动患侧肘、腕及手指关节为主。损伤中后期以调理呼吸气机为主，视恢复程度适当配合肩部活动，如“耸肩”“云手”等动作。

第三节 肘部筋伤

一、肘关节扭挫伤

肘部由多关节组成，关节周围的韧带多，而且肘关节有结构上的复杂性和日常生活与工作的多动性，故是发生损伤和劳损较多的关节。青少年和青壮年多发，男性多于女性。多发生于间接外力，是常见肘关节闭合性损伤。

【病因病机】

肘部扭伤多由间接外力所致，如跌仆或高处坠下，手掌着地，肘关节处于过度外展、伸直位，造成肘部关节囊、侧副韧带、环状韧带和肌腱不同程度的损伤。扭伤常损伤尺、桡侧副韧带，而以桡侧常见。伤后局部充血、水肿，严重者关节内出血、渗出，影响肘关节活动。部分患者可因直接暴力打击造成肘关节挫伤。外伤致使肌筋受损，筋位失常，血脉凝滞而经络闭阻，导致肘部气血不畅，气滞血瘀为肿为痛而致病。失治或治疗不当可致瘀结日久，聚结成块或硬结、血肿骨化而影响关节功能。

【临床表现】

肘部广泛疼痛，呈弥漫性肿胀，有时出现青紫瘀斑。肘关节的侧副韧带附着部压痛阳性，肘关节处于半屈伸位，活动障碍。部分严重的肘部扭挫伤，有可能是肘关节错缝后已自动复位，只有关节明显肿胀，已无脱位征，易误认为单纯性扭伤。在后期可出现血肿骨化，并影响肘关节的伸屈功能。

【诊断】

1. 病史 有明显外伤史。

2. 症状与体征 肘关节处于半屈伸位，弥漫性肿胀、肘窝饱满，疼痛、功能障碍，有的出现瘀斑。压痛点往往在肘关节的内后方和侧副韧带附着部。

3. 辅助检查 拍摄肘关节的正侧位 X 线片，排除肘关节的骨折、脱位，以及是否合并骨化性肌炎。

【治疗】

1. 手法治疗

（1）手法要点： 损伤急性期手法治疗不宜强刺激，更不能做粗暴的被动伸屈，以免加重损伤和充血，防止骨化性肌炎的发生。治疗时可以丹归止痛药酒为介质。急性疼痛缓解后以舒筋通络药酒为介质。

（2）手法操作： 患者取坐位，术者一手握定伤肢腕部，另一手以小鱼际部在伤肢肘部从上向下按摩，手法由轻到重，以散瘀消肿。还可指针点揉曲池、尺泽、手三里等穴位。

肘关节肿痛明显者，术者以示、中指指腹在肘后，从上向下顺尺骨鹰嘴两侧肘后窝理筋、揉筋，以消肿祛痛、清利关节。

急性损伤期，一定要在牵引手法下行肘关节的被动屈伸旋转，但手法宜轻柔、稳健，对关节骨错缝起到整复作用，以达“骨正筋柔”之效。

2. 药物治疗 早期内服丹七止痛胶囊，瘀肿严重者内服散瘀肿痛方。外贴丹归肿痛药贴或外敷消肿止痛散。有红肿热痛者加敷骨炎散 1 号。中后期内服舒筋通络方，外敷舒筋通络散。配合上肢烫熨散或熏洗散局部治疗。

【康复锻炼】

早期督促患者多做手指伸屈握拳活动，以利消肿，如“握拳增力”动作。2 周后肿痛减轻，可逐步练习肘关节的伸屈功能，如“云手”“大圆手”等动作，使粘连痉挛组织逐步松解以恢复正常。如做被动伸屈活动，必须是轻柔的、不引起明显疼痛的活动，禁止做被动粗暴的伸屈活动。

二、肘关节内侧软组织损伤

本症又称肘关节内侧疼痛症候群，是包括关节囊、尺侧副韧带、屈腕肌、旋前圆肌等软组织损伤的总称。

【病因病机】

由于肱骨内上髁是前臂屈腕肌、旋前圆肌和尺侧副韧带的共同起点，肘关节有超外展 10° ~ 15° 的携带角的特点，故内侧副韧带所受张力较大，应力较集中，尤其是有肘关节松动、携带角过大者，在肘关节频繁地负重伸屈活动时容易造成内侧软组织损伤或部分撕裂伤。

在肘关节活动中，任何使肘关节被动外展过伸或屈腕肌、旋前圆肌频繁猛烈收缩的动作，均可伤及肘部内侧软组织。如倒立的推顶，当肘部在半屈位伸腕屈肘时屈腕肌、旋前圆肌就处于猛烈收缩状态，稍有不慎就会使肘部受伤。若急性损伤后，未能彻底治愈也可转为慢性，形成肌肉、韧带钙化或无菌性炎症反应。

在肘关节内侧肌筋受损则气滞血瘀、筋脉拘急，反复劳损者气血不畅、血不荣筋、肌筋失养，为肿为痛而致病。伤后可因风、寒、湿三邪夹杂侵袭肘部内侧筋肉，使肘部气血凝滞，经络痹阻，筋脉挛缩而发生疼痛。

【临床分期】

1. 急性期 本期为发病阶段，是急性炎症期，症状、体征逐渐加重，直至疼痛、功能受限达到顶点。肘内侧压痛、肿胀，屈伸活动受限，用力时症状加重。

2. 慢性期 本期自急性期渐变而来，肘关节肿胀不明显，局部有压痛，关节力量差，受力时疼痛，可触及条索状结节。

【临床表现】

急性损伤患者可见肘部肿胀、疼痛剧烈，局部压痛明显，活动不利。慢性劳损患者疼痛多于剧烈活动后加重，平时多呈反复发作，屈腕活动能力下降。

【诊断】

1. 病史 急性损伤者，可有外伤史；慢性损伤者，多无典型外伤史，但有肘关节反复半屈位受力史。

2. 症状与体征 急性损伤患者肘关节内侧肿胀、瘀斑、压痛明显，肘关节外翻应力试验阳性。慢性劳损者肘内侧多无明显肿胀，压痛点局限。外翻应力试验阳性，肘管区神经干叩击试验阳性。

3. 辅助检查

（1）X 线检查：急性损伤除软组织肿胀外，无异常表现。慢性损伤可有韧带钙化、骨膜反应等，韧带、肌腱完全断裂时，关节间隙明显增宽。

（2）MRI 检查：肘关节囊韧带及滑膜增厚，可见其肘内侧关节间隙比正常增大；肘尺侧副韧带在 PDWI 序列正常低信号部分消失或中断，少数可见有肌肉、肌腱的低信号钙化影，周围软组织肿胀，在 T2WI 及 PDWI 序列均可见软组织内不均匀高信号影。但 MRI 对是否合并起点处的关节囊撕裂鉴别有困难。

（3）超声检查：侧副韧带部分断裂时超声显示在其内部可出现局限性无回声或低回声区，动态扫查时可见侧副韧带张力明显减低，完全断裂时超声表现为侧副韧带连续中断，断端增粗回缩，局部出现片状无回声区。

【治疗】

1. 手法治疗

（1）手法要点：手法治疗前先确诊侧副韧带损伤程度。部分撕裂者使用手法时以理顺肌筋为治疗目的。急性损伤局部充血伴红、肿、热、痛者，暂不宜手法刺激。手法治疗时急性损伤者以丹归止痛药酒为介质，慢性损伤以舒筋通络药酒为介质。

（2）手法操作：患者取坐位，术者一手握定伤肢腕部，另一手拇指点揉少海、小海、阴郄、合谷、肩髃，并透极泉等穴，以通经镇痛，再以手按摩伤痛处及肘关节，边按摩可边配合伤肘屈伸活动及顺肘内侧软组织由上至下进行拿捏、弹拨、聚合，以宣通气滞血瘀，消肿祛痛、激发经气。

2. 药物治疗

（1）急性期

治法：行气活血，祛瘀止痛。

内服方：丹七止痛胶囊。

外用方：外敷理气定痛散加消肿止痛散。疼痛明显者酌加逐瘀止痛散；有红肿热痛者加骨炎散1号。外贴丹归肿痛药贴、僧登消肿膏。

（2）慢性期

治法：舒筋通络，滋血生力。

内服方：祛痛强筋丸或舒筋通络方加减。

外用方：外敷舒筋通络散，有条索和结节者加独芷止痛散；风寒湿痹者加双活除痹散。或外贴舒筋续断药贴、宝根续筋膏。同时配合上肢熏洗散辅助治疗，熏洗时加入适量的温筋除痹药酒，散寒除湿的同时防止湿气侵入。以及上肢烫熨散熨烫患处。

3. 针灸治疗　采用围刺法，又称围针法。即在病变部位周围进行包围式针刺。首先在病灶中心针刺1～2针，随之在病灶边缘皮区（肘部），针尖呈15°角向病灶中心（最痛点）平刺0.5～1寸，针距相隔1.5～2cm。多针围刺法较单一毫针针刺作用明显加强，行气活血，祛邪通络，舒筋止痛，疗效好、见效快、痛苦小。小海穴为手太阳小肠经合穴，故活血舒筋。

【康复锻炼】

参见“肘关节扭挫伤”康复锻炼。

三、肱骨外上髁炎

肱骨外上髁炎是指肱骨外上髁伸肌总腱附着点附近的慢性损伤性炎症。发病率为1%～3%，属于中医“伤筋”“筋痹”“肘劳”范畴。多数为成年女性，以右侧多见。因好发于网球运动员故俗称为“网球肘”。是常见的肘部慢性劳损性疾病，由于肘关节活动频繁，损伤处血供差，故恢复较慢。

【病因病机】

本病可因急性损伤和慢性劳损所致。多由于气血虚衰，血不荣筋，营卫失调，风寒湿邪侵袭而瘀阻经筋、流注筋肉关节而引起，属于劳损病变。少部分患者由急性肌筋损伤而引起，急性损伤多由于前臂处于旋前位时腕关节突然背伸或直接暴力打击所致，筋脉受损而血瘀凝滞，经脉受损，闭阻经络，不通则痛。

【临床分型】

1. 急性损伤　急性损伤所致。肘部肿胀，疼痛拒按，或按之有硬结，肘关节活动受限，动则痛甚。舌质暗或有瘀斑，苔白或薄黄，脉弦涩。

2. 慢性劳损 多为长期慢性劳损所致。肘部酸胀痛反复发作，提重物和拧毛巾无力，畏风恶寒，或肘部有沉重感，肘关节活动不利，遇冷痛增，得温痛缓。舌质淡、苔薄白或腻，脉弦滑或弦紧。

【临床表现】

肘关节外侧疼痛，局部有时可有轻度肿胀，旋转前臂疼痛加重，不能做握拳、旋转前臂动作，握物无力，延久则有加重，如提重物、扭毛巾，甚至扫地等动作均感疼痛、乏力，疼痛甚至可向上臂及前臂放射，影响肢体活动，静息时多无症状。

【诊断】

1. 病史 一般起病缓慢，因急性损伤而发病者较为少见。

2. 症状与体征 腕伸肌腱起点处局限性压痛，局部多无明显肿胀，肘关节活动范围正常。前臂伸肌腱牵拉试验阳性（即肘屈曲，握拳，屈腕，然后将前臂主动旋前同时伸肘，引起肘外侧疼痛），前臂抗阻伸腕试验阳性，前臂抗阻旋后试验阳性。

3. 辅助检查

（1）X线检查： 通常无明显异常，有时可见钙化阴影、肱骨外上髁粗糙、骨膜反应等。

（2）超声检查： 急性期患者显示回声均匀减低，肌腱内血流信号增多。慢性病程长患者肌腱有不同程度增厚、回声不均匀，并见不规则钙化。

【治疗】

1. 手法治疗

（1）手法要点： 避免手法治疗时力量过大，以免加重疼痛和炎性反应。以按摩、理筋、揉筋、拨筋、叩击为主，活血化瘀、舒筋通络、激发经气、宣通气血。手法治疗时急性损伤者以丹归止痛药酒为介质，慢性损伤以舒筋通络药酒为介质。

（2）手法操作： 患者取坐位，术者一手握定伤肢手腕，另一手拇指点揉少海、小海、合谷及阿是穴，以通经镇痛。后在肘关节外侧及背侧顺筋施法，从上至下进行弹拨、理筋、揉筋、按摩、聚合，手法由轻到重，以活血祛瘀，开郁行滞，理筋祛痛。

对肱骨外上髁局部，疼痛放射至上臂前臂者，可以揉筋、拨筋患处，并以五指聚拢呈梅花状，以腕部自然下垂的力量叩击痛点。“以痛为输”，以激发经气、散瘀祛痛。

2. 药物治疗

（1）急性损伤

治法：行气活血，祛瘀止痛。

内服方：丹七止痛胶囊。

外用方：外敷理气定痛散加消肿止痛散。外贴丹归肿痛药贴、僧登消肿膏。

（2）慢性劳损

治法：舒筋通络，滋血生力。

内服方：寒湿筋痛胶囊。

外用方：外敷舒筋通络散，有条索、结节明显者加独芷止痛散；风寒湿痹者加双活除痹散。或外贴舒筋续断药贴、宝根续筋膏。同时配合上肢熏洗散辅助治疗，熏洗时加入适量的温筋除痹药酒，散寒除湿的同时防止湿气侵入。以及上肢烫熨散熨烫患处。

3. 针灸治疗　取曲池、尺泽、手三里、外关、阿是穴等穴位，针刺得气后辅以电针治疗仪及特定电磁波，留针 20 ~ 30min，隔日 1 次。或用梅花针叩打患处，3 ~ 4 天 1 次。

【康复锻炼】

在疼痛缓解情况下，做“托掌”“大圆手”等肘关节屈伸、旋转活动，以活血通络与滑利关节。并做“握拳增力”动作以增加肌力。

四、肱骨内上髁炎

肱骨内上髁炎，又名肘内侧疼痛综合征，俗称高尔夫球肘。以肘关节内侧疼痛，用力握拳及前臂做旋前伸肘动作（如绞毛巾、扫地等）时可加重，局部有多处压痛，而外观无异常为主。又称肱骨内上髁症候群、肱骨内上髁骨膜炎、肱桡关节内侧滑囊炎等。

【病因病机】

本病可因急性损伤和慢性劳损所致。肱骨内上髁为肌腱附着处，又有提携角特点，缺血和受力较大可致损伤筋脉，血不荣筋，风寒湿邪侵袭而瘀阻经筋、流注筋肉关节而引起，属于劳损病变。少部分患者由急性肌筋损伤而引起，多因腕关节背伸、前臂半旋前位时，受到肘的外翻伤力，使紧张的屈腕肌群突然被动过牵，致筋脉受损而血瘀凝滞，经络闭阻，不通则痛。

【临床分型】

1. 急性损伤　急性损伤所致。外伤筋络，瘀血留着，肘部肿胀，疼痛拒按，或按之有硬结，肘关节活动受限，动则痛甚。舌质暗或有瘀斑，苔白或薄黄，脉弦涩。

2. 慢性劳损　多为长期慢性劳损所致。肘部酸胀痛反复发作，提物和拧物无力，畏风恶寒，或肘部有沉重感，肘关节活动不利，遇冷痛增，得温痛缓。舌质淡、苔薄白或腻，脉弦滑或弦紧。

【临床表现】

因长期劳累引起者，起病缓慢，初起时在劳累后偶感肘内侧疼痛，日久则加重，疼痛可向上臂及前臂尺侧腕屈肌放射。尤其在前臂旋前和主动屈腕时疼痛明显。肢体功能受限表现为屈腕无力。直接外力损伤者，肱骨内上髁处肿痛明显，前臂旋前及屈腕活动不利。

【诊断】

1. 病史　一般无明显外伤史，起病缓慢。偶有外伤史。

2. 症状与体征　初起在劳累后偶感肘内侧疼痛，疼痛可向上臂及前臂放射，肘关节活动受限，屈腕无力。直接碰撞伤者，以疼痛为主，肱骨内上髁可有红肿，前臂旋前、屈腕受限。对外伤引起合并肘部创伤性尺神经炎者，出现前臂及手的尺侧疼痛、麻木，环指及小指的精细动作不灵活。腕抗阻掌屈试验阳性、前臂抗阻旋前试验阳性，旋臂屈腕试验阳性。

3. 辅助检查

（1）X 线检查：多为阴性，晚期可见肱骨内上髁骨质密度增加或有钙化影。

（2）超声检查：急性期患者显示回声均匀减低，肌腱内血流信号增多。慢性病程长患者肌腱有不同程度增厚、回声不均匀，并见不规则钙化。

【治疗】

1. 手法治疗

（1）手法要点：避免手法治疗时力量过大，以免加重肌肉附着点损伤及炎性物质渗出。以按摩、理筋、揉筋、拨筋、叩击为主，激发经气、宣通气血。手法治疗时急性损伤者以丹归止痛药酒为介质，慢性损伤以舒筋通络药酒为介质。

（2）手法操作：患者取坐位，术者一手握定伤肢手腕，另一手拇指点揉少海、小海、合谷及阿是穴，以通经镇痛。后在肘关节内侧顺筋施法，从上至下进行按摩、弹拨、拿捏肘关节内侧软组织及揉拨前臂腕屈肌，手法由轻到重，以活血祛瘀，开郁行滞、理筋祛痛。再行聚合手法改善肘内侧血液循环，加速炎症物质代谢。

对肱骨内上髁局部，疼痛放射至上臂、前臂者，可以揉筋、拨筋患处，并以五指聚拢呈梅花状叩击痛点。“以痛为输”，以激发经气、散瘀祛痛。

2. 药物治疗　同“肱骨外上髁炎”用药。

【康复锻炼】

参见“肱骨内上髁炎”康复锻炼。

五、尺骨鹰嘴滑囊炎

该病又称“肘后滑囊炎”或“矿工肘”，是指肱三头肌腱附着于尺骨鹰嘴处的两个滑液囊，因外伤或劳损引起。好发于工作中肘部经常用力支撑和劳动时以前臂及肘部用力为主的人群，如田径运动员等。男性较女性发病率高，属创伤性、劳损性病变。

【病因病机】

本病可因急性损伤和慢性劳损所致。急性损伤多因肘尖部受到外力创伤导致筋脉受损而血瘀气滞，壅塞不通而肿胀、疼痛。肘关节频繁伸屈运动，加之气血瘀阻，血不荣筋，经脉不舒，或风寒湿邪侵袭而瘀阻经筋、流注筋肉关节而引起，属于劳损病变。

【临床分型】

1. 急性损伤　外伤筋络，瘀血留着，肘后部肿胀，疼痛拒按，可触及囊性包块，肘关节活动受限，动则痛甚。舌质暗或有瘀斑，苔白或薄黄，脉弦或细涩。

2. 慢性劳损　肘部酸胀痛，畏风恶寒，复感风寒之邪痛增。或肘后部有沉重感，肘关节活动不利，得温痛缓。舌质淡，苔薄白或腻，脉弦滑或弦紧。

【临床表现】

主要表现为鹰嘴部可见囊腔性肿块，直径在 2 ~ 4cm。急性创伤性滑囊炎由于大量血性浆液渗出，可出现局部红肿，皮温升高，有压痛，渗出液多时可有波动感，关节活动不利，逐渐形成圆形包块。慢性损伤，起病缓慢，主要表现为肘后疼痛进行性加剧，鹰嘴部呈囊性肿块，俗称“乒乓球征”，功能活动正常，晚期肘后因囊壁增厚，触之有钝厚感。

【诊断】

1. 病史　多有肘关节反复屈伸受力或肘后部外伤史。

2. 症状与体征　急性损伤后可出现局部红肿，皮温升高，有压痛，可有波动感，关节活动不利，逐渐形成圆形包块。慢性损伤肿胀多为圆形或椭圆形，可有波动感。囊性肿块边界清楚，推之可移动，与皮肤无粘连。

3. 辅助检查

（1）X线检查：晚期可见囊壁钙化阴影。尺骨鹰嘴结节变尖。

（2）超声检查：可见滑囊壁增厚及充血、水肿等。

【治疗】

1. 手法治疗

（1）手法要点：急性损伤有红肿热痛者不宜手法治疗。手法治疗时急性损伤以丹归止痛药酒为介质，慢性损伤以舒筋通络药酒为介质。

（2）手法操作：患者取坐位，术者一手握定伤肘手腕，另一手手掌在患者肘后从上向下按摩放松，拇指点揉天井穴、清冷渊穴通络止痛。然后屈肘，术者用拇指推挤滑囊使血肿破裂，再用示、中二指自上而下沿尺骨鹰嘴两侧顺理肌筋、滑利关节。滑囊壁无法破裂者可施以突然过伸法，术者一手持腕并屈肘，突然过伸肘关节，另一手以拇指抵住肿块处，顺势推挤滑囊使之破裂，可来回屈伸2～3次。再行按摩、理筋、运摇手法放松局部肌筋。

2. 药物治疗

（1）急性损伤

治法：活血化瘀，消肿止痛。

内服方：口服丹七止痛胶囊。

外用方：外敷消肿止痛散。有红肿热痛者加骨炎散1号。包块处加棉垫加压包扎。

（2）慢性损伤

治法：行气活血，舒筋通络。

内服方：舒筋通络方加减，肿胀明显者加栀子、冬瓜皮、木瓜、牛蒡子。酸胀、冷痛者口服寒湿筋痛胶囊。

外用方：外敷舒筋通络散。或外贴舒筋通络药贴、宝根续筋膏。同时配合上肢熏洗散辅助治疗，熏洗时加入适量的舒筋通络药酒，以及上肢烫熨散熨烫患处。

3. 针灸治疗　电针结合艾灸疗法，运用近部选穴原则，依“腧穴所在，主治所在”的治疗规律，取曲池、肘髎、小海穴，得气后用电针的连续波刺激。曲池、肘髎穴属手阳明经穴，旨在疏通经络气血。小海属手太阳经穴，可舒筋止痛。

【康复锻炼】

参见“肘关节扭挫伤”康复锻炼。

六、肘关节骨化性肌炎

发病原因常与关节及关节附近的外伤有关。又称外伤性骨化性肌炎、创伤性骨化、关节周围骨化等。是肘部外伤后较常见的并发症。多发生于儿童。

【病因病机】

多是在关节脱位、关节邻近骨折及严重关节扭挫伤后，由于骨膜被剥离掀起，形成较大的骨膜下血肿或局部受到强力的被动牵拉导致气滞血瘀、气血失和，瘀血和筋膜交织，日久聚结成块或硬结，引起血肿骨化。

儿童因其骨膜厚，外伤后较成年人易被掀起，骨膜下新骨形成也较快，故本病儿童多发。儿童肘部损伤若处理不当，损伤初期多次强行手法整复，可加重骨膜及其周围软组织损伤，使骨膜下血肿更广泛地向肌肉组织内扩散和沟通，钙化、骨化。另外，在肘关节损伤后的康复期，若进行强制性的被动活动或施行粗暴的手法按摩，或强行利用重磅悬吊牵引，重力牵拉以增加肘关节屈伸度，都可引起尚未紧贴骨皮质的骨膜被再次掀起，骨膜的掀起将不可避免地导致骨膜下骨化。

【临床表现】

肘部的骨化性肌炎，多在肘关节后脱位、肘关节扭挫伤或肱骨下端骨折时发生。早期局部肿胀较甚，伴有疼痛，于 3 ~ 4 周肿胀不见好转，软组织肿块较硬，逐渐增大，肘关节活动受限。当外固定解除后，发现肘前有坚硬肿物隆起，表面不光滑。约 8 周后包块停止生长，疼痛减轻或消失，但关节功能受影响，甚至强直。

【诊断】

1. 病史 肘关节损伤或肱骨下端骨折病史。

2. 症状与体征 肘前有坚硬肿物隆起，表面不光滑，可有压痛，肘关节活动受限，甚则强直。

3. 辅助检查 一般在伤后 4 ~ 6 周 X 线可在肘部见到骨化影，多在关节前方，开始呈云雾状环形钙化，以后逐渐轮廓清楚，中央透亮，成熟后外周骨化明显致密，其内为骨小梁，与邻近骨之间常有一透亮分界线。

【治疗】

1. 手法治疗

（1）手法要点：骨化性肌炎手法应轻柔，力量适中，以按摩、揉筋、拨筋手法为主，禁止采用暴力扳拉、屈伸等动作。手法治疗时以舒筋通络药酒为介质。

（2）手法操作：治疗时可施以按摩法、理筋法对上臂及前臂肌肉进行放松并理顺肌筋，并施按摩、揉筋法和拨筋法对软组织硬结、条索处周围进行松动，拨中有揉、揉中有拨，拨而理之、理而拨之，但力度不宜过大。拇指点揉曲池、尺泽、小海、手三里等穴通络止痛。可适当配合运摇手法屈伸、旋转活动肘关节。

2. 药物治疗

治法：行气活血，舒筋散结。

内服方：舒筋通络方加通利关节方加减。

外用方：外敷舒筋通络散加独芷止痛散。或外贴舒筋续断药贴或宝根续筋膏。上肢烫熨散熨烫患处。同时配合上肢熏洗散辅助治疗，熏洗时加入适量舒筋通络药酒。

3. 物理治疗　可选用蜡疗等方法治疗。

【康复锻炼】

该病的康复锻炼需在医生指导下进行，切忌患者自行盲目锻炼，以免加速骨化进程。在做肘关节屈伸活动的同时也应注重旋转功能的锻炼。患肢下垂并手提重物（如沙袋、哑铃等），在充分放松的状态下静态牵拉肘关节，根据患者肌力及骨化程度不同，物品重量约为 3～8kg。配合主动锻炼恢复屈曲功能，患者坐位于桌前，前臂旋后位置于桌面，躯体主动前倾以屈曲肘关节，力度以患者耐受为度。

七、旋后肌综合征

旋后肌综合征是桡神经深支（骨间背侧神经）在旋后肌腱弓附近被卡压，造成以该神经所支配的肌肉麻痹或无力为主要表现的一种综合征。临床上较为常见，又称前臂骨间背侧神经卡压综合征、桡神经卡压旋后肌综合征、旋后肌腱弓卡压综合征等。

【病因病机】

本病多见于手工业劳动者、键盘操作者以及某些运动员，因前臂伸肌过度使用所致旋后肌慢性创伤性炎症。类风湿关节炎、炎性肿胀、孟氏骨折、桡骨头骨折或脱位，以及局部软组织损伤所致的非感染性炎症均可使旋后肌腱弓处增生、粘连和瘢痕形成。旋后肌处良性占位性病变如腱鞘囊肿、脂肪瘤等，以及桡神经在旋后肌内行径异常，均可使神经受到过大压力而发生功能障碍。

本病多系外伤、劳损所致，气滞血瘀，经络受阻，血不荣筋，掣引肢节，以致疼痛麻木；或因风寒湿邪侵袭，客于肘部筋肉、关节，经络不通而致麻木疼痛为病。

【辨证分型】

1. 气滞血瘀型　多为前臂急性损伤所致。前臂疼痛拒按，肿胀明显，局部可见瘀斑，皮肤感觉异常。舌质紫暗，苔白，脉弦涩。

2. 风寒痹阻型　多为慢性劳损所致，体质虚弱，寒湿侵袭、内阻经络。局部肿胀不明显，可有压痛点，手指麻木，遇冷痛增，得热痛缓。劳累后症状加重，肌力减弱。舌质淡，苔薄白，脉弦紧。

【临床表现】

前臂背侧近端局部持续疼痛，无放射感，在前臂活动时疼痛稍有缓解，静息时反而加重，常有夜间痛醒史。本病的特征是垂指而不垂腕。伸拇指、伸其余各指或外展拇指肌力减弱，手指呈垂指状，掌指关节不能伸直呈屈曲 45°，尺侧腕伸肌和桡侧腕伸肌受累时，伸腕无力且桡偏。

【诊断】

1. **病史** 前臂外伤史或劳损史。

2. **症状与体征** 桡骨小头背外侧压痛，或可触到条索状肿物。垂指而不垂腕，伸拇指、伸其余各指或外展拇指肌力减弱或无力，手指呈垂指状，掌指关节不能伸直呈屈曲45°。在伸肘位做伸中指抗阻试验或前臂旋后抗阻试验时，可诱发肱骨外上髁内下方疼痛加剧。

3. **辅助检查**

（1）**肌电图检查**：拇伸肌、指伸肌有不同程度震颤，神经传导速度减慢。

（2）**X线检查**：难以确定肘关节附近及软组织损伤。

【治疗】

1. **手法治疗**

（1）**手法要点**：手法治疗时以松解肌筋为主，以舒筋通络、缓急止痛。治疗中应避免加重神经卡压症状，切忌痛点局部反复用力点压和粗暴手法。手法治疗时气滞血瘀型以丹归止痛药酒为介质，风寒痹阻型以温筋除痹药酒为介质。

（2）**手法操作**：患者取坐位，术者一手托住患侧肘关节，另一手对掌由上至下拿捏、提弹前臂肌群，其中以旋后肌为主。拇指点揉曲池、手三里等穴，并对所触肌束行理筋手法。当触及明显痛点时，可在局部以拇指点揉，且向尺、桡侧做拨筋手法，以松解肌筋。施力需深透，拨筋时拇指下有明显的肌束弹动感。以尺骨鹰嘴为中心于肘部做聚合手法，重复2～3次。维持前臂旋前位，屈腕至极限以牵拉前臂伸肌群数秒后放松。

2. **药物治疗**

（1）**气滞血瘀型**

治法：行气活血，祛瘀止痛。

内服方：丹七止痛胶囊。

外用方：外敷消肿止痛散合舒筋通络散。外贴丹归肿痛药贴或僧登消肿膏。

（2）**风寒痹阻型**

治法：活血祛风，温经散寒。

内服方：寒湿筋痛胶囊。

外用方：外敷蠲痹散加舒筋通络散。外贴舒筋续断药贴、宝根续筋膏。配合上肢熏洗散熏洗治疗。

3. **针灸治疗** 取曲池、尺泽、列缺、手三里、外关、阿是穴等穴位，针刺得气后辅以经穴治疗仪及特定电磁波，留针20～30min，隔日1次。

【康复锻炼】

可行前臂主动旋转及腕、指间关节背伸活动。如“滚拳”“托掌”等动作。

八、旋前圆肌综合征

旋前圆肌综合征系指正中神经于前臂旋前圆肌近侧部受卡压后出现的以该神经所支

配的肌肉运动功能障碍为主的综合征。起病不一，任何年龄段均可发病，无明显性别差异，单侧发病多见，故常易被忽视。

【病因病机】

急性损伤可为前臂的掌侧面直接受到外力的损伤，或跌仆时，手掌撑地而前臂处于旋前位，伤后治疗不及时或不彻底，使得该处软组织发生纤维化或腱性组织变性。

慢性劳损多见于前臂反复剧烈旋前工作的职业和活动，由于长期用力屈肘、前臂用力旋前，或用力屈腕、屈指，使得前臂所司屈肘、屈腕、屈指及前臂旋前之诸肌群反复受累而损伤，继之腱性组织变得坚韧或呈纤维化，而致正中神经在前臂近端受压。

本病多因外伤或慢性劳损致病。瘀滞肘部，经络受阻，掣引肢节，以致上肢疼痛、麻木；风寒湿邪侵袭，客于肘臂筋肉为病。

【辨证分型】

1. 气滞血瘀型　多为前臂急性损伤所致。前臂近端疼痛拒按，肿胀明显，局部可见瘀斑，手指活动异常。舌质暗红，苔薄白，脉弦数。

2. 风寒痹阻型　多为慢性劳损所致。局部肿胀不明显，畏寒怕冷，可有压痛点，劳累后症状加重，拇、示指肌力减弱。舌质淡红，苔白，脉弦紧。

【临床表现】

前臂近端疼痛为患者发病早期主要的临床症状，呈持续性疼痛但有间断性加重，疼痛与肢体位置变化或静息有关，可有夜间痛醒史。患者常不能用患肢的拇指、示指握笔写字或使用筷子。

【诊断】

1. 病史　前臂可有不同程度的外伤史或劳累史。

2. 症状与体征　前臂近端疼痛，可见静息痛及肢体活动时疼痛。临床检查可在前臂肘窝下 2 ~ 4 横指处（相当旋前圆肌下缘）触及硬结，局部压痛明显，疼痛向远端放射，伸肘前臂抗阻旋前和抗阻屈腕、肘时疼痛加重。正中神经支配的手内在肌无力，轻者拇指、示指或其他手指远侧指间关节屈曲力量减弱，重者不能屈曲，甚至出现远侧指间关节过伸，而近侧指间关节屈曲增加，手部皮肤感觉无异常。

3. 辅助检查　肌电图检查提示有神经传递速度减慢，拇长屈肌、示指和中指的指深屈肌，以及旋前方肌有肌纤维震颤。

【治疗】

1. 手法治疗

（1）手法要点：手法治疗时以松解肌筋为主，以舒筋通络、缓急止痛。治疗中应避免加重神经卡压症状，切忌痛点局部反复用力点压。手法治疗时气滞血瘀型以丹归止痛药酒为介质。风寒痹阻型以温筋除痹药酒为介质。

（2）手法操作：患者取坐位，术者一手托住患者肘关节，另一手对掌由上至下拿捏前臂肌肉，其中以旋前圆肌、指浅屈肌为主。并对所触肌束行理筋手法，当触及有明显痛点时，可在局部以拇指点揉且向尺桡侧做拨筋手法，施力需深透，拨筋时拇指下有明显的肌束弹动感。点压曲池、少海、列缺、内关穴通络止痛。以肘窝为中心于肘部做聚合手法，重复2～3次。后将前臂旋后，术者持腕进行牵抖放松。维持前臂旋后位，伸腕至极限以牵拉前臂肌肉数秒后放松。

2. 药物治疗 参见“旋后肌综合征”药物治疗。

3. 针灸治疗 取曲池、尺泽、列缺、手三里、外关、阿是穴等穴位，针刺得气后辅以经穴治疗仪及特定电磁波，留针20～30min，隔日1次。

【康复锻炼】

参见“旋后肌综合征”康复锻炼。

第四节 腕及手部筋伤

一、腕三角软骨盘损伤

腕关节盘又称三角纤维软骨盘，腕关节盘损伤是三角纤维软骨盘因受直接暴力或间接暴力作用而引起的损伤，是常见的运动创伤或舞蹈损伤。多见于青少年或体力劳动者。

【病因病机】

腕三角软骨盘损伤常因急性扭伤或慢性劳损所致。腕部肌筋受损，筋位失常，气滞血瘀而经络闭阻，导致腕部气血不畅，筋脉不舒，为肿为痛。腕关节频繁用力旋转活动，加之气血虚弱，血不荣筋，风寒湿邪侵袭而瘀阻经筋、流注筋肉关节而引起，属于慢性劳损病变。

前臂旋转运动时，桡骨远端的尺骨切迹以尺骨头为轴心，在桡侧做弧形旋转，在旋转过程中，如腕掌部遭到阻力或掌部固定而前臂仍继续用力旋转，则其轴心将离开尺骨头而向桡侧方向移动，致使尺、桡骨的远端距离增加，再加上极度旋前或旋后时，关节盘的背侧或掌侧紧张度增大，从而造成关节盘撕裂。转动改锥、排球的扣球、旋转机器摇把等前臂极度用力旋转的动作，均可以引起关节盘破裂。一般桡腕关节在工作中多呈旋前位，桡腕关节尺屈背伸时，三角骨的近侧面紧压关节盘的腕侧关节面，并在一定程度上限制了它的活动。同时在关节盘的尺骨面则因随同桡骨旋转，需要在尺骨头上滑动，如此在同一关节盘的上下两面出现了动与不动的矛盾。当前臂旋前、桡腕关节尺屈、背伸及手被固定时可发生关节盘撕裂。

【辨证分型】

1. 急性损伤 外伤关节、筋肉，瘀血留着，腕部肿胀，疼痛拒按，腕关节活动受限，尤以受力及旋转活动疼痛明显。舌质暗，苔薄，脉弦或细涩。

2. 慢性劳损 腕部酸胀痛，畏冷恶寒，腕关节活动不利，提重物时无力，过度背伸及腕关节旋转疼痛为甚。舌质淡，苔薄白或白腻，脉弦滑或弦紧。

【临床表现】

急性损伤初期可见腕关节肿胀、疼痛局限于腕关节的尺侧，腕关节功能受限，腕做尺偏旋转动作时引起疼痛。损伤后期或慢性劳损则可见尺骨头肿胀和压痛，酸楚乏力。

【诊断】

1. 病史　腕部有明显的外伤史或慢性劳损史。

2. 症状与体征　急性损伤时腕尺侧压痛明显，慢性劳损者下尺桡关节的掌、背侧，尺骨茎突的桡侧可出现压痛点。将桡腕关节尺偏并做纵向挤压时，可引起局部疼痛。做桡腕关节被动旋转活动时，尺骨头向背侧移位，桡尺远端关节有异常活动，并发出弹响声或“沙沙”的捻发音。

3. 辅助检查

（1）X 线检查：桡腕关节 X 线摄片可见桡尺远侧关节间隙增宽，尺骨头向外背侧移位。

（2）MRI 检查：对于三角软骨盘的桡侧缘和中央区的损坏有较高的诊断准确率。

（3）超声检查：三角软骨盘呈异常的低回声、变薄或缺失。

【治疗】

1. 手法治疗

（1）手法要点：伴有关节错缝的损伤患者在手法治疗时避免使用牵抖及提弹手法，以免加重损伤。急性损伤时多伴有下尺桡关节的损伤和错缝，此时应尽早使之复位。手法治疗时急性损伤以丹归止痛药酒为介质，慢性劳损者以舒筋通络药酒为介质。

（2）手法操作：急性损伤有腕部骨错缝者，患者取坐位，术者拇指点压合谷穴、内关穴、大陵穴通络止痛。后患肢屈肘，掌心向下，先于腕背侧按摩，并缓缓用力向掌侧按压尺骨头复位，再将两手分别置于伤腕尺桡两侧合抱腕关节，用力合挤桡骨茎突和尺骨小头，使两骨合拢。然后在稳定腕关节情况下旋转伤腕。复位后再以拇指从上向下理筋、拨筋数遍。

慢性劳损者，患者取坐位，术者一手握持患手，另一手拇指与其余四指对向由上至下拿捏前臂肌群，其中以旋前、旋后肌群为主。并对所触肌束行拨筋手法，施力需深透。以理筋手法于前臂掌侧理顺肌筋。后术者双手分别把持前臂下端和手掌背侧，施以聚合法双手向腕关节聚拢 3 次。最后施以运摇手法环转腕关节数次。

2. 药物治疗

（1）急性损伤

治法：活血化瘀，消肿止痛。

内服方：丹七止痛胶囊。

外用方：外敷理气定痛散。或外贴丹归肿痛贴、僧登消肿膏。

（2）慢性损伤

治法：舒筋通络，滋血生力。

内服方：活血养骨方加减。酸胀、冷痛者口服寒湿筋痛胶囊；肿胀明显者加栀子、冬瓜皮、木瓜、牛蒡子。

外用方：外敷养骨活血散合舒筋通络散。酸胀、冷痛者加温筋舒活散。外贴舒筋通络药贴、宝根续筋膏。同时配合上肢熏洗散辅助治疗，熏洗时加入适量的舒筋通络药酒，以及上肢烫熨散熨烫患处。

3. 针灸治疗 多采用电针治疗。以阿是穴加神门、养老穴为主，辨证配穴。以泻法为主，隔日 1 次，时间 20min。

4. 固定保护 急性损伤者应用腕套固定 2 ~ 4 周。

【康复锻炼】

急性期在不诱发疼痛的基础上做握拳动作，其间避免腕部支撑或旋转动作。恢复期或劳损患者做腕关节屈伸、握拳增力动作。

二、腕关节扭挫伤

中医称为腕部伤筋，是指腕关节因受到直接暴力或间接暴力造成的软组织损伤。包括腕关节周围的韧带、肌腱、关节囊等软组织损伤。该损伤可发生于任何年龄。

【病因病机】

腕部筋伤多由间接外力所致。外伤致使肌筋受损，筋位失常，经脉瘀滞，导致腕部气血不畅，筋脉不舒，为肿为痛。如桡腕关节处于背伸、尺侧偏斜位时，受到过猛的外力作用，使桡腕关节活动超出正常范围，引起相应的腕部韧带、筋膜等组织损伤。

【临床表现】

根据受力的部位与方向的不同，在腕部相应或相反的部位发生肿胀、酸痛无力，局部有压痛，致使桡腕关节功能活动受限。一般挫伤较扭伤重，肿胀较明显，超过 6 ~ 8 小时局部逐渐出现皮下瘀斑。

【诊断】

1. 病史 有腕关节扭挫伤史。

2. 症状与体征 腕部有肿胀、疼痛、功能受限。活动时疼痛加重。在韧带撕裂部位有明显压痛点。损伤的韧带牵拉试验阳性。肌腱损伤时，肌力抗阻试验阳性。

（1）桡侧伤筋：压痛点在第 1 腕掌关节桡侧。多见于第 1 腕掌关节扭挫伤，腕关节桡侧副韧带撕裂伤，拇长展肌、拇短伸肌腱扭伤，桡侧腕屈肌腱撕裂伤。

（2）尺侧伤筋：压痛点在第 5 掌骨基底部与尺骨茎突之间。多见于第 5 掌骨与腕骨间韧带扭伤、腕尺侧副韧带损伤、豆掌韧带损伤、下桡尺关节掌侧韧带损伤、尺侧腕屈肌腱损伤。

（3）腕部背侧伤筋：压痛点在腕背侧正中，多见于桡腕背侧韧带或伸指总肌腱损伤。

（4）腕部掌侧伤筋：压痛点在腕掌侧正中，多见于腕部深、浅屈指肌腱损伤。

3. 辅助检查 桡腕关节正侧位、斜位 X 线片一般无异常发现。如可疑有合并骨折，则应在伤后 1 ~ 2 周再摄片复查。对于诊断困难的可行腕部 MRI 检查，对于软组织损伤可明确诊断。

【治疗】

1. 手法治疗

（1）手法要点：腕关节部位的韧带、肌腱多而重叠，伤后根据压痛点的部位、所伤的韧带、肌腱施以手法治疗。用拨筋、运摇、提弹及聚合等手法。手法治疗时以丹归止痛药酒为介质。急性疼痛缓解后以舒筋通络药酒为介质。

（2）手法操作：患者取坐位，术者指针点揉合谷穴、对侧昆仑穴解痉止痛。由上至下以理筋、揉筋法放松伤侧前臂肌群及腕周软组织。并握患手摇摆腕部 5～6 次，术者对伤腕拨筋的同时屈伸运摇伤腕。后术者双手分握手背及前臂远端，以腕关节为中心施聚合手法以加快患处血液循环，促进愈合。最后以拇、示指提弹各手指，顺理肌筋，使筋急、筋挛得以松解。

2. 药物治疗

（1）损伤初期

治法：活血化瘀，消肿止痛。

内服方：丹七止痛胶囊或者散瘀肿痛方加减。

外用方：外敷消肿止痛散。对于疼痛剧烈者可加适量理气定痛散。外贴丹归肿痛药贴、僧登消肿膏。损伤重者可戴护腕保护 1～2 周。

（2）损伤中期

治法：续筋活节，舒筋活络。

内服方：续筋接骨方加减。

外用方：外敷续筋接骨散合舒筋通络散。对有腕部麻木、酸胀，游走肢臂痛者，可酌加温经通络散。外贴舒筋续断药贴、宝根续筋膏。同时也可以配合上肢烫熨散和上肢熏洗散治疗。

（3）损伤后期

治法：强筋壮骨，滋血生力

内服方：祛痛强筋丸。

外用方：舒筋壮骨散加舒筋通络散。或外贴归芪健骨药贴、六仲养骨膏。使用上肢烫熨散熨烫患处。同时配合上肢熏洗散辅助治疗，熏洗时加入适量舒筋通络药酒。

3. 针灸疗法　多采用电针治疗。取阿是穴加大陵、合谷为主，辨证配穴。以泻法为主，隔日 1 次，时间 20min。

【康复锻炼】

待疼痛减轻后练习手指屈伸活动，疼痛消失后练习腕伸屈及前臂旋转活动。应注意不加重腕部的疼痛。如“握拳增力”“滚拳”等动作。

三、下尺桡关节损伤

下尺桡骨关节损伤较常见，如同时有桡骨或腕骨损伤时易被忽略。常见的损伤有骨折、尺桡远侧关节不稳、三角纤维软骨盘撕裂及创伤性关节炎等。这里主要阐述下尺桡关节不稳。

【病因病机】

腕部外伤，如腕部背屈位着地过猛，受到旋转、剪式应力，或长期做前臂回旋活动，均可导致肌筋受损而不能束骨和稳定关节，造成下尺桡关节骨错缝、筋出槽。

【临床表现】

腕部有局限性肿胀、压痛，前臂旋前或旋后受限，并且伴有疼痛，偶有弹响，腕关节背伸时下压尺骨小头部疼痛加重。下尺桡关节被动活动度增加，指压尺骨小头有浮动或沙沙声。

【诊断】

1. **病史** 有明确外伤史。

2. **症状与体征** 腕部出现肿胀、疼痛，损伤严重者可见皮下淤血斑，腕关节旋转活动受限，可伴见尺骨小头高凸。偶有下尺桡关节浮动或弹响。

3. **辅助检查** 正位X线片上于尺骨茎突基底发现小骨折，提示三角纤维软骨复合体撕脱伤。MRI检查对评价三角纤维软骨复合体的完整性有重要价值。

【治疗】

1. **手法治疗**

（1）**手法要点**：伴有骨折或关节错缝的损伤应按骨折及关节错缝处理。手法治疗时急性期以丹归止痛药酒为介质。

（2）**手法操作**：患者取坐位，术者一手握住患肢伤手，掌心向下；另一手拇、示指分别捏住桡骨远端掌背侧，视尺骨小头移位情况顺时针或逆时针方向环转腕关节，同时用卡挤法将尺骨小头向桡侧和掌侧或背侧挤压靠拢。复位后无浮动感，患者自觉症状减轻。其余手法同腕关节扭挫伤治疗方法。

2. **药物治疗** 参见“腕三角软骨盘损伤”药物治疗。

3. **固定** 损伤严重需用托板将腕固定于轻度尺偏掌屈位，并在尺骨小头处加一压垫以压迫尺骨小头向掌或背侧固定。

4. **针灸治疗** 多采用电针治疗。以阿是穴加神门、养老穴为主，辨证配穴。以泻法为主，隔日1次，时间20min。

【康复锻炼】

参见“腕关节扭挫伤”康复锻炼。

四、腕管综合征

腕管综合征又名腕管狭窄症、正中神经挤压征或腕管狭窄性腱鞘炎，是一种由于正中神经在腕管中受压而引起的以手指麻痛为主的综合征，是最常见的一种周围神经卡压症。女性发病约为男性的5～6倍。双侧发病者约占1/3～1/2，双侧发病者男：女为1：9。

【病因病机】

各种不同病因所致的腕管综合征，其发病机制基本相同。病变的严重程度与正中神经在腕管内卡压的时间与程度有关。外伤致腕部肌筋受损，筋脉拘急而经络不畅，导致腕部气血不畅，不通则痛；风寒湿浸淫，气血流通受阻，经络痹阻致病；气血亏虚，筋脉失荣以致筋肉麻痹、痿弱。

【临床表现】

主要为正中神经受压症状：蚁行感、麻木、刺痛，桡侧3个半手指感觉异常，夜间加剧，温度增高时疼痛明显，活动或甩手后症状可减轻。冬季患手发冷、发绀，手指活动不便，大鱼际肌萎缩。腕部的不适可向前臂、肘部，甚至肩部放射。有时让患者举手取物可使手部麻木加重。症状进一步加重，可使精细动作受限，如织毛衣、拿硬币等。慢性腕管综合征起病缓慢隐匿，根据病因不同，分为病理型腕管综合征与动力型腕管综合征。前者有明确的病因，临床表现为典型的腕管综合征；后者发病者以青年、体力劳动者居多，男女无差别，症状多为暂时性，较隐匿，休息或非手术治疗后缓解。桡侧3个半指麻痛的发生多与重复某种动作或从事某种职业有关，而无明显的夜间痛醒史。此病可引起焦虑症，临床上应予以重视。

【诊断】

1. 病史 多有腕部外伤史或腕部劳损史。部分患者伴有糖尿病、类风湿关节炎等疾病。

2. 症状与体征 桡侧3个半手指疼痛、麻木、感觉减退和鱼际肌萎缩。一般不难作出诊断，尤其伴有夜间痛醒史者更应高度怀疑此病。屈腕试验：腕关节极度掌屈，1分钟后自觉正中神经单一支配区麻木加重者为阳性。可双侧对比。也可在屈腕时，检查者拇指压迫腕部正中神经部位，1分钟后，麻木加重者为阳性。叩击实验（蒂内尔征）：用手指轻叩腕部，如出现正中神经支配区异常感者为阳性。

3. 辅助检查

（1）电生理检查：包括肌电图、运动神经传导速度检查。对于双侧的腕管综合征，电生理检查还应包括双侧的尺神经的对比检查。有报道称约8%的腕管综合征患者肌电图表现为正常。

（2）影像学检查：腕部的X线片、MRI可明确一些病因，但并非必要的检查，且最好同时行颈椎X线片及CT检查以排除颈神经根卡压。超声检查可见正中神经进入腕管处增粗肿胀，其内血流信号增加。正中神经横截面积大于12mm^{2}时可提示腕管综合征。

【治疗】

1. 手法治疗

（1）手法要点：手法治疗时以松解肌筋为主，以舒筋通络、缓急止痛。治疗中应避免加重正中神经卡压症状，切忌痛点局部反复用力点压。手法治疗时以舒筋通络药酒为介质，以行气活血、舒筋通络。

（2）手法操作：患者取坐位，术者一手握住患手，另一手以拇指于手腕掌侧揉筋、拨筋，同时点揉外关、阳溪、鱼际、合谷、劳宫及阿是等穴，然后将患手在轻度拔伸下，缓缓旋转，轻柔屈伸腕关节数次。后依次提弹手指，理顺肌筋。术者一手与患手五指相扣，行背伸展筋数次，背伸角度仍然以不产生神经刺激症状为限。最后以腕关节为中心施以聚合手法。

束悗疗法：于上臂中段寻找肱动脉搏动点，拇指腹将其按压于肱骨上，至前臂及手指自觉闷热为止，持续时间大约30秒，然后突然放开，前臂及手指可有热流扩散感，反复2～3次。

2. 药物治疗

治法：行气活血，舒筋通络。

内服方：散瘀肿痛方加减。情志不舒者加郁金、柴胡；久病不愈者加鸡血藤、桂枝等；麻木、蚁行感加木瓜、细辛；肌肉萎缩、酸软无力者加怀牛膝、黄芪；冷痛、夜间明显者加防风、白芷、秦艽、舒筋草等。

外用方：外敷理气定痛散。麻木者加温筋舒活散；肌肉萎缩者加强筋壮骨散；冷痛明显者加双活除痹散。外贴舒筋续断药贴、宝根续筋膏。

3. 其他治疗

（1）局部封闭：可用曲安奈德10mg加1%利多卡因2ml做腕管内注射。在掌横纹处与环指轴线相交处，或掌长肌的尺侧进针，向桡侧呈45°穿入腕横韧带。局部封闭后24～48小时症状可有加重，而后减轻。每周1次，4～6次为一个疗程。

（2）针灸治疗：运用近部选穴原则，取外关穴、合谷穴，加电针治疗。外关穴属三焦经络穴，又是八脉交会穴之一，交阳维脉，故可舒筋通络、化瘀止痛。合谷为手阳明大肠经原穴，开关节而利痹疏风，行气血、通经络。

【康复锻炼】

参见“腕关节扭挫伤”康复锻炼。

五、腕腱鞘囊肿

古称“腕筋瘤”“腕筋结”“筋聚”等。腱鞘囊肿是指发生于关节或腱鞘附近的囊性肿物，内含无色透明或微白色、淡黄色的浓稠胶冻状黏液，故也称“滑液囊肿”。发病部位通常在腕背部，其次是腕掌部。任何年龄均可发病，女性多于男性。

【病因病机】

外伤筋肉、关节，气滞血瘀，邪气所居，营卫失调，风寒湿邪浸淫，郁滞运化不畅，水液积聚于关节、经络而成。多因患部关节过度活动、反复持重等，劳伤肌筋，以致气血、津液运行不畅，凝滞筋脉而成。

西医认为长期过度的腕部劳损是发病的主要因素，形成囊肿之成因有3个：

1. 关节囊或伸肌肌腱之滑膜鞘向外突出之囊性疝状物。

2. 关节囊或腱鞘之黏液样变性。

3. 与关节或肌腱滑膜鞘无关，而是结缔组织之囊肿样变性。

【临床表现】

腕部腱鞘囊肿好发于关节肌腱滑动处，以腕背侧最为多见，一般生长缓慢，但偶见扭伤后骤然发病，初起多无自觉疼痛及压痛。局部可见一个半球形隆起，表面光滑，触之有饱满柔韧感，周围境界清楚，但基底固定。部分病例囊肿经长期的慢性炎症刺激，囊壁肥厚变硬，甚至达到与软骨相似的程度。可自行时聚时散。

【诊断】

1. 病史　多为劳损所致。

2. 症状与体征　发现局部球形肿物，初期可自觉疼痛或无，偶尔由于压迫邻近的肌腱与神经产生疼痛，逐渐增大时可有膨胀感。囊块推之可移。

3. 辅助检查　X 线可以看到局部一个球形软组织阴影。肌骨超声检查可于皮下见一包膜完整的液性暗区，内部回声均匀。包膜内无血管影及神经影等。

【治疗】

1. 手法治疗

（1）手法要点：在施用手法挤压囊壁前应首先判断囊壁硬度是否适合该法，切不可粗暴强行挤压囊壁，避免造成新的损伤。手法治疗时以舒筋通络药酒为介质。

（2）手法操作：对于囊肿较小者可做指压法，以拇指在囊肿壁徐徐点压，促进囊液吸收。对囊壁薄、囊肿较大且有移动感者，可做挤压破壁法。如囊肿在腕背部，将手腕尽量掌屈，使囊肿高突和固定，术者用拇指压住囊肿顶点，其余四指托住腕掌侧，在极度掌屈的同时加大拇指压力挤压囊壁。此时囊肿内黏液破囊壁而溢出，散入皮下或关节腔内可被吸收消失。再用按摩、揉筋手法活血消肿，促进囊液消散与吸收，局部以棉垫、弹力绷带加压包扎 1 周。

2. 针刺治疗　对囊壁厚，囊内容物张力不大，压不破者，可加针刺治疗。用三棱针刺入肿块，起针后在肿块四周加以挤压，可使囊肿内容物挤入皮下，部分胶状黏液可从针孔中挤出，然后用消毒敷料加压包扎，可减少复发。

3. 药物治疗

治法：活血化瘀，消肿散结。

外用方：外敷消肿止痛散合独芷止痛散。

【康复锻炼】

可做手指屈伸与腕关节掌屈背伸及环转活动，以滑利关节，在不痛的情况下，尽量做腕背伸活动，如“滚拳”动作，以利于囊肿消散及消散后不致再度凝聚。

六、桡骨茎突狭窄性腱鞘炎

本病属慢性劳损性病变，主要表现为桡骨茎突处局限性疼痛，可向手背及前臂发散，腕及拇指活动可使疼痛加重，以伸指受限明显。多见于手工操作者、产后常抱婴儿的妇女。男与女之比为 1∶6。起病缓慢，逐渐加重。

【病因病机】

本病多为慢性劳损所致，系肌筋长期反复摩擦，劳伤筋脉气血，以致气血运行不畅，凝滞筋脉，加之寒邪痹阻经络，经络不通，或因迁延日久伴气血亏虚，血不荣筋，筋脉拘急而致病。

【临床表现】

本病起病缓慢，腕关节桡侧疼痛，持重时乏力且疼痛加重（疼痛也可向手或前臂扩散），拇指背伸软弱无力，腕部的各种动作或拇指外展、伸屈等动作时疼痛加剧。

【诊断】

1. **病史** 腕部有慢性劳损史。

2. **症状与体征** 桡骨茎突处有轻度的肿胀，局部压痛明显。可触及局部硬结。拇指外展等运动时可触到骨擦感。握拳尺偏试验阳性：患者拇指屈于掌内，握拳，后使腕关节向尺侧偏斜，患者即可感到桡骨茎突处剧烈疼痛。

3. **辅助检查** X线一般无明显异常表现。病程较久者桡骨茎突处可见轻微脱钙或腱鞘组织钙化征象。肌骨超声可见局部增厚的腱鞘。

【治疗】

1. 手法治疗

（1）**手法要点**：治疗时手法力度不宜太重，避免过度刺激后加重疼痛。手法治疗时以舒筋通络药酒为介质。

（2）**手法操作**：术者一手托住患手，另一手于腕部桡侧痛处及其周围从上向下（肱桡肌至腕部桡侧）行拨筋、揉筋及理筋手法。并由上至下对拇长展肌与拇短伸肌进行拿捏、弹拨。拇指点按手三里、阳溪、合谷等穴以通经止痛。将前臂做旋转动作，同时术者另一手拇指对向拨揉肌腱数次。在轻度拔伸下行运摇手法将患手缓缓旋转及伸屈。再用拇、示二指捏住患手拇指末节施用提弹法，将患手拇指向远心端突然牵拉提弹，常可有弹响，以疏理肌筋。最后双手把持腕关节远近端行聚合手法，以改善局部血液循环。

2. 药物治疗

治法：舒筋通络，散寒除痹。

内服方：寒湿筋痛胶囊。

外用方：外敷舒筋通络散。或外贴舒筋续断药贴、宝根续筋膏。

3. 其他治疗

（1）**针灸治疗**：取阳溪为主穴，配合谷、曲池、手三里、列缺、外关等，得气配合电针治疗仪加强刺激留针15min，隔日1次。

（2）**注射疗法**：可选曲安奈德5～10mg加1%利多卡因1ml做局部注射，以药液注入腱鞘内为佳。

【康复锻炼】

锻炼时主要以腕部拉伸和肌力锻炼为主。可做腕背伸牵拉及握拳增力动作。

七、指屈肌腱狭窄性腱鞘炎

指屈肌腱狭窄性腱鞘炎能在任何手指发生。发生在拇指称拇长屈肌腱腱鞘炎，亦叫弹响拇。在其他手指为指屈肌腱腱鞘炎，称弹响指或扳机指。本病以拇指发病多，少数患者多个手指发病。本病女性多于男性，中老年发病较多，但也有小儿患先天性腱鞘炎者。

【病因病机】

当手指过度劳累而招致劳伤筋脉，病程迁延日久并伴气血亏虚，血不荣筋，筋脉失养而致病。持硬物反复挤压掌指关节突起处，损伤筋腱，使局部充血、水肿，继之纤维管变性，管腔狭窄，引起气血凝滞，不能濡养经筋而发病。或因长期触摸冷水，致寒凝气滞，经脉痹阻致病。

【临床表现】

本病起病缓慢，最初晨起醒来患指僵硬、疼痛，患指伸屈不利，活动或热敷后即改善。可伴有弹响和疼痛，活动 1 ~ 2 小时后症状逐渐消失。日久患指疼痛，不能屈伸，终日有闭锁、弹响和疼痛。常诉疼痛在指间关节，而不在掌指关节。由于伸屈受限，对工作和生活均带来不便，严重者患指屈曲后，因疼痛不能自行伸直，需健手帮助伸直。

【诊断】

1. 病史　多有慢性劳损史。

2. 症状与体征　手指伸屈功能障碍，伴弹响，出现“扳机”现象。严重时，手指屈伸受阻，出现“交锁”，需在外力帮助下，方可屈伸。掌骨头掌侧可摸到小的结节，局部压痛明显。手指屈伸时可有关节弹动感。

【治疗】

1. 手法治疗

（1）手法要点：治疗时将患指置于背伸位，在掌指关节钝厚处行揉筋、拨筋手法，力度由轻到重再轻。手法治疗时以舒筋通络药酒、温筋除痹药酒为介质，辨证施法。

（2）手法操作：术者一手托住患手，另一手拇指点揉阳溪、阳池、列缺等穴解痉止痛。拇长屈肌腱腱鞘炎者，术者将患指背伸位，以拇指指腹于第 1 掌指关节处对拇长屈肌腱横向揉筋、拨筋。后用拇、示二指捏住患手拇指末节，使拇指环绕数圈后施用提弹法，将患手拇指向远心端突然拉伸，可引起关节弹响，以疏理肌筋。其他手指屈肌腱鞘炎同理。

2. 药物治疗

治法：舒筋活节，温经止痛。

内服方：寒湿筋痛胶囊。

外用方：舒筋通络药酒或温筋除痹药酒涂擦按摩。

【康复锻炼】

参见“桡骨茎突狭窄性腱鞘炎”康复锻炼。

八、掌指、指间关节损伤

人类的劳动与运动，均需通过手指的活动来完成。因此，掌指、指间关节的筋伤较为常见，尤以青壮年容易发生。掌指关节损伤多发生于拇指，指间关节损伤多发生于2～4指。

【病因病机】

掌指关节与指间关节两侧有副韧带加强，限制以上两关节的侧向活动。当掌指关节屈曲时，侧副韧带紧张，而指间关节的侧副韧带则在手指伸直时紧张，屈曲时松弛。因此，当手指受到弹击压扎或间接暴力而过度背伸、掌屈和扭转等时均可引起损伤。如各种球类运动员，当手指受到侧向的外力冲击，迫使手指远端向侧面过度弯曲，则可引起关节囊及对侧副韧带的撕裂，使掌指、指间关节发生错缝、脱位或扭挫伤。

外伤致使掌指及指间关节附近肌筋受损，筋位失常而活动受限。外伤致经筋受损、血溢脉外，血脉凝滞，为肿为痛而发病。

【临床表现】

掌指、指间关节的扭挫伤可发生于各指。受伤后，关节剧烈疼痛，继之迅速肿胀，常呈现于近伸直位，但不能伸直，手指活动受限。指间关节侧副韧带损伤时，可在一侧有疼痛，并有侧向活动及侧弯畸形。

【诊断】

1. 病史　有明确外伤史。

2. 症状与体征　关节剧烈疼痛，并迅速肿胀，手指活动受限，常强直于伸直位。并发脱位时，可有明显畸形；半脱位时，常伴有软骨面塌陷，并有轻度偏歪成角等现象。被动侧向活动时疼痛加重，侧副韧带断裂时，指间有侧向异常活动。

3. 辅助检查　X线检查有助于排除是否伴有骨折。MRI检查有助于了解侧副韧带损伤程度。

【治疗】

1. 手法治疗

（1）手法要点：应在排除骨折后行手法治疗。手法应轻柔而缓，不宜牵拉、提弹加重韧带和关节囊的损伤。手法治疗时以丹归止痛药酒为介质，急性疼痛缓解后以舒筋通络药酒为介质。

（2）手法操作：术者拇指点揉合谷穴解痉止痛，后以拇、示指夹持患指尺桡侧和掌背侧从受伤关节近端向远端理顺肌筋。持患指远端柔和地拔伸，以中指末节抵住患指末节做屈伸揉动受伤关节，以患者耐受为度。

2. 药物治疗

治法：行气活血，祛瘀止痛。

内服方：丹七止痛胶囊。

外用方：外敷消肿止痛散。肿痛缓解后外敷舒筋通络散，或用纱布浸药酒湿敷患处。配合中药熏洗治疗。

3. 固定　对于较重的韧带损伤，将患指屈曲40°～50°位，使用指骨铝条固定患指1～2周。

【康复锻炼】

待进入损伤中后期，患指疼痛及肿胀已明显缓解后，可行主动握拳锻炼和屈伸手指活动。

第五节　胸腹部筋伤

一、胸大肌拉伤

胸大肌拉伤常见于体力劳动者或上肢运动时姿势不当且用力过猛者。

【病因病机】

当骤然扩胸或伸臂挡物等，双臂迅速打开、外展，增加旋转助力（如扳、压外力粗暴，以及双臂打开用力过猛），或突然咳嗽、过力伸颈，以及直接外力，均可致使胸部肌筋受损，气滞血瘀，气机疏布失调而经络闭阻，导致胸部为肿为痛而致病。

【临床表现】

伤后在肩、胸部有明显的疼痛（在胸部有时无固定痛点，呈散在、游走性疼痛，并可牵扯至背部），影响肩关节活动，咳嗽、深吸气时伤处疼痛明显。如系挫伤，局部有肿胀、疼痛、瘀斑等症状。起卧、转体均可引起疼痛。

【诊断】

1. 病史　有明确的外伤史。

2. 症状与体征　胸部疼痛，持重物、伸颈、转体、展肩或起卧时疼痛明显，双肩活动受限。查体时胸部压痛明显，可触及伤处肌纤维有粗涩感，上臂抗阻内收时疼痛明显。

3. 辅助检查　X线片检查多无明显异常。MRI有助于了解胸大肌损伤程度。超声可了解损伤范围及血肿程度。

【治疗】

1. 手法治疗

（1）手法要点：行按摩及揉筋、理筋手法时应顺胸大肌肌纤维而行，手法力度以患者耐受为度。手法治疗时以丹归止痛药酒为介质，急性疼痛缓解后以舒筋通络药酒为介质。

（2）手法操作：患者取坐位，垂肩使胸部肌肉放松。术者立于患侧，拇指或大鱼际在胸大肌处，由内向外按摩、揉筋、理筋。再用拇、示指提弹腋前缘及胸大肌的肌腱组织，以舒理气机，活血镇痛。用拇指或中指，以指代针点揉中府、云门等穴。再以手之小鱼际在患处由内向外进行振颤性按摩，调理肌筋，后手掌作空心状，嘱患者咳嗽的同时拍击于胸部，以调理气机、击通经络、顺理肌筋、祛瘀止痛。

疼痛缓解后，术者可一手扶住患侧肩部，一手握于伤肘，做肩部外展和运摇动作，促进肩胸血液循环，以免疼痛影响日后肩臂功能。

2. 药物治疗

治法：行气活血，祛瘀止痛。

内服方：口服丹七止痛胶囊或行气活血方加减。

外用方：外敷理气定痛散，外贴丹归肿痛药贴、僧登消肿膏。缓解期外贴舒筋续断药贴、宝根续筋膏。

3. 针灸治疗 电针结合温针灸疗法。取胸大肌起止点，解痉止痛，手太阴经配云门、中府穴，足阳明经配库房、缺盆穴，循经取穴，舒筋络、调气血，针刺施以提插捻转手法得气，早期可用电针连续波刺激，每日 1 次，每次 30min；中后期可用温针，隔日 1 次。

【康复锻炼】

可做深呼吸运动与扩胸运动，肩臂外展、外旋以及上举转体等各个方位活动，但活动不宜强求，而应顺其自然，循序渐进。

二、胸部迸伤

胸部迸伤属中医内伤中的“伤气、伤血”或“岔气”的范畴。指在外力作用下，伤及胸壁软组织、胸膜和胸腔内器官（如心、肺、呼吸道等）而引起的气血、经络和脏腑等的损伤。本症多发于青壮年或重体力劳动者。

【病因病机】

上肢猛然用力且屏气迫使气骤于胸内而不得宣散，气血循行不畅致气滞血瘀而闭阻经络。重体力劳动者挑抬重物，用力过猛，气聚于胸内亦可迸伤胸膈而气滞血瘀，气机不畅，横逆瘀滞，出现气伤症状，甚至由气伤累及血伤。亦可由于直接外力打击，如碰撞、拳击、挤压、跌仆等，使局部血络受损，血瘀气滞致伤。

【临床表现】

轻者，患者可有胸闷气滞，胸胁部隐隐作痛，疼痛范围广而深在，疼痛区域模糊。深呼吸与咳嗽时疼痛加重。重者可出现气胸症状，不敢深呼吸，咳嗽、喷嚏时均剧痛，甚至呼吸困难，转侧不利，疼痛。甚至可出现咯血或痰中带血的“伤血”症状。

【诊断】

1. 病史 有明确的突然用力屏气或负重时呼吸气机不协调的“岔气”外伤史。

2. 症状与体征 呼吸深度减弱，频率加快，深呼吸时疼痛加重。以胁肋部窜痛为主。有胸膜破裂者，可在皮下触及握雪感，并可听到“捻发音”。

3. 辅助检查 X 线检查轻者无异常改变，如损伤较重，合并有气胸者，可显示有不同程度之肺萎缩及纵隔积气等征象。

【治疗】

1. 手法治疗

（1）手法要点：治疗前需准确判别有无气胸、血胸及内脏器官损伤，损伤严重者暂不宜施手法治疗。手法治疗时以丹归止痛药酒为介质。

（2）手法操作：损伤较轻者取坐位，术者立于或坐于患侧，以指代针点揉中府、云门及阿是穴等解痉镇痛。以示、中指指腹沿肋间隙从后上向前下轻手法振颤性按摩，舒畅气机，活血祛痛。

无明显气胸、血胸者，术者可用小鱼际由后背向前胸做振颤性按摩调整肌筋。在患侧沿竖脊肌做理筋、揉筋、拨筋手法。亦可用掌作空心状，在患者呼吸平和时，嘱患者咳嗽的同时拍击胸部，此为内震以调理气机，击通经络，顺理肌筋，祛瘀止痛。

2. 药物治疗

治法：行气活血，祛瘀止痛。

内服方：丹七止痛胶囊或行气活血方加减。气伤重者加乳香、没药、木香；伤血者可加延胡索、三棱等活血化瘀。如伤后着凉，内服方须加散寒解表、止咳化痰的中药，如桔梗、半夏、厚朴、黄芩等止咳化痰，以免因气机内阻，肺失宣降，咳嗽、喷嚏而增加伤痛。胸部内伤有伤气、伤血之分，一般直接暴力以伤血为主，胸部迸伤以伤气为主。但气血是相辅相成的，有气先伤而后及于血，亦有血先伤而后及于气，出现气血两伤者。临证治疗时，应注意辨证论治。如大便秘结、胸腹胀痛则加适量柴胡、大黄、青皮、香附等，以行气活血、消滞止痛。

外用方：外敷理气定痛散加逐瘀止痛散。以弹力腹带围箍胸肋部固定。缓解期可外贴舒筋续断药贴、宝根续筋膏。

3. 针灸治疗　疼痛出现在乳头以上部位取支沟穴；疼痛出现在乳头以下部位取阳陵泉穴，用强刺激手法。再根据疼痛部位选取相应的背俞穴，伤后 3 天内用电针治疗，3 天后改用温针治疗。还可通过针刺外关穴宽胸理气，疏导三焦，理气活血，疏通经络，激发调节阴阳，平衡脏腑功能，以治疗胸部迸伤。采取单纯针刺外关穴方法治疗得气后，年轻力壮者采用提插捻转强刺激，年老体弱者进针采用轻刮轻弹，均留针 30min，每天治疗 1 次。

【康复锻炼】

在伤情稳定，疼痛缓解后，进行由浅入深的呼吸锻炼与扩胸运动。合并有气胸、血胸症状者应卧床休息，不可过早活动，以免加重伤情。

三、腹肌损伤

腹肌损伤为躯干正面肌群常见的损伤，多在突然转身、挺腹或用力收腹时发生。本病多见于青壮年人，如运动员、舞蹈演员及体力劳动者。

【病因病机】

腹部肌肉、筋膜、韧带协调配合来完成躯干前屈、后伸、侧屈、旋转等各个方向的活动。腰背肌筋众多，但有腰椎支撑，腹部则全是肌肉、肌腱等纤维组织，配合腰部做各个方向动作或反复过多地收腹动作。如向上推送重物等动作中骤然挺腹，常可拉伤腹直肌。如腹部肌肉力量不足，或运动前热身不足，做腰部旋转动作时可拉伤一侧或两侧腹肌，尤其在准备活动不充分或过度疲劳时，在做过力的前屈、后伸、旋转等各个方向的活动或动作失误时，均易造成腹直肌或腹内外斜肌一侧或两侧损伤，致使腹部气滞血瘀，经络闭阻，不通则痛。

【临床表现】

腰部旋转、后伸及咳嗽均可出现腹部疼痛，但多无明显或固定痛点；损伤较重时腹壁紧张、拒按，仰卧起坐疼痛，起卧困难，部分患者仰卧直抬腿也可牵扯腹肌拉伤处疼痛。

【诊断】

1. **病史** 有明确损伤史。

2. **症状与体征** 腹部疼痛，但多无明显或固定痛点。拉伤较重时腹壁紧张、拒按，仰卧起坐疼痛，仰卧直抬腿也可牵扯腹肌拉伤处疼痛。

3. **辅助检查** X线检查无明显异常发现。

【治疗】

1. 手法治疗

（1）**手法要点**：在施腹部按摩、理筋、揉筋手法时，一定要与患者呼吸协调配合，且在腹直肌放松状态下进行。手法轻重疾徐要随患者呼吸节律而进行。应顺筋而做振颤性手法（可调整肌纤维）。手法治疗时以丹归止痛药酒为介质。

（2）**手法操作**：患者仰卧，肌肉放松，术者以双手拇指或手掌在伤痛处从上向下、由内向外行按摩、理筋手法，先轻后重，由浅及深，再由重到轻结束。拇指点按中脘、气海及肓俞穴以解痉止痛。腹直肌拉伤，先从上到下按摩，再向外下揉筋、理筋；腹内、外斜肌扭、拉伤，则先向外下按摩、理筋、揉筋，并拿捏、提弹腹内、外斜肌，再顺腹直肌纤维从上向下按摩，以祛瘀理气祛痛。

术者双手或一手在施腹部按摩手法时，一定要与患者呼吸协调配合，一定要在患者腹直肌放松状态下进行，手法轻重疾徐要随患者呼吸节律而进行。呼气时从上向下、由内向外顺推，吸气、咳嗽或腹肌紧张时术者双手上移分离，因此时推揉不仅不利于活血祛瘀，疏理气机，反会阻隔气机、加重气逆及损伤。

2. 辨证施治

治法：行气活血，祛瘀止痛。

内服方：行气活血方加减。

外用方：理气定痛散合舒筋通络散。腹部胀痛、排便不畅者可于腹部施用生军枳茴散烫熨治疗，以促进气机通畅。外贴丹归肿痛药贴、僧登消肿膏。最后以弹力腹带围箍腰部固定。缓解期可外贴舒筋续断药贴、宝根续筋膏。

【康复锻炼】

损伤初期避免牵拉腹部肌肉，以腹式呼吸调理气机。待疼痛缓解后主要以恢复腹部肌力以及腹肌牵拉为主。肌肉恢复时避免用力过猛，可从半卧位开始做屈髋收腹动作，逐步过渡到平卧位。腹部肌肉牵拉可行俯卧位上臂支撑挺身姿势等。

第六节　腰部筋伤

一、急性腰扭伤

急性腰扭伤指的是腰部肌肉不协调收缩引起的腰部肌肉、筋膜的撕裂及腰部关节扭伤，以腰痛、活动受限为主要症状的一组症候群。俗称“闪腰”“岔气”。急性腰扭伤好发于下腰段，损伤可涉及肌肉、筋膜、韧带、关节囊、腰骶关节及骶髂关节等，受伤组织可为单一组织，也可同时多组织受损。本节将分别介绍各类组织损伤的诊断与治疗。

（一）急性腰肌筋膜损伤

由于腰部肌肉与筋膜在功能上是一个整体，当肌肉损伤后，出现的紧张和痉挛势必影响到筋膜。筋膜损伤的炎症、水肿、粘连又将累及肌肉，故腰部肌肉、筋膜损伤常同时出现。其损伤多发生于竖脊肌和腰背筋膜的附着部位。

【病因病机】

该病多为以下因素所致：

1. **动作失调**　数人抬重物时动作不协调，或其中一人突然失足，患者瞬间处于姿势不当且毫无思想准备的状态下，身体为了保持平衡，反射性引起腰肌强烈收缩. 导致腰肌及胸腰筋膜损伤。

2. **姿势不良**　猛然搬提过重物体或搬物时姿势不正确，所提物体的重心离躯干的中轴线过远，致使腰部肌肉负荷过大，或腰肌收缩不协调，常可使腰部肌肉、筋膜受到过度的牵引或撕裂。

3. **重心失衡**　不慎跌倒时，身体重心突然失去平衡，腰肌骤然收缩；跌倒时腰部屈曲，下肢伸展，造成腰部肌肉及筋膜损伤。

4. **外力撞击**　外力直接作用于背部使腰部前屈，或腰部直接受外力挫伤，均可造成腰部肌肉筋膜韧带的损伤。此种损伤常较严重，多合并有骨折、脱位或神经损伤。

5. **腰部活动准备不足**　日常生活中，如泼水、弯腰、起立，甚至咳嗽、喷嚏、打哈欠等动作，在思想无准备的情况下，会使腰部肌肉骤然收缩而造成腰部肌肉和筋膜的损伤，即所谓之“闪腰”。

以上因素均可致使腰部肌筋受损，血溢脉外，气机受阻，导致腰部气血运行不畅，气滞血瘀而不通则痛。

【临床表现】

多有腰部一侧或两侧疼痛剧烈，腰部活动、咳嗽、打喷嚏甚至深呼吸时都可使疼痛加剧。腰肌呈紧张状态，常见一侧肌肉高于另一侧，有时可见脊柱腰段生理前凸消失，甚至出现侧弯，压痛点多位于腰骶关节，髂嵴后部或第三腰椎横突处可扪及腰部肌肉明显紧张。腰部活动受限，腰部肌筋收缩时，如后伸疼痛明显，此点与韧带损伤不同。行走时常用手支撑腰部，卧位时难以翻身。

【诊断】

1. 病史　多有明确损伤史。

2. 症状与体征　压痛点即受伤之处，竖脊肌和腰方肌拉伤后，在弯腰和侧屈时疼痛，可在脊柱两旁触及痉挛的筋结，且压痛点明确，以腰3横突压痛最为明显。做腰部抗阻背伸时可引发疼痛。腰大肌拉伤后在伸腰和直腿屈髋时腰部疼痛，腰部无明显压痛点，做髂腰肌抗阻屈髋时可引发腰部疼痛。直腿抬高试验呈阴性，拾物试验为阳性。

3. 辅助检查　X线检查一般无明显病理性改变，有时可有脊柱腰段生理前凸消失或轻度侧曲。

【治疗】

1. 手法治疗

（1）手法要点：治疗时手法力度应适中，对急性腰肌筋膜损伤，手法点穴解痉止痛为先，后用理筋手法梳理肌筋回位，调畅气血，化瘀导滞，再行按摩、揉筋、拨筋、提弹等手法。不宜强刺激或各类扳法而加重损伤。手法治疗时以丹归止痛药酒为介质，急性疼痛缓解后以舒筋通络药酒为介质。

（2）手法操作：患者取坐位，疼痛不支者可取俯卧位。术者以双手拇指或手掌，自胸椎至腰骶部两侧由上而下、由上而斜下（外开）交替进行轻手法揉筋、理筋，以理顺肌筋，缓解痉挛，宣通气血。以指代针，点揉手部腰痛穴、阿是穴、委中、中枢、肾俞、关元等穴位，以疏通经络，缓痉止痛。

术者双手拇指交叉，顺脊柱棘突两侧由上而下进行夹脊振筋，后用拇指与其余四指，从腰椎至腰骶部、臀部，由上而下，先轻后重按摩、拿捏、提弹腹外斜肌，以活血行气、激发经气、舒展肌筋，防止粘连。

2. 药物治疗

治法：行气活血，祛瘀止痛。

内服方：丹七止痛胶囊或行气活血方加减。

外用方：急性期外敷理气定痛散，或外贴丹归肿痛药贴、僧登消肿膏。根据症状，缓解期外贴舒筋续断药贴、宝根续筋膏，同时选用腰背烫熨散和腰背熏洗散辅助治疗，熏洗时加入适量的舒筋通络药酒。

3. 其他治疗

（1）针灸治疗

1）局部循经取穴：选择压痛最明显的阿是穴行针刺，再取肾俞、腰阳关、命门、关元、委中等穴。多采用强刺激，留针 3 ~ 5min，每日 1 次。

2）别经取穴：针刺腰痛穴（在第 2、3 掌骨及第 4、5 掌骨之间，当腕横纹与掌指关节中点处），大幅度强刺激，留针 15 ~ 20min，每隔 5min 捻转提插 1 次，在针刺过程中再配合腰部缓慢运动，效果满意。针刺双侧外关、阿是穴，强刺激，留针 15 ~ 20min。

（2）物理治疗： 急性损伤 1 周后进行蜡疗等治疗，理疗不宜过早，以免增加损伤组织的出血渗出，不利于康复。

（3）穴位注射： 选取复方当归注射液，具体选穴参照针灸治疗所取穴位。每穴注射 0.5 ~ 1ml，每 3 ~ 5 天 1 次。该方法可改善损伤局部微循环，解除肌肉痉挛、缓痉镇痛。

【康复锻炼】

急性腰扭伤后，应适当卧床休息，有利于缓解腰肌痉挛、减少充血水肿、减轻疼痛，以后在不引起疼痛加重和增加损伤的前提下，辅以适当的“旁腰”“拱桥”或“飞燕点水”等动作。

（二）急性腰部韧带损伤

由于腰部用力姿势不当、腰部动作超生理负荷量或超生理活动范围所造成的腰部韧带损伤。属中医“伤筋”范畴，多见于体力劳动者或运动员、舞蹈演员等。

【病因病机】

职业运动员、舞蹈演员、杂技演员等腰部活动最多，往往需要椎骨间过度活动，和做一些超过生理活动范围的动作，故腰部韧带损伤时有发生。一般腰部韧带损伤中，棘上韧带损伤多以上腰及胸椎段多见，而下腰部则以棘间韧带损伤为多。其原因在于：下腰部虽有较强的髂腰韧带，但棘间韧带较弱，腰骶关节又处于活动多的腰椎与非活动的骶椎交界处，是脊椎结构中活动的枢纽，又是负重及活动应力的集中处，再加上解剖变异较多（如隐性脊柱裂等），故容易损伤。

运动前准备活动不够或因竖脊肌拉伤未愈，或因训练过度，疲劳后做突然或超生理的完全屈曲活动，此时由于竖脊肌已无力起保护作用，整个拉力负荷量直接转嫁到韧带上，极易造成棘上、棘间韧带损伤。

弯腰扛抬重物，如腰肌突然失力或姿势不正确，使腰部成为一种负荷杠杆，腰骶部成为一个承重支点，各种不平衡的力和旋转因素都容易损伤棘上、棘间韧带及腰骶部。

外力致腰部前屈，或腰部直接受外力挫伤，均可造成腰部韧带损伤。此类损伤往往较重，多合并骨折、脱位或神经损伤。

以上因素均可致使腰部肌筋受损，气滞血瘀，血溢脉外，气机受阻，筋位失常，导致腰部筋肉拘急而疼痛。

【临床表现】

受伤时患者自觉腰部有一清脆响声或撕裂样感觉，随即局部剧痛，呈断裂样、刀割样疼痛，少数局部可出现瘀斑及肿胀，坐卧困难，尤以起床和翻身时痛增，可伴有下肢放射性疼痛，腰部自觉乏力，不能支持。

【诊断】

1. **病史** 有明确的外伤史。

2. **症状与体征** 腰部肌肉痉挛，活动受限。棘间韧带或棘上韧带损伤后腰部前屈时疼痛增加，此点可与肌肉、筋膜损伤区别。在腰椎棘突与棘突间有明显的压痛，可触及剥脱感及松软感，严重者可触及棘突间距离加宽并有空虚感。椎旁可触及压痛点，部位较深者多系横突间韧带或黄韧带损伤。如髂腰韧带拉伤，甚至痛点在髂嵴后部与第5腰椎间的三角区，则其压痛深在，屈曲旋转脊柱时疼痛加剧。

3. **辅助检查** 一般韧带损伤者X线检查无异常表现，仅棘上、棘间韧带撕裂者其棘突间距可以增大，亦可排除骨折、脱位等情况。MRI检查有助于诊断韧带损伤程度。

【治疗】

1. 手法治疗

（1）手法要点： 手法治疗以拨筋手法为主，顺理肌筋、调畅气血，点揉以解痉止痛。手法治疗时以丹归止痛药酒为介质，急性疼痛缓解后以舒筋通络药酒为介质。

（2）手法操作： 患者取坐位，先以指代针点揉手部腰痛穴、阿是穴、委中穴等解痉镇痛。用按摩、理筋手法于腰部由上向下或由上而斜下，由轻到重，再由重到轻，以松解腰部肌肉痉挛。用一手拇指在患椎棘上韧带或棘间韧带处进行轻手法拨筋、揉筋。其后，用双手拇指夹脊从上向下以振颤式滑动揉按，顺筋通络。再施以聚合、拍打手法调理肌筋、激发经气。

2. 药物治疗

治法：行气活血，祛瘀止痛。

内服方：丹七止痛胶囊或行气活血方加减。韧带损伤严重者加续断、杜仲、伸筋草。

外用方：外敷理气定痛散，或外贴丹归肿痛药贴、僧登消肿膏。根据症状缓解可改敷舒筋通络散合强筋壮骨散，或外贴舒筋续断药贴、宝根续筋膏。同时选用腰背烫熨散和腰背熏洗散辅助治疗，熏洗时加入适量的舒筋通络药酒。

3. 其他治疗

（1）针灸疗法

1）急性期：多采用电针治疗。以阿是穴及腰椎夹脊穴为主。每日1次，时间30min。疼痛剧烈者可取腰痛穴，此处可留针，同时嘱患者运动腰部，疼痛可得到缓解，活动范围也可加大。

2）缓解期：多采用温针治疗。取患部夹脊穴、阿是穴、受累棘上韧带相应督脉上的腧穴；夹脊穴旁通督脉，与足太阳膀胱经经气交通，是脏腑之气运行出入之处。得气后在患部盖上一个温灸盒或温灸仪，每次20min，隔日1次。

（2）物理治疗： 可予以蜡疗等方法消炎、散瘀、止痛。

【康复锻炼】

参见“急性腰肌筋膜损伤”康复锻炼。

（三）急性腰椎关节扭伤

Ⅰ. 腰椎小关节紊乱症

该病又称为腰椎关节突关节滑膜嵌顿。多由日常生活或工作中，弯腰直立、转身或腰部猛然发力时，应力突然作用于腰椎关节突关节所致。多见于青壮年。

【病因病机】

腰部活动不当或肌力不足，肌筋难以约束骨骼和维持关节稳定，故于腰部活动时因骨位不正而致筋出槽，离槽之筋无法驱动关节，故见腰部活动受限。活动不利则局部气血运行不畅，气滞血瘀则经气闭阻不通，故见腰痛。

【临床表现】

滑膜嵌顿后，滑膜的血管神经受到挤压，立即发生剧痛，不敢活动。嵌入关节腔的血管破裂，充血水肿。由于长时间被挤压，血液循环受阻，滑膜本身充血、水肿，影响关节活动，腰部不敢直立，全身肌肉出现紧张状态（以竖脊肌较明显），甚至痉挛。任何搬动、上下肢移动的刺激均可引起腰部剧痛，患者站立时髋、膝关节常取半屈位，两手扶膝以支撑，有时疼痛可牵扯到臀部及大腿后侧。卧位翻身及咳嗽时均可引起疼痛。

【诊断】

1. **病史**　腰部常有扭闪或猛然发力动作史，亦可由打喷嚏、咳嗽等导致。

2. **症状与体征**　腰部疼痛明显，疼痛多见于第 4、第 5 腰椎或第 5 腰椎与第 1 骶椎的棘突旁。腰部呈僵直屈曲位，后伸活动明显受限。可触及患处棘突偏歪，竖脊肌、臀肌痉挛，直腿抬高试验可因骨盆旋转引起腰痛而受限。

3. **辅助检查**　X 线检查有时可见后关节排列不对称，提示小关节有旋转。或有腰椎后突或侧弯，椎间隙左右宽窄不等。

【治疗】

1. 手法治疗

（1）手法要点：施法应稳、准、巧、快，力度精准。整复关节错缝时应出其不意，尽量减轻患者的疼痛和恐惧感，达到“患如知也骨已拢”的境界。手法治疗时以丹归止痛药酒为介质，急性疼痛缓解后以舒筋通络药酒为介质。

（2）手法操作：患者取坐位，双臂伏于椅背上，术者以指代针点揉阿是穴、腰痛穴等穴，以解痉镇痛，通经活络。再以双手拇指从上向下或斜下顺脊柱两侧按摩、揿揉和沿棘突两侧夹脊振筋，审视病椎，散瘀活络，舒筋止痛。

捏腹推顶法（图 13-1）：术者双手拇指和其余四指呈半握拳状，拿捏腹外斜肌用力提弹，利用患者收腹挺腰上引和腹压增加，使病椎小关节间隙张开，夹在其间的滑膜得以解脱出来，术者同时迅速用双手拇指顺势推顶病椎，使小关节错缝得以回位，症状多能立即缓解。

坐位上提法：一助手双手固定患者双大腿，术者以两前臂托于患者双腋下，将患者

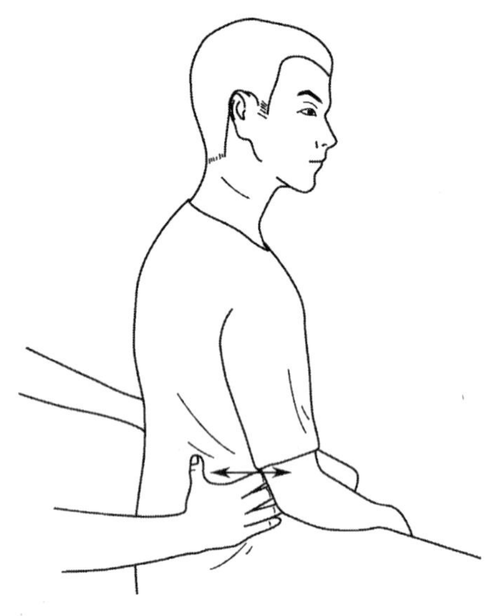

图 13-1　捏腹推顶法

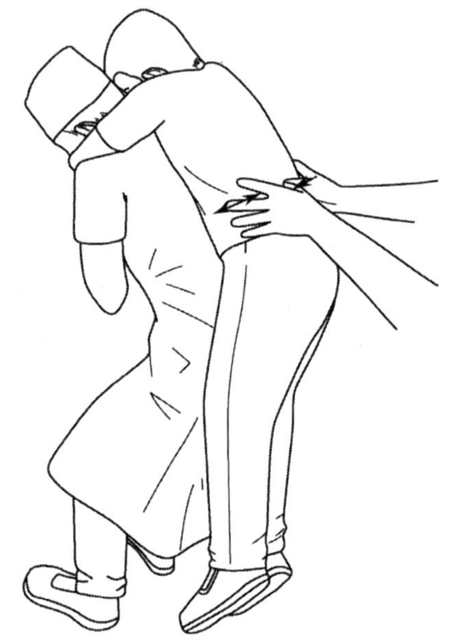

图 13-2　正背推顶法

躯干向上端提，减轻被嵌压滑膜的疼痛。再令患者缓缓前俯后仰或左右侧屈，在力所能及与不疼或疼痛轻微的情况下反复进行，趁患者不注意时急速上提其躯干，借下身重量的作用而松解嵌顿，再轻缓放下躯干。有时被嵌滑膜即可被解开而回复原位，疼痛立即减轻。若上提手法无效时，可再用药酒先按摩推揉患处，后采用坐位旋转手法解脱嵌顿。

正背推顶法（图 13-2）：一助手在前，患者同向站在其后，术者同向站在患者背后，助手将患者背起，使患者双脚离地，持续 30s 左右，再逐渐将患者放下，待患者双脚刚接触地面时，此时自觉有一种安全感，心理和全身最为放松，术者顺势用双手拇指推顶病椎，常有推动感，患者症状多能立即缓解。

坐位旋转法：术者双前臂托住其双腋下，缓缓左右旋转躯干。趁患者不注意时用力迅速向上向健侧加大旋转角度，有时可听到滑膜解脱的响声。此后疼痛顿减。但旋转手法要根据患者体质及嵌顿程度而定，要适当、慎重，切忌粗暴，矫枉过正。

2. 药物治疗

治法：行气活血，祛瘀止痛。

内服方：丹七止痛胶囊或行气活血方加减。

外用方：外敷消肿止痛散，疼痛明显者加理气定痛散。或外贴丹归肿痛药贴、僧登消肿膏。疼痛缓解后改敷舒筋通络散，或外贴舒筋续断药贴、宝根续筋膏。

3. 针灸治疗

（1）局部循经取穴：选择压痛最明显的阿是穴行针刺，再取肾俞、腰阳关、命门、关元、委中等穴。多采用强刺激，留针 3 ~ 5min，每日 1 次。

（2）别经取穴：针刺腰痛穴，大幅度强刺激，留针 15 ~ 20min，每隔 5min 捻转提插 1 次，在针刺过程中再配合腰部缓慢运动，效果满意。

【康复锻炼】

在不痛的情况下可做腰部旋转及屈伸活动，动作幅度由小到大，速度由慢到快，以增强腰椎关节的稳定性，可做“涮腰”“飞燕点水”“立腰起蹲”等动作。

Ⅱ. 腰骶关节损伤

腰骶关节是脊柱的主要负重关节。活动性较大的腰椎与固定的骶骨的交接处，承受的应力最大。其承受身体上半部重量，并由此处传递到骶髂关节再传至下肢。骶骨与腰椎间有 40°左右的腰骶角。若腰骶角越大，则剪力越大，就不易维持平衡（第 5 腰椎有从骶骨上向前滑移的趋势）。再加腰骶关节后关节面介于冠状位和矢状位之间的斜位，而其腰椎后关节面又是接近矢状位，这两处的关节面不在同一平面，又将影响力的传导，所以腰骶关节损伤多见。

【病因病机】

据力学分析，从头颈、躯干沿脊柱向下传递之力，有 86% 是作用在第 5 腰椎和第 5 腰椎与第 1 骶椎之间的，此作用力的方向是由上后向前下方的。当外力作用于脊柱而达于第 5 腰椎时，第 5 腰椎有向前滑移的趋势，若再有腰椎后关节峡部不连，本来与关节脱离的椎体受外力就更容易向前滑脱，损伤腰骶关节。

第 5 腰椎向前凸，第 1 骶椎向后凸，椎间隙前部受前纵韧带的限制，不易显著张开，但椎间隙后部变窄，椎间隙相互接近，再加上运动中所承受的压力，椎间关节就会由稳定脊柱的作用进而变为承重受压的部位，故容易引起腰骶关节损伤。

由于腰椎关节呈矢状位，旋转之力差，在弯腰转身动作中，特别是做弯腰旋转腾空的动作时，如动作不协调或肌力疲劳失控，均容易扭伤腰骶关节。

腰骶部受直接外力作用，使肌筋受损、气血受阻、筋脉拘急，而不能约束骨骼和稳定关节，形成筋出槽、骨错缝。

【临床表现】

腰部肌肉紧张，呈“板腰”状态，无法支持久站、久坐。久坐及久站后腰骶部疼痛明显，适当进行腰部弯曲活动后症状可减轻。疼痛可向臀部及大腿外侧放射。

【诊断】

1. **病史**　有急性腰扭伤史。

2. **症状与体征**　腰骶部疼痛明显，活动受限，不能支持久站、久坐。局部组织处于紧张状态，肌肉痉挛，呈“板腰”状态。伴有坐骨神经痛症状，直腿抬高试验阴性。腰骶关节有压痛和深部叩击痛。过伸试验阳性：患者俯卧，术者一手压于腰骶部，另一手臂扶患者双腿上抬，使腰骶呈过伸位时，腰骶部疼痛明显为阳性征。

3. **辅助检查**　X 线检查多无明显异常，有时可见腰 5 椎体向前轻度滑脱。

【治疗】

1. 手法治疗

（1）**手法要点：**进行腰骶关节手法调整前应尽量减轻患者的紧张情绪和疼痛感。故该损伤施法应柔缓，力度适中。手法治疗以调整关节错缝为主。手法治疗时以丹归止痛药酒为介质，急性疼痛缓解后以舒筋通络药酒为介质。

（2）**手法操作：**患者取俯卧位，术者以指代针取腰痛穴及阿是穴点揉腰骶部疼痛处，再点揉肾俞、腰阳关等穴。如放射至臀部及下肢痛者可点揉环跳、委中、承山等穴，以解痉止痛。后以双拇指指腹从胸椎、腰椎两侧由上向下按摩、理筋、揉筋至臀部，以解痉止痛、舒筋通络。其后术者可一手掌按于背部，另一手按于臀部，交叉摈揉腰骶关节。

患者改为侧卧位做左右斜扳手法，既可减轻腰骶关节挤压疼痛，对有小关节损伤或错缝者又可松解挤压及利于错缝复位，疼痛可顿觉减轻。

2. 药物治疗

治法：行气活血，祛瘀止痛。

内服方：丹七止痛胶囊或行气活血方加减。恢复期可内服强筋壮骨丸。

外用方：外敷消肿止痛散，疼痛明显者加理气定痛散。或外贴丹归肿痛药贴、僧登消肿膏。疼痛缓解后改敷舒筋通络散，或外贴舒筋续断药贴、宝根续筋膏。

3. 其他治疗

（1）针灸治疗

1）急性期：多采用电针治疗。以阿是穴及腰椎夹脊穴为主。每日 1 次，时间 30min。

2）缓解期：多采用温针治疗。以腰椎夹脊穴及膀胱经穴位为主。以补法泻法相互结合，隔日 1 次，时间 30min。

（2）腰围固定：损伤较重者可配合腰围固定 1 ~ 2 周。

【康复锻炼】

损伤较重者需待疼痛减轻后才可主动锻炼，具体锻炼可参考腰椎关节损伤的锻炼方法进行，同时配合倒退行走以及立腰起蹲动作。在开始锻炼时还可加腰围保护，几天后去除。

Ⅲ. 骶髂关节损伤

骶髂关节为微动关节，日常生活中该关节损伤不常见，但在文体工作者及重体力劳动者损伤亦不鲜见。其中女性多于男性。

【病因病机】

由于骶骨呈向前下滑脱趋势，周围必须有坚强的韧带加固。做后抬腿或骨盆前倾的动作时，由于髋关节前方的髂股韧带的限制，骨盆会被牵拉向前下旋转，在骨盆转动时，腰骶部承受的应力必然会波及骶髂骨不够平滑的关节面，如过度转动，会引起骶髂关节的研磨性损伤及本身已较紧张的韧带损伤。打球（篮球、足球）及重体力劳动者，骶部或臀部遭到向前、向后，或从后向前的旋转暴力，均易挫伤一侧骶髂关节或导致半脱位。骶髂关节突受旋转外力，致局部骨位不正，肌筋受损而血瘀气滞，筋脉受阻，筋肉、关节拘急则疼痛。

【临床表现】

伤后立即感一侧腰部和骶髂关节剧痛，不敢转身，站立或行走时可伴有放射性下肢痛和咳嗽、打喷嚏时骶髂部疼痛。

【诊断】

1. 病史　有明显外伤史。

2. 症状与体征　检查时患者腰部僵硬，可有腰肌和臀肌痉挛及侧弯。骶髂关节可有肿胀，局部压痛明显。坐位腰部屈伸时疼痛不明显，站立做腰部屈伸时疼痛剧烈。骨盆挤压分离试验阳性。

3. 辅助检查　X 线检查无特异表现，仅在半脱位时，正位片左右两侧骶髂关节不对称，患侧关节间隙增宽或髂骨上移。

【治疗】

1. 手法治疗

（1）手法要点：手法治疗应先判别骶髂关节是否存在骨错缝或半脱位，若存在则应尽早进行复位。手法治疗时以丹归止痛药酒为介质，急性疼痛缓解后以舒筋通络药酒为介质。

（2）手法操作：患者取俯卧位，使肌肉放松，疼痛明显者则术者以指代针点揉阿是穴及肾俞、关元、八髎等腧穴，以解痉止痛。再以双拇指指腹从腰椎至骶尾部按摩、理筋、揉筋，以一手大鱼际肌按揉伤侧骶髂关节肿痛处，以活血祛瘀镇痛。再在腰骶部㨰揉，以利手法复位及调整筋位。

如有错缝或半脱位者则取俯卧位，术者以一手大鱼际肌按揉痛处，后以一手掌按压伤侧的骶部向前，另一手握患侧膝关节向后上搬抬，两手同时用力使患侧髋关节过伸，常可听到关节活动响声，即已复位。或采用左右斜扳法，此时腰部呈过伸位，着力点在骶髂关节处才能达到对错位的整复。

2. 药物治疗

治法：行气活血，祛瘀止痛。

内服方：丹七止痛胶囊或行气活血方加减。恢复期可内服强筋壮骨丸。

外用方：外敷消肿止痛散，疼痛明显者加理气定痛散。或外贴丹归肿痛药贴、僧登消肿膏。疼痛缓解后改敷舒筋通络散，或外贴舒筋续断药贴、宝根续筋膏。

3. 针灸治疗　多以电针为主，选取阿是穴及关元、八髎穴为主。每日 1 次，每次 30min。

【康复锻炼】

加强腰背肌锻炼，循序渐进地踢、抬后腿，如“探海”动作、促进损伤组织的修复。

二、慢性腰部损伤

（一）腰部劳损

腰部劳损是一种常见的功能性腰痛。它常没有明显的外伤，而是在不知不觉中慢慢出现的一种腰腿痛疾病。各行各业的人员都可发病，体力劳动者和脑力劳动者的人数往往没有明显差别。对生产劳动和生活影响较大，故应积极进行防治。它是由于长期下蹲弯腰工作，腰背部经常性过度负重、过度疲劳，或工作长时间姿势不正确，或有腰部解剖缺陷等所致，但亦可因腰部急性损伤治疗不及时、治疗不当或反复受伤后遗留为慢性腰痛，多见于体力劳动者。年老体衰或久居寒湿之地者亦多见。

【病因病机】

1. 中医认识

（1）积劳日久、筋失濡养、瘀血凝滞：《素问·宣明五气》：“久视伤血，久卧伤气，久坐伤肉，久立伤骨，久行伤筋，是谓五劳所伤。”长期从事腰部持力或弯腰活动工作及长期的腰部姿势不良等，腰部肌筋经常受到牵扯性损伤，日积月累，局部气滞血瘀，经络不通则痛。

（2）跌仆扭伤、失治迁延：亦有腰部急性扭挫伤之后，未能获得及时而有效的治疗，或治疗不彻底或反复轻微损伤，导致腰部气血循行不畅，经气闭阻不通，以致筋脉失荣，日久迁延而成为慢性腰痛。

（3）肝肾不足和外邪入侵：这是腰部劳损的重要因素。《素问·脉要精微论》：“腰者肾之府，转摇不能，肾将惫矣。”《素问·上古天真论》：“七八，肝气衰，筋不能动，天癸竭，精少，肾脏衰，形体皆极。”都可说明老年人肝肾亏损，骨髓空虚，气血运行失调，督带俱虚，筋骨懈怠，平衡失调，脊柱可出现退行性变，有的产生骨质疏松或增生。如再有外邪侵袭，则腰痛更加严重。

2. 西医认识　①长期弯腰工作或工作姿势不良，腰肌长时间处于牵伸状态，形成了积累性的劳损变性。②急性腰肌损伤治疗不及时或治疗不当，损伤组织未得到充分修复而遗留慢性腰痛。③腰椎先天或后天畸形、腰部外伤、腰肌过度疲劳或下肢畸形等也易发生腰肌劳损。在诸原因作用下，首先引起创伤性软组织炎性反应，到后期则因创伤性炎性反应程度不同而导致软组织粘连、纤维化或瘢痕化。其结果可以刺激或压迫感觉神经及营养血管而导致腰痛及放射痛。临床上腰部软组织劳损实际上包括腰肌、筋膜、韧带、髋关节等多种复合组织的损伤。

【辨证分型】

1. 劳损瘀滞型　腰痛如刺，痛有定处，日轻夜重，轻则俯仰不便，重则因痛剧不能转侧，拒按。舌质紫暗，苔薄白，脉弦紧。

2. 寒湿痹阻型　腰部冷痛重着，转侧不利，静卧不减，阴雨天加重。舌淡红，苔白腻，脉濡滑。

3. 肝肾虚劳型　腰部酸痛，绵绵不绝，腿膝乏力，喜按、喜揉，遇劳更甚，卧则减轻，常反复发作。偏阳虚者面色淡白，手足不温、少气懒言，腰腿发凉，舌质淡，苔少，脉沉细；偏阴虚者心烦失眠，咽干口渴，面色潮红，倦怠乏力，舌红，苔少，脉弦细。

【临床表现】

长期腰痛，疼痛多为隐痛，时轻时重，经常反复发作，持续用力或劳累后加重，卧床休息后减轻，亦可见久卧后疼痛者。弯腰困难，持久弯腰时疼痛加剧，适当活动或变换体位后或叩击按揉腰部时腰痛可减轻。睡觉使用小枕垫于腰部能减轻症状。

【诊断】

1. 病史　有或可无明显外伤史。

2. 症状与体征　患侧腰部多见腰肌紧张僵硬，双侧肌肉常见高低不等。一侧或两侧竖脊肌处、腰横突处、髂骨嵴后部或骶骨后面腰背肌止点处有压痛。检查时脊柱外形多正常，俯仰活动多无障碍，病情严重时疼痛较重，活动稍有受限。

3. 辅助检查　X 线检查有时可见脊柱生理曲度的改变，如腰椎侧弯、腰前凸度减弱或消失，或见第 5 腰椎骶化、第 1 骶椎腰化、隐性脊柱裂等先天变异，或见有骨质增生样改变。肌骨超声腰肌组织排列紊乱，受损肌肉逐渐发生纤维化和瘢痕化，声像图上视损伤时间不同，肌肉可见不均匀的高或低回声。

【治疗】

1. 手法治疗

（1）手法要点：手法治疗时以强腰壮肾、舒筋通络为主要目的，多使用按摩、聚合手法以强腰壮肾、舒筋通络，理筋、拨筋、揉筋手法以行气活血，疏理肌筋。手法治疗时气滞血瘀型以丹归止痛药酒为介质，寒湿痹阻型以温筋除痹药酒为介质，肝肾虚劳型以强筋壮骨药酒为介质。

（2）手法操作：患者取坐位或俯卧位，逐一施用以下各法。

按摩法：术者一手小鱼际以一定的按压力，顺筋从上而下螺旋式于腰部滑动揉摩，上移时离开皮肤，下滑时着力，以疏经活络、宣通气血。

点穴法：腰部僵胀酸痛，支撑乏力，以指代针点揉督脉及膀胱经穴，如肾俞、志室、气海、命门、腰眼等，以除痹固肾，强健腰脊。

揉筋法：患者取俯卧位，术者以手掌掌根沿竖脊肌自上而下推揉腰部肌筋。在腰肌有硬结处，以掌根先轻后重向外下推揉，施力可稍大，以活血理气，散结祛痛。

理筋法：患者取俯卧位，在肿硬减轻后，术者以拇指向外向下理筋，顺理肌筋，软坚散结。

拨筋法：患者取俯卧位，术者以双拇指指腹在脊柱两侧交叉揉拨棘上韧带，以梳理肌筋、韧带，活血祛痛及增进肌肉力量和韧带弹性。

聚合法：患者取俯卧位，双手掌呈水平“八”字，上下对向置于腰部。双手掌同时推挤腰肌向中间聚合，以活血通络，改善局部血液循环。

夹脊振筋法：患者取俯卧位，术者一手示、中指屈曲，以中节指骨夹于棘突两侧，沿胸椎向下施以高频振颤脊柱，以调整筋位，改善肌筋弹性。

2. 药物治疗

（1）劳损瘀滞型

治法：行气活血，舒筋通络。

内服方：舒筋通络方加减。

外用方：外敷理气定痛散合舒筋通络散。外贴舒筋续断药贴、宝根续筋膏。

（2）寒湿痹阻型

治法：祛风散寒，除湿通络。

内服方：寒湿筋痛胶囊或舒筋通络方加减。寒盛者加制川乌、桂枝，湿邪重者加薏苡仁、秦艽。若症状久治不愈、反复发作者可加木瓜、秦艽、刘寄奴、法罗海、延胡索、细辛、牛蒡子等。

外用方：外敷双活除痹散加温筋舒活散。或外贴羌独双乌除痹药贴、草附蠲痹膏。同时选用腰背烫熨散和腰背熏洗散辅助治疗，熏洗时加入适量的温筋除痹药酒，散寒除湿的同时防止湿气侵入。

（3）肝肾虚劳型

治法：补益肝肾，调补气血。

内服方：强筋壮骨丸或祛痛强筋丸。

外用方：外敷强筋壮骨散，或外贴归芪健骨药贴、六仲养骨膏。可配合腰部熏洗治疗，熏洗时加入适量的强筋壮骨药酒。

3. 其他治疗

（1）针灸治疗：足太阳经取肾俞、大肠俞、气海俞，督脉取腰阳关，病痛局部取阿是穴，以疏通经络，调和气血，营卫和而病邪去，针刺用提插捻转手法，出现酸麻胀痛针感为宜。在患部使用五行大灸架，每次30min，隔日1次。

（2）穴位注射：以复方当归注射液做穴位注射。2～3天1次，5次为1个疗程。采用局部和循经取穴，可分为2～3组交替注射。

【康复锻炼】

可做“涮腰”“旁腰”“飞燕点水”等动作增强腰背肌肌力，改善腰背肌筋膜弹性。

（二）第三腰椎横突综合征

该病属中医“筋痹”范畴。第三腰椎横突综合征是以第三腰椎横突部明显压痛为特征的慢性腰痛。亦有称第三腰椎横突周围炎，或第三腰椎横突滑囊炎。它是腰肌筋膜劳损的一种类型，由于第三腰椎居全腰椎之中心，活动度大，其横突较长，劳损机会多，故易产生腰痛和臀部痛。本病多见于青壮年，尤以体力劳动者最为多见。

【病因病机】

本病多为急性腰部损伤未及时处理或长期慢性劳损所致，腰部气血运行不畅、筋肉失于濡养而发病。风寒湿相杂，侵袭腰部，使得邪客经络，流注于腰部，阻滞气血，导致本病的发生。亦可由于中老年患者营卫气血不足，肝肾渐虚，血不荣筋而筋骨懈惰、痿软而发病。

【辨证分型】

1. 劳损瘀滞型　痛有定处，疼痛拒按，日轻夜重，劳累后加重。轻者俯仰不便，重则不能转侧。舌质暗紫或有瘀斑，苔少，脉涩。

2. 寒湿痹阻型　腰部冷痛重着，转侧不利，逐渐加重，静卧病痛不减，寒冷和阴雨天则加重。舌淡红，苔白腻，脉沉而迟缓。

3. 肝肾亏虚型　腰部隐隐作痛，酸软无力，缠绵不愈，局部发凉，喜温、喜按，遇劳更甚，卧则减轻，常反复发作，少腹拘急，面色㿠白，肢冷畏寒。舌淡红，苔薄白，脉沉细无力。

【临床表现】

患者有慢性腰痛病史，腰部一侧或两侧疼痛，晨起、弯腰或劳累后加重，久坐直起困难，活动后略减轻，疼痛可累及臀部、大腿，有时可放射到腹部。有个别患者因轻微外力即可造成扭伤，引起急性腰痛，甚者生活不能自理。

【诊断】

1. 病史　腰部长期劳损或者腰部单一姿势时间过长。

2. 症状与体征　以腰部慢性、间歇性酸胀痛、乏力为主症。酸痛部位广泛，但不能指出具体的疼痛点。腰部容易疲劳，单一姿势难以持久维持，劳动后腰部症状明显加重。急性发作时，腰部肌张力增高，活动功能受限。第三腰椎横突的顶端有局限性压痛，可触及结节状或条索感。下肢腱反射对称，皮肤感觉、肌力、直腿抬高试验均属正常。

3. 辅助检查　X 线检查一般无异常改变，有时可见第三腰椎横突较长或左右不对称，或横突尖部略有密度增高区。也可见一侧或双侧第三腰椎横突过长，左右对称，或向后倾斜，可作鉴别诊断之用。

【治疗】

1. 手法治疗

（1）手法要点：施法重点，在第三腰椎横突筋结处施以揉筋、拨筋手法解除粘连和筋结。手法治疗时劳损瘀滞型以舒筋通络药酒为介质，寒湿痹阻型以温筋除痹药酒为介质，肝肾亏虚型以强筋壮骨药酒为介质。

（2）手法操作：患者取俯卧位，术者先以指代针点揉痛点，再以拇指指腹向外下推揉。由于第三腰椎横突附着肌肉筋膜较多，揉筋手法应由轻到重，范围由近及远，并可以手之大、小鱼际肌按摩，以宣通气血，解痉止痛。

如有瘀滞粘连，肌肉痉挛，可触及条索状结节者，行拨筋、揉筋手法时间可稍长，顺腰椎横突附着肌肉、肌筋方向理筋，以行气活血，舒筋通络。

疼痛放射至臀、下肢者在臀部环跳穴行指针点揉，后拨动肌筋，在下肢从上向下拨筋、理筋，以解痉止痛。

患者改为仰卧位，令患者屈髋屈膝，术者双手扶于双膝，并下压加大屈髋屈膝幅度，以患者腰臀部肌肉有牵拉感为度，以牵拉肌筋恢复弹性。

2. 药物治疗　参见“腰部劳损”药物治疗。

3. 针灸治疗　在患侧第三腰椎横突尖进针，针尖抵至腰三横突尖端，提插捻转使之得气，再以此为中点上下左右各旁开 1～1.5cm 取穴，每穴得气后，盖上方形灸盒，留针 30min，使热传导到腧穴予以消炎止痛作用。

【康复锻炼】

参见“腰部劳损”康复锻炼。

（三）腰臀部肌筋膜炎

本病又称腰臀肌纤维组织炎，是引起腰臀部及下肢疼痛最为常见的疾病。本病主要是腰臀部肌筋膜及其附近组织的慢性炎症，或组织变性造成粘连并有激痛点形成的综合征。以中老年人多见。

【病因病机】

急性损伤如扭伤、挫伤、骨及关节损伤后，未能及时治疗或治疗不当，使局部软组织粘连，进而形成一个或数个激痛点。亦可由于慢性劳损，如长期弯腰工作、姿势不良等造成组织水肿、粘连，而产生类似于急性损伤的症状。久居潮湿之地、涉水冒雨、气候冷热交错，造成人体腠理开阖不利、卫外不固，风寒湿邪乘虚而入，袭至腰部经络，留于筋膜，局部气血痹阻而为痹痛。由于感邪偏盛不同，临床表现各有特点。风邪偏盛者呈游走性，寒邪偏盛者疼痛剧烈，湿邪偏盛者多麻木重着。

【辨证分型】

1. **风寒湿阻型** 腰部疼痛、转侧不利，疼痛牵扯至臀部、大腿后侧，阴雨天气疼痛加重，伴恶寒怕冷。舌淡，苔白或白腻，脉弦紧。

2. **劳损瘀阻型** 晨起腰背部板硬刺痛，痛有定处，疼痛可牵扯至臀部、大腿后侧。轻则俯仰不便，重则因痛剧而不能转侧，痛处拒按。若因跌仆闪挫所致者，则有外伤史。舌紫暗，苔少，脉涩。

3. **肝肾亏虚型** 腰部隐痛，绵绵不绝，腿膝酸软无力，遇劳更甚，休息后缓解。舌淡，苔少，脉细弱。

【临床表现】

主要表现是疼痛，多为隐痛、酸痛或胀痛。急性者起病急骤，疼痛剧烈伴有肌痉挛，腰部活动受限。疼痛可放射至臀及大腿处，但不过膝。疼痛可持续数周至数月而自愈或转为慢性。慢性起病者多无明显诱因。腰部皮肤麻木，疼痛呈酸胀感，与天气变化有关，每逢阴天加重。局部畏寒，受凉后腰痛加重，得暖缓解。有时疼痛部位走窜不定，或劳累后诱发。

【诊断】

1. **病史** 病前可有受伤、劳累、外受风寒湿邪病史。

2. **症状与体征** 臀部疼痛多牵涉到膝以上即大腿后外侧为止。也有少数患者疼痛范围仅局限在臀部。疼痛症状重者可在疼痛部位的软组织有肥厚或捻发感，以及在臀部髂嵴的下方可触及条索状硬结；亦有极少数患者可在臀上、中部两侧触及筋膜有裂隙并有不规则柔软的肿块。有的患者出现腘绳肌紧张和疼痛。

3. **辅助检查** X线检查无特异性变化，常有腰椎生理曲度变直或消失，重者可见腰椎侧弯或增生。

【治疗】

1. 手法治疗

(1)手法要点: 手法治疗时力度应适中,不可过多强刺激,避免加重疼痛。手法治疗时劳损瘀阻型以舒筋通络药酒为介质,风寒湿阻型以温筋除痹药酒为介质,肝肾亏虚型以强筋壮骨药酒为介质。

(2)手法操作: 患者取俯卧位,术者以手掌掌根沿竖脊肌自上而下揉筋,并以拇指指腹顺理肌筋,以滚法继续向下沿臀部、大腿后侧、外侧逐一梳理臀肌、股后侧及外侧肌群。腰臀部有硬结处,以拇指先轻后重向外下揉筋、拨筋,施力可稍大,再以拇指指尖或偏峰横拨硬结处,以活血理气,散结定痛。以指代针点揉督脉及膀胱经穴,如肾俞、志室、气海、命门等,以除痹固肾,强健腰脊。

患者改为仰卧位,术者一手持患侧腘窝,另一手持踝关节。将下肢极度屈髋屈膝并保持该体位数秒,以患者腰臀部有牵拉感为度。后对下肢做髋部环转运摇手法,顺时针及逆时针方向各三圈。后逐渐将下肢伸直,再行直腿抬高的同时加压足踝背伸,以牵拉臀部及股后侧肌群,以患者能耐受为度。最后行按摩手法放松下肢结束。

2. 药物治疗　用药参见“腰部劳损”章节。

3. 针灸治疗　足太阳经取肾俞、大肠俞、气海俞,督脉取腰阳关,病痛局部取阿是穴,以疏通经络,调和气血,营卫和而病邪去。针刺用提插捻转手法,出现酸麻胀痛针感为宜。在患部使用五行大灸架,每次 30min,隔日 1 次。

【康复锻炼】

参见“腰部劳损”康复锻炼。

(四)腰骶关节劳损

由于长期弯腰负重、姿势不良、发育异常或外伤导致的下腰痛或腰腿痛。多见于中老年人。

【病因病机】

外伤、劳损、骨骼异常使腰骶关节骨位不正,筋位异常,以致经气运行不畅,不通则痛。反复外感风、寒、湿邪气,使腰骶部气血凝滞、经络痹阻,僵凝疼痛,动作不利。加之部分患者肝肾亏虚,筋骨失养,痿软无力而致病。

【临床表现】

下腰部疼痛,可伴有一侧及两侧臀部甚至大腿部疼痛,疼痛部位一般与神经分布不一致,腰骶部僵硬,晨起时症状加重,适当活动后症状减轻。部分患者下蹲或极度弯腰后疼痛可缓解。

【诊断】

1. 病史　有损伤、劳损或发育异常等病史。

2. 症状与体征　腰骶棘突旁有深压痛,腰骶部前凸可增大。腰部僵硬,活动轻度受限或不受限。少数患者出现骶$_1$神经根受损表现,下肢放射性疼痛,足外侧感觉障碍,足趾跖屈肌力减弱。

3. 辅助检查　X 线检查可发现关节突关节移位，两侧不对称；关节突关节增生肥大，骶椎上关节突上移，椎间孔变小，腰骶椎体不稳，甚至发现假性滑脱。

【治疗】

1. 手法治疗

（1）手法要点：手法治疗时力度应适中，轻柔和缓，治疗以松解腰骶关节为主。手法治疗时气滞血瘀型以丹归止痛药酒为介质，风寒湿痹型以温筋除痹药酒为介质，肝肾亏虚型以强筋壮骨药酒为介质。

（2）手法操作：患者俯卧位，术者以理筋、揉筋、拨筋松解腰骶关节部肌肉，夹脊振筋手法疏经活络，调和气血。指针点揉八髎穴缓解肌肉痉挛。

俯卧扳腿法：术者一手按住腰骶部，另一手托住患者对侧膝关节，使该下肢尽量后伸，双手同时交错用力，可听到有弹响声，左右各做 1 次。后术者立于患者足侧，以双手握住患者双踝，向下牵引的同时进行上下抖动，使患者身体如波浪形动作，连续 3 次。

坐位旋转法：患者取坐位，一助手固定双膝于屈曲位，术者双手分别把住患者双肩，并做左右旋转、稍过伸位旋转，其力传导至腰骶关节处，多可闻及弹响声，可有立竿见影之效。

2. 药物治疗　用药参见“腰部劳损”章节。

3. 其他治疗

（1）针灸治疗：取肾俞、大肠俞、次髎、下焦俞、阿是穴，施以提插捻转手法，出现酸胀针感为宜，配合使用五行大灸架，每次 30min，隔日 1 次。

（2）物理理疗：腰骶部蜡疗等治疗。

【康复锻炼】

以加强腰骶部稳定性为主。可行“拱桥”“弓步站桩”“立位提踵收臀”等动作锻炼。

三、腰椎间盘突出症

腰椎间盘突出症，是骨科的常见病多发病，是腰腿痛最常见的原因。本病属中医学“腰痛证”“痹证”“痿证”等范畴。据腰背痛流行病学调查统计，该病发生率为 1% ~ 3%。35 岁以下发病率为 3.6%，而 45 ~ 54 岁为 22%。腰椎间盘突出的平面因腰骶部活动度大，处于活动的脊柱和固定的骨盆交界处，承受压力最大，容易发生退变和损伤，故 L_4/L_5 和 L_5/S_1 椎间盘发病率最高，国内外报道均在 90% 以上，腰 $_{3/4}$ 以上突出少见，其中 2 节段以上突出者约占 15%。多见于青壮年，男女发病率约为 2 ∶ 1，这与劳动强度及外伤有关。

【病因病机】

从《内经》的经典论述到历代医家对腰痛、痹证等疾病的理论探讨，中医对腰腿痛病因病机有完整的论述，认为其病因是外伤劳损与外感风寒湿热，导致营卫失调、气血经络受损，或是肝肾不足，外邪乘虚而入，致寒湿痹阻发病。其中，巢元方《诸病源候论》对此病的论述较全面，曰："凡腰痛有五。一曰少阴，少阴申也，七月万物阳气伤，是以腰痛。二曰风痹，风寒著腰，是以痛。三曰肾虚，役用伤肾，是以痛。四曰腎腰，坠堕伤腰，是以痛。五曰寝卧湿地，是以痛。"及："劳损于肾，动伤经络，又为风冷所侵，血气击搏，故腰痛也。阳病者，不能俛，阴病者，不能仰，阴阳俱受邪气者，故令腰痛而不能俛仰。"这些论述较全面地概括了腰腿痛的病因和病机，形象而具体地论述肝肾功能与外邪侵入、劳损外伤在腰腿痛发病中的关系。

腰椎间盘突出症是在椎间盘退变的基础上发生的，而外伤则常为其发病的重要原因。腰椎间盘是身体负荷最重的部分，正常的椎间盘富有弹性和韧性，具有强大的抗压能力，一般成年人平卧时 L_3 椎间盘压力为 20kg，坐起时达 270kg。一般认为 25 岁以后，椎间盘开始退变，髓核含水量逐渐减少。椎间盘的弹性和负荷能力也随之减退。日常生活中腰椎间盘反复承受挤压屈曲和扭转等负荷，容易在受应力最大处（纤维环后部）由里向外产生破裂，这种变化不断积累而逐渐加重，裂隙不断增大，此处纤维环逐渐变薄弱。在此基础上，一次较重外伤或多次反复轻微外伤，甚至日常活动腰椎间盘压力增加时，均可促使退变和积累性损伤的纤维环进一步破裂、髓核突出，纤维环损伤本身可引起腰痛，而突出物压迫刺激神经根或马尾神经，故有腰痛和放射性下肢痛以及神经功能损害的症状和体征。

【临床分型】

根据突出的方向和部位分类，髓核可向各个方向突出，有前方、侧方、后方、四周和椎体内突出。其中以后方突出为最多，且后方突出在椎管内可刺激或压迫神经根与马尾神经，引起严重的症状和体征，临床上常把后方突出又分为中央型和旁侧型；其中后者最多，少数位于椎间孔或其外侧称为远（极）外侧型。

【辨证分型】

1. **寒湿痹阻**　腰腿冷痛，逐渐加重，转侧不利，静卧痛不减，畏风恶寒，肢体发凉，阴雨天疼痛加重。舌质淡，苔白或腻，脉沉紧或濡缓。

2. **湿热痹阻**　腰部疼痛，腿软无力，痛处伴有热感，遇热或阴雨天痛增，活动后痛减，恶热口渴，小便短赤。舌红，苔黄腻，脉濡数或弦数。

3. **气滞血瘀**　腰腿痛如刺，痛有定处，日轻夜重，腰部板硬，俯仰旋转受限，痛处拒按。舌质暗紫或有瘀斑，苔少，脉弦紧或涩。

4. **肝肾亏虚**　腰酸痛，腿膝乏力，劳累更甚，卧则减轻，偏阳虚者面色㿠白，手足不温，少气懒言，腰腿发凉，或有阳痿早泄，妇女带下清稀。舌质淡，苔少，脉沉细。

【临床表现】

腰痛伴坐骨神经痛是腰椎间盘突出的主要症状，疼痛常局限于腰骶部或腰骶部的一侧，有局限性深压痛，并可向患侧下肢放射，咳嗽、喷嚏及用力排便时均可使疼痛加重，步行、弯腰、伸膝、起坐等因牵拉刺激神经根亦可加重疼痛，屈髋、屈膝、卧床休息疼痛减轻。下肢出现放射性疼痛时间各不一致，有的在腰部损伤后同时出现，有的只有腰痛，一两天后或数周后才感到下肢放射痛或坐骨神经痛，或伴有下肢大、小腿及足部感觉异常。

【诊断】

1. 病史 曾有腰部外伤史或慢性劳损史及受凉史。

2. 症状与体征

（1）**腰部畸形**：症状轻者可无改变，症状明显者姿态拘谨，脊柱外形腰椎平直或侧凸、肌紧张，腰部活动受限。严重者身体前倾并将臀部突向一侧，跛行。脊柱侧弯是一种保护性反应，可以凸向患侧，也可以凸向健侧，如髓核突出在神经根外侧，上身向健侧弯曲，腰椎向患侧可缓解神经根受压。突出物在神经根内侧时，上身向患侧弯曲，腰椎向健侧可缓解疼痛。

（2）**压痛点**：在椎间盘突出间隙相对应的棘突间旁侧有局限性压痛点，并伴有向下肢或足部的放射痛，压痛与放射痛点极为重要，对诊断和定位均有重要意义。在急性期此体征很显著，而慢性患者可不明显。如让患者取站立腰过伸位检查，则较易查出压痛与放射痛。放射痛的部位与神经根支配区相一致。

（3）**下肢肌肉萎缩，肌力减弱**：原因是失用性萎缩或是神经根受压所致。$L_{4/5}$ 椎间盘突出者踇趾背伸力减弱；L_5/S_1 椎间盘突出者小腿三头肌肌力减弱，提踵无力；$L_{3/4}$ 椎间盘突出者影响股四头肌，伸膝无力。

（4）**各种特殊体征**：各种物理检查较多，在临床常用的有以下几种，临床体格检查中不需面面俱到，要有侧重点地进行检查，以获取重要临床信息，为作出早期诊断提供依据。

直腿抬高试验：患者取仰卧位，检查者一只手握患者踝部，另一只手置于大腿前方保持膝关节伸直，然后将下肢徐徐抬高。如直腿抬高受限并出现小腿以下的放射痛即为阳性。正常人抬高度数范围差别很大，一般 80°～90°，甚至更大。因此应与健侧对比检查。椎间盘突出物越大，神经根受压越重者，直腿抬高受限越明显，因此本试验对诊断及治疗效果的判断均有较大参考价值。

拉塞格征：目前对此试验认识有些混乱，有学者认为就是直腿抬高试验或加强试验。实际是仰卧屈髋屈膝 90°，当屈髋位 90°时，伸膝引起患肢疼痛或肌肉痉挛者，称拉塞格征阳性。

健肢抬高试验：方法与直腿抬高试验相同，当健侧下肢直腿抬高时引起患侧下肢放射痛为阳性。其机制是当健肢抬高时，健侧的神经根袖牵拉硬膜囊向远侧移动，同时牵拉患侧神经根也向远侧移动引起患侧下肢放射痛。多见于中央型椎间盘突出或突出物位于神经根腋部时，在肩部则为阴性。

直腿抬高加强试验：在直腿抬高试验同一高度，再将踝关节用力背屈，使受累神经根进一步受牵拉，下肢放射性痛加重为阳性；或在直腿抬高到一定高度产生下肢放射痛时，将下肢稍降低高度使放射痛消失，此时将踝关节用力背屈，如又引起下肢放射痛，亦为阳性。此试验有助于鉴别直腿抬高受限是由于神经根或是由髂胫束及腘绳肌紧张引起。因为踝关节背屈可增加神经根紧张，而对髂胫束及腘绳肌则无影响。

仰卧挺腹试验：患者仰卧，双上肢置于身旁，以枕部及两足跟为着力点，做抬臀挺腹动作使臀部及腰背部离开床面，出现患肢放射痛为阳性，如放射痛不明显，在挺腹同时检查者用手压迫患者腹部或两侧颈静脉引起放射性疼痛为阳性。

屈颈试验：取坐位或半坐位，下肢伸直时，向前屈颈引起下肢放射痛为阳性。

股神经牵拉试验：俯卧位髋膝关节完全伸直，检查者一只手扶按腰骶部，另一手放于大腿前方，将患肢向上抬提使髋关节过伸，如出现大腿前方放射痛为阳性，在 $L_{2\sim4}$ 椎间盘突出时阳性，$L_4\sim S_1$ 突出者阴性。

坐骨神经牵拉试验：患者坐位颈部屈曲，当髋关节处于屈曲 90°位，伸膝时引起下肢放射痛为阳性。

3. 辅助检查

（1）X 线片：应常规拍摄 X 线正侧位片。正位 X 线片可显示腰椎侧凸，腰椎小关节两侧不对称，或有棘突旋转偏离中心位。侧位 X 线片可见腰椎生理前曲减少或消失，病变的椎间隙可能变窄，相邻椎体边缘有骨赘增生。X 线检查对腰椎间盘突出症的诊断只作为参考，其重要性在于排除腰椎其他病变，如结核、肿瘤、骨折、腰骶先天畸形等。

（2）CT 扫描：螺旋 CT 可清晰地显示腰椎间盘突出的部位、大小、方向等，以及神经根、硬膜囊受压移位的情况；同时还可以显示椎板及黄韧带增厚、小关节增生退变、椎管及侧隐窝狭窄等情况，对本病的诊断有较大的价值。

（3）MRI：它比 CT 更清晰、全面地观察到突出的髓核与脊髓、马尾神经、脊神经根之间的关系。但 MRI 的断层间隔大，不如 CT 扫描精细。

【治疗】

1. 手法治疗

（1）手法要点：治疗前需先判别椎间盘突出的位置，对于施用旋扳类手法尤为重要，避免因旋扳方向错误加重神经根损伤。在旋扳时也应找准病椎位置，以保证治疗效果。手法治疗时应力度适中，力点准确。

手法治疗时气滞血瘀型以丹归止痛药酒为介质，寒湿痹阻型以温筋除痹药酒为介质，肝肾亏虚型以强筋壮骨药酒为介质，湿热痹阻型以舒筋通络药酒为介质。

（2）手法操作：患者疼痛较轻可取坐位，上身或双臂可伏于椅背上以放松肌肉，如疼痛剧烈，甚至不能站立者，可取俯卧位。术者以指代针点揉肾俞、关元、环跳与下肢委中、承山、太溪、昆仑等穴，以活血通络，解痉止痛。术者双手拇指从脊柱两侧由上而下行理筋手法，以活血通络祛痛，松解因疼痛而形成的肌紧张。施以揉筋和夹脊振筋手法，审视病椎和椎间盘突出的部位与方向。

绞腰滚揉法：术者一手固定腰部，另一手左右交替滚揉双臀部，其滚动摇晃角度由小到大，一般 30°～50°，以松解关节，加大腰椎间隙，以利于突出的椎间盘还纳。

何氏颤腰旋扳法：患者取俯卧位，于大腿上段垫枕，使腰部呈后伸位。助手一立于患者前方，双手握持患者腋窝。助手二、三立于患者足后，分别握持左右踝向远端拔伸牵拉，并使双下肢抬离床面。术者双手掌重叠，置于腰骶部做有节奏地向下按压，力量由轻到重，节奏逐渐增快和幅度逐渐增大，并根据年龄及病情决定按压次数，每次按压力量以患者能够承受为度，切忌用力过猛过大。以腋下型右下肢放射痛为例，此时助手二、三松手，术者右手拇指定点推顶于椎间盘突出节段棘突，左手持左大腿下段抬起并向后方旋扳，右手拇指顺势向对侧推顶患椎棘突，常可闻及关节弹响声。此法的目的在于使腰椎间隙和椎间孔拉开及小关节旋转，同时利于小关节复位和突出的髓核吸入回纳。

下肢过伸法：患者取俯卧位，一助手按压固定背部。以右侧腋下型突出为例，术者一手按住腰骶部，拇指抵于病椎棘突偏歪处。另一手则持健侧大腿，缓缓向左后上方过伸扳抬活动。此时拇指顺势推顶病椎棘突偏歪回位，此法可做 3 ~ 5 次，指下常可有错动感，疼痛顿觉减轻。然后以按摩、揉筋等，活血化瘀、解痉止痛，改善局部充血水肿。肩上型突出施法则方向相反，为扳抬患侧下肢。

斜扳法：同样以右侧腋下型突出为例，患者侧卧取健侧在上，健肢屈膝屈髋，患肢伸直位。术者立于患者身后面，一手扶其肩部，一手固定于髂骨后外缘，术者两手轻缓交错用力（肩部向后，髋部向前），以松解肌筋，趁患者不注意时快速交错用力加大斜扳角度，使突出的椎间盘即时还纳。常可听到“咯噔”响声，患者疼痛立觉减轻。但手法要恰当稳妥，不能粗暴。肩下型突出患者则体位相反，取患侧在上健侧在下。

束悗疗法：下肢有麻木症状者可束悗股动脉。患者取仰卧位，在髂前上棘和耻骨结节连线中点至大腿内侧中、下 1/3 交界处寻找搏动的股动脉，用拇指或中指将其按压在耻骨上 40 ~ 50s，由轻到重至足背动脉微弱，腿部皮肤颜色改变，突然放开手指，可有热流感向下肢放射，反复 3 次。

2. 药物治疗

（1）肝肾亏虚型

治法：补益肝肾，通络止痛。

内服方：强筋壮骨丸，或每日少量内服强筋壮骨药酒，或温肾通督方加减。气虚甚者加入适量的黄芪，血虚可适量加入血竭、阿胶等，活血养血。

外用方：外敷强筋壮骨散，或外贴归芪健骨药贴、六仲养骨膏。同时选用腰背烫熨散健腰固肾通利关节和腰背熏洗散辅助治疗，熏洗时加入适量强筋壮骨药酒。

（2）瘀血阻滞型

治法：行气活血，祛瘀止痛。

内服方：丹七止痛胶囊或行气活血方加减。

外用方：外敷理气定痛散合温筋舒活散，疼痛明显者酌加逐瘀止痛散。或外贴丹归肿痛药贴、僧登消肿膏。

（3）寒湿痹阻型

治法：祛风散寒，除湿通络。

内服方：寒湿筋痛胶囊或加味蠲痹方加减。寒盛者加制附子、肉桂、川乌、桂枝；湿邪重者加薏苡仁、秦艽、茯苓。若症状久治不愈、反复发作者可加桑寄生、杜仲、威灵仙、木瓜等。

外用方：外敷泽乌通络散合舒筋通络散，或外贴羌独双乌除痹药贴、草附蠲痹膏及温筋除痹药酒按摩患处。同时选用腰背烫熨散健腰固肾通利关节和腰背熏洗散辅助治疗，熏洗时加入适量的温筋除痹药酒。

（4）湿热痹阻型

治法：清利湿热，通络止痛。

内服方：二妙散加减和当归拈痛汤加减。

外用方：外敷骨炎散1号（1/3蜂蜜和2/3的凉开水调和）合温筋舒活散。

3. 其他治疗

（1）牵引疗法：宗“筋喜柔而勿燥”之旨，筋的特性为伸张为舒、挛缩为痛，故在腰椎间盘突出症的治疗中牵引是一项常用的方法，多与其他治疗方法联合应用。牵引可使椎间隙增大及后纵韧带紧张，有利于突出物髓核向间隙回纳，可纠正脊柱关节紊乱，恢复其正常的生理平衡，松解神经根的粘连，可放松椎旁肌肉，解痉止痛，改善受压组织的血液供应。常用的牵引方法如下。

患者仰卧于牵引床上，腰髂部缚好牵引带后，牵引重量6～10kg，每天牵引2次，每次30min。牵引重量及牵引时间可结合患者感受而调整。椎间盘脱出患者可采取俯卧位垫枕牵引，于腹下垫枕。下肢根性疼痛严重者，可配合患侧下肢牵引，重量6～8kg，每天牵引2次，每次30min。

（2）针灸治疗：先针刺下极俞、腰阳关、第十七椎，再以此三点为中点向两侧旁开1寸形成9针，得气后加五行大灸架温灸以温经通络。伴有足太阳膀胱经疼痛麻木者取秩边、承扶、殷门、委中、昆仑；伴有足少阳胆经疼痛麻木者取环跳、风市、中渎、阳陵泉、悬钟；伴有足阳明胃经疼痛麻木者取髀关、伏兔、足三里、条口、解溪。寒湿重者加取腰阳关，血瘀者加水沟，肾虚者加命门、三阴交。每次留针30min。

【康复锻炼】

急性期宜严格卧硬板床休息。恢复期做康复锻炼可增强腰背及腹部肌力，如“拱桥”“飞燕点水”等，做“涮腰”“旁腰”可增加腰椎活动度，做“立腰起蹲”可增加腰脊柱的稳定性。

四、腰椎滑脱症

腰椎滑脱症指在腰椎峡部发育不良的基础上，因外伤或劳损使椎骨一侧或两侧的椎弓根失去连续性，使骶骨上部的腰椎向前滑移而产生的畸形。中医学认为本病属“骨痹”“腰痛”等范畴。此病发病与年龄有关，年龄越大发病率越高，男性较女性多见。好发部位以第5腰椎最多，约占所有腰椎峡部不连病例的86%，第4腰椎次之，约占9%，是一个引起慢性腰腿痛的常见病因。

【病因病机】

《杂病源流犀烛·腰脐病源流》有述："腰痛，精气虚而邪客病也。"肾主骨生髓，肝主筋藏血，中老年后肝肾阴虚，则筋骨失养，筋骨懈惰，筋不束骨。因此，外伤、慢性劳损、风寒湿邪加之素体禀赋不足等原因引起气滞血瘀，经络痹阻，不通则痛。

该病的产生有以下几个因素：

1. 先天性峡部缺损学说 有人认为每侧椎弓各有两个骨化中心，一个发展为上关节突及椎弓根，一个发展为下关节突、椎板及棘突的一半。如两者不相融合，即可形成峡部不连。这两个骨化中心的分界线与临床上见到的峡部不连位置相当，因此，在很长时间，两个骨化中心不融合一直被认为是峡部不连的病因。尚有一种看法，认为正常时一个骨化中心可分裂为二，当其出现于峡部而不相融合时即可形成峡部缺损。

2. 外伤性学说 外伤性椎弓峡部不连，目前多数学者认为是后天性的，与日常劳动和外伤有密切关系，多发生于从事重体力劳动者。因为正常人腰骶部位于躯干的中心，是连接上面活动度大的腰椎与下面固定的骶骨间的枢纽，又是腰椎生理前凸及骶椎后凸的交汇，在腰5骶1间形成腰骶角。凡是上半身负荷的重量均通过腰骶部向下传到两个下肢，由于杠杆作用及负重大、活动多，受伤的机会也多，所以自上向下的任何压力，均可在两侧关节突关节形成垂直挤压椎间盘和向前滑移的两个分力。

3. 退行性腰椎滑脱 退行性腰椎滑脱一般发生在第4、5腰椎之间，好发于女性，与女性怀孕、生产及月经期内分泌改变使韧带松弛有关。绝经期后骨质疏松易致关节突关节的退变使腰椎失稳；本病的病因主要是腰椎劳损退变、腰椎不稳、腰椎前凸增加、椎间盘退变。主要与下列因素有关：①椎弓水平化与椎间关节水平化，这种发育异常和解剖结构的缺陷是退行性滑脱的基础。由于椎弓及关节突的水平化，使椎体的前滑力增大。如有椎间盘退变，韧带松弛，则可促进其滑脱。②腰椎失稳。腰4为腰前突之弓顶，该处韧带较弱，且活动范围最大，稳定性相对较差。③腰5承受负荷较大。如腰椎前突增大，腰4承受负荷增加，其后关节突退变加重，椎间盘及韧带的稳定功能减弱，以致椎体滑脱。

【临床分型】

腰椎滑脱的分度 Meyerding将骶骨上关节面分为四等分（图13-3），根据上位椎体在下位椎体上向前移位的程度，将脊椎滑脱分为4度：不超过1/4者为Ⅰ度，1/4～2/4者为Ⅱ度，2/4～3/4者为Ⅲ度，超过3/4者为Ⅳ度。

【辨证分型】

1. 瘀血阻滞型 曾有腰部外伤史，局部疼痛剧烈，以刺痛为主，痛有定处，日轻夜重，腰部活动受限。舌质紫暗，苔少，脉弦紧。

2. 寒湿痹阻型 腰骶部酸胀痛，时轻时重，与日常劳累有关。得热痛减，遇寒痛增。舌淡，苔白滑或白腻，脉沉紧或濡缓。

3. 肝肾亏虚型 腰骶部酸痛，腿膝乏力，劳后更甚，卧则减轻，喜揉、喜按。舌淡，苔白，脉沉紧或濡缓。

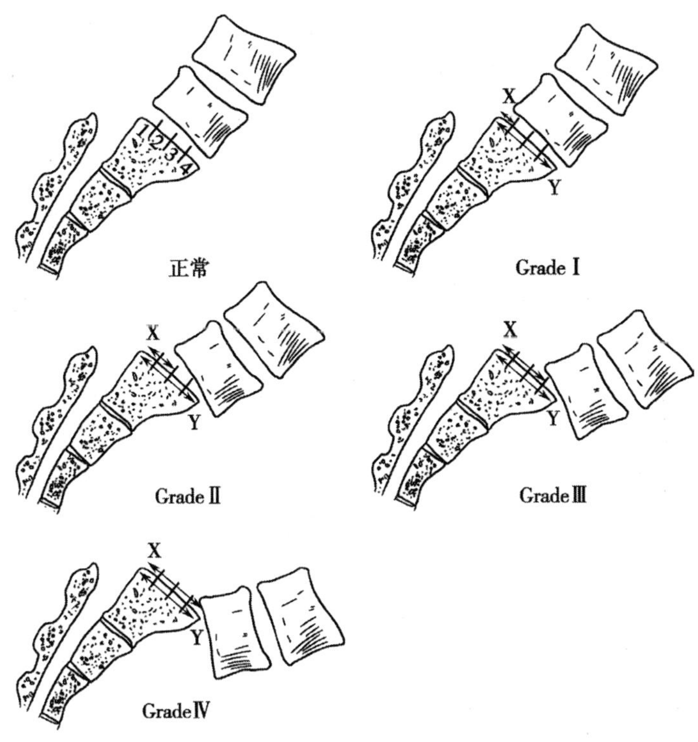

图 13-3　椎体滑脱 Meyerding 分度

【临床表现】

患者开始时常无症状，多在无意中经 X 线检查被发现。一般患者在 20 ~ 30 岁时症状缓慢出现。开始有下腰痛，多为间歇性钝痛，有时为持续性，过度活动或负重时加重，卧床休息时疼痛减轻或消失。有神经根受压表现者，可有坐骨神经痛，下肢相应的神经支配区皮肤麻木，弯腰活动受限。严重腰椎滑脱者，可出现马尾神经牵拉和挤压症状，如马鞍区麻木，大小便失禁，受累肌肉软弱或麻痹，甚至发生不全瘫痪。外观上，患者有显著的腰椎前凸、臀部后凸、躯干前倾和变短、腹部下垂等，下腰部凹陷。跛行或走路时左右摇摆，弯腰活动受限，前屈尤其受限。当患者向前弯腰时，患椎棘突明显向后突出，并有压痛，左右移动度增大。后伸受限并有腰痛是此病的特征之一。

【诊断】

1. **病史**　有腰部外伤、慢性劳损史或先天结构发育异常。

2. **症状与体征**　并非所有的滑脱都有临床症状，除了与脊柱周围结构的代偿能力有关外，还取决于继发损害的程度，如关节突增生、椎管狭窄、马尾及神经根的受压等。腰椎滑脱的主要症状是下腰痛和下肢痛。

慢性间歇性下腰痛，站立或行走时加重。此后可延及下肢出现坐骨神经痛，伴感觉或运动障碍。椎体前移时，上位椎体的棘突可与下位椎体棘突相接触，有些患者会有假关节形成，腰背伸时引起疼痛。正常情况下，L_5 的滑脱引起 L_5 神经根受累，L_4 滑脱刺激 L_4 神经根。

3. 辅助检查

（1）X线检查：此病主要依靠X线检查，一般应摄腰骶椎的正位片、侧位片及左右35°～40°的斜位片。

1）正位片：一般不易显示病变区，偶尔见椎弓根影下有一密度减低的斜行的或水平的裂隙，多为两侧性，其宽度约2mm。如有明显滑脱，滑脱的椎体高度减低，倾斜及下滑，其下缘常模糊不清，局部密度加深，与两侧横突及骶椎阴影相重叠，称为Brailsford弓形线，犹如倒悬的钢盔。其棘突向上翘起，也可与下位椎体之棘突相抵触，与上部腰椎之棘突不在同一直线上。

2）侧位片：对于腰椎峡部崩裂和腰椎滑脱的诊断有重要意义，是腰椎滑脱测量的主要手段。在多数此类患者的X线片上，可见到椎弓根后下方有一个由后上方伸向前下方的透明裂隙，其密度与滑脱程度有关，滑脱越明显，裂隙越清楚。在有些患者的此类X线片上看不到裂隙，但其峡部细长。由于滑脱椎体不稳，活动度增大，患椎下方之椎间隙变窄，相邻椎体边缘骨质硬化或有唇状增生。还应注意是否有骶椎的先天性或发育不良改变，如骶骨前上缘钝圆、骶椎小关节发育不全或缺如等。有时滑脱椎体会呈楔形变。

3）左、右斜位片：当根据正侧位X线片不能确诊时，采用35°～40°斜位片可清晰显示椎弓根裂隙，犹如“狗脖子戴项链”。第4腰椎下关节突和第1骶椎上关节突挤入峡部缺损处，可将裂隙部分掩盖。

（2）椎管造影：某些脊椎滑脱伴有马尾神经压迫症状者，有时还需要进行椎管造影。其指征为：①有明显的神经系统体征，或以坐骨神经痛为最突出症状者；②疼痛严重，但X线片所示椎弓峡部不连不明显及椎体滑脱不明显者。如滑脱部位硬膜管狭窄，则显影剂在前后侧呈齿状，有的还同时显现出椎间盘突出。

（3）CT检查：其价值为：①对临床怀疑为椎弓崩裂，但常规X线片不能确定者特别有用。②可显示峡部的发育变异、不同阶段病变、峡部裂的愈合等细微改变。对于创伤性滑脱的病例可发现移位的骨折片进入椎管的情况。③在蛛网膜下隙完全阻塞时脊髓造影不能诊断出神经根受压的病因，而采用水溶造影剂加强的CT扫描则可以了解神经受压的细致情况。

（4）MRI检查：可观察邻近椎间盘的退变情况及硬膜囊受压程度，有助于研究减压节段及融合范围。

【治疗】

腰椎滑脱的治疗方法很多，至今仍存在争论。一般情况下，大多数患者可通过非手术治疗得以缓解，儿童和少年时期脊柱滑脱＜30%者宜做定期观察，以了解进展情况。只有少数患者需手术治疗。治疗的根本目的是神经根减压，解除疼痛，矫正畸形，加强脊柱稳定性。

非手术疗法适用于有腰痛的滑脱不超过30%者，以及年龄大、体质差而不能耐受手术者。损伤引起急性症状，X线检查也证实是急性椎弓峡部裂者，不宜手法治疗，采用支具或腰围制动，可能获得峡部裂的愈合，即使未获骨性愈合，症状也常会消失。

1. 手法治疗

（1）手法要点：手法具有促进局部气血流畅、缓解肌肉痉挛和整复腰椎滑脱的作用。但手法必须柔和，力度适当，切忌强力向前按压伸腰和扭转腰部，以免滑脱加重。手法力度以患者感受为度。

手法治疗时瘀血阻滞型以丹归止痛药酒为介质，寒湿痹阻型以温筋除痹药酒为介质，肝肾亏虚型以强筋壮骨药酒为介质。

（2）手法操作：患者取俯卧位，首先术者双手拇指指腹从脊柱两侧由上而下行理筋、揉筋、拨筋及夹脊振筋等手法以舒筋通络，舒缓痉挛，活血止痛。点揉肾俞、关元、环跳与下肢委中、承山、太溪、昆仑等穴，以活血通络，解痉止痛。

屈髋环转压腰法：术者立于一侧，一手前臂托两膝腘窝处，另一只手压于同侧肩部固定，使腰部屈曲，并屈髋屈膝，以患者臀部离开床面为准，托腘窝之手环转运摇腰部，反复 5 ~ 6 次，以松解滑脱小关节。再次将腰骶部抬离床面，加大屈髋以使膝关节尽量靠近胸部，一张一弛下压腰骶部，反复 5 次（图 13-4）。

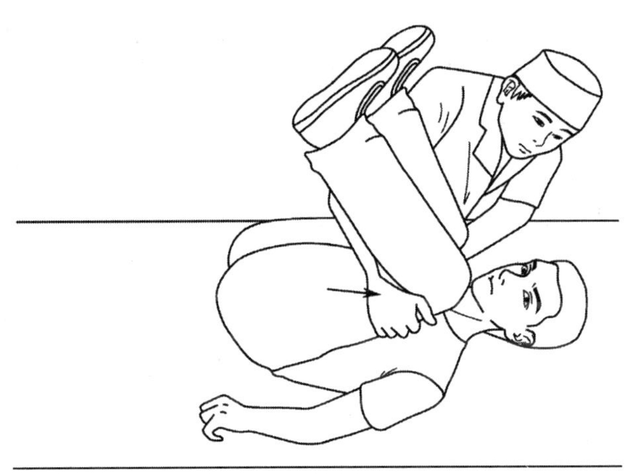

图 13-4　屈髋环转压腰法

束悗疗法：下肢有麻木症状者可束悗股动脉。操作见“腰椎间盘突出症”一节。

2. 辨证施治

（1）肝肾亏虚型

治法：补益肝肾，通络止痛。

内服方：强筋壮骨丸或温肾通督方加减。

外用方：外敷补髓通督散。或外贴归芪健骨药贴、六仲养骨膏。同时选用腰背烫熨散健腰固肾通利关节和腰背熏洗散辅助治疗，熏洗时加入适量强筋壮骨药酒。

（2）瘀血阻滞型

治法：行气活血，祛瘀止痛。

内服方：丹七止痛胶囊或行气活血方加减。

外用方：外敷理气定痛散，疼痛明显者酌加逐瘀止痛散。或外贴丹归肿痛药贴、僧登消肿膏。

（3）寒湿痹阻型

治法：祛风散寒，除湿通络。

内服方：寒湿筋痛胶囊或加味蠲痹方加减。寒盛者加制附子、肉桂、川乌、桂枝；湿邪重者加薏苡仁、秦艽、茯苓。若症状久治不愈、反复发作者可加桑寄生、杜仲、威灵仙、木瓜等。

外用方：外敷泽乌通络散合舒筋壮骨散，或外贴羌独双乌除痹药贴、草附蠲痹膏及温筋除痹药酒按摩患处。同时选用腰背烫熨散健腰固肾通利关节和腰背熏洗散辅助治疗，熏洗时加入适量的温筋除痹药酒。

3. 其他治疗

（1）牵引治疗：患者俯卧位，腹部垫枕，牵引重量 6 ~ 7kg，每次 30min，每天 2 次。可以缓解肌肉紧张，扩大椎间隙，有利于滑脱之椎体复位，解除对马尾神经或神经根的压迫。

（2）固定方法：围腰或支具制动，目的是限制腰部活动，既可减轻疼痛，又可以防止滑脱进一步发展，对于青少年患者，支具或围腰有可能促进愈合。

（3）针灸疗法：针灸治疗对消除腰腿痛，松弛腰肌紧张及增加局部血液循环有很大的帮助，治疗以补肾壮腰、疏调经络、行气活血及散寒除痹为原则。取肾俞、大肠俞、腰阳关、气海俞、阿是穴，施以提插捻转手法，出现酸麻胀痛针感为宜。在患部使用五行大灸架，每次 30min，隔日 1 次。

【康复锻炼】

参见“腰椎间盘突出症”康复锻炼。

五、腰椎管狭窄症

腰椎管狭窄症是指各种形式的腰椎管、神经根管、椎间孔的狭窄及软组织引起的椎管容积改变和硬膜囊本身的狭窄等引起的一系列腰腿痛和一系列神经系统症状，称为腰椎管狭窄症。属于中医“腰腿痛”范畴。多见于中老年人，80% 发生于 40 ~ 60 岁，男性多于女性，体力劳动者多见。

【病因病机】

《济生方》云“皆因体虚，腠理空疏，受风寒湿气而成痹也”，指出了体虚感受外邪在本病发病中的意义。《医林绳墨》云：“大抵腰痛之症，因于劳损而肾虚者甚多……盖肾虚而受邪，则邪胜而阴愈消，不能荣养于腰者，故作痛也。宜以保养绝欲，使精实而髓满，血流而气通，自无腰痛之患。”《素问·痹论》指出，“肾痹者，善胀，尻以代踵，脊以代头”，形象地描述了肾痹腿足废用、腰不能直伸的症状特征。先天肾气不足、肾气虚衰及劳役伤肾为其发病的内在原因，而反复遭受外伤，慢性劳损及风、寒、湿邪的侵袭为其发病的外在因素。其主要病理机制是肾气不固、风寒湿邪阻络、气滞血瘀、营卫不得宣通，以致腰腿经络痹阻疼痛。

西医认为该病有原发性和继发性两种因素致病：

1. 原发性（先天性）腰椎管狭窄症　是指椎管本身由于先天性或发育因素而使椎管的管腔变为狭窄。表现在椎管的前后径和横径呈均匀一致性狭窄，而且椎管的容积减少，所以任何东西进入椎管将更进一步使其容量变小。如先天性椎弓根短小、两侧椎弓根间的距离较短、两侧椎弓根在棘突处相交的角度减小、椎板肥厚等。这些因素可造成椎管的狭窄。

2. 继发性（获得性）腰椎管狭窄症（图 13-5）　椎管的大小与形态，随着年龄、性别、职业均存在着一定程度的个体差异，中年以后，腰椎的附件和软组织等都发生退行性变，所以发生椎管狭窄症增多，如椎体后缘及关节突骨质唇样增生形成骨赘、椎板和椎弓根增厚、黄韧带肥厚或松弛。外伤致解剖关系失常、硬膜外软组织变性、椎管内静脉曲张、软骨发育不良等因素均可造成椎管狭窄。

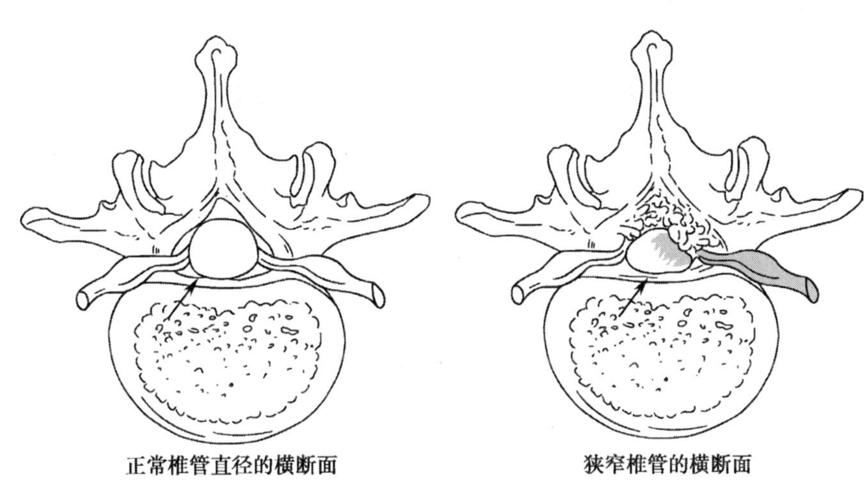

图 13-5　腰椎管狭窄示意图

【临床分型】

按狭窄发生的部位分为中央椎管狭窄、侧隐窝狭窄、神经根管狭窄及混合性狭窄四类。

【辨证分型】

1. 风寒湿痹型　风邪重着者疼痛部位游走不定，腰部活动受限，但无明显的压痛点。寒邪重者见腰痛剧烈，肌肉痉挛，痛有定处，畏寒、得温痛减。湿邪重者见疼痛缠绵，腰臀部有负重感，活动不利，四肢酸楚，肌肤麻木。舌淡，苔白滑或白腻，脉濡滑。

2. 肾气亏虚型　腰痛及酸软为主，下肢麻木无力，劳累后加重，休息后减轻。舌淡，苔淡白，脉沉细。

【临床表现】

1. 持续性下腰痛和腿痛 临床可见有单纯腰痛者。也有单纯腿痛者，也可腰腿同时疼痛。下肢痛可单侧也可双侧。如腰腿同时疼痛，则腰痛多见于发病的早期，逐渐出现腿痛，至晚期除马尾神经受压之外，同时神经根受压而产生坐骨神经痛。其腰痛的特点为多于站立位或走路过久出现腰痛，进行性加重。若卧位、蹲位或骑自行车时，疼痛多自行消失。腰部常强迫于前屈位姿势，后伸时腰痛加重。

2. 间歇性跛行 为腰椎管狭窄症最典型的症状，80% 以上患者有此症状，多在走路和锻炼以后，出现单侧或双侧下肢麻木、沉重、疼痛和无力，行走时间越长则症状越严重，被迫采取休息、下蹲后症状很快缓解，可继续行走，至出现同样症状时再休息。

3. 足底感觉异常 足落地时有“踩棉花”的感觉。

【诊断】

1. 病史 本病由外伤、慢性劳损、先天性椎管狭窄或退行性病变引起的继发性狭窄所致。

2. 症状与体征 脊柱可有侧弯，生理前凸可减小，患者常采取腰部略向前屈的姿势，腰部后伸明显受限，腰部过伸试验阳性。也有以坐骨神经痛为主要症状者，并有明显根性体征，直腿抬高试验阳性。椎旁有明显压痛，并向下肢放射。小腿和足可有触觉和痛觉减退，肌力减退，常表现为肌力减弱。有时可出现膝腱反射和跟腱反射的改变，如减弱、消失或亢进。如马尾神经受压，可出现鞍区麻木或肛门括约肌松弛无力。

3. 辅助检查

（1）X 线检查： 可见到下列改变：①脊柱弧度改变，包括侧弯、生理前屈的改变；②椎间隙变窄，是椎间盘退变表现，也是诱发退行性椎管狭窄的重要原因；③椎体后缘骨质增生；④后纵韧带钙化；⑤小关节肥大、密度增高；⑥椎弓根肥大、内聚；⑦退行性椎体滑移。

以上 X 线表现对诊断腰椎管狭窄均有一定参考价值，但由于软组织增生肥厚为导致椎管狭窄的重要因素之一，而 X 线片却不能发现此类异常，故 X 线片的实用价值主要在于排除其他脊柱病理改变。

（2）CT 检查： 可显示椎孔的形状、椎孔的骨界、侧隐窝、关节突形态、椎间盘、黄韧带厚度和硬膜囊及神经根受压部位及程度等。依据诊断发育性椎管狭窄和退行性椎管狭窄的不同要求，选择 CT 的不同层面。退行性椎管狭窄应选择椎间盘、上椎体椎弓下切迹和下椎体椎弓上切迹平面，此三层面为退行性椎管狭窄的最狭窄平面。发育性椎管狭窄可选择任意平面，通常选择椎体中部、椎弓根层面为佳。依据 CT 轴位图像所示前述结构形态变化，可测量椎管之矢、横径及面积。

（3）MRI 检查： 能够进行矢状面、横断面、冠状面等切面的扫描，能多方面了解椎管的解剖结构，显示整个椎管的形态，明确椎管狭窄的部位、原因和致压物的来源及方向，尤其是对于判断椎间盘退变、突出和黄韧带肥厚所致的“蜂腰”状狭窄更为清晰，并能进一步排除椎管内肿瘤等疾病。

【治疗】

1. 手法治疗

（1）手法要点：手法治疗可以减轻腰部肌肉紧张，舒筋解痉，松解粘连，减轻椎管内压力，使症状得以缓解和消失。手法治疗时风寒湿痹型以温筋除痹药酒为介质，肾气亏虚型以强筋壮骨药酒为介质。

（2）手法操作：患者俯卧位，术者双手拇指指腹从脊柱两侧由上而下行按摩、理筋手法，以活血通络祛痛，缓解因疼痛而形成的肌紧张。以夹脊振筋手法调整筋位，松解粘连。术者以指代针点揉膀胱经夹脊穴以温阳通督、固肾强筋、激发经气，及关元、环跳与下肢委中、承山、太溪、昆仑等穴，以活血通络，解痉止痛。

颤腰法：患者仰卧位，一助手把持患者双侧腋下，另一名助手握住患者双踝，两人行对抗牵引。术者两手交叠在一起置于腰骶部，进行快速的、有节律的一压一放的振颤动作，频率约每分钟 120 次，手法后症状多有明显改善，每周一次。

展筋法：患者仰卧，术者将患侧下肢直腿抬高并稍加压足背伸。以上手法均应轻柔操作，禁用强烈的旋扳手法，以防病情加重。

束悗疗法：下肢有麻木症状者可束悗股动脉。操作见“腰椎间盘突出症”一节。

2. 药物治疗

（1）肾气亏虚型

治法：肾阳虚者温补肾阳；肾阴虚者滋阴补肾。

内服方：强筋壮骨丸或内服温肾通督方加减。

外用方：外敷补髓通督散。外贴归芪健骨药贴或六仲养骨膏。同时选用腰背烫熨散健腰固肾、通利关节和腰背熏洗散辅助治疗，熏洗时加入适量强筋壮骨药酒。

（2）风寒湿痹型

治法：祛风散寒，除湿通络。

内服方：寒湿筋痛胶囊或温肾通督方加减。寒盛者加制附子、肉桂、川乌、桂枝；湿邪重者加薏苡仁、秦艽、茯苓。若症状久治不愈、反复发作者可加桑寄生、杜仲、威灵仙、木瓜等。

外用方：外敷泽乌通络散合补髓通督散，或外贴羌独双乌除痹药贴、草附蠲痹膏及温筋除痹药酒按摩患处。同时选用腰背烫熨散健腰固肾、通利关节和腰背熏洗散辅助治疗，熏洗时加入适量的温筋除痹药酒。

3. 其他治疗

（1）针灸治疗：先针刺下极俞、腰阳关、第十七椎，再以此三点为中点向两侧旁开 0.5 ~ 1.5 寸形成 9 针，得气后配合五行大灸架。针刺可以缓解肌肉的痉挛状态，松弛肌肉、恢复脊柱正常解剖位置，解除孔道及肌肉对神经的卡压，每次 30min。

（2）牵引治疗：患者俯卧位，腹部垫枕，牵引重量 6 ~ 10kg，每次 30min，每天 2 次。可以缓解肌肉紧张，扩大椎间隙，限制活动，缓解神经组织受压、充血水肿，减轻症状。

（3）**物理治疗**：蜡疗以改善腰部血液循环，促进水肿吸收。可根据患者情况每日予以单项或多项选择性治疗。

【康复锻炼】

病情缓解后，应加强腹肌锻炼，增强腹肌的力量，减轻腰肌的紧张，使腰骶角减小，恢复正常姿势，以增宽椎管缓解压迫，调整静脉回流，减轻疼痛。

第七节　髋部筋伤

一、髋关节扭伤

本病属中医学“筋伤”范畴，是指髋关节周围肌肉、韧带及关节囊等软组织撕伤、断裂或水肿，引起髋关节功能活动障碍的损伤性疾病，以青壮年多见。

【病因病机】

髋关节负重大、活动范围大，由于超生理活动或外力可致肌肉、韧带撕裂或损伤而使局部肌筋受损，血瘀气滞，壅聚阻塞，气血逆乱，循行不畅，不通则痛。

【临床表现】

髋关节疼痛、肿胀，患者不敢着地负重行走或见保护性步态，骨盆倾斜。急剧动作拉伤髂股韧带、圆韧带或髋部肌纤维发生撕裂，患髋肿胀、压痛，有时患侧下肢可稍长，并出现跛行。

【诊断】

1. **病史**　多有髋部外伤史。

2. **症状与体征**　患侧腹股沟部压痛或见肿胀，髋关节前方或臀部外侧疼痛。有些患者肌肉痉挛，可在髋关节前方触及条索状结节，腹股沟处有明显压痛。关节内收、外展、前屈与后伸等活动不同程度受限。托马斯征阳性（患者仰卧，当患者双下肢放平到床面时，出现腰椎前突者为阳性；又令患者双手紧抱住一侧屈膝的下肢，此时腰椎可贴到床面，对侧下肢不能放平者，表示此侧有病变）。

3. **辅助检查**

（1）**X线检查**：可见骨盆倾斜而无其他异常，须排除股骨颈骨折、股骨转子间骨折、髋臼发育不良等其他疾病。

（2）**MRI检查**：髋部MRI有助于了解髋部骨质有无挫伤、韧带有无损伤及关节内积液程度等。

（3）**超声检查**：韧带或肌腱部分撕裂可显示为组织内部较清晰的无回声或低回声裂隙。伴有肌肉拉伤时可见局部弥漫回声增高改变。

【治疗】

1. **手法治疗**

（1）**手法要点**：初期因肿痛较重，气血瘀滞明显，手法以按摩、理筋为主，以活血化瘀、解痉止痛。中后期以拨筋、揉筋、运筋为主，以舒筋活节，松解粘连，恢复关节活动。

手法治疗时以丹归止痛药酒为介质，急性疼痛缓解后以舒筋通络药酒为介质。

（2）手法操作：患者取仰卧位，双腿伸直放松，术者一手握其膝关节，一手以指代针点揉髋部痛处（阿是穴）及环跳、髀关等穴，以松弛关节囊与活血祛痛。

术者一手握其伤侧膝关节缓缓上提屈膝屈髋，一手以小鱼际肌在髋关节周围做半环形按摩，再以拇指施以理筋、揉筋手法理顺髋部肌筋。再以握膝之手做髋关节屈伸，以活血、通络、祛痛。在屈伸髋关节数次后突然伸直下肢，并牵抖下肢数次以调整筋位。

2. 药物治疗

（1）损伤初期

治法：活血化瘀，消肿止痛。

内服方：丹七止痛胶囊或散瘀肿痛方加减，如瘀血化热可加苍术、黄柏或金葵果。

外用方：外敷消肿止痛散，对于疼痛剧烈者可加适量理气定痛散；有化热者可酌加骨炎散 1 号。或外贴丹归肿痛药贴或僧登消肿膏。

（2）损伤中期

治法：续筋活节，舒筋通络。

内服方：舒筋通络方。

外用方：外敷舒筋通络散，或外贴宝根续筋膏或舒筋续断药贴。同时也可以配合下肢烫熨散和下肢熏洗散治疗。

（3）损伤后期

治法：强筋壮骨，滋血生力。

内服方：强筋壮骨丸或活血养骨方加减。

外用方：强筋壮骨散。有酸痛者可选泽乌通络散，使用下肢烫熨散熨烫患处。同时配合下肢熏洗散辅助治疗，熏洗时加入适量舒筋通络药酒。外贴归芪健骨药贴或六仲养骨膏。

3. 针灸治疗　可于肿痛明显处周围取穴，强刺激后不留针。

【康复锻炼】

损伤初期应卧床休息为主，在床上平卧行“屈髋抱膝”动作活动髋关节。肿痛减轻后可做“单腿蹲”“仆腿”“划圈”等动作，以活动髋关节与增长肌力。

二、梨状肌综合征

梨状肌综合征亦称梨状肌损伤或梨状肌孔狭窄综合征，系指梨状肌与坐骨神经解剖变异或因梨状肌损伤引起痉挛、水肿、肥厚、挛缩，进而压迫、牵拉坐骨神经，产生相应的临床症状。在临床腰腿痛的患者中占有一定比例。属中医学“伤筋”“痹证”“环跳风”及“腰腿痛”的范畴。

【病因病机】

本病多因外伤或慢性劳损致病。髋部扭伤、梨状肌突然猛烈收缩，使髋关节剧烈外旋；髋关节强烈内收、内旋，牵拉梨状肌使其受损，瘀滞臀部，经络受阻，掣引肢节，以致下肢疼痛、麻木；筋位异常即梨状肌变异致局部气血循行不畅，血脉瘀滞，血不荣筋而致病；或因风寒湿邪侵袭，客于臀部筋肉为病。

【辨证分型】

1. **气滞血瘀型**　多为急性外伤后发作。梨状肌部位瘀血凝滞，腰臀部疼痛，下肢亦逐渐出现疼痛，入夜痛甚，肌肉坚硬，麻木不仁，肢体沉重，行走艰难。舌质紫暗或有瘀点、瘀斑，苔薄，脉弦而涩。

2. **劳损痹阻型**　多由劳伤，感受风寒湿侵袭，致臀部及下肢酸肿、疼痛、拘急、屈伸不利，行走不便，遇冷痛甚，得热痛减。舌质淡，苔白滑或白腻，脉细弱。

【临床表现】

轻者臀部酸胀、发沉，自觉患肢稍短，轻度跛行，大腿后外侧及小腿外侧有放射性疼痛，有时仅表现小腿后侧疼痛；重者臀部疼痛并大腿后外侧和小腿外侧放射性疼痛、麻木，自觉臀部有“刀割样”或“烧灼样”疼痛。跛行明显，少数感阴部不适或阴囊有抽痛。严重者双下肢不敢伸直，臀、腿疼痛剧烈，伸直咳嗽时双下肢窜痛。日久患肢肌肉萎缩，大腿后外侧麻木。

【诊断】

1. **病史**　患者常有下肢损伤或慢性劳损史，如闪、扭、跨越、下蹲，由蹲位突变直立和负重行走等，或部分患者有受凉史。

2. **症状与体征**　触诊时，在梨状肌体表投影区有明显的深在性压痛，在臀中部可触及肿硬隆起的梨状肌。

梨状肌紧张试验阳性，即患者仰卧位将患肢伸直并内收、内旋时局部及坐骨神经放射性疼痛加剧，再迅速将患肢外展、外旋，疼痛缓解。患肢内旋抗阻试验阳性。直腿抬高试验 60°以内疼痛显著为阳性，因为损伤的梨状肌被拉长紧张，加强了与周围神经的病理关系；抬高超过 60°以后，损伤的梨状肌不被再拉长，疼痛反而减轻。根据此体征可与根性坐骨神经痛相鉴别。

3. **辅助检查**　X 线检查要排除腰椎间隙变窄，必要时行腰椎 MRI 检查以排除腰椎间盘突出症引起的坐骨神经痛。

【治疗】

1. 手法治疗

（1）手法要点：手法治疗时气滞血瘀型以丹归止痛药酒为介质，筋脉痹阻型以舒筋通络药酒为介质。

（2）手法操作：患者俯卧，术者点揉臀部痛点，由于痛点较深，用力可稍重，以活血通络，散瘀祛痛。梨状肌有条索状肿硬肌束者，先以拇指从上向下行拨筋、揉筋、理筋手法。肌束僵硬酸痛者揉中带拨、拨中带揉，再以拇指透穴，解痉祛痛。

疼痛较重，有下肢放射痛者，除局部指针点揉外，可再点揉委中穴，后以手掌从上向下，顺大腿后侧、小腿外侧按摩。

牵拉展筋法：患者仰卧位，术者立于患侧，行展筋手法屈髋伸膝位压腿 3 ~ 5 次，以患者疼痛耐受为限。最后行牵抖手法放松下肢肌肉。一张一弛牵拉患肢 3 ~ 5 次。

2. 药物治疗

（1）气滞血瘀型

治法：行气活血，祛瘀止痛。

内服方：丹七止痛胶囊。

外用方：外敷理气定痛散。外贴丹归肿痛药贴或僧登消肿膏。

（2）劳损痹阻型

治法：行气活血，舒筋通络。

内服方：寒湿筋痛胶囊或舒筋通络方加减。

外用方：外敷温筋舒活散。疼痛明显者酌加理气定痛散；臀部条索、结节明显者酌加独芷止痛散。外用舒筋续断药贴、宝根续筋膏。同时配合下肢熏洗散辅助治疗，熏洗时加入适量的温筋除痹药酒，以及下肢烫熨散熨烫患处。

3. 其他治疗

（1）针灸治疗：取对侧臀痛穴，配合运动疗法。针刺臀痛穴，持续捻转，嘱患者慢慢活动患侧肢体，一般疼痛可立即缓解。臀痛穴在肩背侧，属平衡穴之一，根据中医针灸治疗原则“病在上者下取之，病在下者上取之”及“左病右取，右病左取”，配合运动疗法，以通络散寒、祛邪止痛、舒筋活络、调节神经。

电针治疗：常选取秩边、环跳、承扶、委中、阳陵泉、承山、丘墟、阿是穴等配合电针，秩边、环跳、阿是穴可深刺 3 寸以上，每次 20min。

（2）牵引治疗：可行下肢牵引解痉止痛，牵引时可将下肢稍外旋以降低梨状肌肌张力。牵引重量 5 ~ 8kg，每次 30min，每日 2 次。

【康复锻炼】

急性损伤应适当卧床休息，避免进一步损伤及炎症刺激，减少髋负重及内旋动作。待疼痛缓解后以梨状肌牵拉锻炼为主，可行“屈髋抱膝”动作，此过程中可感臀部有牵拉感，屈髋牵拉程度以不诱发疼痛为限。

三、股四头肌损伤

多见于直接外力打击或突然用力牵拉及不常参与运动的中老年人，长期劳损亦可引起股四头肌损伤。

【损伤机制】

任何年龄均可发生，多由于大腿前侧受到强有力的直接暴力打击，如车祸或硬物撞击。直接暴力损伤较重，甚至断裂。也可由于在用力踢球或猛伸小腿时，肌肉突然强力收缩而伤。骤然收缩可致其附着处或肌腱交界处部分撕裂或完全断裂。股骨干骨折也可使股四头肌撕裂或断裂。股四头肌断裂较为常见，在所有肌肉、肌腱断裂中占第 2 位，其发生部位多在肌腱附着髌骨部分，或在肌肉与肌腱交界处；相反，单独在肌性部分或腱性部分的断裂则很少见。损伤使肌肉纤维和它的间质发生了不同程度的损伤，形成肌肉内血肿和骨膜下血肿，血管扩张，渗透性增强，渗出增加而发生肿胀、瘀斑、疼痛、活动受限。损伤轻者，气滞血瘀，为肿为痛；损伤重者，血溢脉外、阻滞筋脉、壅聚不散，聚为筋结，导致骨化性肌炎的发生。

【辨证分型】

1. 急性损伤 该证为急性拉伤或挫伤，伤处疼痛明显，局部肿胀，可见皮下瘀斑，痛不可触，主动伸膝活动受限。舌紫红，苔白，脉弦紧。损伤重者，伤后瘀血化热阻络，夜间可感刺痛。局部红、肿、热、痛。舌红，苔黄，脉数。

2. 慢性损伤 见于慢性劳损患者。大腿酸胀痛，部分患者伤处可触及硬结块，喜揉喜按，痿软无力。舌质淡红，苔白，脉沉细。

【临床表现】

伤后局部突然发生疼痛，皮下淤血，皮肤青紫，局部压痛明显，可出现跛行。损伤重者可见局部红肿热痛，伴软组织感染者可触及皮下波动感。伸小腿力量减弱，伸屈膝功能差。

【诊断】

1. 病史 有明确的外伤史或有慢性损伤史。

2. 症状与体征 局部疼痛、肿胀明显。牵拉伤与挫伤者，多有髋膝关节屈伸活动受限，跛行。抗阻力伸膝试验：患者仰卧，检查者一手托住腘窝部使膝关节处于半屈曲位，另一手压于踝前方，嘱患者用力伸直膝关节，若伤处疼痛加重或伸膝无力，即为阳性。挫伤者多可见有皮下瘀斑，出现血肿可触及波动感。肌腱断裂者，伤处可触到凹陷，主动伸膝功能消失。部分慢性损伤患者伤处可触及硬结块。

3. 辅助检查

（1）X 线检查：可排除撕脱骨折或股骨干骨折等。一般病例可有髌骨上缘骨质增生，在侧位片上可见髌骨上缘有如鹰嘴样。但此种影像并不完全与症状相一致。许多患者有此影像表现，却并没有临床表现。

（2）超声检查：轻度拉伤超声无明显异常，严重者可见局限性的纹理回声失常，不规则的回声减低区，血肿沿肌束扩散。有肌纤维撕裂者可见回声中断，出现低回声的裂隙。

【治疗】

1. 手法治疗

（1）手法要点：股四头肌肌肉丰厚，损伤后出血较多。急性期时手法需轻柔，以按摩、理筋、推揉为主。有红肿热痛者暂不宜施用手法。手法治疗时急性损伤以丹归止痛药酒为介质，慢性损伤以舒筋通络药酒为介质。

（2）手法操作

按摩法：患者取仰卧位，术者以大鱼际肌或小鱼际肌从上向下按摩大腿前、中、内侧，放松局部肌筋，促进炎症消除。

点穴法：术者指针点揉委中、犊鼻、足三里等穴以通经祛痛。

理筋法：术者立于伤侧，以手掌于伤处从上向下理筋，手法先轻后重，以散瘀、活血、祛痛。有肌纤维撕裂者，术者以双手拇、示指在伤处由上至下顺理肌筋，以祛瘀生新，促进愈合。

拿捏法：术者可以拇指与其余四指对掌由近端向远端拿捏股四头肌，力度以患者耐受为限，慢性损伤治疗手法可稍重。

提弹法：急性损伤中后期及慢性损伤者，根据肌筋的松紧度，术者拇指与示、中指呈“钳形”捏持住股四头肌伤处肌腹，力度适中地提弹股四头肌，以恢复肌筋弹性并松解局部粘连。

拨筋法：对慢性损伤后有筋结者可施此法。术者一手拇指压于筋结处做拨动。操作时指尖不离皮肤，随皮肤之活动而上下、左右拨动，以剥离粘连、舒理肌筋。

揉筋法：对慢性损伤后有筋结者可施此法。术者以拇指指腹于股四头肌筋结处由上至下螺旋式推揉局部肌筋，着力平稳深压。

2. 药物治疗

（1）急性损伤

治法：凉血活血，消肿止痛。

内服方：丹七止痛胶囊或者散瘀肿痛方加减，瘀肿重者可加延胡索、郁金理气导滞；红肿热痛者加牡丹皮、苍术、黄柏或金葵果。

外用方：外敷逐瘀止痛散，疼痛明显者酌加理气定痛散；红肿热痛者外敷1/3续断祛瘀散合2/3骨炎散1号（1/3蜂蜜加入2/3凉开水调和）。或外贴丹归肿痛药贴、僧登消肿膏。

（2）慢性损伤

治法：舒筋通络，滋血生力。

内服方：舒筋通络方加减。

外用方：续筋接骨散。有酸软、乏力者加泽乌通络散；有条索者加独芷止痛散。外贴舒筋续断药贴、宝根续筋膏，配合下肢烫熨散熨烫患处以舒筋通络。

3. 其他治疗

（1）针灸治疗：可选用伏兔、犊鼻、梁丘、风市、中渎、血海、阿是穴等。每次选择4～6穴，中等强度刺激，使局部有麻胀感，留针20～30min，每日1次。

（2）物理治疗：慢性损伤可行蜡疗等改善局部血液循环，促进炎症代谢。

【康复锻炼】

股四头肌损伤后，进行积极有效的功能锻炼，对于加速股四头肌日后功能的恢复起着很重要的作用。所以，一般在急性期后就应进行股四头肌肌力锻炼，如“擦地”“单腿蹲”等，但要注意循序渐进，力量由小到大，以免加重组织的损伤。

四、股内收肌损伤

过去内收肌损伤多见于骑马者，又称为“骑士损伤”。因为骑者为保持稳定，大腿保持内收夹住马鞍，当马跳起落地尤其是在跳沟、跳木栏落地时，马鞍向上撞击臀部使两腿分开，结果使股内收肌受到很大的牵扯力量而损伤。现代社会以运动爱好者和专业舞蹈、杂技演员及运动员常见。

【损伤机制】

大腿突然强力外展，如劈叉、压腿等动作致肌筋损伤，或长期用力内收大腿致肌筋劳损，局部气滞血瘀，筋脉阻滞，为肿为痛。治疗不及时或治疗不当、损伤严重者，血瘀凝滞、阻滞筋脉、壅聚不散，聚为筋结，导致骨化性肌炎的发生。

【辨证分型】

1. 急性损伤 该证为急性拉伤或挫伤，伤处疼痛明显，局部肿胀，可见皮下瘀斑，痛不可触，髋内收活动受限。舌紫红，苔白，脉弦紧。损伤重者，伤后瘀血凝聚阻络，夜间可感刺痛，部分患者伤处可触及硬结块。舌红，苔黄，脉数。

2. 慢性损伤 见于慢性劳损患者。大腿内侧酸胀痛，喜揉喜按，在大腿内侧胯根处压痛并可触及硬结，痿软无力。舌质淡红，苔白，脉沉细。

【临床表现】

股内收肌群损伤后，局部气血运行受阻，不通则痛。外伤后，大腿上段内侧疼痛、肿胀，局部压痛，股内收肌痉挛，髋关节内收、外展活动受限。髋、膝关节稍屈曲、外旋畸形，行走时跛行，脚尖不敢着地。严重损伤者可伤及闭孔神经，大腿内收力量减弱，患肢不能放在健侧腿上。

【诊断】

1. 病史 为直接外力挫伤或间接外力拉伤所致，慢性劳损也可引起损伤。

2. 症状与体征 大腿内侧拉伤处肿胀、疼痛，如有肌腹撕裂则撕裂处压痛明显，甚至可扪及凹陷存在。如内收肌起点处拉伤则痛在耻骨下支，伤在肌腹肌腱相连处则大腿内侧上部（胯根部）压痛明显。皮下淤血（如血肿机化、组织粘连），伤处可触及质地较硬的条索状隆起，大腿主动内收、被动外展均疼痛。内收肌抗阻试验阳性。

3. 辅助检查

（1）X线检查：可排除肌肉起始部位的骨块撕脱或骨折等。发生骨化性肌炎时，可显示内收肌有钙化的阴影。

（2）超声检查：轻度拉伤超声无明显异常，严重者可见局限性的纹理回声失常，不规则的回声减低区，血肿沿肌束扩散。有肌纤维撕裂者可见回声中断，出现低回声的裂隙。

【治疗】

1. 手法治疗

（1）手法要点： 内收肌肌肉丰厚，损伤后出血较多。急性期时手法需轻柔，避免加重疼痛。手法治疗时急性损伤以丹归止痛药酒为介质，慢性损伤以舒筋通络药酒为介质。

（2）手法操作： 患者取仰卧位，术者立于患侧，一手握定患肢膝部，一手以指代针点揉痛处（阿是穴）及阴廉、血海等穴，以活血化瘀，通经祛痛。

指针点揉后，术者仍以一手握定患肢膝关节，另一手于伤处以拇指顺腹股沟从上向下以拨筋、揉筋手法施于内收肌，再以拇、示二指拿捏、提弹股内收肌肌腱，以散瘀祛痛。最后术者双手握持踝部，以牵抖手法调整和理顺股内收肌肌筋。

慢性损伤点揉、推拿，手法同上。如有条索状硬结者，以拨筋、提弹内收肌，手法可由轻到重，次数可由少到多。后术者一手扶患侧髋关节外侧，另一手持小腿中上段，以伸膝位外展患肢，适度牵拉内收肌，以恢复肌筋弹性。

2. 药物治疗　参见“股四头肌损伤”章节。

3. 其他治疗　参见“股四头肌损伤”章节。

【康复锻炼】

急性损伤者以休息为主，疼痛及血肿明显缓解后可行屈伸髋活动。后期锻炼主要以恢复内收肌肌力为主，如“划圈”“仆腿”“旁踢腿”动作。

五、髋部滑囊炎

该病为髋关节周围滑囊因创伤、长期摩擦挤压及感染等因素而引起的炎症反应。属中医学“筋结”“筋痹”范畴。多与职业、坐姿、卧姿等因素有关，可发于任何年龄。

【病因病机】

本病可因急性损伤和慢性劳损所致。髋关节频繁伸屈运动，加之气血虚弱，营卫失调，血不荣筋，湿邪侵袭而瘀阻经筋、流注筋肉关节而引起，属于慢性劳损病变。少部分患者由急性肌筋损伤而引起，急性损伤多因髋部受到外力创伤导致筋脉受损，气滞血瘀，流注关节，不通则痛。

【辨证分型】

1. 急性损伤　可有明显外伤史，局部肿胀明显，可有瘀斑，疼痛拒按，扪之肿块有波动感，动则引痛。髋关节活动受限。舌暗红或瘀斑，苔薄，脉弦涩。

2. 慢性损伤　损伤日久或反复长期劳损。关节局限性肿胀压痛，疼痛肿胀呈反复性，每因劳累后加重。面白无华，纳呆。舌淡，苔薄白，脉细无力。

【临床表现】

1. 股骨大转子滑囊炎

（1）急性损伤： 股骨大转子上方疼痛，疼痛可放射至大腿后外侧，拒绝触、压，不能向患侧卧。局部肿胀，大转子后方的凹陷常消失，髋外侧异常丰满。髋活动痛，早期常有摩擦感、压痛，但无波动感。为了缓解疼痛，患髋常取屈髋、外展、外旋位。

（2）**慢性损伤：** 疼痛缓和，间歇性发作，每于劳累时加重。髋关节运动范围不受限制。被动活动髋关节偶可引出大转子周围摩擦感或弹拨现象。肿块多数较硬，界线清楚。

2. 髂耻滑囊炎

（1）**急性损伤：** 股三角外侧肿胀、疼痛和局部压痛。髋关节主动伸屈时疼痛。尤以髂腰肌收缩使髋关节屈曲时，伸髋外展（臀大肌收缩）疼痛剧烈。股神经受刺激或受压时，疼痛可沿大腿前部放射至小腿内侧。

（2）**慢性损伤：** 疼痛缓和，间歇性发作，每于劳累时加重。肿块大小不定，囊性的硬度与囊内压力有关，多数较硬，界线清楚，少数柔软，界限不确切。

3. 坐骨结节滑囊炎

（1）**急性损伤：** 坐骨部增厚如隔垫，局部疼痛，不敢坐硬凳，或单侧臀坐凳。

（2）**慢性损伤：** 仅于坐位有臀部不适感。坐位时两臀着力不均，易使腰部疲劳。肿物深在，侧卧屈髋位，于坐骨结节部可触及 5 ~ 12cm 大小不等肿物，伸髋或站立后不易触得。局部肿胀、压痛，在坐骨结节部较深层可摸到边缘较清晰的椭圆形的肿物和坐骨结节部相粘连，多数患者有坐垫样感觉，部分患者感坐压痛，严重时无法入座。

【诊断】

1. 股骨大转子滑囊炎

（1）**病史**　多数有局部扭跌外伤、劳累史，或局部注射史。

（2）**症状与体征**　股骨大转子局部肿胀，髋活动痛，早期常有摩擦感、压痛，患髋常取屈髋、外展、外旋位。在髋关节内旋，使臀大肌紧张并磨压滑囊时可使疼痛加剧。有时可抽出淡血性液体，后期为淡黄液体。

2. 髂耻滑囊炎

（1）**病史**　多有髋部劳累史。

（2）**症状与体征**　髋关节前方疼痛并伴有髂腹股沟肿块，髋关节屈曲，拒绝伸直。

3. 坐骨结节滑囊炎

（1）**病史**　多见于经常坐位劳动的年迈体瘦妇女，臀部坐位摩擦、挤压史。

（2）**症状与体征**　局部肿胀、压痛，在坐骨结节部较深层可摸到边缘较清晰的椭圆形肿物和坐骨结节部相粘连。侧卧屈髋位，臀部坐骨结节处可见触及 5 ~ 12cm 大小不等肿物，伸髋或站立后不易触得。早期穿刺抽出液为淡血性，慢性期为淡黄色。

【治疗】

1. 手法治疗

（1）**手法要点：** 手法治疗时急性损伤以丹归止痛药酒为介质，慢性损伤以舒筋通络药酒为介质。

（2）**手法操作：** 对于慢性劳损，术者可先沿髋部做按摩法放松局部肌肉，后以拇指于滑囊处行拨筋、揉筋、理筋手法，手法不宜过重，以手下有滑动感为度。后行下肢牵抖、展筋法缓解髋关节囊紧张，舒筋通络。

2. 药物治疗

（1）急性损伤

治法：消肿止痛，凉血活血。

内服方：丹七止痛胶囊或散瘀肿痛方加减。

外用方：外敷逐瘀止痛散。疼痛明显者酌加理气定痛散；有红肿热痛者酌加骨炎散1号。或外贴丹归肿痛药贴、僧登消肿膏。

（2）慢性损伤

治法：舒筋通络，滋血生力。

内服方：祛痛强筋丸。

外用方：外敷舒筋通络散，有酸软、乏力者加泽乌通络散；兼夹有湿气者加双活除痹散。外用可贴归芪健骨药贴或六仲养骨膏，配合下肢烫熨散熨烫患处以舒筋通络。

3. 针灸治疗　运用围刺法，先刺居髎穴并得气，再以此穴为中心，上下、左右旁开1～1.5寸，针尖朝居髎穴方向刺入，加强得气感，然后配合灸法。居髎穴属足少阳胆经穴，舒筋活络，益肾强健。

【康复锻炼】

该病的康复锻炼主要以髋关节的牵拉为主，以缓解局部肌张力，促进血液循环而消除炎症。可做“探海”“屈髋抱膝”动作。

六、股二头肌损伤

该病多为过度牵拉大腿或直接外力致伤，临床上较多见，多发生于舞蹈演员及运动员。

【病因病机】

急性损伤可由于被动拉伤和主动用力拉伤所致，部分肌纤维撕裂致肌筋受损，气滞血瘀，为肿为痛。损伤重者，血溢脉外、阻滞筋脉、壅聚不散，聚为筋结。急性损伤治疗不当或长期反复牵拉可致局部气血循行不畅，筋失所养，筋肉痿软致病。

【辨证分型】

1. 急性损伤　该证为急性拉伤或挫伤，伤处疼痛明显，局部肿胀，可见皮下瘀斑，痛不可触，主动屈膝活动受限。舌紫红，苔白，脉弦紧。

2. 慢性损伤　该证为急性期治疗不当或慢性劳损患者。大腿酸胀痛，喜揉喜按，痿软乏力。舌质淡红，苔白，脉沉细。

【临床表现】

急性损伤发生时患者常突然用手掌捏住大腿后侧以限制肌肉收缩活动。外伤后大腿外侧及腓骨小头部肿痛、压痛，屈曲膝关节使疼痛加重，行走可见跛行。损伤重者可于股二头肌局部触及肌纤维隆起。慢性损伤者可有股二头肌肌力下降。

【诊断】

1. **病史** 有明确外伤史。

2. **症状与体征** 局部瘀肿疼痛，甚至肿胀发硬、跛行。患者俯卧，大腿后侧有明显压痛点。如有肌纤维撕裂者，疼痛剧烈，伤处可触及凹陷裂隙；如肌肉或肌腱完全断裂者可闻及断裂声，局部出现“双驼峰”畸形。股二头肌局部可触及条索状硬结或肌纤维隆起。抗阻力屈膝试验阳性，即患者俯卧，尽力屈膝，术者握其小腿用力对抗，在此抗阻力过程中出现疼痛即为阳性。

3. **辅助检查**

（1）**X线检查**：可排除腓骨小头的撕裂性骨折。

（2）**超声检查**：轻度拉伤者无明显异常，严重者可见局限性的纹理回声失常，不规则的回声减低区，血肿沿肌束扩散。有肌纤维撕裂者可见回声中断，出现低回声的裂隙。

【治疗】

1. **手法治疗**

（1）**手法要点**：股二头肌肌肉丰厚，损伤后出血较多。急性期时手法需轻柔，以按摩、理筋、推揉手法为主，以活血散瘀、宣通气血、顺理肌筋。手法治疗时急性损伤以丹归止痛药酒为介质，以消肿止痛。慢性损伤以舒筋通络药酒为介质，以舒筋活血。

（2）**手法操作**：患者俯卧位，伸直双腿，小腿垫枕使膝关节微屈。术者立于患侧，以指代针点揉承扶、委中及悬钟穴，以活血祛痛。

急性期治疗术者以轻手法按摩伤处，瘀肿疼痛减轻后手法从上向下可稍重，以散瘀消肿，活血祛痛。双手拇指可沿股二头肌肌间隙由上向下分揉拨推肌肉，以疏理肌筋。肌纤维部分撕裂者揉擦手法宜轻，术者双手拇指、示指打开，在患处由上向下顺筋推揉促进撕裂部愈合。慢性期可施揉筋、拿捏、提弹手法松弛股二头肌，行拨筋手法松解肌筋，再行伸膝展筋手法牵拉股二头肌，以恢复肌筋弹性。

2. **药物治疗** 参见“股四头肌损伤”章节辨证用药。

3. **针灸治疗** 可取阿是穴、承扶、殷门、委中等穴。特别是阿是穴直刺或斜刺配合电针，可取得较好的效果。

【康复锻炼】

急性损伤者以休息为主，疼痛及血肿明显缓解后可行屈伸髋活动，根据疼痛程度可适当行髋关节“划圈”锻炼。后期锻炼主要以恢复股二头肌肌力为主，可用弹力带等器具辅助行下肢屈膝锻炼。

七、弹响髋

弹响髋是指髋关节在屈伸活动时髋部外侧出现弹响或不适感的一种常见病，又称髂胫束弹响。该病多无明显外伤或剧烈疼痛。以中老年人多见，偶见于青壮年。

【病因病机】

本病是关节活动过度，慢性积劳成伤，迁延日久，气血瘀滞，血脉闭阻，血不荣筋，筋肌肥厚、粘连、挛缩，而致活动弹响。

【临床表现】

患者感髋部不适，自诉髋部活动时有弹响声或弹响感，一般不痛或有轻度疼痛。有髂胫束紧张感，弹响位于股骨大粗隆部髂胫束后缘、臀大肌肌腱前缘。

【诊断】

1. 病史　无明显外伤史，或有长期髋关节劳损史。

2. 症状与体征　局部可触及条束状物，让患者健侧卧位主动后伸、内收或内旋髋关节，可扪及一条粗而紧的纤维带在大粗隆部滑动和发出弹响。大粗隆偏后方压痛提示有慢性滑囊炎存在。严重者出现步态异常、站立位双下肢不能闭拢。

特殊体征：髂胫束挛缩试验阳性。患者取侧卧位，患侧在上，将健侧膝关节屈曲。医生站在患者背后，一手固定骨盆，另一手握住患肢踝关节上方，使膝关节屈曲 90°，患肢先屈曲后外展再伸直，此时医生除去握力使其自由坠落，如有髂胫束挛缩，患肢可被动地维持在外展位，则为阳性，并可在髂嵴与大粗隆之间摸到挛缩的髂胫束。

3. 辅助检查

（1）X 线检查：可排除髋关节本身病变，如髋关节骨软骨瘤病、“关节鼠”或剥脱软骨病等引起的髋部弹响疾病。

（2）超声检查：可在髋伸直位至髋屈曲位过程中发现髂胫束异常移位，髂胫束和臀大肌常有增厚表现。

【治疗】

1. 手法治疗

（1）手法要点：该病手法治疗以宣通气血、松解肌筋、揉筋解痉为主，治疗时以舒筋通络药酒为介质，以舒筋活血。

（2）手法操作：患者取俯卧位，术者以手掌大鱼际或拇指于臀部开始施以理筋、揉筋、拨筋、按摩手法及滚法，经大腿外侧（阔筋膜张肌、髂胫束）向下至膝关节外侧，由上至下反复操作数次以宣通气血，放松肌肉。此过程中若触及紧张处，可加施拨筋手法，松动局部筋膜。

经上述手法放松后患者改为仰卧位。术者双手握持患肢踝关节，沿下肢纵轴缓慢一张一弛牵引，牵引的同时施加上下抖动手法，后配合屈伸髋关节数次。此时术者立于患肢外侧，一手继续维持握持踝关节，另一手扶患肢膝关节，做反“?”环转运摇动作（屈膝、屈髋，髋内收、内旋），后迅速向下伸直患肢，常可闻及髋关节弹响声。

2. 药物治疗

治法：活血通络，舒筋活节。

内服方：通利关节方加减。

外用方：外敷舒筋通络散合逐瘀止痛散。配合下肢熏洗方大腿外侧熏洗以舒筋通络。

3. **针灸治疗** 取对侧臀痛穴，配合运动疗法。针刺臀痛穴，持续捻转，嘱患者慢慢活动患侧肢体，一般疼痛可立即缓解。

【康复锻炼】

参见“髋部滑囊炎”康复锻炼。

八、臀上皮神经炎

该病临床上较为常见，多由于长期弯腰、臀部长期受硬物挤压（如钱夹、钥匙包等）及躯体左右旋转摩擦造成损伤。也可因急性腰扭伤或髂后上棘处受到撞击造成损伤。

【病因病机】

本病可因急性损伤和慢性劳损所致。慢性劳损者多由于气血虚弱，血不荣筋，卫外不固，风寒邪侵袭而痹阻经筋、流注筋肉关节而致疼痛。少部分患者由急性肌筋损伤而引起，急性损伤多由于外力直接撞击或扭挫导致，筋脉受损而血瘀气滞，筋脉闭阻，不通则痛。

【辨证分型】

1. **血瘀阻络型** 该证为急性扭伤或撞击伤。伤处疼痛剧烈，疼痛可呈刀割样，痛有定处，可向臀部及大腿放射，屈髋及弯腰活动受限。舌紫红，苔黄腻，脉弦紧。

2. **寒湿痹阻型** 局部以胀痛为主，可向臀部及大腿放射，得温痛减，遇寒痛增，部分患者髂嵴处可触及硬结块。舌淡，苔薄白，脉浮紧。

3. **筋脉劳损型** 该证多为慢性劳损所致，患处时有隐痛，可向臀部及大腿放射。活动后加剧，日常喜揉喜按。舌质淡红，苔白，脉沉细。

【临床表现】

患侧腰臀部疼痛，呈刺痛、撕裂样疼痛，大腿后侧膝以上部位可有牵扯痛，但不过膝，此为特点。急性期疼痛较剧烈，弯腰受限，起坐困难，由坐位改站位时需攀扶他人或物体，患者常诉疼痛部位较深，区域模糊，没有明显的分布界限。

【诊断】

1. **病史** 有腰部劳损史或局部外伤史。

2. **症状与体征** 腰臀部疼痛，活动时加重，多有臀部及大腿后侧牵扯痛，疼痛向下放射未超过膝关节为此病特点。检查时可在髂嵴最高点内侧2～3cm处触及“条索样”硬物，压痛明显，有麻胀感。直腿抬高试验阳性，但不出现神经根性症状。

3. **辅助检查** X线检查局部无明显异常。

【治疗】

1. **手法治疗**

（1）**手法要点**：该病治疗时手法不宜直接作用在皮神经上。急性外伤所致且疼痛剧烈者手法治疗应轻柔，避免使症状加重，治疗主要以松解局部筋膜及神经挤压为目的。手法治疗时血瘀阻络型以丹归止痛药酒为介质，寒湿痹阻型以温筋除痹药酒为介质，筋脉劳损型以舒筋通络药酒为介质。

（2）手法操作：患者俯卧位，术者施以理筋法、按摩法于腰部及臀部放松肌肉。在髂嵴最高点周围以拇指拨动局部肌筋，以放松局部筋膜。再由臀部向下沿大腿后侧肌群以揉筋手法直至腘窝上。拇指点揉秩边穴、环跳穴以解痉止痛。后术者双手握持患肢踝关节，沿下肢纵轴缓慢一张一弛牵引，牵引的同时施加上下抖动手法，后配合屈伸髋关节数次。再施展筋手法将下肢伸膝屈髋，牵拉臀部后侧肌筋膜以松解痉挛、舒筋活络，恢复局部肌筋弹性。

2. 药物治疗

（1）血瘀阻络型

治法：活血化瘀，消肿止痛。

内服方：丹七止痛胶囊。

外用方：外敷理气定痛散，或外贴丹归肿痛药贴、僧登消肿膏。

（2）寒湿痹阻型

治法：散寒除湿，除痹止痛。

内服方：寒湿筋痛胶囊。

外用方：双活除痹散，或外贴羌独双乌除痹药贴、草附蠲痹膏。配合下肢烫熨散或熏洗散局部治疗。

（3）筋脉劳损型

治法：祛痛强筋，滋血生力。

内服方：祛痛强筋丸或活血养骨方加减。

外用方：外敷舒筋通络散合养骨活血散。外贴归芪健骨药贴、六仲养骨膏。同时选用下肢烫熨散健腰固肾、通利关节和下肢熏洗散辅助治疗，熏洗时加入适量强筋壮骨药酒。

3. 针灸治疗　根据痛点取相应腰背部的华佗夹脊穴或膀胱经上腧穴，以通经活络，活血散瘀。针刺得气后配合艾灸以温养经脉，每次 40min，隔日 1 次。

【康复锻炼】

疼痛期间避免过多活动，避免加重炎症。待疼痛缓解后可行屈髋动作牵拉腰臀部肌肉及筋膜，以改善局部血液循环，恢复软组织弹性。

九、髋关节一过性滑膜炎

髋关节滑膜炎又叫一过性滑膜炎。是 3 ~ 10 岁儿童急性髋关节疼痛、跛行的最常见原因。发病前多有上呼吸道感染病史或外伤史。男性多于女性，大多数患儿发病突然。发病高峰 3 ~ 6 岁，右侧多于左侧，双侧髋关节发病的占 5%。

【病因病机】

由于髋关节负重大，在儿童时期上肢发育快于下肢，在儿童过度跳跃、滑倒时致髋关节过度外展、内收、旋转而损伤，亦有少数因外感风热之邪，导致气滞血瘀、郁结化热致病。

【辨证分型】

1. **气滞血瘀型** 髋部疼痛，可见皮下瘀斑，髋部活动受限。舌紫红，苔薄白，脉弦紧。

2. **湿热内蕴型** 髋部皮温稍高，局部压痛，髋部内侧轻度饱满。舌红，苔黄腻，脉数。

【临床表现】

单侧髋关节或腹股沟疼痛是最常见的临床症状，部分患者可表现为大腿中部或者膝关节疼痛。在很小的患儿可以表现为夜啼，并可出现疼痛性跛行。髋关节滑膜炎的患儿，通常不发热或者轻度体温升高，高热罕见。

【诊断】

1. **病史** 患者近期有上呼吸道感染病史或剧烈活动史，还应注意患者近期有无中耳炎等病史，上述病史可出现于近半数的髋关节滑膜炎患者中。

2. **症状与体征** 患肢维持屈髋位，轻度内收、内旋。双下肢可见假性不等长，患侧长于健侧。有 1/3 的髋关节滑膜炎患者髋关节活动无障碍，但仍可感到轻度的活动阻力，特别是在外展和内旋髋关节时。髋关节被动活动时出现疼痛。保持患者平卧位，检查者内外旋转患者下肢，可以感受到患侧肌肉不自主地保护性收缩。

3. **辅助检查**

（1）**X 线检查**：一般骨质无异常表现，有时可表现为骨盆轻度倾斜，髋关节囊肿胀，关节间隙增宽，无骨质破坏。

（2）**MRI 检查**：磁共振检查显示患侧髋关节间隙增宽和关节腔积液，并较 X 线片显示更加清晰。同时能显示髋关节内是否存在软组织占位。MRI 显示在髋臼和股骨头软骨之间的滑膜组织在 T1W1 呈中等信号，T2W1 呈高信号。

（3）**超声检查**：患髋股骨颈颈前间隙较健侧明显增宽，双侧差值 > 1mm。股骨颈颈前间隙，即股骨颈骨膜表面至关节囊外缘（关节囊与髂腰肌的分界线）之间的最大距离。

（4）**实验室检查**：血白细胞总数正常或轻微升高。血沉正常或轻微升高，若血沉升高明显，超过 20mm/h，结合体温升高超过 37.5℃、白细胞计数增高等，提示感染性关节炎。C 反应蛋白明显升高，是感染性关节炎的征象。细菌培养阴性。

【治疗】

1. 手法治疗

（1）**手法要点**：因患者多为 3 ~ 10 岁儿童，在手法治疗时常因害怕而无法完全放松配合治疗，因此在治疗过程中尽量手法轻柔，以免加重患儿疼痛，并在治疗中注意控制患儿体位。手法治疗时以丹归止痛药酒为介质。

（2）**手法操作**：患儿仰卧位，术者以拇指指腹围绕髋关节做按摩、理筋手法缓解局部肌肉紧张，并平缓患者紧张情绪。待患髋可缓慢伸至完全伸直位或接近完全伸直位后，术者把持踝关节和小腿向下牵抖，并配合屈膝屈髋活动，此法有助于解除嵌压于关节内的滑膜。屈曲幅度以患儿疼痛耐受为度。此时可让助手固定患儿骨盆，防止患者突然翻身躲避而加重疼痛。

2. 药物治疗　儿童一般可不需内服药物。

治法：活血化瘀，消肿止痛。

外用方：外敷消肿止痛散为主，如髋部皮温较高、肿痛较重者可酌加柏术痛风散。

3. 牵引治疗　可行小腿间断牵引，牵引重量 2 ~ 3kg，每次 30min，每天 2 ~ 3 次。

【康复锻炼】

疼痛缓解 2 ~ 3 天后关节即可恢复正常活动范围，但因髋关节滑膜组织丰富，故不宜立即负重，避免病情反复。可于卧位做直腿抬高及蹬自行车动作。

第八节　膝部筋伤

一、膝关节内侧副韧带损伤

膝内侧副韧带损伤为膝关节最常见的损伤，有报道显示约占膝关节韧带损伤的 46.3%，多因运动时突然旋转膝关节所致。

【损伤机制】

该病多为间接外力作用所致。正常的膝关节有 5° ~ 10° 的外翻，膝关节外侧受强大暴力打击或重压的冲击，使膝关节过度外翻而损伤内侧副韧带，使其发生部分或全部断裂。也可因为膝关节在屈曲位时，小腿突然外展、外旋；或在足部固定位时，大腿突然内收、内旋而发生膝部内侧副韧带损伤。内侧副韧带的深部纤维与内侧半月板相连，故在深部纤维断裂时，有可能同时产生内侧半月板撕裂，甚至并发交叉韧带撕裂，临床称为膝关节三联损伤。膝部内侧肌筋受损，导致膝部气滞血瘀，筋脉受阻，不通则痛。

【临床分型】

按损伤程度可分为 3 级。一级损伤：有少量韧带纤维撕裂，伴局部压痛但无关节不稳；二级损伤：有更多的韧带纤维断裂，并伴有更严重的功能障碍和关节疼痛，伴有轻到中度的关节不稳。

其中三级损伤可伴有撕脱性骨折及交叉韧带损伤。根据其导致关节不稳定的程度又可分为三度：Ⅰ度，屈膝 30° 应力试验时，关节面分离 0 ~ 5mm；Ⅱ度，屈膝 30° 应力试验时，关节面分离 5 ~ 10mm；Ⅲ度，屈膝 30° 应力试验时，关节面分离 > 10mm。

【临床表现】

患膝内侧局部疼痛、肿胀，有时有瘀斑，膝关节不能完全伸直。韧带损伤处压痛明显，内侧副韧带损伤时，压痛点常在股骨内上髁或胫骨内侧髁的下缘处。

【诊断】

1. **病史** 有明显外伤史。

2. **症状与体征** 内侧副韧带损伤时，患膝局部肿胀、皮下淤血、压痛，膝关节活动障碍、不能完全伸直。单纯的内侧副韧带损伤一般不会出现关节肿胀积液，只有合并有腘肌腱、外侧关节囊或后交叉韧带的损伤时才出现。

膝外翻应力试验：膝关节屈曲 30°和伸直位分别进行，检查者一只手握住患肢踝部，另一手掌顶住膝上部的外侧，同时外展小腿，如内侧副韧带部分损伤，则该试验伸直位阴性而屈曲 30°位阳性；如完全断裂，则在不同角度下均有异常的外展幅度伴疼痛。

3. **辅助检查**

（1）**X 线检查**：对诊断膝内侧副韧带断裂有重要价值，撕脱骨折者可显示出有骨折片存在。加压下外展位、双膝正位 X 线片，对本病更有诊断意义。具体方法如下：取 1% 普鲁卡因压痛点注射后，患者平卧，两踝之间置放一软枕，用弹力绷带缠紧双大腿下端至膝关节上缘处，拍摄双膝关节正位 X 线片。当膝关节内侧间隙加宽但不超过 5～10mm 时，为内侧副韧带部分断裂；而膝关节内侧间隙明显加宽，＞ 10mm 时则为侧副韧带完全断裂；当合并有交叉韧带断裂时，X 线可示膝关节处于半脱位状态。

（2）**MRI 检查**：膝关节内侧副韧带损伤常伴有前交叉韧带断裂、半月板损伤以及骨挫伤，通过普通 X 线片有时难以确诊病情，通过 MRI 检查均能发现以上病变。随着 MRI 检查的普及，应力下行膝关节 X 线检查已不再提倡应用。

（3）**超声检查**：有助于快速诊断韧带撕裂伤，撕裂伤可见回声中断，出现低回声的裂隙。

【治疗】

1. **手法治疗**

（1）**手法要点**：三级损伤韧带损伤较重，且已出现关节不稳，故在治疗时不宜使用牵抖类手法，避免加重关节不稳。手法治疗时以丹归止痛药酒为介质，急性疼痛缓解后以舒筋通络药酒为介质。

（2）**手法操作**：患者取仰卧位，患肢伸直或稍屈曲，放松肌筋，术者以手指点揉血海、阴陵泉、风市、三阴交、足三里穴，以解痉祛痛。

以拇指从上向下沿大腿内侧至膝内侧做理筋、拨筋、揉筋手法，手法宜轻缓和有频率的顺筋而行，以调理肌筋、理顺肌筋。再缓慢屈伸膝关节活动数次。局部手法不宜过频过重。后再从上向下推揉和提弹股内侧肌及半腱肌、半膜肌及小腿后群肌肉，既解痉祛痛，又促进血液循环，恢复肌筋弹性。再以双手分别把持膝关节内侧远近两端，行聚合手法，以增加局部血液循环。中后期可于损伤局部行梅花指叩击，以激发经气、舒筋通络。

2. 药物治疗

（1）损伤初期

治法：行气活血，祛瘀止痛。

内服方：丹七止痛胶囊或散瘀肿痛方加减。

外用方：外敷消肿止痛散，对于疼痛剧烈者可加适量逐瘀止痛散；有瘀血化热的酌加骨炎散1号。或外贴丹归肿痛药贴、僧登消肿膏。

（2）损伤中期

治法：续筋活节，舒筋通络。

内服方：舒筋通络方加减。

外用方：外敷续筋接骨散合舒筋通络散，或外贴舒筋续断药贴、宝根续筋膏。同时也可以配合下肢烫熨散和下肢熏洗散治疗。

（3）损伤后期

治法：强筋壮骨，滋血生力。

内服方：强筋壮骨丸加通利关节方加减。

外用方：外敷舒筋壮骨散为主。如伴有风寒湿邪、骨弱筋弛者，又当祛风寒湿药与固肾强筋药并用，加泽乌通络散、养骨活血散。患处有钙化或骨化征象者可加独芷止痛散。患处可配合下肢熏洗方熏洗。

3. 其他治疗

（1）针灸治疗：损伤初期疼痛明显者，可取阿是穴、阴陵泉（同侧）快针。后取尺泽（对侧），留针加患膝运动。中后期取阿是穴，配合梁丘、血海、内外膝眼、膝关、膝阳关、足三里温针。每日1次。

（2）固定保护：损伤初期及中期佩戴护膝保护、支撑关节。

【康复锻炼】

急性期避免负重活动，主要以静力练习为主，可行“绷勾增力”“股四头肌静力收缩”动作。功能活动期以恢复膝关节活动及增加肌力为主，可做“单腿蹲”“弓步站桩”“滚蹬”等动作。

二、膝关节外侧副韧带损伤

由于髂胫束、股二头肌腱与膝外侧副韧带共同止于腓骨小头外侧，限制小腿内收，再加上对侧下肢的保护，故膝外侧副韧带损伤较少，常合并腘肌腱、外侧关节囊或后交叉韧带损伤。

【损伤机制】

该病多为间接外力作用所致。小腿突然内收、内旋，或在足部固定时，大腿突然外展、外旋，而发生膝部外侧副韧带损伤。膝关节屈曲时，外侧副韧带松弛，旋转应力等较少导致韧带受伤。其受伤机制主要是在伸膝位，小腿外侧遭受强烈的内翻应力所致。致使膝部外侧肌筋受损，导致膝部气滞血瘀，筋脉受阻，不通则痛。

【临床分型】

按损伤程度可分为 3 级。一级损伤：有少量韧带纤维撕裂，伴局部压痛但无关节不稳；二级损伤：有更多的韧带纤维断裂，并伴有更严重的功能障碍和关节疼痛，伴有轻到中度的关节不稳。

其中三级损伤根据其导致关节不稳定的程度又可分为三度：Ⅰ度，屈膝 30°应力试验时，关节面分离 0 ~ 5mm；Ⅱ度，屈膝 30°应力试验时，关节面分离 5 ~ 10mm；Ⅲ度，屈膝 30°应力试验时，关节面分离 > 10mm。

【临床表现】

膝关节外侧副韧带损伤或断裂，多发生在止点处，多数伴有腓骨小头撕脱骨折，故临床主要为膝关节外侧局限性疼痛。外侧副韧带损伤时，腓骨小头附近肿胀、皮下淤血、局部压痛。单纯的外侧副韧带损伤不出现关节肿胀积液，只有合并腘肌腱、外侧关节囊或后交叉韧带的损伤时才出现。外侧副韧带损伤时，膝关节活动障碍，应注意有无腓总神经损伤。如合并腓总神经损伤，可出现“垂足”征象及小腿外侧下 1/3 感觉丧失。

【诊断】

1. **病史**　有明确外伤史。

2. **症状与体征**　压痛点多在腓骨小头或股骨外侧髁处。韧带紧张试验阳性、膝内翻应力试验阳性。当伸直位侧方应力试验阴性、屈曲 30°位阳性时，表示膝关节外侧副韧带断裂合并外侧关节囊、韧带后 1/3、弓状韧带损伤；当伸直位和屈曲位 30°均为阳性时，表示膝关节外侧副韧带断裂同时合并交叉韧带断裂；当伸直位阳性、屈曲位阴性时，表示单纯外侧副韧带断裂或松弛。

3. **辅助检查**

（1）**X 线检查**：摄双膝关节内收位 X 线片，当膝关节外侧副韧带损伤时可见关节外侧间隙增宽。合并交叉韧带损伤时关节外侧间隙增宽更为明显。

（2）**MRI 检查**：对于侧副韧带损伤的确诊及损伤程度的判断均有较大价值。

（3）**超声检查**：有助于快速诊断韧带撕裂伤，撕裂伤可见回声中断，出现低回声的裂隙。

【治疗】

1. 手法治疗

（1）**手法要点**：参见“膝关节内侧副韧带损伤”章节。

（2）**手法操作**：患者取仰卧位，患肢伸直或稍屈曲，放松肌筋，术者以手指点揉血海、阳陵泉、风市、三阴交、足三里穴，以解痉祛痛。

以拇指从上向下沿大腿外侧至膝外侧做理筋、拨筋、揉筋手法，手法宜轻缓和有频率地顺筋而行，以调理肌筋、理顺肌筋。再缓慢屈伸膝关节活动数次。局部手法不宜过频过重。术者再从上向下推揉和提弹股外侧肌、阔筋膜张肌及小腿后群肌肉，既解痉祛痛，又促进血液循环。最后双手分别把持膝关节外侧远近两端，行聚合手法，以增加局部血液循环。中后期可于损伤局部行梅花指叩击，以激发经气、舒筋通络。

2. **药物治疗**　参见“膝关节内侧副韧带损伤”章节。

3. **其他治疗**　参见“膝关节内侧副韧带损伤”章节。

【康复锻炼】

参见“膝关节内侧副韧带损伤”康复锻炼。

三、膝交叉韧带损伤

膝交叉韧带损伤在运动损伤中较为常见，多为间接外力所致，常发生于篮球、足球、滑雪等需完成急停急转动作的项目。高能量的交通事故也可造成该损伤。

【损伤机制】

膝交叉韧带位置较深，非严重的暴力不易引起交叉韧带的损伤或断裂，多因膝关节受到打击的暴力引起。一般单纯的膝交叉韧带损伤少见，多伴有膝关节脱位、半月板损伤、侧副韧带断裂等损伤。当暴力撞击小腿上端的后方时，可使胫骨向前移位，造成前交叉韧带损伤，有时伴有胫骨隆突撕脱骨折、内侧副韧带和内侧半月板损伤；当暴力撞击小腿上端的前方时，使胫骨向后移位，造成后交叉韧带损伤，可伴有膝后关节囊破裂、胫骨隆突撕脱骨折、外侧半月板损伤。致使膝部肌筋受损，气滞血瘀，关节失稳，气血搏击而痛。

【临床表现】

患者关节腔内有撕裂感，膝关节迅速肿胀，关节内积液，肌肉紧张，活动受限，疼痛剧烈，膝软无力，关节不稳。单纯损伤者疼痛稍轻，复合损伤症状严重。

【诊断】

1. **病史**　有明确外伤史。

2. **症状与体征**　急性前交叉韧带损伤可见膝关节肿胀，浮髌试验阳性，膝关节呈保护性轻度屈曲位。前抽屉试验阳性，拉赫曼试验阳性。急性后交叉韧带损伤可见膝关节肿胀、疼痛，塌陷试验阳性，后抽屉试验阳性。

3. **辅助检查：**

（1）X线检查：拍摄X线片时要将正常情况下与膝关节推拉情况下的X线片进行比较，其移动度相差超过0.5cm者，就有诊断的意义。

X线检查显示膝关节间隙增宽，后交叉韧带胫骨附着点撕脱骨折时可显示胫骨髁后部有撕脱骨折块。后推应力位，拍膝侧位X线片，比健侧向后多移5mm以上者，为后交叉韧带断裂。

（2）MRI检查：MRI检查已成为膝关节韧带损伤的首选检查方式，MRI可清楚地显示韧带损伤部位及程度，阳性诊断率高。

（3）关节镜检查：多用于探查治疗联合使用，可见交叉韧带断裂端出血、小血块凝集或附带骨折片。

【治疗】

1. 手法治疗

（1）手法要点：手法治疗适用于韧带部分断裂的患者。损伤初期手法治疗以轻手法活血散瘀为主；损伤中期患处疼痛和肿胀已明显缓解，因固定体位，下肢肌肉逐渐开始萎缩、肌力下降。故该期手法治疗应维持肌肉弹性，改善血液循环，预防关节粘连；损伤后期部分患者已出现关节粘连、活动受限，痿软无力。故手法治疗以强筋骨、滋血生力、改善关节活动为目的。但在做松解及展筋等手法时禁止粗暴，以患者耐受为度，避免造成再次损伤。手法治疗时以丹归止痛药酒为介质，急性疼痛缓解后以舒筋通络药酒为介质。

（2）手法操作

1）损伤早期：患者取仰卧位，患膝稍屈曲，放松肌筋。膝关节周围施以轻柔按摩类手法，以大、小鱼际沿膝关节由上至下按摩，可促进肿胀消散、吸收。后术者以拇指点揉血海、阴陵泉、风市、三阴交、足三里穴，以解痉祛痛。

2）损伤中期：患者取仰卧位，术者以鱼际肌环绕髌骨按摩膝关节，再从上向下推揉和提弹股四头肌群。后改为俯卧屈膝位，再滚揉和提弹股内、外侧肌及半腱肌、半膜肌及小腿后群肌肉，既解痉祛痛，又促进血液循环，防止肌肉萎缩。术者再以双手分别把持膝关节远近两端，行聚合手法向髌骨聚拢，以增加局部血液循环。

3）损伤后期：患者取仰卧位，术者以鱼际肌环绕髌骨揉擦膝关节，并以揉筋和拿捏手法由上至下放松大腿和小腿肌群。

2. 药物治疗

（1）损伤初期

治法：行气活血，祛瘀止痛。

内服方：丹七止痛胶囊或散瘀肿痛方加减。

外用方：外敷消肿止痛散，对于疼痛剧烈者可加适量逐瘀止痛散；有瘀血化热的酌加骨炎散1号。或外贴丹归肿痛药贴、僧登消肿膏。

（2）损伤中期

治法：续筋活节，舒筋通络。

内服方：舒筋通络方加减。

外用方：外敷续筋接骨散合舒筋通络散，或外贴舒筋续断药贴、宝根续筋膏。同时也可以配合下肢烫熨散和下肢熏洗散治疗。

（3）损伤后期

治法：强筋壮骨，滋血生力。

内服方：强筋壮骨丸加通利关节方加减。

外用方：外敷舒筋壮骨散为主。如伴有风寒湿邪、骨弱筋弛者，又当祛风寒湿药与固肾强筋药并用，加泽乌通络散、养骨活血散。患处有钙化或骨化征象者可加独芷止痛散。患处可配合下肢熏洗方熏洗。

3. 其他治疗

（1）针灸治疗：取围髌穴（鹤顶、内外膝眼，髌底内外角斜下45°各一针，髌尖一针），较单一毫针针刺作用明显加强，以行气活血，祛邪通络，舒筋止痛，疗效好，见效快，痛苦小，得气后平补平泻，每次30min，急性期用电针每日1次，缓解期用温针隔日1次。

（2）固定：将膝置于10°～20°屈曲位，用高分子石膏托板固定（不包括足踝部），4～6周后去除固定，练习膝关节屈伸活动，注意锻炼股四头肌。

【康复锻炼】

参见“膝关节内侧副韧带损伤”康复锻炼。

四、膝半月板损伤

该病为常见的运动性损伤，据相关统计，半月板损伤约占总膝关节损伤的23%，发生率仅次于内侧副韧带损伤。长期从事蹲位工作者和老年人也可见本病发生。

【损伤机制】

该损伤常因急性扭伤或慢性劳损所致。如膝关节用力屈伸的同时旋转及内外翻可致使膝内部肌筋受损，骨错缝，筋位失常，关节失稳，瘀血阻滞，导致局部气血不畅，为肿为痛而发病。膝关节频繁负重屈伸活动，如蹲位或半蹲位为主的工作人员反复蹲立提重物，加之气血虚弱，血不荣筋，而致筋弱无力、瘀阻经筋而引起，属于慢性劳损病变。何天祥认为，膝关节半月板损伤在中老年中，无明显外伤史，影像所见半月板裂隙的多为半月板退变所致，而非真正外伤性的撕裂，此为习惯性称谓，如同坐骨神经痛。

【损伤类型】

1. 退变型　多发生于40岁以上，常伴有X线片显示的关节间隙变窄。

2. 水平型　多自半月板游离缘向滑膜缘呈现水平撕裂，形成上、下两层。其症状常由其中一层在关节间隙中滑动而引起。

3. 放射型（斜型、鸟嘴型）　常使沿周缘走向排列的环形纤维断裂，当此放射裂或斜裂延伸至滑膜缘时，则半月板的延展作用完全丧失，大大影响到载荷的正常传导。

4. 纵型（垂直型、桶柄型）　可以是全层的，也可以仅涉及股骨面或胫骨面，多靠近后角。其纵长如＞15cm，则属于不稳定者，即桶柄型，易向中间滑动，常与前交叉韧带断裂合并发生。

5. 横型　自游离缘横向断裂，多位于体部。如伸至滑膜缘，则环形纤维显然会完全断裂。

6. 前、后角撕裂型　易演变为部分边缘撕裂而形成较大的游动。

7. 边缘撕裂型　前、后角附着部完整，游离之半月板甚至可滑移至髁间窝形成交锁。常合并有前交叉韧带断裂。

【辨证分型】

1. 急性损伤　关节肿痛，间歇性交锁或屈伸不利。舌暗有瘀斑，苔薄，脉弦或涩。

2. **慢性损伤** 病程迁延，伤膝酸痛乏力，筋肉萎缩，伤肢痿软，关节屈伸受限。舌淡红，苔薄，脉沉细无力。

【临床表现】

1. **疼痛** 疼痛是因半月板损伤后牵扯周围滑膜引起的。半月板撕裂后，其张力失常，膝关节运动时半月板的异常活动牵拉滑膜以致疼痛。疼痛特点是固定在损伤的一侧，随活动量增加疼痛加重，部分患者疼痛不明显。

2. **弹响声** 膝关节活动时可听到或感到半月板损伤侧有弹响声。

3. **关节肿胀积液** 急性损伤期，多有滑膜牵扯损伤或伴有其他结构损伤，往往关节积血、积液。慢性期关节活动后肿胀与活动量大小有关。

【诊断】

1. **病史** 有膝关节扭伤史或慢性劳损史。

2. **症状与体征**

（1）**股四头肌萎缩：**半月板损伤有明显症状，长期未治疗可致股四头肌萎缩，股内侧肌更明显，但股四头肌萎缩不是特异体征。

（2）**关节交锁：**活动时突然关节“卡住”不能伸屈。一般急性期交锁不多见，多在慢性期出现。交锁后关节酸痛，不能伸屈，可自行或在术者帮助下“解锁”。“解锁”后往往会有滑膜肿胀，交锁特点：固定于损伤侧。

（3）**半月板摇摆试验：**患者仰卧，膝伸直或半屈，术者一手托患膝，拇指缘放在内侧或外侧关节间隙，压住半月板边缘，另一手握足部并内外摇摆小腿，使关节间隙增大、缩小数次，如拇指感到有鞭条状物进出滑动于关节间隙或感到响声或疼痛，即表示该半月板损伤。

（4）**麦氏征：**术者一手握患者足部，另一手扶膝上，使小腿外展内旋，然后将膝由极度屈曲缓缓伸直，如关节间隙处有响声（听到或手感到）和/或感到疼痛，即表明内侧半月板损伤。也可反方向进行，外侧痛响，即外侧半月板损伤。屈曲90°位阳性提示半月板体部损伤。近伸直位阳性提示前角损伤，近最大屈膝位提示后角损伤。

（5）**研磨试验：**患者俯卧位，膝关节屈曲90°，助手将大腿固定，术者双手握患侧足下压并旋转小腿，使股骨与胫骨关节面之间发生摩擦，半月板撕裂者可引起疼痛。若外旋位产生疼痛，表示内侧半月板损伤。若内旋位产生疼痛，表示外侧半月板损伤。

（6）**鸭步试验：**患者全蹲位小腿分开，足外旋向前走，出现疼痛者为阳性。多说明半月板后角损伤。

3. **辅助检查** MRI已成为膝关节半月板损伤的常规检查，可判断大多数半月板损伤的类型与程度。

【治疗】

1. **手法治疗**

（1）**手法要点：**肿痛初期手法宜轻，如瘀肿严重者可少用或不用手法。手法治疗时急性损伤以丹归止痛药酒为介质，慢性损伤以舒筋通络药酒为介质。

（2）**手法操作**：患者取仰卧位，术者以指代针点揉血海、阳陵泉、风市，以散瘀祛痛，点揉足三里穴以强筋祛痛。术者用小鱼际肌环绕髌骨，轻揉膝部。并以拇指在上沿髌骨缘，其余四指在下揉擦患膝腘窝，以活血通络，祛瘀镇痛。肿胀消除后术者再以双手分别把持膝关节远近两端，行聚合手法向髌骨聚拢，以增加局部血液循环。后逐渐屈伸膝关节数次，以了解膝关节活动受限程度。待肌肉放松后行关节复位及松动手法。

屈膝旋转伸膝推顶手法：术者一手握患侧小腿，另一手拇指顶于患侧关节间隙，在屈膝内外旋转的同时拇指推顶伤侧半月板再伸膝，常有滑动弹性感，此时半月板得以复位，交锁现象一般多可立即解除。

过伸加压展筋手法：术者立于患侧，令膝关节自然伸直放松，两手掌聚合于膝关节上下，力度适宜地向下有频率地加压振颤膝关节，令膝关节达到过伸 $-5^\circ \sim -10^\circ$ 位，此动作迅速且连续 10 次左右，双手下压时用力，回收时不用力。

提拉松筋手法：一助手双手掌固定患者骨盆，术者立于患侧，以双手环抱于膝下，拇指在前，其余四指在后，在屈膝达到 $80^\circ \sim 90^\circ$ 时，迅速用环抱膝后侧的四指向前提拉膝关节以松解膝关节。

屈膝活节手法：患者仰卧位，患膝自然放松，术者立于患侧，一手握患侧踝关节，令其屈膝屈髋 90°，另一手握拳，屈肘前臂中立位置于患膝腘窝处，利用杠杆原理，抬前臂使患膝加大屈曲角度，同时握踝关节的手做运摇法，使膝关节做回旋运转被动活动。

以上四种松动及复位手法须先了解关节受限程度，从而掌握手法力度，并根据患者耐受程度而施用，不可强行实施。

2. 药物治疗

（1）急性损伤

治法：行气活血，祛瘀止痛。

内服方：丹七止痛胶囊。

外用方：外敷消肿止痛散。疼痛明显者酌加理气定痛散，外贴丹归肿痛药贴或僧登消肿膏。

（2）慢性损伤

治法：滋血生力，强筋壮骨。

内服方：祛痛强筋丸或活血养骨方加减，关节屈伸不利者加木瓜、葫芦巴、伸筋草等。

外用方：外敷养骨活血散为主，配合舒筋通络散。病程日久伴肌肉痿软者加强筋壮骨散；关节兼夹有寒湿邪气者加双活除痹散。外贴舒筋续断药贴或六仲养骨膏，配合下肢烫熨散熨烫患处以舒筋通络。

3. 其他治疗

（1）**牵引治疗**：可行小腿间断牵引，牵引重量 5 ~ 7kg，每次 30min，每天 2 ~ 3 次。

（2）针灸治疗：采用膝六针疗法，循经取穴法取鹤顶、内外膝眼、阳陵泉、血海、足三里，以疏通局部气血。阳陵泉是八会穴之筋会，主治筋病，血海养血活血，足三里通经活络、消炎止痛，或取围髌穴先刺激髌骨上半弧形，松解股四头肌的紧张，后刺激髌尖处所在的髌骨下半弧形，消除髌下脂肪垫的无菌性炎症，松解其粘连，并疏通血管的通道，针刺得气后平补平泻，再盖上温灸仪，隔日 1 次，每次 30min。

【康复锻炼】

参见“膝关节内侧副韧带损伤”康复锻炼。

五、髌骨软骨软化症

髌骨是人体中最大，也是转化承载重力最大的籽骨。髌骨软骨软化是髌骨软骨面发生退行性改变的一种疾病，又称髌骨劳损、髌骨软骨炎，是膝部常见病之一。好发于青少年运动员、舞蹈演员及中年人，女性多于男性。

【病因病机】

膝关节在半屈位反复摩擦致髌股关节面软骨粗糙或因膝关节过度屈伸、旋转或直接撞击所致。如跑跳时关节受到垂直方向的冲击应力或反复旋转的摩擦应力均可致肌筋受损。或因风、寒、湿三邪夹杂侵袭膝部筋肉，使膝部肌筋、经络痹阻，筋脉不舒而发生疼痛。

【辨证分型】

1. 瘀滞劳损型　有明显膝关节过度活动史，膝前疼痛或肿痛，上下楼痛，半蹲痛。舌质多瘀，苔薄，脉多弦或紧。

2. 寒湿痹阻型　中晚期膝关节有受寒湿史，关节发凉，冷痛或肿胀，多与天气变化有关，上下楼痛、半蹲痛。舌质淡，苔薄白或白腻，脉弦紧。

3. 肝肾亏虚型　病程日久，膝酸痛乏力，股四头肌萎缩明显，上下楼和半蹲痛，常有“膝打软”或“假性交锁征”。舌质淡，少苔，脉沉细弱。

【临床表现】

起病缓慢，最初为膝部隐痛，疼痛位于髌骨后方，轻重不一，一般平地行走症状不明显，下蹲起立、上下楼、上下坡，或走远路后疼痛加重。半蹲痛是本病的重要征象。发病初只感觉膝疲软乏力，时有打软腿现象，可出现假性交锁征。严重者患膝病变累及关节滑膜、脂肪垫，出现关节积液、脂肪垫肥厚改变。

【诊断】

1. 病史　多有劳损史或长期运动史。

2. 症状与体征　膝关节内摩擦音为髌骨软骨软化的主要症状，摩擦音来自髌骨下。检查者的一只手掌轻轻放在患膝髌骨上，主动或被动伸膝、屈膝，检查者常能发现摩擦音的位置，以明确诊断。

髌骨下压痛是在膝伸直位，下压髌骨并使髌骨做上下或内外移动，可查到压痛及有粗糙声响。特别是在膝关节屈曲 45°时，按压髌骨内侧部分疼痛更为显著，或将髌骨推向外侧，按压股骨髌面内侧可有明显疼痛。让患者伸直膝关节，检查者将髌骨推向内侧，即可用手指触及髌骨内侧的软骨面，由于滑膜有充血、水肿等炎性反应，故压痛明显。髌骨外侧关节面因发病率较低，压痛次之。

3. 辅助检查

（1）X线检查：早期无改变，晚期可见到髌骨与股骨关节面间隙变窄，髌骨软骨下骨质硬化及边缘的外生骨疣形成，或有“关节鼠”。

（2）CT检查：对诊断股骨髁发育不良及髌股关节排列紊乱有诊断价值，可作为X线片诊断的补充手段。

（3）MRI检查：可显示常规X线片所无法显示的早期软骨病变，其结果更接近软骨实际的病理改变，有较高的诊断价值。

【治疗】

1. 手法治疗

（1）手法要点：手法治疗时力度应适中，不可过多强刺激，避免加重炎症反应。瘀滞劳损型以丹归止痛药酒为介质，寒湿痹阻型以温筋除痹药酒为介质，肝肾亏虚型以强筋壮骨药酒为介质。

（2）手法操作：以指代针点揉血海、阳陵泉、犊鼻、伏兔、足三里等穴，以活血祛痛。术者以小鱼际肌在膝部轻揉缓摩，环绕髌骨按摩，使髌骨在水平位上滑动，松解髌骨周围的组织，减轻髌骨、股骨之间的压力与刺激。

术者手呈钳形，用拇、示、中指捏住股四头肌做拿捏手法。以拇指沿髌骨周缘行刮拨手法、推压手法数次，以髌骨区皮肤微微发热为度。最后施以聚合手法，术者以双手分别把持膝关节远近两端，行聚合手法向髌骨聚拢，以增加局部血液循环。

2. 药物治疗

（1）瘀滞劳损型

治法：活血止痛，舒筋活络。

内服方：舒筋通络方加减。

外用方：外敷理气定痛散合舒筋通络散。外贴舒筋续断药贴、宝根续筋膏。

（2）寒湿痹阻型

治法：祛风散寒，除湿通络。

内服方：寒湿筋痛胶囊或舒筋通络方加减。寒盛者加制川乌、桂枝，湿邪重者加薏苡仁、秦艽。若症状久治不愈、反复发作者可加木瓜、秦艽、刘寄奴、法罗海、延胡索、细辛、牛蒡子等。

外用方：外敷双活除痹散加温筋舒活散。或外贴羌独双乌除痹药贴、草附蠲痹膏。同时选用下肢烫熨散和下肢熏洗散辅助治疗，熏洗时加入适量的温筋除痹药酒，散寒除湿的同时防止湿气侵入。

（3）肝肾亏虚型

治法：补益肝肾，滑利关节。

内服方：强筋壮骨丸或祛痛强筋丸。

外用方：外敷强筋壮骨散，或外贴归芪健骨药贴、六仲养骨膏。可配合下肢熏洗治疗，熏洗时加入适量的强筋壮骨药酒。

3. 针灸治疗 取围髌穴先刺激髌骨上半弧形，松解股四头肌的紧张，后刺激髌尖处所在的髌骨下半弧形，消除髌下脂肪垫的无菌性炎症，松解其粘连，并疏通血管的通道，针刺得气后平补平泻，再盖上灸盒，隔日 1 次，每次 30min。

【康复锻炼】

针对不同的患者，应减少膝半蹲位或蹲起活动，或改进训练方法。痛重者，应避免引起疼痛的半蹲位或蹲起活动。功能锻炼宜以增强股四头肌肌力和膝关节稳定性的练习为主，不宜做膝蹲起的负荷练习。参见“膝关节内侧副韧带损伤”康复锻炼。

六、膝关节创伤性滑膜炎

膝关节创伤性滑膜炎是急性创伤或慢性劳损所致的关节滑膜的无菌性炎症，属中医学“膝痹”范畴，为骨科的常见病，发病率达 2% ~ 3%。如急性期未及时有效治疗，约有 12.6% 的患者形成顽固性、反复发作的慢性滑膜炎。

【损伤机制】

膝关节直接受到暴力打击、创伤、撞伤，膝关节损伤或间接暴力造成膝关节滑膜损伤，致使肌筋受损，血溢脉外、聚于关节，导致膝部气血不畅，筋脉失养。或因风、寒、湿三邪夹杂侵袭膝部筋肉，使肌筋气血凝滞，经络痹阻，筋脉不舒而发生疼痛。损伤未愈加之患者素体虚弱或年老体衰，肝肾亏虚，筋骨失健，筋弛骨痿，气血不足，循行不畅，或因慢性劳损导致经络受阻，气血运行不畅，筋肉僵凝疼痛而发病。

【辨证分型】

1. 急性损伤 关节肿胀明显，皮温高，胀痛明显，皮下瘀斑，膝关节屈伸活动受限。舌暗红，苔薄，脉弦紧。

2. 慢性损伤 膝部肿胀，微痛或无痛，屈伸不利，遇寒冷则疼痛肿胀加重。年老体弱者，关节酸软无力，肿胀不适，下蹲困难，关节僵硬。晨起或静止时疼痛加重，活动后好转。舌淡，苔白或有花剥，脉细滑。

【临床表现】

1. 急性损伤 关节迅速肿胀、疼痛，局部皮温上升，膝关节屈曲功能受限。

2. 慢性劳损型 关节肿胀时显时消，与活动量密切相关，活动后肿大，休息后消减，呈持续性钝痛，膝关节酸软乏力，功能受限。

【诊断】

1. 病史 有外伤史或慢性劳损史。

2. 症状与体征 急性损伤可有关节红肿热痛，转为慢性滑膜炎者膝关节压痛点不固定，多在关节软骨缘或原发损伤处，膝关节活动受限程度随损伤情况而定。常有关节粘连，影响关节活动，日久可有股四头肌萎缩。浮髌试验阳性：患腿膝关节伸直，放松股四头肌，检查者一手挤压髌上囊，使关节液积聚于髌骨后方。另一手示指轻压髌骨，如有浮动感觉则为阳性。

3. 辅助检查　X线检查有助于了解有无骨折，超声检查示关节腔内积液，穿刺后可见粉红色液体或滑液。

【治疗】

1. 手法治疗

（1）手法要点： 急性炎症期不宜行手法治疗，以免手法刺激加重炎性渗出。慢性损伤由于训练过量或者劳累、重复受伤，肿胀严重，疼痛明显者，手法宜轻柔和缓。

手法治疗时急性损伤以丹归止痛药酒为介质，以行气活血、消肿止痛。慢性损伤以舒筋通络药酒为介质，以滋血生力、舒筋通络。

（2）手法操作： 患者取仰卧位，术者以指代针点揉血海、阳陵泉、犊鼻、伏兔、足三里等穴，以活血祛痛。后以手掌小鱼际沿髌骨边缘做环状按摩或揉擦，手法宜轻。慢性滑膜炎患者仍取仰卧位，术者沿髌骨边缘按摩或揉擦，手法由轻到重，再由重到轻结束。再以理筋手法于膝关节内外侧理顺肌筋，以改善膝关节血液循环。最后可以牵抖法放松肌筋。

2. 药物治疗

（1）急性损伤

治法：凉血活血，祛瘀止痛。

内服方：清热解毒方。

外用方：外敷消肿止痛散合柏术痛风散。或外贴丹归肿痛药贴、僧登消肿膏。

（2）慢性损伤

治法：利湿消肿，舒筋除痹。

内服方：寒湿筋痛胶囊。

外用方：外敷泽乌通络散合温筋舒活散。肿胀难消者加独芷止痛散。同时配合下肢熏洗散辅助治疗，熏洗时加入适量的温筋除痹药酒，以及下肢烫熨散熨烫患处。

3. 其他治疗

（1）针灸治疗： 选取内膝眼、犊鼻、足三里、鹤顶、血海、阿是穴。用连续波，电流大小以患者耐受为度，留针 30min。

（2）牵引治疗： 可行小腿间断牵引，牵引重量 5～7kg，每次 30min，每天 2～3 次。

【康复锻炼】

急性损伤可做足踝关节屈伸运动及股四头肌舒缩运动，防止股四头肌萎缩。慢性损伤除做肌肉锻炼外，开始做膝关节的屈伸运动，活动范围逐步增加，逐渐到膝关节负重下蹲练习。

七、膝关节滑膜皱襞综合征

膝关节滑膜皱襞综合征是指膝关节滑膜皱襞嵌入髌股关节间隙而产生的一组综合

征，本病属中医学“筋出槽”范畴。

【病因病机】

膝部肌筋因长期劳损或外伤后治疗效果不佳，故局部肌筋气血不畅，长期失养而筋结、筋挛，以致膝关节活动时出现筋出槽而发病。

【临床表现】

多数患者可以明确指出疼痛部位在膝前，甚至可以明确指出在前内侧。膝关节屈曲45°以上时可发生关节弹响。部分患者主要发生于不负重（即卧位或坐位）做屈伸膝活动时，多伴有轻微疼痛。部分患者上、下楼或久坐后突然站立时出现“打软腿”。

【诊断】

1. 病史　多为明显外伤史。

2. 症状与体征　可见股四头肌萎缩，少数患者可有关节积液。约半数以上的患者可以触及痛性条索结节，膝伸直位时触之不明显，屈膝30°～90°时可在髌骨内侧2～3cm、股内侧肌膨大缘的下方触及，长2cm左右，为弧形或直形上下方向。条索结节多呈韧性，皮下可滑动，与内侧膝眼及关节间隙相距1cm以上。压迫股骨内侧髁屈伸试验阳性，部分患者麦氏征可为阳性，还有的患者髌骨可有压痛、触痛。

3. 辅助检查　X线检查无异常发现，MRI有辅助诊断作用，在有积液时更为明显。关节镜检查可以确诊。

【治疗】

1. 手法治疗

（1）手法要点：手法治疗以松解滑膜皱襞嵌顿为目的，嵌顿解除后症状可大部分缓解。手法治疗时以舒筋通络药酒为介质。

（2）手法操作：患者取仰卧位，术者以指代针点揉血海、阳陵泉、犊鼻、伏兔、足三里等穴，以活血祛痛。以掌根或小鱼际以按摩法放松膝关节周围软组织。最后行聚合手法向髌骨聚拢，以增加局部血液循环。

牵拉抖动法：术者握患肢踝部向远端持续牵拉1～2min，待疼痛有所减轻后行抖动手法，抖动的同时保持向远端的牵拉力，部分患者可通过此法使嵌入的滑膜皱襞弹出。

旋转牵伸法：在完成上述牵拉抖动法后，滑膜仍未弹出者可施用此法。患者继续维持仰卧位，屈髋屈膝各90°，以膝关节外侧滑膜嵌入关节内为例，术者一手握患膝内侧，另一手持踝关节，将小腿做内旋环转，环转的同时握膝之手向外侧推顶以加大外侧关节间隙，后突然伸直下肢，以使嵌顿滑膜皱襞弹出。

2. 中药治疗

治法：舒筋活络，温筋除痹。

内服方：寒湿筋痛胶囊或舒筋通络方加减，兼有风寒湿痹者加威灵仙、伸筋草等。

外用方：外敷舒筋通络散，对有麻木酸胀、游走痛者，可酌加温经通络散。外用可贴宝根续筋膏、舒筋续断药贴。同时可以配合下肢烫熨散和下肢熏洗散治疗，熏洗治疗时加入适量的温筋除痹药酒。

3. 牵引治疗　可行小腿间断牵引，牵引重量 5 ~ 7kg，每次 30min，每天 2 ~ 3 次。

【康复锻炼】

参见“膝关节内侧副韧带损伤”康复锻炼。

八、膝部滑囊炎

膝关节为滑囊数量最多的关节，可因创伤、长期劳损致滑囊发炎，其中以髌前、髌下滑膜囊最多见。本病属中医学“筋结”范畴。

【病因病机】

本病可因急性损伤和慢性劳损所致。膝关节频繁伸屈运动，加之气血虚弱，血不荣筋，湿邪侵袭而瘀阻经筋、流注筋肉关节而引起，属于慢性劳损病变。少部分患者由急性肌筋损伤而引起，急性损伤多因膝关节受到外力创伤导致筋脉受损而气滞血瘀，瘀滞关节，气血搏击，不通则痛。

【辨证分型】

1. 急性损伤　可有明显外伤史，伤后膝关节肿胀、疼痛明显，可见广泛瘀斑，压痛较甚，膝关节活动受限，可触及囊状物，扪之有波动感。舌淡有瘀点，苔少，脉弦或涩。

2. 慢性劳损　损伤日久或反复长期劳损，关节局部呈局限性肿胀、压痛。疼痛、肿胀呈反复性，每因劳累后加重。面白无华，纳呆。舌淡胖、边有齿痕，苔白滑或白腻，脉细无力或濡。

【临床表现】

髌前滑囊炎表现为髌前疼痛，髌下滑囊炎半蹲位疼痛，鹅足滑囊炎局部疼痛，小腿外展、外旋时加重。有些腘窝囊肿患者可有胫神经或腓神经的放射痛。

髌前滑囊炎表现为髌前肿胀，髌下滑囊炎表现为局部肿胀，可见髌韧带两侧生理凹陷消失并凸起，按之囊性波动感，上下不移动；鹅足滑囊炎表现为局部肿胀，有波动感；腘窝囊肿初期仅有胀感，当囊肿增大，则可出现肿块，呈圆形或椭圆形，囊性而有张力，光滑，伸膝时肿块较明显而表面变硬，屈膝时肿块不显且较软，对肿块持续加压后肿块可以缩小。

髌前滑囊炎髌骨和膝关节受限不明显，髌下滑囊炎膝关节屈伸活动受限，腘窝囊肿当囊肿增大时影响屈膝功能。

【诊断】

1. 病史　有膝部外伤史或劳损史。

2. 症状与体征

（1）压痛：髌前滑囊炎压痛轻微、髌下滑囊炎髌韧带深部压痛，当膝关节伸直，髌韧带紧张时，压痛最明显；腘窝囊肿有轻压痛。

（2）囊肿：髌前滑囊炎急性者伤后迅速积血肿胀，范围可超出髌骨界限，慢性者可见膝前肿胀肥厚；髌下滑囊炎髌韧带两侧按之囊性波动感、上下不移动；鹅足滑囊炎主要表现囊肿、波动感；腘窝囊肿当囊肿增大后，则可出现肿块，呈圆形或椭圆形，囊性而有张力，外表光滑，对肿块持续加压后肿块可以缩小。

（3）功能障碍： 髌前滑囊炎髌骨和膝关节受限不明显；髌下滑囊炎膝关节屈伸功能障碍；腘窝囊肿当囊肿增大后可出现屈膝功能障碍。

3. 辅助检查 X线检查多无明显异常，超声检查可见囊性无回声扩张。

【治疗】

1. 手法治疗

（1）手法要点： 手法治疗时力度应轻柔，不可过频过重刺激，避免加重炎症反应。关节见红肿灼热者暂不施手法治疗。手法治疗时急性损伤以丹归止痛药酒为介质，慢性劳损以舒筋通络药酒为介质。

（2）手法操作： 轻手法按摩膝部以放松局部肌筋。以掌根按摩、揉压患处周围，以通经活络、消散瘀积。以指代针点揉血海、阳陵泉、犊鼻、伏兔、足三里等穴，以活血祛痛。

2. 药物治疗

（1）急性损伤

治法：行气活血，祛瘀止痛。

内服方：丹七止痛胶囊或散瘀肿痛方加减。

外用方：外敷逐瘀止痛散；如有红肿热痛可酌加骨炎散1号。外贴丹归肿痛药贴、僧登消肿膏。

（2）慢性劳损

治法：舒筋通络，祛痛强筋。

内服方：寒湿筋痛胶囊和祛痛强筋丸。

外用方：外敷温筋舒活散。膝关节予以下肢烫熨散熨烫治疗。

3. 针灸治疗 取梁丘、血海、内外膝眼、膝关、膝阳关、足三里，或取围髌穴，得气后平补平泻，每次30min，急性损伤用电针每日1次，慢性损伤用温针隔日1次。

4. 注射治疗 于滑囊抽取积液后可用曲安奈德5～10mg加1%利多卡因2ml局部注射。

【康复锻炼】

参见“膝关节内侧副韧带损伤”康复锻炼。

第九节 小腿筋伤

一、胫骨结节骨软骨炎

本病又称胫骨结节骺软骨病、奥斯古德–施拉特病（Osgood-Schlatter disease），多发生于10～16岁喜爱运动的青少年，是常见的运动损伤。

【损伤机制】

由于患者幼骨未坚，骨骺的强度尚不如髌腱。当膝关节反复屈伸运动，尤其股四头肌频繁、紧张地收缩，或反复多次地强力牵拉，或直接受到碰撞，可导致膝关节受损，气血瘀滞，壅遏聚结或瘀血化热而致胫骨结节骨软骨炎。

【临床表现】

胫骨结节部肿胀、隆起、疼痛，在剧烈运动或碰撞后疼痛增加，伸膝活动困难。高肿不明显，休息后疼痛缓解。可因剧烈运动、训练或劳累后反复发作。症状严重时可见局部红、肿、热、痛。

【诊断】

1. **病史**　有剧烈或长期运动史。

2. **症状与体征**　胫骨结节处压痛，局部可见肿胀，皮下可触及突起，质地硬。症状严重时可见局部红、肿、热、痛。抗阻伸膝试验阳性。

3. **辅助检查**　X 线片检查可见胫骨结节骨骺密度增高，严重者可有碎裂及舌状翘起。疼痛可持续数月或数年。

【治疗】

1. **手法治疗**

（1）手法要点： 胫骨结节部红肿热痛明显者不宜手法治疗。手法治疗时以丹归止痛药酒为介质，急性疼痛缓解后以舒筋通络药酒为介质。

（2）手法操作： 术者以手掌小鱼际环绕胫骨结节处轻揉缓摩，以散瘀、消肿、祛痛。以指代针点揉足三里、阳陵泉、阴陵泉活血祛痛。

2. **中药治疗**

治法：行气活血，祛瘀止痛。

外用方：外敷消肿止痛散。局部红肿热痛者加骨炎散 1 号；骨骺增厚，活动后痛增者酌加独芷止痛散。外贴丹归肿痛药贴、僧登消肿膏。同时配合下肢熏洗散辅助治疗，熏洗时加入适量舒筋通络药酒，以及下肢烫熨散熨烫患处。

3. **针灸治疗**　选穴主要为阿是穴，配合电针轻刺激。每次 20min，每日 1 次。

【康复锻炼】

该病在恢复期间避免剧烈活动，鼓励患者积极进行下肢肌肉舒缩及关节屈伸活动，如“绷勾增力”“滚蹬”等动作防止肌肉萎缩的发生。

二、胫腓骨骨膜炎

本病好发于跑跳过多或训练不当的运动员、军人及舞蹈演员等。由于运动中小腿肌肉长期处于紧张状态，肌肉反复牵扯易致胫腓骨骨膜损伤，故又称应力性损伤。尤以青少年多见。

【病因病机】

本病可由长期慢性损伤、长期跑跳或动作姿势不良致病，如跳跃落地时反复足跟着地，地面反作用力集中作用于胫骨中下段处等，可致使筋膜受损，血脉瘀滞、气血搏击，导致小腿气血不畅，不通则痛。

【临床表现】

发病缓慢，症状逐渐加重。疼痛是本病的主要自诉症状。初期多在运动中或运动后出现小腿中、下段内侧疼痛，足蹬地时疼痛明显。休息后常可消失，再参加运动时又出现疼痛。若继续参加负荷较大的跑跳运动，疼痛逐渐加重，部分患者有夜间疼痛，个别严重者跛行。

急性期多有凹陷性水肿，小腿下段较明显。胫骨内侧面、内后缘或腓骨下端有压痛，但压痛点一般都与肌肉附着处无明显关系。病程较长的患者，在胫骨内侧面上常能触摸到不规则增厚感，压之锐痛；腓骨疲劳性骨膜炎者，可见腓骨下端膨隆。

【诊断】

1. **病史** 一般都无直接外伤史，但有跑跳运动过多史。

2. **症状与体征** 小腿胫腓骨疼痛，大运动量后疼痛加剧，手触、走路支撑时均有疼痛感，个别患者夜间痛，多为隐痛、牵扯痛，严重的有刺痛和烧灼痛。在骨面上能摸到压痛点，有的较局限，有的较分散和不规则增厚感。局部软组织有轻度凹陷性水肿。

3. **辅助检查** 早期X线片上常无阳性表现，晚期且反复发作的患者，多有骨膜增生反应。症状长期不见好转、局限性压痛显著的患者，应X线拍片检查以排除疲劳性骨折。

【治疗】

1. 手法治疗

（1）**手法要点**：急性期红肿热痛明显者不宜手法治疗，急性疼痛缓解后手法治疗时以舒筋通络药酒为介质。

（2）**手法操作**：患者仰卧位，术者以拇指点揉足三里、阴陵泉、承山等穴解痉止痛。后以拇指轻柔地由上至下沿胫骨内侧骨面理筋，来回数次。腓骨骨膜炎以理筋法、拨筋法对踇长屈肌、腓骨长短肌由上至下松解肌筋紧张。胫骨骨膜炎则对比目鱼肌、趾长屈肌及胫骨前肌行理筋、拨筋及推拿手法进行松解。

2. 药物治疗

治法：行气活血，祛瘀止痛。

内服方：丹七止痛胶囊。

外用方：外敷逐瘀止痛散。疼痛明显者酌加理气定痛散；红肿热痛者加骨炎散1号；有硬结者加独芷止痛散；肿痛消减后外敷舒筋通络散。外贴丹归肿痛药贴、僧登消肿膏，同时配合下肢熏洗散辅助治疗，熏洗时加入适量舒筋通络药酒，以及下肢烫熨散熨烫患处。

3. 其他治疗

（1）**针灸治疗**：选穴主要为足三里、阳陵泉、阴陵泉、三阴交、承山、昆仑等穴，配合电针轻刺激。每次20min，每日1次。

（2）**物理治疗**：蜡疗等以促进血液循环，减轻无菌性炎症，缓解疼痛。

【康复锻炼】

参见“胫骨结节骨软骨炎”康复锻炼。

三、小腿三头肌损伤

小腿三头肌损伤是指因外力或劳损导致的腓肠肌、比目鱼肌肌腹或肌腱联合处的损伤，是常见的运动损伤。属中医学“筋伤”范畴。

【损伤机制】

本病多数患者由急性肌筋损伤而引起，急性损伤多由于跑跳时踝关节突然跖屈，或棍棒以及足球运动员的冲撞、踢伤等直接暴力作用于肌腹及跟腱部，致使筋脉受损而气滞血瘀，不通则痛。部分患者可因反复损伤或伤后失治，加之气血虚弱，血不荣筋，风寒湿邪侵袭而瘀阻经筋、劳伤气血筋脉而引起，属于劳损病变。

【临床表现】

直接或间接暴力伤后小腿后方疼痛、肿胀，全足负重时疼痛加重。损伤后期感小腿后侧深层疼痛，久行久立后疼痛明显，伸膝时疼痛加重，被动牵拉或主动收缩小腿后部肌肉感觉损伤部位疼痛。屈膝运动受限，步行困难，不能用前足着地行走。

【诊断】

1. **病史**　有明确损伤史。

2. **症状与体征**　直接暴力伤后压痛明显，严重者可有皮下淤血，若肌肉肌腱断裂可触及凹陷。后期压痛点在股骨外侧髁后面、腓肠豆的部位，向下可触及硬结或条索状物，临床上又称为腓肠肌籽骨综合征。直接损伤者，步行功能障碍，小腿屈曲受限，行走时膝关节保持在伸直位，多为伤腿在前，健侧在后。提踵试验阳性。

3. **辅助检查**

（1）**X线检查**：可排除骨折，有时可见腓肠豆增大增生。损伤严重时，可见肿胀的软组织影。

（2）**超声检查**：轻度拉伤超声无明显异常，严重者可见局限性的纹理回声失常，不规则的回声减低区，血肿沿肌束扩散。有肌纤维撕裂者可见回声中断，出现低回声的裂隙。

【治疗】

1. **手法治疗**

（1）**手法要点**：手法治疗前先排除骨折、肌腱完全断裂。急性期疼痛剧烈且肿胀明显者不宜施用手法。手法治疗时以丹归止痛药酒为介质，急性疼痛缓解后以舒筋通络药酒为介质。

（2）**手法操作**：患者取俯卧位，双腿伸直，术者一手扶持住伤侧小腿前侧及足踝并微屈膝关节，另一手指针点揉委中、承山及阿是穴，以散瘀镇痛。术者以拇指沿腓肠肌肌纤维走行由上至下顺理肌筋，直至跟腱。手法力度应适中，以不引起疼痛或轻微疼痛为度。对于慢性损伤者有时可触及条索硬结，可行拨筋法、揉筋法垂直肌纤维走行横向从上向下拨动。最后术者以拿捏手法由上至下轻柔缓和地拿捏小腿肌肉，并根据患者的耐受程度，以拇指与示、中指呈钳形揉捏、提弹肌腹。

2. 药物治疗

（1）急性损伤

治法：行气活血，祛瘀止痛。

内服方：丹七止痛胶囊。

外用方：外敷逐瘀止痛散，疼痛明显者酌加理气定痛散；红肿热痛者外敷 1/3 续断祛瘀散合 2/3 骨炎散 1 号（1/3 蜂蜜加入 2/3 凉开水调和）。或外贴丹归肿痛药贴、僧登消肿膏。

（2）慢性损伤

治法：续筋通络，滋血生力。

内服方：续筋接骨方加减。

外用方：续筋接骨散。有酸软、乏力者加泽乌通络散；有条索者加独芷止痛散。外贴舒筋续断药贴、宝根续筋膏，配合下肢烫熨散熨烫患处以舒筋通络。

3. 针灸治疗　选穴主要为足三里、阳陵泉、阴陵泉、三阴交、承山、昆仑等穴，急性损伤配合电针轻刺激，慢性损伤配合艾条温针治疗。每次 20min，每日 1 次。

【康复锻炼】

锻炼以恢复肌力和肌纤维弹性为主。急性损伤疼痛、肿胀缓解后可行“坐位起踵”练习。站立位练习期间可做“擦地”“划圈”等动作练习。

第十节　踝及足部筋伤

一、踝部韧带损伤

踝关节韧带损伤在日常生活及训练中较为多见，发病率在各关节韧带损伤中占首位。约占全身运动损伤的 12.75%。任何年龄均可发病，但以青壮年居多。

【损伤机制】

多因行走或跑步时突然踏在不平的地面上，或上下楼梯、走坡路不慎失足，骑车、踢球等运动中不慎跌倒，足部过度内、外翻而产生踝部扭伤。跖屈内翻损伤时，容易损伤外侧的腓距前韧带，单纯内翻损伤时，则容易损伤外侧的腓跟韧带，外翻姿势损伤时，由于三角韧带比较坚强，较少发生损伤，但可引起下胫腓韧带撕裂。若为直接的外力打击，除韧带损伤外，多合并骨折和脱位。致使踝部内、外侧肌筋受损，血脉凝滞而经络受阻，导致踝部气血运行不畅，为肿为痛。

【辨证分型】

1. 急性损伤　局部疼痛、肿胀明显，严重者可见皮下瘀斑，行走活动受限。舌紫暗，苔薄，脉弦紧。

2. **慢性损伤**　反复扭伤伴踝关节不稳者，病程长，缠绵难愈，天气变化或剧烈活动后局部可有酸胀痛感。舌淡，苔薄白，脉细弱。

【临床表现】

踝关节肿胀，踝部压痛明显，活动受限。严重者足背也可肿胀，伤处可见大片瘀斑，走路跛行。后期失治多有踝关节失稳，稍有不慎易致反复扭伤。

【诊断】

1. **病史**　有急性外伤史。

2. **症状与体征**　急性损伤者多有明显青紫色皮下瘀肿，根据瘀肿的部位来判断损伤的组织。踝关节前外侧的肿胀多提示外侧副韧带损伤，压痛部位在外踝尖、距腓前韧带、跟腓韧带处。若关节肿胀严重，按压关节的肿胀部位，腓骨肌腱的鞘囊随即膨起，表明外侧韧带全部断裂。关节内侧甚至全关节的肿胀多提示内侧三角韧带的损伤，可伴有关节的外侧脱位。关节上方的肿胀多提示下胫腓联合韧带复合体损伤。

特殊检查于受伤当时即可进行。由于局部疼痛轻，周围肌肉无明显痉挛，较易检查出阳性。

（1）**前抽屉试验**：患者取坐位，下肢自然悬垂，踝关节跖屈约 10°，检查者一手握住小腿远端，另一手握住足跟，并施加向前的力量。与健侧对比，若出现明显松弛，即表明外侧距腓前韧带和跟腓韧带同时出现撕裂。

（2）**距骨倾斜试验**：患者取坐位，下肢自然下垂，足踝无支撑跖屈，检查者一手在内踝的近端固定住小腿远端的内侧面，另一手对足跟施加内翻的力量，如果外侧开口明显较大，即表明外侧距腓前韧带和跟腓韧带同时出现撕裂。

（3）**外旋试验**：患者取坐位，屈膝 90°，踝关节中立位，检查者一手固定住小腿，另一手外旋足踝，若出现沿下胫腓联合向近端延伸的疼痛，表明有下胫腓联合韧带复合体的损伤。

3. **辅助检查**

（1）**X 线检查**：拍摄踝关节正侧位片，可以帮助排除内外踝的撕脱性骨折，若损伤较重者，应做强力内翻、外翻位的 X 线摄片，可见到距骨倾斜的角度增大，甚者可见到移位现象。

（2）**MRI 检查**：可明确韧带损伤的程度，了解关节积液程度，并能发现骨挫伤及无移位骨折。

（3）**超声检查**：韧带撕裂者肌骨超声检查可见韧带连续性部分中断，出现低回声的裂隙。

【治疗】

1. **手法治疗**

（1）**手法要点**：急性损伤严重、局部瘀肿较甚者手法须轻柔，避免加重损伤。踝部扭伤较重者多伴有关节错缝，此时应及时纠正错缝。错缝纠正后有利于减轻关节内压力，使出槽之筋回位以缓解疼痛。并可保持肌筋于正常解剖位置上修复。所以，何天祥主张在急性踝关节筋伤中，应及时正确地施以手法治疗，达到“骨正筋柔”的目的。

手法治疗时以丹归止痛药酒为介质，以活血化瘀、消肿止痛。急性疼痛缓解后以舒筋通络药酒为介质，以舒筋活血、滋血生力。

（2）手法操作：对单纯的踝部伤筋或部分撕裂者，初期使用理筋手法。患者取仰卧位，术者先以理筋类手法放松小腿肌肉，以消除因疼痛导致的肌肉紧张。后指针点揉昆仑、解溪、内庭、丘墟等穴，或点揉对侧阳池穴以行气止痛。

韧带撕裂的同时多伴有关节轻度错缝，此时需整复纠正错缝，以达“骨正筋柔”。术者一手托住足跟，另一手握住足背部，缓缓做踝关节的背伸、跖屈及内翻、外翻动作，同时审视损伤部位与关节活动角度的关系。以内翻损伤为例，术者一手握持足背，另一手掌托足跟，拇指指腹置于外踝下损伤处。双手施以适当的向下牵引力做背伸、跖屈、环转活动以松解关节。环转关节的同时，外踝下拇指顺势于患处揉、拨理筋。在保持牵引力下，握足背之手突施寸劲跖屈、背伸踝关节至最大角度，此时可闻及关节弹响声，表示踝关节错缝已纠正。伴有下胫腓关节间隙改变者，则术者双手掌心相对持于内外踝处，用力向中间施加挤压。纠正错缝后，术者用拇指沿受损韧带走行方向理顺肌筋，尽量消除凹凸指感。最后于踝部施以聚合手法，以消瘀散筋结、滑利关节。

恢复期或陈旧性踝关节扭伤者，术者先以理筋法、揉筋法及拨筋法放松小腿前外侧肌群。已血肿机化、产生粘连、踝关节功能受损的患者，则可施以牵引摇摆、屈伸踝关节，对粘连韧带用弹拨揉拨手法，以解除粘连，恢复其功能。

2. 辨证施治

（1）急性损伤

治法：行气活血，祛瘀止痛。

内服方：丹七止痛胶囊或散瘀肿痛方加减，如瘀血化热可加苍术、黄柏或金葵果。

外用方：外敷消肿止痛散。疼痛剧烈者加理气定痛散；瘀肿严重者加逐瘀止痛散；有瘀血化热，红肿热痛者加骨炎散1号。外贴丹归肿痛药贴、僧登消肿膏。

（2）慢性损伤

治法：舒筋通络，滋血生力。

内服方：舒筋通络方加减。

外用方：外敷舒筋通络散，或外贴舒筋续断药贴、宝根续筋膏，使用下肢烫熨散熨烫患处。

3. 其他治疗

（1）针灸治疗：取足三里、承山、昆仑、解溪、丰隆、丘墟等穴。急性损伤以电针治疗，慢性损伤以温针治疗，每次20min，每日1次。

（2）软固定：急性损伤患者一旦确诊韧带撕裂，踝关节失于平衡，伤侧呈张口位，故须于足中立位固定限制活动，同时辅以自制弧形棉条压于伤侧踝尖下，以弹力绷带稳定踝关节，利于恢复。关节稳定伴轻微撕裂者固定1～2周，韧带部分撕裂伴关节不稳者固定 3 ~ 5 周。

【康复锻炼】

外固定之后，应尽早练习跖趾关节屈伸活动，进而可做踝关节背屈、跖屈活动。肿胀消退后，可指导做踝关节内翻、外翻的功能活动及“坐位起踵”“滚蹬”动作，以防止韧带粘连，增强韧带的力量。

二、跟腱损伤

跟腱由腓肠肌与比目鱼肌肌腱合成，是人体最强有力的肌腱之一，止于跟骨结节，能使踝关节做跖屈运动，承受负重步行、跳跃、奔跑等的强烈牵拉力量而不易被拉伤。一般来说，跟腱的完全性断裂临床并不多见，然而一旦损伤，则严重影响功能，多发生于 20 ~ 40 岁男性。

【损伤机制】

该病可由间接或直接外力作用所致。直接暴力伤多为刀、铲、斧等锐器的直接切割伤，多数造成跟腱开放性断裂伤。皮肤与跟腱的断裂都位于同一水平，断裂口较整齐，腱膜也多同时受损伤。间接暴力伤主要是指踝关节极度背伸时再突然蹬地发力，使跟腱受到强力牵拉所致。直接与间接暴力的联合损伤多是跟腱处于紧张状态时，跟腱部位受到垂直方向的重物砸伤，加之三头肌的突然猛力收缩造成跟腱的断裂。

【临床表现】

跟腱不完全断裂者局部肿胀，走动时痛，跛行，但没有凹陷；完全断裂者跟腱上有明显凹陷。受伤当时，自觉小腿后部似木棍击痛，立即丧失站立能力或倒地，有时可听到断裂声。如损伤外力大，可伴有跟骨结节撕脱性骨折。踝关节跖屈受限，而背伸时因已失去跟腱的约束，背伸活动较健侧增加。

【诊断】

1. **病史**　有急性损伤史或长期跑、跳运动史。

2. **症状与体征**　多数患者于受伤当时自己或旁人听到“啪”的响声，顿觉跟腱部有棒击感或被别人踢了一脚，随即感到跟腱处疼痛和足踝运动失灵，不能站立或行走。部分撕裂者跟腱处可触及粗糙感，完全断裂者可触及跟腱有空虚感。

捏小腿三头肌试验阳性：患者俯卧位，双足伸出于床边之外，检查者用手挤压小腿腓肠肌，正常情况下可引起足跖屈，如果未出现足跖屈，则提示跟腱韧带断裂。此试验是急性跟腱断裂的特异体征。

跟腱部分断裂者足抗阻跖屈阻力减弱。

3. **辅助检查**

（1）X 线检查：一可识别伴随的骨折，如排除跟骨结节部的撕裂性骨折；二是在侧位像上有一些间接征象可协助诊断，如跟前三角边界不整齐，轮廓变形甚至消失。

（2）超声检查：可以判断跟腱断端间隙，当踝关节跖屈跟腱断端间隙较小时，为选择非手术治疗提供了依据。

（3）MRI检查：对软组织有较好的分辨率，可明确跟腱断裂程度。

【治疗】

1. 手法治疗

（1）手法要点：手法治疗适用于跟腱部分断裂者。手法治疗时以丹归止痛药酒为介质，急性疼痛缓解后以舒筋通络药酒为介质。

（2）手法操作：患者取俯卧位，术者指针点揉昆仑、跗阳、太溪等穴解痉止痛。患足跖屈，术者一手握其小腿，一手以拇、示指置于跟腱两侧从上向下先轻揉按摩、理筋，再从腓肠肌至跟腱向下拿捏，以松解小腿肌肉、理顺肌筋，减少跟腱回缩，忌做踝背伸动作。

2. 固定　用高分子石膏托板或支具将足踝固定于跖屈位，使跟腱断端靠近，一直保持到肌腱愈合。首次固定时采用超膝固定，膝关节于屈曲约45°、踝关节于跖屈30°位；3～4周后更换为小腿托板或支具，仍保持踝关节跖屈30°位；再固定3～4周后去除外固定，允许负重行走，开始进行改善步态和小腿肌力的练习。鞋内后跟垫高可用，以减轻跟腱背伸应力。

3. 药物治疗

（1）损伤初期

治法：活血化瘀，消肿止痛。

内服方：丹七止痛胶囊。

外用方：外敷消肿止痛散，疼痛剧烈者可加适量逐瘀止痛散。外贴丹归肿痛药贴或僧登消肿膏。

（2）损伤中后期

治法：和营生新，祛痛强筋。

内服方：祛痛强筋丸。

外用方：外敷强筋壮骨散合续筋接骨散，使用下肢烫熨散熨烫患处，同时配合下肢熏洗散辅助治疗，熏洗时加入适量舒筋通络药酒。外贴舒筋续断药贴或宝根续筋膏。

4. 物理治疗　损伤中后期予以蜡疗等治疗改善局部血液循环，促进组织愈合。

【康复锻炼】

伤后4周开始适当进行小幅度的踝关节屈伸活动，4周之前以维持股四头肌肌力的静力性锻炼为主。4周后可开始做“坐位起踵”“绷勾增力”等动作，逐步加强小腿肌力的练习。

三、跟腱炎

本病是指跟腱周围组织，由于踝关节的过度屈伸、跑跳等用力过猛，跟腱被反复牵拉而引起的一种无菌性炎症。舞蹈演员、运动员易发生本病。此病易致跟腱断裂，应引起高度重视。

【病因病机】

跟腱受到突然的直接外力撞击、挤压、顿挫，造成跟腱及周围水肿、充血等炎性改变。长期劳损，跟腱与周围组织摩擦及反复跟腱损伤，形成慢性局部炎性改变。跟部急性筋伤或反复牵拉劳损，使局部气血瘀滞，筋膜粘连，导致肌筋气血不畅，筋脉不舒而发病。

【辨证分型】

1. **气滞血瘀型**　为急性发作者，局部疼痛、肿胀明显，痛点局限，行走活动受限。舌紫，苔薄，脉弦紧。

2. **气血亏虚型**　病程长，缠绵难愈，局部可触及硬结组织，负重活动后疼痛加重，休息后减轻，跟腱弹性减弱。舌淡，苔薄白，脉细弱。

【临床表现】

急性发作时可见跟腱周围肿胀、压痛，踝关节的屈伸可引起疼痛。有时可触及捻发音，足蹬地时疼痛明显。病程长者可造成跟腱周围变硬，踝关节由屈伸疼痛变成屈伸受限，疼痛可能减轻，但踝关节的活动不便，上下楼梯时更觉困难。

【诊断】

1. **病史**　有大量跑、跳运动史。

2. **症状与体征**　跟腱周围压痛，足抗阻跖屈时疼痛加重。慢性跟腱炎通常有跟腱局部增厚，触及跟腱有小结节。

3. **辅助检查**

（1）**X线检查**：对于软组织肿胀，跟腱组织的钙化，有无踝关节骨折脱位等有重要意义。

（2）**超声检查**：可看到跟腱有无断裂，跟腱滑囊积液，跟腱组织肿胀、增粗和跟腱周围软组织肿胀等，它还可以诊断跟腱早期的退行性变。

（3）**MRI检查**：MRI对诊断跟腱炎的诊断有重要的价值，可清楚了解跟腱炎症及积液等程度，并可判断有无肌腱纤维断裂。

【治疗】

1. 手法治疗

（1）**手法要点**：急性发作时手法由轻到重，轻重适宜，避免刺激过度增加疼痛。手法治疗时气滞血瘀型以丹归止痛药酒为介质，气血亏虚型以舒筋通络药酒为介质。

（2）**手法操作**：患者取俯卧位，术者一手握足使踝跖屈位，另一手从腓肠肌向下推揉，再以拇、示指拿捏跟腱及周围组织。跟周僵胀疼痛，有条索物者，术者一手以揉筋、理筋手法松解小腿肌肉，再以手掌钳状手型拿捏放松小腿肌肉，后以拇、示、中指提弹条索状硬结，以舒筋通络，活血祛痛。逐步行一张一弛背伸展筋，以恢复跟腱弹性。

2. 药物治疗

（1）气滞血瘀型

治法：行气活血，祛瘀止痛。

内服方：丹七止痛胶囊。

外用方：外敷消肿止痛散，瘀肿严重者加逐瘀止痛散。外贴丹归肿痛药贴或僧登消肿膏。

（2）气血亏虚型

治法：祛痛强筋，滋血生力。

内服方：祛痛强筋丸。

外用方：强筋壮骨散为主加舒筋通络散。跟腱有硬结、酸痛者加独芷止痛散；病程日久、气血亏虚者加养骨活血散。外贴舒筋续断药贴或宝根续筋膏，使用下肢烫熨散局部烫熨治疗。

3. 针灸治疗 选取阿是穴、太溪、大钟、昆仑、复溜透悬钟等穴。气滞血瘀型配以电针治疗，气血亏虚型采用温针灸治疗。每次 20min，每日 1 次。

【康复锻炼】

参见“跟腱损伤”康复锻炼。

四、距舟关节损伤

本病属中医学“骨错缝”“筋出槽”范畴。足距舟关节位于足横弓的顶点，是舞蹈演员立足尖、运动员跑跳等训练动作承受地面反作用力的负荷部位，所以是舞蹈演员、运动员常见损伤之一。

【损伤机制】

本病可为直接外力或慢性损伤致病。足距舟关节因位于足横弓顶点，常受地面反作用力的冲击，再加跳落等动作，自身的体重重力又落在足弓上，故距舟关节常被挤压碰撞而发生损伤。

外伤、劳损使骨位不正，筋失常位，或长期反复损伤，致气血不畅，筋骨失养，关节失稳而致病。

【辨证分型】

1. 急性损伤 局部疼痛明显，痛点局限，行走活动受限。舌紫，苔薄，脉弦紧。

2. 慢性损伤 病程长，缠绵难愈，运动量增大后疼痛加重，休息后减轻。舌淡，苔薄白，脉细弱。

【临床表现】

在起跳或跑步时距舟关节处可有疼痛，局部多无明显肿胀。病程日久者于距舟关节部可触及突出小结，常有局限性锐利压痛。

【诊断】

1. 病史 有外伤史或长期跑跳及舞蹈演员立足尖史。

2. 症状与体征　足背距舟关节部痛，关节间隙压痛，足底深部距舟关节区域也可有压痛。距舟关节滑膜嵌压试验阳性。

3. 辅助检查　X线检查可显示病程长者距舟关节有骨质增生。

【治疗】

1. 手法治疗

（1）手法要点：距舟关节有骨刺而疼痛锐利者不宜施用手法。手法治疗时急性损伤以丹归止痛药酒为介质，慢性损伤以舒筋通络药酒为介质。

（2）手法操作：患者取坐位或仰卧位，术者一手握其足横弓部位，以大鱼际肌抵于足弓，维持足弓高度。另一手以拇指指腹于痛处理筋、揉筋，手法宜轻，以散瘀活血祛痛。拇指点揉解溪、冲阳、太冲等穴以通络止痛。再以双手端持跖跗关节处，牵拉抖动数次以纠正骨错缝、筋出槽。最后以拇、示指提弹足趾理顺肌筋。

2. 药物治疗

（1）急性损伤

治法：行气活血，祛瘀止痛。

内服方：散瘀肿痛方加减，如瘀肿重者可加延胡索、郁金理气导滞；如瘀血化热者可加苍术、黄柏或金葵果。

外用方：外敷消肿止痛散。外贴丹归肿痛药贴或僧登消肿膏。

（2）慢性损伤

治法：养血补气，舒筋通络。

内服方：强筋壮骨丸或活血养骨方加减。

外用方：外敷强筋壮骨散。外贴舒筋续断药贴或六仲养骨膏。使用下肢烫熨散熨烫患处。

3. 物理治疗　慢性损伤可选用蜡疗等治疗以舒筋通络。可根据患者情况每日予以单项或多项选择性治疗。

【康复锻炼】

急性疼痛患者待局部肿痛明显缓解后可行坐位起踵练习，并配合踝背伸、跖屈牵拉及“滚蹬”练习。

五、跖腱膜炎

该病多为单侧发病，但也有15%～25%的患者双侧发病。好发于中年人，多为40～60岁，且大多数患者体重超重。

【病因病机】

本病由慢性劳损所致。筋脉长期慢性受损而致血瘀凝滞，气血运行不畅，筋失所养，聚而为结，不通则痛。部分患者加之寒湿邪侵袭而痹阻经筋、经络痹阻不通而发病。高弓足及扁平足易患此病。

【临床表现】

足跟疼痛为主要症状。患者一般有逐渐起病的疼痛，而无急性创伤史。疼痛多发生于足跟的足底内侧面，不伴有远端放射痛及感觉异常。晨起时疼痛尤其剧烈，但是当患者开始行走及牵伸足底结构后，疼痛常常减轻。可随日间活动的增多而疼痛加重，也可在久坐后站起时突然出现疼痛。对于重症患者，会出现“防痛步态”，患者每走一步都有疼痛。跖腱膜的急性撕裂见于创伤或多次注射类固醇药物后，通常表现为足底痛性弹响或断裂声后，出现急性发作或加重的疼痛、肿胀、压痛。

【诊断】

1. 病史　有长期跑跳活动史。

2. 症状与体征　有典型的晨起后下地痛。跟骨结节内下侧局限性压痛，部分患者在足弓处的腱膜明显粗糙，有结节。

3. 辅助检查　跟骨 X 线片在跖腱膜跟骨附着处可能有钙化、骨化，扁平而小。棘尖向前与跖腱膜方向一致，也有无骨刺的表现。

【治疗】

1. 手法治疗

（1）手法要点：手法治疗时力量不宜过大，避免刺激后加重炎症反应。推揉足底筋膜时手法应保持从跖腱膜起点至足趾连贯且均匀地施力，力度先轻后重再轻，速度宜缓慢。手法治疗时以舒筋通络药酒为介质，以行气活血、舒筋通络。

（2）手法操作：患者取仰卧位。术者以理筋法及揉筋法由近及远放松小腿后群肌肉，手法轻重适宜。双手拇指从跖腱膜起点处，向趾端分推跖腱膜，手法力度先轻后重再轻。来回数次后，术者一手把持踝部，另一手扶足部背伸足趾，以患者自觉足底有牵拉感为度。可触及结节者，于跖腱膜行拨筋手法。

2. 药物治疗

治法：行气活血，舒筋通络。一般可不用内服药物治疗。

外用方：舒筋通络散外敷，有硬结者加独芷止痛散。足底可予以下肢熏洗方熏洗治疗。

【康复锻炼】

锻炼以拉伸足底跖腱膜为主，可采用坐位或站立位。坐位时可将足趾背伸牵拉，站立位时可采用弓箭步动作。亦可在坐位行足底“滚蹬”动作松解跖腱膜。

六、踝管综合征

踝管综合征是指胫后神经在踝部屈肌支持带深面的骨纤维管中被压而引起的一组综合征。属中医学“踝痹”“骨痹”范畴。

【病因病机】

因剧烈运动或长时间运动造成踝关节过度跖屈、背伸、内外翻，致使胫骨远端前、后缘与距骨颈或后突反复撞击挤压伤，伤及踝部韧带、关节囊滑膜、软骨及骨，从而导致局部韧带和关节囊水肿、炎性反应。严重时可累及关节囊附着处骨质增生及关节软骨，导致患者踝关节活动明显受限。反复慢性损伤致踝部肌筋受损，气滞血瘀，筋结挛集，筋脉不通，不通则痛。加之气血亏虚，筋脉失荣，以致筋肉麻痹、痿弱。

【辨证分型】

1. 气滞血瘀型　由外伤、劳损所致，轻者久行或久坐后内踝后方出现酸胀不适，休息后消失；重者足底灼痛，麻木或蚁行感，夜重日轻。舌红，苔薄，脉弦涩。

2. 气血亏虚型　局部皮肤发白、发凉或皮肤干燥，漫肿式见皮肤发亮变薄，趾甲失泽变脆，足底肌萎缩，内踝后方可有胀硬感，或可扪及菱形肿胀、压痛，伴放射状麻木感。舌淡，苔薄，脉沉细。

【临床表现】

早期为足底及内踝部不适、疼痛和麻木，久站或行走后加重，休息或脱掉鞋子后缓解，部分患者为缓解疼痛，行走时呈足内翻位；中期症状加重，疼痛呈持续性烧灼痛，休息或睡眠时仍有疼痛，部分患者有夜间痛醒史，为了缓解或减轻疼痛，患者常将小腿置于床边摇动或施以按摩；后期除上述症状继续加重以外，出现自主神经紊乱症状如神经支配区皮肤干燥发亮、脱皮、少汗等和足内在肌的萎缩。

【诊断】

1. 病史　有长期运动或劳损史。

2. 症状与体征　内踝后下方肿胀、压痛。足底疼痛，感觉减退或消失，个别患者可见肌肉萎缩以致足趾运动受限，足底皮温较健侧低。一般在胫神经进入屈肌支持带下方、展肌腱弓形成的足底内外侧管入口处引出蒂内尔阳性征（叩击踝管可引起足底麻木感、触电感或针刺痛感等）。

诱发试验：① Valliex 征：久站或行走引起足踝部明显疼痛，并向足底放射为 Valliex 征（+），常见于踝管内肿物。②背屈外翻试验：将患足踝关节充分背伸，跟骨外翻，在此基础上再将所有足趾充分背伸，持续 5 ~ 10s。如原有症状加重或出现足底症状，局部触痛、蒂内尔征出现或加重，均可诊断为踝管综合征。

3. 辅助检查　X 线、CT、MRI 等影像检查，部分病例可提示距骨内侧有骨刺形成或骨隆突。肌电图检查可见踇趾或小趾展肌显示有纤颤电位。

【治疗】

1. 手法治疗

（1）手法要点：踝管内组织较多，早期症状较重者避免重手法拨动，以免加重症状。手法治疗时气滞血瘀型以丹归止痛药酒为介质，气血亏虚型以舒筋通络药酒为介质。

（2）手法操作：患者仰卧位，术者取阳陵泉、三阴交、太溪、照海、金门等穴以指为针进行点压，以解痉止痛。术者以揉筋及拿捏手法由上至下放松小腿三头肌，并继续向下以拇指在内踝与跟腱之间的踝管局部行理筋、揉筋、拨筋手法松解肌筋，以患者能够承受为度，不可强刺激。后术者一手持足跟，另一手持足背，向下肢远端行持续轻缓的拔伸。在维持拔伸力量的同时跖屈、背伸踝关节，以松动踝管内容物及缓解踝管内压力。最后提弹足趾，以舒筋活结。

2. 药物治疗

（1）气滞血瘀型

治法：行气活血，祛瘀止痛。

内服方：丹七止痛胶囊。

外用方：外敷消肿止痛散。疼痛剧烈者加理气定痛散。外贴丹归肿痛药贴或僧登消肿膏。

（2）气血亏虚型

治法：养血补气，舒筋通络。

内服方：活血养骨方加减。肿胀难消者加薏苡仁、冬瓜皮、白茅根、泽泻健脾利湿；隐痛者加木瓜、秦艽、怀牛膝以舒筋通络；有关节酸痛者加羌活、独活、桑寄生、白芷、细辛温筋通络。

外用方：外敷舒筋通络散。兼夹有湿气者加双活除痹散；隐痛日久者加温筋舒活散。外贴归芪健骨药贴或六仲养骨膏。使用下肢烫熨散熨烫患处。

3. 针灸治疗 取涌泉、太溪、照海、三阴交等穴配合电针仪，每日 1 次，每次 30min。

4. 注射治疗 可选用曲安奈德 5 ~ 10mg 加 1% 利多卡因 2ml 踝管内注射。

【康复锻炼】

参见“距舟关节损伤”康复锻炼。

七、踇趾滑囊炎

踇趾滑囊炎，可由行走时足部过度内旋、足部形态发育异常、长时间挤压脚趾等因素导致。多见于女性。

【病因病机】

踇趾受力异常是引发该病的基本因素，行走时足部过度内旋、足部形态发育异常、鞋头紧小、鞋跟过高等都会将脚趾挤在一起，从而使大踇趾上所受的压力增加。长时间的受力不均将导致脚趾向内弯曲使肌筋异位或先天发育异常而致肌筋不能约束骨骼和稳定关节，造成足踇趾骨位不正、筋出槽。

【临床表现】

踇趾滑囊炎有时可无任何不适。多数患者最常见的为大脚趾疼痛、踇趾关节肿胀压痛、踇趾向外翻等不适。急性发作时可见局部红肿。

【诊断】

1. 病史 有长期穿高跟鞋史。

2. 症状与体征 第 1 跖趾关节肿胀、局部触痛明显且痛点局限。病程长者可见踇趾外翻畸形。

3. 辅助检查　X 线检查可见病程长的患者第 1 跖趾关节内侧软组织肿胀影。第 1 趾骨外翻，部分患者跖趾关节内侧可见骨赘形成。

【治疗】

1. 手法治疗

（1）手法要点：对于轻度踇趾外翻的患者可行手法治疗。手法治疗时以舒筋通络药酒为介质，以行气活血，舒筋健骨。

（2）手法操作：患者仰卧位，术者拇指于足背以揉筋法放松踇伸肌腱及踇伸肌。后术者一手握足背，另一手拿住患者踇趾，在相对拔伸下环转摇晃第一跖趾关节，并将踇趾牵拉到内收位，由轻到重。

2. 药物治疗

治法：行气活血，舒筋健骨。

内服方：强筋壮骨丸。

外用方：舒筋通络药酒外擦患处及下肢熏洗散局部熏蒸治疗。

【康复锻炼】

可进行“缩足弓”练习，即足跟不离地的情况下，足趾压于地面并用力屈曲，可使足背上拱，此时足底肌肉有紧绷感。以及用力将足五趾背伸张开练习，张开到最大角度后保持数秒。

第十四章
骨病

第一节　骨痈疽

骨痈疽，是指由细菌感染引起的骨与关节化脓性感染性病变，主要包括急、慢性化脓性骨髓炎和化脓性关节炎。

中医古代文献对骨痈疽记载很早，如《灵枢·痈疽》中说："热气淳盛，下陷肌肤，筋髓枯，内连五脏，血气竭，当其痈下，筋骨良肉皆无余，故命曰疽。"《诸病源候论·附骨痈肿候》曰："附骨痈，亦由体盛热而当风取凉，风冷入于肌肉，与热气相搏，伏结近骨成痈。其状无头，但肿痛而阔，其皮薄泽，谓之附骨痈也。"根据本病发生的部位不同，其名称也各不相同。如发于四肢长管骨者有"附骨痈""多骨痈""股胫痈"等，发于关节者称"关节流注"，而发于髋关节者称"环跳疽"，发于肩关节者称"肩中疽"等。骨髓炎，特别是慢性骨髓炎，是骨外科比较难治之症，此病在农村尤为常见。中医称为"附骨疽""多骨疽"，其病因多系热毒内蕴，伏骨结衣，故有"伏骨结毒"之称。现代医学认为是由于细菌感染引起的骨膜、骨质、骨髓的炎症，在急性期未治彻底而转为慢性，经久不愈，给患者带来痛苦，甚至导致终身残疾。

一、急性化脓性骨髓炎

急性化脓性骨髓炎是指由化脓性细菌引起的骨髓腔、骨质和骨膜的急性化脓性感染。骨髓炎的病变不仅局限于骨髓腔内，而且往往波及骨皮质和骨膜等部位。本病属中医学"附骨痈"范畴。好发于青少年，男性多于女性，农村多见，多为血源性感染，男女之比约 4∶1，2～12 岁小儿约占 80%。好发于四肢长骨的干骺端，下肢多见，尤以股骨下端和胫骨上端最多。肱骨、桡骨、尺骨、指（趾）骨次之，脊柱也偶有发生。

【病机】

1. 热毒入骨　由于疔毒疮疖、痈疽或咽喉、耳道化脓性疾患以及麻疹、伤寒等病后热毒未尽，深蕴入内流注于骨，繁衍聚毒为病。或六淫邪毒入侵，久而不解，化热成毒；或因饮食劳伤、七情郁乱，火毒内生等，余邪热毒循经脉流注入骨，以致络脉阻塞，痰瘀互结，蕴酿化脓。热毒内盛，腐骨化脓，遂成本病。发于软组织内的有头痈疽，脓腐毒热炽甚者，亦可腐筋蚀骨而成附骨痈。

2. 瘀阻化热　因开放性损伤或跌打损伤，借伤口感染邪毒内侵，流注筋骨为病。或因软组织感染，湿热内盛，深蕴入里，留注筋骨，气血凝滞，壅塞经络；郁久化热，腐筋蚀骨，酿毒成脓。

3. 正气虚弱　"正气存内，邪不可干"，人体正气具有抗御外邪的能力，只有正气不足以抵御外邪时，致病邪毒才能乘虚而入。明·陈实功《外科正宗》曰：“夫附骨疽者，乃阴寒入骨之病也，但人之气血生平壮实，虽遇寒冷则邪不入骨。”由于正气内虚，毒邪侵袭，正不胜邪，毒邪不能外散反而深窜入骨，这是发病的内在因素。中医学强调人体正气为主要内在因素，若正盛邪实则表现为热毒炽盛，即为骨髓炎急性期；若素体虚弱，或久病消耗，正气亏损，正不胜邪，邪毒内陷，腐脓流注，或在急性期未治彻底而转为慢性，经久不愈成为慢性骨髓炎。当机体抵抗力强时，感染可局限化，形成局限性骨髓炎、骨脓肿；当机体抵抗力减弱时，感染可扩散，蔓延形成多发性骨髓炎，甚至败血症、脓毒血症，个别或少数慢性骨髓炎经久不愈者亦可转变为癌症。

由此可看出，热毒是骨髓炎的致病因素，正气内虚是骨髓炎发病的基础，损伤是骨髓炎发病的诱因。同时在骨髓炎的病理演变过程中，无论急性还是慢性，始终贯穿着“正邪相搏”的过程。

【临床分期】

1. 初期　主要表现为明显的全身中毒症状，如全身不适、烦躁不安，有时尚有头痛、呕吐、惊厥、恶寒发热等，继而寒战高热，体温可达 39～40℃，汗出而热不退，胃纳差，尿赤，便秘，甚则恶心、呕吐，脉象洪数，舌苔薄白渐转黄腻。2 日内患肢剧痛，患儿经常啼哭，局部深压痛，肿胀局限在骨端。

2. 成脓期　发病后 3～4 日，上述症状、体征明显加剧，全身虚弱，壮热不退，甚至烦躁不安、神昏谵语等，舌红、苔黄腻、脉数。患肢剧痛或跳痛，环形漫肿，压痛显著，皮温增高，约持续 1 周，剧痛可骤然减轻（此乃骨膜下脓肿破裂之征），但局部压痛剧烈，整个患肢肿胀，皮肤焮红，可触及波动感，局部穿刺可抽出脓液。

3. 溃后期　骨膜下脓肿破裂后，脓液流到软组织内，引起软组织感染化脓，3～4 周穿破皮肤而外溃，形成窦道。疮口流脓，初多稠厚，渐转稀薄。此时，身热和肢体疼痛均逐步缓解，但全身衰弱征象更加突出，神情疲惫，少气无力，形体瘦弱。舌淡苔少，脉细数。

【临床表现】

1. 全身表现　发病急骤，全身症状来势凶猛，常可掩盖局部表现。患者恶寒高热，体温可达 39℃以上，汗出而热不退，纳差，小便赤黄，大便秘结，头痛及周身关节酸痛。在小儿可有呕吐、昏迷，甚至发生惊厥、脱水、酸中毒等。在感染严重时，其临床表现为脓毒症休克的症状。如治疗不及时，可造成死亡。

2. 局部表现　患肢出现疼痛和压痛，初起时压痛范围小而固定，24～48 小时后，局部症状变得明显，肢体轻度肿胀，拒按，出现肢体环周深部压痛，发热，肌肉紧张，邻近病灶的关节屈曲固定，肢体处于强迫位置，主动和被动活动受限。

【诊断】

1. 病史　有感染病灶或可有外伤史。

2. 症状与体征　参考本节临床表现。

3. 辅助检查

（1）实验室检查：白细胞计数明显增高，有时可高达 20×10^9/L 以上，其中中性粒细胞的比例特别升高。但在患者营养差、抵抗力特别低下时，白细胞计数不高且可能低于正常。这表明机体应激能力差，是病情严重的表现。血培养多为阳性。酸中毒时可出现尿酮体阳性。骨膜下脓液穿刺涂片，更易获得阳性细菌培养的结果。

（2）X 线检查：初起时 X 线片往往无明显的病理改变。通常是在发病后 10 日以上，X 线片才可见到局部骨质稍有疏松，骨小梁开始出现紊乱，并有斑点状骨质吸收，髓腔内可出现小的透亮区。而周围软组织肿胀，肌肉间隙模糊，轻微的骨膜反应往往要经过多个投照角度才能显示出来。当疾病进一步发展时，X 线片表现更趋典型，可见骨膜隆起和增生，脓液经皮质纵横管道系统流动、扩散并破坏骨皮质，溶骨性破坏广泛，累及骨干皮质和髓腔，形成一个透亮区，这时发病多在 3 周以上。当病变继续发展，骨膜新生骨逐渐丰富，X 线片可见包壳形成。但骨膜下反应性新生骨不是急性骨髓炎特有的表现，这种葱皮样反应同时可在尤文肉瘤中见到。病变再发展时，局部可见死骨形成。化脓性骨髓炎死骨常较大，且密度高，并与周围正常骨组织失去联系，死骨可在髓腔及皮质处见到。但是，X 线表现必须结合临床表现和体征才能作出正确诊断。必要时也可以用 ECT、MRI、CT 检查，以早期发现病变。

【治疗】

1. 初期

治法：热毒炽盛、邪毒壅聚者症见全身中毒症状时，治疗当“以消为贵”，宜清热凉血，解毒消肿。但应避免寒凉克伐太过，影响胃气与收敛。“病由外受，治宜外取”，及时宣散毒邪，鲜药干药并用外治，不伤阴败胃，又可药力峻猛，直捣病所，既免毒邪扩散，又可局部有力拔毒，解毒杀黏，故侧重外治，有事半功倍的效果。

内服方：清热解毒方。

加减：上方清热解毒凉血，除湿化痰，行气和胃。症见身痛不适、恶寒发热者可施汗法，发汗解表，使发病初期邪从汗解。辛温解表可加麻黄、桂枝、荆芥；辛凉解表可加薄荷、牛蒡子。如口渴、舌赤、热盛者可加大青叶、板蓝根、穿心莲；痰湿重者加薏苡仁、象贝、半夏；二便秘结者加车前草、大黄；和诸药、益中气可加甘草，随证化裁。

外用方：骨炎散 1 号。

加减：血瘀气滞可加延胡索、赤芍、丹皮、枳壳、青皮、木通；痰浊者可加天南星、半夏；肿硬者可加大戟、芫花、青泽兰。初期局部红肿减退，皮温降低，且于成脓之前伴随局部肿胀者可加敷消肿止痛散以消肿、祛瘀、镇痛。

用法：将上药共研细末，根据患处面积大小，取适量药粉，冷开水与蜂蜜以 7∶3 比例调匀外敷。局部红肿热痛者多加蜂蜜（取其清热、解毒、润肤的功效），调匀外敷，每日一换。外敷药过敏者可用骨炎散 1 号方煎汤，待凉后用纱布于病灶处湿敷，可一日数次。同时配合患肢牵引制动或高分子托板外固定，缓解肌肉痉挛，防止病理性骨折。

2. 成脓期

治法：症见患处跳痛、皮温增高、局部漫肿且可触及皮下波动感者，为脓已成而未溃，应以“托法”为主，治宜托里排毒，透脓外泄，以免聚毒难散、毒反内攻，毒邪深陷，羁留于骨而贻误治疗。体质虚弱、成脓难溃者宜温补开腠、和阳通滞。对于脓已成而难溃，并伴寒战、高热等全身症状者应及早穿刺引流，排脓外出。排脓、挤脓要掌握适当时机，过早易耗伤气血，脓反难成；过分挤压，损伤脓壁出血，毒邪乘机进入血液循环，甚至引起全身感染；过时则腐溃亦深，故应以脓随针（或皂角刺、丹药点头）而出为妙。

内服方：托毒排脓方。

加减：如正气不足，难以鼓邪外泄者，可加阳和汤。如瘀浊凝滞可加红花、茜草、穿山甲、皂角刺，以利于托毒外泄。

外用方：外敷骨炎散 1 号。脓已成熟者可以三虎丹少许点于脓熟未溃的脓头上，以代刀破头、化腐提脓、引脓外出。

用法：骨炎散 1 号用法同初期。

穿刺引流：可选皂角刺或火针刺破脓头，引流排脓减压，以泄毒、消肿、止痛，防止死骨形成。脓水须以绵纸（桑皮纸）拭净（纱布、棉花易留下纤维杂质），疮口浅可以少许三虎丹掺于疮口上，再盖红油膏，窦道深者可以皮纸搓捻，捻尖以冷开水润湿，粘少许丹药（药捻）插入疮口内，先以纸捻探清深浅，再以药捻插入，但不能过深，即使脓深，药捻也只能进后引药深入，旋即退出一半，既能使引药入内以提脓拔毒，防止窦道阻塞，又可使脓去新生，新生肉芽不致为药捻梗阻，边进药捻，边往外退，愈进愈浅，直至生肌收敛。

3. 溃脓期

治法：脓已溃者应根据患者体质强弱配合“补法”治疗，治宜在透毒排脓的同时补气养血、调和脾胃、强筋壮骨。在脓毒除尽，骨质处于修补阶段时，可服健壮筋骨类药善后，由于局部病变顽固，重在外治。《外科正宗》说：“但肿疡时，若无正气冲托，则疮顶不能高肿，亦不能焮痛溃疡。”故痈疽高肿焮痛，多是正气充盛，已在鼓邪外出，随着脓泄而元气复，死骨亦能随之外出，此时局部围箍，因势利导，外解较快，实为捷径，故围箍以“骨炎散 1 号”。若已有死骨形成，其治疗方法详见慢性骨髓炎章节。

内服方：补益解毒方。

加减：若死骨已成，尚未与健骨分离者可加服托毒排脓方，方中酌加肉苁蓉、土鳖、骨碎补等，以利死骨分离、活血通络、健肾壮骨、促进新骨生长；体虚可加肉苁蓉、菟丝子；腰膝酸软，腿足乏力可加骨碎补、续断、狗脊、淫羊藿；关节不利可加伸筋草、舒筋草。溃脓迟缓，溃后脓水淋漓，经久不愈者，可酌加干姜、草乌、南星、半夏，以活血祛风，破恶冷，活络生肌，祛骨病，回阳消结。

再根据气血亏虚情况，补血可用四物汤，补气可用四君子汤，气血双补可用八珍汤，但不宜久服，以免滋腻留邪。若气血亏虚太甚，脓水清稀，又宜重用十全大补汤，还可酌加陈皮、砂仁健胃，再如阳气亏虚，可加锁阳、吴茱萸、牛蒡子、木香，阴虚血虚可加知母、黄柏、生地与鳖甲等，随证化裁。

外用方：骨炎散 1 号围箍。溃后脓水清稀久不收口者加敷骨炎散 2 号，如外敷骨炎散 2 号后，有红肿发热或微热、痛增者，是其虽深蕴寒邪，但兼夹湿热亦重，宜改敷骨炎散 1 号、2 号各半，或根据病情调整比例外敷。若溃后疮口胬肉小者，可以乌梅果肉贴于胬肉上，使之收平化尽；如未收，可以五倍子粉洒于胬肉上，再盖以乌梅肉平胬；胬肉高突不愈合者，可洒冰片或轻粉或硇砂少许（不能多用），窦口仍上药捻引流。若疮口久不愈合，则以红油膏薄涂患处，以活血、解毒、通经、生肌，共奏收敛之功，但此药使用时应注意避免封闭窦道口，以防引流排毒不畅。

围箍法：将上药以蜂蜜和水按比例调均匀后外敷于患处。如有疮口，疮口处盖贴红油膏，或上药捻后盖贴红油膏，圈以棉条。在周围辨证以围箍法外敷骨炎散 1 号或 2 号。上盖纱布，纱布上再盖一般包装纸两层，以胶布粘贴或绷带包扎（忌用塑料薄膜盖贴）。每在围箍药取下时，药上常见脓液分泌物薄薄一层如白苔样附于药面上，正是提脓拔毒、邪从汗出之象。如此继续外敷，脓尽骨（朽骨）出，病自向愈。

二、慢性化脓性骨髓炎

慢性化脓性骨髓炎是整个骨组织的慢性化脓性感染疾病，多数是由急性感染失治，或余毒未尽、遗留骨组织的慢性病灶或窦道而引发的，也有一开始就呈慢性病变过程者。本病的病理特点是感染的骨组织增生、硬化、坏死，死腔、包壳、瘘孔、窦道、脓肿并存，反复化脓，缠绵难愈。病程可达数月、数年以至数十年，易造成病残。

【病机】

中医认为“火毒”是本病的主要发病因素，由于内热炽盛，火毒深窜入骨，壅阻不行，热盛则肉腐，肉腐则为脓，蕴脓腐骨，其余毒潜伏，虽疮已敛，但仍反复发作。由于体虚之人，卫营不足，风寒湿邪乘虚侵入，客于经脉之中，阻于筋骨之间，阴血凝滞，营卫失调，筋骨失养而致骨疽。

【辨证分型】

1. **热毒炽盛型** 该型为慢性骨髓炎急性发作期。症状与急性化脓性骨髓炎相似，可见局部红肿热痛，全身恶寒发热，脓成而稠厚、量多。舌红，苔黄腻，脉数。

2. **气血亏虚型** 病情缠绵日久，窦口经久不愈，局部肌肉萎缩，形体消瘦，面色㿠白。舌淡，苔薄白，脉沉而细弱。

3. **血虚寒凝型** 患处长期隐痛，时轻时重。窦道长期反复发作或不愈合，脓水稀薄，窦道口周围组织色淡。舌淡，苔薄白，脉细而滑。

【临床表现】

1. **全身表现** 患者多有消瘦、贫血等慢性消耗表现。

2. **局部表现** 患肢长期隐痛，时轻时重。皮肤上有长期不愈合的窦道口，数量不一，时常流出稀薄脓液或小块死骨。窦道口常有肉芽组织生长，周围有色素沉着，皮肤暗黑。脓液流出不畅时，局部肿胀、疼痛加剧，并伴全身发热等中毒症状。有时症状消失，窦道口愈合一段时间后，在机体因感冒导致抵抗力降低的情况下，患肢又可突发剧痛，伴全身急性中毒症状，窦道口又重新溃破、流脓。如此反复，缠绵难愈。

【诊断】

1. 病史 多数患者有急性化脓性骨髓炎病史。

2. 症状与体征 可见消瘦，局部有压痛和叩击痛。皮肤可见窦道瘢痕或不愈合窦道口，用探针经窦道插入检查，常可触及死骨的粗糙面和骨瘘孔。皮肤上留有凹陷窦道瘢痕，紧贴于骨面，可触及病骨表面凹凸不光整，轮廓不规则，皮下组织变硬。累及关节则可见关节强直、屈曲畸形。

3. X线检查 受累骨失去原有外形，骨干增粗，密度普遍加大、硬化，轮廓不规则，髓腔变窄或消失，骨质因有圆形或椭圆形透亮区，常可见到与周围骨组织脱离的死骨。致密的死骨大小不一，常有透亮带与皮肤窦道开口相通。有时可有病理性骨折的存在。骨的增生和破坏现象并存，且增生范围多大于破坏范围。

【治疗】

1. 辨证施治

（1）热毒炽盛型

治法：该型为慢性骨髓炎急性发作期，毒郁而酿脓，属正盛邪实阶段，故宜清热解毒，宣通气血。何天祥认为“脓腐不去，新肉难生，新骨难长，气血难复”，故治法中除清热解毒外，还应注重促进死骨分离与新骨生长。再配合内服补益气血之方药，则能驱邪外出，促进窦道愈合。

内服方：清热解毒方。

加减：上方清热解毒，除湿化痰，行气和胃。若热盛肉腐成脓，可酌加穿山甲、皂角刺等透脓；如口渴舌赤热盛者可加大青叶、板蓝根、穿心莲；痰湿重者加牛蒡子、薏苡仁、象贝、半夏；夹风邪者加防风、白芷；二便秘结者加车前草、大黄；和诸药、益中气可加甘草，随证化裁。死骨松动，逐渐与健骨分离者，改服托毒排脓方以利死骨分离、排出。

外用方：外敷骨炎散1号。

用法：将上药细末，根据痛处面积大小，取适量药粉，冷开水与蜂蜜以7∶3比例调匀外敷，热重者多加蜂蜜，调匀外敷，隔日一换。局部皮温高、肿胀明显者可用骨炎散1号熬煮后待凉，湿敷局部，可一日数次。

脓腐成熟后于患处用针或皂角刺破头引流，以免蓄脓深窜旁溃，溃脓疮口上覆红油膏。窦道形成后，在脓腔内插入三虎丹（虎骨由狗骨代替、麝香、冰片）药捻提脓拔毒，保持窦道通畅，利于脓腐外泄与窦道愈合。

（2）气血亏虚型

治法：患者体质虚弱、气血亏虚者多病情迁延日久，缠绵难愈。治疗中应标本同治，但补益药物不宜久服，以免滋补留邪。故治法当补益气血、托毒生新。

内服方：八珍汤合托毒排脓方。若气血亏耗太甚，脓水清稀，犹如败浆，宜十全大补汤；还可加陈皮、砂仁健胃；阳虚、气滞可加木香、鹿角胶；阴虚、血虚可加知母、黄柏、熟地与鳖甲等，随证化裁。

外用方：骨炎散 2 号、养骨活血散。

用法：骨炎散 2 号用蜂蜜与冷开水以 3∶7 的比例调匀外敷于患处。于骨炎散 2 号周围加敷养骨活血散。窦道口难收则于窦道口加用红油膏。如敷此骨炎散 2 号后，有红肿发热或微热、痛增者，是其虽深蕴寒邪，但兼夹湿热亦重，宜改敷骨炎散 1 号、2 号各半，或根据病情调整比例外敷。

（3）血虚寒凝型

治法：血虚寒邪深凝，阻塞经络，多属阴证，故治以温经散寒、养血通络。

内服方：阳和汤加减。如皮色清白，骨中冷痛，肿胀不甚，痛彻筋骨，形寒肢冷，得暖痛轻，溃脓迟缓，溃后脓水淋漓，经久不敛者，可酌加干姜、草乌、南星、半夏以活血祛风，破恶气、活死肌、除骨痛，回阳消结。

外用方：骨炎散 2 号、泽乌通络散或温筋舒活散。

用法：骨炎散 2 号用蜂蜜与冷开水以 3∶7 的比例调匀外敷于患处。于骨炎散 2 号周围加敷双活除痹散。窦道口难收则局部加用红油膏。局部脓液稀薄、不易收口或形寒肢冷者，骨炎散 2 号熬煮后温热湿敷，可一日数次。

2. 死骨摘除的时机 骨髓炎迁延难愈和反复发作之主因，在于有死骨作祟，故及时排出死骨亦是治疗过程中的重要一环。窦道内死骨已“瓜熟蒂落”而与健骨完全分离者，则宜择机将其摘除，以利早期愈合。但死骨有大、小、深、浅、易出、难出之分，应随证而选用引流排骨或手术摘除死骨两法。一般小的死骨或表浅死骨可随脓液外泄而自行排出，而体积较大、位置过深的死骨在将要排出时疮口可自行扩大，甚至扩大为原来数倍，死骨排出后疮口又自行缩小，在脓毒快尽、死骨已出时疮口下陷，脓水减少或收干。若死骨较小，部位较浅，易出者，当内服补托药，局部飞洒三虎丹，上覆红油膏，外敷骨炎散 1 号，以提脓化腐生肌。若死骨过大，部位较深，周围瘢痕粘连而难出，且死骨与健骨未分离者，当内服补托药活血通络，健肾壮骨，以利死骨分离，促进新骨生长；局部外敷骨炎散 1 号控制炎症，为摘除死骨创造良好条件。若脉缓纳佳，正气渐复，局部肿痛消减，疮面下陷，浓汁稀少，X 线片复查示死骨游离或大部游离，健骨趋于修复，表明此为摘除死骨的良好时机，应及时手术摘骨，利于缩短病程。摘除死骨后，短期内服强筋壮骨丸，并外敷骨炎散 2 号，以肃清余毒，使气血复，筋骨壮，降低复发率。

三、硬化性骨髓炎

硬化性骨髓炎是由低毒性细菌引起的骨组织感染，以骨质硬化为主要特征，多不形成脓肿及窦道。本病常见于大龄儿童和成年人，多发于股骨、胫骨等长骨干，病程较长，易反复发作。

【病机】

中医学认为本病以体虚受邪为主。可因患者既往气血循行不畅、气滞血瘀，复感风寒湿邪毒，或肝气郁结、壅遏而致痰瘀，湿邪互结、郁而化热发病；可因久病正虚，正不拒邪，瘀毒内盛，搏结于骨，营卫不通，经脉闭阻，骨失濡养而致；亦可因病久正虚或房劳过度，致肾虚血瘀，骨失濡养。因病邪毒性较低，不易腐骨化脓，故症见患处坚硬，漫肿隐痛不适，缠绵难愈。

【辨证分型】

1. **邪毒内扰型**　症见局部红紫肿硬，剧烈钻凿样疼痛，甚至彻夜不眠，肢体畏动，舌紫暗、苔黄厚，脉涩或数而无力。证属气血虚弱，瘀血内阻，复感毒邪而诱发。

2. **阳虚血瘀型**　症见骨质坚硬或有窦道形成，皮肤枯槁，肌肤甲错，或局部变形，凹凸不平，肌肉萎缩，紧贴于骨，局部压痛，夜间疼痛加剧。兼见形寒肢冷，漫肿隐痛，舌淡苔白、脉沉细，或有全身不适等症。

3. **肾虚血瘀型**　症见患部坚硬如石，局部肿胀不红，微热钝痛，夜间疼痛加剧，皮色紫暗、枯槁，举动艰难，甚至寒热交作、饮食无味、日渐消瘦，或有窦道，局部肌肉坚贴于骨，压痛明显，舌质紫暗、苔少、脉细涩无力。

【临床表现】

一般无明显全身症状，局部表现为患肢逐渐增粗，局部持续胀痛，夜间明显，活动劳累后加重。有时疼痛呈间歇性加剧，局部有明显压痛。有时可出现漫肿疼痛，亦可因感染或劳累后局部表现为红肿热痛。病变可反复发作，缠绵难愈。

【诊断】

1. **病史**　一般是由于骨组织遭受低毒性感染，或因患者抵抗力较强，在感染后病变发展受到限制所致。常在机体抵抗力降低时，如感冒、创伤或其他疾病诱发急性发作。

2. **症状与体征**　全身症状轻微，常因局部胀痛不适而就诊，往往反复发作。检查时可发现局部疼痛、压痛及皮肤温度高，很少有红肿及穿破皮肤者。多次发作后可以触摸到患处骨干增粗。

3. **辅助检查**

（1）**生化检查**：急性发作时白细胞计数可升高，红细胞沉降率可增快。

（2）**影像检查**：X线片可见骨干局部呈梭形变粗，骨密度增高。因X线片表现为大片浓白阴影，所以难以看出狭窄的骨髓腔与小透亮区，或呈现不规则的骨密度减低区。分层摄片与CT检查可以探查出普通X线片难以辨出的小透亮区。

【治疗】

该病发病以体虚为主，加之湿热邪毒入侵、气血瘀滞、肝气郁结、痰湿内生诸因而发病，髓腔闭塞且易反复发作，故重在活血生新、温阳通脉、解毒散结。《证治准绳》曰："痈疽之证，发无定处，欲令内消于初起红肿结聚之际，施行气活血、解毒消肿之药是也。”活血逐瘀药物不仅可促进气血运行，消除局部气血瘀滞而发生的肿胀，还可促进肿疡消散，减少化脓的机会，并可避免残留硬结瘢痕。故各证型在症状有所缓解后应着重活血养骨、化瘀通络，避免病情缠绵难愈或瘀毒留滞为再次发病留下隐患。

1. 邪毒内扰型

治法：活血化瘀，清热解毒。

内服方：清热解毒方，方中加适量川芎、红花活血化瘀。症状减轻后加服养骨活血汤。

外用方：外敷骨炎散 1 号加独芷止痛散；局部疼痛、肿硬症状缓解后改敷骨炎散 1 号加养骨活血散。

2. 阳虚血瘀型

治法：温阳散寒，通瘀散结。

内服方：阳和汤加减。形寒肢冷明显者加干姜、巴戟天等。症状减轻后加服养骨活血汤。

外用方：外敷骨炎散 2 号加养骨活血散，局部肿硬明显者加独芷止痛散。

3. 肾虚血瘀型

治法：补肾健脾，活血祛瘀。

内服方：芪竭补肾丸合养骨活血汤加减。

外用方：外敷骨炎散 2 号加养骨活血散，局部肿硬明显者加独芷止痛散。

四、化脓性关节炎

本病由于化脓性细菌，如金黄色葡萄球菌等毒邪入侵，流注关节，中医称关节流注。明《仙传外科集验方》云：“流注起于伤寒，伤寒表未尽，余毒流于四肢，经络涩瘀所滞，而后为流注也。”清·高思敬《外科医镜》指出：“流注病多生十一二岁，或七八岁，三两岁小儿最多，大都先天不足，寒乘虚入里。”儿童体弱易受外伤，复感暑湿毒邪为病，故多发于儿童、青少年，男多于女。以膝、髋关节多发，其次是肘、肩、踝和骶髂关节。一般是单个关节受累，但在儿童亦可见数个关节同时发病。

【病机】

本病是机体正气不足，邪毒壅滞，痰瘀互结于关节所致。主要可概括为以下四个方面。

1. 热毒余邪，流注关节　疔疮疖肿等失于治疗，或余毒未尽，而机体正气虚衰，不足以使其内消外散，邪毒走散，流注于关节而发病。

2. 感受外邪　尤其是暑湿之邪，客于营卫，阻于经脉、肌肉之间，流注于关节而发病。

3. 痰瘀互结　素体湿热，痰湿内生，又因外伤瘀血停滞，或因跌仆闪挫，积劳过累，瘀血停滞，痰瘀互结，郁而化热成毒，壅阻于关节为害。

4. 创伤染毒　邪毒随之而深入关节，营卫气血受阻。

以上因素均可致病，经络气血瘀涩，津液不得输布，水湿内生，毒邪流注关节，蕴热化脓，腐筋蚀骨而成本病。在本病的发生、发展演变中，始终存在着“正邪相搏”和“邪正消长”的过程。正盛邪弱，则病情逐步向痊愈方面转化；正虚邪实，则病情进一步加剧。

【临床分期】

1. 炎性期　症见全身不适，恶寒发热，食欲减退，病变关节肿胀疼痛，扪之灼热，皮色稍红，关节呈屈曲状态，不能伸直，活动受限。舌质红，苔微黄，脉弦数或弦紧。

2. 酿脓期　症状进一步加重，症见寒战、高热、汗出、口干，病变关节红肿热痛加剧，压痛明显，皮肤潮红，皮温增高，患肢处于半屈曲位，肌肉痉挛，肢体不能活动。舌质红，苔黄燥或黄腻，脉洪数或弦数。

3. 溃脓期　脓肿成熟时，突破皮肤，自关节内流出，疼痛减轻。疾病转为慢性，疮口流脓，形成窦道。舌淡，苔少，脉细数。

【临床表现】

1. 全身表现　常起病急骤，初期全身不适，纳差，继而寒战高热，脉紧数。高热可达 40℃以上，小儿往往发生惊厥，或表现为脓毒血症或败血症。

2. 局部表现

（1）疼痛：关节疼痛为本病最早的局部表现，程度因病情轻重而异。当活动受累时关节疼痛加重，髋关节化脓性关节炎脓肿可压迫神经引起放射性膝关节疼痛。

（2）肿胀：肿胀浅表的关节如肘、腕、膝、踝关节，早期就可见局部肿胀，甚者按之波动，伴有红、肿、热、痛。在膝关节可有浮髌现象，在髋关节等肌肉较多的关节，早期常不易发现肿胀。

（3）关节功能障碍：由于炎症和疼痛的刺激，患肢肌肉发生保护性痉挛，肢体多呈屈曲位。同时，随着炎症的发展和关节内脓液的增多，使关节常固定在关节间隙充分扩大的位置。如髋关节往往处于屈曲、外展、旋外位，且关节不敢活动。

（4）关节脱位：由于关节囊积液膨胀而囊腔扩大，加之强烈的肌肉痉挛，常发生病理性脱位或半脱位。此时，关节的主动和被动活动均丧失。

【诊断】

1. 病史　患者可能有外伤史和身体其他部位感染史。

2. 症状与体征　参考本章临床表现。

3. 实验室检查

（1）血液检查：白细胞总数增高，有时可高达（20 ~ 40）$\times 10^9$/L 以上，中性粒细胞百分比 80% 以上，血沉增快。血培养常为阳性，如早期阴性，可多次反复培养，有助于诊断。

（2）关节液检查：关节液穿刺对本病的诊断具有重要价值。抽出液除常规检查外，还可作细胞计数、细菌培养和涂片。早期可能为淡黄色澄清液体，继而出现黄色混浊样液体，晚期为脓性液体。镜检：早期有红细胞、白细胞，可无细菌。继而可出现大量纤维蛋白，白细胞总数可达 50×10^9/L 以上，中性粒细胞达 90% 以上。晚期见到脓细胞、细菌和坏死组织。

4. 影像检查

（1）X 线检查：早期骨与软骨多无改变，仅软组织肿胀和关节内积液，可见关节周围软组织肿胀的影像和骨质疏松的表现，关节囊边界模糊，关节间隙增宽。以后随着渗出液增多，关节腔膨胀，可见脱位现象。晚期关节软骨破坏，关节间隙变窄，周围有骨质增生、硬化。如病情严重可致关节间隙消失，发生纤维性强直或骨性强直。

（2）CT 检查：可以显示化脓性关节炎的关节肿胀、积液以及关节骨端的破坏，CT 可以判断病变的范围。还可以进行 CT 引导下的经皮穿刺活检。

（3）MRI 检查：显示化脓性关节炎的滑膜炎症、关节积液和关节周围软组织受累的范围均优于 X 线平片和 CT，并可显示关节软骨的破坏。以上改变均为非特异性的，须结合临床作出诊断。

【治疗】

1. 炎性期

治法：清热解毒，化瘀消肿。

内服方：清热解毒方。

加减：如口渴、舌赤、热盛者可加大青叶、板蓝根、穿心莲；痰湿重者加薏苡仁、象贝、半夏；二便秘结者加车前草、大黄；和诸药、益中气可加甘草；因感受暑湿邪毒者，加佩兰、薏苡仁、六一散等；因热毒余邪发病者加生地、丹皮；因蓄瘀化热而成者，加桃仁、红花、丹参、三七等。

外用方：骨炎散 1 号。

加减：血瘀气滞可加延胡索、枳壳、青皮、木通；夹寒邪者可加麻黄、白芥子，甚至少量川乌、草乌，开腠理以解表散寒，逐邪从汗解；痰浊者可加天南星、半夏；肿硬者可加大戟、芫花、青泽兰。

初期局部红肿减退，皮温降低，且于成脓之前并伴随局部肿胀者加敷少量消肿止痛散以消肿、祛瘀、镇痛。

用法：根据患处面积大小，取适量药粉，冷开水与蜂蜜以 7∶3 比例调匀外敷。局部红肿热痛者多加蜂蜜（取其清热、解毒、润肤的功效），调匀外敷，每日一换。亦可用骨炎散 1 号方煎汤，待凉后用纱布于病灶处湿敷，可一日数次。

2. 酿脓期

治法：清热解毒，逐瘀利湿。

内服方：仙方活命饮。

加减：湿热重者，加薏苡仁、茯苓、泽泻、车前子；热毒内盛，出现高热神昏、身见出血点者，属危症，加水牛角、生地、丹皮，并加用紫雪丹等；若炽热伤阴，气阴亏损者，加生脉饮。

外用方：骨炎散 1 号。

用法：同“炎性期”。

3. 溃脓期

(1) 将溃未溃，或初溃排脓不畅

治法：托里透脓。

内服方：托毒排脓方。

加减：如正气不足难鼓邪外泄，可加重党参、黄芪用量；如瘀浊凝滞可加红花、茜草、穿山甲、皂角刺以利于托毒外泄；热毒体征严重者可加薏苡仁、黄连、蒲公英、败酱草以清热解毒。

外用方：骨炎散 1 号围箍。可选皂角刺或火针刺破皮下脓肿，引流排脓减压。

(2) 溃后正虚

治法：扶正祛邪，补益气血，调和脾胃，强筋壮骨。

内服方：补益解毒方。

体虚可加肉苁蓉、菟丝子；腰膝酸软，腿足乏力可加骨碎补、续断、狗脊、淫羊藿；关节不利可加怀牛膝、木瓜、伸筋草、舒筋草。

再根据气血亏虚情况，补血可用四物汤，补气可用四君子汤，气血双补用八珍汤，但不宜久服，以免滋补留邪。正气虽虚但热毒未尽，或初溃不久，选用补益药不宜过温，以防助热为患。若气血亏虚太甚，脓水清稀，又宜重用十全大补汤，还可酌加陈皮、砂仁健胃。

外用方：关节局部仍感皮温稍高、肿胀明显者可用骨炎散 1 号熬煮待凉后湿敷。局部脓液稀薄、不易收口或形寒肢冷者骨炎散 2 号熬煮热敷。气血亏虚者局部加敷养骨活血散及通利关节散。脓液排尽疮口难收则可于疮口涂抹红油膏，有窦道者参照骨髓炎药捻引流。

第二节 骨痨

本病是结核杆菌感染经血液循环侵入骨与关节而引起的慢性化脓性破坏性骨与关节病变，是一种继发性结核病。因其发生于骨与关节，病势缠绵，后期气血津液亏耗，导致形体虚羸，缠绵难愈，出现虚劳征象，故称“骨痨”。寒性脓肿形成后，可流窜他处，溃后难愈，流出稀薄如痰的脓液，故又称“流痰”。骨痨多发生于儿童和青少年，大部分患者年龄在 30 岁以下，其中以 10 岁以下儿童最多。在 10 岁以下儿童中则以 3 ~ 5 岁的学龄前儿童为最多。

本病早期多归属于“疽”症，《诸病源候论》中的“骨瘘疽”“缓疽”均包括骨痨在内。直到清代才逐步明确地将骨痨从“骨疽”“阴疽”中区分出来，并以“痰”命名。按发病部位及形态又各有称谓，如发于脊背（胸椎或胸椎腰椎结合部）称“龟背痰”，发于腰椎称“肾俞痰”，发于髋关节称“环跳痰”或“附骨痰”，发于膝部称“鹤膝痰”，生于踝部称“穿拐痰”等。其中，脊柱结核占全身骨与关节结核的首位，约占所有骨关节结核患者的 50% ~ 75%，椎体结核中好发于负重大、活动多的腰椎，胸椎次之。髋关节结核占全身骨与关节结核的第二位，仅次于脊柱结核。患者多为 10 岁以下儿童，男性略多于女性，常侵犯一侧髋关节，双侧患病极少见。膝关节结核占全身骨与关节结核第三位，多数为单关节发病，儿童及青少年多见。骶髂关节结核比较少见。青壮年发病较多，女性略多于男性，儿童极少。多数为单侧受累，偶有双侧者。四肢骨干结核比较少见，尺骨、桡骨、肱骨、股骨和胫骨均可受累，但腓骨极少受累。以儿童和青少年多见。

【病机】

先天禀赋不足，后天营养不良，以致正气虚弱，易感邪毒是脊柱结核发病的内在基础。小儿先天禀赋不足，肾气未充，骨骼柔嫩，若强令其早坐，则脊骨无力支撑，易致伤损。后天脾肾不足，督脉空虚，也是造成发病的重要原因。脾主运化，脾虚则不能运化输布水谷之精微濡养五脏六腑、四肢百骸；肾主骨，又主腰脚，其经贯肾络脊，肾虚则骨失所主，腰脊软弱；督脉为人身之阳经，具有运行气血、濡养全身的功能。《难经》曰：“督脉者，起于下极之俞，并于脊里，上至风府，入属于脑。”可见督脉贯穿在椎管之内，对濡养脊柱、抗御外邪更具有直接作用。督脉空虚，则椎骨软弱，不言而喻。此外，脊柱本身承重大，容易积劳致损，或因外力作用，局部有所损伤。故瘀血凝滞，邪留不去。

四肢关节结核以儿童多见。儿童骨骼柔嫩，关节正在形成之际，筋骨尚未坚强，且关节又为负荷载重和运动的枢纽，儿童活泼好动，易形成积累性损伤，使局部抗邪能力降低；或因跌仆闪挫，关节气血凝滞；或因风、寒、湿邪客于关节，积久成痰，阻隔经络，气血不畅等，为邪毒留滞繁衍提供条件。若机体在正邪博弈中，正不胜邪，则邪毒日盛而腐筋蚀骨。

骨干结核邪毒侵蚀开始于骨松质，继而侵犯骨皮质。年轻体壮、气血尚足者，邪毒侵袭缓慢，以骨质增生钙化为主，破坏较少；体质虚弱、肝肾不足者，邪毒日盛而腐筋蚀骨，故多以骨质破坏为主。

由于骨、关节结核大多是继发于全身性结核杆菌感染之后，或其整个病机是寒、热、虚、实交杂。但从整体来看，以阴虚为主。其始为寒，久而化热；既有全身的先、后天不足，气血不和，肝气郁结，肾亏髓空之虚，又有局部的痰浊凝聚，筋骨腐烂之实。化脓之时，不仅寒化为热，阴转为阳，而且随着病变的发展消耗，肾阴更加不足。阴津亏耗，则虚火内盛，故其中、后期常出现阴虚火旺证候。溃后，久不收口，脓水不断。脓为气血所化，必致气血两亏，形体更加羸瘦，正气更加衰败。故本病的预后，轻则骨、关节破坏造成终身残疾，重则危及生命

【辨证分型】

1. 阳虚痰凝型 初起全身症状不明显，患处红肿热痛亦多不明显，病变处隐隐酸痛，继则关节活动障碍，动则疼痛加重。舌淡，苔厚，脉濡细。

2. 阴虚内热型　病变发展，在病变部位形成脓肿，脓肿可流向附近或远处。若病位表浅，可见漫肿，皮色微红，伴有午后潮热，颧红，夜间盗汗，口燥咽干，食欲减退，或咳痰、咯血。舌红，苔少，脉细数。

3. 肝肾阴亏型　病变进一步发展，脓肿破溃后排出米汤样或干酪样脓液，有时夹有干酪样物，形成窦道，可出现颈或腰背强直，甚至出现瘫痪，患者形体消瘦，面色无华，畏寒，心悸，失眠，自汗。舌淡红，苔少，脉细数或沉数。

【临床表现】

1. 全身表现　患者倦怠无力，伴食欲减退、午后低热、盗汗和消瘦等全身中毒症状。偶见少数病情恶化急性发作出现弛张型高热，体温 39℃左右，常被误诊为重感冒或其他急性感染，值得注意。

2. 局部表现

（1）疼痛：脊柱结核多为局限性钝痛。早期轻，病情进展则逐渐加重，劳累、活动后加重，在坐车震动、咳嗽、打喷嚏时加重，卧床休息后减轻。夜间疼痛加重，如果出现突然症状加重，多为椎体压缩骨折或病变累及神经根，疼痛可沿脊神经放射，上颈椎放射到后枕部、下颈椎放射到肩或臂，胸椎沿肋间神经放射至上、下胸腹部，常被误诊为胆囊炎、胰腺炎、阑尾炎等。下段胸椎 11 ~ 12 可沿臀下神经放射到下腰或臀部，此时若 X 线片检查仅摄腰椎片，则下段胸椎病变经常被漏诊。腰椎病变沿腰神经丛多放射到大腿的前方，偶牵扯下肢后侧，易误诊为腰椎间盘突出症。

关节结核疼痛一般发病隐匿，最早出现的疼痛比较轻微，活动加重，休息后减轻。髋关节结核发病时儿童对疼痛的定位能力较差，往往陈诉疼痛在膝关节，较少在髋关节。有时夜间啼哭不绝，甚至不敢平卧睡觉。全关节结核是在单纯滑膜结核和单纯骨结核的脓肿破溃进入关节腔后发生，此时因大量结核性物质进入关节腔内，可引发滑膜的急性充血、肿胀，故可疼痛加重，有时可剧烈疼痛。

骶髂关节结核病情隐匿，疼痛多限于患侧臀部，可沿坐骨神经方向放射。患者坐时着力于健侧臀部，盘腿穿鞋袜时较困难。

（2）活动受限：病变周围软组织受到炎症刺激，发生疼痛、保护性挛缩，影响功能活动。

（3）异常姿势：患者常有特定姿势异常，部位不同，姿势各异。颈椎结核患者常有斜颈、头前倾、颈短缩和双手托着下颌体位。胸腰椎、腰椎及腰骶椎结核患者站立或行走时呈挺胸凸腹的姿势，坐时喜用手扶椅，以减轻体重对受累椎体的压力。

（4）畸形：脊柱结核中颈椎和腰椎可有生理前突消失，胸椎、胸腰段多以后凸畸形多见，多为角状后凸。脊椎后凸畸形，弯腰受限为脊柱结核的特征表现。全关节结核患者因关节骨质的破坏严重，加之肌肉萎缩，肌肉痉挛及韧带松弛，可产生膝关节的内外翻畸形和半脱位，严重时关节畸形强直，造成患肢髋关节亦不能伸直和跟腱挛缩，患肢呈现屈髋屈膝足下垂之畸形，只能用足尖着地。

（5）寒性脓肿和窦道形成：70% ~ 80% 脊柱结核并发有寒性脓肿，常有将脓肿误认为肿瘤的情况。寰枢椎病变可有咽后壁脓肿，引起吞咽困难或呼吸障碍；中、下颈椎脓肿出现于颈前或颈后三角；胸椎结核椎体侧方呈现张力性梭形或柱状脓肿，可沿肋间神经血管束流注至胸背部，偶可穿入肺脏、胸腔，罕见穿破食管和胸主动脉；胸腰椎、腰椎的脓肿可沿一侧或两侧髂腰肌筋膜或其实质间向下流注于腹膜后，偶穿入结肠等固定的脏器，向下流窜至髂窝、腹股沟、臀部或腿部；骶椎脓液常汇集在骶骨前方或沿梨状肌经坐骨大孔到股骨大转子附近。脓肿可沿肌肉筋膜间隙或神经血管束流注至体表。经治疗可自行吸收，或自行破溃形成窦道。位于深处的脊椎椎旁脓肿需通过 CT 或 MRI 显示出。

单纯膝关节滑膜结核如发生脓肿为冷脓肿，此时可能是一局限性隆起，多见于腘窝部、膝关节两侧及小腿周围。其脓肿破溃后常形成窦道长期不愈合，亦可形成混合感染，脓汁恶臭。单纯骨结核在其骨质病变部位破溃形成窦道的病例相对少见，如形成冷脓肿破溃，则窦道长期不愈，可有死骨碎片经窦道口排出，骨质硬化，亦可引发混合感染。全关节结核于腘窝部及膝关节周围均可触及有波动感的冷脓肿，破溃后形成慢性窦道，长年不愈，可经窦道排出米汤样、干酪样物质及死骨，窦道口周围皮肤瘢痕硬化，皮肤色素沉着。

（6）**脊髓受压**：结核性炎症蔓延到椎管或椎体畸形压迫脊髓，可出现脊髓受损症状，脊柱结核特别是颈、胸椎脊柱结核患者应注意有无脊髓压迫征及四肢神经功能障碍，以便早期发现脊髓压迫并发症。若炎症控制不理想，直接累及蛛网膜下腔，引起结核性脑膜炎，预后极为不良。脊柱结核合并脊髓损伤是预后最差的一种类型。

（7）**肌肉萎缩**：由于肌肉营养不良和日常活动受限，使关节周围肌肉的张力减低，逐渐转为肌肉的体积缩小。

【诊断】

1. 病史 有结核病史或与结核患者接触史。

2. 症状与体征

（1）**全身症状**：低热、盗汗、食欲不振、消瘦、全身疲乏无力等结核中毒症状。

（2）**脊柱结核**：脊椎病变处疼痛、压痛和叩击痛。可出现后突成角畸形，脊柱活动受限，拾物试验阳性。若有寒性脓肿形成，颈椎结核常在咽后壁；胸椎结核多在椎旁；腰椎结核除有腰大肌部脓肿外，还可在腹股沟、股内侧、腰三角或臀部出现。若寒性脓肿破溃，可形成窦道，长期不愈。脊柱结核合并截瘫，在脊髓受压平面以下可出现不完全或完全截瘫。

（3）**髋关节结核**：局部症状一般出现缓慢，可有髋部疼痛，最初多较轻微，休息后减轻，活动后加重。但也有个别患者发病急剧，疼痛较重，儿童患者有时诉说膝部疼痛，多由于闭孔神经受到刺激出现反射痛所致。患儿可有“夜啼”。体检时，可出现患髋不能过伸（正常儿童可伸 10°～20°），亦不能完全屈曲，或见患侧下肢略长。查体见托马斯征阳性。患侧臀部或大转子部、大腿外侧或股三角处，可出现饱满、压痛和寒性脓肿。病程长者患髋屈曲、内收挛缩畸形，活动功能丧失，臀部肌肉萎缩，患肢长度缩短，寒性脓肿穿破皮肤，形成窦道。合并病理性脱位时，则出现髋关节后脱位体征。

（4）膝关节结核：单纯滑膜结核一般疼痛较轻，以隐痛为特点，检查时压痛较轻而不局限。单纯骨结核也表现为膝痛较轻，但局部压痛明显而局限。全关节结核是在单纯滑膜结核和单纯骨结核的脓肿破溃进入关节腔后发生，疼痛较重，有时可剧烈疼痛。单纯滑膜结核可见关节呈普遍肿胀，但因是结核性肿胀，则多无红肿热痛等炎症表现，故有“白肿”之称。当关节内渗液多时浮髌试验可为阳性，但后期的滑膜结核以肥厚增生为主，这时检查膝关节手下可有揉面之感觉，浮髌试验可呈假阳性。全关节结核肿胀明显并且广泛，检查时关节肿胀呈硬皮球样感觉，当渗液少而滑膜增生、水肿、肥厚时，也可触及如揉面感或橡胶感。

（5）骶髂关节结核：局部疼痛和肿胀，偶有跛行。有的患者自诉疼痛沿坐骨神经放射。疼痛多限于患侧臀部，早期很轻微，逐渐加重。病变穿破关节囊后，脓液外溢，关节内压力减少，疼痛又减轻。当关节发生纤维性或骨性强直时，疼痛完全消失。髂窝有脓肿者可触及波动感。骨盆挤压和分离试验常为阳性。

（6）骨干结核：患处隐痛不适、压痛、叩痛，患肢增粗，后期亦可有软组织轻度肿胀，多不红不热，很少有穿破皮肤形成窦道者。

3. 辅助检查

（1）实验室检查：结核病变活动期血沉增快。结核杆菌培养阳性。

（2）影像学检查：X线检查极为重要，可发现骨质的改变或破坏情况，关节处可观察关节间隙的改变。必要时做CT或MRI检查，可清晰地发现骨质破坏的范围及程度、死骨形成情况、脓肿的大小、脊髓及马尾有无压迫情况等。

【治疗】

骨痨是全身性感染和局部损害并存的慢性消耗性疾病。正气的强弱对病邪的消长和病灶的好转、恶化有直接影响，故治疗的同时应提高全身抵抗力，加强饮食调养。可增加高蛋白、高维生素饮食，贫血者可适当补充叶酸、铁剂等。另外，要注意全身的休息、阳光浴及局部的酌情制动。

1. 辨证施治

（1）阳虚痰凝型

治法：温阳固肾，化痰利湿。

内服方：流痰内化2号方。

加减：痰凝重着者可加白术、黄芪健脾益气及天南星温阳化痰。

用法：煎汤内服或共研细末，每日3次，每次10～15g开水冲服。

外用方：消核散2号。

用法：以十分之七温开水与十分之三蜂蜜调稠外敷痛处。

（2）阴虚内热型

治法：清热解毒，退热除蒸。

内服方：流痰内化1号方。

加减：如阴虚内热、局部发热明显者可加用熟地、龟甲、茜草、蒲公英，以利于养阴清热。

用法：煎汤内服或共研细末，每日 3 次，每次 10 ~ 15g 开水冲服。

外用方：消核散 1 号。

用法：以三分之二凉开水加三分之一蜂蜜调稠外敷痛处，如局部发热肿痛可加重蜂蜜的用量。

（3）肝肾阴亏型

治法：补益肝肾，强筋健骨。

内服方：强筋壮骨丸合流痰内化 2 号方。

加减：脓肿溃后出现骨蒸潮热症状者可加龟甲、鳖甲以滋阴潜阳、益肾强骨。

用法：流痰内化 2 号方煎汤内服或共研细末，每日 3 次，每次 10 ~ 15g 开水冲服。强筋壮骨丸每日早晚各服 1 粒。

外用方：消核散 2 号加养骨活血散。

用法：用蜂蜜十分之三、凉开水十分之七分次调匀外敷于患处。于消核散周围加敷养骨活血散。窦道口难收则疮口加用红油膏。

2. 牵引治疗 针对关节结核，如膝关节结核、髋关节结核等，可用下肢牵引套行皮肤牵引以缓解关节内压力。牵引重量根据患者体质、年龄及肌力而定，儿童牵引重量 2 ~ 4kg、成年人 5 ~ 8kg。每日牵引 2 ~ 3 次，每次 30min。

第三节 骨关节痹病

骨关节痹证是指人体正气虚衰，风、寒、湿、热等外邪杂至，闭阻经脉，侵袭筋骨，气血运行不畅，以筋骨、关节、肌肉疼痛、重着、肿胀、麻木、屈伸不利，或关节红、肿、热、痛，严重者可致关节畸形、废用为主要表现的一类病症。痹证日久，容易出现下述三种病理变化：一是风、寒、湿痹或热痹日久不愈，气血运行不畅日甚，瘀血痰浊痹阻经络，出现皮肤瘀斑、结节，关节肿大、屈伸不利等症状；二是病久气血耗伤，引起不同程度的气血亏虚、肝肾不足的证候；三是痹证日久不愈，病邪由浅入深，由经络及脏腑，导致脏腑的痹证，使病情更为顽固而凶险。

古代医家很早就对本证作了详尽的观察和记载，《素问・痹论》对本病的病因、发病原理、证候分类及其演变等内容均有详论，由此奠定了中医对痹证认识的基础。根据骨关节痹证的病因病机和临床表现，属现代医学的非化脓性关节炎，包括骨性关节炎、类风湿关节炎、风湿性关节炎、痛风性关节炎、创伤性关节炎等。

一、类风湿关节炎

类风湿关节炎在中医中属“痹证”的范畴。历代有“历节风”“鼓槌风”“骨痹”“顽痹”之称，类风湿关节炎与一般痹证有所区别。本病起病缓慢，关节肿痛，常在正气虚弱，感受风寒湿邪，或产后、外伤、劳累，甚至受到精神刺激等时诱发，好发于指间关节、腕关节、肘关节、膝关节、踝关节，四肢小关节呈对称性梭形肿胀、疼痛，甚至关节畸形，功能丧失，病势缠绵，致残率高，发病率亦高。《素问·痹论》对其病因、病机、分类作了经典论述，认为"风寒湿三气杂至，合而为痹也"。该病多见于女性，且多为隐渐发病，16～55岁发病率最高。

【病机】

本病多由于人体气血亏虚，腠理空疏，致使风寒湿邪乘虚侵入，壅塞经络，滞而为痹。若素体阳气偏虚，卫外不固，风寒湿邪入侵，阻滞经络，结聚于关节，多形成风寒湿痹。若素体阴血不足，内有郁热，与外邪相搏结，耗损肝肾之阴，使筋骨失去濡养；或风寒湿邪郁久化热，熏灼津液；或饮酒积聚为痰浊、痰火壅滞于经络关节，形成风湿热痹。痹（闭）久则血滞而为瘀，湿聚为痰，痰瘀互结，深入筋骨，形成瘀血痰浊痹痛。久之则内舍于肝肾，致肾气虚，肝血不足。肝主筋，肾主骨，肝肾同源，共主筋骨。肾藏精，精生髓，髓养骨。若肾虚，则精气不足，筋骨失养，加之邪久不去，痹阻经络，流注关节，气血不行，关节闭涩，故临床上渐呈筋挛骨松，关节形变，不得屈伸，甚至卷肉缩筋、尻以代踵、脊以代头的现象。

【辨证分型】

1. 行痹型　肢体关节疼痛，游走不定，屈伸不便，可伴有恶风、发热等表证。舌淡，苔白或白腻，脉浮。

2. 痛痹型　肢体关节疼痛剧烈，遇寒更甚，疼痛固定，痛处皮色不红，触之不热。舌淡，苔薄白，脉弦紧。

3. 着痹型　肢体关节疼痛重滞，肿胀，疼痛固定，手足沉重，肌肤麻木。舌淡，舌苔白腻，脉濡缓。

4. 热痹型　关节疼痛，局部灼热红肿，痛不可触，得冷则舒，疼痛可游走，涉及多个关节，或发热、口渴、烦躁等。舌红，苔黄燥，脉滑数。

5. 尪痹型　病程日久，关节疼痛持续但不剧烈，关节变形、僵硬、屈伸不利，肌肉萎缩，严重者出现显著畸形。舌淡，苔薄白，脉细弱。

【临床表现】

类风湿关节炎的关节病变可不同程度地累及全身的滑膜关节。关节受累常从四肢远端的小关节开始，起初常仅1～2个关节受累，以后逐渐发展为对称性多关节炎。①晨僵：是本病的重要诊断依据之一。即患者晨起后或经过一段时间停止活动后，受累关节僵硬，活动受限。②疼痛：本病最突出的症状是疼痛，其程度与病变轻重和个体耐受性有关，常因天气变化、寒冷刺激、情绪波动而加重。初期可表现为指、腕、趾、踝等小关节游走性疼痛。一旦关节肿胀，则疼痛开始相对固定，往往持续6周以上，而且当这个关节症状尚未消失时，另外关节又出现疼痛，且此处未消，他处又起。疼痛往往呈多发性、对称性。随着病变进展，肘、肩、膝、髋、颈椎可相继受累。此外，部分患者可出现颞下颌关节张口和咀嚼时疼痛。有的患者疼痛长期固定在某几个关节，甚至发生了关节畸形，而其他关节症状轻微。在活动期疼痛剧烈、持续，压痛明显，而缓解期多为钝痛。③肿胀。④活动障碍。⑤关节畸形：可表现为鹅颈畸形、扣眼畸形、鳍形手。

【诊断】

1. 病史 患者多见于中年妇女，男、女比例 1∶3。发病年龄高峰在 35 ~ 45 岁，约 20% 的患者短期滑膜炎症状恢复后不再复发，约 20% 的患者虽有复发但缓解后关节不留畸形，50% 的患者反复发作，其间虽有较长的缓解期，但最后发展成不同程度的功能障碍，其余 10% 患者最终不能生活自理。约 70% 的患者隐匿起病，常有倦怠、乏力等前驱症状，经数周或数月后出现关节炎症状。10% ~ 20% 的患者呈急性发病，迅速出现多关节的红肿热痛和功能障碍，全身症状较重，易误诊为感染性关节炎。又有 15% ~ 20% 的患者发作程度和发病缓急介于上述两者之间，全身症状亦较隐匿型明显。患者常有倦怠无力，食欲减退，发热或低热，体重减轻，肌肉酸痛，贫血等。可能为全身中毒反应所致，亦与营养不良、精神状态等因素有关。

2. 症状与体征 类风湿关节炎起病隐匿，通常是从手指近端指间关节、掌指关节、手腕等小关节处最先起病，逐渐表现为对称性多个关节受累，最终可见长时间晨僵、肿胀、疼痛及皮下结节等，可导致关节严重畸形。

3. 辅助检查

（1）实验室检查

1）血液检查：患者一般有轻、中度贫血。白细胞正常或增高，少数重症患者嗜酸性粒细胞增高。活动期血沉增快，缓解期可降至正常。血浆蛋白电泳早期 A2 增加，随病情慢性化而使 γ 球蛋白增高。类风湿因子在 70% ~ 80% 患者中呈阳性，但正常人亦有 5% 左右阳性。单纯类风湿因子阳性不足以诊断类风湿关节炎，但与其他临床资料综合分析，仍有诊断意义。重症患者常有高效价类风湿因子，但单纯效价高低尚不能完全据以判断病情轻重或活动性的高低。

2）关节液检查：关节液呈草黄色，白细胞（2 ~ 7.5）$\times 10^9$/L，半数以上为中性粒细胞，细菌培养阴性，黏蛋白凝固试验凝块松散，补体水平降低。

（2）影像学检查

1）X 线检查：早期表现为关节周围软组织肿胀，关节附近轻度骨质疏松，稍后出现关节间隙变窄，关节面不规则，关节边缘有骨质破坏或囊性透明区，骨质疏松明显，晚期可有关节脱位或骨性强直。

2）磁共振成像：在显示关节软组织病变方面优于 X 线。MRI 可以显示关节炎性反应初期出现的滑膜增厚、血管翳形成、骨髓水肿和轻度关节面侵蚀，有益于类风湿关节炎的早期诊断。

3）CT 检查：有助于发现类风湿关节炎早期骨端关节面的侵蚀性缺损和骨质破坏，对需要分辨是否累及脊柱关节间隙、椎间盘、椎管及椎间孔病变的类风湿关节炎患者有鉴别诊断的价值。

4）超声检查：高频超声能清晰显示关节腔、关节滑膜、滑囊、关节腔积液、关节软骨厚度及形态等。彩色多普勒血流成像和彩色多普勒能量图能直观地检测关节组织内血流的分布，反映滑膜增生的情况。超声检查还可以动态判断关节积液量的多少和距体表的距离，用以指导关节穿刺及治疗。

【治疗】

类风湿关节炎治疗的目的是：①让患者了解疾病的性质和病程，增强患者与疾病作斗争的信心，调动患者自身的修复能力，克服困难，与医生密切配合，主动做好康复锻炼。②缓解疼痛。③抑制炎性反应，消散关节肿胀。④保持关节功能，防止畸形发生。⑤纠正关节畸形，改善肢体功能。

1. 一般治疗　急性期有发热、关节肿痛时应卧床休息，至症状基本消失为止。急性期过后关节仍然疼痛者，除积极治疗外，应注意关节的活动锻炼，防止肌肉萎缩和关节强直。还应加强营养，饮食应富含蛋白质及维生素。鼓励患者多晒太阳，改善潮湿阴冷的工作和生活环境，避免过劳。

2. 辨证施治

（1）行痹型

治法：祛风除湿，通络止痛。

内服方：加味蠲痹方。

加减：痛症以上肢关节为主者可加羌活、白芷、威灵仙、姜黄；下肢关节为主者加独活、牛膝、防风等；关节肿大，邪有化热之象宜寒热并用，投以桂枝芍药知母汤加减。

外用方：双活除痹散。或外贴羌独双乌除痹药贴、草附蠲痹膏。

（2）痛痹型

治法：散寒止痛，活血祛风。

内服方：寒湿筋痛胶囊或乌头汤加减。加减用药可参考行痹。

外用方：双活除痹散加温筋舒活散，寒重可加附子、干姜。或外贴羌独双乌除痹药贴、草附蠲痹膏。

（3）着痹型

治法：除湿消肿，祛风散寒。

内服方：加味蠲痹方加减。关节肿胀明显者可加萆薢、木通、姜黄利水通络；如肌肤麻木不仁，酌加海桐皮、豨莶草祛风通络。

外用方：双活除痹散加泽乌通络散。

（4）热痹型

治法：清热通络，疏风胜湿。

内服方：清痹汤加减。

风热表证者，加连翘、葛根；气分热盛者，加生石膏、知母；热入营血者，加生地、丹皮、玄参；湿热盛者，加防己、白花蛇舌草；阴虚内热者，加生地、白芍、知母。临床所见，属寒属热并非为纯寒纯热，也有寒热错杂者，治疗时宜寒热并用。

外用方：双活除痹散加骨炎散1号。关节局部皮温高、肿胀明显者可用骨炎散1号熬煮后冷敷。

（5）尪痹型

治法：温肾祛寒，舒筋活节。

内服方：独活寄生汤合通利关节方。

加减：如形寒肢冷可加肉桂、木通、干姜，可重用防风、白芥祛风寒、除痰湿，可重用肉苁蓉、菟丝子，固肾为本。

外用方：双活除痹散加养骨活血散。或外贴归芪健骨药贴、六仲养骨膏。

加减：痰湿重可加薏苡仁、象贝、半夏；关节僵硬、肿胀可加细辛、白芥、商陆。

以上各种证型迁延日久不愈，正虚邪恋，瘀阻于络，津凝为痰，痰瘀痹阻，出现疼痛时轻时重，关节肿大，甚至强直畸形，屈伸不利，舌质紫，苔白腻，脉细涩等症，治宜化痰祛瘀，搜风通络，用桃红饮加穿山甲、地龙、地鳖虫养血活血、化瘀通络；加白芥子、胆南星祛痰散结；加全蝎、乌梢蛇等搜风通络。

痹证日久，除风、寒、湿邪闭阻经络关节的症状外，还常出现气血不足及肝肾亏虚的症状。此时应祛邪扶正，攻补兼施，在祛风、散寒、除湿的同时，加入补益气血、滋养肝肾之品。可选用独活寄生汤加减。如痹久内舍于心，症见心悸、短气、动则尤甚，面色无华，舌淡、脉虚数或结代者，治宜益气养心、温阳复脉，用炙甘草汤加减。痹久所致的抽掣疼痛，肢体拘挛者，常配伍地龙、全蝎、蜈蚣、穿山甲、白花蛇、乌梢蛇、露蜂房等，以加强通络止痛、祛风除湿之功。

附子、川乌及虫类药物大多性偏辛温，有一定毒性，故用量宜由小量开始，逐渐增加，病情好转即停用，不宜久服，严防中毒。

3. 其他疗法

（1）熏洗治疗：为开腠理通壅塞，用热度加强药力渗透，除局部红热肿痛外均可对痛处进行熏蒸洗渍（上肢熏洗方、下肢熏洗方）。诸药煎汤趁热熏蒸痛处，温度降至可洗涤时用药汤洗涤痛处，每日一次，在外敷药隔日换药前熏洗。

（2）针灸

1）在受累关节处根据部位循经局部选穴。①肩部：肩髃、肩髎、臑俞。②肘部：曲池、天井、尺泽、少海、小海。③腕部及指关节：阳池、阳溪、外关、腕骨、八邪。④膝部：膝眼、梁丘、血海、阳陵泉、膝阳关。⑤踝部及趾关节：申脉、照海、昆仑、丘墟、八风。运用适当补泻法得气，再用电针的连续波刺激，每日1次，每次20～30min；或者结合灸法在针柄上穿上2cm左右的艾柱，每日1次，每次15min，10次为一个疗程。

2）刺络疗法：用一次性皮肤针按部取穴，经穴相配，循经弹刺，远近结合，以皮肤充血为度。每周1～2次，10次为一个疗程。

3）配合蜡疗、中药熏药、中药烫熨、游走罐、火罐、紫铜罐等方法。

4）穴位注射：选复方当归注射液，在病痛部位选穴，每穴注入1ml左右。注意勿注入关节腔内。每周 1～2 次。

5）揿针：针刺完毕后在阿是穴揿针，嘱患者自行按揉。

二、强直性脊柱炎

强直性脊柱炎是一种主要累及脊柱、中轴骨骼和四肢大关节，并以椎间盘纤维环及其附近结缔组织纤维化和骨化及关节强直为病变特点的慢性炎症性疾病。强直性脊柱炎一般先侵犯骶髂关节，其后由于病变发展，逐渐累及腰、胸、颈椎，出现椎间关节突关节间隙模糊、融合或消失及椎体骨质疏松、破坏，韧带骨化，终致脊柱强直或驼背，甚至丧失劳动能力。有少部分患者可出现同时累及膝、踝等周围关节症状。本病多见于青年男性，男女比例约为 10：1，以 16～25 岁的年龄组发病率最高。

强直性脊柱炎属中医学的“骨痹”“肾痹”“腰痹”“竹节风”“龟背风”等。《内经》曰“骨痹不已，复感于邪，内舍于肾”，肾痹者“尻以代踵，脊以代头”，形象地描述了强直性脊柱炎晚期和脊柱强直畸形的状态。

【病机】

先天禀赋不足，后天失养，肝肾亏虚，统全身之阳的督脉受损，筋骨得不到濡养，痰浊伏结于骨。《医碥》曰：“痰本吾身之津液……苟气失其清肃而过于热，则津液受火煎熬转为稠浊，或气失温和而过于寒，则津液因寒积滞，渐致凝结，斯痰成矣。”痰浊内生是本病的内在因素，风寒湿热之邪乘虚而入，涩滞于筋骨关节，阻闭经络气血，致筋骨不利、痿弱不用、萎废变形、腰脊强直，是致病的外在因素。

【辨证分型】

1. 痰浊内阻型　疼痛轻，阴天或劳累后时有反复，脊柱活动尚可，全身关节无明显破坏。舌淡红，苔白腻，脉濡。

2. 肾阳虚衰型　腰骶部疼痛加重，严重者夜间可痛醒，躯体活动度进行性受限。部分患者伴胸痛，呼吸困难。骨关节已开始遭到破坏。舌淡，苔薄白腻，脉沉细。

【临床表现】

1. 疼痛和功能受限　本病初发症状常为下腰、臀、髋部疼痛和活动不便（腰僵），阴天或劳累后加重，休息或遇热减轻。其疼痛常因腰部扭转、碰撞，或感冒咳嗽、喷嚏而加重。一般持续数月即缓解消失。以后随着病变的进展，疼痛和腰僵均变为持续性，卧床休息后不能缓解，疼痛的性质变为深部钝痛、刺痛、酸痛或兼有疲劳感，甚至可使患者在凌晨从睡梦中痛醒。部分患者可出现单侧或双侧的坐骨神经痛，此多系骶髂关节疼痛反射到坐骨神经，而非腰椎间盘突出症。数年之后，疼痛和脊柱活动受限逐渐上行扩展到胸椎和颈椎，只有少部分呈下行性发展。此时，患者可出现胸痛、呼吸困难，甚至关节活动消失。胸椎和肋椎关节病变可刺激肋间神经，引起肋间神经痛，如发生在左侧易误诊为心绞痛。患者为减轻疼痛，无论站立或睡卧都喜欢采取脊柱前屈的姿势，日久脊柱发生驼背畸形，该畸形早期属可逆性。

2. 脊柱强直和姿势改变　早期即可见到平腰（腰椎前凸减少或消失）及腰椎背伸

受限，晚期可见到腰椎前凸反向变为后凸，脊柱各方面活动均受到限制。晚期有脊柱侧凸时可见到弓弦征，即侧弯活动时，凹侧椎旁肌肉像弓弦一样紧张。当患者整个脊柱发展成纤维性或骨性强直时，脊柱活动则完全丧失，脊背呈板状固定，严重者呈驼背畸形，甚至迫使有的患者站立时只能面向地面，只可向下看而不能向前看，更不能向上看，有的患者需由别人牵手引路才敢前行。

3. 周围受累关节的表现 早期可见受累关节肿胀、积液和局部皮肤发热，颇似类风湿关节炎的体征。晚期可见各种畸形，髋关节常出现屈曲挛缩和内收、外展或旋转畸形，骨性强直多见；膝关节可呈屈曲挛缩畸形，常可见到髋膝综合征和站立时的“Z”形姿势。

4. 肌腱附着点病变表现 尽管大转子、坐骨结节、髂骨嵴、耻骨联合和跟骨结节都能发生病变，但因前四者都接近该病的中心发病区，症状、体征易被掩盖。而跟骨结节远离发病中心部位，且位置表浅，故症状、体征易引起注意，且特别突出明显。早期即可见跟腱附着处红、肿、热、压痛、跛行，如合并跟腱前、后滑膜囊炎，则肿胀更显著。晚期，因骨质增生，可触到局部骨性粗大畸形。

【诊断】

1. 病史 患者可能有家族史，80% 患者呈隐匿发病。

2. 症状与体征

（1）胸廓呼吸运动减少：一般认为，胸部的周径扩张度少于 3cm 者为阳性，表示其扩张受限。严重时可消失。

（2）骶髂关节检查法：挤压或旋转骶髂关节而引起的疼痛是骶髂关节炎的可靠体征。一般可用以下四种方法：①骨盆分离试验；②骨盆挤压试验；③骶骨下压试验；④床边试验。

3. 辅助检查

（1）实验室检查：本病的实验室检查缺乏特异性。在早期和活动期，80% 的患者血沉增快，在静止期或晚期血沉多降至正常。但是，即便在病变的活跃时期，也有约 1/5 的病例血沉不快。因此，决不能因血沉不快而否定本病的诊断。另一方面，当临床和 X 线片尚不足以诊断本病时，如血沉较快，则可增加诊断的依据。贫血和白细胞增多不常见，偶见血浆 α 球蛋白和 γ 球蛋白的增多和白蛋白降低。狼疮细胞多为阴性。脑脊液蛋白稍增加（0.45 ~ 0.60g/L），尤其多见于合并坐骨神经痛的病例。90% 以上的患者其组织相容性抗原（HLA-B27）为阳性。

（2）X 线检查

1）骶髂关节改变是诊断本病的主要依据。本病早期，骶髂关节的 X 线片改变比腰椎更具有特点，更容易识别。一般地说，骶髂关节可有三期改变。早期：关节边缘模糊，并稍致密，关节间隙加宽。中期：关节间隙狭窄，关节边缘骨质腐蚀与致密增生交错，呈锯齿状。晚期：关节间隙消失、致密带消失，骨小梁通过，呈骨性融合。根据 X 线片改变可将骶髂关节病变分为 0 ~ Ⅳ级：0 级，为正常；Ⅰ级，为可疑；Ⅱ级，为轻度异常，表现为轻度的侵蚀、硬化，关节间隙无变化；Ⅲ级，为中度骶髂关节炎，出现关节侵蚀、间隙变窄或部分融合；Ⅳ级，为重度异常，关节间隙消失。

2）脊柱改变病变发展到中、晚期可见到：韧带骨赘（即椎间盘纤维环骨化）的形成，甚至呈竹节状脊柱融合；方形椎；普遍骨质疏松；关节突关节的腐蚀、狭窄、骨性强直；椎旁韧带骨化，以黄韧带、棘间韧带和椎间纤维环的骨化最常见（呈“竹节样脊柱”）；脊柱畸形，包括腰椎和颈椎前凸消失或后凸，胸椎生理性后凸加大，驼背畸形多发生在腰段和上胸段；椎间盘、椎弓和椎体的疲劳性骨折和寰枢椎半脱位。

3）髋膝关节改变。髋关节受累常为双侧，早期可见骨质疏松，闭孔缩小和关节囊膨胀；中期可见关节间隙狭窄，关节边缘囊性改变或髋臼外缘和股骨头边缘骨质增生（韧带骨赘）；晚期见关节间隙消失，骨小梁通过，关节呈骨性强直。

4）肌腱附着点的改变多为双侧性，早期骨质浸润致密和表面腐蚀，晚期可见韧带骨赘形成（骨质疏松、边缘不整）。

【治疗】

及时、积极和妥善的治疗，加上患者的主动配合，可以达到稳定病情、减轻疼痛、缩短疗程、减少病残和改善功能的目的。

1. 一般治疗　①饮食疗法应用富含蛋白质和维生素的饮食，且低脂高钙饮食。②保持良好的生理姿势。③多做健身操和矫形操。④劳逸适度。

2. 辨证施治

（1）痰浊内阻型

治法：温散痰浊，通督固肾。

内服方：祛痰固肾方。

加减：祛痰的同时也注重祛风、散寒、除湿。风胜者加秦艽、防风、川芎；寒盛者加附子、肉桂、干姜；湿盛者加防己、泽泻、薏苡仁；痛盛者加威灵仙、乳香、没药。

外用方：外敷独芷止痛散加补髓通督散。

用法：白酒调稠温热外敷于局部，隔日一换。气血亏虚者可加养骨活血散、肝肾亏虚者可加强筋壮骨散、风寒湿邪重着者可加双活除痹散。

（2）肾阳虚衰型

治法：温煦肾阳，通督散结。

内服方：温肾通督方。

加减：骨质疏松者加穿山甲、龟甲、鹿角胶、怀牛膝。

外用方：外敷独芷止痛散加强筋壮骨散。

用法：白酒调稠温热外敷于局部，隔日一换。气血亏虚者可加养骨活血散、风寒湿邪重着者可加双活除痹散。

3. 手法治疗　手法治疗时可配合温筋除痹药酒祛风散寒除痹。手法治疗以调理脊柱肌筋，疏通任督二脉。患者取卧位，术者以拇指或大鱼际从肩胛间向下，沿两侧竖脊肌施理筋法、揉筋法理顺肌筋，以拇指点揉腰俞、腰阳关、命门、悬枢、脊中、中枢等督脉穴位，以疏通督脉。后双手掌由背部逐渐向下至腰骶部纵向施以聚合手法，以改善血液循环。

4. 其他治疗

（1）针灸：选取膀胱经、督脉经穴位，如大椎、身柱、至阳、脊中、夹脊诸穴，腰部穴位，命门、肾俞、腰俞、腰阳关、夹脊穴，臀部可取环跳、秩边补肾祛痛，穴位得气后，在针柄上加点燃艾柱温针，增加温散之力。

（2）熏洗治疗：取仰卧位以“腰背熏洗方”煎煮后加白酒为引，引药深透又可挥发药性，趁热熏蒸，亦可趁热洗渍腰背，可增进血液循环与祛痰药力。

（3）烫熨治疗：腰背烫熨散局部熨烫治疗以健腰固肾、通利关节。

三、髋关节骨性关节炎

骨性关节炎是一种常见的慢性关节疾病，属痹证范畴。其特点是关节软骨变性，并在软骨下和关节周围有新骨形成。好发于负重较大、活动较多的关节，如颈椎、腰椎、髋关节、膝关节等。中年以上，尤其是老年人和绝经期后的妇女多见。本病还称为增生性关节炎、老年性关节炎、退行性关节炎、骨关节病等。髋关节是骨性关节炎的好发部位之一，以髋关节疼痛、僵硬、功能障碍等为主要临床症状。

【病机】

风寒湿之邪，乘虚侵入筋骨关节，引起气血运行不畅，经络阻滞，或瘀血、痰浊阻于关节、经脉，皆可以发病。骨关节痹证的发生同其他痹证一样，与机体正气的盛衰及气候条件、生活环境有密切的关系。

1. 体虚为本　患者素体虚弱，肝肾不足，血不荣筋。髓不养骨，关节失于濡养，经络痹阻而成痹证。

2. 外邪入侵　风寒湿邪侵袭人体，由于居处潮湿，涉水冒雨，气候剧变，冷热交错等原因，以致外邪侵袭人体，阻塞经络，留于关节，使风、寒、湿三邪夹杂，合而成痹。

3. 瘀血痰浊　患者痹证日久，气血运行不畅日甚，瘀血痰浊痹阻经络，出现皮肤瘀斑、结节，关节肿大、屈伸不利等症状。

【辨证分型】

1. 风寒湿痹型　关节冷痛或重着，活动受限，关节肿胀。舌淡，苔薄白腻，脉浮缓或濡细。

2. 风湿热痹型　起病较急，关节肿胀、灼热、疼痛，甚至痛不可触，得冷则舒。舌质红、苔黄腻、脉滑数。

3. 痰瘀闭阻型　关节疼痛固定不移，痛如锥刺，局部压痛明显而拒按，俯仰转侧困难，关节活动不利。舌紫黯或有瘀斑，苔厚腻，脉弦涩。

4. 肝肾亏虚型　多见于中老年人，关节隐隐作痛，时作时止，不能久立远行，久则痛不已，遇劳痛甚，休息后疼痛减轻，腰膝酸软，神疲乏力。舌淡，苔薄白，脉沉细无力。

【临床表现】

原发型髋关节骨性关节炎发病隐匿，逐渐加重，疼痛为早期症状，活动后加重，休息后减轻，晨起关节僵硬、活动不便，持续不超过 30min，随着锻炼而改善。当病情继续发展时，关节活动减弱，发生屈曲挛缩，有压痛及关节摩擦感或弹响。

继发型髋关节骨性关节炎早期均为其原发疾病的临床表现，如创伤性骨关节病急性期关节迅速肿胀、积血，患髋有明显的胀痛，关节活动障碍等，后逐渐出现与原发性骨关节炎相似的临床症状。可见关节周围肌肉萎缩，关节粗大，关节活动轻度或中度受限，但纤维性或骨性强直少见，严重病例可见关节畸形。

【诊断】

1. 病史　原发型患者常无明确病史，继发型患者往往有髋部骨折、脱位病史，或髋臼发育不良、股骨头缺血性坏死等病史。

2. 症状与体征

（1）疼痛：疼痛位于髋关节的前方、内侧、外侧或后方，以外侧和内侧常见，内侧疼痛常向膝内侧放射。

（2）关节僵硬：可见髋关节屈曲、内收、外旋畸形挛缩。

（3）功能障碍

（4）查体：髋部可有压痛、关节摩擦感及弹响声；“4”字试验可阳性，屈髋屈膝试验可阳性。

3. 实验室检查　髋关节骨性关节炎没有特异性的实验室检查。除全身性原发性骨关节炎及附加有创伤性滑膜炎者外，血沉大多数在正常范围。为与其他类型关节炎相鉴别，可做关节液分析，白细胞计数常在 1×10^9/L 以下。

4. 影像检查

（1）X 线检查：髋关节骨性关节炎常表现为关节间隙变窄，关节面不规则、不光滑，并有断裂现象。股骨头变扁，股骨颈变粗、变短，股骨头、颈交界处常见有骨赘形成，而使股骨头呈蕈状。髋臼顶部可见骨质密度增高，其外上缘有骨赘形成。髋臼相对变深。髋臼顶部和股骨头可出现单个或多个大小不等的囊性改变，囊性变周边有骨质硬化现象。严重者股骨头可向外上方脱位，有时可发现关节内游离体。

（2）MRI 检查：可显示关节软骨损伤程度、范围，了解有无关节积液、骨髓水肿等症状。

【治疗】

1. 一般治疗　适当休息，对髋关节骨性关节炎患者来说，减少负重是保护髋关节的重要措施。除非疼痛十分严重，采用卧床牵引外，一般不需卧床休息。只是限制关节活动，而允许其自理日常生活，这样可以减轻症状及延缓疾病的进程。髋关节是一负重关节，减轻关节负重的另一重要措施，是让患者扶手杖或拐杖等助行器行走。如用单拐，应该以健侧扶拐行走以减轻患侧负重。如能减轻体重，则可大大减轻髋关节负担，但常常难以做到。严重的髋关节骨性关节炎应避免持久站立。

2. 辨证施治 治疗骨关节痹证，以扶正、蠲痹、化瘀三法为主，处方用药应注意“宣通”经脉。邪实者，以祛邪为主，多佐扶正、化瘀祛痰药物；正虚者，以扶正为主，多佐蠲痹、化瘀祛痰药物；瘀血（痰浊）者，以化瘀（祛痰）为主，多佐蠲痹、扶正药物。总之，要做到“祛邪不伤正气，扶正不碍祛邪”。尤其病至后期，更要注意扶正。同时注重汗法，解表通络，邪从汗解。活血化瘀，遵血活风自灭之旨；祛痰湿，温化助阳；扶正，益气活血，补益脾胃，增强免疫力；主以强筋壮骨，培补肝肾为本。

（1）风寒湿痹型

治法：散寒除湿，活血通络。

内服方：通痹汤加减或寒湿筋痛胶囊。

加减：若风盛，加羌活、防风、威灵仙；寒盛，加制川乌、制草乌、桂枝；湿盛，加萆薢、薏苡仁、木瓜；伴气虚，加黄芪、白术；阳虚，加淫羊藿、附子。

外用方：双活除痹散。疼痛重者加理气定痛散；关节屈伸不利者加舒筋活络散。或外贴羌独双乌除痹药贴、草附蠲痹膏。髋部予以下肢烫熨散局部熨烫治疗。

（2）风湿热痹型

治法：清热除湿，活血通络。

内服方：清痹汤加减。

加减：若发热口渴、咽痛、游走痛，加葛根、连翘、生甘草；阳明四证者，加生石膏、知母；下肢肿甚、苔黄腻者，加防己、木通；结节红斑者，加生地、丹皮；阳虚者，去青风藤加石斛；寒热错杂者，加桂枝、防风等。

外用方：骨炎散 1 号。疼痛重者加理气定痛散；关节皮温及肿胀明显改善后改敷舒筋活络散加双活除痹散。关节局部皮温高、肿胀明显者可用骨炎散 1 号熬煮后冷敷。

（3）肝肾亏虚型

治法：滋肾养肝，强筋壮骨。

内服方：六味地黄汤加当归、白芍、石斛、木瓜、桑寄生、制首乌、怀牛膝等。

加减：若气阴两虚，加黄芪、薏苡仁；骨节畸形者，加穿山甲、地龙、蜈蚣；潮热盗汗者，加龟甲、白薇、煅龙骨、煅牡蛎。

外用方：养骨活血散加强筋壮骨散，夹杂风寒湿邪者加双活除痹散。或外贴归芪健骨药贴、六仲养骨膏。髋部予以下肢熏洗方局部熏洗治疗。

（4）痰瘀闭阻型

治法：化痰祛瘀，蠲痹止痛。

内服方：祛瘀通痹汤加减。

加减：若兼气血虚者，加白芍、首乌；寒凝者，加制草乌等；痰浊者，加半夏、白芥子。

外用方：双活除痹散加逐瘀止痛散。疼痛重者加理气定痛散；年老体弱者加养骨活血散。

3. 手法治疗

按摩法：施用该手法时可配合药酒（风寒湿痹型予以温筋除痹药酒，瘀血痹阻型予以舒筋通络药酒，肝肾亏虚型予以强筋壮骨药酒）为介质。患者仰卧位，髋关节伸直位，术者用一手小鱼际在髋关节表面加一定的按压力，围绕关节做顺时针或逆时针环转按摩，着力均匀，缓慢滑动揉摩。

拿捏法：术者拇指与其余四指相对形成钳形，钳住膝上股四头肌、阔筋膜张肌及髂胫束。平稳用力，自上而下，一松一紧地拿捏，注意一定要拿之饱满、捏之有力，患者感觉酸胀为宜。

揉筋法：术者一手拇指球部按压髋关节周围肌筋，做运指旋转揉动，着力平稳，力度合适，在髋关节外侧、前侧顺筋从上而下螺旋式移动。

弹筋法：术者拇、示、中三指相对合拢，平稳用力，将股四头肌、阔筋膜张肌提起，同时在手指中捻转揉动，然后迅速自指间弹出放松，一张一弛。

点穴法：术者拇指球部或指尖着力深压穴位上，以指代针，一般取环跳、秩边、阴陵泉、阳陵泉、足三里、膝阳关、地机、委中、承筋、承山穴。

透穴法：分指压透穴和拿捏透穴两种，即在点穴成拿捏手法的基础上，随术者呼吸有节奏地逐渐追加深压力量，吸气时手指上浮减力，呼气时手指着力深压，此法为点穴和拿捏手法的加强刺激作用。

屈髋活节手法：针对髋关节屈伸不利、上下楼梯疼痛患者。患者仰卧位，以右髋为例，术者立于患侧，右手握患侧踝关节，令其屈髋屈膝 90°。左上肢屈肘，前臂中立位置于患肢腘窝处，利用杠杆原理，抬前臂引动髋关节 3 ~ 5 次。其后，在牵引力度下做屈髋运摇手法，使髋关节交替进行逆时针、顺时针回旋运转被动活动。环转数次后，伸髋伸膝至中立位，术者立于床尾足端，双手把持踝关节沿下肢纵轴牵拉抖动，幅度不宜过大。

4. **牵引治疗**　采用下肢皮套牵引，牵引重量为 5 ~ 8kg，每天 2 次，每次 30min。牵引疗程一般为 2 ~ 3 周。

5. 针灸治疗

（1）**温针**：先在居髎穴进针得气，再以此为中点，前、后、上、下旁开 1.5 寸，针尖朝居髎穴方向刺入，加强得气感，然后盖上两孔灸盒或者放温灸仪，最后取足三里、阳陵泉、血海，并在针柄穿上艾柱灸之。每次 25min，10 次为一个疗程。

（2）**揿针**：针刺完毕后在阿是穴揿针，嘱患者自行按揉。

6. **物理治疗**　蜡疗以缓解关节炎症、消除肿胀。

7. **康复锻炼**　疼痛明显时应卧床休息为主，在床上平卧行“屈髋抱膝”动作活动髋关节。疼痛减轻后可做“单腿蹲”“仆腿”“划圈”等动作，以活动髋关节与增长肌力。

四、膝关节骨性关节炎

膝关节是全身骨关节病常见部位。常见的病因有外伤，如半月板损伤、关节软骨损伤、股骨髁或胫骨平台骨折、髌骨骨折或脱位等。其次为膝内、外翻畸形，髌骨软化症和各种慢性炎症都可以导致骨关节病。从中医理论认识，该证属肝肾亏损、筋骨失荣，兼夹风寒湿邪所致。病变初发于髌股关节或股胫关节，然后波及全关节。

【病机】

风寒湿之邪，乘虚侵入人体骨关节，引起气血运行不畅，经络阻滞，或瘀血痰浊，阻于骨关节、经脉，皆可以发病。骨关节痹证的发生同其他痹证一样，与机体正气的盛衰及气候条件、生活环境有密切的关系。

1. 肝肾亏虚 患者素体肝肾不足，肾精衰减而髓不养骨，肝血渐亏而血不荣筋，以致关节失于濡养，经络痹阻而成痹证。

2. 外邪侵袭 感受寒邪则筋脉失却温煦而挛缩收引，气血失于鼓动而气凝血瘀，引发疼痛；湿邪流注则肌肉濡渍，痹而不仁。故此寒湿之邪侵袭人体，以致外邪侵袭，注入经络，留于关节，使气血痹阻而为痹证。

3. 瘀血痰浊 患者痹证日久，气血运行不畅而致瘀血、痰浊痹阻经络，出现皮肤瘀斑、结节，关节肿大、屈伸不利等症。

【辨证分型】

1. 寒湿痹阻型 膝关节酸楚疼痛、痛处固定，有如刀割或有明显重着感，或患处肿胀，关节活动欠灵活，畏风寒，得热则舒。舌质淡，苔白腻，脉紧或濡。

2. 肝肾亏虚型 膝关节隐隐作痛，下肢酸软无力，酸困疼痛，遇劳更甚。舌质淡，少苔，脉沉细无力。

3. 痰瘀闭阻型 肢体关节刺痛，痛处固定，局部有僵硬感，或麻木不仁。舌质紫暗，苔白腻，脉弦涩。

4. 风湿热痹型 起病较急，病变关节红肿、灼热、疼痛，甚至痛不可触，得冷则舒。可伴有全身发热，或皮肤红斑、硬结。舌质红，苔黄，脉滑数。

【临床表现】

疼痛早期多为轻到中度间歇性钝痛，病情严重时呈持续性，疼痛多在活动时发生，尤其是负重时，休息后可缓解。关节活动受限早期轻微，仅在晨起或久坐后感觉关节活动僵硬，活动后可改善，随着病情发展，可逐渐加重，后期常出现膝关节伸直及屈曲功能受限。关节交锁由关节内游离体或漂浮的关节软骨碎片所致。关节肿胀为滑膜增生或关节腔积液所致。关节畸形可出现膝内翻、膝外翻畸形，骨性膨大。

【诊断】

1. 病史 原发性患者常无明确病史，继发性患者往往有膝部骨折、脱位病史，或有膝内、外翻病史。

2. 诊断标准

（1）近1个月反复发生膝关节痛。

（2）X线片（宜站立位或负重位）示关节间隙变窄、软骨下骨硬化和/或囊性变、关节炎骨赘形成。

（3）关节液检查无明显改变（清亮、不黏稠，WBC ＜ 2 000 个 /ml）。

（4）X 线片改变不明显，但患者年龄≥ 40 岁。

（5）有少于（含）30min 的晨僵。

（6）活动时有关节摩擦音（感）。

综合临床、实验室及 X 线检查，符合（1）（2）或（1）（3）（5）（6）或（1）（4）（5）（6）条可诊断膝关节骨性关节炎。

3. 症状与体征　局部压痛以内侧胫股关节间隙及髌股关节间隙常见，关节活动时有摩擦音或摩擦感，以髌股关节为甚；若关节伴有炎症可出现局部皮温升高和局部皮肤微红。关节腔积液时浮髌试验为阳性。髌股关节退变时髌骨研磨试验为阳性。

4. 辅助检查

（1）实验室检查：关节液检查可见白细胞增高，偶见红细胞。血液与关节液的检查对排除其他原因引起的关节疼痛有鉴别诊断价值。

（2）影像检查：早期 X 线片可正常。以后可在髌骨后上角或后下角有骨质增生，髌骨中部与股骨髁相对面软骨下骨质硬化。膝关节内侧或外侧间隙一部分区域狭窄。狭窄的关节面下有骨质硬化区，其下方可有囊肿形成。胫骨平台一侧或两侧可有骨赘形成，胫骨髁间隆起变尖。

MRI 可显示关节软骨面的情况，骨端是否水肿和硬化及半月板、韧带的状态。

【治疗】

1. 一般治疗　适当休息，减少负重对于膝关节骨性关节炎患者来说仍是保护膝关节的重要措施。除非疼痛十分严重，采用卧床牵引外，一般不需卧床休息。只是限制关节活动，而允许其自理日常生活，这样可以减轻症状及延缓疾病的进程。膝关节是负重关节，可让患者减轻体重和扶拐行走以缓解关节负重。

2. 辨证施治

（1）寒湿痹阻型

治法：散寒除湿，活血通络。

内服方：通痹汤加减或寒湿筋痛胶囊。

加减：寒盛，加制川乌、制草乌、桂枝；湿盛，加革薢、薏苡仁、木瓜；伴气虚，加黄芪、白术；阳虚，加淫羊藿、附子。

外用方：双活除痹散外敷。疼痛重者加理气定痛散；关节屈伸不利者加舒筋活络散。或外贴羌独双乌除痹药贴、草附蠲痹膏。膝关节予以下肢烫熨散局部熨烫治疗。

（2）肝肾亏虚型

治法：滋肾养肝，强筋壮骨。

内服方：六味地黄汤加当归、白芍、石斛、木瓜、桑寄生、制首乌、怀牛膝等或健步虎潜丸。

加减：若气阴两虚，加黄芪、薏苡仁；骨节畸形者，加穿山甲、地龙、蜈蚣；潮热盗汗者，加龟甲、白薇、煅龙骨、煅牡蛎。

外用方：养骨活血散加强筋壮骨散。或外贴归芪健骨药贴、六仲养骨膏。夹杂风寒湿邪者加双活除痹散。膝关节予以下肢熏洗方局部熏洗治疗。

（3）痰瘀内阻型

治法：化痰祛瘀，蠲痹止痛。

内服方：祛瘀通痹汤加减。

加减：若兼气血虚者，加白芍、首乌；寒凝者，加制草乌等；痰浊者，加半夏、白芥子。

外用方：双活除痹散加逐瘀止痛散。疼痛重者加理气定痛散；年老体弱者加养骨活血散。

（4）风湿热痹型

治法：清热祛风除湿，活血通络。

内服方：清痹汤加减。

加减：若发热口渴、咽痛、游走痛，加葛根、连翘、生甘草；阳明四证者，加生石膏、知母；下肢肿甚、苔黄腻者，加防己、木通；结节红斑者，加生地、丹皮；阳虚者，去青风藤加石斛；寒热错杂者，加桂枝、防风等。

外用方：骨炎散1号。疼痛重者加理气定痛散；关节局部皮温高、肿胀明显者可用骨炎散1号熬煮后冷敷。关节皮温及肿胀明显改善后改敷舒筋活络散加双活除痹散。

3. 手法治疗　手法治疗时可辨证配合使用药酒为介质。风寒湿痹型选用温筋除痹酒，肝肾亏虚型选用强筋壮骨酒。

拿捏法：术者拇指与其余四指相对形成钳形，钳住膝上股四头肌或膝下小腿后侧肌肉，平稳用力，自上而下，一松一紧地拿握，注意一定要拿之饱满、捏之有力，患者感觉酸胀为宜。

揉筋法：术者一手拇指球部按压膝关节周围筋经，做运指旋转揉动，着力平稳，力度合适，或在膝关节内外侧顺筋从上而下螺旋式移动，或在膝关节髌周做环转揉筋，总之向上时不着力，向下时着力。

弹筋法：术者拇、示、中三指相对合拢，平稳用力，将股四头肌、内收肌群、阔筋膜张肌、膝后及小腿肌群提起，同时在手指中捻转揉动，然后迅速自指间弹出放松，一张一弛。

点穴法：术者拇指球部或指尖着力深压穴位上，以指代针，一般取血海、梁丘、内外膝眼、阴陵泉、阳陵泉、足三里、膝阳关、委中、承山穴。

透穴法：分指压透穴和拿捏透穴两种。即在点穴及拿捏手法的基础上，随术者呼吸有节奏地逐渐追加深压力量。吸气时手指上浮减力，呼气时手指着力深压，此法为点穴和拿捏手法的加强刺激作用。

聚合法：术者双手掌或双手拇指、示指相对抱定膝关节髌骨上下侧，一松一紧为对称用力向内聚合。注意聚合时着力手紧，放开时着力手松。

束悗疗法：患者取仰卧位，施术前选太冲、三阴交、悬钟、阴陵泉、阳陵泉等穴点揉以放松筋骨肌肉，然后在髂前上棘和耻骨结节连线中点至大腿内侧中、下 1/3 交界处寻找搏动的股动脉，用拇指或中指将其按压在耻骨上 40 ~ 50s，由轻到重至足背动脉搏动减弱，足踝皮肤色泽改变，突然放开手指，此时患肢可感觉有热流扩散，反复 3 次。

屈膝活节手法：患者仰卧位，患膝自然放松，术者立于患侧，一手握患侧踝关节，令其屈膝 90°，另一手屈肘前臂中立位置于患膝腘窝处，利用杠杆原理，抬前臂使患膝加大屈曲度，松解膝关节。

过伸加压展筋手法：术者立于患侧，令膝关节自然伸直放松，两手掌分置于膝关节上下，力度适宜地向下加压振颤膝关节，令膝关节过伸 10°左右，此动作迅速且连续 10 次左右，双手下压时用力，回收时放松。

提拉松筋手法：一助手双手掌固定患者骨盆，术者立于患侧，以双手环抱于膝下，拇指在前，其余四指在后，将膝关节屈曲至 80° ~ 90°时，迅速用环抱膝后侧的四指向上提拉膝关节，后两手掌大鱼际向下用力压胫骨平台，连续 3 次。动作迅速，巧施腕力。

4. 牵引治疗 采用小腿皮套牵引，牵引重量为 5 ~ 8kg，每天 2 次，每次 30min。牵引时腘窝处垫枕，使膝关节轻度屈膝 10° ~ 30°（根据患肢强直的具体情况决定），牵引疗程一般为 2 ~ 3 周。

5. 针灸治疗 辨证选取内外膝眼、鹤顶、足三里、膝阳关、阴陵泉、阳陵泉等穴位。风湿热痹型采用电针，其余三型采用温针治疗。每次 20min，隔日 1 次。

6. 康复锻炼 疼痛明显时避免负重活动，主要以静力练习为主，可行“绷勾增力”“股四头肌静力收缩”动作。疼痛减轻后则以恢复膝关节活动及增加肌力为主，可做“单腿蹲”“弓步站桩”“滚蹬”等动作。

五、风湿性关节炎

风湿性关节炎是人体感受风寒湿邪而致的一种反复发作的慢性关节炎性疾病，临床以关节游走性疼痛、肿胀、活动受限等为主要症状，是风湿热遗留的最主要病变，常与风湿性心瓣膜病并发，或伴有环形红斑、皮下结节、舞蹈病等症状。中医学将其归于“痹证”“历节风”等范畴。

【病机】

中医学认为，素体虚弱，正气不足，腠理不密，卫外不固是该病发病的内在因素，因其易受外邪侵袭，且在感受风、寒、湿、热之邪后，易使肌肉、关节、经络痹阻而发病，其中尤以风、寒、湿三者杂至而致病者居多。该病的主要病机为经络阻滞、气血运行不畅。《素问·痹论》对本病的病因病理、证候分类及其演变等内容均有论述，奠定了中医对本病的认识基础，如论病因时说“所谓痹者，各以其时，重感于风寒湿之气也”，论证候分类说“其风气胜者为行痹，寒气胜者为痛痹，湿气胜者为着痹也”。《金匮·中风历节病》篇中的历节，即指痹证一类的疾病，并提出了桂枝芍药知母汤和乌头汤两方。隋代巢元方《诸病源候论·历节风候》提出：“风历关节，与血气相搏交攻，故疼痛。血气虚，则汗也。风冷搏于筋，则不可屈伸。”《济生方》说：“皆因体虚，腠理空疏，受风寒湿气而成痹也。”

【辨证分型】

1. **风寒湿阻型** 肢体关节酸痛，游走不定，关节屈伸不利，或见恶风发热。舌淡，苔薄白，脉浮。

2. **寒凝阻络型** 肢体关节疼痛较剧，痛有定处，得热痛减，遇寒痛增，关节屈伸不利，局部皮色不红，触之不热。舌淡，苔薄白，脉弦紧。

3. **湿浊壅滞型** 肢体关节重着、酸痛，或有肿胀，痛有定处，手足沉重，活动不便，肌肤麻木不仁。舌淡，苔白腻，脉缓而滑。

4. **邪热壅遏型** 关节疼痛，局部灼热红肿，得冷稍舒，痛不可触，可病及一个或多个关节，多兼有发热、恶风口渴、烦闷不安等全身症状。舌红，苔黄燥，脉弦数。

【临床表现】

1. **关节疼痛** 关节疼痛是风湿性关节炎首要的症状，全身关节都有可能发生疼痛，但是以大关节受累更为常见，如膝关节、踝关节、肩关节、腕关节等。典型的表现为对称性、游走性疼痛，并伴有红、肿、热的炎症表现。通常急性炎症症状持续 2 ~ 4 周后消退，一个关节症状消退，另一个关节的症状又可出现，也可有几个关节同时发病。关节症状受气候变化影响较大，常在天气转冷或下雨前出现关节痛。急性期过后不遗留关节变形，这些与类风湿关节炎不同。

2. **肌肉疼痛** 起病时患者可有肌肉酸痛不适、周身疲乏、食欲减退、烦躁等症状。

3. **不规律性发热** 发病之前可出现不规则的发热现象，多为轻中度发热，脉搏加快，多汗，与体温不呈正比。

4. **皮肤黏膜症状** 有皮下结节、环形红斑等，儿童多见，成人少见。

5. **舞蹈症** 仅见于儿童，女孩多见，患儿先有情绪不宁、烦躁、易怒等精神症状，继而出现无目的的快速动作，做皱眉、噘嘴等怪相，肢体可出现伸直和屈曲、内收和外展、旋前和旋后的无节律交替动作。疲劳及兴奋时明显，休息及镇静时减轻，睡眠时消失。

6. **心脏症状** 由于风湿热活动期以累及关节和心脏为主，因此，风湿性关节炎患者常伴有心肌炎、心内膜炎、心包炎等。有心悸、气促、心前区疼痛等症状。

【诊断】

1. **病史** 发病前约半数患者有咽峡炎或扁桃体炎等上呼吸道感染，以后经 1 ~ 3 周开始发病。

2. **症状与体征** 起病时周身乏力，食欲减退，发热。关节受累的典型表现是游走性、对称性、复发性的大关节炎，如膝、踝、肘、腕等关节的红、肿、热、痛。每一关节的急性症状很少超过 1 周，以后逐渐消退，2 ~ 4 周后完全消退。儿童患者关节炎症状比较轻微，成人则较显著。不典型者仅有关节疼痛，而无其他炎症表现。急性期消退后，关节功能完全恢复，不遗留关节强直或畸形。半数以上患者侵犯心脏，以心肌炎为多，症见心前区不适、心悸、胸闷、心脏增大、心音低钝、心率加快，甚则出现心功能不全，心内膜炎也多见。风湿病反复发作，可引起风湿性心脏瓣膜病。皮肤可出现环形红斑和皮下结节，这对本病的诊断有重要意义。环形红斑为淡红色环状红晕，初起出现较小，逐渐向周围扩展而中心消退，边缘略隆起，常见于四肢内侧和躯干。红斑时隐时现，历时数日即消。皮下结节一般为豌豆大小，数目不等，较硬，触之不痛，常出现在肘、膝、枕部骨隆起或肌腱附着处。其他还可出现舞蹈症、风湿性胸膜炎、风湿性血管炎。

3. 实验室检查　发作期白细胞总数增多，血沉加快，抗链球菌溶血素 O 阳性。

【治疗】

1. 辨证施治

（1）风寒湿阻型

治法：祛风通络，散寒除湿。

内服方：方用防风汤加减或温筋除痹汤加减。

外用方：外敷双活除痹散。或外贴羌独双乌除痹药贴、草附蠲痹膏。

（2）寒凝阻络型

治法：温经散寒，祛风除湿。

内服方：乌头汤加减或温筋除痹汤加减。

外用方：外敷蠲痹散，疼痛较重者可加理气定痛散。

（3）湿浊壅滞型

治法：除湿通络，祛风散寒。

内服方：方用薏苡仁汤加姜黄、萆薢、海桐皮。

外用方：外敷双活除痹散。

（4）邪热壅遏型

治法：清热解毒，解表胜湿。

内服方：方用白虎桂枝汤加连翘、山栀、防己。

外用药：外敷骨炎散。肿胀明显者加消肿止痛散。关节局部皮温高、肿胀明显者可用骨炎散 1 号熬煮后冷敷。

2. 手法治疗　施手法时可配合温筋除痹药酒为介质，增强通络除痹之效。术者用一手小鱼际或掌根在关节表面加一定的按压力，围绕关节做顺时针或逆时针环转按摩，着力均匀，缓慢滑动揉摩。邪热壅遏型不宜手法按摩。

3. 针灸治疗　该病可采用循经取穴和辨证取穴，补泻手法以辨证为准，每日 1 次，10 天为 1 个疗程。寒湿重者，可配合火罐、艾灸等法治疗。热甚者，可采取放血疗法。

4. 物理治疗　可选用中药烫熨、熏洗、蜡疗等治疗。可根据患者情况每日予以单项或者多项选择性治疗。

六、痛风性关节炎

痛风性关节炎由嘌呤代谢紊乱引起，分为原发性和继发性两种。是体内代谢紊乱后尿酸盐沉积在关节囊、滑囊、软骨、骨质、肾脏、皮下及其他组织中引起相应的病损及炎性反应的一种疾病。原发性者多见于40岁以上男性。“痛风”属中医“痹证”范畴。历代中医典籍均有记载，梁·陶弘景《名医别录》言“百节痛风，无久新者”，《丹溪心法·痛风》描述了痛风的症状为“四肢百节走痛是也”，《证治准绳·痛风》认为痛风是“风湿客于肾经，血脉瘀滞”所致。《医学入门·痛风》认为“血气虚劳不营养关节腠理”而致痛风，同时描述了痛风后期“痛入骨髓、不移其处”的临床表现。近来其发病率逐年上升，男多于女。急性发作时痛如刀割，如治不彻底易反复发作，关节、骨膜、软骨、骨骼甚至肾脏均可受累，病程迁延、疼痛缠绵，以尿酸增高为特征，以体虚标实为特点。

【病机】

本病外因内因各有偏胜。内因：脾肾虚损，影响运化功能，又因腠理稀疏，风寒湿邪乘虚而入，郁而发病，或过食肥甘厚腻、酗酒，而致脏腑气化功能障碍，三焦水道失于通调，形成痰湿流注关节发病。外因：风寒湿热邪流注四肢百骸，随着外邪偏胜及内损情况不同而产生不同症状。

【辨证分型】

1. 湿热瘀阻型　常发病急骤，多在夜间或晨起时足第1跖趾关节红肿焮痛，痛不可触，口干烦闷。舌红，苔黄腻，脉滑数。

2. 脾肾阴虚型　多见于肥胖之人，嗜食肥甘厚腻或酗酒，痰浊内生，流注关节。阴虚内热，溲赤纳呆，复感风寒湿热交混，浸淫关节，发病骤急。舌红，少苔，脉沉细。

3. 脾肾阳虚　多见于老年或久病体虚患者。足第1跖趾关节或膝、踝、肘、腕关节漫肿隐痛，痛处皮肤菲薄无泽，遇寒痛增，并可反复发作，形寒肢冷。舌胖，苔白腻，脉沉细。

4. 痰瘀阻滞型　关节红肿刺痛，局部肿胀变形，屈伸不利。肌肤紫暗，按之稍硬，病灶周围有硬结。舌质暗或有瘀斑，苔薄黄，脉细涩或沉弦。

【临床表现】

患者经常会在夜晚出现突发性的关节疼，发病急，关节部位出现严重的疼痛、红肿，表皮干燥发亮。疼痛感慢慢减轻直至消失，持续几天或几周不等。以第1跖趾关节最为常见，其次为踝、指间、腕、膝关节等。病程长且反复发作者可见非对称性关节变形、僵直。部分患者可见痛风石，体表痛风石多见于外耳，其次为关节周围、尺骨鹰嘴及跟腱等处。

【诊断】

1. 诊断标准　目前诊断痛风性关节炎多采用美国风湿病学会1997年制定的标准。

（1）尿酸盐结晶滑囊液中查见特异性尿酸盐结晶。

（2）痛风石经化学方法或偏振光显微镜检查证实含有尿酸盐结晶。

（3）下列临床、实验室和X线征象12项中有6项相符者：1次以上的急性关节炎发作；炎症表现在1天内达到高峰；单关节炎发作；患病关节皮肤呈暗红色；第1跖趾关节疼痛或肿胀；单侧发作累及第1跖趾关节；单侧发作累及跗骨关节；有可疑的痛风石；高尿酸血症；X线显示关节非对称性肿胀，X线片示骨皮质下囊肿不伴骨质侵蚀；关节炎症发作期间关节液微生物培养阴性。

2. 辅助检查

（1）实验室检查：白细胞计数升高，血沉加快，血尿酸值增高。

（2）X线检查：在关节附近的骨质中可见穿凿样破坏，周围骨质稍致密，软组织肿胀，尿酸盐沉积多的骨质广泛破坏，局部组织膨隆，痛风石钙化后可见钙化阴影。

【治疗】

1. 一般治疗　无症状期和间歇期应节制饮食，禁食富含嘌呤的食物，如动物内脏、海鲜、蟹黄、豆类等，避免精神刺激、着凉和过劳等。

2. 辨证施治

（1）湿热瘀阻型

急则治其标，首用清热凉血、除湿通络中药，但为避免寒凉克伐、伤阴败胃损及脾肾，种下外邪易犯的潜在病机，在后期应注意补益脾肾。

治法：清热除湿，活血通络。

内服方：痛风灵方，热盛者加连翘、葛根；湿盛者可加防己、白花蛇舌草。

外用方：柏术痛风散。关节局部皮温高、肿胀明显者可用骨炎散1号熬煮后冷敷。

用法：细末用蜂蜜、冷开水调稠外敷痛处，每日一换。

（2）脾肾阴虚型

治法：滋阴补肾，健脾利湿。

内服方：补肾健脾汤。

外用方：柏术痛风散加强筋壮骨散。

（3）脾肾阳虚型

治法：温补脾肾。

内服方：真武汤，可加厚朴、白术、肉苁蓉、益智仁除湿温肾。久痹关节畸形者加穿山甲、乌梢蛇、地龙、蜈蚣、全蝎、制马钱子。

外用方：柏术痛风散加双活除痹散。

（4）痰瘀阻滞型

治法：化痰祛瘀。

内服方：桃红承气汤合二陈汤。

外用方：柏术痛风散加逐瘀止痛散。

七、创伤性骨关节炎

创伤性骨关节炎系指因创伤造成关节面不平整或承重失衡，关节软骨发生退行性改变和继发骨质增生，关节间隙狭窄磨损，出现关节疼痛、活动功能障碍等的一系列症状，可见于任何年龄组，以青壮年和老年有关节损伤者多见。

【病机】

《灵枢·贼风》篇中早指出“若有所堕坠，恶血在内而不去”是致痹原因之一。蔺道人《仙授理伤续断秘方》强调“手足久损，筋骨差爻”可造成关节功能障碍。明代杨清叟《仙传外科集验方》认为本病乃因“久损入骨”，“不曾通血”所造成。故跌仆损伤、气滞血瘀、体虚劳损及外邪侵袭均可治病。

【辨证分型】

1. 瘀血凝滞型 肢节伤折失治，患处肿痛，动则加剧，功能受限，身倦乏力，少气，自汗。舌质暗或有瘀斑，脉涩。

2. 体虚劳损型 关节畸形，隐痛酸重，面色苍白，头晕目眩，乏力，自汗。舌质淡，苔白，脉细弱。

3. 阳虚寒滞型 年高肾亏，或久病伤肾，面色苍白，形寒肢冷，关节剧痛，遇寒痛增，不可屈伸，腰膝酸冷。舌淡，苔白，脉沉细无力。

【临床表现】

临床较为常见的发病部位有髋关节、膝关节、踝关节、肘关节、腕关节、第1跖趾关节、跗骨间关节及腰骶关节等。本病临床主要表现为关节疼痛和功能活动受限，过度运动后疼痛加重，休息后可减轻，严重者肢体肌肉萎缩，关节肿胀，甚至变形。

【诊断】

1. 病史 既往有关节创伤史。

2. 症状及体征 早期受累关节疼痛和僵硬，开始活动时较明显，活动后减轻，活动多时又加重，休息后症状缓解，疼痛与活动有明显关系。晚期关节反复肿胀，疼痛持续并逐渐加重，可出现活动受限，关节积液、畸形和关节内游离体，关节活动时出现粗糙摩擦音。

下肢创伤性关节炎可见抗痛性步态，即行走时，当患侧足着地后，因负重疼痛而迅速更换健侧足起步，以减少负重，故患肢迈步小。因负重力线的改变可出现下肢畸形，如膝关节内、外翻。

3. 辅助检查 X线检查早期可无明显改变或只有关节间隙变窄，以后逐渐可见关节负重点骨质增生硬化，关节边缘有骨刺形成，骨端松质骨内出现囊性改变。

【治疗】

1. 一般治疗 适当休息，减少关节的负重和磨损对创伤性关节炎患者来说十分重要。治疗以缓解疼痛，改善关节功能为目的。

2. 辨证施治

（1）瘀血凝滞型

治法：活血通络，活节止痛。

内服方：丹七止痛胶囊加活血止痛汤加减。

外用方：外敷舒筋通络散加养骨活血散。或外贴丹归肿痛药贴、僧登消肿膏。

（2）体虚劳损型

治法：补虚续损，通脉止痛。

内服方：健步虎潜丸加减或芪竭补肾丸。

外用方：外敷养骨活血散加强筋壮骨散。或外贴归芪健骨药贴、六仲养骨膏。患处予以熏洗方局部熏洗治疗。

（3）阳虚寒滞型

治法：温阳散寒，除湿止痛。

内服方：乌头汤加减加寒湿筋痛胶囊或温筋除痹方加减。

外用方：外敷双活除痹散加养骨活血散。或外贴羌独双乌除痹药贴、草附蠲痹膏。患处予以烫熨散局部熨烫治疗，熏洗治疗时应加入适量的药酒，防止湿邪侵入。

3. 手法治疗　施用手法时可配合药酒为介质，增强通络除痹之效。阳虚寒滞型予以温筋除痹药酒，瘀血凝滞型予以丹归肿痛药酒，体虚劳损型予以强筋壮骨药酒。

按摩法：术者用一手小鱼际在受损关节表面加一定的按压力，围绕关节做顺时针或逆时针环转按摩，着力均匀，缓慢滑动揉摩，使髌骨随手掌运力而动。

揉筋法：术者一手拇指球部按压受损关节周围肌筋，做运指旋转揉动，着力平稳，力度适中，或在受损关节内外侧顺筋从上而下螺旋式移动，或在受损关节做环转揉筋，总之向上时不着力，向下时着力。

弹筋法：术者拇、示、中三指相对合拢，平稳用力，将关节周围肌肉提起，同时在手指中捻转揉动，然后迅速自指间弹出放松，一张一弛。

透穴法：分指压透穴和拿捏透穴两种，即在点穴成拿捏手法的基础上，随术者呼吸有节奏地逐渐追加深压力量，吸气时手指上浮减力，呼气时手指着力深压，此法为点穴和拿捏手法的加强刺激手法。

聚合法：术者双手掌或双手拇指、示指相对抱定受损关节上下侧，一松一紧为对称用力向内聚合，注意聚合时着力手紧，放开时着力手松。

动摇法：术者在维持受损关节一定牵引力的情况下，使关节做各轴向的被动活动。

4. 牵引治疗　对于下肢创伤性骨关节炎出现关节粘连、屈伸活动不利者可行牵引治疗，予以下肢牵引套间断牵引，每日两次，每次 30min。牵引重量根据关节部位、关节主动活动度及患者体重酌情增减。

5. 针灸治疗　主要采用温针治疗。根据损伤关节辨证选取穴位。每次 20min，隔日 1 次。

6. 物理治疗　TDP、中频等治疗，可根据患者情况每日予以单项或者多项选择性治疗。

八、腰椎骨质增生症

腰椎骨质增生症，亦称腰椎肥大性脊椎炎、腰椎退行性脊椎炎和腰椎骨关节病等。其特征是关节软骨的退行性变，并在椎体边缘有骨赘形成。退行性变发生在椎体、椎间盘和椎间关节。椎体边缘的唇样改变或骨赘形成，也是诊断本病的标志和依据。

本病多见于中老年人，何天祥认为是一种生理性保护机制。骨质增生可以增加脊椎的稳定性，代替软组织限制椎间盘的突出，所以一般无临床症状。脊椎的退行性变使各椎骨之间稳定性受到破坏，使韧带、关节囊和神经纤维组织受到过度牵拉或挤压。临床上对患者的症状和体征必须仔细检查分析，不可轻易地把腰痛和腰椎的骨质增生联系在一起，以免延误病情，或给患者造成不应有的精神负担。

【病机】

中医认为本病发病主要因肾精亏虚。因中老年人肾气虚衰，精血不足，或患者禀赋体虚，或房劳过度，或跌仆劳损等，以致肾之精血亏损，无以濡养筋骨，气血瘀阻，筋脉凝滞不得宣通而发为腰痛。

【辨证分型】

1. 肾虚型 腰痛绵绵，反复发作，喜按喜揉，遇劳更甚，起卧疼痛，活动时减轻，有时伴有耳鸣、阳痿等症。舌淡，苔薄，脉沉细。偏于肾阳虚者，形寒肢冷，面色苍白。偏于肾阴虚者，头晕目眩、心烦失眠。

2. 血瘀型 常与跌仆、闪、挫有关。腰腿痛而转侧困难，痛有定处，强制体位。舌质暗红，舌边瘀斑，脉涩。

3. 风寒型 腰部冷痛，遇风冷则疼痛加重，得温则痛减，多有下肢麻木感。舌淡，苔白腻，脉沉而迟缓。

4. 湿热型 腰部疼痛重滞，痛有热感，步履困难，湿热、潮湿天气加重，小便短赤。舌红，苔黄腻，脉濡数。

【临床表现】

大多数腰椎骨质增生的患者可以长期没有症状。往往可因轻微扭伤、过度劳累、弯腰搬抬重物，或偶然的无意识腰部不协调动作而致急性腰痛。有的患者开始时出现腰背部酸痛、僵硬，休息后、夜间、晨起时往往疼痛加重，稍活动后疼痛减轻，但活动过多或劳累后则疼痛又会加重。在天气寒冷或潮湿时症状常加重。症状严重时腰部活动、卧位翻身均感困难，有时可出现沿神经根分布的反射性疼痛，但无明显腰椎间盘突出的坐骨神经痛症状。

【诊断】

1. 病史 多有久坐、久站或体力劳动等劳损病史。

2. 体征 检查时可见脊柱外观变形，表现为圆腰，腰椎的生理前凸减小或消失，脊柱活动受限，严重者腰部肌肉僵硬强直，呈板状。腰骶部两侧有广泛压痛，有时沿臀上皮神经和坐骨神经的走行区域有压痛，甚至表现出神经根受压症状，如直腿抬高试验阳性，患侧下肢有麻木感，小腿外侧或内侧痛、触觉减弱，膝或跟腱反射减弱或消失。

3. 影像学检查　X线检查为诊断腰椎骨质增生的主要依据。摄正、侧位X线片，可见腰椎体边缘有唇状骨质增生，边缘角形成骨赘，严重者形成骨桥。椎间隙变窄或不对称，有的椎体下沉，后关节套叠，或在过伸、中立及过屈腰部的侧位X线片中，椎体有滑移失稳现象，呈阶梯形改变，即假性滑脱。

【治疗】

1. 辨证施治

（1）肾虚型

治法：肾阳虚者温补肾阳，阴虚者滋养肾阴。

内服方：肾阳虚者方用金匮肾气丸、左归丸加减；肾阴虚者方用六味地黄丸、右归饮加减。

外用方：外敷养骨活血散加强筋健骨散，或外贴归芪健骨药贴、六仲养骨膏。

（2）血瘀型

治法：活血化瘀，理气止痛。

内服方：地龙散、黄芪桂枝五物汤加减或丹七止痛胶囊。

外用方：外敷逐瘀止痛散加强筋健骨散，或外贴丹归肿痛药贴、僧登消肿膏。

（3）风寒型

治法：祛风散寒除湿，温经通络止痛。

内服方：独活寄生汤或寒湿筋痛胶囊。

外用方：外敷双活除痹散、强筋健骨散，或外贴羌独双乌除痹药贴、草附蠲痹膏。腰背熏洗散腰部熏洗。

（4）湿热型

治法：清热化湿，滋阴补肾。

内服方：加味二妙散。

外用方：外敷强筋健骨散。

2. 手法治疗　施用手法治疗时可配合药酒为介质。肾虚型选用强筋健骨酒，血瘀型选用丹归止痛酒，风寒型选用温筋除痹酒，湿热型初期仅用手法按摩及点穴治疗。

患者取坐位或俯卧位，术者以手掌掌根沿竖脊肌自上而下推揉。在腰肌有硬结处，以掌根先轻后重，从上向下或斜下推揉，施力可稍大，以活血理气，散结祛痛。在肿硬减轻后，亦可改以双拇指向外向下理筋、拨筋、揉筋、顺筋，软坚散结。

患者取坐位或俯卧位，术者双拇指顺脊柱两侧从上向下轻揉缓推竖脊肌，次用双拇指指腹在脊柱两侧交叉揉拨棘间韧带，再用一手小鱼际肌从上向下揉擦棘上韧带。揉推、揉拨时间可稍长，以疏理肌筋、韧带，活血祛痛及增进肌肉力量和韧带弹性。

腰部僵胀酸痛，支撑乏力，以指代针点揉督脉及膀胱经穴，如肾俞、志室、气海、命门、腰眼等经穴，以除痹固肾，强健腰脊。

3. **固定与牵引** 在急性发作期，可行腰围固定制动，或卧硬板床休息。有下肢放射性痛者可行腰椎牵引治疗，牵引重量 6～8kg，每日 2 次，每次 30min。以松解肌筋、调整小关节、解痉止痛。

4. **针灸治疗** 针刺疗法取肾俞、三焦俞、命门、环跳、委中、昆仑等穴，每次 3～4 穴，留针 15min，每日或隔日 1 次，10 次为 1 疗程。

5. **物理治疗** 可用蜡疗等进行治疗。

第四节 骨蚀

“骨蚀”一名最早见于《内经》，属“骨痹”范畴，西医学称“骨坏死”。《灵枢·经脉》：“足少阴气绝则骨枯。少阴者冬脉也，伏行而濡骨髓者也，故骨不濡则肉不能著也，骨肉不相亲则肉软却，肉软却故齿长而垢发无泽，发无泽者骨先死。”《灵枢·刺节真邪》曰：“虚邪之入于身也深，寒与热相搏，久留而内著，寒胜其热，则骨疼肉枯，热胜其寒，则烂肉腐肌为脓，内伤骨，内伤骨为骨蚀。”好发于股骨、距骨等。

《杂病源流犀烛》有述：“筋也者，所以束节络骨，绊肉绷皮，为一身之关纽，利全体之运动者也……人身之筋，到处皆有，纵横无算。”也说明了筋的分布纵横交错，无处非筋，无处不连，筋主束骨，筋之于骨，好比土壤之于花，养骨者筋，伤骨者亦伤筋。筋能束骨，筋强骨壮；骨损筋未伤，骨仍可愈；若筋骨皆伤，血不养筋，骨亦难愈。故何天祥在治疗上提倡从筋论治，特别是在该病的手法治疗中注重松解关节周围软组织，从而改善局部血液循环，以达骨正筋柔、强筋壮骨之效。

一、小儿股骨头骨骺缺血性坏死

本病由于儿童股骨近端骨骺血运遭到破坏发病，又称股骨头骨骺软骨病，由于股骨头骨骺缺血坏死，遗留畸形，患髋扁平，故又称“扁平髋”，好发于 3～10 岁，肥胖儿童居多，男多于女，约为 4∶1，单侧罹患多见，早期易被误诊为“髋扭伤”或风湿痛而延误治疗，给患儿带来痛苦，甚至遗留残疾，故本病应尽量做到早期辨证施治，缩短本病的修复过程，避免遗留关节畸形，解除患儿痛苦，利于青少年健康成长。

【病机】

中医认为与股骨头骨骺缺血性坏死病变关系最为密切的为肝、脾、肾三脏。肾为先天之本，主骨生髓，肾健则髓充，髓满则骨坚。反之，则髓枯骨萎，失去应有的再生能力。肝主筋、藏血，与肾同源，两脏荣衰与共，若肝脏受累，藏血失司，不能正常调节血量，营养不济，是造成该病的重要因素。脾为后天之本，可运化水液，若脾气运化水液功能出现异常，加之肾虚不能制火，则必然导致水液在体内停聚而产生水湿痰饮等病理产物，痰浊停积致局部气血循行不畅而致筋骨失养。髋部创伤或感染可致局部气滞血瘀，血行不畅，筋骨失养而髓枯骨萎致病。

【临床表现】

多数病例早期无疼痛及髋关节活动障碍症状，发病隐蔽。所以早期儿童股骨头骨骺缺血性坏死不易被发现，当儿童出现跛行时才引起家长重视。疼痛可向下牵扯至膝关节，久行或运动量增加后可出现跛行，休息后减轻或消失。

【诊断】

1. 病史　部分患儿有髋部创伤史。

2. 症状与体征

（1）疼痛：初起病时可仅觉髋部不适而无疼痛，疼痛多为轻度或钝痛，有时疼痛为一过性或一过性夜间痛。疼痛部位往往在腹股沟、大腿内侧和膝关节内侧。髋关节过度活动、行走或跑步后可使疼痛加重，休息后明显减轻。

（2）跛行：初起为疼痛性跛行步态，即患儿为缓解疼痛所采取的保护性步态。当出现功能性髋内翻畸形时，由于髋外展肌功能紊乱，出现明显的特伦德伦堡跛行。即行走时，健侧骨盆上下起伏，躯干左右摆动。如双侧病变，患儿行走时两侧骨盆交替起落，躯干也同时左右摆动，而呈“鸭步”。

（3）功能障碍：初起病时患髋各方面活动均可轻度受限，外展、旋内受限尤为明显。强迫活动髋关节时可诱发疼痛，“4”字试验阳性。

（4）肌萎缩：后期髋关节周围肌肉可出现痉挛，臀部和股部肌肉可发生轻度萎缩。

3. 辅助检查

（1）X线检查：X线检查是临床诊断本病的主要手段和依据。通过定期拍摄高质量的双髋正位和蛙位X线片，可动态观察整个病变过程中的形态变化，包括病变部位、范围，同时可反映出病理改变。结合病理过程的四个阶段，通常将X线表现分为四期。

Ⅰ期（滑膜炎期）：主要表现为股骨头周围软组织肿胀。股骨头轻度向外侧移位，即头、臼距离增宽，但一般不超过3mm。关节间隙稍宽。股骨头骨骺呈轻度骨质疏松。

Ⅱ期（缺血坏死期）：主要表现为股骨头骨骺呈现不均匀密度增高影像，骨纹理消失。如坏死位于前外侧，则蛙位片上密度增高部分局限于骨骺的上前外侧。若为骨骺全部坏死，往往呈现扁平状畸形。

Ⅲ期（碎裂或再生期）：主要表现为硬化区和稀疏区相间分布。股骨颈变短、增宽、坏死，股骨头相对应的干骺端出现病变，轻者表现为骨质疏松，重者出现囊性变。骨骺线不规则，或提前闭合。

Ⅳ期（愈合期或后遗症期）：主要表现为骨骺密度趋向一致，但股骨头骨骺明显增大、变形（如卵圆形、扁平状、蘑菇状、马鞍状）。髋关节半脱位。髋臼的形状也随股骨头发生相应改变，如变浅、增大、内侧间隙增大。

（2）MRI检查：对骨坏死诊断的特异性和敏感性可达95%～99%，初期，主要为滑膜炎和少量关节积液. 关节积液为线样长T1、长T2信号，位于头臼关节软骨之间和骺软骨及干骺与关节囊之间，于髋臼边缘处可呈三角形。早期短T1、中等T2信号的骨骺出现延迟或变小，骺软骨及骺板软骨增厚。

中期，骨骺变扁，并呈长 T1、短 T2 信号改变，或同时出现条带状、结节状及不规则状长 T1、长（短）T2 信号区。干骺端近骺板处示类圆形长 T1、长 T2 信号结节，伴长 T1、短 T2 信号边缘，和 / 或干骺端大部呈长 T1、等长 T2 信号区；骺软骨及骺板软骨厚薄不均。

病变晚期，骺线不均匀变窄或提早闭合消失。股骨颈粗短，大转子相对增大并上移。骨骺信号可逐渐恢复正常，但可较对侧扁平。骺软骨不同程度增厚，厚薄不均. 甚至不连续。关节囊亦较健侧增厚 3mm 左右。关节内游离体 T1Wl 和 T2Wl 均呈低信号。

【治疗】

根据辨证，选用适当的方药，促进坏死股骨头血管再生，促进成骨，加快修复。中医治疗适用于本病治疗的全过程。

1. 分期论治 由于全身症状不明显，局部疼痛时痛时愈，或误诊为“髋扭伤”，家长不够重视，文体幼苗又易被认为是训练过多，适当调整训练运动量可缓解疼痛，但如不早诊早治，后果严重。儿童有自然生长的生命力，不宜绝对制动，阻碍血液循环，影响股骨头骨骺的血液供应，增加疼痛；注意儿童营养，减少负重活动，侧重局部外治敷药深透肌筋收取疗效。

（1）初期

治法：首重活血化瘀，促进血液循环与血供。

内服方：口服丹七止痛胶囊，桃红四物汤加续断、木瓜、桑寄生。

外用方：养骨活血散。

加减：视气血凝滞情况可酌加土鳖、木香与郁金。

用法：以上外用方诸药共研细末，白酒调稠外敷，隔一、二日换药，如皮肤过敏可在皮肤上涂蜂蜜或芦荟汁。

（2）中期

治法：温经通脉，益气活血。

内服方：舒筋通络方加减或八珍汤加续断、骨碎补、牛膝、木瓜、五加皮等。

外用方：温筋舒活散。

加减：根据风寒湿邪重浊情况可酌加川芎、草乌、白芥子、五加皮。

用法：同上。

（3）后期

治法：健壮筋骨，滋血生力。

内服方：活血养骨方加减或十全大补汤加丹参、续断、骨碎补。

外用方：慈幼复苏散。

用法：同上。

2. 手法治疗 施用手法治疗时可配合药酒为介质。早期选用丹归止痛药酒，中后期选用强筋壮骨药酒。

患者取卧位，术者用一手小鱼际在髋关节表面加一定的按压力，围绕关节做顺时针或逆时针环转按摩，着力均匀，缓慢滑动揉摩。如有髋关节半脱位者，在每次局部外敷药前，术者可一手握患侧小腿向下牵引，一手同时贴于患髋大粗隆向关节内推压，复位后即不再牵拉。

3. 物理治疗　可使用中药塌渍、中药熏药等治疗改善局部血供，促进恢复。

二、成人股骨头缺血性坏死

成人股骨头缺血性坏死是临床最常见的骨缺血坏死。其发病率现在呈明显上升趋势，已成为骨伤科常见病之一。由于股骨头塌陷变形后，常引起髋关节严重致残，因此越来越受到医学界的重视。中医典籍无此病名，据其症状体征及发病机制属中医学的“骨蚀”范畴。

【病机】

由于髋部强力负重，拧跌闪仆外伤及股骨颈骨折或重复外伤、气滞血瘀，以致本就血液供应较差的股骨头发生缺血坏死。脉络阻塞以及长期服用激素过量、酗酒等药邪酒害、膏粱厚味化湿生痰，痰瘀互结、蕴蓄于骨。肝肾亏虚，肾虚不能生髓养骨，髓减骨枯，肝虚疏散失职不能温煦筋骨，筋脉失养，导致筋挛筋纵而致“骨蚀”。

【辨证分型】

1. 风寒湿痹型　髋关节僵硬肿胀，肢体酸沉重着，肌肤麻木不仁，下肢活动不便，疼痛缠绵，钝痛为主。舌淡，苔白腻，脉濡缓。

2. 气滞血瘀型　有损伤史，疼痛剧烈，痛有定处，按之痛甚而拒按，不敢活动，日轻夜重，腰部僵硬，俯仰旋转受限。舌质紫暗，苔薄，脉涩或弦数。

3. 肾阳亏损型　肌肉痿弱、无力，行走不稳，疼痛绵绵不休，久站久行及上下楼痛甚，不负重则疼痛减轻。舌淡，苔薄，脉弦细。

4. 湿热蕴结型　钝痛无力，关节屈伸不利，午后加重，有热胀感，面色红赤。舌质红，苔黄腻，脉沉而滑数。

【临床表现】

1. 疼痛　疼痛是最早出现的症状。表现为髋关节疼痛或膝关节疼痛，疼痛可为持续性或间歇性。如果是双侧病变，可呈交替性疼痛。疼痛早期一般不严重，但逐渐加剧。也可在受轻微外伤后骤然疼痛。经保守治疗后可以暂时缓解，但过一段时间会再次发作。

2. 活动受限　早期患者髋关节活动正常或轻度受限，表现为向某一方向活动障碍，特别是外展、外旋。随着病情的发展，髋关节活动明显受限，严重者髋关节僵直，功能完全丧失。

3. 跛行　一般与疼痛同时出现，早期为痛性跛行，呈间歇性，休息后可缓解。晚期由于股骨头塌陷、骨性关节炎、髋关节半脱位，可有持续性跛行。单侧髋关节不稳定，呈单侧摇摆跛行，双侧病变晚期则呈“鸭步”，若因单侧髋关节屈曲位挛缩，可出现单侧屈膝、屈髋、垂足的步态。

【诊断】

1. **病史** 患者常有髋部创伤史，如股骨颈骨折或长期大量服用激素史，或嗜酒史。

2. **症状与体征** 疼痛、跛行、功能障碍。股骨头塌陷时患肢较健侧短缩，部分出现跛行，“4”字实验阳性，托马斯征阳性；晚期关节强直，不能负重，处于强迫体位，患肢短缩畸形，并出现半脱位，致臀中肌无力，特伦德伦堡试验（Trendelenburg test）阳性。

3. **辅助检查**

（1）**X线检查**：X线检查为本病诊断、分期的主要手段与依据，要求拍摄高质量的双髋正位和蛙式位或侧位X线片，必要时摄断层片。根据X线片可分期如下：

Ⅰ期：无症状。X线片示股骨头前上部散在性低密度斑片阴影，易漏诊。髓芯活检可提示骨小梁坏死或在坏死骨小梁表面有新生骨生长，关节软骨正常。

Ⅱ期：仍无明显症状，股骨头外形正常。坏死区X线改变明显，坏死区周围有一密度增高的框边。髓芯活检提示高密度的框边部有明显的复活骨排列，使X线片上密度增高。

Ⅲ期：出现轻度症状。正位片示软骨下板稍扁平，但仍完整。蛙位片有“新月征”出现。关节软骨正常，但位于坏死区边缘的软骨有皱折，髋臼仍属正常。

Ⅳ期：症状加重。X线片示股骨头呈扁平状，头内有明显坏死灶，髋臼缘的股骨头明显台阶状改变。髓芯活检是软骨下及病灶中心部有致密的坏死骨小梁，骨小梁间有钙化物质，病灶边缘有新生骨爬行替代。

Ⅴ期：有骨性关节炎症状。X线片示股骨头密度增高，扁平状畸形，关节间隙变窄，骨赘增生，死骨中心周围透亮带形成，髋臼软骨亦明显退化变性。

Ⅵ期：呈严重骨性关节炎的临床症状和X线表现，X线片见原有坏死病灶模糊不清，布满硬化骨，囊性变和骨赘形成，关节间隙明显狭窄，甚至消失。

（2）**磁共振成像（MRI）**：对骨坏死诊断的特异性和敏感性可达95%～99%，对Ⅰ、Ⅱ期股骨头坏死明确诊断尤为适用。典型的MRI改变为T1加权像在股骨头内可见蜿蜒状带状低信号，低信号带包绕高或混合信号区。T2加权像出现双线征。常规应用冠状位及横断面扫描，为更精确估计坏死体积，可另加矢状位扫描。应用Gadolinium增强的MRI检测早期股骨头坏死特别有用。

（3）**CT检查**：股骨头内簇状、条带状和斑片状高密度硬化，边缘较模糊，星芒征消失。CT上，斑片状高密度硬化区多呈扇形或地图形，其内正常骨小梁结构模糊或消失，可呈磨玻璃样改变，周围多有更高密度硬化条带构成的边缘，颇具诊断特征。随病程进展，CT显示股骨头前上部高密度硬化内有裂隙样软组织密度区（裂隙区），周围出现条带状或类圆形低密度区。其中，边缘部条带状低密度区外侧多伴有并行的高密度硬化带。类圆形低密度区内可含气体。晚期，前上部病变区呈明显高低混杂密度改变，并出现髋关节退变征象。股骨头塌陷可发生于低密度区出现之前、之后或同时出现，表现为股骨头皮质成角、新月征、台阶征、双边征、裂隙征和股骨头碎裂。CT虽可明确X线阴性或可疑的病变，但难以发现平片已显示的轻微塌陷。

【治疗】

针对本病的发病机制，其治疗大多从以下三方面着手：第一，解决血液循环障碍，促进骨坏死修复，这也是治疗本病的主要方法。第二，防止塌陷，是保留髋关节功能，防止晚期骨关节炎的关键。第三，纠正塌陷和增生变形，这是针对晚期患者的治疗方法。何天祥认为中医治疗强调筋骨并重，应注重骨正筋柔，祛痛强筋、活血化瘀、调补气血、温养脾胃。

1. 一般治疗　包括酌情减量或停用激素、戒酒等针对发病原因的治疗，早期可不用强行制动，鼓励患者非负重的康复锻炼，以促进局部气血流通。

2. 辨证施治　适用于Ⅰ期、Ⅱ期及Ⅲ期的治疗，Ⅳ期亦可辅助治疗。其作用机制包括改善股骨头的血液循环，增加血流量，降低骨内压，减轻骨坏死程度，促进骨坏死修复等作用。

内服基础方：活血养骨方。

加减：①气滞血瘀型：基础方中加桃仁、红花、川芎等活血化瘀药物。②风寒湿痹型：基础方中加羌活、桑枝、防风等祛风除湿通络药物。③肾阳亏损型：基础方中加附子、肉桂、熟地、山萸肉等补肾助阳的药物。④湿热蕴结型：基础方中加泽泻、茯苓、薏苡仁等行气祛湿的药物。

外用方：①气滞血瘀型外敷续断祛瘀散。②风寒湿痹型外敷双活除痹散。③肾阳亏损型外敷强筋壮骨散。④湿热蕴结型外敷骨炎散1号加强筋壮骨散。各型疼痛严重者均可加独芷止痛散（温水调和）。患部外敷，每日1次或隔日1次。

3. 手法治疗　施用手法治疗时可配合强筋壮骨药酒为介质。患者取平卧位，术者以髋部前群肌肉（腰大肌、髂肌）、后群肌肉（臀大肌、臀中肌、臀小肌、梨状肌）及内收肌群、股四头肌为重点。由浅入深，由上而下施行理筋、揉筋、拨筋等手法，放松髋关节周围软组织，改善局部血液循环。拇指点按穴位，以循经取穴和以痛为腧（即取阿是穴）为原则，另取环跳、秩边、风市、梁丘、血海、冲门、髀关等穴。

屈髋活节手法：见“髋关节骨性关节炎”一节。

束悗疗法（股动脉）：见“膝关节骨性关节炎”一节。

注意事项：掌握用力的大小和方向，按压时手指不宜来回揉动。

4. 牵引治疗　采用间歇下肢牵引，牵引重量4～8kg（患者体重的8%～10%），每次30min，每日2次，以缓解软组织痉挛，矫正部分畸形，减低关节囊内压力，利于关节内积液的吸收，增加髋臼对股骨头的包容，达到骨正筋柔。

5. 针灸治疗

（1）温针：先在最痛点进针得气，再以此为中点，上下左右旁开1.5寸，针尖朝最痛点刺入加强得气感，然后盖上两孔灸盒或者放温灸仪，最后取髀关、环跳（此两穴朝股骨头方向针刺）、足三里，并在针柄穿上艾柱灸之。每次25min，10次为一个疗程。

（2）揿针：针刺完毕后在阿是穴揿针，嘱患者自行按揉。

6. 穴位注射　常选取患侧环跳穴、阿是穴、秩边、风市、足三里、委中、昆仑等腧穴，注射复方当归注射液以活血祛瘀，通络止痛。每穴 1ml，每周 1～2 次。

7. 物理治疗　配合蜡疗、中药熏药、中药烫熨、火罐等方法。可根据患者情况每日予以单项或者多项选择性治疗。

三、月骨缺血性坏死

月骨缺血性坏死多数与创伤有关，创伤可以是一次性的，如月骨脱位；也可以为累积性的，如风镐工、木工、气锤工、电钻工等。该病好发于青壮年，男性多于女性，多为右侧手。其坏死的发生亦与血液循环障碍有关。

【病机】

腕关节受拧跌闪仆外伤及月骨骨折或重复劳损、气滞血瘀，以致本已血液供应较差的月骨发生缺血性坏死。外伤后风寒湿邪侵袭，致经脉痹阻，以及肝肾亏虚，肾虚不能生髓养骨，髓减骨枯，肝虚疏散失职，不能温煦筋骨，筋脉失养，导致筋挛筋纵而致“骨蚀”。

【辨证分型】

1. 外伤劳损型　患者多曾有外伤史，患处肿胀疼痛，压痛明显，功能障碍，患者多有肝肾不足的临床表现，如头晕目眩，面色苍白，精神不振，腰腿酸软等。舌质淡，苔白，脉细数或弦紧。

2. 瘀血阻滞型　多有外伤史，患处气滞血瘀，瘀血阻滞，肿胀疼痛，拒按，性情急躁，少气自汗等。舌质紫暗或有瘀斑，苔薄，脉涩。

3. 风寒湿痹型　有长期劳损和使用冷水作业史。患处畏风惧寒、酸痛，气候变化时加剧，四肢无力，时有微热。舌质淡，苔薄白，脉浮紧。

4. 肝肾亏虚型　多为老年体弱，神疲乏力，腰腿酸软，夜尿频多或失禁，局部肿痛。舌质淡，苔白，脉沉细无力。

【临床表现】

起病缓慢。腕关节可见胀痛、乏力，活动时加重，休息后缓解。随疼痛加重，腕部渐肿胀、活动受限而无法坚持原工作。腕关节各方向活动均可受限，以背伸最明显。

【诊断】

1. 病史　有腕部劳损或损伤病史。

2. 症状与体征　可见腕背轻度肿胀，月骨区有明显压痛，可向前臂放射，呈持续性疼痛。叩击第 3 掌骨头时月骨区疼痛。腕关节各方向活动均可受限，以背伸最明显。握力下降，少数病例出现腕管综合征的症状。

3. 辅助检查

（1）X 线或 CT 检查：月骨坏死早期可为阴性，以后见有月骨密度增加，或有斑点现象。后期则可发生塌陷，月骨变扁。

（2）MRI 检查：早期 MRI 成像对月骨的缺血性改变敏感度高，MRI 示月骨密度增加、囊性样改变、周围水肿，MRI 有助于医生判断月骨的血供有无异常，可以区分早期的病变。增强扫描可以区分月骨坏死区和修复区。

【治疗】

1. 辨证施治

内服基础方：活血养骨汤。

加减：①外伤劳损型：基础方中加黄芪、人参、川芎等。②风寒湿痹型：基础方中加桑枝、防风等。③肝肾亏虚型：基础方中加附子、肉桂、熟地、山萸肉等。④瘀血阻滞型：基础方中加桃仁、红花、川芎等。

用法：上药煎汤内服，每日 1 剂。或可共研细末炼蜜为丸，每丸重 3g，每日 3 次，每次 1 丸。

外用方：①外伤劳损型外敷养骨活血散。②风寒湿痹型外敷双活除痹散加养骨活血散。③肝肾亏虚型外敷强筋壮骨散加养骨活血散。④瘀血阻滞型外敷续断祛瘀散加养骨活血散。各型疼痛严重者均可加独芷止痛散。患部外敷，每日 1 次或隔日 1 次。

2. 手法治疗　手法治疗时以活血养骨药酒为介质，既能减少摩擦损伤皮肤，又能引药深入。于患肢腕部施行理筋、揉筋、点穴、聚合等手法。理筋、揉筋放松腕关节周围软组织，改善局部血液循环，手法宜轻。拇指点按穴位，以循经取穴和以痛为腧（即取阿是穴）为原则，一般取大陵、太渊、阳池、手三里等穴。

束悗疗法（桡动脉）：患者取坐位，施术前选手三里、外关、内关、合谷等穴点揉以放松筋骨肌肉，然后在桡骨茎突掌侧近端 1cm 处寻找搏动的桡动脉，用拇指或中指将其按压在桡骨远端掌侧 40 ~ 50s，由轻到重至患侧手指有酸、麻、胀感时突然放开按压手指，此时患侧手指可有热流感扩散。反复 3 次。

3. 针灸治疗

（1）温针：先在最痛点进针得气，再以此为中点，上下左右旁开 1 寸，针尖朝最痛点刺入加强得气感，然后盖上两孔灸盒或者放温灸仪，最后取太渊、神门（此两穴朝月骨方向针刺），并在针柄穿上艾柱灸之。每次 25min。

（2）揿针：针刺完毕后在大陵穴揿针，嘱患者自行按揉。

4. 穴位注射　常选取患侧大陵、太渊、阳池、手三里等腧穴，注射复方当归注射液以活血祛瘀，通络止痛。每穴注射 1ml，每周 1 ~ 2 次。

5. 物理治疗　蜡疗、中药熏药、中药烫熨等方法。可根据患者情况每日予以单项或者多项选择性治疗。

四、距骨缺血性坏死

踝关节遭受严重损伤时，可使距骨的血供遭到完全破坏而发生缺血性坏死，最终导致距骨体塌陷变形，造成踝关节骨性关节炎。

【病机】

踝关节外伤或距骨骨折，气滞血瘀，血行不畅，血不养骨，以致距骨发生缺血坏死。外伤后风寒湿邪侵袭，致经脉痹阻，以及肝肾亏虚、肾虚不能生髓养骨，髓减骨枯，肝虚疏散失职，不能温煦筋骨，筋脉失养，导致筋挛筋纵而致“骨蚀”。

【辨证分型】

1. **外伤劳损型** 患处肿胀疼痛，压痛明显，功能障碍。伴有肝肾不足的临床表现，如头晕目眩，面色苍白，精神不振，腰腿酸软等。舌质淡，苔白，脉细数或弦紧。

2. **瘀血阻滞型** 患处肿胀，疼痛拒按，跛行，性情急躁，少气自汗等。舌质紫暗，或有瘀斑，苔薄，脉涩。

3. **风寒湿痹型** 患处畏风惧寒、酸痛，关节僵胀，气候变化时加剧，时有微热。舌质淡，苔薄白，脉浮紧。

4. **肾气不足型** 多为老年体弱，神疲乏力，腰腿酸软，夜尿频多或失禁，局部肿痛。起步时疼痛，活动后稍缓解，增加活动量后疼痛加重。舌质淡，苔白，脉沉细无力。

【临床表现】

可表现为踝部酸痛不适，易疲劳，可伴有踝关节轻度肿胀，因疼痛和关节间隙变窄而导致踝关节屈伸活动受限。

【诊断】

1. **病史** 有踝关节创伤史。

2. **症状与体征** 早期表现为踝部肿胀，关节僵硬，疼痛，跛行明显，晚期与踝关节创伤性关节炎表现相似。

3. **辅助检查** X线早期显示距骨密度增高，继而出现密度不均匀，囊性变，甚至顶部塌陷，骨小梁结构消失，关节间隙狭窄。依靠骨密度致密的X线片就可做出缺血性坏死诊断。但要注意侧位片上，距骨的一部分被内外踝的阴影重叠，所以距骨的阴影比较致密，该处往往3倍于正常的骨密度，故只有在无重叠的位置有密度增高，才能做出缺血性坏死的诊断。CT及MRI检查有助于早期诊断。

【治疗】

1. 辨证施治

内服基础方：活血养骨方。

加减：①外伤劳损型，基础方中加黄芪、人参、川芎等。②风寒湿痹型，基础方中加桑枝、防风等。③肾气不足型，基础方加附子、肉桂、熟地、山萸肉等。④瘀血阻滞型，基础方加桃仁、红花、川芎等。

用法：上药煎汤内服，每日一剂。或可共研细末炼蜜为丸，每丸重3g，每日3次，每次1丸。

外用方：①外伤劳损型外敷养骨活血散。②风寒湿痹型外敷双活除痹散加养骨活血散。③肾气不足型外敷强筋壮骨散加养骨活血散。④瘀血阻滞型外敷续断祛瘀散加养骨活血散。各型疼痛严重者均可加独芷止痛散。患部外敷，每日 1 次或隔日 1 次。

2. 手法治疗　手法治疗时以活血养骨药酒为介质，既能减少摩擦损伤皮肤，又能引药深入。于患肢踝部施行理筋、揉筋、点穴、聚合等手法。理筋、揉筋放松踝关节周围软组织，改善局部血液循环，手法宜轻；拇指点按穴位，以循经取穴和以痛为腧（即取阿是穴）为原则，一般取昆仑、解溪、商丘、照海等穴。

束悗疗法（腘动脉）：患者取坐位，施术前选足三里、阴陵泉、三阴交、昆仑等穴点揉以放松筋骨肌肉，然后在腘窝处寻找搏动的腘动脉，用拇指或中指将其按压在股骨髁间 40 ~ 50s，由轻到重至患侧足背动脉搏动减弱，足踝部有酸、麻、胀感时突然放开按压手指，此时患侧足踝可有热流感扩散。反复 3 次。

3. 针灸治疗　温针灸疗法：在足踝部取太溪、照海、昆仑、申脉、悬钟、阿是穴，补法得气，在针柄穿上艾柱灸之。每次 25min，10 次为一个疗程。针刺完毕后在阿是穴揿针治疗，嘱患者自行按揉。

4. 穴位注射　在病痛部位选取阿是穴，注射复方当归注射液以活血祛瘀，通络止痛。每穴注射 1ml，每周 1 ~ 2 次。

5. 物理治疗　配合蜡疗、中药熏药、中药烫熨等方法。可根据患者情况每日予以单项或者多项选择性治疗。

第五节　骨痿

骨痿是由肾精亏虚，骨枯髓空，骨骼失荣所致的一类疾病。临床以腰脊不举，下肢痿弱或瘦削，足不任身为主要表现。现代医学的代谢性骨病，如骨质疏松症、佝偻病、骨质软化症等，多属“骨痿”范畴。

一、骨质疏松

骨质疏松表现为全身性骨量减少，单位体积骨量降低，骨质有机成分生成不足，继发钙盐沉着减少。临床以慢性颈腰背酸痛无力，甚则畸形、骨折为主要表现。本病可由多种原因引起，不是一个独立的疾病。

【病机】

本病的发生、发展与“肾气”密切相关。《素问·五脏生成》曰“肾之合，骨也”，《素问·逆调论》曰“肾不生，则髓不能满”，《素问·六节藏象论》曰“肾者，主蛰，封藏之本，精之处也，其华在发，其充在骨”。同时，脾为后天之本，气血生化之源。刘完素《素问玄机原病式》曰：“五脏六腑，四肢百骸，受气皆在于脾胃。”由于营养失调，脾胃损伤，无以化精血以滋肾充骨，也可致本病。

1. 肾精亏虚　患者年迈，如女子七七、男子八八之岁，天癸已竭；或因他病日久，房劳过度，禀赋不足，肾精亏虚，无以养骨，骨枯髓减，经脉失荣，气血失和，而致腰脊等骨骼酸痛、乏力，甚则畸形、骨折。

2. **脾肾气虚** 饮食失调，如嗜食偏食，饥饱无常，过服克伐药物；或久病卧床，四肢少动，致脾气虚弱，运化无力，气血乏源，无以化精生髓，髓枯骨痿，经脉失和，而发本病。

【辨证分型】

1. **肾精不足** 颈腰背酸痛无力，甚则畸形，举动艰难。头晕、耳鸣、健忘，男子阳痿，夜尿频。舌淡或变红，苔少，脉沉迟。

2. **脾肾气虚** 全身倦怠嗜卧，颈腰背酸痛、痿软、伸举无力，甚或肌肉萎缩，骨骼畸形，纳差，面色萎黄不华，便溏。唇、舌淡，苔薄白，脉细弱。

【临床表现】

1. **疼痛** 患者可有腰背酸痛或周身酸痛，负荷增加时疼痛加重或活动受限，严重时翻身、起坐及行走有困难。

2. **脊柱变形** 骨质疏松严重者可有身高缩短和驼背。椎体楔形改变会导致胸廓畸形，腹部受压，影响心肺和胃肠功能等。

3. **骨折** 非外伤或轻微外伤发生的骨折为脆性骨折。是低能量或非暴力骨折，如从站高或小于站高跌倒或因其他日常活动而发生的骨折。发生脆性骨折的常见部位为胸椎、腰椎、髋部、桡骨及尺骨远端和肱骨近端。

【诊断】

1. **病史** 老年患者可无明确外伤病史，其他原因引起的骨质疏松则有相应病史。

2. **症状与体征** 颈腰背酸痛乏力，双侧肋部抽搐样疼痛。可见胸椎曲度增大或“驼背”畸形。部分患者可有全身性疼痛，夜间痛或卧位翻身疼痛。腰背部叩击痛，下肢活动可牵扯至腰背痛等。

3. **辅助检查**

（1）**实验室检查：**血生化检查无明显异常。有骨折时，血清碱性磷酸酶略增高。尿羟脯氨酸排泄增加。

（2）**X线检查：**脊椎和骨盆是最明显的脱钙区域。但在X线片表现上，对早期骨质疏松不容易发现。通常认为，骨钙量至少损失25%时，才能在X线片上表现脱钙。椎体所见的特点为密度减低，沿应力线保存的稀疏骨小梁呈垂直栅状排列。椎体受椎间盘压迫而出现双凹畸形，常有一个或数个椎体呈楔形压缩性骨折。其他骨骼密度亦降低。管状骨皮质由内向外逐渐变薄，周径增宽，髓腔有扩大现象。

（3）**骨密度测定：**骨密度测定是通过骨质对X线的吸收量计算数值，间接反映骨质密度的一种方法。临床上常用的是双能X线骨密度测量。骨密度测量在医学上具有重要意义，对骨质疏松、骨质软化、纤维性骨炎及其他影响钙代谢的疾病的发生、诊断、治疗、判断预后及随访观察等有重要意义。

正常：测量值与峰值骨量相比较，T值≥－1.0SD；

骨量减少：测量值与峰值骨量相比较，T值在－1.0SD～－2.5SD之间；

骨质疏松：测量值与峰值骨量相比较，T值＜－2.5SD；

重度骨质疏松：测量值与峰值骨量相比较，T 值 < －2.5SD，且伴一处或多处骨折发生。

【治疗】

1. 辨证施治

（1）肾精不足型

治法：益肾填精，强筋壮骨。

内服方：左归丸加减。

加减：若阴虚火旺症状明显者，可与知柏地黄丸合用；若肾阳虚症状明显者，加杜仲、狗脊、淫羊藿，或合河车大造丸。

外用方：强筋健骨散加养骨活血散。疼痛明显者加理气定痛散。

（2）脾肾气虚型

治法：健脾益肾。

内服方：参苓白术散合右归丸加减。若饮食不佳、胃脘不适者，加焦三仙等。

外用方：强筋健骨散加养骨活血散。疼痛明显者加理气定痛散。

治疗本病在辨证施治原则指导下，均可加血肉有情之品，如鹿茸、紫河车、鳖甲等。

2. 手法治疗　该病手法治疗应轻柔，禁止旋扳类手法。施用手法时以强筋壮骨药酒为介质，于腰背部行理筋、揉筋、聚合、按摩手法舒筋通络、解痉止痛。拇指点揉肾俞、脾俞等穴以健脾益肾，固本补虚。

3. 针灸治疗　取调补脾肾类穴位，如肾俞、脾俞、足三里、太溪等穴，进针及行针用补法。每日或隔日 1 次，可配合灸法同时治疗。

二、佝偻病

佝偻病是指发生在婴幼儿童，即长骨骨骺闭合以前的骨钙化疾病，多见于婴幼儿，特别是 3～18 月龄。其主要原因是维生素 D 或其活性代谢物缺乏，同时合成钙或磷的能力不足，以及由此所引起的钙、磷代谢紊乱。根据本病临床特征，中医文献记述的“五迟”（指立迟、行迟、发迟、齿迟、语迟）、“五软”（指头软、颈软、手足软、口软、肌肉软）、“背偻”、“龟胸”、“解颅”等与之相似，属“骨痿”范畴。

【病机】

中医认为脾肾不足常相互累及，并可影响他脏。如肾气不足，骨失髓养，常以生长发育迟缓、骨骼软弱为主。脾气不足，运化无力，肌肉失养而见纳差，肌肉松弛，虚胖。再则，肝气不足，导致坐立、行走无力，或惊搐；心气不足引起惊惕不安，语迟，精神反应淡漠；肺气不足而见面色㿠白，多汗，易感冒。佝偻病后期重度患者多表现为肾气亏损。肾损髓亏则骨气不充，骨质不坚，遂使成骨迟缓，甚至骨骼畸形，如方颅、囟门晚闭、牙迟出、胸背变形、下肢弯曲等。此时也可表现为脾气亏损，出现四肢乏力、形瘦、面色苍白和消化功能紊乱等。

【辨证分型】

1. 脾肾虚弱型 形体虚胖，神乏面皖，多汗无力，易惊多惕，夜眠不安，肌肉松弛，头颅骨软，囟开而大，发稀色黄，便溏。舌淡，苔薄白，脉缓无力，指纹淡红。

2. 肾气亏损型 形体瘦弱，面色不华，出牙、坐立、行走等发育均迟，骨骼畸形明显，其头颅方大，鸡胸，驼背，腹大如蛙及下肢弯曲。舌淡，苔少，脉迟无力，指纹淡。

【临床表现】

主要表现为生长最快部位的骨骼改变，并可影响肌肉发育及神经兴奋性的改变，年龄不同，临床表现不同。本病在临床上可分期如下：

1. 初期 见于6个月以内，特别是3个月以内小婴儿。多为神经兴奋性增高的表现，如易激惹、烦闹、多汗、枕秃等。此期常无骨骼病变，骨骼X线可正常，或钙化带稍模糊；血清25-OH-D3下降，甲状旁腺激素升高，血钙下降，血磷降低，碱性磷酸酶正常或稍高。

2. 活动期 当病情继续加重，出现甲状旁腺激素功能亢进和钙、磷代谢失常的典型骨骼改变。6月龄以内婴儿佝偻病以颅骨改变为主，前囟边缘软，颅骨薄，轻按有“乒乓球”样感觉。6月龄以后，骨缝周围亦可有乒乓球样感觉，但额骨和顶骨中心部分常常逐渐增厚，至7～8个月时，头型变成“方颅”，头围也较正常增大。骨骺端因骨样组织堆积而膨大，沿肋骨方向于肋骨与肋软骨交界处可触及圆形隆起，从上至下如串珠样突起，以第7～10肋骨最明显，称佝偻病串珠；严重者，在手腕、足踝部亦可形成钝圆形环状隆起，称手、足镯。1岁左右的小儿可见到胸骨和邻近的软骨向前突起，形成“鸡胸样”畸形；严重佝偻病小儿胸廓的下缘形成一水平凹陷，即肋膈沟。

患儿会坐与站立后，因韧带松弛可致脊柱畸形。由于骨质软化与肌肉关节松弛，1岁后，开始站立与行走后，双下肢负重，可出现股骨、胫骨、腓骨弯曲，形成严重膝内翻（“O”形）或膝外翻（“X”形）样下肢畸形。可能因为严重低血磷，使肌肉糖代谢障碍，使全身肌肉松弛，肌张力降低和肌力减弱。

此期血生化除血清钙稍低外，其余指标改变更加显著。X线显示长骨钙化带消失，干骺端呈毛刷样、杯口状改变；骨质稀疏，骨皮质变薄；可有骨干弯曲畸形或青枝骨折，骨折可无临床症状。

3. 恢复期 以上任何期经治疗或日光照射后，临床症状和体征逐渐减轻或消失。血钙、磷逐渐恢复正常，碱性磷酸酶需1～2个月降至正常水平。治疗2～3周后骨骼X线改变有所改善，出现不规则的钙化线，以后钙化带致密增厚，逐渐恢复正常。

4. 后遗症期 多见于2岁以后的儿童。因婴幼儿期严重佝偻病，残留不同程度的骨骼畸形，如O形腿、X形腿、鸡胸等。无任何临床症状，血生化正常，X线检查骨骼干骺端病变消失。

【诊断】

1. 病史 婴幼儿患者多有营养不良、胃肠道疾病、肾脏疾病等病史。

2. 症状与体征　本病发病早期，骨骼的变化尚不明显。患儿常表现为易于激动，烦躁不安，甚则全身惊厥、手足搐搦或精神淡漠、头汗多等症状。病情进一步发展，可见肌肉松弛，紧张度低下。如腹壁与肠壁肌肉无力，引起肠内积气，见腹大如蛙腹、肋下缘外翻等。发病后期可发生骨骼畸形改变，如患儿头部增大，囟门迟闭（多超过 1 岁），前额向外鼓出，胸骨隆起呈“鸡胸”畸形。沿横膈附着处胸廓向内陷没，形成横沟，即肋膈沟。肋软骨处增大，在前胸两侧形成“串珠”畸形。四肢远端因骨样组织增生，使腕及踝部膨大似“手镯”“脚镯”畸形。

患儿开始行走后，由于较软的长骨受体重压应力，可见膝内翻或外翻畸形。近年来由于营养条件改善和采取各种预防措施，典型病例已不多见。但因轻型病变所引起的膝内、外翻畸形仍可经常见到。

3. 辅助检查

（1）实验室检查：血清钙一般正常或稍偏低，血磷明显下降，可降至 0.65 ~ 0.97mmol/L。血清碱性磷酸酶中度升高。尿钙减少，一般在 1.25mmol/24h 左右，严重者尿钙不能测出。

（2）X 线检查：本病特征性骨 X 线变化主要见于干骺端。最早的 X 线片改变为长骨骨骺端的临时钙化带不规则、模糊和变薄，干骺端有一定程度的凹陷。随着病变的进展，临时钙化带消失，干骺端扩张，其中心部位凹陷，呈杯口状，边缘模糊，并有毛刷状密度增高，自干骺端向骨骺方向延伸。骨骺出现迟缓，并与干骺端的距离增大。骨皮质密度减低，骨小梁粗糙，可因骨膜下钙化不全而使长骨骨干变粗。四肢常呈“O”形或“X”形畸形。在恢复期，干骺端边缘清楚、规则，但干骺端仍宽阔，骨骺相继出现，但严重畸形者多恢复困难。

【治疗】

本病的病因病机主要责之脾、肾亏虚，一般初期以脾肾虚弱为主，后期以肾气亏损为主，故健脾补肾、补肾壮骨为治疗本病的常法。

1. 脾肾虚弱型

治法：健脾补肾。

内服方：扶元散或补肾益脾散加减。汗多如淋者，加煅牡蛎、煅龙骨或用醋调五倍子粉，于睡前敷脐，次晨取下；夜惊者，加蝉蜕；便溏不化者，加怀山药、炒神曲。

外用方：养骨活血散。

2. 肾气亏损型

治法：补肾壮骨。

内服方：芪竭补肾丸或河车大造丸加减。若肾阴虚者，选六味地黄汤或知柏地黄丸；纳差者，加砂仁、茯苓；行迟者，加五加皮、杜仲；语迟者，加菖蒲、远志。

外用方：强筋壮骨散。

第六节　青少年姿势性脊柱侧弯

脊柱侧弯是指脊柱的一个或数个节段向侧方弯曲或有椎体旋转的脊柱畸形。脊柱X线平片显示脊柱有大于10°的侧方弯曲，即可诊断为脊柱侧弯。此疾病好发于青春期，随年龄增加症状逐渐加剧，严重者影响呼吸、心脏功能，甚至出现脊髓压迫及瘫痪现象。脊柱侧弯多见于青少年，据统计，中国脊柱侧弯发病率为1.04%～1.2%，女性患者多于男性。

青少年脊柱侧弯是危害我国青少年儿童的常见病、多发病。发生脊柱侧弯的原因很多，有先天性、特发性、神经肌肉性和功能性脊柱侧弯等，本节所述是因姿势不当引起的脊柱侧弯。青少年姿势性脊柱侧弯通常在青春发育前期发病，青春发育期进展很快，男孩和女孩发病概率相等，但女孩的脊柱侧弯弧度容易加重。脊柱侧弯常常会对患儿产生生理和心理两方面的影响。何天祥论治该类型的脊柱侧弯强调纠正错误习惯，调节脊柱两侧肌力平衡，做到早发现、早诊断、早治疗。通过观察，16岁以前的青少年只要坚持锻炼和姿势的调整，多能恢复或有明显的矫正。

【病机】

中医认为该病多为筋挛、筋无力所致脊骨偏曲。肝主筋、脾主肉，故该病的发生、发展与肝脾密切相关。患儿若肝血不足，则血不荣筋，而出现筋挛，屈伸不利；脾气虚弱则水谷运化不利，无法输布营养精微，肌肉瘦削无力，难以维持脊骨平衡，进而出现脊骨偏歪。

【临床表现】

对于脊柱侧弯较明显的青少年患者，可发现两侧肩胛有高低，不在同一个平面，女孩双乳发育不对称；一侧后背隆起；腰部一侧有皱褶；一侧髋部比另一侧高；两侧下肢不等长等。女孩在穿裙子时可以有两侧裙摆不对称的现象。

【诊断】

1. 病史　患儿有长期错误站姿、坐姿。

2. 症状与体征　背部不对称。体格检查可发现脊柱侧弯，呈“S”形，背部的一侧局限性隆起。由于脊柱的侧凸，严重者可以引起胸背部或腰背部明显的不对称，并可有剃刀背和胸廓畸形。轻者可以通过前屈试验加以检查，该试验是诊断脊柱侧弯的重要方法，受检查者站立，双手平齐向前弯腰，检查者在前方观察其背部两侧是否对称，如果有脊柱侧弯，则背部两侧不对称。

3. 辅助检查　X线检查通过Cobb测量法即可诊断，通常认为Cobb角 > 10°即为脊柱侧弯。

【治疗】

1. 辨证施治

治法：舒筋通络，强筋壮骨。

内服方：温肾通督方。

外用药：强筋壮骨药酒作为手法治疗介质。

2. 手法治疗　患者取俯卧位或坐位，手法治疗时施以平衡手法，即补泻手法。脊柱侧弯凹侧以泻法松解肌肉痉挛为主，术者以掌根或拇指施揉筋法及拨筋法沿脊柱凹侧，由上至下松解椎旁肌肉，通过手法缓解软组织痉挛，剥离韧带粘连，改善肌肉营养，为康复锻炼提供良好的条件。并点揉局部膀胱经腧穴以解痉通络。脊柱凸侧以补法改善肌肉代谢，缓解肌肉疲劳。术者以理筋法、揉筋法及拍打法作用于脊柱凸侧，由上至下顺肌肉走行施法。并配合旋扳手法逆旋转方向作用于患处，以改善脊柱旋转。

3. 牵引治疗　患者取卧位，采用骨盆间断牵引。牵引重量约为患儿体重的 20%，每天 2 次，每次 30min。

4. 针灸治疗　以侧凸角度最大处为治疗中心向上下两侧取膀胱经腧穴并配合电针，但以刺激凸侧肌肉为主，以加强凸侧肌肉回拉脊柱效果。每次 20min，每天 1 次。

5. 康复锻炼　旋转上引调脊法：通过上半身主动旋转左右上引动作，使脊柱两侧竖脊肌一张一弛地舒缩，改善两侧肌力平衡，以调整脊柱小关节及内在平衡。具体做法：患者取站立位，双下肢平开与肩同宽。双上肢上举并向左右两侧尽力上引，以此带动躯干旋转，以腰背部肌筋有牵拉感为度。使脊柱对侧肌肉、韧带、关节囊受到向上牵拉的力量。每组 30 次，早晚各 1 组。

参考书目

[总论部分]

1. 何天祥 . 中国艺术形体损伤诊治学 [M]. 成都：四川科学技术出版社，1993.
2. 张树桐 . 影像病理诊断基础与技巧 [M]. 北京：科学技术文献出版社，2010.
3. 白人驹，张雪林 . 医学影像诊断学 [M]. 北京：人民卫生出版社，2010.
4. 徐文坚，袁慧书 . 中华影像医学：骨肌系统卷 [M]. 北京：人民卫生出版社，2019.
5. 国家药典委员会 . 中华人民共和国药典 [M]. 北京：中国医药科技出版社，2015.
6. 四川省食品药品监督管理局 . 四川省中药饮片炮制规范 [M]. 成都：四川科学技术出版社，2015.
7. 四川省食品药品监督管理局 . 四川省中药材标准 [M]. 成都：四川科学技术出版社，2011.
8. 柳白乙拉 . 蒙药正典 [M]. 北京：民族出版社，2006.
9. 包金山，包占宏，包科尔沁夫，等 . 蒙医正骨 [M]. 赤峰：内蒙古科学技术出版社，2015.

[骨伤、筋伤部分]

1. 胥少汀，葛宝丰，徐印坎 . 实用骨科学 [M]. 北京：人民军医出版社，2012.
2. 王亦璁，姜保国 . 骨与关节损伤 [M]. 北京：人民卫生出版社，2012.
3. 韦以宗 . 现代中医骨科学 [M]. 北京：中国中医药出版社， 2004.
4. 孙树椿 . 中医骨科学 [M]. 北京：中华医学电子音像出版社，2016.
5. 郭世绂 . 临床骨科解剖学 [M]. 天津：天津科学技术出版社，1988.
6. 尚天裕 . 中国接骨学 [M]. 天津：天津科学技术出版社，1995.

[骨病部分]

1. 胥少汀，葛宝丰，徐印坎 . 实用骨科学 [M]. 北京：人民军医出版社，2012.
2. 王亦璁，姜保国 . 骨与关节损伤 [M]. 北京：人民卫生出版社，2012.
3. 鲁迪，巴克利，莫兰 . 骨折治疗的 AO 原则 [M]. 危杰，刘璠，吴新宝，等译 . 上海：上海科学技术出版社，2010.
4. 张俐 . 中医骨病学 [M]. 北京：人民卫生出版社，2012.
5. 何伟，张俐，王维佳，等 . 骨病治疗学 [M]. 北京：北京科学技术出版社，2010.
6. 冯峰，李东升 . 中医骨病 [M]. 北京：人民卫生出版社，2008.
7. 蒋位庄，王和鸣 . 中医骨病学 [M].2 版 . 北京：人民卫生出版社，2006.
8. 韦以宗 . 现代中医骨科学 [M]. 北京：中国中医药出版社，2004.

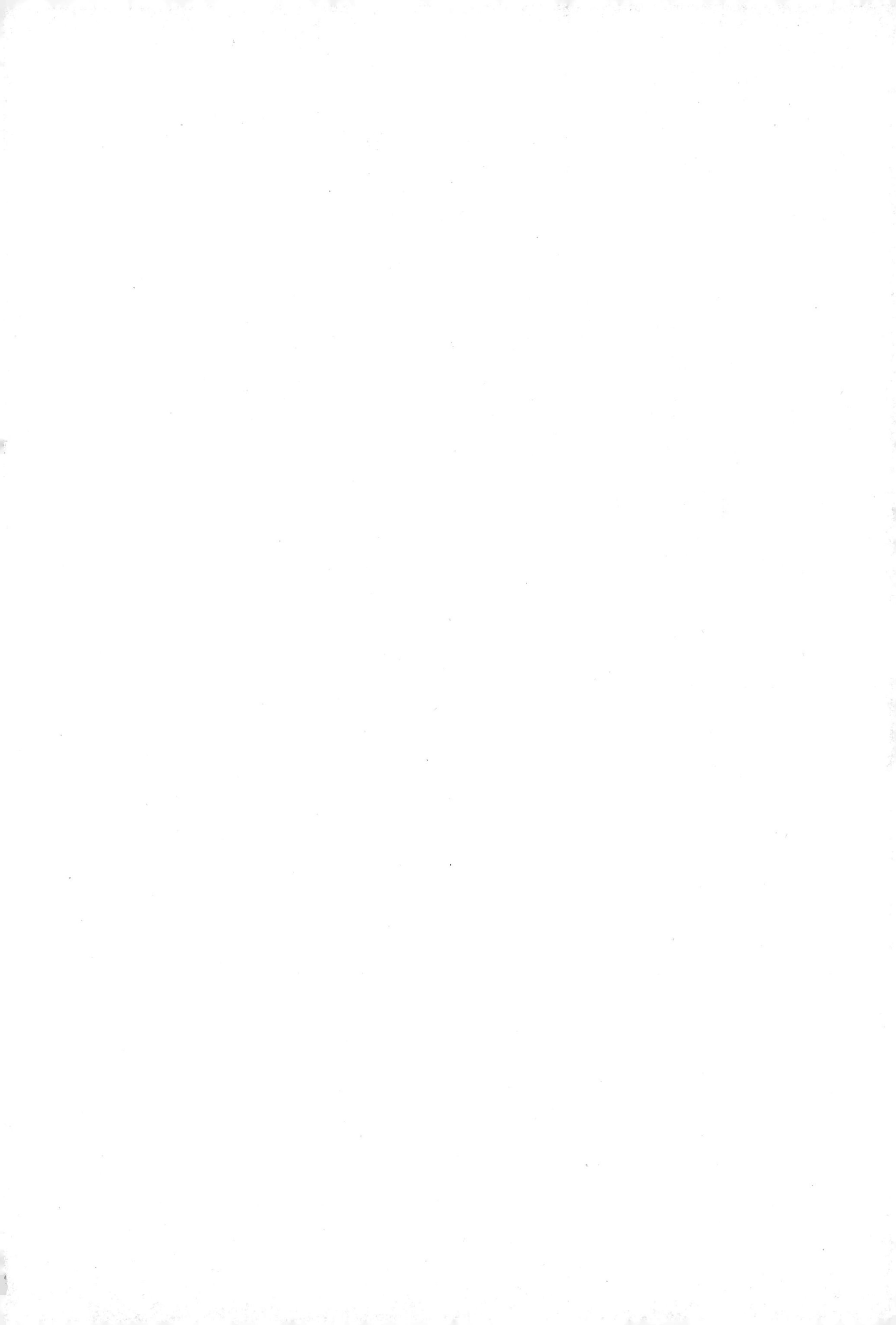